Handbuch

der

Arzneimittellehre.

Mit besonderer Rücksichtnahme

auf die neuesten Pharmakopöen

für Studirende und Aerzte

bearbeitet

von

Dr. Theodor Husemann,

Professor der Medicin an der Universität Göttingen.

Dritte Auflage des Handbuches der gesammten Arzneimittellehre.

Springer-Verlag Berlin Heidelberg GmbH

1892.

ISBN 978-3-642-50374-0 ISBN 978-3-642-50683 (eBook)
DOI 10.1007/978-3-642-50683-3

Vorwort.

Ich habe mich entschlossen, mein Handbuch der gesammten Arzneimittellehre in der Weise umzugestalten, dass es nicht nur, wie bisher, dem Bedürfnisse des praktischen Arztes, sondern mehr als zuvor demjenigen des Studirenden der Medicin entspreche. In Folge davon war es meine Hauptaufgabe, unwichtige und in der Gegenwart nicht mehr gebräuchliche Mittel entweder ganz zu beseitigen oder den ihnen zugewiesenen Raum möglichst zu beschränken, insbesondere auch manche durch die Erfahrung nicht bestätigte, einzeln stehende Angaben zu entfernen. Hierdurch und durch kürzere Fassung im Allgemeinen, sowie besonders der pharmakognostischen Abschnitte, die auf das Mass des für den Mediciner Brauchbaren beschränkt wurden, ist es möglich gewesen, den Umfang des Werkes auf nahezu die Hälfte zu beschränken. Es konnte dies geschehen ungeachtet des enormen Zuwachses von modernen Mitteln, die zu einem grossen Theile durch die neuesten Pharmakopöen als werthvoll anerkannt wurden und daher selbstverständlich, obschon diese neuen Errungenschaften der Therapie zum grossen Theile nach kurzem Glanze wieder völlig obsolet werden, Besprechung finden mussten.

Es ist auch trotz der Verringerung des Umfanges möglich gewesen, das Buch für einen grösseren Leserkreis nutzbar zu machen. Die früheren Auflagen haben sich im Wesentlichen an die Pharmakopöen des deutschen Reiches gehalten. Auch diese schliesst sich eng an das neue Arzneibuch an, indem sie, wie bisher, sämmtliche darin officinelle Präparate bespricht und die von ihr gewählten Bezeichnungen als Hauptbezeichnungen gebraucht und mit **fetter Schrift** kenntlich macht, ohne jedoch sclavisch alle willkürlichen Aenderungen in der Schreibweise, wie z. B. die wenig begründete Verwandlung der Syrupe in Sirupe, zu adoptiren. Bei der Beseitigung mancher noch viel gebrauchter Mittel, z. B. Cannabis indica, Castoreum, und der Ablehnung völlig eingebürgerter Novitäten z. B. Lanolin, Ichthyol, durch das Arzneibuch, war es unthunlich, auf die Drogen des Arzneibuches sich zu beschränken. Ich habe deshalb auch sämmtliche in der neuesten Auflage der Pharmacopoea Austriaca enthaltenen, für den Arzt wichtigen Arzneimittel und Präparate aufgenommen, wodurch das Werk auch für die Aerzte des österreichischen Kaiserstaates in gleicher Weise brauchbar wird. Um diese Mittel und Formen kenntlich zu machen, sind sie im Drucke mit einem * versehen worden. Interessante Medicamente und Präparate der Pharmakopöen anderer Länder finden wie bisher Berücksichtigung.

Am Schlusse des Buches ist eine Maximaldosentabelle der in Deutschland und Oesterreich officinellen heroischen Arrneimitel beigegeben worden.

Göttingen, den 31. Oktober 1891.

Th. Husemann.

Inhalt.

Allgemeine Arzneimittellehre.

Specielle Arzneimittellehre.

Allgemeine Arzneimittellehre.

1. Einleitung. Abstammung und Natur der Arzneimittel.

Zur Beseitigung krankhafter Zustände und Vorgänge können verschiedene Agentien benutzt werden, die man als Heilmittel (Remedia, Iamata) zusammenfasst. Als solche dienen mechanische Mittel (Instrumente, Bandagen, Massage, Heilgymnastik), Naturkräfte (Wärme, Licht, Elektricität, Magnetismus) und namentlich Stoffe, welche vermöge ihrer chemischen Eigenschaften den Organismus beeinflussen. Die letzteren nennt man Arzneimittel (Pharmaca, Medicamenta) und den sie behandelnden Theil der Heilmittellehre Arzneimittellehre (Pharmacologia, Materia medica).

Den Arzneimitteln als denjenigen Stoffen, welche Heilung von Krankheiten bewirken können, stellte man früher, jedoch mit Unrecht, die Nahrungsmittel (Nutrimenta s. Remedia diaetetica) und Gifte (Venena, Toxica) gegenüber. Allerdings haben erstere als die den Umsatz und Ersatz der thierischen Materie befördernden Stoffe für den gesunden Körper zur Erhaltung seiner Integrität höhere Bedeutung als für den kranken; aber sie können in vielen Fällen auch wesentlich zur Beseitigung krankhafter Zustände beitragen und bilden, zumal in bestimmten, von Gesunden wenig benutzten Formen, einen integrirenden Bestandtheil der Pharmakologie. Gifte, worunter wir Substanzen begreifen, welche im Stande sind, vermöge ihrer chemischen Eigenschaften den Organismus krank zu machen und selbst das Leben zu zerstören, können nicht allein vorzügliche, ja unentbehrliche Arzneimittel sein, wie z. B. Opium, Morphin, Strychnin, Atropin und Quecksilberverbindungen, sondern selbst Gift, Arzneimittel und Nahrungsmittel oder Genussmittel zugleich, wie arsenige Säure und das in China zum Selbstmord benutzte Kochsalz.

Die Arzneimittellehre behandelt die Medicamente nach ihren äusseren und naturhistorischen Eigenschaften (Arzneiwaarenkunde, Drogenkunde oder Pharmakognosie), ferner von chemischem Gesichtspunkte aus (pharmaceutische Chemie), dann hinsichtlich der Veränderungen, welche sie im Körper erzeugen und der Erscheinungen, welche sie hervorrufen (Pharmakodynamik), weiter hinsichtlich ihrer Anwendung in Krankheiten (Therapeutik) und endlich bezüglich der Formen und Mengen, in welchen sie verordnet werden (Arzneiverordnungslehre, Receptirkunst, Ars formulandi, Formulare).

Die Gesammtheit der Arzneimittel, der sog. Arzneischatz, ist im Laufe der Zeit eine sehr grosse geworden; doch ist auch der Unwerth oder relativ geringe Werth vieler angepriesener Stoffe erkannt, so dass nur eine beschränkte Anzahl gebraucht wird. Die allgemein gebräuchlichen, welche in den Apotheken vorräthig gehalten werden und deren richtige Beschaffenheit durch die Arzneibücher (Pharmakopöen) in den einzelnen Staaten festgestellt wird, heissen officinelle Arzneimittel.

Als solche werden theils Rohstoffe aus den verschiedenen drei Naturreichen (Drogen), theils aus solchen oder aus anderem Material künstlich dargestellte Producte (Artefacte oder Präparate), theils Mischungen, Mixturae, welche als solche bei den Aerzten in allgemeinerem Gebrauch stehen und für welche deshalb bestimmte Vorschriften (Formulae officinales) festgesetzt sind, vorräthig gehalten.

Vom chemischen Gesichtspunkte theilt man die Drogen in unorganische und organische. Von anorganischen Stoffen dienen sowohl Elemente, und zwar Nichtmetalle (Schwefel, Iod, Brom u. s. w.) und Metalle (Eisen, Quecksilber u. s. w.) als auch Verbindungen der Elemente unter einander, als Arzneimittel. Man trifft unter letzteren Säuren, wie Schwefelsäure, Phosphorsäure, Chlorwasserstoffsäure, Chromsäure, Basen und Oxyde, wie Kali, Magnesia, Bleioxyd, Sulfurete, wie Goldschwefel, Haloidsalze, wie Iodkalium, Quecksilberchlorür und Quecksilberchlorid, Sauerstoffsalze, wie Kupfervitriol, Silbernitrat, Calciumphosphat, Kaliumarsenit, Kaliumchlorat, Calciumhypochlorit, auch Doppelsalze, wie Kalialaun und Eisenweinstein.

Die Drogen aus dem Pflanzenreiche sind ausnahmsweise ganze Vegetabilien, wie Lärchenschwamm, Carrageen u. a., hauptsächlich aber Pflanzentheile der mannigfachsten Art, sowohl unterirdische, als vorzüglich oberirdische, von letzteren wiederum den verschiedensten Abschnitten und Perioden der Vegetation, der Blüthen- und Fruchtbildung angehörige; ausserdem theils in der Natur sich an oder in Pflanzen fertig gebildet vorfindende theils auch durch einfache Proceduren aus solchen gewonnene Producte.

Gewächse, welche in toto als Arzneimittel dienen, werden als Kraut, Herba bezeichnet. Unter den ganz und halb unterirdischen Theilen ist die Wurzel, Radix, von dem Wurzelstocke, Rhizoma, den Knollen, Tubera, und der Zwiebel, Bulbus, zu unterscheiden. Wurzel ist die nach unten auswachsende Hauptaxe. Wurzelstock ist ein nach Absterben der Hauptaxe aus

Seitenknospen hervorgegangener unterirdischer, seitlich fortwachsender und wie die echte Wurzel Nebenwurzeln treibender Stengel, welcher stets eine Endknospe trägt und aus dieser, sowie aus Seitenknospen, der Mutterpflanze ähnliche Axen hervortreibt. Viele, häufig fälschlich als Wurzel bezeichnete Drogen, besonders monokotyledonische, wie Calmus, Ingwer, Veilchenwurzel, Nieswurz, aber auch von Gefässkryptogamen (Filix mas) und Dikotyledonen stammende sind Rhizome. Knollen sind fleischig verdickte unterirdische Theile der Hauptaxe (Tuber Jalapae) oder Zweige derselben (Salep). Zwiebeln sind unterirdische monokotyledonische Stämme, aus einem fleischigen Körper (Discus), der nach oben einen oder mehrere Stengel treibende Knospen, nach unten Wurzelfasern entwickelt, und mehreren diesen einschliessenden nach innen zu mehr fleischigen (Schuppen), nach aussen trockenen (Häute) Schichten bestehend. Von oberirdischen Pflanzentheilen sind officinell theils Stengel, Stipites s. Caules, wie Stipes Dulcamarae, theils Hölzer, Ligna, wie Lignum Guajaci, sehr viele Rinden, Cortices, die mitunter von unterirdischen Axen genommen werden, ferner Zweige mit Blättern und Früchten, Frondes s. Summitates, Knospen, Gemmae und Sprossen, Turiones. Von Blüthen sind diese theils vollständig als Blüthen, Flores, gebräuchlich, bisweilen noch im Zustande der Knospe, wie die Gewürznelken, theils nur die Blumenblätter, Petala, ohne Kelch und Fructificationsorgane, z. B. Rosenblätter, vereinzelt (Safran) die Narben, Stigmata. Früchte, Fructus, kommen im Ganzen oder in einzelnen Theilen zur Anwendung, von letzteren besonders die Samen, Semina, hie und da die Fruchtschale, Cortex (fructuum), Putamen, ganz vereinzelt der Samenmantel, Arillus (Macis, Arillus Myristicae). Es ist zweckmässig, die Ausdrücke Fructus, die ganze Frucht, und Semina, den die Keimpflanze umschliessenden Theil, nicht zu verwechseln, wie dies häufig bezüglich der botanisch als Achaenium, Schliessfrucht, bezeichneten Früchte der Umbelliferen (Kümmel, Anis, Fenchel u. s. w.) geschieht. Officinell sind auch einzelne Harzdrüsen (Kamala) und Pflanzenhaare (Baumwolle). Zu den vegetabilischen Drogen zählt man auch durch den Stich von Insecten entstehende Auswüchse (Galläpfel), durch Zellenzerfall sich bildende Ablagerungen (Gummi, Traganth, Araroba), ferner von selbst ausfliessende oder durch künstliches Ritzen oder Einschneiden gewonnene Harz- und Milchsäfte (Terpenthin, Balsame, Opium), endlich manche durch Auspressen, Destillation und Auskochen gewonnene, nicht reine chemische Verbindungen darstellende Erzeugnisse, wie fette Oele, ätherische Oele, Catechu, Aloë.

Aus dem Thierreiche werden ebenfalls ganze Thiere (Canthariden) oder Theile (Hausenblase) oder Secrete (Moschus) oder Producte besonderer Präparation, namentlich Fette (Schmalz, Leberthran) benutzt.

Neben Producten des Pflanzen- und Thierreiches sind noch zahlreiche durch chemische Processe erhaltene Stoffe officinell, die man als organische Artefacte zusammenfasst. Diese besonders in den letzten Decennien sehr gewachsene Abtheilung umfasst einerseits zahlreiche in Arzneipflanzen gebildete wirksame Substanzen, die daraus mit Hülfe chemischer Operationen isolirt werden, andererseits aus anderem Material bereitete chemische Verbindungen, zu deren Entstehung vornehmlich die Processe der Gährung und der trockenen Destillation organischer Materien beitragen, deren directe Producte (Alkohol, Theer u. s. w.) theils an sich gebräuchlich sind, theils zur Darstellung diverser durch Einwirkung verschiedener Agentien auf dieselben resultirender Körper dienen.

Die Drogen, aus welchen man ihre activen Principien isolirt hat, sind zum grössten Theile vegetabilischer Natur. Die officinellen einfachen Pflanzenstoffe sind entweder Pflanzenbasen oder Säuren oder neutrale Körper.

Meist als einfache Pflanzenstoffe bezeichnet, in Wirklichkeit aber Gemenge verschiedener Substanzen darstellende Stoffe sind Pflanzenfette, ätherische Oele und Harze.

Die Pflanzenbasen oder Alkaloide, deren Existenz man erst seit dem Anfange dieses Jahrhunderts kennt, wo Sertürner in Hameln (1805) das Morphin entdeckte, gleichen in ihrem chemischen Verhalten mehr oder weniger dem Ammoniak, indem sie sich mit Säuren ohne Elimination von Wasser vereinigen, und bestehen sämmtlich aus Kohlenstoff, Wasserstoff und Stickstoff, neben welchen die Mehrzahl auch Sauerstoff enthält. Ihr Vorkommen beschränkt sich auf einzelne Pflanzenfamilien, die theilweise eine grosse Anzahl produciren. Dahin gehören von dikotyledonischen Familien besonders die Solaneen, Rubiaceen, Loganiaceen und Papaveraceen, von monokotyledonischen die Liliaceen. Häufig kommen mehrere Alkaloide in derselben Pflanze vor, wie im Mohn mehr als ein Dutzend. Nur in einzelnen Fällen findet sich das nämliche Alkaloid in verschiedenen Familien, z. B. Coffeïn und Berberin. Alkaloide kommen in sämmtlichen Organen der Pflanze, am reichlichsten meist in Früchten und Samen, bei baumartigen Gewächsen in der Rinde, oft in besondern Secretionsbehältern oder in den Milchsaftgefässen vor, meist in Verbindung mit Apfelsäure oder Gerbsäuren, hie und da auch mit besonderen, der betreffenden Pflanze allein angehörigen Säuren (z. B. Mekonsäure im Mohn). Mit wenigen Ausnahmen wie Coniin und Nicotin, sind die Alkaloide fest und grösstentheils krystallinisch; die meisten sind in Wasser nicht löslich. In Alkohol lösen sie sich sämmtlich, viele auch in Aether, Benzol, Amylalkohol, Chloroform und Glycerin, wobei die Solution mehr oder weniger alkalisch reagirt und bitteren Geschmack zeigt. Dieser letztere ist auch den Lösungen der Salze eigenthümlich, welche meist in der Heilkunde die reinen Alkaloide ersetzen und sich in Alkohol besser als in Wasser lösen. Manche Alkaloide gehen mit gewissen Säuren zwei Verbindungen ein, wo dann die das Maximum der Säure enthaltende Verbindung sich meist im Wasser am leichtesten löst. Gerbsäure gibt mit Alkaloiden schwerlösliche Salze. Mit Chloriden, Iodiden und Cyaniden einiger Metalle bilden die Alkaloide Doppelsalze.

Die Pflanzensäuren, von denen einzelne (Benzoësäure, Weinsäure) schon im 17. und 18. Jahrhundert bekannt waren, bestehen fast durchgängig aus Kohlenstoff, Wasserstoff und Sauerstoff. Sie bilden mit Metallen Salze, von denen einzelne, z. B. verschiedene Tartrate, neben der Säure officinell sind. Sie sind im gesammten Pflanzenreiche verbreitet und einzelne, wie Apfelsäure, Oxalsäure und mehrere fette Säuren, in mehreren hundert Pflanzenspecies vorhanden. Sie fehlen in keinem Pflanzenorgane und finden sich meist in Form von Kalium-, Natrium-, Magnesium- und Calciumsalzen in denselben vor. Manche sind flüchtig, wie die Valeriansäure, andere nicht.

Eine besondere Gruppe derselben bilden die Gerbsäuren oder Gerbstoffe, so genannt, weil sie thierische Häute gerben, d. h. mit leimgebendem Gewebe sich zu einer festen, der Fäulniss widerstehenden Substanz (Leder) vereinigen. Sie finden sich vorzugsweise in Rinden perennirender Gewächse, in den Schalen der Früchte und Samen, selten in grünen Theilen, nie im Innern der Samen, mitunter in krankhaften Auswüchsen (Gallen). Sie schmecken zusammenziehend und fällen Leim- und Eiweisslösungen. Ihre Salze sind unkrystallisirbar, in Wasser mehr oder minder schwerlöslich. Je nachdem die Säuren mit Ferrisalzen grüne oder blaue Färbung geben, unterscheidet man eisenbläuende und eisengrünende, welche auch durch die von ihnen bei trockner Destillation oder Behandeln mit Kalihydrat gelieferten Producte sich unterscheiden.

Die indifferenten Pflanzenstoffe zerlegt man in mehrere Abtheilungen, die indess nur zum Theil abgeschlossene Gruppen sind:

a. Eiweissstoffe, Proteïnstoffe, Albuminate. — Diese den Proteïnstoffen des Thierreiches entsprechenden Stoffe besitzen eine sehr complicirte Zusammensetzung und enthalten ausser Kohlenstoff, Wasserstoff, Sauerstoff und Stickstoff auch noch Schwefel; häufig sind ihnen Calciumphosphate innig beigemengt. Sie sind vorwaltend in den Samen enthalten. Einige (Pflanzenalbumin) finden sich im gesammten Pflanzenreiche, andere, wie Legumin in den Papilionaceen (Leguminosen) in einzelnen Familien; andere, wie Emulsin in den Mandeln und Myrosin im Senf, sind bestimmten Pflanzen eigenthümlich. In der Natur kommen Eiweissstoffe theils gelöst, theils in fester Form (Krystalloide und Proteïnkörner in Samen) vor. Sie theilen im Allgemeinen die Eigenschaften der thierischen Eiweissstoffe, sind nicht diffusionsfähig und bilden wie diese eine lösliche und unlösliche Modification. Alkohol, Mineralsäuren, Gerbsäure erzeugen in den wässerigen Lösungen Niederschläge, ebenso die Salze der meisten schweren Metalle unter Bildung von Metallalbuminaten. Durch Kochen der schwach essigsauren Lösung werden sie zum Gerinnen gebracht. Einzelne Eiweissstoffe wirken als Fermente (Diastase, Papaïn, Myrosin) auf verschiedene Verbindungen spaltend. Sehr wenige sind toxisch (Abrusstoffe, Ricin). Mit gewissen Fermenten und verdünnten Säuren geben die Proteïnstoffe in Wasser leicht lösliche und diffusionsfähige Verbindungen, sog. Peptone.

b. Kohlenhydrate. — Mit diesem Namen bezeichnet man viele für den pflanzlichen Organismus äusserst wichtige, zum grossen Theil allgemein verbreitete organische stickstofffreie Stoffe, die mindestens 6 Atome C im Molecüle und daneben H und O in dem Verhältnisse enthalten, wie sie Wasser bilden (auf 2 Atome H 1 Atom O). Sie zerfallen in drei Gruppen, je nachdem sie den chemischen Formeln $C_6 H_{12} O_6$, $C_{12} H_{22} O_{11}$ oder $C_6 H_{10} O_5$ entsprechen. Die beiden ersten Gruppen enthalten durch Leichtlöslichkeit und Süssigkeit ausgezeichnete Stoffe; die erste, die Gruppe der Glykosen, namentlich Dextrose (Traubenzucker) und Laevulose (Fruchtzucker), die zweite, die Gruppe der Saccharide, besonders Rohrzucker und Maltose. Zu der letzten Gruppe der Polysaccharide gehören Stärkemehl, Dextrin und verschiedene andere klebrige Lösungen gebende oder in Wasser gallertartig aufquellende Stoffe (Gummi, Pectinkörper). Chemisch sind Disaccharide und Polysaccharide als Anhydride der Glykosen aufzufassen, in welche sie durch Fermente oder durch Kochen mit verdünnten Säuren unter Anlagerung von Wasser übergehen. Einzelne Kohlenhydrate sind auf bestimmte Familien, z. B. Inulin hauptsächlich auf die zweijährigen Pflanzen der Familie der Synanthereen, Lichenin auf Flechten und Algen beschränkt, einzelne Disaccharide (z. B. die Mykose des Mutterkorns) und Glykosen (Sorbose der Vogelbeere) auf einzelne Pflanzen. Manche Süssstoffe von der Formel $C_6 H_{10} O_5$ sind keine Kohlenhydrate, z. B. Inosit. Ausserdem giebt es verschiedene den Süssstoffen sehr nahestehende Substanzen, welche mehr Wasserstoffe als das doppelte der O Atome enthalten. Dahin gehören hauptsächlich Mannit, $C_6 H_{14} O_6$, der ausser in den Familien der Oleineen und Umbelliferen noch in vielen andren vorkommt, Quercit in den Eicheln, Sennit in den Sennesblättern. Verschiedene dieser zuckerartigen Stoffe können vermittelst Hefe in geistige Gährung versetzt werden. Mit nascirendem Wasserstoff geben Laevulose und Dextrose Mannit.

c. Glykoside oder Zuckerpaarlinge. — Man fasst unter diesem Namen indifferente Körper zusammen, welche unter Einwirkung von Säuren, wässrigen Alkalien oder gewissen Fermenten, meist unter Aufnahme von Wasser, sich in Trauben- oder Rohrzuckerarten und einen oder mehrere andre Körper (Paarlinge) spalten. Auch einzelne nicht indifferente, saure (Ruberythrinsäure im Krapp, welche durch Behandeln mit Säuren in Alizarin und Zucker zerfällt), oder alkaloidische Körper (z. B. Solanin) gehören dahin. Die Mehrzahl der Glykoside besteht aus Kohlenstoff, Wasserstoff und Sauerstoff. wenige, wie Amygdalin, sind stickstoffhaltig. Die Benennung Glykoside ist daher abgeleitet, dass der bei der Spaltung entstehende Zucker in der Regel Glykose ist. Die Glykoside sind nicht allgemein im Pflanzenreiche verbreitet, sondern auf einzelne Familien und selbst Species beschränkt: nur einzelne, wie Amygdalin, machen eine Ausnahme. Viele Glykoside besitzen eine starke Wirkung auf den Körper und einzelne Organe, namentlich das Herz.

d. Bitterstoffe. — Dieser Name wird wenigen nicht glykosidischen indifferenten Körpern beigelegt, die sich, wie Quassiin, Absynthiin, Aloïn, durch besonders bitteren Geschmack auszeichnen, welcher übrigens auch den meisten

Alkaloiden zukommt. Sie weichen in Eigenschaften und Zusammensetzung ausserordentlich von einander ab.

e. Farbstoffe und Chromogene. — Pflanzenstoffe von bestimmter Färbung nennt man Farbstoffe oder Pigmente, während an sich ungefärbte Stoffe, die unter bestimmten Verhältnissen sich in gefärbte Stoffe verwandeln, Chromogene heissen, aus welchen die Pigmente durch Oxydation entstehen. Manche Pflanzenfarbstoffe sind Säuren, andere Glykoside. Die meisten bilden mit Metalloxyden, besonders mit Thonerde, Bleioxyd und Zinnoxyd, unlösliche gefärbte Verbindungen, die sogenannten Lacke oder Lackfarben. Mit Pflanzen- und Thierfasern verbinden sie sich entweder direct (substantive Farben) oder durch Vermittlung von Beizen (adjective Farben). Ozon, Chlor, schweflige Säure entfärben die Pigmente, noch energischer wirkt Salpetersäure darauf ein. Manche Farbstoffe und Chromogene enthalten Stickstoff (z. B. die Indigofarbstoffe), die meisten nur Kohlenstoff, Wasserstoff und Sauerstoff. Einzelne sind ausserordentlich verbreitet, wie Blattgrün oder Chlorophyll, Blumenfarbstoffe und Rindenpigmente (Phlobaphene), andere auf einzelne Pflanzen beschränkt. Ihre medicinische Bedeutung ist gering.

Die in den Pflanzen sich findenden Fette entsprechen ihrem Verhalten nach ziemlich genau den Fetten des Thierreichs; doch treten die bei gewöhnlicher Temperatur festen Fette, wie Cocosöl, Lorbeeröl, Palmöl, der Zahl nach mehr in den Hintergrund gegenüber den bei gewöhnlicher Temperatur flüssigen fetten Oelen, Olea pinguia, die in den verschiedensten Pflanzenfamilien sich finden. Wie die thierischen Fette sind auch die meisten pflanzlichen Gemenge von Triglyceriden verschiedener Glieder der Fett- und Oelsäurereihe, insonderheit von Palmitin (Palmitinsäure-Glycerid), Stearin (Stearinsäure-Glycerid) und Oleïn (Oelsäure-Glycerid), von denen die beiden ersten in den festen, das letzte in den flüssigen Fetten überwiegend vorkommen. In einzelnen Oelen sind diese Säuren durch Glyceride anderen Reihen angehöriger Säuren (Laurinsäure, Arachinsäure, Leinölsäure, Ricinölsäure) ersetzt Die Glyceride der beiden letztgenannten Säuren besitzen die Eigenthümlichkeit, in dünnen Lagen der Luft ausgesetzt, zu einer festen harzartigen Masse auszutrocknen und heissen daher trocknende Oele im Gegensatz zu den meisten übrigen, die an der Luft ranzig werden, d. h. unter Freiwerden der Fettsäuren und theilweiser Bildung flüchtiger Säuren gelbliche Färbung und übeln Geruch und Geschmack annehmen. Der Hauptsitz der Fette im Pflanzenreiche sind die Samen, und in diesen die Kotyledonen, nicht die Radicula und Placenta, selten das Fleisch der Früchte (Oliven) oder die Wurzel (Erdnuss). Sie finden sich in kleinen Zellen eingeschlossen und können durch Auspressen oder durch Extraction erhalten werden. Die vegetabilischen Fette machen Papier und Gewebe durchscheinend, schwimmen auf Wasser und lösen sich darin nicht, wohl aber in kochendem Weingeist und in Aether. Bei Erhitzen mit ätzenden Alkalien oder stark basischen Metalloxyden zerlegen sich die Fette nach Art aller zusammengesetzten Aether in den dazu gehörenden Alkohol, das Glycerin oder Oelsüss, und die Fettsäuren, welche sich mit den Basen verbinden. Die bei Anwendung von Alkalien resultirenden Verbindungen der Fettsäuren mit Alkalien bilden die Seifen, Sapones, welche sich in wenig Wasser und in Alkohol klar lösen und damit schäumende Solutionen geben, durch viel Wasser aber in freies Alkali und sich abscheidende saure Salze zerfallen. Die unter Anwendung von Bleioxyd resultirenden Verbindungen werden als Bleipflaster bezeichnet.

Ebenso wie im Thierreich giebt es auch im Pflanzenreiche fettähnliche Stoffe, die nicht zu den Triglyceriden gehören. Dahin gehören cholesterinähnliche Stoffe und namentlich Wachsarten, die, wie das Bienenwachs, Gemenge von Aether der Fettsäuren mit einatomigen Alkoholen sind. Pflanzenwachs kommt namentlich auf Stengeln, Früchten u. s. w. als Ueberzug vor. Es ist unlöslich im Wasser, löslich in Weingeist, leicht löslich in Aether und ätherischen Oelen und wird von ätzenden Alkalien nicht angegriffen.

Unter aetherischen Oelen, Olea volatilia s. aetherea, Aetherolea, versteht man starkriechende, flüchtige, bei gewöhnlicher oder nur wenig erhöheter Temperatur flüssige, wenig in Wasser, leicht in Weingeist und Aether lösliche, mit lebhafter, stark russender Flamme brennende Körper, welche stets Gemenge mehrerer einfacher chemischer Verbindungen bilden und deshalb constanten Siedepunkt nicht besitzen. Sie finden sich im ganzen Pflanzenreiche, jedoch besonders in gewissen, durch aromatischen Geruch ausgezeichneten Pflanzenfamilien (Synanthereen, Labiaten, Cruciferen, Aurantiaceen, Laurineen, Cupressineen, Abietineen, Scitamineen und Zingiberaceen). Blüthen, Samen und Fruchtschalen sind am meisten Sitz derselben. Sie sind Producte der rückgängigen Stoffveränderung in der Pflanze und finden sich in besonderen Zellen und Gefässen. Manchmal liefern verschiedene Theile derselben Pflanze verschiedene ätherische Oele (so bei Citrus Aurantium u. a.). Die Olea volatilia werden meist durch Destillation, einzelne durch blosses Auspressen gewonnen. Die bei gewöhnlicher Temperatur festen ätherischen Oele, z. B. Campher, nennt man Stearoptene oder Camphoride im Gegensatze zu den flüssigen oder Elaeoptenen. Aus den natürlichen Oelen scheiden sich oft bei niedrigerer Temperatur Stearoptene ab. Dieselben sind mit Ausnahme des Rosencamphers, der aus C und H besteht, sauerstoffhaltig. Viele flüssige ätherische Oele bestehen nur aus Kohlenwasserstoffen, und zwar vorzugsweise solchen von der Formel C_5H_8 und ihrer Multipla, namentlich $C_{10}H_{16}$, welche letzteren den Namen Terpene führen und vom Geruch abgesehen in ihren Eigenschaften sehr nahe stehen. Mit Wasser, sowie Chlor-, Iod- und Bromwasserstoff bilden sie Verbindungen, welche oft fest und krystallisirbar sind. Andere enthalten Cymen, $C_{10}H_{14}$. Neben Kohlenwasserstoffen enthalten die meisten ätherischen Oele noch Oxydationsproducte derselben, meist mit 1 Atom O, wie Carvol, Thymol, Eucalyptol, $C_{10}H_{14}O$, Menthol, $C_{10}H_{20}O$, aber auch O reichere, wie Safrol und Cubebin. Solche sauerstoffhaltige Verbindungen sind gewöhnlich die Träger des starken Geruches und stellen vom chemischen Gesichtspunkte Aldehyde, Ketone, Aether, Alkohole und Phenole dar. Bei längerer Aufbewahrung treten Säuren in den Oelen auf, in den Terpenen harzartige Producte neben Kohlensäure, Ameisensäure, Essigsäure. Wenige ätherische Oele (Senföl, Knoblauchöl) sind schwefelhaltig.

Der Ausdruck Harze, Resinae, wird auf halbfeste oder feste, in letzterem Falle in der Wärme erweich- oder schmelzbare, grösstentheils amorphe, in Wasser unlösliche, dagegen in Alkohol, Benzol, Schwefelkohlenstoff und ätherischen Oelen ganz oder theilweise lösliche stickstofffreie, kohlenstoffreiche und sauerstoffarme Substanzen bezogen, welche entweder, durch Eintrocknen ausgeflossener Pflanzensäfte entstanden, natürlich vorkommen oder künstlich durch Weingeist aus Vegetabilien extrahirt werden. Wenige Harze, die man als fossile oder Erdharze zusammenfasst, kommen, wie der Bernstein, als Mineralien vor, stammen aber von untergegangenen Pflanzen. In der Natur finden die Harze sich häufig mit anderen in Pflanzensäften vorkommenden Bestandtheilen gemengt, z. B. mit Gummi oder Schleim (Gummiharze oder Schleimharze, Gummiresinae), wo dann ein Theil derselben sich in Wasser und nicht in Alkohol löst, bisweilen mit Gerbstoffen und Huminsubstanzen, Cellulose und Stärke, oder mit ätherischen Oelen, deren Beimengung ihnen weichere Consistenz bis zur Dickflüssigkeit verleiht. Eine solche Lösung von einem oder mehreren Harzen in ätherischen Oelen nennt man Balsam, Balsamum s. Balsamus. Bei gewöhnlicher Temperatur harte und spröde, feste Harze heissen Hartharze, elastische Federharze, weiche, zwischen den Fingern knetbare, Weichharze. Harze finden sich in fast sämmtlichen monokotyledonischen und dikotyledonischen Gewächsen, ausnahmsweise bei Akotyledonen (z. B. im Lärchenschwamm). Diejenigen Familien, welche ätherische Oele in grösserer Ausdehnung erzeugen, sind vorzugsweise harzreich, bei uns insonderheit die Coniferen, Umbelliferen und Euphorbiaceen, in tropischen Ländern Papilionaceen, Amyrideen, Garcinieen, Dipterocarpeen und Cupressinen. Harze finden sich, das Cambium ausgenommen, in allen Pflanzentheilen, am meisten in der Rinde, von wo sie nicht selten auf die Oberfläche treten. In harzreichen Gewächsen finden sich nicht selten ganz damit gefüllte Hohlräume (Harzgänge). Harze sind Producte der regressiven Stoffmetamorphose und entstehen zum Theil durch Zerfallen der Zellmembran direct oder durch intermediäre Bildung von Gerbsäuren, zum Theil durch Oxydation aus ätherischen Oelen. Meist sind sie gelb bis braun, die meisten in dünnen Splittern durchscheinend, und werden insgesammt beim Reiben negativ elektrisch. Aus weingeistiger Lösung fällt Wasser dieselben in feinster Vertheilung, wodurch die Solution milchig getrübt wird. An der Luft verbrennen sie mit stark leuchtender und russender Flamme. Conc. Salpetersäure bildet mit Harzen gelbe Nitroverbindungen, später Pikrinsäure und Oxalsäure. Alle natürlichen Harze sind Gemenge mehrerer einfachen Harze. Viele sind völlig indifferent; andere, welche deshalb Harzsäuren heissen, zeigen in alkoholischer Lösung schwach saure Reaction und bilden mit Basen Salze, sog. Resinate, unter welchen man die durch Auflösen in Alkalien oder Alkalicarbonaten mit Alkalien gebildeten Harzseifen nennt, weil sie wie Seifen mit Wasser schäumende Lösungen bilden.

Neben den chemisch einfachen Stoffen sind noch verschiedene durch Einwirkung verschiedener Flüssigkeiten aus Rohstoffen, besonders pflanzlichen, hergestellte Bereitungen officinell, in welchen das active Princip von den meisten unwesentlichen Beimengungen befreit ist. Diese sog. Auszugs- oder Extractionsformen eignen sich wegen des geringen Volumens, das sie einnehmen, zur Anwendung besser als die Rohstoffe und kommen andrerseits, weil sie leichter herzustellen sind und nicht kostspieliger minutiöser Reinigungen bedürfen, billiger als die reinen Stoffe zu stehen. Nach der Art der Extraction, nach dem zum Ausziehen benutzten Vehikel, das nach dem Grade der Löslichkeit der wirksamen Principien ausgewählt wird, und nach der Form des resultirenden Auszuges tragen dieselben verschiedene Benennungen. So nennt man destillirte Wässer, Aquae destillatae s. aromaticae, durch Destillation aromatischer Pflanzenstoffe mit Wasser erhaltene flüssige Auszüge, welche aus jenen unbedeutende Mengen des ätherischen Oeles aufgenommen haben, die ihnen den Geruch des Darstellungsmaterials verleihen, und Geist, Spiritus (Alcoholetum, Essentia), ein aus analogem Material mit Weingeist von verschiedener Stärke dargestelltes Destillat. Alle übrigen mit Weingeist gemachten flüssigen Auszugsformen pflegt man als Tinctur, Tinctura, gleich beschaffene Auszüge mit einer Mischung von Alkohol und Aether als ätherische Tincturen, Tincturae aethereae, zu bezeichnen. Analoge flüssige Auszüge mit Wein, Essig oder Oel heissen medicinischer Wein, Vinum medicatum, medicinischer Essig, Acetum medicatum und medicinisches Oel, Oleum medicatum, Oleum infusum s. coctum.

Man bereitet Tincturen im Allgemeinen in der Weise, dass man das zerkleinerte Auszugsmaterial (Extrahendum) mit der zum Ausziehen dienenden Flüssigkeit an kühlem Orte bei ungefähr 15° unter öfterem Umschütteln eine Woche stehen lässt, dann die Flüssigkeit durch Seihen und erforderlichen Falls durch Abpressen von dem Rückstande trennt und nach dem Absetzen filtrirt. Derartig (durch Maceriren) bereitete Tincturen heissen Macerationstincturen und haben die bei 35—40° (durch Digestion) bereiteten Digestionstincturen fast ganz verdrängt. Dagegen werden medicinische Oele meist unter Anwendung stärkerer Hitze gewonnen.

Eine Auszugsform, welche noch geringeres Volumen einnimmt und sich zu besonderen Arzneiformen (Pillen) vorzugsweise eignet, stellt das Extract, Extractum, dar, welches sich im Wesentlichen als ein durch Abdampfen eingedickter flüssiger Auszug charakterisirt und somit in seiner Wirksamkeit weit (mindestens 10 mal) stärker als eine Tinctur aus demselben Material ist. Je nach dem Auszugsmittel unterscheidet man wässrige, weingeistige oder spirituöse und ätherische Extracte. Eine besondere Art stellen die Saftextracte dar, welche durch Eindicken ausgepresster Pflanzensäfte theils aus grünen Pflanzentheilen, theils aus Früchten (sog. Roob) gewonnen werden. Nach der Consistenz unterscheidet man die Extracte in dünne, Extracta tenuia s. mollia, oder Mellagines, von der Consistenz des frischen Honigs; dicke, Extracta spissa, oder Extracte von gewöhnlicher oder Extract-Consistenz (Extracte 2. Grades), so dass sie nach dem Erkalten nicht vom Spatel abfliessen, sondern Faden ziehen, und trockene Extracte, Extracta sicca, welche sich zerreiben lassen. Eine besondere Form der dünnen Extracte sind die Fluid Extracts, Extracta fluida, welche, ursprünglich in Amerika officinell, jetzt auch in Europa Eingang gefunden haben. Sie werden durch Erschöpfen von Pflanzentheilen im Verdrängungsapparat (Percolator) und Versetzen des durch Abdampfen gewonnenen dünnen Extracts mit so viel des Lösungsmittels, dass das Fluid Extract in seiner Stärke der extrahirten Droge entspricht, dargestellt.

Die meisten officinellen Extracte sind dicke. Trockene Extracte sind ***Extractum Aloës**, ***Chinae (spirituosum)**, **Colocynthidis**, ***Rhei** und **Rhei compositum**; dünne **Extractum Chinae aquosum**, ***Cubebae**, ***Filicis** und *Graminis, Fluid Extracts **Extractum Condurango**, **Frangulae**, *Hydrastis, *Quebracho, *Rhamni Purshiani und **Secalis cornuti fluidum.** Trockene Extracte lassen sich aus dicken durch Verreiben mit Milchzucker, Dextrin oder Süssholzpulver darstellen. In den meisten europäischen Staaten werden narkotische Extracte in dieser Form neben den dicken vorräthig gehalten. In Amerika sind unter den Namen Abstracts, Abstracta, mit Milchzucker in der Weise eingetrocknete Extracte officinell, dass dieselben doppelt so stark wie die zu ihrer Bereitung dienende Rohdroge oder das entsprechende Fluid Extract sind.

Als Arzneimittel dienen endlich noch manche Drogen in Zubereitungen, deren Zweck raschere Dispensation oder den Sinnen, insbesondere dem Geschmacke mehr zusagende Form oder Ermöglichung längerer Aufbewahrung in unversehrtem Zustande ist.

Ersteres ist bei gewissen Lösungen (Liquores s. Solutiones) und bei verschiedenen festen und flüssigen Gemischen der Fall, die unter bestimmten Namen von den Aerzten häufiger verordnet werden (z. B. Emplastrum, Pulvis, Species, Elixir, Electuarium, Unguentum, Mixtura u. a.). Die Verbesserung des Geschmackes erfüllen u. a. die Syrupe, worunter man Lösungen von Zucker in relativ geringen Mengen Flüssigkeit (ausgepresste Säfte, Aufgüsse, Abkochungen u. s. w.) versteht, und eine Reihe fester Formen (Zuckerwerksformen, Kapseln u. s. w.). Zur Conservirung dient z. B. Zuckerzusatz zu Ferrum carbonicum oder zu zarten saftigen Pflanzentheilen, welche in Breiform gebracht werden, den in England beliebten Conserven (Conservae).

2. Allgemeine Pharmakodynamik.

a. Oertliche und entfernte Arzneiwirkung. Schicksale der Arzneimittel.

Man unterscheidet im Thierkörper örtliche Wirkung, Actio localis s. topica und entfernte Wirkung oder Resorptionswirkung, Actio remota, je nachdem der wirksame Stoff Einfluss auf die Gewebsbestandtheile am Orte der Application oder erst nach zuvoriger Aufnahme in die Circulation in entfernten Organen und Systemen, wohin er mit dem Blute gelangt, ausübt. Die meisten Arzneimittel besitzen zugleich locale und entfernte Wirkung, nur überwiegt bei den einzelnen die eine über die andere. Beide sind directe Wirkungen und bilden als solche einen Gegensatz zu der indirecten Wirkung, Actio indirecta s. sympathica, worunter man alle Veränderungen, welche sich als Folge der Wirkung auf ein bestimmtes Organ in entfernten Theilen oder im ganzen Organismus geltend machen, begreift. Die letztere ist vorwaltend die Folge örtlicher Wirkung, sei es dass ein durch diese gesetzter Reiz durch die Nerven zu den Nervencentren fortgepflanzt wird und reflectorisch die Thätigkeit gewisser Muskeln oder secernirender Drüsen anregt, sei es dass durch ein Mittel ein örtlicher Reiz, von welchem Störungen entfernter Organe abhängen, aufgehoben wird.

Die Aufsaugung der Arzneimittel geschieht durch Blut- und Lymphgefässe an verschiedenen Stellen des Körpers. Man unterscheidet die parenchymatöse oder interstitielle Resorption, d. h. die Aufnahme der Stoffe aus dem Parenchym, wobei medicinisch besonders diejenige aus dem Unterhautzellgewebe in Betracht kommt, von der Oberflächenresorption, wohin namentlich die Resorption von den Schleimhäuten und in ersterer Linie diejenige von der Magen- und Darmschleimhaut gehört. Bei der parenchymatösen Resorption handelt es sich vorwaltend um Diffusionsvorgänge, so dass nur flüssige oder durch Lösungsmittel in flüssigen Zustand übergeführte feste Arzneimittel hier zur Resorption gelangen, bei der Resorption im Darme daneben um Functionen der lebenden Epithelzelle, wodurch es möglich ist, dass hier auch einzelne Stoffe, wie Fette und in Fetten lösliche Substanzen, meist in feinster Vertheilung (Emulsion) aufgesogen werden.

Eine Sonderstellung nimmt bezüglich der Oberflächenresorption auch die Oberhaut ein, insofern dieselbe nur gasförmige Substanzen und solche, welche auf der Haut unter dem Einflusse der Körpertemperatur in Gasform übergehen, z. B. Quecksilbermetall, Iod, Carbolsäure, oder welche von einem flüchtigen Vehikel in kleinen Mengen mitgerissen werden, durchlässt. Salzlösungen werden von der unverletzten Oberhaut nicht resorbirt.

Auf den Schleimhäuten finden die meisten festen Substanzen das für die Resorption derselben unerlässliche Wasser in hinreichenden Mengen vor. Bei einzelnen in Wasser nicht oder sehr schwer löslichen Stoffen, sowie bei colloiden Stoffen, die nicht durch thierische Membranen zu diffundiren vermögen, bedarf es vorheriger chemischer Veränderungen, welche nur durch den Einfluss an bestimmten Stellen im Organismus vorhandener Stoffe, insbesondere gewisser secretorischer Flüssigkeiten, hervorgebracht werden können. Unter letzteren ist der Magensaft und die darin enthaltene Chlorwasserstoffsäure von der hervorragendsten Bedeutung; doch sind auch der Mundspeichel und die Secrete des Darms oder benachbarter Drüsen nicht ohne Einfluss auf die Resorption gewisser Arzneistoffe. Im Magensafte kommen ausser Chlorwasserstoffsäure auch die freien Eiweissstoffe und verschiedene Salze in Betracht, welche letzteren auch auf die Resorption metallischer Medicamente an anderen Applicationsstellen Einfluss besitzen.

In Hinsicht der einzelnen Absonderungen ist hervorzuheben, dass die Mundflüssigkeit, das Gemenge des Secretes der verschiedenen Speicheldrüsen und der spärlichen Absonderung der Schleimdrüsen der Mundhöhle, als alkalisches Liquidum geringe Mengen von Säuren neutralisiren und manche in reinem Wasser nicht lösliche Substanzen (Harze, Santonin) in kleinen Quantitäten lösen kann. Die hauptsächlichste Function des Speichels besteht bekanntlich darin, dass er vermöge des in ihm enthaltenen Ferments, des Ptyalins (Speichelstoff, Speicheldiastase) Stärkemehl in Dextrin und Zucker umwandelt. Dasselbe Ferment spaltet auch manche Glykoside, z. B. Salicin. Im Magensafte ist die Chlorwasserstoffsäure dasjenige Agens, welches an den Medicamenten die meisten Veränderungen zu Wege bringt. Sie verbindet sich mit Alkalien, Metalloxyden, Alkaloiden zu Salzen und treibt aus Carbonaten die Kohlensäure aus, indem sie ebenfalls Chloride bildet. Das im Magensafte enthaltene Pepsin ist von erheblicher Bedeutung für die als Medicament verwendeten Eiweissstoffe und Leimverbindungen, indem es dieselben in die löslichen und diffusionsfähigen Peptone umwandelt, wodurch erst die Resorption ermöglicht wird; jedoch ist dabei Mitwirkung der Chlorwasserstoffsäure unerlässlich. Von den im Magensafte vorhandenen Salzen führen Natrium- und Ammoniumchlorid durch Wechselzersetzung Blei- und Silbersalze in unlösliches oder schwerlösliches Metallchlorid über und betheiligen sich bei der entfernten Wirkung verschiedener Quecksilbersalze durch die Bildung löslicher Doppelsalze. Bedeutender ist die Wirkung der im Magensaft enthaltenen Eiweissstoffe, indem sämmtliche Schwermetalle mit ihnen stabile, weder durch verdünnte Säuren oder Alkalien noch durch Salze veränderliche Verbindungen bilden, die, wie man seit Mialhe annimmt, diejenige Form darstellen, unter welcher die Metalle in den Blutkreislauf aufgenommen werden. Im Dünndarm treffen die Stoffe mit Bauchspeichel, Galle und Darmsaft zusammen. Im Pankreassafte ist ein diastatisches Ferment, das Stärke in Zucker umwandelt, und ein peptisches Ferment (Trypsin) vorhanden, das in alkalischer Flüssigkeit Eiweiss und Leim in Peptone überführt. Ausserdem besitzt der Bauchspeichel die Eigenschaft, dass er (wie auch Galle und Darmsaft) die Fette emulgirt und die neutralen Fette unter Bildung von Fettsäuren zerlegt und zur Verseifung derselben führt. Da der Bauchspeichel alkalisch reagirt, vermag er als Lösungsmittel für manche Substanzen zu dienen, welche in dem sauren Magensafte nicht zur Lösung gelangen, z. B. Santonsäure. Der Darmsaft wirkt im Wesentlichen dem Bauchspeichel analog auf Albuminate, Stärke und Fette und verwandelt Rohrzucker in Traubenzucker. Die Galle dient, von ihrer Wirkung auf Fette und Eiweisskörper abgesehen, als Lösungsmittel für eine Reihe von Stoffen, deren Wirkung vollständig ausbleibt, wenn dieselben in Contact mit der Darmschleimhaut ohne Beihülfe von Galle gebracht werden, so für das Jalapin, Convolvulin, Gutti und eine Reihe stark abführend wirkender

Stoffe. Auch im Dickdarm besitzt der Darmsaft peptonisirende und zuckerbildende Wirkung. Nicht ganz ohne Bedeutung sind auch die Darmgase; so verwandelt Kohlensäure Magnesiumhydroxyd in Magnesiumcarbonat u. s. w. Es geht aus dem Gesagten hervor, dass eine Substanz, welche per os eingeführt wird, im Verlaufe des Darmcanals an verschiedenen Stellen in verschiedener Weise, also mehrere Male chemisch verändert werden kann. So wird z. B. Schwefel unter dem Einflusse der Alkalien des Darmes in Schwefelalkali verwandelt, dieses aber unter dem der Kohlensäure und der Säuren im Dickdarme wieder theilweise zersetzt und Schwefelwasserstoff frei gemacht.

Die frühere Annahme, dass die Resorption der diffundirbaren Arzneistoffe überall den Gesetzen der Diffusion entspräche, ist, soweit es sich um Aufsaugung im Darme handelt, keineswegs in allen Punkten richtig. Es kommt hier wesentlich auf die Art der Stoffe an. So stehen Kalisalze, welche die grösste Diffusibilität durch thierische Membranen besitzen, in der lebenden Darmschleimhaut den Natronsalzen nach. Von Bedeutung für die Zeit, in welcher die Resorption erfolgt, sind Concentration und Temperatur der Lösung, auch die Art des Lösungsmittels und verschiedene andere Umstände.

Die meisten in das Blut gelangten Arzneistoffe bleiben bei ihrem Transporte durch den Organismus unverändert (Organodecursoren) und werden in kürzerer Zeit direct vom Blute an secernirende Organe abgegeben und mit den Secreten aus dem Organismus fortgeschafft (eliminirt). Bei anderen findet eine Abgabe in die Gewebe statt, sei es dauernd, wie bei den Proteïnverbindungen, oder in der Weise, dass die betreffenden Substanzen einige Zeit in chemischer Verbindung mit den Gewebsbestandtheilen abgelagert (deponirt oder localisirt) werden, um dann vermöge eines weiteren Processes wieder in das Blut aufgenommen zu werden und von diesem in die Secrete überzugehen. Endlich werden einzelne Arzneimittel im Blute oder auch während des Durchganges durch ein bestimmtes Organ chemisch verändert, so dass sie als solche nicht in den Secreten nachweisbar sind. Bei den im Blute stattfindenden Veränderungen von Medicamenten handelt es sich vorzugsweise um Einwirkung des Sauerstoffs, um Oxydationen, die bei organischen nicht stickstoffhaltigen Substanzen als Endproducte Kohlensäure und Wasser, bei stickstoffhaltigen besonders Harnstoff ergeben (Verbrennung oder Destruction), oder es handelt sich um complicirtere Veränderungen, so dass das im Körper gebildete Product, welches in einem Secrete ermittelt wird, eine ganz heterogene Natur wie der eingeführte Stoff besitzt (Alteration). Beide Processe können sich mit einander combiniren; ebenso kann bei einer und derselben Substanz, wenn dieselbe in kleineren Mengen eingeführt wird, völlige Destruction erfolgen, während bei Einführung grösserer Mengen der Sauerstoff nicht zur totalen Verbrennung ausreicht und ein Theil unzersetzt und unverändert in die Secrete übergeht.

Im Allgemeinen gehören zu den Organodecursoren alle in Wasser löslichen Stoffe, welche nicht als Nahrungsmittel dienen und keine Tendenz besitzen, sich zu oxydiren oder mit den organischen oder unorganischen Bestandtheilen des Organismus unlösliche Verbindungen einzugehen.

So finden sich die meisten löslichen Salze der Alkali-, Erdalkali- und Erdmetalle unverändert in den Secreten wieder, namentlich Alkalicarbonate, trotz theilweiser Sättigung im Magensafte, Iodüre und Bromüre, Lithium-, Barium- und Magnesiumsalze, chlorsaure, überchlorsaure und borsaure Alkalien u. a. m. In gleicher Weise sind auch die meisten Pflanzenbasen in den Secreten wiederzufinden.

Dauernde Deposition in die Gewebe, zum Theil in veränderter Form, charakterisirt die als Nahrungsmittel dienenden Proteïnverbindungen und Fette; zeitweise Localisation namentlich die meisten Salze der schweren Metalle, welche mit vielen thierischen Substanzen und insonderheit mit Proteïnsubstanzen Verbindungen eingehen und auch in den Secreten als metallorganische Verbindungen erscheinen, so dass sie nicht direct ausgefällt, sondern erst nach Veraschung oder Oxydation durch Reagentien oder electrolytisch nachweisbar sind.

Auf derartiger Localisation beruhen die chronischen Metallvergiftungen, z. B. Blei- und Quecksilbervergiftung. Durch Einführung von Iodkalium kann man bei Blei- und Quecksilberkranken die im Körper vorhandenen unlöslichen Metallverbindungen in lösliche überführen und so die Befreiung des Körpers durch Wiederaufnahme in die Circulation und Ausscheidung durch die secernirenden Organe ermöglichen. Die Dauer derartiger Ablagerungen kann eine sehr lange sein. Am längsten währt sie bei dem Silber, wo sie unter der Form der sog. Argyria (Schwarzfärbung der Haut) oft das ganze Leben hindurch anhält; mehrere Jahre kann sie auch beim Quecksilber dauern.

Die Oxydation von Arzneistoffen im Organismus kann vollständig oder unvollständig sein oder nach Bildung verschiedener Oxydationsstufen, analog jedoch keinesweges völlig übereinstimmend mit denen, welche ausserhalb des Körpers durch Einwirkung von Kaliumpermanganat oder Ozon sich bilden, vollständig werden.

Das erstere ist der Fall beim Schwefelnatrium, das, in nicht zu erheblichen Dosen ingerirt, sich als Natriumsulfat in den Secreten wiederfindet. Schwefligsaure und unterschwefligsaure Alkalien verbrennen bei Einführung in kleinen Mengen zu schwefelsauren Salzen, während unterschwefelsaure Alkalien und Erdsalze zu den Organodecursoren gehören. Neutrale pflanzensaure Alkalisalze, z. B. die betreffenden Verbindungen der Weinsäure, Citronensäure, Essigsäure, Ameisensäure, Baldriansäure, ebenso milchsaure Alkaliverbindungen werden zu Carbonaten verbrannt. Neben den Oxydationsprocessen kommen im Organismus aber auch Reductionsprocesse vor, z. B. bei Silbersalzen, Gold- und Palladiumchlorid, Eisenchlorid, und mitunter wird ein Körper anfangs oxydirt und die gebildete Verbindung wieder reducirt. So verwandelt sich Ferrocyankalium in Ferricyankalium und letzteres wieder in ersteres, vielleicht auch arsenige Säure in Arsensäure und umgekehrt.

Ausser den durch den Sauerstoff veränderten Arzneimitteln finden sich auch solche, welche mit anderen Bestandtheilen des Blutes sich verbinden, wie z. B. die Mineralsäuren (Salpetersäure, Salzsäure, Schwefelsäure, Phosphorsäure, Borsäure) und einige organische Säuren (Abiëtinsäure) mit den Alkalien. Weitere Veränderungen, bei denen es sich theils um Spaltungen, theils um Synthesen, in einzelnen Fällen auch um moleculäre Umlagerung handelt, beruhen zum Theil auf Wirkung gewisser Fermente im Gewebe verschiedener Organe oder in den Ausscheidungsorganen und compliciren sich gar nicht selten mit Oxydations- oder Reductionsprocessen.

Einfache Spaltungen kommen weniger vor als man erwarten sollte; namentlich entstehen aus den meisten Glykosiden des Pflanzenreichs die durch Säuren oder Alkalien sich abspaltenden Körper innerhalb des Organismus nicht, und da wo solche, wie Saligenin nach Einführung von Salicin, in den Ausscheidungen auftreten, sind sie wahrscheinlich schon im Tractus gebildet. Nichts destoweniger giebt es eine Anzahl wohlconstatirter Spaltungen im Organismus, wie z. B. Iodkalium Iod abscheidet. Auch den Uebergang von Gerbsäure in Gallussäure hat man als Spaltung betrachtet, doch handelt es sich wahrscheinlich um moleculäre Umlagerung. Letztere in Verbindung mit Oxydation findet sich z. B. im Chinin, das im Harn theils als amorphes Chinin, theils als Dihydroxylchinin erscheint.

Besonderes Interesse bieten die Paarungen verschiedener aromatischer Verbindungen im Organismus, die sich unter drei Typen, Paarung mit Schwefelsäure, mit Glykuronsäure und mit Glykokoll, bringen lassen, welche übrigens an einem und demselben Körper sich vollziehen können und häufig erst eintreten, nachdem die eingeführte Substanz vorher ganz oder zum Theil oxydirt worden ist.

Die am längsten bekannte Paarung ist die von Wöhler entdeckte Umwandlung der Benzoësäure C_6H_5COOH mit Glykokoll (Amidoessigsäure), $NH_2 . CH_2 . COOH$ zu Hippursäure (Benzoylglykokoll), $C_6H_5CO . NH . COOH$, wobei H_2O frei wird. Analoge Körper entstehen aus aromatischen Säuren, welche der Benzoësäure verwandt sind und eine Carboxylgruppe (COOH) an den Benzolkern gebunden enthalten, wie Toluylsäure, Salicylsäure und Anissäure, die sich in Tolursäure, Salicylursäure und Anisursäure verwandeln. Hippursäure entsteht auch aus Stoffen, welche sich im Körper zu Benzoësäure oxydiren, z. B. Toluol, Benzaldehyd, Acetophenon, Chinasäure, Zimmtsäure, zum Theil auch Mandelsäure. Die Bildung geschieht bei Carnivoren vorwaltend in den Nieren, bei Herbivoren auch in anderen Organen. Die Paarung mit Schwefelsäure zu Aetherschwefelsäure ist besonders den Phenolen (Carbolsäure, Thymol, Kresol, Naphthol) und allen aromatischen Dihydroxybenzolen (Resorcin, Hydrochinon) eigen, die als Alkalisalz der betreffenden Aetherschwefelsäure im Harn und zum kleinen Theil auch im Schweiss erscheinen. So bildet sich Phenolätherschwefelsäure aus Carbolsäure nach der Formel: $C_6H_5OH + SO_2(HO)_2 = C_6H_5O . HOSO_2 + H_2O$ (Baumann). Die zuerst beim Campher und Terpenthinöl beobachtete Paarung mit Glykuronsäure, $C_6H_{10}O_7$, welche bei Naphthol, Naphthalin, Carbolsäure, Acetanilid und verschiedenen anderen von Benzol abgeleiteten Verbindungen constatirt wurde, kommt auch bei verschiedenen nicht aromatischen Stoffen vor. Es scheint dabei der zugehörige Paarling im Organismus in der Regel durch Oxydation der eingeführten Substanz zu entstehen. Dass aber auch Reduction und Paarung neben einander im Thierkörper vorkommen können, beweist das Verhalten des Chloralhydrats und Butylchloralhydrats, welche sich ebenfalls mit Glykuronsäure paaren, jedoch nach zuvoriger Reduction zu Trichloraethylalkohol und Trichlorbutylalkohol, und als Urochloralsäure resp. Urobutylchloralsäure im Harn erscheinen.

Auf die Veränderung der einzelnen Medicamente können besondere Verhältnisse Einfluss ausüben. In dem Stadium der Agonie kann die Zufuhr von Sauerstoff zum Blute durch gestörte Athmung so gering sein, dass die in der Regel stattfindende Verbrennung gewisser Körper nicht zu Stande kommt.

Die Elimination der meisten Medicamente findet durch die Nieren statt, doch nehmen auch andere secernirende Organe, z. B. Speichel- und Thränendrüsen, unter Umständen auch die Brustdrüse und verschiedene Schleimhäute daran grösseren oder geringeren Antheil. Namentlich im Magen- und Darmcanale findet

Elimination der in das Blut auf verschiedenen Wegen eingeführten Stoffe statt. Für Substanzen, welche sich localisiren, besonders für die meisten Metalle, ist die Galle das Secret, in dem sie vorzugsweise, und mehr als im Urin, auftreten. Es hängt dies ohne Zweifel damit zusammen, dass die Leber das Organ darstellt, in welchem vorzugsweise Deposition stattfindet. Die Elimination flüchtiger Stoffe erfolgt vorzugsweise durch Lungen und Haut.

Eine specifische Attractionskraft der einzelnen Secretionsorgane für bestimmte Stoffe ist nicht anzunehmen, da factisch ein secernirendes Organ, welches gerade in erhöhetem Massstabe fungirt, gewisse sonst weniger von ihm ausgeschiedene Stoffe zur Elimination bringt. So tritt Chinin unter Umständen im Schweisse auf und bei bestehenden Durchfällen lassen sich einzelne Stoffe in diesen nachweisen, dagegen nicht im Urin.

Der Umstand, dass der Urin ein sehr leicht zu beschaffendes Untersuchungsmaterial darstellt, ist die Ursache davon, dass man in demselben mehr Stoffe nachgewiesen hat als im Blute selbst. Im Speichel sind Quecksilber, Iod, einzelne Sialagoga und Alkaloide, von welchen Physostigmin im Speichel, dagegen nicht im Harne nachweisbar ist, aufgefunden. Die Thränendrüsen und die Membrana Schneideri spielen bei der Elimination von Iodkalium eine Rolle. In der Hautabsonderung sind ausser diversen Riechstoffen, welche nach dem Genusse der sie enthaltenen Drogen (Zwiebeln, Teufelsdreck, Safran, Baldrian) der Perspiration ihren Geruch mittheilen, auch Farbstoffe (Rhabarber, Indigo) durch die dem Schweiss ertheilte Färbung constatirt. Schwefel, Quecksilber, Kupfer, Iod und Iodkalium, Arsenikalien, Chinin, organische Säuren wurden im Schweisse aufgefunden. Die durch die Hautausdünstung ausgeschiedenen flüchtigen Stoffe, wie Schwefelwasserstoff, Tellurwasserstoff, Rhodanallyl, gewisse ätherische Oele, Benzol, Aether finden noch mehr durch die Lungen ihren Weg aus dem Organismus. In der Milch sind Iod, diverse Metalle (Zink, Blei, Eisen, Wismut), manche Riech- und Farbstoffe, sowie viele Bitterstoffe nachgewiesen.

Abscheidung von Stoffen durch die Schleimhaut des Darmcanals ist namentlich für gewisse metallische Medicamente unzweifelhaft. Man findet dieselben wieder, auch wenn durch Unterbindung des Gallenganges der Eintritt von Galle in den Darm verhindert wird. Durch die Galle werden ausser diversen Metallen Brom und Iodkalium, chlorsaures Kalium, Terpenthinöl, Terpin, Salicylsäure, Fuchsin, Cochenilleroth u. a. ausgeschieden. Die Magenschleimhaut eliminirt u. a. Quecksilber, Lithium, Natriumsalicylat, Morphin, Atropin, Strychnin und Chinin.

Die Zeit, in welcher die Elimination der Medicamente sich vollendet, ist erst für wenige Arzneimittel genau festgestellt. Manche Stoffe sind schon in wenigen Minuten in Secreten zu constatiren, selbst ehe sie deutliche Wirkung ausgeübt haben, z. B. Salicylsäure und Strychnin im Harn, Iodkalium im Speichel. Es kommt dabei auf die Art der Einführung und besonders darauf an, wie grosse Mengen in das Blut gelangt sind. Durchgängig werden Stoffe von sonst gleichen Eigenschaften, welche grösseres Diffusionsvermögen besitzen, rascher eliminirt als solche mit niedrigerem Diffusionsvermögen. Bei leicht löslichen und mit geringer Affinität zu den Körperbestandtheilen begabten Stoffen findet die hauptsächlichste Ausscheidung in den ersten Stunden statt und ist in wenigen Tagen beendet. Bei den zur Deposition geeigneten Stoffen geschieht die Elimination langsamer und häufig mit Zwischenpausen von kürzerer oder längerer Dauer.

b. Bedingungen der Arzneiwirkung. Applicationsstellen.

Die Wirkung der Arzneimittel erfährt durch eine Reihe von Verhältnissen, theils der Arzneisubstanz selbst, theils des Organismus, mit welchem diese in Berührung tritt, theils auch durch äussere Umstände, Modificationen. Solche Verhältnisse, durch welche die Aktion z. Th. verstärkt, z. Th. vermindert oder geradezu aufgehoben wird, heissen Bedingungen der Arzneiwirkung.

Das wichtigste dieser Verhältnisse ist die Menge, in welcher ein Arzneimittel in Anwendung gebracht wird. Man bezeichnet die Quantität, in welcher ein Medicament unter gewöhnlichen Verhältnissen beim Erwachsenen gereicht wird, um Heilwirkung zu entfalten, als medicinale Gabe, Dosis medicinalis, auch wohl als Mittelgabe, Dosis media. Grössere Gaben können den gesunden und kranken Organismus schädigen und giftig wirken, zu kleine bleiben ohne Einwirkung.

Selbst Stoffe, welche in Mengen, die über die Medicinalgabe hinausgehen, geradezu giftig wirken, sind in sehr kleinen Mengen sowohl für den gesunden als für den kranken Körper indifferent. Die Angabe, dass solche in infinitum verkleinerte Mengen diejenigen Krankheitserscheinungen heilen, welche sie in sehr hohen Mengen hervorrufen, ist Fabel.

Auch qualitative Veränderungen der Wirkung eines Medicamentes können durch Veränderung der Dosis resultiren. Häufig hängt dies damit zusammen, dass in einem Arzneimittel verschiedene chemische Bestandtheile von differenter Wirksamkeit vorhanden sind, von denen der eine bei geringen Gaben sich nicht geltend machen kann, weil er in solchen nicht wirkt.

So wirkt z. B. Rhabarber in grossen Dosen purgirend, in kleinen tonisirend und selbst stopfend, weil in letzteren das purgirende Princip nicht wirkt, wohl aber die neben diesem im Rhabarber enthaltene Gerbsäure. Aber auch chemisch reine Substanzen zeigen in verschiedenen Dosen differente Wirkung. Es gehört z. B. eine gewisse Dosis Brechweinstein dazu, um Reizung der Magenschleimhaut und reflectorisch Erbrechen zu erregen, während kleinere Mengen resorbirt werden und entfernte Wirkung auf den Kreislauf und die Athemschleimhaut bedingen. Manche Stoffe wirken in kleinen Gaben erregend, in grossen herabsetzend auf die Gehirnthätigkeit.

Es ist daher nicht gleichgültig, ob man ein Medicament in einer einzigen Gabe darreicht oder dieselbe Menge auf verschiedene kleinere Gaben vertheilt. Im Allgemeinen lässt sich, wenn man prompte Effecte beabsichtigt, dies besser durch eine einzige Dosis erreichen, welche auch häufig ebenso anhaltend wirkt, wie längere Zeit gereichte kleinere Mengen.

Ein weiteres Erforderniss ist, dass das Medicament diejenige Beschaffenheit besitzt, von welcher seine Heilwirkungen abhängen, dass es also vor Allem die dazu nothwendigen chemischen Eigenschaften hat. Bei Chemicalien ist mit besonderer Strenge auf das Freisein von verunreinigenden Stoffen zu achten, welche die Wirkung verändern oder selbst gefährlich auf den Organismus wirken können, z. B. Arsen in Sulfur, Brechweinstein u. a. m. Bei Rohproducten müssen die wirksamen chemischen Principien wo möglich in einer bestimmten Menge, welche durch chemische Prüfung festgestellt werden kann, z. B. 10% Morphin im Opium vorhanden sein. Bei Drogen, wo dies nicht angeht, ist zunächst darauf zu achten, dass nicht Zerstörung der betreffenden Materien durch Einfluss von Luft und Licht oder durch organisirte Wesen (Fäulnissbakterien, Schimmelpilze, Insekten, Milben) stattgefunden hat.

Von hervorragendem Einflusse sind auch Abstammung, Herkunft, Klima, Zeit der Einsammlung und analoge Momente auf die Wirksamkeit vegetabilischer Drogen. Die Mehrzahl der wirksamen Bestandtheile ist zur Existenz der Vegetabilien nicht unumgänglich nothwendig, vielmehr können sie theilweise oder völlig fehlen, ohne dass die äusseren Vegetationsverhältnisse sich wesentlich ändern. Manche Pflanzen erscheinen sogar besser und luxuriöser vegetirend, wenn sie von ihren eigenthümlichen activen Principien weniger enthalten. Bei vielen Arzneipflanzen, z. B. Aconit, Digitalis, Wermuth, geht durch die Cultur ein grosser Theil der Wirksamkeit verloren und sind daher im Allgemeinen die wild wachsenden Pflanzen, da wo sie mit Leichtigkeit beschafft werden können, den in Gartenerde gezogenen als wirksamer vorzuziehen. Bei anderen Pflanzen kann aber eine angemessene Cultur Vermehrung der activen Stoffe bedingen. So haben die Anpflanzungen der Chinabäume in Ostindien unter gewissen Verhältnissen (Bemoosung, Düngung mit Stallmist oder Guano) Chinarinden geliefert, welche die aus Südamerika stammenden Rinden in ihrem Gehalte an Alkaloiden beträchtlich übertreffen. Manche Arzneistoffe stammen nur von cultivirten Pflanzen, z. B. Opium, Pfefferminzöl. Von besonderer Bedeutung ist auch die Bodenbeschaffenheit sowohl für cultivirte als für wild wachsende Pflanzen. Die den Geruch der Wurzel von Valeriana officinalis bedingenden Principien entwickeln sich weit reichlicher in Pflanzen, welche in Wäldern und Berggegenden gewachsen sind, als in sumpfigem Terrain der Ebene. Auch der Fingerhut ist am wirksamsten in Berggegenden. In sandigem Terrain verlieren fast alle wohlriechenden Pflanzen ihr Aroma. Sehr verschieden ist der Einfluss des Klimas. Während es möglich erscheint, in Ländern mit sehr divergentem Klima Opium von annähernd gleicher Stärke zu gewinnen, ist bei anderen Pflanzen die Einwirkung der tropischen Sonne durchaus nothwendig, um denselben medicinische Eigenschaften zu verleihen. So ist die in Indien, Aegypten oder den südlichen Staaten der Amerikanischen Union gewachsene Hanfpflanze mit stark narkotischen Eigenschaften begabt, während diese Eigenschaft dem Hanf in unseren Klimaten fast ganz abgeht. Der Einfluss der Vegetationsperioden giebt sich dadurch zu erkennen, dass junge Pflanzen durchgängig mehr Wasser und darin aufgelöste Salze, Schleim u. s. w. enthalten, während die Mehrzahl der activen Principien sich erst später entwickelt. Bekannt ist, dass in dem sogenannten Kopfsalat, Lactuca sativa L., das bittere und narkotische Princip, welches der Milchsaft der Pflanze bei Entwickelung des Stengels und der Blüthe enthält, fehlt. Durch zu hohes Alter von Pflanzentheilen, namentlich bei Bäumen und baumartigen Gewächsen, tritt Veränderung der wirksamen Principien ein; so verlieren Eichenrinden an Gerbstoff, während sie bitteren Geschmack bekommen. Wurzeln werden in höherem Alter holzig und verlieren an Activität. Aromatische Principien entwickeln sich manchmal nur zu ganz bestimmten Perioden.

Eine dritte von dem Medicamente abhängige Bedingung seiner Wirkung beruht in seiner physikalischen Beschaffenheit. Mit dem Aggregatzustande wechselt die Action sowohl quantitativ als qualitativ. Die entfernte Wirkung kommt um so rascher und energischer zu Stande, je feiner vertheilt das Medicament ist, also im tropfbar oder elastisch flüssigen (gasförmigen) Aggregatzustande.

Manche Stoffe wirken geradezu anders in Substanz wie in Lösung. Campher bringt in Substanz leicht Reizung des Magens hervor, während dieselbe Menge in Oel gelöst auf das Nervensystem einwirkt. Chinin bedingt in Lösung viel leichter Erscheinungen von Seiten des Nervensystems (Ohrenbrausen) als in Pulverform. Die auffallendsten Thatsachen, welche für den Einfluss des Aggregatzustandes sprechen. liefert die Toxikologie. Man hat sich bei Behandlung gewisser Vergiftungen (Phosphor, Canthariden) vor der Darreichung von Fetten zu hüten, weil diese durch Lösung der Gifte die Resorption und das Zustandekommen entfernter Vergiftungserscheinungen befördern.

Von Seiten des Organismus machen sich manche die Arzneiwirkung modificirende Verhältnisse geltend, welche in ihrem Grundwesen noch nicht erkannt worden sind. Es steht durch Arzneiprüfungen an Gesunden und vielfache Erfahrungen fest, dass es kein Individuum giebt, bei welchem das nämliche Medicament genau wie bei einem anderen wirkt. Es gilt dies sowohl bezüglich der Resorptionswirkung, wie hinsichtlich der örtlichen Action. Bei einzelnen Personen kommt es nach bestimmten Medicamenten zu Symptomen, welche von der normalen Wirkung völlig abweichen, indem das Mittel, wenn mit stärkerer Activität begabt, entweder Störungen der Function eines besonderen Organes, das sonst in keiner oder doch nur untergeordneter Beziehung zu demselben steht, hervorruft, oder wenn von der Mehrzahl der Menschen ohne Schaden und selbst als Nutriens genommen, geradezu giftige Eigenschaften zeigt. Man belegt dieses Verhalten mit dem Namen Idiosynkrasie.

Am häufigsten kommen hier Wirkungen auf die Haut in Frage, indem nach einem Genuss- oder Arzneimittel öfters unter Erscheinungen von Unwohlsein und selbst von Fieber sich Ausschläge bilden, welche am häufigsten in Form von Quaddeln, mit starkem Jucken begleitet — als Nesselfieber (Urticaria) —, seltener als diffuse Röthung (Erythem), oder als Furunkeln sich manifestiren. Nicht selten kommen auch gemischte Exantheme vor. Die Idiosynkrasie besteht bald nur einer bestimmten Substanz gegenüber, bald gegen mehrere. Besonders häufig geben von Nahrungsmitteln Krebse, Schellfische und Erdbeeren zu derartigen Exanthemen Veranlassung; von indifferenteren Substanzen sind Honig und Süssholz zu nennen, von stark wirkenden Belladonna, Morphin, Chinin, Calomel, Antipyrin u. a. m. Man darf diese Exantheme nicht mit denjenigen verwechseln, welche bei längerer Zufuhr gewisser Medicamente offenbar vermöge der Elimination durch die Haut auftreten, wohin namentlich manche durch Iodkalium und Bromkalium bedingte Ausschläge gehören.

Im Gegensatze zu der Idiosynkrasie steht die Immunität, d. h. die Eigenschaft gewisser Individuen, von einzelnen Stoffen viel geringer afficirt zu werden als Andere. Solche Immunitäten können angeboren sein, sind aber in der Regel erworben, und zwar durch längeren Gebrauch der betreffenden Medicamente, wodurch dem Organismus allmälig die Fähigkeit entzogen wird, auf die Einwirkung gewisser Dosen zu reagiren, und Abstumpfung seiner Empfindlichkeit (Toleranz) gegen das Mittel eintritt, dessen Gabe immer gesteigert werden muss, wenn die ursprüngliche Wirkung erzielt werden soll. Es kann auf diese Weise dahin kommen, dass ein Individuum schliesslich durch Dosen stark wirkender Substanzen, welche im Stande sind, mehrere an das Medicament nicht gewöhnte Personen tödtlich zu vergiften, nicht oder nur wenig afficirt wird.

Dem Arzt kann diese Toleranz eine grosse Plage werden, wenn er längere Zeit hindurch Medicamente, deren Wirkung sich abschwächt, zu reichen gezwungen ist. Man hilft sich am besten dadurch, dass man verschieden lange arzneifreie Zeiträume interponirt, oder, wenn die Patienten dies nicht ertragen, statt des anfänglichen Mittels ein diesem analog wirkendes reicht. Die Medicamente, deren Wirkung sich abschwächt, sind vorzugsweise die Gehirnthätigkeit anfangs erregende und später herabsetzende (narkotische) Substanzen, wie Alkohol, Tabak, Opium und Morphin; doch ist dasselbe auch für andere starkwirkende Stoffe, wie z. B. arsenige Säure erwiesen. Jahre lang fortgesetzter Consum mehrmals täglich genommener Quantitäten Morphin, welche die tödliche Dosis für den Erwachsenen (0,2—0,5) selbst 2—3mal übersteigen, ist wiederholt beobachtet. Auch die Steiermärker Arsenikesser bringen es auf 0,3—0,4 arseniger Säure. Gewöhnung an starkwirkende Stoffe kommt in allen Lebensaltern vor und betrifft z. B. bei Opium auch die Säuglinge. Sie ist übrigens keineswegs irrelevant für die Gesundheit, denn es entwickelt sich nach den meisten der hierhergehörigen Substanzen nicht nur Abnahme der Körperkraft und chronischer Vergiftungszustand, sondern auch ein Hang nach dem Gifte, der namentlich beim Opium und Morphin exquisit hervortritt. Die Kranken sind schliesslich nicht mehr im Stande, den Genuss oder die subcutane Injection zu unterlassen, ohne bedenkliche Krankheitserscheinungen zu bekommen, die erst wieder dem Gebrauche des gewohnten Narcoticums weichen und in vereinzelten Fällen, wenn erneuete Zufuhr nicht stattfindet, den Tod zur Folge haben können. Der Zustand derartiger Kranken ist um so bedauerlicher, als in den meisten Fällen des mit dem Namen Morphiumsucht belegten krankhaften Hanges die Abgewöhnung der Leidenschaft nur vorübergehend zu Stande kommt. Der Arzt hat die Aufgabe, das Eintreten solcher Leiden zu verhüten, was er am besten durch höchst vorsichtiges Steigern oder durch Abwechseln mit andern ähnlich wirkenden Mitteln erreicht.

Die beim Menschen beobachteten Idiosynkrasien und Immunitäten finden ein Analogon in dem höchst differenten Verhalten gewisser Thierspecies gegenüber stark wirkenden Substanzen. So können Kaninchen, Meerschweinchen, Ratten und Tauben Dosen Atropin ohne Störung des Wohlbefindens ertragen, durch welche der Tod eines erwachsenen Menschen unzweifelhaft herbeigeführt werden würde, und Kaninchen selbst mit Belladonnablättern als ausschliesslichem Futter ernährt werden. Starke Resistenz zeigen Tauben gegen Morphin und die meisten Opiumalkaloide; Hühner gegen Cantharidin und Strychnin, während Frösche auffallend empfindlich gegen das letztere Gift sind. Auch bei Thieren ist die Möglichkeit der Gewöhnung an gewisse Gifte, z. B. an Arsen, Thatsache.

Wie gewisse Stoffe schon bei sonst normalem Verhalten des Organismus Abschwächung oder Steigerung ihrer Activität zeigen, so ist dies noch weit mehr bei krankhaften Zuständen der Fall.

Weit erklärlicher als die Immunitäten ist die Abschwächung der Activität der Medicamente durch pathologische Zustände, wobei anatomische Veränderungen oder darniederliegende Thätigkeit gewisser Organe oder auch die stark gesteigerte Function derselben die Hauptrolle spielen.

So giebt es pathologische Zustände der Haut, bei denen es nicht gelingt, durch kräftige Diaphoretica unter den günstigsten äusseren Bedingungen, z. B. im Dampfbade, Schweisssecretion zu bedingen. Bei Retention der Galle wirken Abführmittel, die zur Hervorrufung ihrer Wirkung den Einfluss der Galle benöthigen, nicht. Bei völligem Darniederliegen der Darmresorption im Stadium asphycticum der Cholera hat man innerliche Application von Strychnin in grösseren Dosen ohne die gewöhnlichen Wirkungen verlaufen gesehen. In manchen nervösen Störungen, z. B. Tetanus, Delirium tremens, werden enorme Dosen von Opium und anderen narkotischen Substanzen ertragen. Auch diese Immunitäten in Folge der Anwesenheit krankhafter Processe haben übrigens ihre Grenze.

Auch das psychische Verhalten ist nicht ohne Einfluss auf die Arzneiwirkung. Manche krankhaften Excitationszustände des Gehirns lassen Schlaf bei Anwendung der Hypnotica nur nach grösseren Dosen eintreten. Bei Hysterischen kommt es oft zu eigenthümlichen Arzneiwirkungen, z. B. zu rauschartigen Zufällen nach Chloraldosen, welche bei nicht hysterischen Kranken Schlaf hervorrufen. Das plötzliche Eintreten von Gemüthsbewegungen ist im Stande, den günstigen Einfluss mancher Curen zu sistiren.

Ein sehr wesentlicher Umstand, der auf die Wirkung und namentlich die Gabengrösse modificirend wirkt, ist die Constitution und der Ernährungszustand des Kranken. Je kräftiger entwickelt und je schwerer ein Individuum ist, um so mehr bedarf dasselbe von einer bestimmten Substanz, um ein bestimmtes Mass der Wirkung hervorzurufen. Energisch wirkende Mittel werden von herabgekommenen, schlecht ernährten Menschen nur in geringen Dosen tolerirt. Dagegen verursachen tonische Mittel (Eisen, Chinin) bei starken, vollblütigen Personen Functionsstörungen, während sie bei anämischen Individuen nur den bestehenden Schwächezustand beseitigen.

Die bedeutendsten Modificationen der Arzneiwirkung und insbesondere der Gabengrösse bedingt das Lebensalter. Indem Kinder und jugendliche Individuen der Einwirkung des Medicaments einen geringeren Körperumfang und eine absolut und in einzelnen Lebensperioden auch relativ geringere Blutmenge darbieten als Erwachsene, bedürfen erstere durchgängig weit grösserer Gaben. Für gewisse Substanzen reicht aber eine dem Körpervolum proportionale Verminderung der Gaben nicht aus.

Die grosse Reizbarkeit des Gehirns und des Nervensystems bei Kindern, zumal Säuglingen, erlaubt Darreichung mancher bei Erwachsenen als schwacher Reiz wirkender Excitantia (z. B. Alcoholica) nur in sehr geringen Dosen. Stärkere Abführmittel können bei Säuglingen leicht zu Collaps führen. Am schlechtesten werden von Kindern Opiumpräparate ertragen, welche man deshalb so viel wie möglich meidet und nur in minimen Mengen verabreicht. Im Gegensatze zum Opium steht Quecksilberchlorür, das (auch im Gegensatze zu andern auf Kinder stark influirenden Quecksilberpräparaten) im kindlichen Lebensalter viel seltener entfernte Wirkungen hervorbringt, obschon nach längerer Darreichung hochgradiger Speichelfluss und Ulceration der Mundschleimhaut entstehen kann. Der Grund liegt in der Kürze des kindlichen Darmrohres, durch welches in Folge eintretenden Durchfalles das Quecksilberchlorür, ohne dass bedeutende Resorption stattfindet, rasch passirt.

Auch das höhere Alter bedingt Modificationen der Arzneiwirkung, indem einerseits schwächende Stoffe, wie Drastica, oft üble Folgen haben, andererseits bei Greisen nicht selten Unempfindlichkeit gegen die normalen Dosen mancher Medicamente, besonders Abführmittel, besteht.

Man hat verschiedene Skalen der Gabengrösse nach den einzelnen Lebensjahren aufgestellt, die aber nicht überall zutreffen, indem Körpergrösse und Ernährungszustand von Individuen desselben Alters höchst verschieden sind. Die einfachste Skala ist die von *Gaubius*, wonach man die Dosis für 20—60 Jahre als Normaldose gleich 1 setzt und Kindern

unter 1 Jahr	$^1/_{15}$—$^1/_{12}$	von 4— 7 Jahren	$^1/_3$
von 1—2 Jahren	$^1/_8$	„ 7—14 „	$^1/_2$
„ 2—3 „	$^1/_6$	„ 14—20 „	$^2/_3$
„ 3—4 „	$^1/_4$		

der normalen Dosis giebt, während man nach Ablauf des 60. Jahres wieder allmälig (von $^3/_4$—$^2/_3$—$^1/_2$) heruntergeht. Am detaillirtesten ist die Skala von *Hufeland*, welche die Lebensperiode von 25—50 Jahren als Norm betrachtet, und die Dosis für diese gleich 1 gesetzt, die des ersten Lebensmonats auf $^1/_{80}$—$^1/_{20}$, der 3 folgenden auf $^1/_{20}$—$^1/_7$ setzt.

Wichtig für die Arzneiwirkung erscheint auch das *Geschlecht*. Beim weiblichen Geschlechte bedarf es im Allgemeinen einer Arzneigabe von nur $^3/_4$ der für männliche Personen gleichen Alters angemessenen Dosis.

Ausserdem erfordern gewisse Zustände des weiblichen Geschlechtes besondere Berücksichtigung. In der Zeit der *Katamenien* setzt man gern jede Medication aus und vermeidet namentlich Arzneien, welche den Menstrualfluss steigern (z. B. Drastica) oder schwächend wirken (Emetica). Während der *Schwangerschaft* sind Stoffe, welche durch Erzeugung von Hyperämie oder Contractionen des Uterus Abortus hervorrufen können, z. B. Sabina, Mutterkorn, Drastica und solche, welche (wie Iod, Quecksilber und andere Metallsalze) die Ernährung des Fötus beeinträchtigen und zum Absterben des Embryo führen können, zu vermeiden. Für das *Wochenbett* gilt dasselbe wie von der Menstruation. In der *Lactationsperiode* können manche Stoffe in die Milch übergehen und derselben (wie viele Amara) unangenehmen Geschmack oder, wie Drastica, für den Säugling schädliche Eigenschaften verleihen.

Von dem eingreifendsten Einflusse auf die Arzneiwirkung sind aber die Partien des Körpers, auf welche man ein Arzneimittel bringt, die sog. *Applicationsstellen*, namentlich insofern dieselben einen Einfluss auf die Schnelligkeit der Aufsaugung und damit auf die Intensität der Wirkung üben. Früher fast ausnahmslos und noch jetzt in der überwiegenden Mehrzahl der Fälle dient der Magen zur Aufnahme der Medicamente. Man bezeichnet daher auch die *Darreichung per os* als *typische* und setzt sie von altersher als *interne* oder *innerliche Application* in Gegensatz zu allen übrigen Applicationsweisen, die man als *äussere* oder *externe* zusammenfasst, worunter also auch Einbringung von Medicamenten in andere Körperhöhlen (Blase, Mastdarm, Uterus) verstanden wird. Mit Ausnahme weniger Stellen (Unterhautzellgewebe) geschieht die äussere Application von Medicamenten vorwaltend zu Zwecken localer Therapie. Um entfernte Wirkung zu erzielen, wählt man nur in Fällen, wo der Zugang zum Magen durch ein bestehendes Hinderniss, wie Verengerung der Speiseröhre, Kinnbackenkrampf, nicht möglich ist, oder wo Desorganisationen des Magens die Resorption unmöglich machen, oder wo wegen überaus unangenehmen Geschmackes des Medicamentes typische Darreichung unthunlich ist, oder wo man raschere Wirkung auf andere Weise zu erzielen beabsichtigt, andere Applicationsstellen.

Unter ihnen nimmt das Rectum der Häufigkeit seiner Benutzung nach den ersten Platz ein; doch handelt es sich dabei vorwaltend um local wirkende Mittel. Die grosse Ausdehnung der Mastdarmschleimhaut und ihr grosser Gefässreichthum bewirken übrigens, dass gelöste und lösliche Stoffe mit grosser Intensität aufgesogen werden, weshalb man auch bei Application stark wirkender Stoffe die für die interne Darreichung nöthige Dosis nicht überschreiten darf.

Ausschliesslich für local wirkende Medicamente dienen Augenbindehaut, Nasenschleimhaut und Schleimhaut des äusseren Gehörganges, welche einen zu geringen Umfang haben, als dass sie zur Hervorrufung entfernter Wirkungen sich eigneten. Indessen ist bei Application starkwirkender Substanzen auf das Auge die Dosis nicht höher zu greifen, wie bei interner Anwendung, zumal wenn diese in flüssiger Form applicirt werden, wo leicht ein Theil durch den Ductus nasolacrymalis in die Nasenhöhle und durch die Choanen in Mundhöhle und Magen gelangen kann. Die Aufsaugung activer Stoffe durch die Nasenschleimhaut, obschon diese z. Th. wieder durch reflectorisches Niesen entfernt werden, ist zweifellos. Dasselbe gilt von der Mundschleimhaut und noch mehr von der Schleimhaut der Luftwege und besonders der Bronchopulmonarschleimhaut. Letztere übertrifft sogar in Bezug auf Schnelligkeit der Resorption und entfernten Wirkung alle anderen Körperpartien, wird jedoch als Applicationsstelle wenig benutzt, weil sie eine überaus grosse Reizbarkeit besitzt und das Einbringen von Arzneisubstanzen in Staub- oder Pulverform häufig mit heftigem Husten beantwortet, der auch bei Einführung irritirender Gase und dampfförmiger Stoffe eintritt. Man beschränkt, obwohl dieser Reiz bei länger fortgesetztem Einführen allmälig abnimmt, die Anwendung zur Erzielung entfernter Wirkungen auf milde Gase (Sauerstoff, Stickoxydul) und Dämpfe solcher Stoffe, welche, in das Blut übergeführt, zu Narkose und Anästhesie Anlass geben, um letztere so rasch wie möglich herbeizuführen.

Auch die Urogenitalschleimhaut bei Mann und Weib, welche meist nur zur Application örtlicher Mittel dient, ist keineswegs ganz ausser Stande, Resorptionswirkung zu veranlassen, ein Umstand, welcher verschiedene Vergiftungen erklärt, die nach Anwendung von Sublimat, Phenol, Cocaïn u. a. Stoffen als Bespülungsmittel des Uterus und der Blase beobachtet sind.

Wenn man erwägt, dass viele Gifte durch die Nieren als solche ausgeschieden werden und in der Blase im Urin längere Zeit verweilen, liegt die Annahme nahe, dass der Blasenschleimhaut ein besonderes Vermögen, den Rückgang dieser Stoffe in die Circulation zu hemmen, zukomme. Es erfolgen jedoch bei Einspritzung grösserer Mengen von Giftlösungen in die Blase Intoxicationen gerade wie von anderen Schleimhäuten aus. Leichter kommen derartige Vergiftungen zu Stande, wenn die Schleimhaut durch krankhafte Processe vom Epithel theilweise entblösst ist, weshalb sie auch bei purulenten Katarrhen der

Gebärmutter und Blase und bei Uterusausspülungen nach der Geburt am häufigsten sind.

Nächst dem Rectum dienen die verschiedenen Schichten der äusseren Haut am häufigsten zur Application medicamentöser Substanzen. Die Application auf die Oberhaut (Applicatio epidermatica) dient gewöhnlich localen Zwecken (Aetzung, Hautreizung, Localanästhesie), seltener zur Hervorrufung entfernter Wirkungen, wozu sie sich nach ihren Resorptionsverhältnissen nur wenig eignet. Für gasförmige Substanzen ist indess die Oberhaut auf alle Fälle durchgängig, und Stoffe, die auf der Haut unter dem Einflusse der Körpertemperatur in Gasform übergehen, z. B. Quecksilbermetall, Iod, Carbolsäure, können bei epidermatischer Application die Oberhaut durchdringen und Heilwirkungen, ja bei unvorsichtiger Anwendung sogar Vergiftung bedingen. Nicht flüchtige Stoffe werden von der Oberhaut aus nur resorbirt, wenn man sie in Lösungsmitteln verwendet, welche selbst bei niederer Temperatur sich verflüchtigen und das gelöste Arzneimittel in kleinen Mengen mit sich fortreissen, oder welche den Fettüberzug der Haut auflösen, z. B. Linimentum ammoniatum, Aether, Chloroform, und so das Hinderniss der Resorption je nach der Intensität und Dauer der Einwirkung mehr oder minder beseitigen. Aus Lösungsmitteln mit hohem Siedepunkte, z. B. Wasser, werden bei unverletzter Oberhaut nur Gase (z. B. Schwefelwasserstoff) oder sich bei niederer Temperatur verflüchtigende Stoffe, aber keine nicht flüchtige, beständige Salze resorbirt. Bei Stoffen, die mit Fetten innigst vermischt eingerieben werden, ist besonders bei länger dauernder Einreibung das Eindringen medicamentöser Substanzen in die Talg- und Schweissdrüsen nicht ausgeschlossen, doch kommen auch bei der Behandlung mit Einreibungen (Methodus iatraliptica s. Anatripsologia) nur ausnahmsweise minime Mengen (Salicylsäure, Iodkalium) zur Aufsaugung und zur Elimination im Harn.

Die relative Dicke der Epidermis ist nicht ohne Einfluss, weshalb bei Anwendung der iatraliptischen Methode die zartesten Hautstellen (Achselhöhle, Beugeflächen der Extremitäten, Inguinalgegend, Hals, Haut zwischen Fingern und Fusszehen), nicht aber Hohlhandfläche und Fusssohle gewählt werden. Dasselbe gilt von der Application von Pflastern, aus denen flüchtige Substanzen ohne Zweifel resorbirt werden.

Um sichere entfernte Wirkungen durch epidermatische Application zu erzielen, muss die drei- bis sechsfache Menge der Dosis interna gegeben werden.

Die Application von Medicamenten auf die blossgelegte Cutis heisst endermatische Methode (Methodus endermatica) und dient theils zur Herstellung derivirender Eiterungen, theils zur Erzielung entfernter Wirkungen auf das Nervensystem, ist aber in letzterer Beziehung durch die subcutane Application ersetzt.

Die Entblössung der Cutis geschieht durch Bildung einer Blase vermittelst Spanischfliegenpflasters (emplastro-endermatische Methode) oder rascher vermittelst eines in heisses Wasser getauchten Hammers (Mayor's Hammers) und Wegschneiden der aufgehobenen Oberhaut. Um entfernte Wirkungen zu erhalten. dürfen nur wenig reizende, starkwirkende Stoffe, besonders Alkaloidsalze in Anwendung gezogen werden, die man am zweckmässigsten in Pulverform administrirt. Die Vesicatore werden in der Nähe des kranken Theils oder sonst in der Magengegend oder am Oberame applicirt. Da die zur Application von Medicamenten entblössten Hautstellen ohne Belästigung des Patienten den Umfang eines Zehnpfennigstücks nicht überschreiten dürfen, ist die Resorption der activen Substanzen nur eine geringe. Man nimmt deshalb die doppelte Dosis, welche für die interne Verabreichung benutzt wird.

Die nach Art der Kuhpockenimpfung mittelst einer Impflanzette bewerkstelligte Einführung von Medicamenten in oberflächliche oder tiefere Schichten der Cutis oder selbst in das Unterhautbindegewebe wird als medicamentöse Inoculation bezeichnet, ist aber ganz verlassen.

Eine sehr ausgedehnte Benutzung findet zur Erzielung vorwaltend entfernter, aber auch localer (besonders örtlicher anästhesirender) Wirkung die zuerst 1853 von Alexander Wood in Edinburgh benutzte Einführung von Medicamenten in das Unterhautzellgewebe mittelst einer Spritze. Man bezeichnet dies Verfahren als hypodermatische oder subcutane Injection, oder wenn dabei nicht Flüssigkeiten, sondern ungelöste Stoffe benutzt werden, auch als hypodermatische Implantation. Die Einspritzung in das Unterhautbindegewebe geschieht mittelst einer 1,0 fassenden Glasspritze, die mit einer in eine feine Troiquartspitze auslaufenden Ansatzröhre und einem graduirten Stempel versehen ist und bei deren Benutzung man durch Vorschieben des Stempels die gewünschte Flüssigkeitsmenge in die gemachte Einstichsöffnung gelangen lässt. Vor der internen Application gewährt die hypodermatische Injection in einer grossen Anzahl von Fällen, wo sie zur Anwendung kommt, besonders bei Application narkotischer Substanzen zur Beseitigung von Algien, den grossen Vortheil, dass die Wirkung sich früher einstellt, als bei interner Application. Auch durch physiologische Experimente ist der frühere Eintritt der Wirkung in Folge rascher Anhäufung im Blute, zugleich aber auch die 3—4 mal schnellere Fortschaffung des injicirten Medicaments durch die Secrete erwiesen, weshalb die Subcutanapplication gelöster Medicamente in Dosen, welche deren internen Verabreichung nahekommen (etwa $^3/_4$), nicht gefährlicher als letztere ist.

Die in einzelnen Fällen beobachteten toxischen Wirkungen sehr kleiner Dosen wirksamer Stoffe bei hypodermatischer Anwendung erklären sich dadurch, dass durch Zufall bei dem Einstiche ein kleines Gefäss eröffnet und directe Einführung in die Circulation geschehen ist. Eine solche findet ebenfalls, wenn auch selten, therapeutische Anwendung, und zwar am häufigsten in Form der Transfusion, wo man das Blut eines gesunden Menschen in das Gefässsystem eines Kranken bringt, aber auch in Form der Infusion, wo man Lösungen medicamentöser Substanzen in das Gefässsystem injicirt. Die Infusion lässt die Wirkungen eingeführter Medicamente noch rascher und kräftiger zu Tage treten als die Subcutaninjection, welche dieselbe übrigens in den meisten Fällen ersetzt, weil die Infusion bei unvorsichtiger Ausführung mannigfache Gefahren, namentlich Auflösung der rothen

Blutkörperchen und Embolie mit sich zieht, so dass man diese nur in ausserordentlichen Fällen benutzt. Selbstverständlich muss die Menge des Medicaments viel niedriger gegriffen werden, jedenfalls 3—4 mal geringer als die Dosis interna.

Als Träger des Medicaments dient bei der Infusion physiologische Kochsalzlösung, weil schon blosses Wasser Blutkörperchen auflöst und selbst lauwarm heftige Aufregung, Schüttelfrost, Erbrechen und andere bedenkliche Zufälle hervorrufen kann. Ebenso muss zur Vermeidung von Embolien die medicamentöse Substanz vollkommen gelöst sein (nöthigenfalls sorgfältig filtrirt) und die Lösung die Temperatur des Körpers besitzen. Auch darf nie mehr als 15,0—25,0 auf einmal injicirt werden.

Sonst noch zur Application benutzte Körperstellen dienen fast ausschliesslich zur Erzielung örtlicher Wirkung. So bringt man auf Wunden und geschwürige Flächen Medicamente, welche antiseptisch wirken und die Heilung fördern oder hindern sollen, spritzt reizende oder antiseptische Substanzen in Fistelgänge oder in seröse Membranen und Säcke (Tunica vaginalis propria testiculi, Peritoneum, Ovariencysten, Ranula, Hygroma) und applicirt Aetzmittel auf Neubildungen, in welche man auch mittelst Spritzen ätzende oder reizende Lösungen injicirt (sog. parenchymatöse Injection). Es können indess bei allen diesen Applicationsweisen entfernte Erscheinungen resultiren, wie dies durch viele Vergiftungen nach Application von Carbolsäure, Wismutnitrat, Iodoform auf Wunden und Iodlösung in Ovariencysten bewiesen ist.

Ueber die Beeinflussung von Arzneiwirkungen durch äussere Verhältnisse ist wenig Genaues bekannt, doch ist ein Einfluss der äusseren Temperatur bei gewissen Mitteln unverkennbar.

So wird bei der grauen Quecksilbersalbe durch Einfluss einer sehr warmen Atmosphäre die Ueberführung des Quecksilbers in Dampfform, in welcher das Metall durch die Respirationsorgane in grösserer Menge aufgenommen wird, befördert, weshalb in stark geheizten Zimmern die Erscheinungen des Mercurialismus, namentlich Salivation, früher als gewöhnlich und selbst bei Gesunden, welche sich in der giftigen Atmosphäre aufhalten, eintreten können. Warme Flüssigkeiten wirken diaphoretisch, kalte diuretisch.

Nicht gleichgültig für die Arzneiwirkung ist es, ob ein wirksamer Stoff ausschliesslich für sich in passender Lösung oder im Gemenge mit anderen an sich unwirksamen in den Organismus gelangt. Wendet man harte Hölzer oder Rinden, z. B. Chinarinde an, so werden diese im Magen nur schwierig von dem sauren Secrete durchdrungen, und die darin befindlichen Alkaloide gelangen nur zum kleinsten Theile in Lösung und gehen weit langsamer in das Blut über als z. B. ein in Wasser aufgelöstes Chininsalz, das dementsprechend auch rascher wirkt. Dieselbe Verzögerung der Resorption tritt übrigens auch ein, wenn zu der Zeit, wo man ein Medicament in den Magen bringt, derselbe mit Nahrungsmitteln angefüllt ist, und wenn die Resorption der fraglichen Substanz von der Salzsäure des Magensaftes abhängt, kann das Arzneimittel unverändert den ganzen Darmcanal passiren und unwirksam bleiben.

Der modificirende Einfluss der Füllung des Magens auf die Arzneiwirkung macht das Einnehmen der meisten Medicamente in angemessenen Entfernungen von der Mahlzeit nothwendig. Einnehmen in nüchternem Zustande befördert die Aufnahme in das Blut erheblich. Dieselbe würde in den meisten Fällen zu empfehlen sein, wenn nicht die Magenschleimhaut im nüchternen Zustande gegen manche Medicamente erhöhte Empfindlichkeit zeigte, welche bisweilen zu schmerzhafter Empfindung, manchmal auch reflectorisch zu Erbrechen Veranlassung giebt. Hieraus leitet sich mit Nothwendigkeit der Gebrauch ab, ätzende und irritirende Stoffe bei ihrer internen Anwendung während oder kurz nach der Mahlzeit zu administriren.

Die Wirkung des Mageninhaltes auf die eingeführten Medicamente beeinflusst mitunter auch die Qualität der Action, insoweit Substanzen vorhanden sind, welche chemisch ändernd einwirken.

In den meisten Speisen befinden sich Spuren und selbst grössere Mengen Tannin, welches mit vielen Stoffen schwerlösliche Tannate bildet und dadurch die Wirkung verzögern oder aufheben kann. In grösserer Menge eingeführtes Kochsalz kann verändernd auf lösliche Silbersalze wirken, desgleichen Säuren auf Leicht- und Schwermetalle. Es ergiebt sich hieraus die Nothwendigkeit, bei gewissen Medicamenten den Genuss einzelner Speisen zu untersagen, weil diese den Intentionen des Arztes zuwider chemische Alteration des Medicaments bedingen können. Es ist geradezu möglich, dass unter Umständen Vergiftung durch den Genuss gewisser Speisen nach dem Gebrauche von einzelnen Medicamenten vorkommt, z. B. acute Quecksilbervergiftung durch Stachelbeercompot nach Calomelgebrauch.

Was von dem Mageninhalte in Hinsicht der Modification der Arzneiwirkung gilt, hat auch für Stoffe Geltung, die auf ärztliche Verordnung mit dem Medicamente, dessen Wirkung hervortreten soll, eingeführt werden können. Hieraus kann theils Verzögerung der Wirkung, theils aber auch Veränderung derselben, und zwar sowohl vermöge chemischer Alteration als vermöge einer abweichenden Wirkung der beigefügten Substanz hervorgehen.

Vereinigt man z. B. Medicamente mit zähen Massen (Extracten, Gummi) zu Kugeln (Pillen oder Bissen) durch Zusammenkneten oder bringt Flüssigkeiten in einer Gallertkapsel eingeschlossen in den Magen, so muss die Wirkung langsamer erfolgen, als wenn die Arzneimittel ohne solche Zusätze mit der Magenschleimhaut in Contact kommen. Andererseits kann dadurch die Wirkung auf tiefere Partien des Tractus gesichert werden. Wenn man Substanzen in klebrigen, schleimigen Flüssigkeiten ingerirt, werden sich diese, den Wandungen des Magens anhaftend, ebenfalls der Resorption der Medicamente zeitweise entgegenstellen, dieselben werden aber auch, gerade wie reichlich vorhandene Ingesta, die Mucosa vor einer Beeinträchtigung durch kaustische oder irritirende Stoffe schützen. Andererseits kann aber auch durch Beimengung klebender Stoffe zu Pulvern Fixirung derselben an der Applicationsstelle bedingt werden, woraus eine Sicherung der örtlichen Wirkung, z. B. styptischer oder emetischer Stoffe durch Zusatz von Gummi oder Amylum hervorgeht. Einen Beleg für die Abschwächung der Effecte starkwirkender Stoffe vermöge chemischer Bindung durch andere dagegen geben die chemischen Antidote. Steigerung der Wirkung kann erfolgen, wenn man durch Zusatz von Säuren zu Lösungen von basischen Alkaloidsalzen diese in saure Salze, welche leichter resorbirt werden, verwandelt. Die gleichzeitige Darreichung mancher Medicamente kann durch Bildung giftiger Verbindungen auch Lebensgefahren bedingen. So führt Anwendung von Calomel und Salmiak hintereinander zu Gastroenteritis, welche auf Sublimatbildung zu beziehen ist.

Medicamente, welche auf einander chemisch einwirken, können dies unter Umständen auch nach ihrer Resorption, wenn sie nicht an derselben Körperstelle applicirt sind. So tritt bei gleichzeitigem innerem Gebrauche von Iodpräparaten und Einstreuen von Calomel auf die Conjunctiva sehr heftige Entzündung der Bindehaut auf, welche ihre Entstehung der Einwirkung des mit den Thränen ausgeschiedenen Iods auf das Calomel verdankt.

Bei Combination verschiedener Arzneimittel summirt sich, wenn beide gleiche Wirkung besitzen, der Effect beider, was man auch wohl so ausdrückt, dass das am schwächsten wirkende ein Unterstützungsmittel (Adjuvans) des stärkeren sei; wirken beide verschieden oder in entgegengesetzter Weise, so kann eine Herabsetzung der Wirkung beider, ja unter Umständen völlige Aufhebung der Action des einen eintreten. Man pflegt dieses für einzelne auf das Nervensystem wirkende Stoffe genau studirte Verhalten als Antagonismus zu bezeichnen. Dieser ist in der Regel jedoch nicht so ausgesprochen, dass sich die Action beider Stoffe in Hinsicht auf alle Systeme entgegengesetzt verhält, vielmehr erfolgt er nur in bestimmt begrenzten Richtungen. Auf diese Weise kann ein Medicament gewisse Nebenwirkungen eines anderen aufheben und die Hauptwirkung in entschiedener Weise hervortreten lassen. Man nennt dies Correction der Wirkung und das Mittel, welches Nebenwirkungen eines anderen aufhebt, ein Corrigens.

Eine Verstärkung bezw. Abschwächung der Wirkung ist auch durch Mittel, welche die Resorption verstärken (z. B. Alkohol in schwachen Concentrationen, schwache Kochsalzlösung) oder verzögern (Opium, Chinin), zu erzielen. Ausserdem kann Unterstützung der entfernten Wirkung mancher Medicamente besonders auch durch diätetische Massregeln erfolgen, welche in derselben Richtung wie das Medicament wirken, während ein in entgegengesetzter Richtung wirkendes Verhalten die Arzneiwirkung stört oder geradezu aufhebt.

c. Wege zur Erkenntniss der Arzneiwirkung.

Zu der Erkenntniss, dass ein Stoff ein Heilmittel im Allgemeinen und bei bestimmten krankhaften Zuständen sei, hat in den allermeisten Fällen die directe Beobachtung an kranken Menschen geführt, und der Weg, aus dem Erfolge der Darreichung gewisser Substanzen bei abnormen Zuständen des menschlichen Körpers einen Schluss auf deren Heilwirkung zu machen, bleibt natürlich für alle Zeiten der Hauptweg zur Sicherstellung der therapeutischen Effecte von Medicamenten. Einen sichern Schluss gewährt der klinische Versuch indess nur, wenn der ursächliche Zusammenhang der Darreichung einer bestimmten Substanz mit der Heilung durch zahlreiche Beobachtungen, welche die gleichen günstigen Modificationen des genau bekannten natürlichen Verlaufes unter dem genau controllirten Gebrauche des Medicaments ergeben, nachgewiesen wird, so dass die spontane oder Naturheilung vollständig ausgeschlossen ist. Die Beobachtung am Krankenbette reicht indess, selbst wenn sie, wie nothwendig, unter Anwendung aller uns zu Gebote stehenden exacten physiologischen und physikalischen Heilmitteln geschieht, selten zur vollständigen wissenschaftlichen Würdigung der Wirkung eines Arzneistoffes aus und bedarf der Unterstützung durch Versuche anderer Art, welche ein tieferes Eindringen in die einzelnen Wirkungsvorgänge gestatten.

Schon von Albrecht von Haller wurde die Prüfung von Arzneimitteln an gesunden Menschen befürwortet, und da die Krankheit nichts anderes ist wie das Leben selbst unter veränderten Bedingungen und bei den meisten Krankheiten die Heilung nur auf Anregung gewisser regulatorischer Vorrichtungen oder Alteration gewisser Functionen des Organismus beruht, so können wir Aufklärung über die wahrscheinliche Wirkung gewisser Substanzen bei Krankheiten auch dadurch erhalten. Doch setzt diese Prüfung, wenn sie etwas nützen soll, die Anwendung der Hülfsmittel der exacten Forschung mit derselben Accuratesse wie die Prüfung am Krankenbette, und das Fernhalten von zufälligen Erscheinungen voraus.

Weit häufiger als Versuche am gesunden Menschen dienen jedoch solche an Thieren zur Klärung, die auch insofern grösseren Werth besitzen, als man dadurch vermittelst des physiologischen Versuches mit Bestimmtheit das Organ oder selbst gewisse Theile dieses Organs, auf welches eine Substanz wirkt, nachweisen kann.

Dem gegen Thierversuche erhobenen Einwande, dass die Organisation der gewöhnlichsten Versuchsthiere (Frosch, Kaninchen, Hund, Katze) von der des Menschen zu erheblich abweiche, als dass dieselbe in Parallele gestellt werden könnten, lässt sich einfach dadurch begegnen, dass man die Versuche über eine grössere Reihe von Thieren oder selbst Thierclassen ausdehnt. Zur genaueren Erkenntniss der Wirkung ist sogar die Differenz der Organisation und die Anwendung der von dem Menschen am meisten abweichenden Versuchsthiere oft von besonderem Nutzen. Ob ein Stoff primäre Wirkung auf das Herz besitzt, lässt sich bei Batrachiern viel leichter darthun als bei Säugethieren, weil bei ersteren die einzelnen Organe von einander viel unabhängiger sind. Bei dem Frosche kann man mit Digitalin und anderen Stoffen das Herz völlig stillstehen machen, ohne dass sofort Störung des Allgemeinbefindens stattfindet, so dass die Thiere 10—40 Min. umherhüpfen, ehe andere Organe mitleiden; bei Säugethieren und Vögeln bedingen dieselben Substanzen ebenfalls Herzstillstand, aber dieser verbindet sich sofort mit Störungen der Respiration und mit solchen der Nervencentra, so dass schwer zu entscheiden ist, auf welches Organ primäre Wirkung stattgefunden habe. Ohne Vivisectionen können wir darüber keine Auskunft erhalten, während wir mit Hülfe dieser durch Ausschaltung des Einflusses einzelner Organe, Nerven, Gefässe u. s. w. im Stande sind, genau zu bestimmen, ob z. B. eine Lähmung durch eine paralysirende Substanz von den Centren oder von den peripherischen Nerven und deren Endigungen oder von den Muskeln ausgeht, ob Verlangsamung des Herzschlages vom Vagus oder Sympathicus abhängt und vieles andere. Indem die physiologischen Experimente den Beweis liefern, dass gewisse Substanzen auf ganz bestimmte Nervenabschnitte lähmend wirken, ist man im Stande, diese selbst zur Ausschaltung dieser Partien zu benutzen und damit wiederum den Wirkungsbezirk anderer Medicamente zu ergründen oder sogar die Function gewisser Nervengebiete aufzuklären.

An die Arzneiprüfungen an lebenden Thieren schliessen sich die Versuche an Organen an, welche unmittelbar nach dem Tode dem Leichnam entnommen und dem directen Einflusse von wirksamen Substanzen ausgesetzt werden. Derartige Experimente, unter Anwendung des Verfahrens der künstlichen Durchblutung, geben namentlich genaue Auskunft über das Verhalten der Gefässe und des Herzens gegen einzelne Stoffe.

An die Versuche an höheren Thieren reihen sich Experimente an niederen Organismen und insbesondere an solchen, welche als directe Krankheitserreger bekannt sind. Die in der neueren Zeit in grossem Massstabe besonders in hygieinischen Instituten ausgeführten Versuche über die Beeinflussung von Culturen bestimmter pathogener Mikroorganismen durch Arzneikörper vervollständigen wesentlich diejenigen Daten, welche aus früheren Versuchen über die Modification der Fäulniss und Gährung durch analoge Stoffe der Heilkunde zu Gebote standen. Allerdings sind die Stoffe, welche Krankheitserreger ausserhalb des Organismus tödten, in dem durch diese erkrankten Körper keineswegs im Stande, deren Fortentwicklung und Effecte zu hemmen, doch haben dieselben nichts desto weniger hohe Bedeutung, insofern die Aufgabe des Arztes nicht bloss das Heilen, sondern auch das Verhüten von Krankheiten ist.

Die Prüfung derartiger Heilmittel an Thieren, welche mit Krankheitserregern geimpft sind, bildet einen Theil einer vielfach für pharmakologische Zwecke benutzten Versuchsmethode, welche bei Thieren gewisse krankhafte Störungen (z. B. Knochenbrüche, Entzündungen, Fieber) auf künstliche Weise producirt und den Einfluss bestimmter Stoffe auf dieselben erforscht. Auch diese Versuchsmethode kann, wenn sie mit Vorsicht angewendet wird, zu richtigen Resultaten führen.

Da die Arzneiwirkung wesentlich auf der Wechselwirkung des Organismus und der eingeführten Substanz beruht, kann auch nur der Versuch in den angegebenen Richtungen zu sicherer Auskunft über Wirkung und Heilkraft von Arzneimitteln führen. Die vielfach gemachten Versuche, einseitig die Eigenschaften der Arzneikörper als Basis zu Schlussfolgerungen über ihre Wirkung zu machen, führen ebenso häufig zu Irrthümern wie zur richtigen Erkenntniss. Sehr grobe Täuschungen haben besonders derartige Schlüsse aus den äusseren Eigenschaften veranlasst, aus denen man zur Zeit der Alchymie und Chymiatrie die Wirkung der Arzneien allgemein ableiten zu dürfen glaubte.

Man nahm zu jener Zeit an, dass die Natur jeder Substanz gewissermassen einen Stempel aufgedrückt habe, um ihre Verwerthung in der Heilwissenschaft durch ihre Gestalt, Farbe u. s. w. kund zu geben. Diese Lehre, als Lehre von der Signatur bekannt, hat dem Arzneischatze eine Reihe zum Theil höchst abenteuerlicher und überflüssiger Medicamente, z. B. Schöllkraut als Mittel gegen Gelbsucht, Citronen als Mittel bei Herzaffectionen, Orchideenknollen als Aphrodisiaca, verschiedene gekrümmte Wurzeln als Mittel gegen Schlangenbiss u. v. a. zugeführt.

Von etwas mehr Werth erscheinen die naturhistorischen Eigenschaften, insofern gewisse in Form und Structur einander nahestehende Gewächse, die man daher zu derselben Familie zu rechnen pflegt, häufig auch in ihrer Wirkung Aehnlichkeit zeigen. So giebt es einzelne Pflanzenfamilien, z. B. Solanaceen und Loganiaceen, deren Angehörige fast durchgängig sehr heftige, in grösserer Menge toxische Wirkung auf den Organismus äussern, während Repräsentanten anderer, z. B. der Gramineen, vorwaltend zur Ernährung des Körpers geeignet sind. Aber abgesehen davon, dass die Begrenzung solcher natürlichen Pflanzenfamilien etwas Künstliches und mitunter selbst Geschmackssache der einzelner Botaniker ist, lassen sich auch in Familien, welche ziemlich allgemein in gleicher Weise umgrenzt werden, stets Pflanzen finden, welche abweichend von der Mehrzahl ihrer Verwandten wirken, und bei genauen Prüfung der einzelnen Pflanzen aus Familien, deren Gattungen und Arten der Mehrzahl nach energische Action besitzen, erkennt man letztere häufig als höchst verschiedenartig. Andererseits kommen Pflanzen von gleicher Wirkung in den verschiedensten Pflanzenfamilien vor, und selbst ein und dieselbe Pflanzenart liefert Theile von differenter Wirkung.

Beispielweise sei angeführt, dass in der Familie der Gramineen ausser dem bei uns einheimischen Taumellolch, Lolium temulentum L., noch verschiedene tropische giftige Gräser existiren und in der Familie der Solaneen sich neben einer grossen Anzahl betäubender Arzneipflanzen (Belladonna, Bilsenkraut, Stechapfel, Tabak u. a.) auch einzelne sehr scharfe (Spanischer Pfeffer) finden. Dass auch ungiftige Pflanzentheile in dieser Familie vorkommen, beweisen die stärkemehlhaltigen Knollen der Kartoffel, Solanum tuberosum L., und die als Tomatos bekannten Früchte von Solanum Lycopersicum L. Dieselbe Grundwirkung (Erregung des Gehirns) besitzen z. B. die Producte des Kaffeebaumes, Coffea arabica L. (Rubiaceen) und Theestrauches, Thea Bohea L. (Ternströmiaceen), sowie diejenigen von Kola acuminata (Sterculiaceae), Ilex Paraguayensis Lamb. (Iliceen) und Paullinia sorbilis Mart. (Sapindaceen), u. a., welche man nach Art des Kaffee als excitirende Genussmittel verwendet.

Da die Wirkung der Arzneimittel wesentlich auf chemischen Veränderungen beruht, welche sie theils selbst erleiden, theils an den chemischen Bestandtheilen des Thierkörpers hervorbringen, ist ihre chemische Zusammensetzung selbstverständlich von grösserer Bedeutung für Schlussfolgerungen in Bezug auf ihre Wirkung als die Abstammung und die naturhistorischen Eigenschaften. In der That ist man aus dem chemischen Verhalten von Substanzen zu gewissen Bestandtheilen des Körpers auf besondere Wirkungen zu schliessen berechtigt. Insbesondere gilt dies von dem Verhalten zu den Eiweissstoffen, insofern alle Substanzen, welche Eiweiss und Albuminate zu coaguliren im Stande sind, an der Applicationsstelle Verätzung und Verschorfung bedingen und therapeutisch als Aetzmittel verwendet werden können. Bis zu einem gewissen Grade lässt sich auch aus dem Umstande, dass eine Substanz durch Contact mit Körperbestandtheilen gespalten wird und bei dieser Spaltung ein als in bestimmter Richtung wirkender Körper resultirt, auf eine Wirkungsanalogie schliessen. Der neuere Arzneischatz ist auf Grund dieser Spaltungstheorie mit wichtigen Medicamenten, z. B. Chloral, das sich mit Alkalien in Ameisensäure und Chloroform spaltet, Salol, das im Körper in Phenol und Salicylsäure zerfällt, bereichert worden. Die betreffenden Schlüsse können aber auch zu Täuschungen führen, weil die Reactionen im Thierkörper nicht so einfach wie bei directem Contact derartiger Stoffe mit den isolirten Körperbestandtheilen sind.

Man muss stets im Auge behalten, dass Arzneisubstanzen, welche ausserhalb des Organismus mit einer bestimmten, demselben angehörigen chemischen Substanz Verbindungen geben, im Körper auf mehrere Bestandtheile treffen können, zu denen sie Affinität besitzen. Ein ins Blut gebrachter Stoff, welcher nach Analogie von Versuchen mit alkalischen Lösungen ausserhalb des Organismus dort in einer gewissen Weise durch das Blutalkali verändert werden müsste, kann im activen Sauerstoff ein anderes auf ihn einwirkendes Agens finden, so dass die betreffende Veränderung gar nicht eintritt, weil das Mittel früher durch den Sauerstoff verändert wird als das Alkali zur Wirkung gelangen kann. Ausserdem ist zu berücksichtigen, dass die Veränderungen der Arzneikörper im Organismus keineswegs immer denjenigen entsprechen, welche man ausserhalb desselben beobachtet. Wie ausserordentlich verschieden das Verhalten mancher Körper im Organismus und ausserhalb desselben ist, lehrt z. B. die Bernsteinsäure, welche im Thierkörper sehr leicht zersetzt wird, dagegen chemischen Agentien energisch widersteht, während andererseits das so ausserordentlich leicht zersetzliche Wasserstoffsuperoxyd im Tractus theilweise unverändert bleibt. Sulfonal ist gegen Alkalien u. a. Stoffe, welche auf dasselbe spaltend wirken können, ganz indifferent, wird aber im Organismus fast vollständig gespalten.

Wenn wir schon durch Schlussfolgerungen, die von dem chemischen Verhalten einzelner Stoffe zu Bestandtheilen des Körpers ausgehen, zu einzelnen Täuschungen gelangen, so wird man noch weit häufiger Fehlschlüsse begehen, wenn man, wie es neuerdings vielfach geschieht, aus dem chemischen Verhalten im Allgemeinen Schlüsse zieht. In erster Linie sind daran gewisse physikalische Verhältnisse der einzelnen einer bestimmten chemischen Gruppe angehörigen Stoffe schuld, namentlich der Aggregatzustand und die Leichtigkeit, aus dem festen in den flüssigen überzugehen, die Löslichkeit, von welcher das Zustandekommen entfernter Wirkungen wesentlich abhängt. Trägt man indess diesen Momenten Rechnung, so wird man doch die bisherigen Versuche, allgemeine Gesetze der Arzneiwirkung überhaupt oder diejenige einzelner Gruppen, sei es aus der elementaren Zusammensetzung, sei es aus der chemischen Constitution der Arzneikörper zu construiren, als verfehlt ansehen müssen. Dabei ist es allerdings nicht ausgeschlossen, dass einzelne frappante und interessante Beziehungen der chemischen Constitution zur Wirkung und zwar sowohl bezüglich deren Stärke als hinsichtlich ihrer Qualität existiren, wovon hier einige Beispiele mitgetheilt werden mögen.

So haben z. B. sämmtliche Verbindungen eines und desselben Metalles eine bestimmte Hauptwirkung mit einander gemeinsam. Alle Verbindungen des Kaliums wirken in geeigneter Dosis auf die Herzaction, während sämmtlichen Natriumverbindungen diese Action fehlt oder nur in sehr geringem Masse zukommt. Metallisches Eisen, dessen Oxyde und alle Ferri- und Ferrosalze, gleichviel ob mit unorganischen oder organischen Säuren, zeigen sämmtlich Einfluss auf die rothen Blutkörperchen und Heileffecte bei Bleichsucht. Alle löslichen Quecksilberverbindungen heilen Syphilis und bedingen bei längerer Darreichung Speichelfluss, Enteritis u. s. w. Ein gleiches gemeinsames Verhalten zeigen die Salze der Pflanzenbasen und diejenigen künstlicher organischer Basen (Anilin u. s. w.). Auch hier bleibt die Hauptwirkung bei den einzelnen Salzen stets dieselbe. Ausnahmen finden nur bei den Verbindungen mit Cyan statt, insofern hier bei grossen Dosen von Salzen wenig stark wirkender Alkaloide, z. B. cyanwasserstoffsauren Chinins, die Action des Cyans präponderirt.

Verschiedene einander in ihrem chemischen Verhalten nahestehende unorganische, sowohl metallische als ametallische Elemente zeigen auch Gleichartigkeit ihrer Wirkung. Am deutlichsten tritt dies bei Phosphor, Arsen und Antimon in Bezug auf toxische und therapeutische Effecte hervor. Auch Chlor, Brom und Iod zeigen mancherlei Analogien der Wirkung. Von Metallen wirken Eisen und Mangan bei Chlorose in gleicher Weise; ebenso zeigen Zink und Kadmium Wirkungsanalogien. Das für die Metalle aufgestellte Gesetz, dass die wirksamen Mengen derselben in gleichem Verhältnisse zu ihrem Atomgewicht und in umgekehrtem zu ihrer specifischen Wärme stehen, zeigt zu viel Ausnahmen, um als Gesetz gelten zu können. In der Alkalimetallgruppe ist z. B. Lithium mit seinem allerniedrigsten Atomgewicht stärker activ als sämmtliche ihm zunächst verwandte Metalle mit höherem Atomgewicht.

Unter den organischen Verbindungen finden sich gewisse homologe Reihen, in denen man eine Gleichartigkeit der Wirkung der einzelnen Componenten und ein mit ihrer Zusammensetzung scheinbar in Verbindung stehendes Verhältniss der Wirkungsgrösse erkennt. Als solche erscheinen z. B. die Reihe der Kohlenwasserstoffe von der Formel $C_n H_{n+2}$ (Methane, Hydrüre) und der aus diesen durch Substitution von Hydroxyl entstehenden Alkohole, sowie die Reihe der Pyridinbasen und Chinolinbasen. Bezüglich der genannten Kohlenwasserstoffe und der einsäurigen Alkohole liegen nur über die untersten Glieder der Reihe:

Methanreihe

Methan (Methylwasserstoff)	$C H_4$	Butan (Butylwasserstoff)	$C_4 H_{10}$
Aethan (Aethylwasserstoff)	$C_2 H_6$	Quintan (Amylwasserstoff)	$C_5 H_{12}$
Propan (Propylwasserstoff)	$C_3 H_8$		

Alkoholreihe

		Siedepunkt	Löslichkeit
Methylalkohol	$C H_4 O$	59°	mit Wasser in jedem
Aethylalkohol	$C_2 H_6 O$	78°	Verhältnisse mischbar,
Propylalkohol	$C_3 H_8 O$	97°	leicht löslich,
Butylalkohol	$C_4 H_{10} O$	116°	in 10,5 Th. Wasser löslich.
Amylalkohol	$C_5 H_{12} O$	135°	schwer löslich,

entscheidende Versuche vor, welche darthun, dass sie in ihrer Grundwirkung gleich sind und die Intensität der Wirkung steigt, je höher die Stellung der einzelnen in der Reihe ist, somit entsprechend dem Kohlenstoffgehalte. Die Methane sind (im Gegensatze zu anderen Kohlenwasserstoffen, z. B. den Terpenen) nicht irritirend wirkende Gase (Methan, Aethan) oder Flüssigkeiten mit niederem Siedepunkte, welche bei Einathmung Anästhesie und Schlaf, bei grösseren Mengen Tod durch Asphyxie bedingen; die Dauer des Schlafes wächst, und die zu seiner Hervorrufung genügende Menge nimmt ab, je mehr C der Kohlenwasserstoff enthält. Die Alkohole wirken in gleicher Weise auf die Centren des Nervensystems und insbesondere auf das Gehirn, ausserdem auch auf die Temperatur und besitzen ebenfalls im Allgemeinen eine um so intensivere Einwirkung auf den Organismus, je grösserer Kohlenstoffgehalt ihnen zukommt. Diese Wirkungsdifferenz hängt z. Th. mit den Verhältnissen der Löslichkeit und mit der Flüchtigkeit der Stoffe zusammen, deren Siedepunkt in der Alkoholreihe immer höher wird, während gleichzeitig die Löslichkeit in Wasser abnimmt. So ist wohl zu erklären, dass vermöge der langsameren Elimination des Amylalkohols (des im Kartoffelschnaps in grösseren Mengen vorhandenen „Fuselöls") der durch grosse Dosen verursachte schwere Rausch länger anhält als der durch Aethylalkohol, den gewöhnlichen Weingeist, producirte. Eine Ausnahme bildet in dieser Reihe übrigens der Methylalkohol (Holzgeist), welcher, obschon von geringerem C Gehalte, doch intensivere Wirksamkeit als Aethylalkohol besitzt.

Weit grössere Unterschiede in quantitativer Beziehung treten übrigens bei den therapeutisch wenig verwendeten Pyridinbasen des Thieröls (Pyridin,

Picolin) hervor, deren höhere Glieder (Collidin, Parvolin) 6—8 mal stärker als das unterste (Pyridin) wirken. Sie bedingen rauschähnlichen Zustand mit Athem- und Pulsbeschleunigung, später Sopor und starke Herabsetznng des Herzschlags und der Athmung.

Ein sehr interessantes Verhalten in Bezug auf Wirkung und Zusammensetzung zeigen die durch Einwirkung von Haloidaethern, insbesondere den Iodüren und Bromüren der Alkoholradicale, auf verschiedene im Pflanzenreiche natürlich vorkommende Pflanzenbasen entstehenden Alkylbasen, in denen Wasserstoffatome durch das Radical des Haloidaethers (Alkyle) vertreten sind. Diese wirken, gleichviel von welchem Alkaloide sie abstammen, welches Radical eingeführt wird, und gleichviel, welche besondere Action das ursprüngliche Alkaloid darbietet, in einer und derselben Weise, indem sie Lähmung der peripherischen Nervenendigungen bedingen. In der Regel ist dabei die Wirkung des ursprünglichen Alkaloids abgeschwächt; doch giebt es einzelne Ausnahmen, z. B. Aethylchinidin. Auch die Alkylbasen verschiedener künstlich dargestellten organischen Basen wirken auf die peripherischen Nervenendigungen lähmend.

Bei anderen Verbindungen modificirt die Substitution von H durch organische Radicale die Wirkung vielfach in anderer Weise, auch ist dabei die Art des Radicals keineswegs immer ohne Bedeutung. So ist bei den neuerdings als Arzneimittel vielfach in Frage gekommenen Disulfonen oder der Gruppe des Sulfonals keineswegs gleichgültig, ob die betreffenden Körper Aethyl oder Methyl enthalten. Nur solche Disulfone, welche Aethyl enthalten, wirken schlafmachend, und zwar um so stärker, je mehr Aethylgruppen sie enthalten. Doch ist diese schlafmachende Wirkung zugleich an den Umstand gebunden, dass die fragliche Verbindung im Organismus Veränderungen unterliegt.

Nicht unwichtig ist bezüglich der Wirksamkeit aromatischer Verbindungen, dass isomere Körper mitunter Verschiedenheiten der Action in quantitativer Hinsicht zeigen, welche Beziehungen zu der Stellung der substituirenden Gruppen andeuten. Im Allgemeinen wirken die Paraverbindungen stärker als die Ortho- und Metaverbindungen. Doch giebt es auch hier Ausnahmen, z. B. Salicylsäure, die weit kräftiger antiseptisch als Para- und Metaoxybenzoësäure wirkt.

3. Allgemeine Arzneiverordnungslehre.

Die Verordnung der Medicamente seitens des Arztes kann mündlich oder schriftlich geschehen. Eine schriftliche Verordnung führt den Namen Recept, Formula magistralis. Dieses besteht aus der Ueberschrift, Inscriptio, der eigentlichen Verordnung, Praescriptio, und der Unterschrift, Subscriptio. Die Ueberschrift giebt Ort und Datum der Abfassung der Verordnung an, die Vorschrift verzeichnet in den meisten Ländern in lateinischer (in Frankreich in französischer) Sprache die von dem Apotheker zu benutzenden Substanzen, deren Quantität und deren Behandlung, sowie ferner in der Landessprache die Gebrauchsanweisung (auch Signatur genannt, weil sie auf das die Medicin einschliessende Gefäss geschrieben wird) und Namen und Wohnort des Kranken; die Unterschrift giebt den Namen des Arztes oder eine Abkürzung desselben.

Die für die einzelnen Medicamente vorgeschriebene Quantität wird sowohl für feste als für flüssige Substanzen nach dem Gewichte angegeben. Nur in wenigen Fällen, wo zur Herstellung einer bestimmten Arzneiform (Pillen, Saturation) eine dem Arzte nicht genau bekannte Menge einer Substanz erforderlich ist, oder wo eine sehr geringe Quantität eines Lösungsmittels verordnet werden soll, ist es gestattet, für erstere die Bezeichnung q. s. (abgekürzt für quantum satis, quantum sufficit, quantitas sufficiens), für letztere den Ausdruck pauxillum oder ebenfalls q. s. zu gebrauchen. Bei Hinzufügung geringer Flüssigkeitsmengen zu Mischungen kann man auch dieselben nach der Zahl der Tropfen (guttae, abgekürzt gtt.) verordnen.

Das in Arzneiverordnungen benutzte Gewicht ist in den meisten europäischen Ländern das Decimal- oder Grammgewicht, welches an Stelle des nur in wenigen Staaten (England, Amerika) beibehaltenen Medicinal- oder Unzengewichts getreten ist.

Das letztere hat als höchste Gewichtseinheit das Pfund (libra), welches jedoch nur $^3/_4$ des bürgerlichen Pfundes ausmacht. Es zerfällt in 12 Unzen, die Unze (uncia, ℥) in 8 Drachmen, die Drachme (drachma, ʒ) in 3 Scrupel, das Scrupel (scrupulum, ℈) in 20 Gran (granum, gr.). Die Umrechnung beider Gewichtsarten ist sehr einfach, wenn man nicht auf absolute Genauigkeit Anspruch macht. Man setzt dann die Unze gleich 30 Grammen, die Drachme 4 Grammen, ein Scrupel 1,25 Grm. und einen Gran 0,06 Grm. Andererseits entspricht 1 Gramm etwa 16 Gran, 1 Decigramm 1,6 Gran, 1 Centigramm $^1/_6$ und 1 Milligramm $^1/_{60}$ Gran. England und Nord-Amerika halten nicht allein am Unzengewichte, sondern auch an dem alten Gebrauche, Flüssigkeiten gemessen zu dispensiren, fest. Sie haben besondere Fluid Ounces, Fluid Drachms und Minims (oder Fluid grains), deren wirkliches Gewicht bei den einzelnen Flüssigkeiten nach ihrem specifischen Gewichte bedeutenden Schwankungen unterliegt.

In dem Recepte wird die Praescriptio durch das Zeichen ℞, welches als „Recipe" gelesen und häufig auch Rec. geschrieben wird, eingeleitet. In einiger Entfernung davon folgen die einzeln unter einandergeschriebenen Bestandtheile der zu bereitenden Mischung, wobei die Substanz im Genitiv und hinter derselben das Gewicht im Accusativ (abhängig vom Imperativ recipe) angegeben wird. Nur bei Verordnung von Eidotter und Eigelb ist üblich, Vitellum ovi unius, Albumen ovorum duorum zu schreiben. Gewöhnlich werden die Bezeichnungen der verordneten Substanzen abgekürzt, wobei darauf zu achten ist, dass nicht dabei Undeutlichkeit entstehe oder gar Verwechselung mit einem anderen Medicamente ermöglicht werde.

So ist Hydr. chlor., was sowohl Hydrargyrum chloratum wie Hydras Chlorali bedeuten kann, zu meiden. Man benutzt am zweckmässigsten die von der Pharmakopoe gegebene Hauptbenennung und meidet möglichst die oft sehr zahlreichen obsoleten Synonyme. Nur in Fällen, wo der Arzt eine starkwirkende Substanz verordnet, die ängstliche Patienten beim Lesen des Recepts mit Schrecken erfüllen kann, ist es manchmal räthlich, eine minder bekannte Bezeichnung, z. B. statt Liquor Kalii arsenicosi Solutio Fowleri, zu wählen.

Man verordnet entweder ein einzelnes Medicament oder eine auf der Apotheke vorräthige Mischung (Formula simplex), oder verschreibt mehrere mit einander in Wechselwirkung zu bringende Stoffe (Formula composita). Werden mehrere Substanzen von derselben Art, z. B. Wurzeln, Kräuter, Extracte, Tincturen verordnet, so setzt man nur bei der ersten die gemeinsame Benennung Radix, Herba, Extractum, Tinctura und deutet diese bei den folgenden einfach durch einen Strich an, z. B.

℞
Tincturae Castorei grammata quinque (5,0)
— *Valerianae grammata decem* (10,0)
M. D. S. Dreimal täglich 15 Tropfen.

Bei der Angabe des Gewichtes ist es gebräuchlich, dasselbe mit Umgehung der verschiedenen Gewichtsbenennungen nur durch commirte Zahlen auszudrücken, wobei das Gramm als Einheit mit 1,0 bezeichnet wird, wonach man also z. B. fünfzig Gramm durch 50,0, fünf Decigramm durch 0,5, drei Centigramm durch 0,03, sechs Milligramm durch 0,006, fünf und siebenzig Milligramm durch 0,075, $^1/_2$ Milligramm durch 0,0005 ausdrückt. Dieses Verfahren ist das am raschesten ausführbare, giebt aber leicht zu Irrthümern Veranlassung, welche bei stark wirkenden Substanzen Gefahren für den Kranken involviren, dessen Leben von einem falsch oder richtig gesetzten Komma abhängt. Bei heroischen Medicamenten ist es daher zweckmässig, wenn man sich der abgekürzten Schreibweise bedient, der commirten Zahl die geschriebene beizufügen, wobei man sich der Abkürzung gm. für Gramm, dgm. für Decigramm, cgm. für Centigramm und mgm. für Milligramm bedient, z. B.

R
Morphii hydrochlorici 0,02 (cgm. 2)
Sacchari 0,5
M. f. pulv. D. S. Abends zu nehmen.

Bei stark wirkenden Stoffen ist der Arzt in den meisten Ländern verpflichtet, da, wo er eine bestimmte Dosis (Maximaldosis) derselben, sei es als Einzelgabe, sei es als Tagesgabe, in seinem Recepte überschreitet, durch ein hinter dieser zu setzendes Ausrufungszeichen (!) ausdrücklich zu constatiren, dass es seine Absicht war, die verschriebene Menge anzuwenden.

Ohne diese (!) ausdrückliche Angabe ist dem Apotheker verboten, die Arzneiverordnung auszuführen. Die Maximaldosen werden in den Arzneibüchern der einzelnen Länder für die in diesen officinellen stark wirkenden Stoffe bekannt gemacht und müssen in Deutschland für das Staatsexamen auswendig gelernt werden.

Werden mehrere gleiche Gewichtsmengen in einem Recepte verordnet, so bedient man sich des Zeichens āā (*ἀνά*, utriusque, singulorum), z. B.

R
Chinini hydrochlorici
Succolatae āā 0,6
M. f. pulv. D. S. 2 Stunden vor dem Fieberanfalle zu nehmen.

In den meisten Fällen folgen in der Praescriptio die einzelnen zu bearbeitenden Substanzen, jede in einer besonderen Zeile, unmittelbar auf einander; bei manchen Arzneiformen jedoch werden zwischen dieselben auf die specielle Bereitung bezügliche, meist imperativische, gewöhnlich abgekürzte Bemerkungen in besonderen Zeilen eingeschoben. Man beginnt die Verordnung gewöhnlich mit dem Hauptmedicamente oder der Basis, lässt dann das die Wirkung desselben unterstützende Mittel, das Adjuvans, oder wenn solcher mehrere sind, diese der Reihe nach folgen, hierauf das oder die die Wirkung modificirenden oder, wie man sich ausdrückt, corrigirenden Stoffe, das Corrigens virium, giebt hiernach in vierter Linie das gestaltgebende Mittel, das sog. Constituens, Excipiens, Menstruum s. Vehiculum, an und schliesst mit dem den Geschmack oder Geruch verbessernden Stoffe, dem Corrigens saporis vel odoris.

Es ist indess durchaus nicht nöthig, dass jede Arzneivorschrift diese Theile enthält; häufig fallen Constituens und Corrigens des Geschmackes zusammen, und nicht selten besteht die Praescriptio nur aus Basis und Vehikel. Auch über die Stellung der einzelnen Stoffe macht man sich jetzt wenig Skrupel.

Der Schluss der lateinischen Praescription lautet, wenn nur ein einziges Medicament verordnet ist, D. S. und wenn mehrere verordnet werden sollen, M. D. S. (abgekürzt für die Imperative misce, da, signa).

In manchen Fällen wird mit dem D. noch die Angabe verbunden, in welchem Gefässe das fertige Arzneimittel verabreicht werden soll. So bei Pulvern, welche in grösseren Mengen in einer Schachtel abzugeben sind, durch D. in scatula, bei starkriechenden oder hygroskopischen Pulvern in Kapseln von Wachspapier oder Paraffinpapier durch D. in charta cerata (paraffinata). Halb flüssige Mischungen lässt man oft in Kruken, Porzellangefässen oder Salbenbüchsen verabreichen, was man durch D. in olla s. in pyxide grisea; D. in vaso porcellaneo s. in pyxide alba; D. in vaso terreo auf dem Recepte angiebt. Flüssige Mischungen von grosser Flüchtigkeit erfordern Verordnung in gut verschlossenen Gläsern unter Umständen selbst und namentlich da, wo gewöhnliche Körke von der Medicin, z. B. Säuren, zerfressen werden, in mit Glasstöpseln versehenen, was man mit D. in vitro bene clauso und durch D. in vitro epistomio vitreo clauso bezeichnet. Bei Stoffen, welche durch das Licht verändert werden, verschreibt man schwarze oder auch mit schwarzem Papier überzogene Gläser: D. in vitro nigro oder in vitro charta nigra obducto.

Der als Signatur bezeichnete in der Landessprache geschriebene Theil der Verordnung hat die Bezeichnung der Art und Weise, wie der Patient die Arznei anzuwenden hat, möglichst genau anzugeben. Die Ausdrücke: Nach Vorschrift, nach Verordnung zu nehmen, nach Bericht anzuwenden, sind thunlichst zu meiden. Auf keinen Fall darf man zu vermerken versäumen, ob eine Mischung zum innern oder zum äussern Gebrauche dienen soll, da sehr häufig durch Verwechslung von Einreibungen mit Mixturen Unglücksfälle entstanden sind. Bei flüssigen Mischungen zum äusseren Gebrauch, die bei innerlicher Verabreichung schädlich werden können, sollte die Bezeichnung „Aeusserlich" nie unterlassen werden.

Der Kranke hat die ihm verordneten Medicamente entweder in bereits vom Apotheker abgetheilten Einzelgaben zu verwenden oder muss sie selbst im Hause abtheilen oder abtheilen lassen.

Letzteres geschieht bei grösseren Mengen nach gewissen im Haushalte vorräthigen Maassen (Gläsern, Tassen, Esslöffeln, Theelöffeln, Messerspitzen), bei kleineren Flüssigkeitsmengen in der Regel nach Tropfen. Die erstgenannten Maasse sind nicht in allen Haushaltungen gleich, und ist somit das Gewicht des Inhaltes der einzelnen nicht präcise anzugeben. Annähernd gelten folgende Proportionen:

Von wässerigen Flüssigkeiten fasst ein Theelöffel 3,0 bis 6,0, ein Kinder- oder Dessertlöffel 8,0—10,0, ein Esslöffel 15,0 (oft mehr), ein Weinglas und eine Theetasse 90,0—120,0, ein sog. Becher (für Mineralwässer) 180,0. Für Flüssigkeiten von anderem specifischen Gewichte stellen sich die Verhältnisse natürlich anders. So fasst ein Theelöffel 6,0 Syrup, dagegen nur 3,0 ätherische Tincturen und 2,0 Aether und Aether aceticus.

Von trockenen Gegenständen fasst ein gestrichener voller Theelöffel Quantitäten, welche nach der Schwere derselben zwischen 0,3 und 9,0 wechseln. Man kann für die gebräuchlicheren Formen folgende Scala setzen:

Magnesia	0,3	Zucker	1,8
Blumen und Kräuter	1,0	Milchzucker	2,0
Samen	1,25	Alkalisalze	1,8—2,0
Rinden und Wurzeln	1,5	Metallpulver	5,0—9,0

Für einen gehäuften Theelöffel rechnet man das Doppelte, für einen Esslöffel das Vierfache, für den sehr vagen Begriff der Messerspitze voll ein Drittel bis zur Hälfte des Inhaltes eines gestrichenen Theelöffels.

Der Uebelstand, dass der Umfang der Esslöffel, Theelöffel u. s. w. nicht in allen Haushaltungen derselbe und in Folge davon die Dosirung der Medicamente keineswegs absolut genau ist, rechtfertigt die Bestrebungen, jene ungenauen Maasse für Flüssigkeiten, sei es durch kleine Trinkgläser, welche einen bestimmten Inhalt von 4,0, 8,0 und 15,0 wässriger Flüssigkeit haben, sei es durch cylindrische Arzneifläschchen, welche äusserlich mit einer Marke für 5—10—15—20 Ccm. versehen sind, zu ersetzen. Der allgemeinen Einführung steht nur der Schlendrian entgegen.

Die einzelnen Tropfen rechnet man:

für destillirtes Wasser, Chloroform und starke Säuren auf	0,06	(1 Gm. = 16 Tropfen)
für spirituöse Tincturen, ätherische und fette Oele auf	0,04	„ = 25 „
für ätherische Tincturen, Essigäther, Spiritus Aetheris nitrosi und chlorati, Spiritus aethereus auf	0,03	„ = 30 „
Aether auf	0,02	„ = 50 „

Verordnet der Arzt mehrere verschiedene Mischungen für eine und dieselbe Person, so sind diese durch einen Strich von einander zu trennen. Füllt die Verordnung beide Seiten des Receptblattes aus, so ist dies durch ein unten an das Ende der Seite, wenn jede Seite ein besonderes Recept enthält, auf beide Seiten gesetztes „Verte“ anzudeuten.

Am Schlusse des Receptes folgt der Name des Kranken, wo möglich mit Angabe des Wohnortes, und in einiger Entfernung davon Name oder Namenschiffre des verordnenden Arztes.

In Fällen, wo aus den verordneten Medicamenten von dem Pharmaceuten leicht erkannt werden kann. dass es sich um Affectionen, wie Lues, Gonorrhoe, Scabies, deren Geheimhaltung erwünscht ist, handelt, darf der Arzt statt des wirklichen Namen einen fingirten wählen.

Dicht unter der Signatur links trägt man bisweilen noch einige Bestimmungen, z. B. wenn sehr rasche Anfertigung des Medicaments nöthig ist, weil periculum in mora, cito! oder citissime! oder wenn die Arznei auf Rechnung einer Casse oder Anstalt angefertigt ist, eine darauf bezügliche Bemerkung ein.

Die Erlaubniss zur Wiederanfertigung einer Verordnung geschieht durch den Vermerk „Reiteretur“ (abgekürzt Reit.) oder Repetatur (abgekürzt Rep.) mit Angabe des Datums und mit der ärztlichen Unterschrift. Dieselbe ist bei Verordnungen von sehr starkwirkenden und hochdosirten Medicamenten unerlässlich, da der Apotheker Recepte mit solchen Mitteln nicht wieder anfertigen darf.

Die nach der ärztlichen Verordnung ausgeführten Bereitungen belegt man, weil es sich vorzugsweise um Arzneigemische handelt, mit dem Namen Mischungen, Mixturae, der mit Unrecht auf die flüssigen Gemische beschränkt wird. Die Formen dieser Mixturen, die sog. Arzneiformen oder Arzneiverordnungsformen, zerfallen in feste, halbflüssige, tropfbar flüssige und gasförmige.

I. Feste Formen.

1. Species, Theegemisch, Kräutergemisch. — Man begreift hierunter gröblich zerkleinerte Substanzen, welche meist der Billigkeit halber verordnet werden, um daraus im Hause des Kranken eine andere Arzneiform zum inneren oder äusseren Gebrauche bereiten zu lassen. In dieser Form werden besonders trockene Pflanzentheile verordnet, deren Zerkleinerung durch Zerschneiden (concidere), wie bei Hölzern, Rinden, Kräutern, Blättern und Blüthen, oder Zerstampfen (contundere), wie bei Früchten und Samen, in einzelnen Fällen bei harten Hölzern auch durch Raspeln (raspare) geschieht; doch sind mineralische Substanzen, Salze u. s. w. nicht geradezu ausgeschlossen.

Die zur Anfertigung innerlich zu nehmender Arzneiformen verordneten Species dienen gewöhnlich entweder zur Herstellung durch Uebergiessen mit heissem Wasser bereiteter Aufgüsse oder Theeaufgüsse (Species ad infusum s. ad infusum theiforme) oder durch Kochen dargestellter Abkochungen (Species ad decoctum), seltener zum Ausziehen mit kaltem Wasser, Species ad macerationem, oder zur Bereitung spirituöser Auszüge.

Auch zu äusserem Gebrauche werden Species oft zur Anfertigung wässriger Aufgüsse und Abkochungen verordnet, welche zum Ausspülen des Mundes, zum Gurgeln oder zur Einspritzung benutzt werden, oder deren Dämpfe man inhaliren lässt. Sehr häufig dienen sie zu Ueberschlägen auf kranke Hautpartien entweder in trockener Form oder nach Mengung oder Abkochung mit flüssigen Substanzen. Im ersteren Falle benutzt man namentlich leichte aromatische Pflanzentheile zu trockenen Umschlägen, Fomenta sicca. Diese applicirt man meist in Säcken von dünner Leinwand als Kräutersäckchen oder Kräuterkissen, Cuculli, Pulvinaria medicata, Pulvilli s. Sacculi medicati, deren wesentliche Wirkung in der localen Erwärmung zu suchen ist, weshalb auch die Species im erwärmten Zustande in die Kräuterkissen gebracht werden. Seltener dienen Species zu trockenen Bädern in der Weise, dass man einen kranken Theil in einen mit gleichfalls erwärmten aromatischen (z. B. Hopfen) oder indifferenten Stoffen (z. B. Kleie) gefüllten Sack oder Beutel steckt.

Ein breiförmiges Gemenge von Species oder gröblichen Pulvern mit Flüssigkeiten, welches warm auf die äussere Haut applicirt wird, heisst Breiumschlag, Cataplasma. Die Application geschieht am besten indirect, indem man den leidenden Theil zunächst mit einem feinmaschigen Gewebe von Mull, Gaze oder dergleichen bedeckt. Am gebräuchlichsten waren in früherer Zeit die aus Leinsamenmehl oder aus den officinellen Species emollientes gefertigten Kataplasmen, doch werden nicht selten auch aus Stoffen, welche im Haushalt vorhanden sind, wie Semmelkrume, Hafergrütze mit Milch, Breiumschläge gemacht. Man unterscheidet die einfachen oder erweichenden Breiumschläge, Cataplasmata simplicia s. emollientia, von den medicinischen, Cataplasmata medicamentosa, die man entweder durch Zusätze von activen Flüssigkeiten, besonders Tincturen, oder auch aus activen zerkleinerten Pflanzentheilen bereiten lässt. Ein derartiges zur Hervorrufung von Hautröthung aus Senfmehl und Wasser dargestelltes Kataplasma wird als Senfteig, Sinapismus, bezeichnet.

Die einfachen Kataplasmen werden jetzt vielfach durch die sog. künstlichen Kataplasmen, Cataplasmata arteficialia s. instantanea, ersetzt, welche sich durch grössere Sauberkeit auszeichnen. Diese bestehen aus einer comprimirten trockenen Schicht quellbaren Materials, z. B. mit Leinsamenschleim oder Carragheenschleim imprägnirter Baumwolle, und quellen beim Uebergiessen mit heissem Wasser zu einem daumendicken Umschlage auf. Auch der Sinapismus hat einen ähnlichen Ersatz im Senfpapier, Charta sinapisata, gefunden.

Ferner werden Species auch noch als Zusatz zu Kräuterbädern (s. d.) verschrieben. Den Uebergang zu den Pulvern bilden die Räucherspecies und Rauchspecies, Species ad suffiendum s. ad fumigationem s. pro fumo, gröblich zerkleinerte Gemenge von Harzen, aromatischen Rinden oder auch von unorganischen Stoffen, die — meist, indem man sie auf glühende Kohlen oder erwärmte Metallplatten bringt, — zur Entwicklung von wohlriechenden oder therapeutisch wirksamen Dämpfen dienen sollen.

Der Umstand, dass die Form der Species exacte Dosirung nicht zulässt und dass diese Personen anvertraut wird, welchen die Wirkung der verordneten Substanzen meist unbekannt ist, verbietet es, starkwirkende Medicamente, wie Narkotica, Drastica, giftige Diuretica zum inneren Gebrauche in Speciesform zu verordnen.

Auf dem Recepte werden die gleichartigen Theile (Wurzeln, Kräuter) unter einander gestellt. In der Signatur wird angegeben, welche Menge der Kranke in der ihm genau zu bezeichnenden Weise zu verwenden hat; die Einzelquantität wird dabei nach Bruchtheilen, wie die Hälfte, ein Drittel, bezeichnet, seltener nach Esslöffeln, Theelöffeln, halben Tassen bestimmt. Nur in Ausnahmefällen verordnet man vom Apotheker abzutheilende Species (zum inneren Gebrauche). Der Schluss der Praescriptio lautet C. C. M. D. S. abgekürzt für: Concisa contusa misce. da. signa. oder auch C. c. m. f. spec. für: fiant species.

Officinelle Speciesformen sind: ***Species lignorum**, ***Sp. laxantes, Sp. diureticae,** *Sp. Althaeae, *Sp. amaricantes und ***Sp. pectorales** für den inneren, ***Sp. aromaticae** und ***Sp. emollientes** für den äusseren Gebrauch.

Verordnungen:

1) ℞
Radicis Valerianae
Foliorum Aurantii āā 15,0
C. m. f. spec. D. S. Den dritten Theil mit $1^{1}/_{2}$ Tassen heissen Wassers abzubrühen. (Bei nervöser Reizbarkeit, Hysterie.)

2) ℞
Fructuum Iuniperi
— — *Foeniculi*
Radicis Ononidis
— — *Liquiritiae mundatae* āā 15,0
C. c. m. f. spec. D. S. Einen Esslöffel voll mit 2 Tassen heissem Wasser aufzugiessen. (Diuretischer Thee.)

3) ℞
Florum Chamomillae vulgaris
— — *Lavandulae*
Foliorum Menthae piperitae
— — *Rosmarini*
Herbae Serpylli
Rhizomatis Calami āā 200,0
C. c. m. f. spec. D. S. Zu 6 Bädern.

4) ℞
Olibani
Benzoës
Succini āā 10,0
Flor. Lavandulae 2,5
C. c. m. f. pulv. grossiusc. D. S. Räucherpulver. (Ist das gewöhnliche Räucherpulver, *Species ad suffiendum s. Pulvis fumalis s. pro fumo.)*

2. Pulvis, Pulver. Man unterscheidet nach dem Grade der Feinheit drei Arten Pulver, grobes Pulver, Pulvis grossiusculus, mittelfeines Pulver, Pulvis subtilis, und höchstfeines Pulver, Pulvis subtilissimus; doch kommen fast ausschliesslich die letzten in Anwendung. Die Herstellung dieser drei Arten geschieht durch Sieben der im Mörser gestossenen Medicamente durch Siebe von verschiedener Maschengrösse.

Nach der Application zerfallen die Pulver in solche für den inneren und äusseren Gebrauch; die letzteren in Streupulver, Empasmata s. Aspergines s. Pulveres adspersorii, Augenstreupulver, Pulveres adspersorii ophthalmici, Schnupf- oder Niesepulver, Pulveres errhini s. sternutatorii, Riechpulver, Odoramenta s. Pulveres odorati, Waschpulver, Pulveres collutorii, Zahnpulver, Pulveres dentifricii s.

Odontotrimmata, Pulver zum Einblasen in den Kehlkopf (Kehlkopfpulver) und in die Ohren (Ohrenpulver).

In Pulverform lassen sich die meisten festen Substanzen bringen, doch sind stark hygroskopische und beim Pulvern explodirende Stoffe unter allen Umständen, sehr übelriechende und ätzende Substanzen für innerlich zu nehmende Pulver ausgeschlossen.

Ausser festen trockenen Substanzen können auch kleine Mengen halbflüssiger Extracte, Balsame und selbst flüssige Stoffe, fette Oele, ätherische Oele, erstere jedoch höchstens im Verhältnisse von 1 : 3—4, letztere in dem von 1 : 5 der als Excipiens dienenden Pulver, in diese Form gebracht werden. Manche Substanzen, z. B. Campher, lassen sich durch Verreibung mit Spiritus, andere, wie Muscatnuss und Vanille, durch Verreiben mit Zucker, noch andere, wie Coloquinthen, nach zuvorigem Kneten mit Gummischleim in dieselbe bringen.

Bei innerlich zu nehmenden Pulvern ist in allen Fällen, wo die Dosis 0,5 nicht erreicht, ein Constituens hinzuzufügen. Als solches dienen hauptsächlich Zucker, Süssholz und Gummi für sich oder combinirt (Pulvis gummosus), Milchzucker oder Amylum.

Zucker wird meist zur Aufnahme trockener Pulver und ätherischer Oele, welche letzteren damit die sogenannten Oelzucker, Elaeosaccharа, bilden, benutzt; Milchzucker als Excipiens für Tincturen, Gummi als solches von Harzen und weichen Seifen, Süssholzpulver zur Verreibung von Extracten. Als Verbesserungsmittel des Geschmacks dienen aromatische Pflanzenpulver oder Oelzucker. In einzelnen Fällen, wo widrig schmeckende und deshalb leicht wieder erbrochene Substanzen verordnet werden, gebraucht man als Grundlage das unter dem Namen Brausepulver, Pulvis aërophorus, officinelle Gemenge von Weinsäure, kohlensaurem Natrium und Zucker. Für manche bittere Stoffe, z. B. Chinin, bildet gepulverte Chocolade das beste Corrigens und Constituens, oder man fügt denselben eine geringe Menge Saccharin hinzu. Extracte aus narkotisch wirkenden Pflanzen werden als trockene Extracte, welche nur halb so stark wie gewöhnliche Extracte sind, beigefügt.

Man verordnet die Pulver entweder in einer Gesammtquantität und lässt die einzelne Dosis durch den Kranken selbst abtheilen oder man verschreibt sie in seitens des Apothekers abzutheilenden Einzeldosen.

Die erstere Art der verordneten Pulver, sog. Schachtelpulver, passt nur für weniger energisch wirkende Mittel. Man lässt diese theelöffel- oder messerspitzenweise nehmen und rechnet auf den gestrichenen Theelöffel 2,5 Pflanzenpulver, auf einen gehäuften Theelöffel 3,5—4,0 und auf die etwas unbestimmte Dosis einer Messerspitze 1,25—1,5. Es gilt dies für die vorzugsweise aus Zucker bestehenden Pulver; mineralische Salze haben das doppelte Gewicht, Magnesia carbonica und usta verringern die Schwere der Pulver ungemein. Der Schluss der Praescription lautet bei den Schachtelpulvern: M. f(iat). pulv. D. in scatula. S.

Getheilte Pulver können auf doppelte Art verschrieben werden. Nach der ersten, der Dividirmethode, wird die Gesammtquantität angegeben und der Apotheker angewiesen, dieselbe in die beabsichtigte Zahl einzelner Pulver abzutheilen. In diesem Falle lautet der Schluss der Praescription: M. f. pulv. Divide in partes aequales no. . . D. S. Nach der zweiten Verordnungsart, der Dispensirmethode, wird das Gewicht der einzelnen Dosis der in Pulverform zu verordnenden Substanzen bestimmt und dem Apotheker aufgegeben, eine beabsichtigte Zahl solcher Pulver abzuwägen, was in der Praescription durch M. f. pulv. Dispensa tales doses no. . . D. S. geschieht.

Die einzelnen Pulver müssen mindestens 0,3—0,4 und dürfen höchstens 1,2 schwer sein; das mittlere Gewicht beträgt 0,5. Sie werden in Kapseln aus Papier, bei hygroskopischen und flüchtigen Substanzen aus Wachspapier, Charta cerata, Paraffinpapier, Charta paraffinata, oder Pergamentpapier, Charta pergamena, abgegeben.

Das Einnehmen der Pulver geschieht am besten in einer Flüssigkeit, wozu meistens Wasser, bei schweren metallischen Pulvern Zuckerwasser oder Haferschleim benutzt wird; auch Kaffee, Bouillon, Bier, Wein sind verwendbar, wenn die Wirkung der Pulver dadurch nicht beeinträchtigt wird, doch ist es nicht zweckmässig, durch schlechtschmeckende Pulver dem Patienten dadurch sein Lieblingsgetränk zu verleiden. Solche werden in Oblate verschluckt, seltener in Gallertkapseln oder in japanischem Pflanzenpapier verordnet.

Zum Einnehmen in Oblate taucht man ein Stück weisse Oblate in Wasser und legt es dann auf einen Teller oder Esslöffel. schüttet das Pulver in die Mitte und legt die Oblate um das Pulver so zusammen, dass das Ganze als Bissen verschluckt werden kann. Man verschreibt die Oblaten durch Beifügung von D. c. pane euchar. (Da cum pane eucharistico) oder D. c. obl. (Da cum oblatis). Zweckmässiger lässt man indessen die einzelnen Pulver in der Apotheke in sog. Cachets oder **Capsulae amylaceae (Stärkemehlkapseln)** eingehüllt geben, die nur in Wasser getaucht und mit einem Schluck Wasser verschluckt werden. Es sind dies aus Weizenstärke bereitete zwei rundliche oder ovale Oblaten von 2, 2,5 und 3 cm Durchmesser, die nach Einführung des Pulvers in den Zwischenraum zwischen beiden an den Rändern mit einander vollständig verklebt werden. Man verschreibt sie: D. in caps. amyl. (Da in capsul(a)is amylace(a)is). In Kapseln zu verordnende Pulver bedürfen kein Corrigens. Das japanische Pflanzenpapier benutzt man in der Weise, dass man das Pulver auf die Mitte eines kleinen Blättchens eng zusammenschüttet, dessen einen Zipfel in die Höhe hebt und zwischen Daumen und Zeigefinger zu einer Stange zusammendreht, den man mit der Scheere abschneidet. Man verordnet D. ad chartam japonicam.

Streupulver werden auf die äussere Haut, auf Wundflächen oder auf kranke Schleimhäute applicirt. Sie bestehen entweder aus indifferenten Stoffen (Lycopodium, Zinkoxyd, Bismutum subnitricum, Magnesiumcarbonat, Bolus alba, Talk, Amylum, Bohnenmehl, Reismehl) oder ganz oder theilweise aus localwirkenden, z. B. blutstillenden, antiseptischen oder ätzenden Stoffen. Sie müssen sehr fein pulverisirt sein. Ihre Verordnung geschieht meist in Totalquantität.

Streupulver für den endermatischen Gebrauch dürfen die Schwere von 0,3 nicht überschreiten. Als Vehikel benutzt man am zweckmässigsten Rohrzucker. Gummi und Pulvis Althaeae hemmen die Resorption.

Augenstreupulver erfordern grosse Feinheit des Pulvers. Man benutzt am häufigsten Calomel (sog. Calomel à vapeur), Quecksilberpräcipitat, Kupfervitriol und Alaun. Sie werden mittelst eines in dieselben eingetauchten Pinsels eingestreut.

Zahnpulver, zum Reinigen der Zähne, unter Umständen auch zur Beseitigung krankhafter Veränderungen des Zahnfleisches bestimmt, werden wie Schachtelpulver verordnet. Als Grundlage dienen grobkörnige, schwerlösliche Pulver, besonders Präparate des Calciumcarbonats, denen aromatische oder adstringirende Pflanzenpulver, z. B. Veilchenwurz, Calmus, Chinarinde, zugesetzt werden.

Man unterscheidet weisse, schwarze und rothe Zahnpulver, von denen die schwarzen hauptsächlich aus vegetabilischer Kohle bestehen, während in den rothen Kalkpräparate zur Grundlage und Sandelholz, Cochenille, Carmin, Stocklack, Drachenblut als färbende Substanz dienen. Als Corrigens des Geruches und Geschmackes fügt man kleine Mengen ätherischer Oele (Nelkenöl, Pfefferminzöl) oder Vanilletinctur hinzu. Stoffe, welche auf mechanische Weise, wie Bimstein, oder chemisch, wie Phosphorsäure, Tartarus depuratus, Alaun, die Zahnsubstanz beschädigen, dürfen nicht als Ingredientien dienen.

Officinelle Pulver sind: ***Pulvis aërophorus**, ***P. aërophorus laxans**, **P. aërophorus Anglicus**, ***P. gummosus**, ***P. Ipecacuanhae opiatus**, **P. Liquiritiae compositus**, **P. Magnesiae cum Rheo**, ferner zu äusserem Gebrauch *P. dentifricius albus und *niger und **P. salicylicus cum Talco.**

Als Beispiele magistraler Verordnung dienen die folgenden:

1) ℞
Morphii hydrochlorici 0,05 (cgm. 5)
Sacchari albi 2,5
M. f. pulv. Divide in part. aequ. no. 5. *D. S.* Abends vor dem Schlafengehen ein Pulver zu nehmen.

2) ℞
Chinini hydrochlorici 1,0
Pastae Cacao 10,0
M. f. pulv. Divide in partes aequales no. 20. *D. S.* 3mal täglich ein Pulver.

3) ℞
Tincturae Opii simplicis gtt. 1
Sacchari lactis 1,5
M. f. pulv. Divide in partes aequales no. 3. *D. S.* Dreistündlich 1 Pulver. (Als verstopfendes Mittel bei extremen Fällen von Kindercholera.)

4) ℞
Tartari stibiati 0,05 (cgm. 5)
Amyli
Sacch. albi āā 0,5
M. f. pulv. Divide in part. aequal. no. 2. *D. S.* Alle 10 Minuten 1 Pulver. (Brechpulver.)

5) ℞
Camphorae tritae 1,0
Pulveris gummosi 4,0
M. f. pulv. Divide in part. aequ. no. 10. *D. in charta cerata. S.* 2stündlich 1 Pulver.

6) ℞
Magnesii carbonici 10,0
Pulveris radicis Rhei 2,5
Radicis Valerianae 1,0
Elaeosacchari Foeniculi 5,0
M. f. pulv. D. in scatula. S. Dreimal täglich eine Messerspitze voll. (Eines der vielen bei Verdauungsbeschwerden gebräuchlichen Kinderpulver.)

7) ℞
Antipyrini 0,5
M. f. pulv. Disp. tal. doses no. 5. *D. in charta amylacea. S.* 1—2 Kapseln vor dem Anfalle. (Bei Migräne.)

8) ℞
Laccae rubrae in globulis
Concharum praeparatarum āā 15,0
Rhizomatis Iridis florentinae
— — *Calami aromatici* āā 5,0
Olei Cinnamomi
— *Caryophyllorum* āā gtt. 3
M. f. pulv. D. in scatula. S. Zahnpulver. (Hochrothes Zahnpulver.)

3. Species compressae et Pulveres compressi. Mittels einer Compressionsmaschine lassen sich Species oder Pulver so zusammenpressen, dass sie auf einmal als Bissen verschluckt werden können. Man kann diese ursprünglich für Koso angewendete Form sehr zweckmässig auch für eine Anzahl pulverförmiger Medicamente benutzen.

4. Cupediae, Naschwerksformen, Zuckerwerksformen. Unter dieser Bezeichnung fasst man eine Reihe Formen zusammen, welche aus Zucker allein oder in Verbindung mit Bindemitteln hergestellt werden und sich durch besonderen Wohlgeschmack auszeichnen. Die ältere Medicin machte davon viel Gebrauch. Seit die Pharmacie aus dem Stadium der Conditorei herausgetreten ist, werden viele ältere Formen, wie die als Morsellen, Morsuli, bezeichneten Zuckertäfelchen, die Ueberzuckerungen. Confectiones s. Condita, die als Dragées, Tragemata bezeichneten sog. Zuckererbsen medicinisch nicht mehr verordnet. Officinell sind noch:

a. *Rotulae, Zuckerkügelchen. Unter dem Namen Rotulae Sacchari versteht man 0,3 schwere Kugelsegmente oder niedrige Cylinder von weissem Zucker, welche zur Darreichung ätherischer Oele und Tincturen in kleinen Dosen verwendet werden. Man bereitet sie, indem man Zucker, in etwas Wasser gelöst, auf gelindem Feuer bis zur Tafelconsistenz erhitzt und dann auf ein kaltes Blech tropft, wodurch Kugelsegmente resultiren, oder in Formen giesst. Zur Bereitung medicinischer Rotulae werden die Zuckerplätzchen in geeigneter Weise mit flüssigen Arzneistoffen benetzt, z. B. durch Schütteln in einem Glase, dessen innere Wand mit weingeistiger oder ätherischer Lösung von ätherischem Oele benetzt ist. Officinell sind ***Rotulae Menthae piperitae**, die bekannten Pfefferminzkügelchen oder Pfefferminzplätzchen.

b. Pastillen, Pastilli. Man fasst am besten alle durch Formen aus süssen teigartigen Massen und Trocknen bereiteten, zum Zergehenlassen im Munde bestimmten Cupediae, welche etwa 1 Gm, schwer sind, unter dieser Gesammtbezeichnung zusammen, welche im Deutschen Arzneibuche nur auf eine bestimmte Form, die Scheiben, Disci, bezogen wird. Neben scheibenförmigen Gebilden und selbst häufiger als diese werden kugelrunde oder eirunde Formen, sog. **Trochisci,** Schluckkügelchen, Lozenges, oder flache **Tafeln** oder **Tabletten, Tabulae** s. Tabellae (früher auch zelt- oder schneckenhausförmige Producte, sog. Tabernacula, Zeltchen) verwendet. Die Mehrzahl derselben wird durch Zusatz von Arzneistoffen zu geschmolzener Chocolademasse (Pasta Cacao) bereitet, andere aus Zucker mit Zusatz von Alkohol, wie die officinellen **Santoninzeltchen, *Trochisci Santonini** und die ***Trochisci Ipecacuanhae,** oder von Gummischleim, Althaeaschleim und ähnlichen Bindemitteln.

Trochisken und trochiskenähnliche Formen eignen sich nur für in den Mundsäften wenig oder gar nicht lösliche Medicamente und von löslichen, da die Zeltchen im Munde zergehen sollen, für solche, welche keinen schlechten Geschmack besitzen. Die Arzneiform hat den Vortheil, dass sie gern von den Patienten und namentlich auch von Kindern genommen wird, doch lässt sich der Anwendung auf stark wirkende Medicamente nicht das Wort reden, weil dadurch Kinder leicht zum Naschen veranlasst werden, das ihnen unter Umständen den Tod bringen kann. Magistrale Verordnung findet kaum statt, da die Bereitung längere Zeit erfordert. Bei der Verordnung nicht officineller ist die Zahl der Zeltchen und deren Gehalt an wirksamer Substanz anzugeben, z. B.

1) ℞

Trochiscos Ferri pulverati (0,1) no. 15.
D. S. 3mal täglich 1 Stück.

---

2) ℞

Trochiscos Lithii carbonici (e 0,05) no. 12.
D. S. 3mal täglich 1 Stück.

Pastillen aus reinem Zucker, Trochisci Sacchari s. excipientes, lassen sich wie Rotulae Sacchari zur Aufnahme kleiner Quantitäten medicinischer Flüssigkeiten benutzen.

c. **Stäbchen, Bacilli.** Sehr populär, aber nicht officinell ist eine Zuckerwerksform, in der man die in ähnlicher Weise componirte Masse zu cylindrischen Stäbchen von Stricknadeldicke ausrollt und erhärten lässt. Man benutzt dazu häufig als Grundlage Succus Liquiritiae, besonders wenn sie bei Pharyngitis und Laryngitis gekaut werden sollen.

5. Gelatinae siccae, Trockene Leimformen. Hierher gehören die **Gallertkapseln, Capsulae gelatinosae** und die Gelatinlamellen, Gelatinae medicatae in lamellis.

Die Gallertkapseln sind kleine, hohle Kugeln von Erbsen- bis Bohnengrösse, welche aus reinster Gelatine mit oder ohne Zusatz von Glycerin und Zucker gefertigt und mit übelschmeckenden Substanzen, besonders Copaivabalsam, Cubebenextract, Terpenthinöl, Kreosot, Theer, auch Aether (sog. Aetherperlen), gefüllt werden, um mit einem Schlucke Wasser hinuntergeschluckt zu werden. Sie finden sich in der Apotheke bereits gefüllt vor. Die zur Füllung mit Arzneipulvern oder Extracten in der Apotheke bestimmten sog. **Deckelkapseln,** Capsulae operculatae, welche paarweise über einander geschoben, je von einer Seite geschlossen, ein Röhrchen bilden, schliessen schlecht und werden besser durch die **Capsulae amylaceae** (s. Pulver) ersetzt. Alle Stoffe, welche eine grosse Dosis erfordern oder nach Auflösung der Gelatinemembran im Magen Entzündung zu bewirken im Stande sind, z. B. Chloralhydrat, passen nicht für diese Form. Man hat auch taubeneigrosse Gallertkapseln mit Arzneistoffen gefüllt in die Vagina eingeführt, um dort sich aufzulösen und ihren Inhalt mit der Scheidenschleimhaut in Contact zu bringen. Diese werden als Vaginalkapseln, Capsulae vaginales, bezeichnet.

Die Gelatinae medicatae in lamellis stellen papierdünne, in einzelne Quadrate abgetheilte Blättchen, theils zum äusseren, theils zum inneren Gebrauche dienend, dar. Für die innerlich zu verwendenden können nur Stoffe benutzt werden, welche in kleinen Dosen erhebliche Wirkung auf den Organismus äussern. Die Form hat, da ein solches Gelatinequadrat im Munde bald erweicht und sich dann leicht hinterschlucken lässt, die Annehmlichkeiten der Trochisci, bietet ausserdem den Vortheil grösserer Billigkeit und giebt nicht zu Näschereien und daraus resultirenden Intoxicationen Veranlassung. Jedes Quadrat entspricht der medicinalen Dosis. Es können in diese Form nicht allein lösliche Salze, sondern auch Infuse und Decocte von Pflanzentheilen, selbst unlösliche Pulver, wie Calomel, Campher, gebracht werden. Zu vermeiden sind alle Stoffe, welche mit der Grundlage, dem Leim, unlösliche Verbindungen eingehen, namentlich Gerbsäure und gerbsäurehaltige Substanzen. Auch flüchtige Körper passen nicht gut für dieselbe, da mit solchen bereitete Gelatinlamellen bei längerer Aufbewahrung weniger wirksam werden. Im Uebrigen ist die Form sehr haltbar.

Zur Darstellung wird eine concentrirte heisse Leimlösung mit etwas Glycerin und dem wirksamen Arzneimittel gemischt und auf eine mit Vertiefungen, die den später auf der Gelatine sich manifestirenden Quadraten entsprechen, versehene, von einem erhabenen Holzrande umgebene und mit einem Stearinüberzuge zuvor bekleidete Platte geschüttet und gleichmässig vertheilt und letztere an einem warmen Orte so lange hingestellt, bis die Gelatine zu einem papierähnlichen Blatte ausgetrocknet ist.

Magistrale Verordnung kann nicht wohl stattfinden, weil die Bereitung geraume Zeit in Anspruch nimmt. Der Arzt muss sich vielmehr mit dem Apotheker über die vorräthig zu haltenden Gelatinen, von denen namentlich die Gelatina Morphii hydrochlorici besondere Beachtung verdient, verständigen und nach Bedürfniss einzelne, leicht mit der Scheere abschneidbare Quadrate verordnen. Es ist dabei zweckmässig, die Menge der wirksamen Substanz, welche in der Einzeldosis enthalten ist, anzugeben.

1) ℞

Morphii hydrochlorici sub forma gelatinae 0,015 (mgm. 15)

D. in sextuplo. S. Abends 1 Quadrat zu nehmen.

2) ℞

Gelatinae Morphii hydrochlorici 0,015 (mgm. 15)

D. tales doses no. 6. *S.* Abends 1 Quadrat.

Zum äusserlichen Gebrauche sind besonders Gelatineplättchen mit Calabarextract oder Atropinsulfat als Collyres secs gradués behufs Pupillenverengung oder Erweiterung benutzt. Zur Application auf die Conjunctiva dienen auch Leimtabletten mit Bleiacetat, Kupfersulfat, Morphinhydrochlorat. Mit wirksamen Stoffen (Atropin, Strychnin, Morphin, Curarin) imprägnirte Gelatineschälchen (Gelatine discs) sind auch neuerdings zur Subcutaninjection in Gebrauch gekommen.

6. Pilulae, Pillen, Granula, Körnchen, und **Boli, Bissen.** — Unter Pillen versteht man Kügelchen von 0,05—0,15, unter Bissen solche von 0,4—0,6 und unter Granula solche von 0,05 Schwere, welche dazu bestimmt sind, unzerkaut verschluckt zu werden. Diese Arzneiformen passen besonders für widrig oder bitter schmeckende oder die Mundhöhle irritirende Stoffe, ferner wenn es darauf ankommt, das wirksame Princip bis tief in die Intestina gelangen zu lassen, weil es erst dort seine Wirksamkeit entfalten kann, z. B. drastische Abführmittel. Pillen eignen sich besonders gut in chronischen Krankheiten. Eine Contraindication stellt das kindliche Lebensalter dar, indem Kinder, wie auch einzelne Erwachsene, nicht zum Pillenschlucken zu bringen sind.

Bolusform ist in Deutschland nicht beliebt, dagegen sehr üblich in England. Dass das Hinunterschlucken derselben mehr Mühe verursacht, ist dem Verschlucken einer einzigen Pille gegenüber unstreitig der Fall, bestimmt aber nicht, wenn man 4—5 Pillen auf einmal, wie dies häufig geschieht, nimmt. Darreichung in Bolusform geschieht übrigens auch, wenn man übelschmeckende Pulver in Oblate oder Capsulae amylaceae verschlucken lässt. Die Form der Körnchen oder „Granules“ ist in Frankreich zur Darreichung stark wirkender Medicamente (Digitalin, Atropin, Arsen, Antimon) gebräuchlich. Zu ihrer Darstellung dient eine plastische Masse, welche aus einer Mischung von Milchzucker und Gummi arabicum (4 : 1) mittelst glycerinhaltigen Zuckersyrups (1 : 10) oder Honigsyrups (Code Fr.) bereitet wird und welcher die Arzneikörper unmittelbar oder nach vorgängiger Lösung in Aether, Weingeist oder Wasser beigefügt werden. Granula sind nicht zu verwechseln mit den bei den Homöopathen und Dosimetrikern üblichen Zuckerkörnchen, dem sog. Streuzucker, der oberflächlich mit den Flüssigkeiten befeuchtet wird.

Um Pillen oder Boli herzustellen, bedarf es der Anfertigung einer Pillenmasse, Massa pilularum, welche sich in Stangen ausrollen und in kleine Kügelchen abtheilen lässt, die bei längerer Aufbewahrung ihre Form durch Zerfliessen nicht ändern und nicht zu sehr durch Austrocknen erhärten. Diese Masse kann entweder aus den wirksamen Stoffen selbst bestehen oder aus indifferenten Substanzen componirt werden, welche ihrerseits als Excipiens für die in Pillenform zu verabreichenden wirksamen Medicamente dienen. Letztere werden dann entweder in der Form von feinstem Pulver oder in sehr geringen Mengen Flüssigkeit gelöst mit der Pillenmasse vermengt. Die Herstellung der Pillenmasse kann in verschiedener Weise geschehen:

a. Thonerde, Argilla, und verschiedene Pflanzenpulver, wie Eibischpulver, Pulvis radicis Althaeae, Bohnenmehl, Pulvis Fabarum, auch Brotkrume, Mica panis albi, bilden mit wenig

Wasser vermischt, eine brauchbare Pillenmasse. Zur Aufnahme leicht zersetzlicher, in kleiner Menge wirksamer Substanzen, z. B. Silbernitrat, Sublimat, Aconitin, ist namentlich Thonerde geeignet. Man vermeide jeden Zusatz von Gummi, weil damit angefertigte Pillen sehr leicht erhärten. Ein solches Erhärten verhindert Zusatz einer hygroskopischen Substanz, z. B. Glycerin in kleinen Mengen, und die Abgabe in gut verschlossenen Gläsern.

b. Gleiche Theile Gummi Arabicum und Zucker geben mit wenig Wasser eine plastische Masse, welcher schlecht klebende pulverförmige Substanzen, die weniger als die Hälfte der Pillenmasse betragen, beigemengt werden können.

c. Gute nicht erhärtende Pillenmassen bildet das aus Amylum, Traganth und Glycerin componirte Unguentum Glycerini mit gleicher Menge Pflanzenpulver (zweckmässig Pulvis Althaeae).

d. Am häufigsten dienen zur Bereitung von Pillenmassen die officinellen Extracte und zwar die dünnen und dicken in Verbindung mit pulverförmigen Substanzen, die trockenen Extracte unter Zusatz von Wasser oder (bei spirituösen Extracten) Weingeist oder von etwas Gummi- oder Traganthschleim. Die in den Extracten enthaltenen hygroskopischen Salze verhindern das Hartwerden der Pillen. Als häufigster Zusatz zu den Mellagines und gewöhnlichen Extracten dienen Pflanzenpulver, von welchen die doppelte Quantität erforderlich ist, um mit den erstgenannten eine gute Pillenmasse zu bilden, während die Extracte von gewöhnlicher Consistenz eine solche mit der gleichen Menge oder meist sogar mit zwei Dritteln ihres Gewichtes Pflanzenpulver, bei schleimigen Stoffen nur der Hälfte geben.

In gleichem Verhältnisse wie Pflanzenpulver lassen sich mit den dünnen und dicken Extracten trockene Harze, wie Jalapen- und Guajakharz, sowie verschiedene ähnliche Arzneimittel, wie Catechu, Kino und Opium, zu einer Pillenmasse verbinden. Kleine Mengen dieser Stoffe können ohne Weiteres jeder Pillenmasse beigefügt werden. Mineralische Pulver, zumal hygroskopische Salze, eignen sich nur in kleinen Quantitäten zur Verordnung in Pillenform. Im Allgemeinen verhalten sich diese zu den Pflanzenpulvern bei Verbindung mit Extracten wie 3 : 2; sehr schwere metallische Stoffe wie 2 : 1.

e. Wie die flüssigen Extracte verhalten sich auch Honig, Syrup und Conserven (z. B. Conserva Rosarum), aus denen unter Zusatz von Pflanzenpulver sich Pillen herstellen lassen.

f. Gummiharze lassen sich durch leichtes Erwärmen oder Zusatz von etwas Gummischleim oder Spiritus in Pillenform bringen und geben passende Massen auch mit dünnen und dicken Extracten. Von ersteren ist dabei $^1/_8$, von letzteren $^1/_4$ des Gewichts erforderlich.

g. Balsame und Extracta aetherea können in eine gute Pillen- oder Bolusmasse nur gebracht werden, wenn man sie mit der Hälfte oder einem Drittel Cera alba oder Japonica mischt und hierauf die gleiche Menge oder $^2/_3$ Pflanzenpulver hinzufügt.

h. Eine ähnliche Verbindung mit weissem Wachs, jedoch zu gleichen Theilen, ist erforderlich, wenn man ätherische oder empyreumatische Oele in grösseren Mengen als Pillen verordnen will. Kleinere Quantitäten, wie 1—2 Tr. auf 2,0—3,0, lassen sich ohne Schwierigkeiten Pillenmassen einverleiben.

i. Natronseife giebt mit wenigen Tropfen Gummischleim oder Spiritus eine zur Aufnahme von Pflanzenpulvern und Harzen geeignete Masse und ist auch ein vortreffliches Excipiens für fette Oele (Oleum Crotonis).

Die auf eine der angegebenen Weisen componirte Pillenmasse, welche durch Zusammenreiben in einem eigens geformten Mörser (Pillenmörser) erhalten ist, wird in Stangenform ausgerollt und mit der Pillenmaschine in die auf dem Recepte angegebene Zahl annähernd kugelförmiger Segmente getheilt, welche durch das Rollbrett vollständig abgerundet werden. Da die so erhaltenen Pillen leicht an einander kleben würden, muss man sie entweder mit einem Pulver bestreuen (conspergere) oder mit einem Ueberzuge versehen (obducere), wodurch man dann auch jede unangenehme Einwirkung auf den Geschmack beim Einnehmen vermeidet. Zum Conspergiren dient in der Regel Lycopodium, statt dessen übrigens auf besondere Verordnung aromatische Pflanzenpulver (Nelken, Zimmt, Veilchenwurzel), Süssholzpulver, Stärkemehl oder Magnesia in Anwendung gebracht werden können. Das Ueberziehen geschieht entweder mit Silber, Gold oder Graphit oder mit Gelatine, Collodium, Keratin, Tolubalsam, Mastixpulver oder mit Zucker oder Amylum mit Oelzucker.

Von diesen Ueberziehungsarten geschieht das Vergolden oder Versilbern, indem man die noch klebenden Pillen in einer kleinen Gold- oder Silberblättchen enthaltenden Kapsel lebhaft schüttelt, bis sie sich mit einer glänzenden Metallschicht überzogen haben. Rollen mit Graphit giebt den Pillen ebenfalls Metallglanz. Der Geruch übelriechender Pillenmassen wird dadurch und ebenso durch Ueberziehen mit Collodium nicht völlig aufgehoben. Besser wirken das Ueberziehen mit Leim (Gelatinisiren), mit Tolubalsam (Lackiren oder Toluiren) und das Verzuckern (Candiren oder Dragiren) in dieser Beziehung; doch lassen sich diese Ueberzugsarten, da sie mühsam und zeitraubend sind, nur für Pillen, welche in den Apotheken vorräthig gehalten werden, benutzen. Durch successives Versilbern, Ueberziehen mit Collodium und Bestreuen mit Stärkemehl kann man den Pillen Perlmutterglanz geben; ebenso durch Ueberziehen mit Gummischleim und Conspergiren mit Talk. Das Keratinisiren bezweckt, die Pillen (sog. Dünndarmpillen) mit einem im Magensaft unlöslichen Ueberzuge zu umgeben und ist ein ziemlich complicirtes Verfahren, bei welchem ammoniakalische oder nöthigenfalls essigsaure Lösung verwendet wird. Das Ueberzuckern verhindert jede Zersetzung der wirksamen Bestandtheile, jedes Feuchtwerden und Verschimmeln und giebt den Pillen ein besseres Aussehen.

Will man Pillen magistral verordnen, so giebt man die Gesammtquantität der einzelnen Bestandtheile, und zwar zunächst der wirksamen Substanzen, dann der Excipientien an, und bestimmt die Zahl der zu fertigenden Pillen. Bei Verordnung von Pillen aus Extracten und Pflanzenpulver ist es üblich, die Menge des letzteren nicht genau zu bestimmen, sondern durch ein hinzugefügtes q. s. dem Apotheker zu überlassen. Der Schluss der Praescription in den gewöhnlichen Fällen lautet: ut f(iat) massa e qua form(entur) pil(ulae) no. . . Consp(erge) oder noch kürzer: F. pilul no. . . Consp. D. S. Häufig wird nach dem F. ein l. a. (lege artis) eingeschoben, wenn zur Bereitung der Pillenmasse eine nicht auf dem Recepte angeführte Substanz (Spiritus vini, Aqua, Cera) nothwendig ist. Soll nicht mit Lycopodium bestreut werden, so wird hinter dem Consp. das betreffende Pulver angegeben, z. B. Consp. Magnesia usta, pulvere Iridis Florentinae, pulv. Cinnamomi u. s. w. Versilbern oder Vergolden wird durch: Obduc foliis argenti (auri) oder: F. pilulae no. . . auro (argento) foliato obducendae ausgedrückt, das Gelatinisiren durch: Obd(uc) gelatina, das Dragiren durch: Obd. Mucilagine Gummi Arabici et Amylo saccharato, das Keratinisiren durch Obd. l. a. keratino.

In Deutschland hat der Apotheker, wenn in ärztlichen Verordnungen ein bestimmtes Bindemittel überhaupt nicht oder in unzureichender Weise verordnet ist. ein solches aus gleichen Theilen gepulvertem Süssholz und Süssholzsaft, mit oder ohne Zusatz eines Gemisches von 1 Glycerin und 2 Wasser, anzuwenden und damit wenn möglich Pillen von 0,1 Schwere anzufertigen. Bei Stoffen, die sich mit organischen Substanzen leicht zersetzen, ist weisser Thon zu benutzen. Zur Verdickung einer Pillenmasse, welche Balsame, fette Oele, ätherische Oele oder Kreosot enthält, ist Zusammenschmelzen mit 1—2 Th. gelbem Wachs vorgeschrieben. Verabreicht werden Pillen meist in Schachteln, in der Armenpraxis auch in thönernen Kruken; solche mit hygroskopischen oder flüchtigen Bestandtheilen in Gläsern mit Holzdeckeln oder Glasstöpseln.

Das Verschreiben der Boli geschieht mutatis mutandis in derselben Weise, wie das der Pillen.

Zum äusseren Gebrauche dienen Zahnwehpillen, Pilulae antodontalgicae, meist aus Opium, Wachs u. s. w. componirt, Ohrenpillen und Fontanellpillen. Officinelle Pillen sind: **Pilulae aloëticae ferratae, P. Ferri carbonici, P. Jalapae** und *P. laxantes.

Beispiele:

1) ℞
Extracti Filicis 2,0
Pulv. rhizomatis Filicis q. s.
M. f. l. a. boli no. 10. *Consp.* Morgens innerhalb einer Stunde zu nehmen. (Bei Taenia.)

---

2) ℞
Atropini sulfurici 0,05 (cgm. 5)
Sacchari albi 3,0
Gummi arabici q. s.
ut f. l. a. pilulae no. 100. *Consp. pulvere rhizomatis Iridis. D. S.* Mit 1 Pille zu beginnen und alle 5 Tage um 1 zu steigen, bis 4 Pillen im Tage verbraucht werden. (Jede Pille enthält 1/2 mgm. [0,0005] Atropinsulfat.) Bei Epilepsie.

---

3) ℞
Argenti nitrici 0,5 (dgm. 5)
Argillae purae 10,0
F. c. Aq. et Glycerini pauxillo pilul. 50. *Consp. Magnes. carbon. D. in vitro S.* Morgens und Abends 1 Pille, allmälig zu steigen. Bei Ataxie. (Jede Pille enthält 0,01 Argentum nitricum.)

---

4) ℞
Ferri phosphorici 2,5
Extracti Gentianae 5,0
Pulveris corticis Cinnamomi q. s.
ut f. massa e qua formentur pilulae no. 100. *Consp. pulvere Cinnamomi. D. S.* Dreimal täglich 4 Stück. (Jede Pille enthält 0,025 Ferrum phosphoricum.) Bei Anämie.

---

5) ℞
Extracti Aloës 5,0
F. ope Mucilaginis Gummi Mimosae q. s. massa pilularis e qua form. pilul. no. 50. *Consp. D. S.* Morgens und Abends 1—2 Pillen.

---

6) ℞
Chinini hydrochlorici 5,0
Ungt. Glycerini 10,0
Pulv. rad. Alth. q. s.
ut f. pil. no. 200. *Obduc Mucilagine Gummi Mimosae et Amylo saccharato. D. S.* Dreimal täglich 2 Pillen. (Jede Pille enthält 0,025 Chininum hydrochloricum.)

7) ℞
Morphii sulfurici 0,1 (dgm. 1)
Asae foetidae 1,0
F. c. Spiritus guttis nonnullis massa e qua formentur pilulae no. 20. *Obduc Collodio. D. in vitro operculo ligneo clauso. S.* Abends 1—2 Stück. (Jede Pille enthält 0,005 Morphinsulfat.) Bei nervöser Insomnie.

8) ℞
Balsami Copaivae 10,0
Cerae albae rasae 5,0
Pulveris Cubebarum 15,0
F. boli no. 60. *Consp. pulvere corticis Cinnamomi. D. S.* Viermal täglich 3 Stück.

9) ℞
Pulveris radicis Rhei 3,0
Saponis medicati 1,5
F. c. Spiritus rectificati pauxillo massa e qua formentur pilulae no. 30. *Consp. Argilla. D. S.* Morgens und Abends 2 Pillen.

7. Emplastrum, Pflaster, und andere zum Ankleben an die Haut bestimmte Formen. — Pflaster heissen in der Chemie Verbindungen von Fettsäuren mit Blei. Medicinisch belegt man mit dem Namen, wenn man von den uneigentlich als Pflaster bezeichneten Klebtaffeten absieht, alle zum Ankleben auf die äussere Haut bestimmten, vorzugsweise in Stangenform vorräthig gehaltenen Mischungen von einer dem Wachs analogen Consistenz, welche sich mit den Fingern kneten lassen, bei erhöhter Temperatur erweichen und an der Haut haften bleiben. Diese Form gehört weniger zu den magistral verordneten, da man sich im Allgemeinen der officinellen Pflastermassen bedient und dieselben höchstens mit einander mischen lässt oder als Excipiens für Arzneistoffe benutzt.

Der Masse nach, aus welcher die Pflaster zusammengesetzt sind, zerfallen dieselben in:

1. Bleipflaster, durch Kochen von Bleioxyd mit Oelen erhaltene Bleiseifen, daher auch gekochte Pflaster genannt (***Emplastrum Lithargyri, *E. Cerussae**). Wird das Erhitzen ohne Beihülfe von Wasser und bis zu einer den Siedepunkt der Flüssigkeit übersteigenden Temperatur fortgesetzt, so entstehen die angebrannten Pflaster, Emplastra adusta (**Emplastrum fuscum camphoratum**).

2. Harzpflaster, durch Zusammenschmelzen von Harz mit Fett, Oel, Wachs oder Terpenthin erhalten, daher auch geschmolzene Pflaster genannt.

3 Combinirte Harz- und Bleipflaster, erhalten durch Verbindung der Bleiseifen mit Harzen und Gummiharzen (***Empl. adhaesivum, *E. Lithargyri compositum**, *E. oxycroceum). Eine besondere Unterart der combinirten Harz- und Bleipflaster und der medicamentösen Pflaster stellen die Kautschukpflaster, Collemplastra, dar, in denen gelöster Kautschuk in die Pflastermasse eingeht.

4. Medicamentöse Pflaster, durch Einverleibung medicamentöser, nicht harziger Stoffe in Pflastermassen gewonnen (***Emplastrum Cantharidum ordinarium und *perpetuum, *Empl. saponatum, *Empl. Hydrargyri**, *Empl. Conii, *E. Meliloti). Zur Mischung der betreffenden medicamentösen Stoffe mit den officinellen Pflastermassen werden die letzteren bei gelinder Wärme verflüssigt und mit den ersteren nach ihrer Natur entweder ohne Weiteres (leichte

Pflanzenpulver, ätherische Oele) oder nach Verreibung mit etwas Wasser, Spiritus oder Oel durch Kneten (malaxare) innigst vereinigt.

Man verordnet die Pflaster entweder zur Abgabe an den Kranken in der Form, wie sie in den Apotheken vorräthig sind, und lässt sie im Hause des Patienten nach ertheilter Vorschrift auf eine angemessene Unterlage streichen, oder man lässt letzteres durch den Apotheker besorgen.

Zur Unterlage wählt man in der Regel Leinen, linteum, oder Leder, aluta s. corium, seltener Taffet, Wachsleinwand, linteum ceratum, oder Papier, in Fällen, wo das Pflaster geringe Klebfähigkeit besitzt, auch gestrichenes Heftpflaster, Emplastrum adhaesivum extensum, von welchem man einen zum Ankleben an die Haut bestimmten Rand überstehen lässt (sog. Emplastrum marginatum). Das Aufstreichen geschieht in der Regel papierdick, kann aber auch dick (crasse), etwa der Dicke eines Messerrückens entsprechend, oder dünn (tenuiter) geschehen. In der Verordnung giebt man auch Form und Grösse des zu streichenden Pflasters an. Erstere bestimmt man nicht selten mittelst eines dem Recepte beigegebenen Stückes Papier oder einer Zeichnung (secundum formam adjectam). Eine besondere Form ist die zur Application hinter ein Ohr bestimmte forma auricularis. Die Grösse kann man nach bestimmten Maassen, z. B. nach Quadratcentimentern, angeben, bezeichnet sie aber meist nach dem Umfange bekannter Gegenstände, namentlich Münzen, wie einer Mark (magnitudine partis thaleri tertiae), eines Thalers (magnitudine thaleri) und eines Doppelthalers (magnitudine thaleri duplicis), ferner einer Spielkarte (magnitudine chartae lusoriae) oder einer halben Spielkarte (magnitudine chartae dimidiae) oder der Handfläche (ohne die Finger) oder der ganzen Hand (magnitudine palmae s. volae manus, magn. manus), ferner eines Duodezblattes (magn. libri minoris) und eines Octavblattes (magn. libri majoris).

In der Apotheke gestrichen vorräthig gehaltene Pflaster werden als Emplastra extensa oder Sparadrap bezeichnet. Als Material zur Aufnahme der Pflasterschicht dient am besten mittelfeines Baumwollzeug (Shirting) oder Halbleinen. Eine besondere Art der Sparadrape sind die Pflastermulle und Guttaperchapflastermulle (Perchemplastra), welche auf Mull bezw. auf einer dünnen auf Mull ausgebreiteten Guttaperchalage ausgestrichene Collemplastra bilden. Die letzteren sind durch grosse Geschmeidigkeit und Klebkraft vor allen anderen Pflastern ausgezeichnet.

An die eigentlichen Pflaster schliesst sich das **Wachspflaster, Cerat (Ceratum)** nahe an. Man versteht darunter durch Zusammenschmelzen gewonnene und in Papierkapseln ausgegossene, daher tafelförmige, pflasterähnliche Mischungen mit grossem Gehalte von gelbem oder weissem Wachs oder Walrat, welche theilweise zum Ankleben an die Haut (Ceratum Resinae Pini), theilweise zum Bedecken wunder Stellen der Haut und der sichtbaren Schleimhäute, Excoriationen (Lippenpomaden) dienen. Das Cerat hält gewissermassen die Mitte zwischen Salbe und Pflaster.

Den Ceraten in ihrer Consistenz analoge, durch Zusammenschmelzen von Talg mit Wachs oder Bleioleat und Zusatz medicamentöser Substanzen dargestellte, in Tafeln ausgegossene Formen heissen Steatine und werden entweder auf Leinwandlappen oder auf Mull oder Gaze gestrichen, von welcher 10 Quadratcm. etwa 5,0 Steatin aufnehmen.

Als den Sparadrapen nahe verwandte Formen erscheinen der Klebtaffet, Taffetas adhaesivus, und die Klebpapiere, Chartae emplasticae s. adhaesivae. Die Grundlage der ersten Form, zu welcher das bekannte englische Pflaster, *Emplastrum Anglicanum, gehört, bildet Seidentaffet, der mit klebenden Flüssigkeiten (Gummi- oder Leimlösungen) bestrichen wird, die an der Luft trocknen und nach Befeuchtung oder von selbst der Haut anhaften. Die Chartae adhaesivae bestehen aus Papier, welches entweder mit Gummischleim, wie das ostindische Pflanzenpapier, oder mit Pflastermasse, wie das Gichtpapier, Charta rheumatica, überstrichen ist.

8. Sapones medicati, Medicinische Seifen. Die gewöhnlichen Natronseifen kommen als Träger von Medicamenten zur Benutzung bei verschiedenen Hautaffectionen schon lange im Handel vor, z. B. Schwefelseife, Theerseife, Honigseife, und sind auch in einzelnen Ländern officinell. Für medicinische Zwecke sind indess in den meisten Fällen neutrale und überfettete Seifen ohne Zusatz von Glycerin oder Vaselin zu verwenden.

An die für die Haut bestimmten Seifen reiht sich die Zahnseife (Odontine, Pasta dentifricia), der pulverförmige anorganische oder vegetabilische Substanzen und ätherische Oele, wie solche für Zahnpulver zu benutzen sind, incorporirt sind. Vorzüge vor Zahnpulvern hat sie nicht.

9. Suppositorium, Stuhlzäpfchen. So heissen kleine, 3—4 cm. lange, an der Basis 1—1,5 cm. im Durchmesser messende, plastische Kegel oder Cylinder oder spitzkugelartige und mitunter hohle Gebilde, welche zur Einführung in den Mastdarm bestimmt sind, um dort entweder localen Reiz und reflectorisch Darmentleerung zu bedingen oder auf bestehende Affectionen des Mastdarms und nahe belegener Organe heilsam zu wirken. Purgirend wirkende Stuhlzäpfchen werden aus medicinischer Seife oder aus Sebum bereitet, oder man benutzt die in den Apotheken vorräthigen Glycerinsuppositorien, welche innen hohle und mit Glycerin gefüllte Kegel aus Cacaobutter darstellen. Medicamentöse Suppositorien werden aus Cacaobutter bereitet. Man mischt mit dieser die Medicamente entweder in der Kälte und presst die Mischung mit der sog. Suppositorienpresse, oder man setzt die Mittel der geschmolzenen Cacaobutter zu und stellt die Zäpfchen durch Eingiessen in Papierkapseln oder geeignete Formen her. Das Durchschnittsgewicht beträgt 2,0—3,0, für Kinder 1,0.

Verordnung:

1) ℞
Cocaïni hydrochlorici 0,5
Olei Cacao 20,0
M. f. l. a. suppositoria no. 10. *D. in charta cerata. S.* 2mal täglich ein Zäpfchen. (Bei schmerzhaften Geschwüren im Mastdarm.)

2) ℞
Aloës subtilissime pulveratae 1,0
Olei Cacao 5,0
M. f. l. a. suppositoria no. 2. *D. in charta cerata. S.* Stuhlzäpfchen.

10. Pessaria medicata, medicinische Pessarien, heissen die den Suppositorien analogen Formen zur Application von narkotischen, adstringirenden und antiseptischen Medicamenten auf die Schleimhaut der weiblichen Genitalien. Es sind theils den Stuhlzäpfchen ähnliche Formen, sog. Mutterzäpfchen, Suppositoria vaginalia, theils Kugeln, Vaginalkugeln, Globuli vaginales, welche beide aus einer festen knetbaren Masse bestehen. Die Vaginalkugeln sind Kugeln von Taubeneigrösse und 3,0—10,0 Schwere, als deren Basis Oleum Cacao oder Mischungen von 3 Theilen Sapo kalinus albus und 1 Theil Wachs oder Pulvis Althaeae benutzt werden. Man muss das Herausfallen durch Nachschieben eines Wattebausches verhindern.

11. Cereoli medicati, medicamentöse Bougies oder Kerzen. Während zur Erweiterung bestehender Verengerungen der Harnröhre oder zur Untersuchung des Lumens derselben cylindrische, der Urethra entsprechende, elastische Körper die sog. Bougies, Cereoli dilatatorii s. exploratorii, meist aus Kautschuk gefertigt (bei sehr starker Verengerung Darmsaiten) sehr häufig benutzt werden, sind die früher gebräuchlichen medicinischen Kerzen aus zusammengerollten, mit Wachs und Oel und medicamentösen Substanzen getränkten Leinwandstücken bestehend, ganz ausser Gebrauch gekommen. Will man Medicamente in die Urethra einführen, ohne sich der Injection zu bedienen, so kann man sie in Salbenform auf elastische Bougies einreiben (Cereoli armati) oder applicirt die als Antrophoren bezeichneten medicamentösen Bougies auf Draht oder benutzt die aus Cacaobutter und Lanolin als Grundmasse bestehenden medicamentösen Bougies von Sauter. Diese Formen dienen übrigens auch zur Einführung in Fistelgänge und in andere Körperhöhlen (Nasen, Uterinbougies).

12. Stili caustici, Bacilli caustici, Caustica in bacillis, **Aetzstifte.** Als solche werden vorwaltend federkieldicke Stangen, durch Schmelzen von Aetzmitteln (Höllenstein. Aetzkali, Kupfersulfat) für sich oder mit Kaliumnitrat (Höllenstein, Kupfervitriol, Zinkchlorid) und Giessen in Formen oder durch Incorporation (Zinkchlorid) in geschmolzene Gutta percha hergestellt, bezeichnet. Man erhält sie aus der Apotheke in 4—5 cm langen und 4—5 mm dicken Cylindern, in welcher Grösse auch die durch Feilen gefertigten Aetzstifte aus Kupfersulfat oder Zinksulfat abgegeben werden.

II. Halbflüssige Formen.

1. Electuarium, Confectio, Latwerge. Latwergen sind Mischungen pulverförmiger, namentlich vegetabilischer Substanzen mit dickflüssigen Vehikeln zu einer Masse, die aus einem schräg gehaltenen Gefässe nicht ausfliesst, aber mit dem Spatel sich abstechen lässt. Als Vehikel dienen Mel depuratum, Conserven und Syrupe, Fruchtmus (Pulpa prunorum, Pulpa Tamarindorum) oder flüssige Extracte, mitunter auch das officinelle Electuarium lenitivum, in seltenen Fällen Balsame und fette Oele. Pflanzenpulver geben mit 3—5 Th. Syrup, Honig oder Mellago, mit 4 bis 6 Th. Pulpa und gleichen Theilen von Balsamen oder fetten Oelen Latwergenconsistenz, schwer lösliche Salze mit gleichen Theilen Syrup oder 2 Th. Pulpa.

Bei der Verordnung wird nicht selten die Menge des Constituens dem Apotheker überlassen, um gute Latwergenconsistenz herzustellen. Man verordnet nicht über 50,0 und lässt davon in der Regel theelöffelweise (6,0—12,0) nehmen. Stark wirkende Stoffe, schwere metallische Pulver und leicht zersetzliche Stoffe passen für die Latwerge nicht. Als Corrigentien können aromatische Pulver und ätherische Oele zugesetzt werden. Die Verabreichung geschieht in irdenen oder porcellanenen Kruken, und die Einzeldosis wird ohne Weiteres oder in feuchte Oblate eingehüllt verschluckt.

Die einzige noch allgemein gebräuchliche Latwerge ist das ***Electuarium e Senna.**

Zahnlatwergen, Electuaria dentifricia, und Zahnfleischlatwergen, Electuaria gingivalia, sind verwerflich.

Beispiele:

1) ℞
Sulfuris depurati
Tartari depurati āā 10,0
Fructuum Foeniculi 5,0
Mellis depurati 50,0
M. f. electuarium. D. S. Morgens und Abends 1 Theelöffel. (Leichtes Abführmittel bei Hämorrhoidariern.)

2) ℞
Pulveris radicis Jalapae 5,0
Electuarii e Senna 45,0
M. D. in olla alba. S. Morgens und Abends 1 Theelöffel.

2. Gelatina, Gallerte. Man versteht unter Gelatina — im Gegensatze zu den trockenen Gelatinen — eine zähe, zitternd elastische, mehr oder weniger durchscheinende Masse, welche nicht beim Umkehren des Gefässes ausfliesst, mit den Fingern nicht formbar ist und in der Wärme flüssig wird, um bei Abkühlung wieder in die frühere Consistenz zurückzukehren. Solche Gallerten gewinnt man entweder aus thierischem Leim (Gelatina animalis) oder aus leimgebendem Gewebe (Kalbsfüssen, Hausenblase, Cornu cervi raspatum) oder aus Früchten (Himbeeren, Johannistrauben), welche vermöge ihres Gehaltes an Pektinstoffen zur Darstellung von Gallerten (Fruchtgelées) sich qualificiren. Auch aus Amylum und solchen Substanzen, welche an Stärkemehl oder einer dem Stärkemehl ähnlichen Substanz reich sind, wie Lichen Islandicus, Carrageen, Traganth, Salep, lassen sich ähnliche steife Formen darstellen, welche man auch als falsche Gallerten, Pseudogelatinae, den Gelatinen gegenüber stellt. In den meisten Fällen werden die Gallerten durch Kochen mit Wasser und Einkochen nach vorgängigem Coliren bereitet; zur Bereitung der Pseudogallerten aus Traganth dient einfaches Lösen in kaltem Wasser, zu solchen aus Amylum, Amylum Marantae und Salep Anrühren mit kaltem Wasser und darauf folgendes Uebergiessen mit heissem Wasser.

Bei einem Pfunde Wasser gebraucht man zur Gallerte **mindestens** 15,0 Hausenblase, Gelatine oder Carrageen, von Hirschhorn, Isländischem Moos, Stärkemehl und Arrow Root 50,0—60,0 und von Salep und Traganth etwa 8,0. Bei hoher Lufttemperatur sind grössere Mengen erforderlich. Fruchtsäfte werden mit gleichen Gewichtsmengen Zucker oder weniger ($^2/_3$—$^1/_2$) eingekocht. Die durch Kochen erhaltenen Gelatinae nehmen ihre charakteristische Form erst durch Hinstellen an einem kühlen Orte an.

Die Gallerten erhalten theils Zusätze zur Verbesserung des Geschmacks, wie Zucker, Oelzucker, Syrupe, ätherische Oele, Gewürze, Tincturen, theils solche, welche arzneiliche Wirkung besitzen, z. B. Wein. Die Hinzufügung geschieht unmittelbar vor dem Erkalten.

Tincturen dürfen höchstens im Verhältniss von 1 : 15—20, ätherische Oele nur zu wenigen Tropfen, Wein und Syrupe zu $^1/_6$ und selbst mehr zugesetzt werden.

Nicht in Wasser lösliche Pulver sind überhaupt, gerbstoffhaltige Mittel bei Leimgelatinen als Zusatz zu meiden. Säuren, besonders mineralische, stören in etwas grösserer Menge das Gelatinisiren; stark wirkende Stoffe sind wegen Ungenauigkeit der Dosirung unzulässig.

Allgemein gebräuchliche Gelatinen sind Gelatina Carrageen und Lichenis Islandici.

Da Gelatinen sich nicht gut halten, ist höchstens auf 2—3 Tage, im heissen Sommer nur auf 1 Tag zu verordnen. Man lässt sie meist theelöffelweise (etwa 8,0) nehmen. Die Verordnung geschieht nach folgendem Muster:

℞
Collae piscium 5,0
Coque cum
Aq. fontanae q. s.
ad colaturam 125,0
cui adhuc calidae adde
Vini Rhenani 25,0
Olei Citri gtt. 1
Syrupi corticis Aurantii 15,0
D. in olla. Sepone in loco frigido ut in gelatinam abeat. S. Stündlich 1 Kinderlöffel. (In der Reconvalescenz.)

3. Pinguedines solidificatae et Balsama solidificata, Oelgallerten, solidificirte Fette und Balsame. Durch Zusammenschmelzen von fetten Oelen (Oleum jecoris aselli, Oleum Ricini) oder Balsamen (Balsamum Copaivae) mit $^1/_6$—$^1/_4$ Cetaceum lassen sich geléeartige Massen herstellen, die man theelöffelweise oder messerspitzenweise in Oblate nehmen kann.

4. Cataplasma, Breiumschlag. Diese Arzneiform hat bereits bei den Species ihre Erledigung gefunden.

5. Pastae, Teige. Der Name Teig wird auf verschiedene interne und äussere Mittel von an sich festweicher und knetbarer oder beim Erwärmen flüssiger Consistenz, welche der Haut leicht anhaften, angewendet. So heisst die Chocolade Pasta cacao, die Zahnseife (Odontine) Pasta dentifricia. Vielfach wird diese Consistenz Aetzmitteln gegeben, z. B. der einen wirklichen Teig darstellenden, mit Roggenmehl bereiteten Zinkchloridpasta. Am meisten Bedeutung haben die Pastae dermaticae, Hautpasten, die bei Hautaffectionen theils für sich, theils als Vehikel für Arzneistoffe angewendet werden und die man nach ihren Grundlagen in Kleister-, Dextrin-, Leim-, Oel-, Vaselin- und Lanolinpasten unterscheidet. Am gebräuchlichsten sind die Leimpasten, welche durch Mischen von Gelatine mit Glycerin und Zinkoxyd erhalten werden.

Von Leimpasten unterscheidet man 2 Sorten, die weiche Leimpaste, Pasta Gelatinae glycerinatae mollis, aus āā 15 Gelatina alba und Zinkoxyd, 25 Glycerin und 40 Wasser, und die harte Leimpaste, Pasta Gelatinae glycerinatae dura, aus 10 Zinkoxyd und Gelatina, Glycerin und Aq. dest. āā 30. Diese bilden die Basis, zu welchen die meisten pulverförmigen Substanzen selbst bis zu $^1/_3$ der ganzen Masse zugemengt werden können. Ebenso lassen sich Fette, Theerstoffe, Ichthyol der harten Leimpaste zusetzen, die auch von manchen die Coagulation des Leims hemmenden Stoffen (Carbolsäure, Salicylsäure, Kreosot, Resorcin) bis 10 % aufnimmt. Sublimat, Campher, Chloral und Extracte können nur zu geringen Mengen (1 %) zugesetzt werden. Die Leimpasten werden nur in Kruken dispensirt. Man stellt diese bis zum Schmelzen des Leims in ein Gefäss mit heissem Wasser und streicht die geschmolzene Paste mit einem Pinsel auf. Die Kleisterpasten und Dextrinpasten werden aus Stärkemehl (gewöhnlich Reisstärke) bezw. Dextrin, Glycerin und Wasser hergestellt, Oelpasten durch mechanisches Verreiben von Oelen mit kohlensaurem Kalk oder Thonerde, Vaselinpasten aus Unguentum Paraffini und Zinkoxyd, Lanolinpasten durch Zusammenschmelzen von wasserfreiem Lanolin, Wachs und Oel.

Verordnungen:

1) ℞
Amyli Oryzae 30,0
Glycerini 20,0
Aq. destill. 150,0
Coque ad remanentia gm. 150,0
Dein adde
Ammonii sulfo-ichthyolici 5,0
M. D. S. Täglich aufzulegen. (Ichthyolpaste. Bei Ekzem.)

2) ℞
Dextrini
Glycerini
Aq. destill. āā 20,0
Sulfuris praecipitati 10,0
M. f. l. a. pasta. D. S. Aeusserlich. (Bei Acne.)

3) ℞
Gelatinae glycerinatae mollis 45,0
Hydrargyri praecipitati albi 5,0
M. f. l. a. pasta. D. ad ollam cum penicillio. S. Aeusserlich. (Bei Hautabschürfungen, Geschwüren.)

4) ℞
Cerae flavae
Lanolini anhydrici āā 40,0
Olei Olivarum 12,0
Acidi salicylici 3,0
M. f. pasta. D. in olla. S. Aeusserlich. (Bei squamösen und vesiculösen Ausschlägen.)

6. Unguentum, Salbe. Hierunter versteht man eine zum äusseren Gebrauche und besonders zum Einreiben, bisweilen auch Bedecken kranker Haut- und Schleimhautpartien bestimmte festweiche Arzneiform, welche die Consistenz des Schweineschmalzes besitzt und mit Leichtigkeit ohne Anwendung erhöheter Temperatur auf der Haut eingerieben werden kann. Als Grundlage der Salben dienen meist Fette, hauptsächlich Schweineschmalz und demselben in der Consistenz nahe stehende Glycerinfette (Ochsenmark, Butter, Oleum Cocois, Muscatbutter). An Stelle dieser können auch Salbengrundlagen durch Zusammenschmelzen fester Fette (Talg, Cacaobutter) oder den festen Fetten verwandter Stoffe (Wachs, Walrat) oder von Stearin mit 2 Th. Schmalz oder $^1/_2$—1 Th. flüssiger Fette oder $^1/_8$ Th. ätherischer Oele erhalten werden. In der Sommerwärme verflüssigt sich das Schweineschmalz so, dass es nöthig wird, bei Bereitung von Salben $^1/_6$—$^1/_4$ Wachs beizufügen oder die officinelle Wachssalbe als Grundlage zu benutzen.

Ein Uebelstand aller Glycerinfettsalben ist ihr allmähliges, durch Freiwerden von Fettsäuren bedingtes und Irritation der Applicationsstelle veranlassendes Ranzigwerden. Um das zu vermeiden, ersetzt man das Schweineschmalz durch Adeps benzoatus oder verwendet statt der Glycerinfette ein Gemisch von Lanolin mit 25—30 $^0/_0$ Adeps benzoatus (Lanolinsalbe, Lanolimentum) oder die als Unguentum Glycerini und Unguentum Paraffini officinellen Präparate. Auch lassen sich salbenartige Mischungen mit Hülfe von Kaliseife, besonders überfetteter (Sapo unguinosus, Mollin) herstellen. Nur ausnahmsweise benutzt man Balsame (Terpenthin) oder Honig, aus dem man früher die bei Furunkeln gebräuchlichen Honigsalben, Unguenta mellita, machte.

In Deutschland ist das Unguentum Paraffini, welches die verschiedenen sog. Vaseline des Handels ersetzt, das bevorzugte Constituens officineller Salben, in Oesterreich sind ausschliesslich Glycerinfettsalben officinell. Die Wahl der bei magistraler Verordnung zu wählenden Salbengrundlage richtet sich nicht bloss nach der äusseren Temperatur, sondern nach vielen andern Umständen. Glycerin- und Paraffinsalben dringen beim Einreiben weniger gut als Fettsalben und besonders Lanolinsalben ein. Zusatz von wässrigen Flüssigkeiten beeinträchtigt die Haltbarkeit der Fettsalben sehr; Paraffinsalben gestatten die Aufnahme von Wasser nicht, weshalb bei Salben mit wässrigen Zusätzen unbedingt Lanolinsalben zu wählen sind. Derartige Salben, welche auf der äusseren Haut durch Verdunstung des Wassers kühlend wirken, bezeichnet man als Kühlsalben, Unguenta refrigerantia s. lenientia, und wenn sie durch grösseren Wassergehalt und Rühren dünnere, dem Rahm in Consistenz ähnliche und schaumige Beschaffenheit haben, Rahmsalben (Cremores, Crêmes, Cold cream). Man stellt die Kühlsalben am zweckmässigsten aus 1 Lanolinum anhydricum, 2 Adeps benzoatus und 3 Aqua her, die Rahmsalben aus denselben Materialien im Verhältnisse von 1 : 2 : 6. Lanolinsalben gestatten ausserdem die Incorporation einer Reihe von Stoffen, welche Fettsalben zersetzen. Die aus Glycerin mit Amylum oder mit Amylum und Traganth bereitete Glycerinsalbe schliesst alle Stoffe, welche sich, wie z. B. Iod, mit Amylum chemisch verbinden, aus. Bei Salben, deren Rancidität in der Absicht des Arztes liegt, wie bei Unguentum mercuriale, sind Glycerin- und Paraffinsalben ausgeschlossen.

Das Verhältniss der in Fettsalben aufzunehmenden füssigen Stoffe stellt sich für Tincturen und Chloroform auf 1 : 6, für ätherische Oele auf 1 : 12, für mineralische Säuren auf 1 : 8, für Kali, Natron und Ammoniak auf 1 : 2, für Glycerin, Balsame und flüssige Extracte auf 1 : 4. Von festen Substanzen beträgt dasselbe für Campher 1 : 12, für Harze, Seifen, trockene Extracte und denselben analoge Substanzen, sowie für vegetabilische Pulver 1 : 3, für Extracte des zweiten Consistenz-Grades und lösliche Salze 1 : 4, mineralische Pulver 1 : 2. Eine Ueberschreitung dieser Verhältnisse beeinträchtigt die Salbenconsistenz. Balsame lassen sich unter Zusatz von etwas Borax auch noch in grösserer Menge unterbringen. Die Mischung der genannten Substanzen geschieht entweder durch inniges Verreiben oder durch Zusammenschmelzen. Flüchtige Stoffe werden, wenn sie einer zusammengeschmolzenen Salbengrundlage beigefügt werden sollen, erst nach dem Erkalten zugesetzt. Feste Stoffe fügt man nach zuvoriger Verreibung mit einigen Tropfen Oel, Wasser oder Spiritus, bei Unguentum Glycerini mit Glycerin bei.

Correction des Geruches (durch ätherische Oele [1 Tropfen auf 2,0—3,0]) oder der Farbe (durch Carmin oder Alkanna) geschieht nur bei den zu kosmetischen Zwecken dienenden Salben, insbesondere bei der zum Einfetten der Haare bestimmten Pomade, Unguentum pomadinum.

Fettsalben sind höchstens auf 2—3 Tage zu verordnen. Die Abtheilung der einzelnen Dosen geschieht im Hause des Kranken, selten, z. B. bei Schmierkuren, zweckmässiger durch den Apotheker. Die zur einmaligen Einreibung bestimmte Menge wird auf der Signatur nach dem Umfange bekannter Gegenstände angegeben. So lässt man stecknadelkopfgross (etwa 0,06), linsengross (etwa 0,12), erbsengross (0,25), bohnengross (0,8—1,0), haselnussgross (1,5—2,0) einreiben und berechnet aus der Zahl der Einreibungen die zu verordnende Totalquantität.

Eine besondere Art der Salbe ist die zur Application auf das Auge oder das Augenlid bestimmte Augensalbe, Unguentum ophthalmicum. Dieselbe erfordert höchst genaue Vertheilung der wirksamen Substanz und eine der Zersetzung nicht leicht unterworfene Salbengrundlage. Da die Menge der einzureibenden Salbe gering ist, meistens von der Grösse eines Stecknadelkopfes, darf die verordnete Gesammtmenge nicht über 3,0 betragen.

Der Schluss der Praescription lautet bei Salben in der Regel: M. f. ungt. D. S. oder auch wohl: M. exactissime f. ungt. D. S. Die Verabreichung geschieht in Steinkruken.

Fettsalben und Lanolinsalben kommen auch nach Art der Pflastermulle auf Mull durch Streichen in gleichmässiger Weise vertheilt als Salbenmulle und Lanolinmulle in Anwendung. Auch hat man consistente Salben in Form von Stiften (Salbenstifte, Stili unguentes) behufs Anwendung auf circumscripte Stellen gebracht.

Beispiele zur Verordnungsweise:

1) ℞
Hydrarygri praecipitati albi 0,5 (dgm. 5)
Extracti Belladonnae 1,0 (gm. 1)
Unguenti rosati 10,0
Cerae flavae 1,2
M. f. ungt. D. S. 2 mal täglich eine kleine Bohne gross in die Stirn einzureiben. (A. v. Graefe's Stirnsalbe bei Iritis, Photophobie u. s. w.)

---

2) ℞
Lanolini anhydrici 2,0
Adipis benzoati 4,0
Aquae Rosarum 6,0
M. f. l. a. ungt. D. S. Aeusserlich. (Unguentum refrigerans von Unna).

---

3) ℞
Lanolini 1,5
Adipis benzoati 3,0
Liquoris Plumbi subacetici 9,0
M. f. cremor. D. S. Aeusserlich. (Cremor refrigerans Plumbi subacetici von Unna).

---

4) ℞
Zinci oxydati 1,0
Lanolini anhydrici 9,0
M. f. ungt. D. S. 3—4 mal täglich eine Erbse gross in das Augenlid einzureiben. (Bei Ophthalmia scrophulosa.)

---

5) ℞
Kalii iodati 2,0
Aquae 1,0
Adipis suilli 2,0
Lanolini 15,0
M. f. l. a. ungt. D. S. Bohnengross einzureiben.

---

6) ℞
Acidi tannici 0,5
Ungt. Glycerini 25,0
M. f. ungt. D. S. Zur Einreibung. (Bei Frostbeulen.)

---

7) ℞
Styracis
Unguenti Terebinthinae āā 25,0
M. f. ungt. D. S. Zum Verbande. (Bei schlaffen Geschwüren. Sogenanntes Digestif animé oder Unguentum digestivum fortius.)

III. Flüssige Formen.

Die flüssigen Arzneiformen werden durch Mischen verschiedener Flüssigkeiten, durch Suspension von Pulvern oder nicht mischbaren Flüssigkeiten in einem Liquidum, durch Auflösen fester Stoffe in Flüssigkeiten, durch Ausziehen von Drogen mit einer zur Lösung ihrer wirksamen Bestandtheile geeigneten Flüssigkeit oder endlich durch Verbindung der Auszugsformen mit in denselben löslichen festen Substanzen oder mischbaren Flüssigkeiten dargestellt. Ein wesentliches Erforderniss, das für die Arzneiverordnung im Allgemeinen gilt, aber bei diesen Formen besonders hervortritt, ist Vermeiden von Vermischung solcher Stoffe, welche sich chemisch zersetzen, doch wird davon in einzelnen Formen, z. B. der Saturation, abgewichen.

I. Mixturae ordinariae, Gewöhnliche Mixturen. (Mixturae fluidae, Flüssige Mixturen, und **Solutiones, Lösungen.)** Mischungen von Flüssigkeiten mit einander sind ihrem Wesen nach von den Lösungen nicht verschieden, da es sich bei beiden um innige gegenseitige Durchdringung handelt. Sie werden auch im gewöhnlichen Leben von einander so wenig getrennt, dass man alle zum inneren Gebrauche dienenden Flüssigkeiten, welche in der Menge von 60,0—250,0 in Gläsern verordnet werden, schlechthin als **Mixturen** bezeichnet.

Zur Herstellung von Lösungen benutzt man insgemein destillirtes Wasser, welches bei der Schwierigkeit, vollkommen von Zersetzungsmaterien freies Brunnenwasser zu erhalten, selbst in Fällen, wo Zersetzung der zu lösenden Substanz durch die Salze des letzteren nicht zu befürchten ist, an Stelle der früher häufig am unrechten Orte benutzten Aqua communis zu verordnen ist, auch aromatische Wässer und verschiedene später zu besprechende Auszugsformen (Aufgüsse, Abkochungen), seltener Wein, verdünnten Weingeist, Essig, Bier, flüssige Fette u. a. Flüssigkeiten. Für scharfe Stoffe ist ein schleimiges Vehikel zur Milderung der irritirenden Wirkung auf Mund-, Magen- und Darmschleimhaut angezeigt.

Die aufzulösenden Substanzen sind vorzugsweise Salze und Extracte, welche letztere, in grösseren Mengen beigefügt, trübe und dickliche Beschaffenheit der Arzneiflüssigkeit bedingen. Man nennt eine solche Mixtur wohl Elixir s. Elixirium, und stellt im Gegensatz dazu als Julep, Julapium, eine dem Auge und den Geschmacksnerven sehr zusagende Mixtura fluida oder Solution. Narkotische Extracte werden zur rascheren und besseren Lösung in 6 Th. Wasser, 1 Th. Weingeist und 3 Th. Glycerin gelöst in den Apotheken vorräthig gehalten.

Bei allen Mixturae ordinariae hat die Correction des Geschmackes besondere Bedeutung. Zusatz eines aromatischen Wassers, ätherischer Flüssigkeiten oder aromatischer Tincturen, oder von süssen Flüssigkeiten, z. B. Syrupen, Honig, Sauerhonig, Glycerin, Succus Liquiritiae kann eine solche bewirken. Für viele Fälle genügt der einfache Zuckersyrup. Im Uebrigen richtet sich die Auswahl der Syrupe theils nach dem Geschmacke des Patienten, theils nach der als Medicament verordneten Substanz, indem man gern einen solchen Syrup benutzt, der auch in seiner Wirkung derselben entspricht, theils auch nach der Färbung, welche man der Mixtur zu geben beabsichtigt.

Expectorirende Mittel erhalten meist Syrupus Althaeae, kühlende Syrupus Rubi Idaei als Zusatz. Rothe Färbung erreicht man durch Syrupus Rubi Idaei und Cerasorum (auch durch Syr. Ribium, Mororum und Rhoeados), milchweisse durch Syr. Amygdalarum, bläuliche bei neutralen Mixturen durch Syr. Violae, gelbe durch Syr. Croci. Von den rothfärbenden Syrupen wird nur Syr. Rhoeados nicht durch Säuren und Alkalien verändert; Veilchensyrup wird durch Säuren roth, durch Alkalien grün, durch Tartarus stibiatus violett. Syrupe dürfen einer Mixtur höchstens zu $^1/_6$, aromatische Wässer zu $^1/_{10}$—$^1/_{12}$ hinzugesetzt werden. Succus Liquiritiae dient besonders bei sehr salzigen (Salmiak) und kratzenden Arzneien (Chloral, Senega) und wird zu $^1/_{25}$ der Mixtur zugefügt. Zu sehr sauren Mixturen setzt man Gummischleim (bis zu $^1/_6$).

Alle Mixturen werden in Gläsern verabreicht. Die Verordnung geschieht meist auf 1—2 Tage, bei gährungsfähigen Mixturen, welche durch Einstellen in häufig zu erneuerndes kaltes Wasser kühl zu halten sind, höchstens auf 24 Stunden.

Die Mixturen werden löffelweise oder gläser- oder tassenweise genommen. Saure Mixturen, Iodarzneien und Sublimatlösungen sind aus einem Porcellanlöffel zu nehmen. Eine vom Patienten nicht selbst abzutheilende und auf einmal zu nehmende Mixtur heisst **Schluckmixtur, Haustus,** auch wohl **Potio,**

Tränkchen. Lösungen kräftig wirkender Stoffe, z. B. Chloralhydrat, Salicylsäure, kann man auch volumetrisch bereiten lassen, so dass die Solution eine bestimmte Gewichtseinheit in je 5 oder 10 ccm. enthält, und in geeigneten Gläsern verordnen, aus denen eine bestimmte Anzahl ccm. als Einzeldose genommen werden kann. Auch eine procentige Verschreibungsweise kann durch Umstände zweckmässig gemacht werden, in der Weise, dass z. B. 1,0 einer Substanz nicht in 100,0, sondern in 99,0 des Vehikels genommen werden soll. Beabsichtigt dies der Arzt, so hat er es deutlich auf dem Recept anzugeben, was, wenn es nicht geschieht, leicht zu Unzuträglichkeiten führt. Durch das neuerdings vielfach üblich gewordene kürzere Verschreiben von Lösungen nach dem bei Extractionsformen gebräuchlichen Abkürzungsverfahren, wobei die Menge des wirksamen Medicaments in Klammern gesetzt wird, sind mehrfach Missverständnisse hervorgerufen. Man verordnet deshalb, wenn man z. B. 1 % Carbolsäurelösung will, zweckmässig nicht Solutionis Acidi carbolici (1,0) 100,0, sondern Acidi carbolici 1,0, Aq. destill. 99,0.

Beispiele:

[Mischung im strengen Sinne.]

1) ℞
Liquoris Kalii acetici 75,0
Aq. destillat. 120,0
— *Menth. pip.* 10,0
Oxymellis Scillae 25,0
M. D. S. Alle 2 Stunden 1 Esslöffel voll. (Bei Hydrops.)

---

2) ℞
Aquae Chlori 25,0
Aquae destillatae 175,0
M. D. in vitro nigro. S. 2stündlich 1 Esslöffel voll. (Bei Typhus und anderen zymotischen Krankheiten.)

[Solution.]

3) ℞
Argenti nitrici 0,1 (dgm. 1)
[Solve in]
Aquae destillatae 50,0
Glycerini 10,0
M. D. in vitro nigro. S. Stündlich einen Kinderlöffel voll. (Bei Diarrhoe kleiner Kinder.)

[Combination von Lösung und Extractionsform.]

4) ℞
Kalii nitrici 5,0
[solve in]
Infusi foliorum Digitalis (e 1,0) 175,0
Syrupi Rubi Idaei 25,0
M. D. S. Zweistündlich 1 Esslöffel voll. (Bei Wassersucht.)

[Trübe Lösung.]

5) ℞
Ammonii chlorati 5,0
Extracti Hyoscyami 0,2 (dgm. 2)
Macerationis radicis Althaeae 175,0
Succi Liquiritiae depurati 10,0
M. D. S. Zweistündlich 1 Esslöffel voll. (Bei Husten gebräuchlich.)

[Julep.]

6) ℞
Acidi citrici 5,0
Aquae destillatae 125,0
Syrupi Rubi Idaei 25,0
M. D. in vitro albo. S. Stündlich einen Esslöffel voll.

[Haustus.]

7) ℞
Infusi Sennae compositi 75,0
D. S. Auf einmal zu nehmen.

[Volumetrische Verordnung.]

8) ℞
Natrii salicylici 10,0
solve in
Aq. dest. q. s. ut. f. 100 cent. cub.
D. S. 10 Cubikcentimeter zu nehmen.

2. Mixturae et Solutiones ordinariae ad usum externum.

Mischungen und Lösungen zum äusseren Gebrauche sind in ihrem Grundwesen und in dem zu verabreichenden Volumen von der inneren Mixtur nicht verschieden. Bei den meisten fallen die Corrigentien hinweg.

a. Collutorium, Mundwasser, und **Gargarisma, Gurgelwasser.** Zu diesen zum Ausspülen des Mundes bezw. Schlundes dienenden Formen kommen adstringirende, erweichende und antiseptische Stoffe zur Anwendung. Im Allgemeinen nimmt man die Dosis der verwendeten Medicamente doppelt so hoch wie bei interner Application, weil der grösste Theil aus dem Munde wieder entfernt wird. Bei Anwendung toxischer Substanzen ist der Kranke wohl zu instruiren, dass er Nichts von der betreffenden Mixtur verschlucke. Kinder verschlucken kleine Mengen trotz der genauesten Instruction constant. Als Corrigens dienen zweckmässig aromatische Wässer oder Tincturen oder Rosenhonig. Häufig werden Auszugsformen benutzt. Die zu verordnende Gesammtmenge beträgt 120,0—200,0, die Einzeldosis 15,0—25,0.

b. Epithema s. Fomentatio, Umschlag, Bähung. Diese Form bezweckt die Application von warmen oder kalten Flüssigkeiten auf grössere oder kleinere Hautpartien für längere oder kürzere Zeit, in der Weise, dass damit getränkte und wieder ausgedrückte, 4—6fach zusammengelegte, leinene oder wollene Tücher (Compressen) oder ähnliche Gewebe, welche Flüssigkeiten zurückhalten, wie Badeschwamm, Feuerschwamm, Spongiopiline, aufgelegt werden, bis ihre Feuchtigkeit verdunstet ist. Zu Bähungen dienen einfache Liquida, z. B. Wasser, Essig, Wein oder Branntwein, oder Lösungen, wie Bleiwasser, oder Mischungen oder auch wässerige Auszüge aromatischer, adstringirender oder selbst narkotischer Pflanzentheile. Bei warmen Umschlägen muss zur Erhaltung der Wärme Bedeckung mit einem die Verdunstung hemmenden Stoffe (trockenen Tüchern, Wachsleinwand, Gutta Percha) stattfinden. Kalte Umschläge werden am einfachsten mit Brunnenwasser gemacht; soll niedrigere Temperatur erzielt werden, lässt man darin Eis schmelzen oder bringt die befeuchtete Compresse längere Zeit mit Eis in Berührung oder applicirt das Eis zerkleinert in Schweinsblasen. In Ermangelung von Eis kann man auch Salze (Natrium sulfuricum, Ammonium nitricum, Kochsalz, Salpeter) in Wasser schmelzen lassen.

Zur Verordnung kommen meist nur die zur Bereitung der Fomente dienenden Materialien.

c. Lotio, Lavacrum, Waschung, heissen meist zu kosmetischen Zwecken bestimmte Lösungen und Mischungen, welche zu momentaner Berührung mit der Haut mittelst eines Schwammes dienen und darauf durch Abwischen mit einem weichen Leinentuch entfernt werden.

d. Collyrium, Augenwasser. — Die zu Waschungen oder feuchten Umschlägen dienenden Augenwässer sind entweder Lösungen kaustischer oder adstringirender oder antiseptischer Substanzen (Silbernitrat, Zinksulfat, Tannin) oder Auszugsformen (Kamillenaufguss, Belladonnaabkochung). Zur Application von Substanzen von intensiverer Wirkung, z. B. Atropin, Cocaïn, benutzt man zweckmässiger die Form der Augentropfen oder Augensalben. Von Collyrien verordnet man nicht mehr als 100,0—200,0. Zusatz schleimiger Substanzen, z. B. Mucilago Cydoniae, ist überflüssig.

e. Injectio, Einspritzung. Alle mittelst einer Spritze in natürliche oder künstliche Höhlen zu Heilzwecken eingebrachte Flüssigkeiten nennt man Einspritzung oder Injection. Von diesen nehmen nur die hypodermatische und parenchymatöse Injection eine Sonderstellung ein, indem sie sich mehr der Tropfenmixtur anschliessen, während die übrigen im Volumen sich den Mixturae ordinariae anreihen.

Menge und Beschaffenheit der zu verordnenden Flüssigkeit variiren nach den einzelnen Applicationsstellen. Bei den am häufigsten in Anwendung kommenden Injectionen in den Mastdarm, welche man von den übrigen Einspritzungen als **Klystier, Clysma, Clyster, Enema** abgetrennt hat, sind beide nach dem Heilzwecke völlig verschieden. Soll das Klystier einen Reiz auf den Mastdarm ausüben, so dass dadurch Anregung der Peristaltik und Stuhlentleerung resultirt, so muss man bei Erwachsenen 200,0 bis 300,0 Flüssigkeit, für Säuglinge 50,0—100,0, für grössere Kinder 100,0—150,0 verwenden. Klystiere dieser Art heissen ausleerende Klystiere, Clysmata evacuantia s. eccoprotica. Für ausleerende Klystiere kann gewöhnliches Wasser, und zwar recht zweckmässig durch die sog. Clysopompes oder Hegars Trichter, während sonst die Klystierspritzen zu benutzen sind, in Anwendung gebracht werden. Es kommt bei dem Gebrauche wesentlich auf die Temperatur an, da, je niedriger dieselbe ist, um so grösser der Reiz ausfällt. Klystiere von 15° bedingen meist keine unmittelbaren Entleerungen, welche solche von 8 bis 10° C. recht bald zur Folge haben. Aber auch sehr heisse Klystiere führen rasch Entleerung herbei. Gewöhnlich bedient man sich, um einmalige Defaecation hervorzurufen, eines aromatischen Aufgusses (Infusum Chamomillae oder Infusum Valerianae) mit Zusatz von 1 Esslöffel Oel (Leinöl, Mohnöl, Rüböl, Baumöl), um die Passage der Fäces schlüpfriger und leichter zu machen, und von 1 Esslöffel Kochsalz, wenn nicht etwa Empfindlichkeit der Mastdarmschleimhaut in Folge vorhandener Erosionen oder entzündeter Haemorrhoidalknoten dies verbieten. Man sucht die Wirkung der Clysmata eccoprotica dadurch zu verstärken, dass man statt der genannten Oele das purgirende Ricinusöl zu 1—2 Esslöffel zusetzt; auch durch Zusatz von Honig (in gleichen Mengen), Glycerin (25,0), von Sennesblätterthee oder in Wasser aufgelöster Seife (zu 15,0—50,0). Beliebt sind Essigklystiere (2—4 Esslöffel Acetum auf 180,0 Wasser oder Kamillenthee), besonders wenn man ableitende Wirkung auf die Centraltheile des Nervensystems zu erzielen beabsichtigt.

Eine zweite Art der Injectionen in den Mastdarm bilden die Arzneiklystiere, Clysmata medicata, bei denen es sich theils um locale, theils um entfernte Wirkungen handelt. Um diese zu erzielen, muss die Menge der zu injicirenden Flüssigkeit, um im Darme verweilen zu können und um nicht sofort wieder ausgetrieben zu werden, auf die Hälfte (daher der Name Halbklystier) der entleerenden Klystiere oder selbst auf 60,0—90,0 herabgesetzt werden. Zur längeren Retention im Darme setzt man auch die Reizbarkeit mildernde schleimige Stoffe, meist Amylum, zu dünnem Kleister gekocht, oder Hafer-, Reis-, Gummischleim, oder die Peristaltik hemmende Stoffe (Opium) hinzu. Auch bringt man zur Beschleunigung der Aufsaugung die wirksame Substanz in die später zu beschreibende Form der Emulsion. Bei Anwendung starkwirkender Stoffe (Narcotica) in Klystieren ist die Dosis der bei innerer

Darreichung üblichen gleich. Die **medicinischen Klystiere** zerfallen nach ihren Zwecken in anthelminthische, belebende (aus Rothwein, Kaffee), stopfende, antiseptische u. a. m. Eine besondere Art bilden die **ernährenden Klystiere, Clysmata nutrientia**, welche man bei Unmöglichkeit der Ernährung durch den Magen anwendet, wenn die Zubringung der Speisen durch mechanische Hindernisse, z. B. durch Verengung der Speiseröhre, Trismus, oder durch hartnäckige Weigerung (Sitophobie Gemüthskranker) Schwierigkeiten bereitet. Man nimmt dazu Peptone oder nach dem Verfahren von Leube 1—$1^1/_2$ Tassen Bouillon aus $^1/_4$—$^1/_2$ Pfund Rind- oder Kalbfleisch mit Eigelb und Pankreas. Gerade hier ist der Zusatz von 1 Theelöffel voll Amylum oder Salep zur Zurückhaltung des Klystiers sehr gebräuchlich. Nothwendig muss der Anwendung Entleerung des Mastdarms durch ein entleerendes Klystier aus reinem lauwarmem Wasser vorangehen. Medicamentöse Klystiere werden immer lauwarm verabreicht. Um sie nicht zu warm einzubringen, ist die Spitze der Spritze vor der Application an eine empfindliche Hautstelle, wie die Wange, deren Gefühl ziemlich sicheren Maassstab abgiebt, zu halten.

Die Verordnung geschieht aus ökonomischen Rücksichten bei medicamentösen Klystieren oft in der Weise, dass man das Vehikel im Hause des Patienten anfertigen lässt und nur die beizufügende wirksame Substanz von der Apotheke verschreibt. Bei wohlhabenden Patienten lässt man die Mischung zweckmässiger in der Apotheke anfertigen.

Nächst dem Mastdarm wird insbesondere die **Harnröhre** zu Injectionen (bei Tripper) benutzt. Die Application geschieht mittelst kleiner Spritzen aus Glas oder Kautschuk mit stark konisch abgerundetem stumpfem Ende der Canüle. Diese wird möglichst tief eingeführt und bei der Einspritzung rasches Rückfliessen der Flüssigkeit durch Andrücken der Harnröhrenmündung an die Canüle mittelst Daumens und Zeigefingers verhütet, die Flüssigkeit selbst aber nach 2—3 Minuten wieder abfliessen gelassen. Man gebraucht hier vorzüglich wässerige Lösungen kaustischer oder adstringirender oder antiseptischer Substanzen (Metallsalze, Tannin), denen man hie und da flüssige narkotische Zusätze (Opiumtinctur, Aqua Amygdalarum amararum) macht, seltener Rothwein oder Emulsionen von Harzen und Balsamen oder Lösungen in Fetten. Man rechnet auf jede Injection 5,0—15,0 und verordnet 150,0 bis 200,0 als Totalquantität.

Injectionen in den **äusseren Gehörgang,** welche mit der Ohrenspritze in denselben eingeführt werden und entweder zur Reinigung oder Erweichung (lauwarmes Wasser, Milch, schleimige Decocte) oder in anderer Weise zur Bekämpfung localer Affectionen (Lösungen adstringirender oder antiseptischer Stoffe) dienen, verordnet man in der Gesammtmenge von 100,0—150,0 und in Einzeldosen von 10,0—15,0.

f. Irrigatio, Bespülung, Berieselung, Spülflüssigkeit. Diese Form schliesst sich unmittelbar an die Injection, unterscheidet sich aber dadurch, dass die Flüssigkeit nicht in einem Strahle unter erhöhtem Drucke, sondern unter dem Drucke ihres eigenen Gewichts in Berührung mit dem Körper gebracht wird und dass dieselbe nicht bloss für natürliche oder künstliche Cavitäten, sondern auch für die Aussenfläche des Körpers bestimmt sein kann. Zu ihrer Application benutzt man die unter dem Namen **Irrigatoren** bekannten Apparate, besonders den Trichterapparat von Hegar. In der Regel handelt es sich um grössere Flüssigkeitsmengen als bei der Injection; doch lassen sich auch z. B. gewöhnliche Klystiere mittelst des Trichterapparats appliciren. Die Flüssigkeit ist in den meisten Fällen wieder zum baldigen Wiederabflusse bestimmt.

Irrigationen des Tractus werden auch Infusion genannt und zerfallen in **Magenausspülungen** und **Darmausspülungen.** Erstere werden lauwarm vermittelst einer einfachen oder doppelläufigen Magensonde eingeführt und sind theils zur Verhinderung abnormer Gährungszustände bestimmte Lösungen von antiseptischen Stoffen oder zur chemischen Bindung von Giften dienende Gegengifte. Durch die Massenklystiere (Enterenchysis), die bei inneren Einklemmungen benutzt werden, kann man 6—8 l. lauwarme Flüssigkeit bis in die höheren Partien des Dünndarms einführen.

Infusionen in die **Blase** werden, wenn sie längere Zeit mit der Schleimhaut in Berührung bleiben sollen, mit dem einfachen Katheter, sonst mit der Sonde à double courant eingeführt. Man benutzt sie theils zur Reinigung der Blase (lauwarmes aseptisches Wasser oder 0,6 procentige Salzlösung) oder zu localen Zwecken (Adstringentia, Antiseptica, Litholytica in aseptischer Lösung).

Infusionen in die **Scheide** und **Gebärmutter** werden applicirt, indem man ein Vaginal- oder Mutterrohr mit dem Irrigator in Verbindung setzt. Auch hier kommen besonders Adstringentia und Antiseptica in Anwendung.

Die zu den Irrigationen zu verordnenden Lösungen wirksamer Substanzen müssen in relativ grossen Mengen verordnet werden. Jede Vaginaleinspritzung erfordert z. B. 50,0—100,0 Flüssigkeit.

Beispiele:

[Collutorium.]

1) ℞
Kalii chlorici 5,0
Infusi foliorum Salviae 175,0
Mellis rosati 20,0
M. D. S. Stündlich 1 Esslöffel voll zum Mundausspülen zu benutzen.

[Gargarisma.]

2) ℞
Foliorum Salviae 50.0
Affunde Aquae fervidae q. s. ad colaturam 250,0
in qua solve
Aluminis 5,0
Mellis rosati 50,0
D. S. Esslöffelweise stündlich zum Gurgeln zu benutzen.

[Fomentatio.]

3) ℞
Aceti aromatici 75,0
D. S. Mit der vierfachen Menge Wasser zu verdünnen und nach Verordnung (zu Umschlägen) zu gebrauchen.

---

4) ℞
Natrii sulfurici crystallisati 500,0
Natrii chlorati 250,0
Contusa m. D. S. Einen Esslöffel voll in einer Obertasse Wasser aufzulösen und die Compressen damit zu befeuchten.

---

5) ℞
Infusi florum Chamomillae 250,0
Liquoris Plumbi subacetici 15,0
Tincturae Opii 5,0
M. D. S. Gelinde erwärmt zu Ueberschlägen zu benutzen.

---

6) ℞
Natrii carbonici 50,0
Aquae destillatae 1000,0
M. D. S. Zur Waschung.

[Collyrium.]

7) ℞
Zinci sulfurici 0,05
Aquae Rosarum 75,0
M. D. S. Dreimal täglich eine befeuchtete Compresse aufzulegen. (Bei leichtem Bindehautkatarrh.)

[Injectio.]

8) ℞
Tincturae Opii 2,0
Decocti Amyli (e 5,0) 180,0
M. D. S. Zu drei Klystieren.

---

9) ℞
Infusi florum Chamomillae 150,0
Natrii chlorati 15,0
Olei Lini 30,0
M. D. S. Zum Klystier.

---

10) ℞
Zinci sulfurici
Plumbi acetici āā 1,0
Aquae Rosarum 175,0
M. D. S. Dreimal täglich zum Einspritzen. (**Ricord**'s Formel bei Nachtripper.)

---

11) ℞
Argenti nitrici 0,3
Glycerini 15,0
Aquae destillatae 180,0
M. D. in vitro charta nigra obducto. S. Dreimal täglich einzuspritzen. (Bei Gonorrhoe.)

---

12) ℞
Plumbi acetici 3,0
Aquae destillatae 180,0
M. D. S. 3—4mal täglich eine Einspritzung in die Blase zu machen. (Bei Blasenvereiterung, nach **Traube**.)

3. Mixtura concentrata s. **contracta, Guttae, Tropfen** heissen alle in geringen Mengen zu verordnenden und in Form von Tropfen, höchstens theelöffelweise, innerlich oder äusserlich zu benutzenden Mischungen und Lösungen.

Zum innerlichen Gebrauche werden in Tropfenform besonders in kleinen Mengen wirksame Substanzen, z. B. Tincturen, destillirte Wasser, reine Pflanzenstoffe (Alkaloide, Alkaloidsalze), ätherische Oele, einzelne fette Oele, Metallsalze, Acidum arsenicosum, Mineralsäuren, Iod u. s. w. gegeben. Als Vehikel sind diejenigen zu wählen, welche dem einzelnen Stoffe entsprechen. Wasser und destillirte Wasser kommen vorzugsweise in Betracht, daneben aber viel häufiger als bei den gewöhnlichen Mixturen spirituöse Vehikel, auch Aether, Glycerin, selten ätherische Oele (Terpenthinöl als Lösungsmittel für Campher und Phosphor). Geschmacksverbesserung ist meist unnöthig, kann aber durch ätherische Stoffe, aromatische Tincturen oder Syrupe bewirkt werden.

Da die Tropfenform für starkwirkende Medicamente gebraucht wird, ist es durchaus nöthig, zur völligen Lösung des Medicaments ausreichende Mengen des Vehikels zu verschreiben, da sonst ein Bodensatz, der, wenn der Kranke ihn mit der letzten Portion der Tropfen nimmt, lebensgefährlich werden kann, resultirt. Man vermeide auch concentrirte oder übersättigte Lösungen, die durch Verflüchtigung des Menstruums ebenfalls zu Sedimenten führen.

Die Tropfen werden in der verordneten Zahl entweder auf Zucker geträufelt oder mit einer verdünnenden Flüssigkeit (Wasser, Zuckerwasser, Thee, Kaffee, Haferschleim) eingenommen. Zur grösseren Genauigkeit der Dosirung, um die bedeutenden Differenzen der Grösse der Tropfen zu vermeiden, kann man sog. Tropfenzähler (Glasröhrchen mit Gummiballon) oder Schnabelgläser aus der Apotheke beziehen.

Die Verordnung geschieht wie bei der gewöhnlichen Mixtur mit M. D. S. Wenn man 2procentige Lösung verschreibt, so entspricht jeder Tropfen 0,001, und ist die Zahl der zu nehmenden Tropfen der Zahl der Milligramme gleich, welche der Kranke nimmt.

Von äusserlich zu verwendenden Tropfen werden **Zahntropfen** oder **Zahnwehtropfen, Guttae antodontalgicae,** zur Beschwichtigung cariösen Zahnschmerzes mittelst eines Wattepfropfens in hohle Zähne gebracht oder mit einem Pinsel in die hohlen Zähne oder an das Zahnfleisch gestrichen. Man benutzt ätherische Oele, Chloroform, Aether anaestheticus, Kreosot, Carbolsäure, Cocaïn und Morphinlösung. Selbstverständlich werden nur wenige Gramm verordnet.

Augentropfen, Guttae ophthalmicae, dienen zur Application kaustischer, zusammenziehender, mydriatischer und myotischer Mittel, besonders da, wo genaue Dosirung des Medicaments, wie z. B. beim Atropin, nothwendig ist. Sie werden mittelst eines Pinsels auf die innere Fläche des abgezogenen unteren Augenlides applicirt oder auch aus einem Tropfglase u. s. w. eingeträufelt. Nach der Application wird das Auge geschlossen. Man verordnet 4,0—15,0.

Ohrentropfen werden aus einer Federspule oder mit einem Glasstabe in den äusseren Gehörgang gebracht, der nach der Application mit einem Tampon von Charpie oder Baumwolle zu verstopfen ist. Sie dienen zur Erweichung (Baumöl, Glycerin) oder zur Beseitigung von Localaffectionen (Spiritus, Sublimat, Adstringentien, Antiseptica u. s. w.). Ihre Verordnung ist die der Augentropfen.

Beispiele:

1) ℞
Vini Colchici 10,0 (gm. 10)
Tincturae Opii crocatae 2,0 (gm. 2)
M. D. S. 3stündlich 10 Tropfen. (Bei Rheumatismus.)

2) ℞
Mixturae sulfuricae acidae 5,0
Syrupi Cinnamomi 15,0
M. D. S. Dreimal täglich 1/2 Theelöffel in Zuckerwasser zu nehmen.

3) ℞
Atropini sulfurici plane neutralis 0,05 (cgm. 5)
Aquae destillatae 5,0
M. D. S. Dreimal täglich 1 Tropfen auf das Auge zu bringen.

4) ℞
Morphii hydrochlorici 0.1 (dgm. 1)
Acidi hydrochlorici gtt. 1
Aquae Amygdalarum amararum 5,0
M. D. S. Abends vor dem Schlafengehen 10 Tropfen. (Als Hypnoticum.)

4. Injectio subcutanea s. hypodermatica, Subcutane Injection. Die zur Einspritzung in das Unterhautbindegewebe bestimmten Flüssigkeiten schliessen sich der Tropfenmischung insofern eng an, als sie als Basis sehr wirksame Medicamente enthalten, unterscheiden sich aber wesentlich dadurch, dass sie für den ausschliesslichen Gebrauch des Arztes bestimmt sind und nicht vom Kranken selbst in Anwendung gezogen werden dürfen. Die Nichtberücksichtigung des Umstandes, dass die Subcutaninjection ausschliesslich vom Arzte ausgeführt werde, ist der hauptsächlichste Grund für das Aufkommen der sog. Morphiumsucht gewesen.

Für die Subcutaninjection passen alle Substanzen, die in sehr kleiner Dosis activ und mit Leichtigkeit in Lösung zu bringen sind, vorausgesetzt, dass sie nicht erhebliche Entzündung der Einstichstelle bedingen. Corrodirende und reizende Substanzen sind zu meiden, weil diese nicht allein zu intensivem Schmerze bei der

Einspritzung und später zur Bildung entzündlicher Knoten an der Einstichstelle, sondern sogar zu Eiterbildung oder selbst Gangrän führen.

Besonders geeignet zur hypodermatischen Injection sind die durch ihre energische Wirkung ausgezeichneten Alkaloide und ihre Salze, von denen man die löslichsten auswählt, wie Morphinum hydrochloricum, Strychninum nitricum, Cocaïnum hydrochloricum, Hyoscinum hydrobromicum, Atropinum sulfuricum, Pilocarpinum hydrochloricum, doch sind auch Aether, Campher, Benzoësäure, Phenol, Ergotin, Quecksilbersublimat und andere Quecksilbersalze gebräuchlich. Die vielfach versuchte Anwendung unlöslicher Quecksilberpräparate (Quecksilbermetall als sog. Oleum cinereum, Calomel mit Gummischleim) ist wegen der unregelmässigen Resorption bedenklich und selbst lebensgefährlich.

Man verwendet nur neutrale, sterilisirte, völlig klare wässerige Lösungen, und bedient sich daher zweckmässig der für die oben angeführten Alkaloidsalze im Handel in sterilisirten Fläschchen von 1 ccm. Inhalt vorhandenen sterilisirten Lösungen, indem man die Spitze des Fläschchens mit Hülfe eines Feilstriches entfernt und die Lösung in eine sterilisirte Pravaz'sche Spritze einsaugt. Für andere Stoffe kann man auch Chloroform oder Carbolwasser als aseptisches Vehikel benutzen, für Campher, Phenol u. a. auch Paraffinum liquidum.

Der Arzt bestimmt die zu verwendende Menge nach den zehn Theilstrichen, die auf dem Stempel seiner Injectionsspritze, welche 1,0 Wasser bei mittlerer Temperatur fassen muss, sich finden. Die Lösungen sind, wo es angeht, so zu verschreiben, dass die wirksame Substanz einen bestimmten Procentsatz derselben ausmacht, wodurch die Berechnung der zu injicirenden Theilstriche leichter wird. Es gilt dafür das bei der Mixtur über die procentige Verordnung Gesagte. Statt der allgemein gebräuchlichen Pravaz'schen Spritze kann auch die leicht zu sterilisirende Koch'sche Spritze (mit graduirtem Glascylinder ohne Stempel, oben mit einem Gummiballon) oder die Spritze von G. Meyer benutzt werden.

Die Signatur lautet am besten: M. D. S. Zur subcutanen Einspritzung. Ad usum proprium!

Beispiele:

1) ℞
Morphini hydrochlorici 0,3 (dgm. 3)
Aquae destillatae 6,0
M. D. S. Morphinlösung zur Subcutaninjection. Ad usum proprium. (1,0 Lösung enthält 0,05 chlorwasserstoffsaures Morphin.)

2) ℞
Strychnini nitrici 0,1 (dgm. 1)
Aquae destillatae 10,0
M. D. S. Strychninlösung zur Subcutaninjection. Ad usum proprium. (1,0 enthält 0,01 Strychninnitrat.)

5. Linctus, Looch, Eclegma, Lecksaft, ist eine vorzugsweise bei Kindern benutzte dickflüssige Mixtur, deren Vehikel (und oft auch Grundlage) Syrupe oder Honig bilden. Im Linctus lassen sich sowohl tropfbar flüssige als pulverförmige Substanzen verabreichen. Er geht leicht in Gährung über und ist deshalb nur in kleinen Mengen zu verordnen. Man giebt die Lecksäfte innerlich theelöffelweise (5,0—6,0).

Aeusserlich kommt diese Form unter dem Namen des **Pinselsaftes, Litus oris,** zur Application ätzender oder adstringirender oder antiseptischer Stoffe auf Stellen der Mundhöhle mittelst Pinsels oder Schwammes in Anwendung, wobei man als Vehikel Mel rosatum, säuerliche Syrupe oder Glycerin wählt.

Beispiele:

1) ℞
Syrupi Ipecacuanhae
— *Liquiritiae* āā 25,0
M. D. S. Zweistündlich 1 Theelöffel voll. (Expectorans bei kleinen Kindern.)

2) ℞
Boracis 5,0
Aquae Rosarum
Mellis rosati āā 25,0
M. D. S. Pinselsaft.

3) ℞
Argenti nitrici 0,05 (cgm. 5)
Glycerini 20,0
M. D. in vitro nigro. S. Pinselsaft.

6. Linimentum, Flüssige Salbe. — Mit diesem Namen (von lino, schmiere) werden verschiedene zum Einreiben oder zur Befeuchtung von Compressen dienende dickflüssige Mischungen benannt. Man belegt damit zunächst Mischungen, deren Grundlage Fette oder officinelle Salben bilden, die durch Zusatz einer Flüssigkeit oder eines ätherischen Oeles zu der angegebenen Consistenz gebracht werden; dann Verseifungen von Fetten mit Ammoniak oder Kalk (***Linimentum ammoniatum,** Linimentum Calcis); endlich verschiedene auch als Saponimenta bezeichnete Lösungen von Seifen in wässrigen oder schwach weingeistigen Flüssigkeiten mit verschiedenen medicamentösen Zusätzen, z. B. mit Campher (***Linimentum saponato-camphoratum),** mit Perubalsam, Storax, Phenol, Ichthyol. Auch durch Emulsion von Harzen, Gummiharzen und ätherischen Oelen mit Eigelb lassen sich Linimente herstellen.

Zur Anfertigung aus Fetten von Salbenconsistenz können gleiche Mengen Flüssigkeit benutzt werden; feste Fette erfordern 1—3 Theile. Zur Einreibung kommen meist 1—2 Theelöffel voll. Lösungen von Flüssigkeiten, z. B. von Chloroform in fetten Oelen, sind keine eigentlichen Linimente.

Beispiele:

1) ℞
Axungiae porci 20,0
Chloroformii 10,0
M. f. linimentum. D. in vitro. S. Aeusserlich. Dreimal täglich 1 Theelöffel voll einzureiben.

2) ℞
Olei Lini
Aquae Calcariae āā 100,0
M. f. linimentum. D. S. Auf die verbrannten Stellen mit Compressen zu appliciren.

7. Saturatio, Sättigung. Die Saturation ist die Auflösung eines kohlensauren Salzes in einer Flüssigkeit, welche eine Säure enthält, wodurch Kohlensäure ausgetrieben wird und eine Verbindung der angewendeten Basis und Säure zu Stande kommt. Es handelt sich dabei nicht bloss um Bildung dieses Salzes, vielmehr vorzüglich darum, dass die freiwerdende Kohlensäure nicht entweicht, sondern in der Flüssigkeit zurückgehalten wird. Letzteres ist übrigens nur auf einige Zeit möglich, da beim Oeffnen des Arzneiglases seitens des Patienten regelmässig Kohlensäure entweicht, und ist man deshalb vielfach dahin gekommen, diese Arzneiform durch Selterswasser oder Brausepulver zu ersetzen. Die Saturation führt auch wohl den Namen Potio Riverii. Ursprünglich besteht der Rivière'sche Trank darin, dass man zuerst eine stark alkalische Lösung und hierauf Citronensaft verschlucken liess, eine Procedur, welche sämmtliche Kohlensäure im Magen frei werden lässt.

Als zu sättigende Carbonate benutzt man Kalium oder Natrium carbonicum, Natrium bicarbonicum, das die wohlschmeckendsten Salze und in der geringsten Gewichtsmenge die meiste Kohlensäure giebt, und Ammonium carbonicum; als Säuren organische, nämlich Acidum tartaricum und Acidum citricum, oder saure Flüssigkeiten, besonders Succus Citri und Acetum; als Vehikel gewöhnlich aromatische Wässer und vorzüglich die Aqua Menthae piperitae, welche am meisten Kohlensäure aufnimmt, als Corrigens nicht farbige Syrupe. Zusätze von Arzneisubstanzen, welche besondere Wirksamkeit besitzen, sind, mit Ausnahme von Opiumtinctur, ungebräuchlich. Pulverförmige Stoffe (auch Zucker) sind ganz zu vermeiden, weil sie Kohlensäure austreiben.

Die Anwendung gewisser Aceta medicinalia, wie Acetum Digitalis, Acetum Colchici, zu Saturationen, welche besondere Arzneiwirkung entfalten sollen, ist obsolet.

Bei der Saturation kommt es keineswegs auf genaue Sättigung (Neutralisation) an, vielmehr ist es zweckmässig, das Alkali etwas im Ueberschusse zu geben. Zur Bereitung einer guten Saturation sind erforderlich für 100 Theile:

	Weinsäure	Citronensäure	Essig	Citronensaft
Kalium carbonicum	66	70	1350	1000
Natrium carbonicum	36,6	38,3	700	550
Natrium bicarbonicum	68,3	71,4	1350	1000
Ammonium carbonicum	100	105	2000	1500

Im Falle der Arzt eine Saturation ohne nähere Angabe verordnet, ist Potio Riverii, die 9 Theile Natrium carbonicum, 4 Theile Acidum citricum und 200 Theile Wasser enthält, zu dispensiren.

Der Arzt hat bei Verordnung der Saturation nur die Menge des zu benutzenden Alkali anzugeben, während er die der Säure dem Apotheker überlässt.

Man hüte sich vor Verordnung zu grosser Mengen Alkalicarbonate; für eine Mixtur von 200,0 sind 4,0 Kalium carbonicum oder 12,0 Liquor Kalii carbonici und 2,5 Ammonium carbonicum erforderlich. Mehr als 200 gm., wovon stündlich oder 2stündlich ein Esslöffel voll genommen wird, dürfen niemals verordnet werden, da auf die Dauer Kohlensäureverlust eintritt. Dem Kranken ist das Kühlhalten der Mixtur und das Vermeiden von Schütteln durch mündliche oder schriftliche Verordnung einzuschärfen, wenn die Abgabe in gewöhnlichen Gläsern geschieht. Zweckmässig sind übrigens die als **Siphons** bekannten zur Verabreichung moussirender Mineralwässer benutzten Gläser, wo das Gas durch seinen eigenen Druck die Flüssigkeit aus dem Gefässe entleert, zu verwenden.

Will der Arzt Aceta medicinalia zu medicinischen Saturationen verordnen, so muss die Menge des betreffenden Essigs genau bestimmt werden.

Verordnungen:

1) ℞
Potionis Riverii 150,0
D. S. Stündlich 1 Esslöffel voll.

---

2) ℞
Tincturae Opii crocatae gtt. 10
Syrupi simplicis 15,0
Liquoris Kalii carbonici 6,0
Aquae Menthae piperitae 100,0
In vitro mixtis adde
Aceti q. s. ad saturationem. Vitrum extemplo obturatum sensim agitetur. M. D. S. Stündlich 1 Esslöffel. (Kühl zu bewahren und nicht zu schütteln!)

8. Mixtura media (Mixtura agitanda), Schüttelmixtur. — Diese im Ganzen nicht zweckmässige Mixtur wird durch Mischen nicht löslicher Pulver von geringer specifischer Schwere mit einer solchen Quantität Flüssigkeit gewonnen, dass die Mixtur ausgegossen werden kann. Man darf dabei 10,0—15,0 leichte mineralische und 8,0—10,0 vegetabilische Pulver auf 200,0 Flüssigkeit benutzen. Zusatz von Syrup oder auch von Gummischleim kann das Zubodensinken nach dem bei dem Gebrauche niemals zu vergessenden und deshalb vom Arzte auch in der Unterschrift des Receptes besonders einzuschärfenden Umschütteln der Mixtur etwas verzögern. Der wesentlichste Mangel der Schüttelmixtur ist die Ungenauigkeit der Dosirung. Aus diesem Grunde sind alle einigermassen kräftig wirkenden Mittel ausgeschlossen. Dasselbe gilt von schweren metallischen Pulvern, weil sie unmittelbar zu Boden sinken. Von mineralischen Stoffen ist sie höchstens für Magnesia usta, Magnesium carbonicum und Sulfur depuratum zulässig. Am häufigsten wird Pulvis Ipecacuanhae in dieser Weise verordnet.

Beispiele:

1) ℞
Magnesiae ustae 5,0
Aquae Menthae piperitae 120,0
Syrupi corticis Aurantii 30,0
M. D. S. Wohl umgeschüttelt stündlich einen Esslöffel.

2) ℞
Stibio-Kalii tartarici 0,1 (dgm. 1)
Pulveris radicis Ipecacuanhae 1,5
Aquae destillatae 50,0
Oxymellis Squillae 25,0
M. D. S. Wohl umgeschüttelt alle 10 Minuten einen Esslöffel voll, bis Erbrechen erfolgt.

9. Emulsio, Emulsion. — Verschiedene in Wasser unlösliche Substanzen lassen sich vermittelst einer sog. Bindesubstanz (Intermedium oder Emulgens) in feinster Vertheilung in einer wässrigen Flüssigkeit suspendiren. Eine solche milchähnliche Arzneiform heisst Emulsion, und der in Wasser zu suspendirende Körper wird als Emulgendum bezeichnet. Befinden sich Emulgendum und Emulgens in demselben Arzneistoffe vereinigt, wie dies in den Samen verschiedener Gewächse oder in den Gummiharzen der Fall ist, so heisst die daraus direct dargestellte Emulsion eine wahre Emulsion (Emulsio vera), Samenemulsion, Samenmilch, oder wahre Harzemulsion im Gegensatze zu der falschen oder Pseudoemulsion (Emulsio spuria), wo Emulgens und Emulgendum mit einander erst bei Anfertigung der Emulsion gemengt werden. Zur Bereitung der Samenemulsion dienen meist Mandeln, selten Mohn- und Hanfsamen, welche zerstossen und mit Wasser zu einer homogenen milchartigen Flüssigkeit angerührt werden, die durch Durchseihen von den nicht suspendirbaren Samentheilen getrennt wird. Bei der Samenemulsion handelt es sich um die Suspension des in den Samen enthaltenen fetten Oeles, wobei Gummi und Eiweissstoffe, bei den Mandeln besonders das Emulsin, als Emulgens dienen. Es schliesst sich daher diese Form zunächst an die am häufigsten vorkommenden Pseudoemulsionen an, in welchen ein fettes Oel mittelst Gummi (oder seltener, weil dadurch die Mixtur kein so schönes Aussehen bekommt, Traganth) emulgirt wird. Man kann die letzteren als Oelemulsionen in Gegensatz zu den übrigen bringen, in welchen entweder den fetten Oelen naheverwandte Stoffe, wie Wachs, Oleum, Cacao und Walrat, oder Harze, ätherische Oele, Balsame, Campher, Moschus das Emulgendum bilden. Zur Emulsionirung von Wachs und Walrat dient ebenfalls Gummi, für Harze vorzugsweise Eidotter. Ein Eidotter kommt in seiner Wirkung als Emulgens 8,0 Gummi Arabicum oder 0,6 Traganth gleich. Von arabischem Gummi kann man bei Oelemulsionen, wenn dadurch nicht eine etwa beabsichtigte purgirende Wirkung, wie bei Emulsio Olei Ricini, geschmälert wird, einer Emulsion die Hälfte der Gewichtsmenge der zu emulgirenden Substanz hinzusetzen. Man fertigt sämmtliche Pseudoemulsionen in der Weise an, dass man Emulgendum und Emulgens im flachen Mörser mengt und vorsichtig unter stetem Umrühren das Menstruum hinzufügt. Die Quantität des letzteren kann das Sechs- bis Zwölffache des Emulgendum betragen. Emulsionen von Wachs, Cacaobutter und Walrat müssen im erwärmten Mörser und mit warmem Wasser angefertigt werden. Zur Emulgirung von Harzen, Balsamen und ätherischen Oelen lassen sich auch alkalische Flüssigkeiten und besonders gut Seife (1 Th. auf 50 Th. Terpenthinöl) verwenden, zum äusseren Gebrauche auch saponinhaltige Drogen. Campher bedarf der 5 bis 10fachen Menge Gummi als Emulgens oder wird in öliger Lösung emulgirt.

Bei Verordnung von Emulsionen ist es geboten, nur mässige Mengen, höchsten 200,0 zu verschreiben, da dieselben in Folge der Zersetzlichkeit ihrer Bestandtheile leicht verderben, wobei sich durch Einwirkung der Säure das Emulgendum abscheidet. Letzteres geschieht auch bei directem Zusatze von Säuren, Salzen und grösseren Mengen Weingeist. Kleine Mengen Neutralsalze und Tincturen schaden nicht. Als Corrigens kann man (als Menstruum) ein aromatisches Wasser verwerthen, auch Oelzucker oder einige Tropfen ätherisches Oel, ferner nicht saure Syrupe. Gefärbte Syrupe beeinträchtigen die milchähnliche Beschaffenheit.

Verschrieben werden Emulsionen nach Anleitung der folgenden Beispiele. In abgekürzter Form kann für gewöhnliche Samen- und Oelemulsionen auch wie Recept 5 verordnet werden, besonders wo die Emulsion als Vehikel für andere Medicamente benutzt wird.

1) ℞
Amygdalarum dulcium excorticatarum 15,0
F. c.
Aquae q. s.
Emulsio 150,0
Colaturae adde
Syrupi Sacchari 25,0
D. S. Stündlich einen Esslöffel voll.

---

2) ℞
Olei Amygdalarum 20,0
Gummi Arabici 10,0
F. c.
Aq. communis 170,0
Emulsio in qua solve
Sacchari albi 10,0
D. S. Stündlich einen Esslöffel voll.

Oder kürzer:

3) ℞
Olei Amygdalarum 20,0
Gummi Arabici 10,0
Aquae communis 170,0
Sacchari 10,0
M. f. l. a. emulsio. D. S. Stündlich einen Esslöffel voll.

---

4) ℞
Camphorae tritae 0,5
Gummi Tragacanthae 0,3
F. emulsio c.
Aquae destillatae 120,0
Aquae florum Aurantii 20,0
D. S. Zweistündlich einen Esslöffel voll.

---

5) ℞
Emulsionis Amygdalarum dulcium (e 10,0) 350,0
D. S. Zum Getränk.

---

6) ℞
Tincturae Opii simplicis gtt. 10
Emulsionis olei Olivarum 150,0
M. D. S. Dreistündlich 1 Esslöffel.

---

7) ℞
Olei Terebinthinae 15,0
Vitelli ovi unius
Aquae Menthae piperitae 150,0
M. f. l. a. emulsio. D. S. Zum Einreiben. (Sogenanntes Linimentum diureticum, bei Wassersuchten in Gebrauch.)

10. Succus herbarum recentium, Kräutersaft. Diese auch als Succus recens oder Succus recens expressus bezeichnete Arzneiform bildet der aus frischen bitter aromatischen und bitter salinischen Kräutern, besonders Taraxacum und Millefolium, durch Zerstampfen, Auspressen und Absetzenlassen gewonnene Saft, der früher bei Unterleibsleidenden im Frühling, wo die Pflanzen am saftreichsten sind, zu besonderen Curen diente.

Man liess davon frühmorgens oder tagsüber 25,0—100,0 tassenweise, bisweilen in Verbindung mit Molken, Mineralwässern oder Bouillon gebrauchen.

11. Flüssige Extractionsformen. Man fasst hierunter alle jene magistral verordneten Auszüge von vegetabilischen oder animalischen Arzneimitteln zusammen, die man durch Einwirkenlassen einer Flüssigkeit (Menstruum) gewinnt. Je nachdem die Temperatur der Flüssigkeit eine verschiedene ist, erhalten dieselben verschiedene Bezeichnungen. Ein durch Extraction mit Flüssigkeit von gewöhnlicher Temperatur (15—20°) erhaltener Auszug heisst Macerat oder Macerationsaufguss, kalter Aufguss, Maceratum, Infusum macerationis, Infusum frigide paratum; ein unter gelinder Erhöhung der Temperatur (35—40°) erhaltener Digestionsaufguss, Digestum, Infusum digestionis s. digestione paratum. Erhitzt man die Extractionsflüssigkeit bis zur Siedehitze, so erhält man, je nachdem man sie kürzere oder längere Zeit auf das Extrahendum einwirken lässt, im ersten Falle den Aufguss im engeren Sinne, Infusum s. Infusum fervide paratum, im zweiten Falle die Abkochung, Absud, Decoctum. Zwischen die beiden letzten Formen hat man noch als Zwischenglied die Aufkochung, Ebullitio, gestellt. Diese verschiedenen Auszugsweisen lassen mehrfache Combinationen zu, woraus das Macerationsdecoct und Macerationsinfus, das Digestionsinfus, das Decocto-Infusum und das Infuso-Decoctum resultiren. Bei allen diesen Formen werden die Extrahenda als Species oder grob gepulvert benutzt. Ist die Extraction vollendet, so trennt man die Flüssigkeit von dem festen Rückstande durch vorsichtiges Abgiessen (Decanthiren), Durchseihen (Coliren) oder durch Filtriren.

Das am meisten benutzte Verfahren des Colirens geschieht in der Weise, dass Flüssigkeit und Extrahendum auf ein Seihetuch, Colatorium, das meist aus Leinen besteht, gegossen werden und der Rückstand mit der Hand oder bei grösseren Mengen mit einer Presse ausgepresst wird. Die erhaltene Flüssigkeit, die sog. Colatur, Colatura, ist, da die Maschen des Seihetuches immer kleine Partikel fester Substanz durchlassen, nie ganz klar, was nur durch Filtriren zu erreichen ist. Letzteres erfordert aber bedeutenden Zeitaufwand und darf bei rasch anzufertigenden Arzneien niemals vom Arzte verordnet werden.

Die fertigen Auszüge dienen oft als Vehikel für Mixturae ordinariae und externae. Meist werden in diesem Falle die flüssigen oder festen Substanzen nach dem Coliren oder Filtriren zugesetzt und nur, wo Stoffe zur Beförderung der Extraction dienen sollen, z. B. Säuren zum Ausziehen alkaloidischer Stoffe, welche sie in leichter lösliche Stoffe überführen, früher zugefügt.

Das Verordnen der Extractionsformen kann bei den meisten in zwiefacher Weise geschehen. Entweder setzt man zunächst das

Extrahendum oder wo es mehrere sind, die Extrahenda mit der Bezeichnung des Gewichtes und giebt hierauf im Imperativ die damit vozunehmende Manipulation und das Quantum des Menstruums an, wie folgende Beispiele lehren:

1) ℞
Radicis Ipecacuanhae 0,5 (dgm. 5)
Infunde
Aquae fervidae q. s.
ad colaturam 150,0
cui adde
Syrupi gummosi 25,0
M. D. S. Stündlich 1 Esslöffel voll.

2) ℞
Radicis Colombo 15,0
Coque cum
Aquae fontanae q. s.
ad colaturam 175,0
cui adde
Acidi sulfurici diluti 2,0
Syrupi simplicis 20,0

Oder man giebt kürzer sofort mit einander die zu machende Bereitung, deren Menge und das Extrahendum an und fügt das Gewicht des letzteren in Klammern bei, wo dann die beiden vorhergehenden Verordnungen folgendermaassen lauten würden:

1) ℞
Infusi radicis Ipecacuanhae 150,0
(e 0,5)
Syrupi gummosi 25,0
u. s. w.

2) ℞
Decocti radicis Colombo 175,0
(e 15,0)
Acidi sulfurici diluti 2,0
u. s. w.

Oder auch:

1) ℞
Infusi rad. Ipecacuanhae (e 0,5)
150,0
u. s. w.

2) ℞
Decocti rad. Colombo (e 15,0)
175,0
u. s. w.

Die Gewichtsbestimmung für das Extrahendum kann bei indifferenten, nicht schleimigen Substanzen wegbleiben, da für solche ein constantes Verhältniss bei Decocten und Infusen (1 : 10) gesetzlich vorgeschrieben ist.

a. Macerat. Zu dieser Form sind bittere und aromatische Stoffe am gebräuchlichsten; sie passt auch für manche schleimige Substanzen, z. B. Radix Althaeae. Als Menstruum dient Wasser, jedoch auch Wein und verdünnter Spiritus. Corrigentien setzt man theils den auszuziehenden Species (Süssholz, aromatische Kräuter), theils der Colatur (Syrupe, Tincturen, Aethereo-oleosa, Aetherea) zu. Die Zeitdauer der Maceration schwankt zwischen 1 Stunde bis 24 Stunden. Man verordnet wässrige Macerate höchstens auf 3—4 Tage, weinige oft auf längere Zeit, und, wenn das Macerat gläserweise oder tassenweise genommen werden soll, manchmal selbst in Quantitäten von 1—2 Pfund. Die Verordnungsweise ist folgende:

1) ℞
Radicis Althaeae 10,0
Macera per horam
Aquae destillatae q. s.
ad colaturam 180,0
cui adde
Syrupi Liquiritiae 15,0
M. D. S. Zweistündlich einen Esslöffel voll.

2) ℞
Radicis Gentianae concisae 25,0
Corticis Cinnamomi concisae 10,0
Caryophyllorum contusorum 1,0
Seminum Myristicae grosse pulveratorum 0,5
Vini Rhenani albi 1000,0
Macera per horas 24.
Cola et filtra.
D. S. 2 mal täglich 1 Weinglas voll.

b. Digestionsaufguss. Auch diese Form dient vorzugsweise für aromatische, bittere und resinöse Stoffe. Die Digestion findet in einem wohlverschlossenen (meist mit einer Blase verbundenen) Gefässe statt, wobei durch häufiges Umschütteln intimerer Contact des Menstruum mit den zu extrahirenden Species zu erreichen gesucht wird.

Beispiel:

℞
Corticis Chinae contusi 10,0
— *fructuum Aurantii contusorum* 5,0
— *Cinnamomi* 1,0
Infunde
Vini generosi albi 1000,0
Stent in loco tepido in vaso lege artis clauso per horas 12 saepius agitando.
Cola et filtra.
D. S. 2 mal täglich ein kleines Glas voll.

c. Heisser Aufguss. Diese ausschliesslich mit Wasser bereitete Form wird weit häufiger als die beiden vorigen benutzt, weil sie sich in viel kürzerer Zeit herstellen lässt und die wirksamen Substanzen besser extrahirt. Besonders passt sie für Substanzen, welche flüchtige Bestandtheile enthalten, und für Pflanzentheile, welche leicht vom Wasser durchdrungen werden, wie Blumen, Blätter und Kräuter.

Man bereitet Aufgüsse so, dass die auszuziehenden Species in einem geeigneten Gefässe mit kochendem Wasser übergossen und 5 Minuten lang in ein Wasserbad gestellt werden.

Nach der Menge der zu benutzenden Species unterscheidet man gewöhnliche Aufgüsse von concentrirten, Infusa concentrata, und sehr concentrirten Aufgüssen, Infusa concentratissima. Im Allgemeinen rechnet man bei Infusen 1 Theil Species auf 10 Colatur, bei concentrirten Infusen $1^1/_2$, bei Infusa concentratissima 2 : 10. Wird ohne Angabe des Gewichtes ein Infusum verordnet, hat der Apotheker bei indifferenten Drogen 1 Theil Species auf 10 Colatur zu nehmen. Bei different wirkenden Stoffen, wie Digitalis, Belladonna und anderen, welche in der Pharmakopoe eine Maximaldose haben, ist stets genau das Gewicht anzugeben. Ebenso darf diese Angabe nicht fehlen, wenn der Arzt zwei verschiedene Stoffe zur Infusion verordnet.

Beispiele:

1) ℞
Infusi florum Tiliae 150,0
Liquoris Ammonii acetici 15,0
Syrupi Menthae 25,0
M. D. S. 2 stündl. 1 Esslöffel. (Schweisstreibende Mixtur.)

2) ℞
Foliorum Sennae concisorum 15,0
Affunde Aquae fervidae q. s. ad colaturam 120,0
in qua solve
Natrii sulfurici 15,0
Succi Liquiritiae depurati 10,0
M. D. S. Halbstündlich 1 Esslöffel. voll. (Abführmixtur.)

3) ℞
Foliorum Digitalis 1,0 (gm. 1)
Radicis Senegae 10,0
Infunde Aquae fervidae q. s. ad colaturam 180,0
in qua solve
Kalii nitrici 2,5
Syrupi Althaeae 15,0
M. D. S. 2stündlich 1 Esslöffel. (Bei Lungenentzündung mit stockendem Auswurfe.)

d. Abkochung. Zur Bereitung von Abkochungen, welche sich zur raschen und vollständigeren Extraction harter Pflanzentheile besonders eignen, dagegen bei Vorhandensein flüchtiger Stoffe contraindicirt sind, werden die Pflanzentheile mit kaltem Wasser übergossen, das Gefäss $^1/_2$ Stunde lang bei mehrmaligem Umrühren im Wasserbade gelassen und die Flüssigkeit noch warm unter Auspressen colirt. Als Menstruum dient vorzugsweise Wasser, selten Wein, Bier, Milch u. s. w. Man unterscheidet auch hier nach der Menge der zur Verwendung kommenden Species das gewöhnliche Decoct von der concentrirten und sehr concentrirten Abkochung, Decoctum concentratum und concentratissimum. Für ein gewöhnliches Decoct wird, wo im Recept nichts Besonderes vermerkt ist, das Verhältniss von 1 : 10 Colatur genommen, bei stark schleimigen Stoffen weniger (q. s.). Für Stoffe, denen die Pharmakopoe eine Maximaldose giebt, ist die Menge des Extrahendum in der Verordnung anzugeben.

Beispiele:

1) ℞
Decocti corticis Frangulae (e 25,0) 175,0
Natrii sulfurici 10,0
Succi Liquiritiae depurati 10,0
M. D. S. Morgens 1 Weinglass voll.

2) ℞
Corticis Chinae 15,0
Acidi hydrochlorici 0,5
Coque c. Aquae fontanae q. s. ad colaturam 150,0
Syrupi Cinnamomi
— *Aurantii corticis* āā 15,0
M. D. S. Zweistündlich 1 Esslöffel voll.

3) ℞
Decocti rad. Rhei (e 10,0) 150,0
Syrupi Spinae cervinae 30,0
M. D. S. Stündlich 1 Esslöffel.

e. Ebullition. Diese Form, wobei nur kurzes Aufsieden bezweckt wird, kann für Drogen, welche bei längerem Kochen kratzend schmeckende Stoffe an das Decoct abgeben, z. B. Eibischwurzel, Süssholz, zweckmässig benutzt werden. Die Formel der Verordnung würde lauten: Infunde Aquae calidae q. s. Ebulliant paullisper. Cola.

f. Ptisanae, Ptisanen, Tisanen. Mit grossen Mengen Wasser bereitete dünne Auszüge (10—20—30 : 1000 Th. Colatur) werden Tisanen, Ptisanae (nach der schon von Hippokrates benutzten Gerstenabkochung, *πτισάνη*) genannt und dienen vorzugsweise als Getränk. Stark wirkende Medicamente sind von dieser Form ausgeschlossen. Als Corrigens dient entweder Radix Glycyrrhizae (als Zusatz zu den auszuziehenden Stoffen) oder Honig, Zucker oder irgend ein Syrup (als Zusatz zur Colatur).

g. Macerationsinfus und Macerationsdecoct. Zum Zwecke vollständigerer Extraction werden die Pflanzentheile mit dem Menstruum eine bestimmte Zeit hindurch macerirt und hierauf infundirt resp. abgekocht. Als Beispiel diene das als Bandwurmmittel sehr gebräuchliche Macerationsdecoct der Granatwurzelrinde:

℞
Corticis radicis Granati recentis 50,0
Leviter contusa macera per nychthemeron
Aquae 500,0
dein coque leni calore per horas 12 ad remanentia 200,0
Colaturae refrigeratae admisce
Syrupi Zingiberis 25,0
M. D. S. Morgens nüchtern auf 3—4 mal innerhalb 1 Stunde zu nehmen.

h. Infuso-Decoctum und Decocto-Infusum. — Diese Formen können benutzt werden, wenn zwei Substanzen mit warmem Wasser ausgezogen werden sollen, von denen die eine ein schwerlösliches und deshalb längeres Kochen zur Extraction erforderndes Princip, die andere ein flüchtiges das Kochen nicht vertragendes enthält. Solche Principien kommen auch in einer und derselben Droge neben einander vor, z. B. in sämmtlichen aromatisch bitteren Pflanzentheilen, für welche deshalb ebenfalls die erstgenannte dieser Formen, das Infuso-Decoctum, sich verwenden lässt.

Das allein noch einigermassen gebräuchliche Decocto-Infusum, von welchem das ***Decoctum Sarsaparillae compositum** ein officinelles Beispiel bildet, wird in der Weise bereitet, dass man zuerst die zur Decoction geeigneten Species abkochen lässt und gegen Ende des Kochens die der Infusion auszusetzenden Species zumengt. Das Infuso-Decoctum kann in der Weise hergestellt werden, dass man die Species zuerst mit der Hälfte der Flüssigkeit infundirt, colirt, sodann den ausgepressten Rückstand mit der anderen Hälfte der Flüssigkeit noch einmal kocht, abermals colirt und beide Colaturen vereinigt. Für letztere Form wäre es offenbar zweckmässiger, einerseits aus den flüchtige Bestandtheile enthaltenden Pflanzentheilen ein Infus und andererseits aus den schwer extrahirbaren Species ein Decoct mit jedesmal der Hälfte des Menstruums darzustellen und beide Auszüge mit einander zu mischen.

Beispiele:

1) ℞
Specierum lignorum 25,0
Coque c. Aquae fontanae q. s. ad colaturam 250,0
Sub finem coctionis adde
Foliorum Sennae 2,0
Fructuum Anisi 1,0
Colaturae refrigeratae adde
Syrupi spinae cervinae 15,0
M. D. S. Dreimal täglich 1/2 Tasse voll.

2) ℞
Corticis Cascarillae 20,0
Infunde cum
Aquae fervidae q. s. ad colaturam 100,0
Cola. Residuum expressum coque cum
Aquae fontanae q. s. ad colaturam 100,0
Cola. Colaturis junctis adde
Syrupi Aurantii corticis 25,0
M. D. S. 2stündlich 1 Esslöffel.

3) ℞
Corticis Quercus concisi 25,0
Coque cum Aquae q. s.
Sub finem coctionis adde
Florum Chamomillae 50,0
Colaturae refrigeratae 200,0 *adde*
Tincturae Myrrhae 10,0
D. S. Zum Verbande.

Die nämliche Vorschrift würde auch folgendermassen verordnet werden können:

4) ℞
Decocti corticis Quercus
Infusi florum Chamomillae concentrati ää 100,0
Tincturae Myrrhae 10,0
M. D. S. Zum Verbande.

12. Mucilago, Schleim. — Nur zum Theil zu den Extractionsformen gehörig ist der Schleim, insofern man die als solche bezeichnete klebrige Flüssigkeit meist unter Anwendung von Maceration oder Ebullition aus Pflanzenschleim enthaltenden vegetabilischen Drogen gewinnt, z. B. **Mucilago** Salep, Mucilago

Cydoniae aus Quittensamen. Derartige Formen werden auch geradezu als Decocte oder Macerate bezeichnet. Manche Mucilagines, wie der ***Mucilago Gummi arabici,** sind Lösungen von Gummiarten in Wasser.

13. Serum lactis, Molke. Als Molke bezeichnet man die nach Abscheidung des Fettes (Rahm) und des Käsestoffes der Milch zurückbleibende grünlichweisse Flüssigkeit, welche im Wesentlichen eine diluirte Lösung von Milchzucker und Alkalisalzen darstellt und theils als solche medicinische Verwendung findet, theils als Vehikel für Arzneimittel dient. Zur pharmaceutischen Bereitung wird ein weiniger Auszug von Kälberlabmagen, sog. Liquor seriparus, süsser Milch im Verhältniss von 1 : 300 zugesetzt, worauf nach Erwärmen auf 37 Grad durch Coliren die Molke erhalten wird. Zum Träger von Arzneimitteln lässt sich Molke auf doppelte Weise machen, einmal indem man medicamentöse Substanzen in der gewöhnlichen oder süssen Molke auflöst, z. B. Tartarus natronatus, Tartarus ferratus, Milchzucker, (zur Erhöhung der purgirenden Wirkung), oder indem man bei Bereitung der Molken gewisse wirksame Stoffe benutzt, welche gleichzeitig Coagulation des Caseïns bedingen. Medicamentöse Molken der letzteren Art sind die früher viel gebrauchten sauren Molken, Serum lactis acidum (Essigmolken, Citronenmolken), Alaunmolken, Tamarindenmolken, Serum lactis aluminatum und tamarindinatum, deren Name sich aus den Zusätzen von selbst erklärt. Mit Magnesia neutralisirte saure Molken, Serum lactis dulcificatum, sind in Oesterreich als *Serum lactis officinell.

Stahlmolken, Serum lactis martiatum, die man früher durch Eintauchen eines glühenden Eisens in Molken bereitete, ersetzt man durch Lösen von Eisensalzen in bestimmter Quantität gewöhnlicher Molke.

Bei Verordnung der Molken ist nur die für einen Tag bestimmte Quantität zu verschreiben. Man beginnt meist mit 150,0 und steigt allmälig.

Häufig lässt man die Molke im Hause bereiten und verordnet sogenannte Molkenpastillen, von denen jede einzelne einer bestimmten Quantität Milch entspricht.

14. Balneum, Bad. Mit dieser Bezeichnung belegen wir eine zur Umspülung des ganzen Körpers (Ganzbäder oder Vollbäder) oder einzelner Körpertheile (Theilbäder, Partialbäder, Localbäder) bestimmte und daher sehr grosse Menge Flüssigkeit erfordernde Arzneiform, welche entweder durch ihre Temperatur oder durch darin aufgelöste active Substanzen auf den Organismus zu wirken bestimmt ist. Man unterscheidet die Theilbäder nach den damit in Contact zu bringenden Körperpartien in Halbbäder, Semicapia; Sitzbäder, Bidets, Insessus s. Encathismata; Fussbäder, Pediluvia; Handbäder, Maniluvia; Armbäder, Brachiluvia. Eine besondere Art der Bäder bilden die Begiessungen, Superfusiones, wobei die betreffende Flüssigkeit von einer bestimmten Höhe über den Kranken geschüttet wird, häufig während derselbe sich in einem Vollbade befindet; ferner Regenbäder, Impluvia, Douchen- oder Spritzbäder.

Man nennt ein Bad kalt, wenn es eine Temperatur von unter + 15° R. besitzt, kühl von 15°—22° R., lau von 23° bis 27° R., warm von 27°—32° R., heiss von 32°—35° R.

Die Dauer der Bäder beträgt 5 Minuten (bei kalten und kühlen Bädern) bis eine halbe Stunde (bei lauen und warmen Bädern); in seltenen Fällen mehr (protrahirte Bäder). Locale Bäder können unter Umständen viel länger angewandt werden. Von medicamentösen Bädern heben wir die Kräuterbäder hervor, welche gewöhnlich durch Zusatz von Aufgüssen oder Abkochungen, die aus verordneten Species im Hause des Patienten bereitet sind, hergestellt werden. In ähnlicher Weise werden auch Malz- und Kleienbäder bereitet. Ausserdem kommen Salze, insbesondere Kochsalz, Schwefelkalium, Eisensalze, Iodkalium, die Mutterlaugen aus verschiedenen Salinen, Seifen, Potasche und Soda, seltener Mineralsäuren, Extracte oder ätherische Oele (Fichtennadelbäder) in Gebrauch).

Die für ein Vollbad bei einem Erwachsenen nothwendige Flüssigkeitsmenge beträgt 250—300 l und richtet sich bei Kindern nach Grösse und Umfang. Badewannen für Kinder im frühesten Lebensalter erfordern 25—40 l, Wannen mittlerer Grösse 75—150 l. Für das Halbbad ist $^2/_3$—$^1/_2$ zu nehmen, für Sitzbäder 25—40 l, für Fussbäder, je nachdem sie bis zu den Malleoli, bis zur Mitte der Tibia oder bis zum Knie hinaufreichen, 6—18 l, für Armbäder 5—8 l, für Handbäder 1—2 l.

Aus der Apotheke werden nur die Zusätze zu den Bädern verordnet.

15. Liquores pulverisati, Pulverisirte Flüssigkeiten, verstäubte Flüssigkeiten. Verstäubung von Arzneiflüssigkeiten dient vorzugsweise zur Einführung medicamentöser Substanzen in die Luftwege behufs localer Behandlung von Krankheiten der letzteren, aber auch zur Application auf die äussere Haut, wo man durch beschleunigte rasche Verdunstung von Stoffen mit sehr niedrigem Siedepunkte (Aether, Bromäthyl, Methylchlorür) starke Abkühlung und locale Anästhesie erzeugt, auf Wunden und Geschwüre zur Stillung von Blutungen (Collodium stypticum) und zur rascheren Verdunstung desinficirender Lösungen in geschlossenen Räumen, besonders zur Zeit, wo Operationen stattfinden (Carbolsäurespray). Es handelt sich dabei um Ueberführung einer Flüssigkeit in einen feinen Nebel, welche durch besondere Apparate, Pulverisatoren (Pulvérisateurs des liquides), bewerkstelligt werden.

Die Verstäubung zu inhalatorischen Zwecken geschieht am zweckmässigsten vermittelst des modificirten Dampfhydroconions von Siegle, indem der Patient in geringer Entfernung vor dem Apparate sitzt, dessen Strahl in gleichem Niveau mit der Mundöffnung sich befindet, und mit tiefen, ruhigen Inspirationen den Staub 5 bis höchstens 10 Minuten einathmet. Da ein grosser Theil des Staubes das Gesicht trifft, ist es zweckmässig, dieses zu bedecken, namentlich wenn es sich um Einathmung die Haut schwarz färbenden Silbersalpeters handelt. Das Eindringen der Arzneistoffe in die tieferen Partien der Respirationsorgane, welches von verschiedener Seite bestritten wurde, ist durch Versuche an Kaninchen festgestellt, bei denen verstäubte Kaliumeisencyanürlösung sich in den feinsten Bronchien nachweisen lässt. In der That sind es die unterhalb der Glottis belegenen Affectionen, z. B. acuter und chronischer Katarrh der Luftröhre und der Bronchien oder Lungenblutung, bei denen das Verfahren besonders indicirt ist, während bei Leiden im Schlunde und Kehlkopfe die Application von Lösungen mittelst Schwammes oder Pinsels mindestens eben so günstige Resultate liefert.

Zur Inhalation in Form verstäubter Flüssigkeit eignen sich am besten einfache wässerige Solutionen, höchstens auch Infuse und Decocte oder Lösungen in sehr verdünntem Weingeist. Alle klebrigen Substanzen sind ausgeschlossen. Besonders gebräuchlich sind in dieser Form adstringirende Substanzen (Tannin, Alaun, Argentum nitricum, Ferrum sesquichloratum, Kalkwasser, Kreosot und andere) und Expectorantien (namentlich Salmiak), weniger Demulcentia (Glycerin), Antispasmodica (Asa foetida, Castoreum) und Narkotica (Cocaïn). Da die Curen meist längere Zeit dauern, kann eine grössere Menge (400,0 bis 500,0) wenigstens für solche Stoffe verschrieben werden, die sich in Lösung nicht zersetzen.

Beispiele:

1) ℞
Acidi tannici 1,0—8,0
solve in
Aquae destillatae 500,0
D. S. Zur Inhalation.

2) ℞
Argenti nitrici 0,05—0,4
(cgm. 5—dgm. 4)
solve in
Aquae destillatae 500,0
D. in vitro charta nigra obducto. S. Zur Inhalation.

3) ℞
Ammoniaci hydrochlorici 5,0—10,0
Aquae destillatae 500,0
M. D. S. Zur Einathmung.

IV. Elastisch-flüssige Arzneiformen.

Elastisch-flüssige Arzneiformen kommen viel weniger in Anwendung als feste und tropfbar flüssige, als welche sie überdies in vielen Fällen aus der Apotheke verordnet werden, um erst im Hause des Patienten in gasförmigen Aggregatzustand übergeführt zu werden. Sie finden hauptsächlichste Verwendung als externe Mittel, die vorzugsweise in Berührung mit der äusseren Haut (Dampf- und Gasbäder, Räucherungen) oder mit der Bronchopulmonarschleimhaut (Inhalationen) gebracht werden.

a. Balneum vaporis, Dampfbad. Dampfbäder unterscheiden sich von Bädern nur durch ihren Aggregatzustand und können in totale und partielle, oder in gewöhnliche, nur aus Wasserdämpfen bestehende, und in medicamentöse eingetheilt werden. Allgemeine Dampfbäder werden in besonderen Anstalten genommen, wo die Dämpfe aus Dampfentwicklern in die Baderäume geleitet werden, und können im Hause nur mit grosser Unbequemlichkeit trotz verschiedener dazu erfundener portativer Apparate ausnahmsweise zur Verwerthung kommen. Der Aufenthalt in den mit den heissen Dämpfen imprägnirten Räumen, welche eine Temperatur von + 35—40°, ja selbst bis 50° C. haben, dauert 20—25 Minuten. Die Kranken liegen dabei auf Feldbetten; die sitzende Position ist zu vermeiden, weil die oberen Luftschichten heisser sind. Auf die Dampfbäder folgt zweckmässig eine Abkühlung durch kalte Begiessungen. Mit letzteren combinirt stellen sie die sog. Russischen Bäder dar. Diese sind von den schon im Alterthum als Balneum laconicum s. clibanum bekannten Schwitzbädern oder Türkischen Bädern verschieden, bei denen die Erwärmung der Badezimmer auf 50—60° ohne Bildung von Wasserdampf geschieht, und wo nach dem Aufenthalte in diesen neben kühlen Begiessungen auch Frottiren und Massiren in Anwendung gezogen werden.

Oertliche Dampfbäder sind dadurch herzustellen, dass der Körpertheil mit Decken umhangen wird und man unter diese die Dämpfe aus einem Kochapparate mit röhrenförmigem Halse leitet. Hier benutzt man häufiger Dämpfe medicamentöser Flüssigkeiten, die man entweder durch Zusatz flüchtiger Stoffe, wie ätherischer Oele und Extracte, zu dem als Vehikel dienenden Wasser gewinnt oder dadurch erhält, dass man vegetabilische aromatische Drogen mit der Flüssigkeit kocht. Man verschreibt natürlich nur die Zusätze. Verwerflich sind die früher beliebten Spiritusdampfbäder, welche so hergestellt wurden, dass man unter dem Sitze des mit Decken behängten Kranken ein flaches, mit Spiritus gefülltes Gefäss erhitzte, wo dann leicht Entzündung und wiederholt Läsionen des Kranken erfolgten. Locale Dampfbäder sind hie und da für Schleimhäute in Anwendung gekommen, so z. B. zur Einleitung in den Gehörgang, selbst in die Trommelhöhle, ferner in Rectum und Vagina u. s. w.

b. Fumigationes, Räucherungen. Diese Arzneiform wird entweder zur Zerstörung übelriechender oder schädlicher Stoffe in der Luft (desinficirende

Räucherungen) oder zur Application auf Theile der Körperoberfläche behufs Erzielung örtlicher oder entfernter Wirkungen in Anwendung gebracht. Es kann sich dabei theils um Neubildung gasförmiger Verbrennungsproducte, z. B. durch Verbrennung von Harzen und sog. Räucherspecies auf glühenden Kohlen. theils um Ueberführung fester Substanzen in gasförmigen Zustand (Räuchern mit Schwefel und Zinnober von einer erhitzten Platte aus) handeln. Irritirende und giftige Dämpfe bedürfen Vorrichtungen zum Schutze der Athemwerkzeuge. Uebrigens ist das ganze Räucherungsverfahren sehr in Abnahme gekommen.

c. Gasbäder. Auch bei diesen Bädern kann es sich um allgemeine oder locale Bäder, im letzteren Falle auch um Application auf gewisse Schleimhäute z. B. Portio vaginalis uteri, handeln. Obschon die in Frage kommenden Gase, Kohlensäure und Schwefelwasserstoff, sich leicht herstellen lassen und auch die Einrichtung eines Gasbades nicht schwierig ist, findet die Verwerthung doch meist an Curorten statt, deren Quellen die Gase reichlich enthalten. Zur Anwendung der Gasdouche (Kohlensäuredouche) des Uterus führt man entweder einen beweglichen Schlauch aus einem Gasometer in die Vagina oder füllt Kautschukballons mit Kohlensäure und lässt letztere einströmen.

d. Inhalationes, Einathmungen. Dieselben zerfallen wie die für die Haut bestimmten elastisch flüssigen Formen in dampfförmige, gasförmige und rauchförmige. Inhalation von Dämpfen geschieht theils zu örtlichen Zwecken, theils zur Hervorrufung allgemeiner Anästhesie (Aether, Chloroform, Bromäthyl) oder anderer entfernter Wirkung (Essigäther, Amylnitrit). Man lässt Dämpfe entweder direct oder im Gemenge mit atmosphärischer Luft einathmen, indem man dieselben, z. B. Salmiakdämpfe, Dämpfe von Oleum Terebinthinae, in einem geschlossenen Raume entwickelt, in welchem sich der Patient aufhält.

Die zu inhalirenden Dämpfe entstehen je nach der Flüchtigkeit der betreffenden Stoffe bei gewöhnlicher Temperatur oder unter Anwendung stärkerer Hitze. So verflüchtigen sich von festen Stoffen Iod und Campher bei gewöhnlicher Temperatur, während Chlorammonium in einem Hessischen Tiegel oder einem anderen passenden Gefässe über einer Flamme erhitzt werden muss. Die zur allgemeinen Anästhesie gebrauchten Flüssigkeiten haben sämmtlich einen niedrigen Siedepunkt und verflüchtigen sich bei niedriger Temperatur. Einzelne, wie Chloroform, müssen mit atmosphärischer Luft gemengt inhalirt werden; andere applicirt man mittelst Masken, die das Gesicht gut bedecken, ohne Luftzutritt. Flüssigkeiten von ähnlicher Beschaffenheit, welche nicht anästhesirend wirken, z. B. ätherische Oele, Essigäther, kann man inhaliren lassen, indem man einige Tropfen in ein zum dritten Theile mit Wasser gefülltes Weinglas bringt, mit dem Wasser schüttelt und die entweichenden Dämpfe inhalirt. Stärker wirkende Stoffe, z. B. Amylnitrit, inhalirt man von Löschpapier, das man mit wenigen Tropfen befeuchtet hat.

Zum Träger für Inhalationen zu örtlichen Zwecken benutzt man gewöhnlich die Wasserdämpfe, welche auch für sich als demulcirendes Inhalationsmittel bei Katarrhen, Croup u. s. w. dienen. Zur Einathmung von Wasserdämpfen eignen sich natürlich nur flüchtige Stoffe. Verdampfte Salzlösungen haben kaum andere Wirkung als blosse Wasserdämpfe, weil höchstens Spuren des Salzes mit letzteren fortgerissen werden, weshalb für diese die Verstäubung als einzig richtige Form erscheint.

Die Inhalation von Wasserdämpfen kann so geschehen, dass man die den Kranken umgebende Atmosphäre damit schwängert, indem man Kessel mit kochendem Wasser in die Nähe bringt, wobei man, zumal wenn es sich um Kinder handelt, aus Filzstücken ein Zelt herstellen kann, in welchem der Kranke liegt und die Dampfentwickelung stattfindet (Dampfschrank). In Curanstalten hat man sog. Vaporarien, d. h. mit Wasserdampf erfüllte und auf 22—23° erhaltene Zimmer, zum Aufenthalte von Brustkranken eingerichtet. Bei medicamentösen Inhalationen wird meist direct inhalirt, am einfachsten so, wie bei der localen Dampfapplication auf andere Schleimhäute, d. h. aus einem Topfe, auf welchen man einen umgekehrten Trichter stellt, dessen Röhre mit einem Kautschukschlauche in Verbindung gesetzt wird, durch welche die Dämpfe dem Respirirenden zugeleitet werden.

Die Dauer der Inhalation von Dämpfen richtet sich nach der Natur der zu inhalirenden Substanz und nach der Individualität. Allzulange Inhalation, auch der mildesten Dämpfe, ist zu vermeiden, weil, namentlich bei Anwendung von Apparaten, leicht Congestionen zum Kopfe oder zur Brust sich einstellen, deren Eintreten natürlich sofort das Aussetzen der Inhalation nöthig macht.

Die Inhalation von Gasen, ebenfalls zur Hervorrufung örtlicher oder entfernter Wirkungen bestimmt, geschieht meist im Gemenge mit atmosphärischer Luft, ausnahmsweise unter Ausschluss der letzteren (z. B. Stickoxydul). Man athmet die Gase aus Wasser, aus welchem dieselben entweichen, oder aus Ballons oder Gasometern.

Als Heilpotenz dient auch die atmosphärische Luft selbst in verschiedenen Zuständen der Dichtigkeit, Temperatur und Feuchtigkeit. Die dünne und trockene Luft an hochgelegenen Orten in den hohen Alpenthälern einerseits, die mit Dämpfen geschwängerte Luft an der Meeresküste andererseits, die warme Luft südlicher Klimate finden in verschiedenen Krankheiten der Respirationsorgane ausgedehnte und nützliche Verwendung. Vielbenutzt ist auch die Einathmung comprimirter Luft in besonderen Anstalten (pneumatischen Cabineten), deren wesentliche Einrichtung darin besteht, dass in einem der Taucherglocke ähnlichen Apparate durch Dampfkraft Compression der Luft herbeigeführt und erhalten wird, in der die Kranken dann längere oder kürzere Zeit verweilen.

Die Form des Rauches, wodurch neben den Gasen auch Kohlenstoffpartikelchen inspirirt werden und möglicher Weise in die tieferen Abtheilungen der Respirationsorgane gelangen, häufig aber ausschliesslich der Schlund therapeutische Einwirkung erfährt, wird weit weniger benutzt. Am gebräuchlichsten ist die Inhalation von Dämpfen verbrennender Charta nitrosa bei Asthma, während das Rauchen medicamentöser Rauchrollen mit Recht als theilweise nicht ungefährliche Spielerei proscribirt wird.

Medicamentöse Rauchrollen werden entweder nach Art der gewöhnlichen, aus Tabaksblättern gemachten Cigarren oder Cigaretten, aus anderen narkotischen Blättern (z. B. Stechapfel, Belladonna, Lobelia) oder auch durch Imprägnation von Filtrirpapier mit einer Lösung, z. B. von arseniger Säure, Opiumextract, mit oder ohne Zusatz von Salpeter angefertigt. Auch hat man in gewöhnliche Cigarren Arzneistoffe gebracht, z. B. Zinnober. Uneigentlich nennt man medicamentöse Cigarren auch gewissermassen zum Kaltrauchen bestimmte Formen, wie die Campher- und Aethercigarren, welche in der Weise hergestellt werden, dass man die betreffenden flüchtigen Substanzen in eine oben mit einem Wattepfropf verschlossene Federspule oder einen Glascylinder bringt und daraus die sich bei gewöhnlicher Temperatur entwickelnden Dämpfe inspirirt.

Specielle Arzneimittellehre.

Erste Abtheilung. Vorbeugungsmittel, Prophylactica.

Eine grössere Abtheilung von Arzneimitteln fasst man als Prophylactica zusammen, weil dieselben vorwaltend benutzt werden, um der Einwirkung äusserer Einflüsse vorzubeugen, welche krankhafte Veränderungen im Organismus hervorbringen können. Dieselben wirken somit nicht eigentlich heilend, sondern in erster Linie vorbeugend durch Beeinflussung von Krankheitsursachen. Doch findet keineswegs vollständige Beschränkung ihrer Wirkung auf letztere statt, vielmehr besitzen manche Prophylactica wichtige örtliche und entfernte Action, in Folge wovon ihnen neben ihrer Hauptanwendung als Prophylactica auch anderweitige Benutzung zukommt und unvorsichtiger Gebrauch einzelner (Carbolsäure, Santonin u. a.) zu Gesundheitsstörungen führt. Als Prophylactica verwendet können sie curativ nur indirect wirken, insofern sie zu einer Zeit angewendet werden, wo die von ihnen beeinflussten Schädlichkeiten erst geringe Störungen hervorgerufen haben, die nach Beseitigung der Ursache sich nicht weiter verschlimmern und durch die im Körper bestehenden regulatorischen Vorrichtungen zum Schwinden gebracht werden.

Die äusseren Krankheitsursachen, welche den Angriffspunkt für Arzneimittel dieser Abtheilung bilden, sind theils organisirte Gebilde, theils Stoffe, welche vermöge ihrer chemischen Eigenschaften die Gesundheit beeinträchtigen. Zu den ersteren gehören die gewöhnlich als Schmarotzer oder Parasiten zusammengefassten Thiere, deren Bekämpfungsmittel man als Schmarotzermittel, Antiparasitica, zusammenfasst, und die niederen Organismen, welche in der neuesten Zeit als Ursache der Fäulniss einerseits und verschiedener Krankheiten andererseits erkannt worden sind und deren Beseitigungsmittel gewöhnlich als Antiseptica bezeichnet werden. Die vermöge ihrer chemischen Eigenschaften schädlich wirkenden Substanzen heissen Gifte und die zu ihrer Beseitigung angewendeten Arzneimittel Gegengifte, Antidota.

I. Classe. Antiparasitica, Schmarotzermittel.

Diese Classe umfasst sämmtliche Mittel, welche vorzugsweise zur Beseitigung der im Innern und auf der Körperoberfläche des Menschen vorkommenden Schmarotzer dienen. Sie zerfällt in die als Wurmmittel, Anthelminthica s. Vermifuga, bezeichneten Mittel gegen die im Innern des Körpers lebenden, zu den Eingeweidewürmern gehörenden Schmarotzer und in die Mittel gegen die auf der Körperoberfläche schmarotzenden Milben und Insekten, die man als Antepizoa zusammenfassen kann. Man kann diese Mittel, und zwar sowohl die Anthelminthica als die Antepizoa, auch nach den einzelnen Parasiten in verschiedene Unterordnungen bringen (Bandwurmmittel, Spulwurmmittel, Krätzmittel), da diese sich den verschiedenen Mitteln gegenüber ganz different verhalten.

So kann z. B. ein Mittel, welches Nematoden (Rundwürmer), wie den Spulwurm, Ascaris lumbricoides L., sicher tödtet oder vertreibt, sich einer Cestoden-(Plattwürmer-)Art, z. B. dem Bandwurme, gegenüber völlig wirkungslos zeigen, ja selbst gegenüber einem anderen Rundwurme, z. B. dem Madenwurme, Oxyuris vermicularis, oder dem im Dünndarme lebenden Anchylostomum duodenale. Der Bandwurm der Polen, der Schweizer und der Bewohner der Ostseeprovinzen, der Bothriocephalus latus oder Grubenkopf, ist viel leichter abzutreiben als die bei uns einheimischen Bandwürmer, die aus der Schweinsfinne (Cysticercus cellulosae porci L.) sich entwickelnde Taenia Solium L. und die noch schwieriger zu beseitigende, aus der Finne des Rindes hervorgehende Taenia mediocanellata Küchenmeister.

Ueber die Gebrauchsweise der Schmarotzermittel sind allgemeine Regeln nicht zu geben. Manche (Bandwurmmittel, Krätzmittel) werden curmässig benutzt. Bei Bandwürmern scheinen auch sog. Vorbereitungscuren zweckmässig, welchen die Absicht zu Grunde liegt, dem Bandwurm seinen Aufenthalt dadurch zu verleiden, dass man den Wurm mit Stoffen in Berührung setzt, die ihm erfahrungsgemäss unangenehm sind, z. B. mit mechanisch reizenden, wie den Samen der Erdbeeren, stark gezwiebelten und gesalzenen Speisen, Salzfleisch, Sauerkraut, Salaten, marinirtem Hering u. s. w. Der Umstand, dass unter pathologischen Zuständen der Würmer Anthelminthica besser wirken, ist Ursache, dass Bandwurmcuren, welche übrigens nur zu unternehmen sind, wenn reife Glieder (Proglottiden) abgehen, im Frühjahre, wo die Tänien ihre Hakenkränze verlieren, leichter gelingen als in anderen Jahreszeiten. Zum Gelingen der Bandwurmcuren ist durchaus nothwendig, dass der ganze Wurm abgeht und nicht der Kopf zurückbleibt, weil von diesem aus sich neue Glieder entwickeln und es so zu einem Recidiv kommt. Bei Krätzcuren ist es die Hauptsache, dass auch die Eier der die Krätze bedingenden Milbe, Sarcoptes scabiei Latr., vernichtet werden, weil sonst ebenfalls Rückfälle eintreten.

Mit der Beseitigung der Parasiten ist keineswegs in allen Fällen die Cur beendet. Manches Anthelminthicum ist nicht im Stande, die Würmer gleichzeitig aus dem Darmcanale zu entfernen.

Man giebt dann entweder ein Abführmittel nachträglich oder verbindet das Anthelminthicum sofort mit einem solchen (namentlich Gutti bei gewissen alten Bandwurmcuren). Bei Scabies schwindet mit Beseitigung der Krätzmilbe das durch dieselbe bedingte Exanthem erst nach einigen Tagen, manchmal ruft auch das gebrauchte Mittel selbst Reizung der Haut (Acnepusteln und Furunkel) hervor.

Selbstverständlich muss das Antiparasiticum in directen Contact mit den Schmarotzern treten. Wo solche auf Schleimhäuten oder auf der Oberfläche des Körpers leben, ist dies leicht, dagegen bei den in den Muskeln befindlichen Trichinen auf dem Wege der Resorption stets nur unvollkommen zu erreichen.

Der Gebrauch mancher Antiparasitica, z. B. Santonin, Filix, bedarf wegen ihrer giftigen Wirkung auf den Menschen grosser Vorsicht.

a. Bandwurmmittel, Anticestodea.

*Cortex Granati; Granatrinde.

Die Rinde des durch seine essbaren Früchte (Granatäpfel) bekannten Granatapfelbaums, Punica Granatum L. (Fam. Myrtaceae), ist ein seit dem Alterthume bekanntes und bei richtiger Anwendung ausserordentlich sicheres Bandwurmmittel. Am geschätztesten ist die ehemals allein officinelle Wurzelrinde, Cortex radicis Granati, welche in ihrer Wirksamkeit zur Stammrinde im Verhältniss von 4 : 3 steht, während die Rinde der Aeste mitunter ganz unwirksam ist.

Die Stammrinde bildet Röhren oder rinnenförmige, oft verbogene, meist weniger als 10 Cm. lange und 1—3 Mm. dicke Stücke von mattgrauer Oberfläche, die von hellen Korkleistchen der Länge nach durchzogen und gewöhnlich mit schwarzen Flechten besetzt erscheinen; das innere Rindengewebe ist gelblich, die Innenfläche bräunlich. Flechten und regelmässige Längsleistchen fehlen der sehr ähnlichen mit reichlichem, bräunlichem Kork bedeckten Wurzelrinde.

Die bandwurmwidrige Wirkung der Granatrinde wird durch zwei flüssige flüchtige Alkaloide, Pelletierin und Isopelletierin, bedingt, neben welchen die Rinde noch viel Gerbstoff und Mannit enthält. Pelletierin wirkt stärker als Isopelletierin. Es wirkt in toxischen Gaben lähmend auf das Gehirn und Rückenmark (nach vorausgehenden tetanischen Krämpfen). Beim Aufbewahren der Rinde geht ein Theil der Basen verloren oder zersetzt sich. Frischer Rinde ist daher vor der getrockneten stets der Vorzug zu geben, und selbst von Exemplaren aus Gewächshäusern wirkt die frische Rinde sicherer als getrocknete Waare des Handels.

Die Granatrinde und das Pelletierin sind bandwurmtödtende Mittel. Es geht dies daraus hervor, dass Tänien in einem Decoct nach etwa 3 Stunden sterben und nach Granatrindencuren die Bandwürmer meist todt, seltener scheintodt abgehen. Das Mittel treibt nicht nur Bothriocephalus latus und Taenia Solium, sondern auch in der Regel Taenia mediocanellata ab, doch ist die curmässige Verwendung nicht selten von Nebenerscheinungen begleitet.

Abkochungen von 60,0 bedingen meist Aufstossen, Magenschmerzen, Nausea und etwas Schwindel, auch reichliche, hellgelbe Stühle (nur bei frischer Rinde), noch grössere Nebelsehen, ohnmachtartige Zufälle, Taubsein und Kriebeln der Extremitäten, Wadenkrämpfe und selbst Convulsionen. In ähnlicher Weise wirkt Pelletierin zu 0.4—0,6, doch fehlt ihm purgirende Action.

Die beste Anwendungsform der Granatrinde ist das Macerat oder Macerationsdecoct, welches man kochend filtriren und Morgens auf 3—4mal innerhalb einer Stunde nehmen lässt. Die zur Bereitung nöthige Menge Granatrinde ist 50,0—60,0. Zusatz von Ingwersyrup verhütet Erbrechen am besten. Bei Anwendung alter trockener Rinde ist Zusatz eines Purgans zweckmässig.

In Oesterreich ist ein mit verdünntem Weingeist bereitetes Extract als *Extractum Granati officinell. Sehr wirksam ist ein in Java aus der Rinde einer Varietät mit weissen Blumen bereitetes trockenes Extract, welches man in wässeriger Lösung zu 4,0 giebt.

In Frankreich dient auch das Pelletierin als sog. Pelletierintannat, d. h. als Mischung einer Lösung von 0,3—0,4 in 30,0 Wasser mit 0,3—0,4 Gerbsäure, zur Abtreibung von Bandwürmern. Die Dosis ist der Nebenerscheinungen wegen nicht über 0,4 zu erhöhen.

Semen Arecae; Arekanuss, Betelnüsse. Die kugligen oder kegelförmig gewölbten, aussen braunen, innen weissen und von dunkelbraunen Adern oder Streifen durchzogenen, taubeneigrossen und 3—10 g schweren Samen der in ganz Ostindien cultivirten Palme Areca Catechu Wild. (Pinang, Katechupalme) sind neuerdings in der Veterinärmedicin als Bandwurmmittel sehr beliebt geworden und können auch zu 4,0—6,0 als Pulver beim Menschen benutzt werden; doch fehlen die Nebenerscheinungen (Erbrechen, Darmreizung) nicht, und besonders entsteht durch den bedeutenden Gehalt von Tannin verschuldete hartnäckige Verstopfung. In der Betelnuss, welche in Ostasien mit den Blättern von Piper Betle und gelöschtem Kalk als ein beliebtes Kaumittel dient, ist ein in Wasser und Alkohol leicht lösliches, flüssiges und flüchtiges Alkaloid, das Arecolin, vorhanden, welches seiner chemischen Zusammensetzung und Wirkung nach dem Pelletierin nahe steht und wie dieses Eingeweidewürmer sicher tödtet, jedoch grössere Giftigkeit und einzelne besondere Wirkungen (starke Steigerung der Darmbewegung und der Secretionen des Darmes, der Speicheldrüsen und Bronchialschleimhaut, Verengung der Pupille, Reizung des Herzvagus) besitzt.

***Flores Koso** s. Kosso s. Kusso, Flores Brayerae anthelminthicae, Flores Hageniae; **Kosoblüthen,** Kosso, Kusso.

Zu den sichersten Bandwurmmitteln gehören die als Koso oder Kusso bekannten Blüthen eines abyssinischen Baumes aus der Familie der Spiraeaceen, Hagenia Abyssinica Willd. s. Brayera anthelminthica Kunth, welcher in Berggegenden 3000—4000 Fuss über dem Meere wächst.

Die Droge, in ihrer Heimath das geschätzteste Mittel wider den dort sehr verbreiteten Bandwurm und deshalb mit dessen Namen Kosso belegt, stellt die vor der Fruchtreife gesammelten, getrockneten oder in Rollen zusammengedrehten, dichten weiblichen Blüthenrispen dar, welche als rothes Kusso den lockerer stehenden männlichen Blüthen als weit wirksamer vorgezogen werden. Sie riechen ähnlich wie Hollunderblüthen und schmecken anfangs fade, später etwas bitter und scharf. Ihre röthliche Färbung rührt von dem gefärbten Kelche her, dessen 4—5-aderige, am Grunde borstige äussere Blätter nach der Blüthezeit auswachsen, die Blüthe um das Dreifache überragen und dunkle Purpurfarbe annehmen.

Der wurmwidrige Bestandtheil der Kosoblüthen ist ein weisses, fein krystallinisches, geruchloses, kratzend bitter schmeckendes, in kochendem Alkohol und Aether und in wässerigen Alkalien leicht lösliches Harz, das Kussin (Kosin), das zu 1,5—2,0 sicher Bandwurmabtreibend wirkt. Auch die Koso treibt Bothriocephalus latus, Taenia Solium und selbst Taenia mediocanellata mit grosser Sicherheit ab, und es kommt vor, dass die Würmer, und namentlich deren obere Glieder so macerirt abgehen, dass es schwierig ist, sich von dem Vorhandensein des Kopfes zu überzeugen.

Tänien sterben in einem Milchabsud in $1/2$ Stunde, in einem Decocte mit Eiweiss in 2—3 Stunden. Auch Spulwürmer werden durch Koso getödtet; ebenso Taenia cucumerina und serrata bei Hunden, Taenia crassicollis der Katzen und Taenia ovina.

Bei den meisten Patienten hat die Kosocur ausser etwas Uebelkeit, wie solche so oft auftritt, wenn grosse Mengen Pulver verschluckt werden, keine Nebenwirkungen, und von diesem Gesichtspunkte ist die Anwendung des Mittels nicht zu widerrathen. In einzelnen Fällen kommt es zu Leibschmerzen und Diarrhöen. Dass der Wurm nicht abgeht, ist oft Schuld eines schlechten, alten Präparates oder des Umstandes, dass auch die der Droge beigemengten und vor der Dispensation zu entfernenden Blüthenstiele mit in Anwendung kamen. An Misserfolgen ist zu geringe Dosis oder unzweckmässige Form nicht selten Schuld.

Die Koso muss in Substanz gegeben werden und wird am besten in Form der Species compressae, die sich besser nehmen lassen als die sonst sehr wirksame Schüttelmixtur, wobei man die gepulverten Blüthen mit Wasser anrühren oder darin eine Zeit lang maceriren und das Ganze verschlucken lässt, oder als Latwerge verordnet. Die mittlere Dosis beträgt 15,0—20,0 beim Erwachsenen. Um Brechen zu verhüten, kann man, wenn man die Gabe auf 2 Dosen in 1stündigem Intervalle vertheilt, in der Zwischenzeit Elaeosaccharum Citri, Citronensaft oder Rum geniessen lassen. Diätetische Vorcur ist zweckmässig. Mit Wasser bereitete Auszugsformen (Infuse, Decocte) sind unwirksam. Kosin giebt man in 3—4 Einzelgaben von 0,5 Elaeosaccharum Menthae piperitae als Vehikel und reicht nach der letzten Portion Oleum Ricini oder Natriumsulfat als Abführmittel.

Ausser Koso benutzen die Abyssinier noch gegen ihre Landesplage eine grössere Zahl anderer Mittel, von denen keines aber den Flores Koso vorgezogen zu werden verdient. Am bekanntesten sind davon die Musennarinde, Cortex Musenna s. Busenna, die Rinde von Besenna anthelminthica Rich. (Fam. Leguminosae), zu 60,0—70,0 in Latwergenform benutzt, und die als Saoria und Tatse bezeichneten Früchte von Maesa picta und Myrsine Africana, die zu 15,0—30,0 in Zuckerwasser genommen werden.

*Kamāla, Glandulae Rottlerae; Kamāla.

Die Droge bildet ein leichtes, lockeres, ziegelrothes, hauptsächlich aus durchsichtigen, scharlachrothen Körnchen, gelblich grauen Haaren und kleinen Pflanzenfragmenten bestehendes Pulver und stellt die die Früchte einer baumartigen asiatischen Euphorbiacee, Mallotus Philippinensis Müll. s. Rottlera tinctoria Roxb., bedeckenden Harzdrüschen, welche man seit langer Zeit im Orient zum Seidenfärben benutzt, dar. Sie ist fast geschmack- und geruchlos, und enthält einen dem Purpurin des Krapps verwandten Farbstoff, Rottlerin, neben einem dem Kosin ähnlichen Rottleraharz (Rottleraroth).

Das Mittel, welches Taenia Solium sicher tödtet, ist wegen Fehlens unangenehmer Nebenerscheinungen und wegen der Möglichkeit, es in angenehm zu nehmender Form darzureichen, besonders bei Kindern und schwächlichen Individuen zu empfehlen; auch qualificirt es sich, wo eine Bandwurmcur mit einem anderen Mittel verunglückt ist, zu rascher Wiederholung derselben. Die Bandwürmer gehen todt ab. Auch bei Spul- und Madenwürmern ist Kamala von Erfolg.

Bei Erwachsenen giebt man 4,0—12,0 in Pulver oder Latwerge, bei Kindern bis zu 5 Jahren 1,5, bei älteren Kindern 2,0. Am angenehmsten ist eine durch 2tägige Maceration von 2 Th. Kamala in 4 Th. Spiritus Vini rectif. bereitete Tinctura Kamala, welche man zu 4,0—16,0 in aromatischem Wasser oder mit Liqueur nehmen lässt. Vorbereitungscur wie bei Koso; es wird selten nöthig, Oleum Ricini zur Austreibung des Wurms zu geben, da Kamala häufig mehrere Stuhlgänge bewirkt.

Rhizoma Filicis, *Radix Filicis s. Filicis maris; **Farnwurzel,** Wurmfarnwurzel, Johanniswurzel.

Der im Herbst gesammelte und nicht länger als ein Jahr aufbewahrte Wurzelstock von Aspidium Filix mas Sw. (Polystichum Filix mas Roth, Polypodium Filix mas L. Nephrodium F. m. Michaux), eines durch fast ganz Europa in schattigen Wäldern gemeinen Farnkrauts, ist ein vielgebrauchtes Bandwurmmittel, welches sowohl Bothriocephalus latus als die Tänien abtreibt.

Er ist von verschiedener Länge, selbst 30 Cm. lang, bis $2^1/_2$ Cm. dick, frisch fleischig, getrocknet schwammig, innen von grüner Farbe, die jedoch allmälig auch bei der vorsichtigsten Aufbewahrung in Zimmtbraun übergeht. Die krummen, kantigen, einige Cm. langen und ungefähr 1 Cm. dicken Wedelbasen, welche das Rhizom an der ganzen Oberfläche dicht einhüllen, sind aussen dunkelbraun, innen grün. Man schreibt den Wedelbasen stärkere Wirkung als dem Rhizome zu. Für die Güte ist die Aufbewahrung wesentlich; Aufbewahrung in gepulvertem Zustande fördert die Zersetzung am raschesten. Je brauner das Präparat ist, um so schwächer ist die Wirkung, je schöner grün, desto besser. Auch hat das Rhizom nicht in allen Gegenden dieselbe Wirksamkeit; als das stärkste wird das Farnkrautrhizom von Wolmar in Livland bezeichnet. Die jedesmal frische Einsammlung bei Einleitung einer Bandwurmcur ist offenbar das sicherste Mittel, um wirksame Rhizome zu erhalten.

Die Wirkung der Farnwurzel hängt wesentlich von der in ihr enthaltenen farblosen krystallinischen Säure, Filixsäure, ab, welche Bothriocephalus abtreibt. Ueber die Action der übrigen dem Rhizoma Filicis eigenthümlichen Stoffe, des fetten Oeles (Filixolin), des ätherischen Oeles, Harzes und Gerbstoffes (Pteritannsäure, Tanaspidsäure) ist nichts bekannt. Die Filixsäure, welche im krystallisirten Zustande ungiftig ist, scheint sich leicht in eine amorphe isomere Modification zu verwandeln, welche giftige Eigenschaften besitzt. Die Säure repräsentirt nicht die ganze anthelminthische Wirkung des Farnkrauts, da der durch Salzsäure in dem mit Ammoniak behandelten verdünnten ätherischen Extracte erhaltene Niederschlag von unreiner Filixsäure stärker auf Bandwürmer wirkt als reine. Auf den jugendlichen Zustand der Bandwürmer, die Finnen oder Cysticerken, ist Filixsäure ohne Einfluss.

Die bandwurmtreibende Kraft der Farnwurzel war schon den Alten bekannt, doch wurde erst in der Mitte des vorigen Jahrhunderts die Aufmerksamkeit darauf durch verschiedene Geheimmittel wieder gelenkt, welche von Regierungen acquirirt wurden. So ist die Droge Hauptbestandtheil des von Friedrich dem Grossen angekauften Mittels von Matthieu, des von Louis XVI. erworbenen Geheimmittels der Chirurgenwittwe Nuffler zu Murten und der in Württemberg angekauften Methode des Apothekers Lechler und des Wundarztes Rapp. Wesentlich indicirt ist das Mittel offenbar in allen Fällen, wo der Bandwurmkranke an allgemeiner Körperschwäche oder an Irritabilität des Magens leidet, da es von den gebräuchlicheren Bandwurmmitteln am wenigsten leicht Nausea erregt.

Man giebt das Rhizoma Filicis entweder in Substanz oder in Form des officinellen ätherischen Extractes. Man verordnet das Rhizom als Pulver, wovon man 2,5—3,0 mehrmals in stündlichen Intervallen morgens in aromatischem Vehikel oder süssem Weine nehmen lässt. Vorbereitungscuren sind sehr gebräuchlich und durchaus nothwendig; auch ist es gerathen, 3—4 Stunden nach der Anwendung ein Purgans (Jalape, Bittersalz, Ricinusöl) zu geben. Verbindung von Purgantien mit dem Mittel ist unzweckmässig, da die Dauer der Einwirkung durch das Purgans verkürzt wird.

Das **Extractum Filicis**, *Extr. Filicis maris, Extractum Filicis aethereum s. resinosum, Oleum s. Balsamum Filicis; bildet ein dünnes, grünliches, in Wasser nicht lösliches Extract von scharf bitterem Geschmack und enthält das Meiste der Filixsäure, welche sich aus altem ätherischem Extract spontan abscheidet, neben ätherischem Oele. Man giebt es zu 2,0—6,0 meist in Pillenform, mit Farnkrautwurzelpulver, $^1/_2$ Stunde vor dem Schlafengehen oder auch Morgens nüchtern, früher auch in Latwergenform. Vorzuziehen ist Darreichung in Gallertkapseln, mit welcher man häufig sofort die Darreichung von Ricinusöl verbindet. Man hüte sich dabei vor zu grossen Dosen, da 8,0 bei Kindern schon Somnolenz, Paralyse und Tod und 4,0 bei Erwachsenen Brechdurchfall und Ohnmacht erzeugen können.

Auch den Rhizomen anderer Farnkräuter ist bandwurmwidrige Wirkung eigen. So treibt das unter dem Namen Panna oder Uncomocomo aus Afrika in den Handel gekommene Rhizom von Aspidium athamanticum Kunze zu 8,0 Morgens nüchtern genommen sicher Tänien ab.

Semen Cucurbitae, Kürbiskerne. Vielfache Verwendung als Bandwurmmittel finden, vor allem in Südeuropa und Nordamerika, die Samen des Kürbis, Cucurbita Pepo L. (Cucurbitaceae), von der eine Varietät die als Giraumont-Samen besonders geschätzten Samen liefert. Das anthelminthische Princip ist noch nicht isolirt. Man nimmt 30,0—60,0 möglichst frische Samen, die man von ihrer äusseren Hülle befreit, und schlägt sie mit fein gepulvertem Zucker zu einer Paste, die man beim Einnehmen mit Wasser oder Milch verdünnt; vorher lässt man 24 Stunden fasten und nach 3—4 Stunden reicht man 1 Esslöffel Ricinusöl.

Cuprum oxydatum, Cuprum oxydatum nigrum; Kupferoxyd. — Als Hauptwurm- und Bandwurmmittel dient bei den Rademacherianern das schwarze Kupferoxyd, doch ist dasselbe von keiner besonderen Wirksamkeit. In einem Gemenge von Kupferoxyd und Eiweisslösung leben Tänien und Spulwürmer über 24 Stunden. Von dem in Wasser unlöslichen Präparate scheint sich in der Regel nur wenig zu lösen, es kann aber zu Intoxication führen, wenn saure Flüssigkeiten, z. B. Zwetschenbrühe, nachgetrunken werden. Man giebt es in Pulverform mit Zimmt zu 0,1 bis 0,6. Aeusserlich dient Kupferoxyd in Salbenform (1,0—1,5 : 30) als zertheilendes Mittel bei entzündlichen Anschwellungen von Drüsen u. s. w.

b. Antinematodea, Rundwurmmittel.

***Santoninum**, Acidum santonicum; **Santonin.** ***Flores Cinae**, Semen Cinae, Semen Cinae Levanticum, Semen Santonicae, Semen Zedoariae: **Wurmsamen**, Zittwersamen, Zittwerblüthen.

Das Santonin ist das wurmwidrige Princip der verschiedenen im Handel unter dem unrichtigen Namen Wurmsamen vorkommenden und von Alters her als Mittel gegen Spulwürmer geschätzten unaufgeschlossenen Blüthenköpfe verschiedener Species der Gattung Artemisia (Fam. Synanthereae). Von letzteren sind nur die sog. levantischen officinell, die von einer im nördlichen Theile von Turkestan wachsenden, gewöhnlich als Artemisia Cina Berg bezeichneten Varietät einer weitverbreiteten und auch an der Nord- und Ostseeküste und in Thüringen wachsenden, noch jetzt in Dänemark als Wurmmittel gebräuchlichen Artemisiaspecies, Artemisia maritima L., abstammen.

Neben der Bezeichnung Semen Cinae (von semenzina, kleiner Samen abgeleitet) tragen die sog. Wurmsamen noch mancherlei aus Abkürzungen und Verdrehungen auf Recepten entstandene wunderbare Namen, z. B. Semina contra (abgekürzt für Semina contra vermes), Semina sancta (corrumpirt aus Semina Santonicae). Die Droge stellt 2—5blüthige, oblonge, glatte, grünlich gelbe, mit der Zeit ins Bräunliche übergehende, 3 Millimeter lange isolirte Blüthenköpfchen dar, die aus ziegeldachartig geordneten, gekielten, auf der Rückenfläche mit kleinen gelben Oeldrüsen besetzten Blättchen bestehen. Die Flores Cinae schmecken bitter und haben einen eigenthümlichen widrigen Geruch, welchen sie einem ätherischen Oele, dem Wurmsamenöle, Cinen oder Cinaeben, verdanken, das für die wurmwidrige Wirkung ohne Bedeutung ist, die Droge selbst aber zu einer schwierig einzunehmenden macht, weshalb sie jetzt ganz durch Santonin ersetzt wird. Dieses bildet farblose, neutrale, geruchlose, perlglänzende Tafeln, ist in Substanz genommen fast geschmacklos, in alkoholischer Lösung stark bitter, löst sich kaum in kaltem und nur in 250 Th. heissem Wasser, leicht in siedendem Alkohol, Chloroform, Essigsäure und ätherischen Oelen. Es entspricht der Formel $C_{15}H_{18}O_3$ und ist das Anhydrid der Santoninsäure, $C_{15}H_{20}O_4$, in welche es durch Alkalien leicht übergeführt wird. Im zerstreuten Lichte färbt es sich langsam, im directen Sonnenlichte rasch citronengelb, wobei seine Krystalle in kleine Stücken zerspringen und ein als Photosantonin bezeichneter Körper $C_{23}H_{24}O_6$ entsteht.

Santonin ist ein physiologisch interessanter Körper, der in grösseren Mengen als sog. Hirnkrampfgift wirkt und von der Medulla oblongata ausgehende Convulsionen am Kopfe, Rumpfe und an den Gliedern, Kinnbackenkrampf und mit Krämpfen abwechselnde Bewusstlosigkeit und Stupor erzeugt. Ganz dieselben Vergiftungserscheinungen können auch beim Menschen durch toxische

Dosen hervorgerufen werden. Schon nach nicht giftigen Gaben (0,2, selbst 0,125) tritt beim Menschen als eigenthümliches Phänomen Farbensehen auf, das nicht nach localer Application vorkommt und meist als Gelbsehen, in höherem Grade auch als Violettsehen sich zeigt. Das Gelbsehen ist nicht Folge von Gelbfärbung der Augenmedien durch Gallenfarbstoff oder durch ein aus Santonin hervorgehendes Pigment, sondern steht im Zusammenhange mit Einwirkung auf die Retina, aus welcher Farbenblindheit resultirt; das betreffende Individuum sieht meist Violett, selten Roth nicht mehr, und bei allen violette oder rothe oder gelbe Farbentöne enthaltenden Mischfarben wird das Gelb prävalent. Das Violettsehen ist vom Sehnerven abhängig; dabei findet Verwechslung zweier complementären Farben von ungleicher Stärke statt, oder zwei ungleiche Stärken eines Farbentones werden für entgegengesetzte Farben gehalten. Bei höheren Dosen kann es auch zu Flimmern vor den Augen und Gesichtshallucinationen, ausnahmsweise zu Hallucinationen des Geruchs und Geschmackes kommen. Die Pupille ist bei Santoninvergiftung erweitert.

Das Santonin wird sowohl vom Magen als vom Mastdarm und vom Unterhautbindegewebe aus resorbirt. Innerlich krystallinisch genommen, passirt ein Theil den Tractus, ein anderer verbindet sich mit Alkali im Darm und geht als Santoninnatrium ins Blut über. Im Harn erscheinen verschiedene Oxydationsproducte (Santogenin, Santoniin, Santogeninsäure), dagegen keine gepaarten Säuren.

Auf dem Santoniin beruht die citronengelbe Farbe des Harns nach Santoningebrauch, die bei Zusatz von Alkali oder beim Alkalischwerden in Purpurroth übergeht. Der rothe Farbstoff kann dem Harn durch Amylalkohol entzogen werden (Unterschied von Rhabarber- und Sennafarbstoff).

Als Medicament ist Santonin unübertroffen als Mittel gegen Spulwürmer, die danach meist todt abgehen. Auffällig ist, dass Santonin in Oel gelöst ausserhalb des Körpers weder Ascaris lumbricoides noch andere Eingeweidewürmer tödtet. Auch ein eigentliches Vermifugum ist Santonin nicht, da die Würmer bei Schweinen, deren Peristaltik gehemmt wurde, in loco verbleiben. Möglicherweise werden die Würmer krank und können der Peristaltik nicht den gehörigen Widerstand leisten.

Bei der Darreichung als Anthelminthicum genügt es, bei Kindern eine Dosis von 0,05 mehrere Abende hinter einander zu geben. Die Darreichung am Abend lässt die unangenehme Xanthopsie. welche vom einfallenden Lichte abhängig ist, nicht auftreten; auch wird dadurch der Schlaf eher gefördert als gestört. Die Maximalgabe beträgt 0,1 pro dosi, 0,5 (*0,3) pro die. Bei anämischen Kindern im ersten Lebensjahre kann schon durch 0,05 sehr schwere Vergiftung eintreten und ist daher Vorsicht geboten! Eine Gabe Calomel mit Jalape oder ein Esslöffel Ricinusöl am 2. oder 3. Tage bringt die getödteten Helminthen rascher zu Tage. Man giebt Santonin in Pulverform mit Zucker, Milchzucker oder Elaeosaccharum. Da es keinen Geschmack besitzt, kann man es auch auf Butterschnitten streuen. Darreichung in Ricinusöl ist unzweckmässig, weil das Mittel dadurch kürzere Zeit in Contact mit den Eingeweidewürmern kommt. Am zweckmässigsten giebt man die ***Trochisci Santonini, Santoninpastillen,**

Wurmzeltchen. Diese sehr beliebten Zeltchen sind von 0,025 Santoningehalt und bei Erwachsenen und älteren Kindern zu 2—4, bei Kindern unter 5 Jahren zu 1—2 Stück Abends zu verordnen.

Das früher statt des Santonins mehrfach empfohlene Santoninnatrium oder santonsaure Natrium, Natrium santonicum, welches weniger leicht Gelbsehen bewirken soll, schmeckt salzig bitter und wird bei seiner grossen Löslichkeit in Wasser (1 : 2) so rasch resorbirt, dass es in sehr grossen Dosen stärker toxisch wirkt als Santonin und sich zugleich der Einwirkung auf die Helminthen mehr oder weniger entzieht. Das neuerdings als weniger toxisch empfohlene Santoninoxym, das durch Einwirkung von salzsaurem Hydroxylamin auf Santonin in alkalischer Lösung entsteht, erscheint erst in 5—6 Stunden im Harn und kann bei 2—3jährigen Kindern zu 0,05 gegeben werden.

Die Flores Cinae, früher meist zu 2,0—8,0, gewöhnlich mit Syrupus communis als Latwerge, auch in Zuckerwerksformen oder mit Pfeffer- und Honigkuchen gegeben, sind völlig entbehrlich; die Latwerge ist in der Regel eine Qual für die Kinder, welche dagegen Santoninzeltchen mit Behagen verzehren.

Sonstige Wurmmittel. — Wie die Flores Cinae sind auch alle übrigen gegen Spulwürmer gebräuchlichen Mittel durch Santonin verdrängt. Dahin gehören die stark riechenden Blumen des in Deutschland gemeinen Rainfarn, Tanacetum vulgare L. (Fam. Synanthereae), dessen wurmwidriges Princip ein ätherisches Oel, das Rainfarnöl, Oleum Tanaceti aethereum, ist, welches als anthelminthischen Bestandtheil einen dem Campher isomeren und wie dieser nach Art der Hirnkrampfgifte wirkenden, aber aldehydischen Bestandtheil, das Tanacetylhydrür, enthält. In grossen Dosen ist es stark giftig und wirkt schon zu 6,0—30,0 in 2—3 Stunden tödtlich. Gegen Spulwürmer giebt man das Oel zu 1—4 Tropfen als Elaeosaccharum. Auch wird gegen Oxyuris ein Aufguss der Blüthen mit Milch als Klystier gerühmt. In Spanien und Italien ist noch das corsicanische Wurmmoos, Helminthochortos s. Muscus Corsicanus, ein Gemenge verschiedener Algen aus dem mittelländischen Meere, ein gebräuchliches Wurmmittel. In Deutschland galt in früherer Zeit namentlich das Zinn als Hauptmittel gegen Würmer jeder Art, und Zinnfeile, Stannum limatum s. Limatura Stanni, wurde fast allen Wurmlatwergen beigesetzt. Ihre Wirkung ist offenbar eine mechanische. Dasselbe gilt von den gegen Nematoden benutzten Haaren der als Juckbohne, Cowhage, Siliqua hirsuta, bezeichneten Früchte von Mucuna pruriens DC. (Dolichos pruriens L.), einer Westindischen Leguminose, indem dieselben sogar Enteritis hervorzurufen im Stande sind.

c. Antepizoa, Hautparasitenmittel.

Flores Pyrethri, Pulvis contra cimices; Insectenpulver. — Die starkriechenden Blüthenköpfchen verschiedener unseren Kamillen ähnlichen, südeuropäischen Arten der Gattung Pyrethrum enthalten ein für Gliederthiere besonders schädliches wirksames Princip und werden deshalb seit langer Zeit in ihrer Heimat in die Stuben gestreut, um Wanzen, Fliegen, Motten, Taranteln, Scorpione und ähnliches Ungeziefer zu vertilgen. Am stärksten wirken die Köpfchen von Pyrethrum cinerariaefolium Trev., welche das sog. dalmatinische Insectenpulver bilden, welches jetzt im Handel das sog. persische oder kaukasische Insectenpulver (von Pyrethrum carneum M.B., P. roseum M.B. und P. caucasicum Wild.) fast ganz verdrängt hat. Das Mittel ist bei Pediculus capitis auf die Kopfhaut gestreut vortrefflich, indem es in wenig Stunden die Thiere tödtet und damit das Jucken beseitigt, ebenso bei Phthirius inguinalis, Pulex irritans und anderen Schmarotzern. Eine Tinctur, mit dem Waschwasser auf die Körperoberfläche eingerieben, verscheucht die Moskitos und verhütet das Entstehen von Fliegenlarven in Wunden. Bei Krätze leisten Perubalsam und Storax mehr. Klystiere aus einem Infuse (4,0 auf 180,0) sind auch gegen Oxyuris empfohlen. Das antiparasitische Princip bedarf genauer Untersuchung, ist aber zweifellos ein Bestandtheil des ätherischen Oeles, da altes Insectenpulver weit schwächer wirkt.

Das Insectenpulver hat verschiedene als Mittel gegen Läuse gebräuchliche, auch für den Menschen sehr giftige Drogen verdrängt, vor Allem die als Semina Staphisagriae, Stephanskörner, Läusekörner bezeichneten Samen der südeuropäischen Ranunculacee Delphinium officinale Wender. und die als *Fructus Sabadillae, Sabadillsamen, Läusesamen bezeichneten Früchte der mexicanischen Melanthacee Sabadilla officinarum Br. (Veratrum officinale Schlecht). Beide enthalten stark toxische, theils örtlich reizende, namentlich auf der Haut Hitze und Prickeln erregende und beim Einathmen heftiges Niesen verursachende, theils das Nervensystem afficirende Pflanzenbasen. Die Sabadillsamen enthalten besonders das später ausführlich zu besprechende Veratrin, die Stephanskörner das in giftigen Mengen das Athem- und Gefässcentrum lähmende Delphinin, dessen deletere Wirkung auf Epizoën geringer als diejenige des Veratrins ist.

Petroleum. — Als antiparasitäres Mittel ist auch das als Beleuchtungsmaterial wohlbekannte Petroleum oder Steinöl (Erdöl, Peteröl, Bergnaphta) zu nennen. Man versteht darunter verschiedene, gelbe oder braune, halbdurchsichtige bis durchscheinende, fettig anzufühlende, stark riechende Flüssigkeiten, welche aus der Erde hervorquellen und Gemenge verschiedener Kohlenwasserstoffe mit anderen brenzlichen Producten darstellen. Sowohl technisch als medicinisch kommt nur das amerikanische Petroleum in Anwendung. Dies ist jedoch nicht das ursprüngliche Erdöl, wie es in Pennsylvanien aus der Erde quillt, sondern das durch Destillation von den Kohlenwasserstoffen mit niederem Siedepunkte befreite und dadurch minder feuergefährlich gemachte rectificirte Petroleum. Chemisch characterisirt sich dasselbe dadurch, dass die in ihm enthaltenen Kohlenwasserstoffe zu der Reihe der gesättigten Kohlenwasserstoffe von der Formel $C_n H_{2n+2}$ (Methane, Hydrüre) gehören. Wird rohes Petroleum der fractionirten Destillation unterworfen, so erhält man bei einem Siedepunkte von 21—30° das hauptsächlich aus Butan (Butylwasserstoff) und Quintan (Amylwasserstoff) bestehende Rhigolen, welches man benutzt, um durch Verdunstung auf der Haut locale Anästhesie zu bedingen. Aehnlich ist der aus Heptan (Oenanthylwasserstoff) und Octan (Caprinylwasserstoff) bestehende Petroleumäther, ein dünnes, flüchtiges, ölartiges Liquidum, dessen Siedepunkt zwischen 50 und 60° liegt. Einen etwas höheren Siedepunkt, zwischen 55 und 75° hat das **Petroleumbenzin, Benzinum Petrolei,** eine farblose Flüssigkeit von 0,64—0,67 spec. Gew., die, wie auch der Petroleumäther, ein vorzügliches Lösungsmittel für fette und ätherische Oele, Kautschuk, Wachs, Gutta Percha und andere Substanzen bildet. Dasselbe wird allgemein als Reinigungsmittel für Fettflecke benutzt. Die drei genannten Stoffe sind äusserst leicht entzündlich und dürfen bei offenem Lichte nicht manipulirt werden. Das Petroleum des Handels (Leuchtöl, Mineralöl, Petrosolaröl, Kerosen) ist der bei 150 bis 250° gesammelte Antheil, welcher etwa 55 % des amerikanischen Rohpetroleums beträgt. Die höher siedenden Antheile, welche zwischen 250 bis 350° überdestilliren, heissen Vulcanöl und Paraffinöl.

Medicinisch dient Petroleum gegen Epizoën, besonders Krätzmilben, aber auch gegen Kopf- und Filzläuse und gegen pflanzliche Parasiten der Haut, z. B. die Pilze von Herpes tonsurans, Pityriasis versicolor, selbst von Favus. Als Krätzmittel ist Petroleum in dünner Lage aufgetragen keineswegs unwirksam, obschon anderen Mitteln (Perubalsam, Storax) an Sicherheit nachstehend, und wegen der grossen Billigkeit, da selbst bei Consum von 120,0 Petroleum das Medicament auf höchstens 10 Pfennig zu stehen kommt, der Berücksichtigung werth. Doch ist der üble Geruch ein sehr unangenehmer, und ausserdem ruft es, besonders wenn es eingerieben wird, starke Hautentzündung (Ekzem, häufiger disseminirte Akne) hervor. Auch kann es nach allgemeinen Einreibungen zu Albuminurie kommen. Die innerliche Anwendung, z. B. als Volksmittel gegen Tänien und gegen chronische Lungenaffectionen, ist obsolet. In grösseren Dosen innerlich genommen kann es Vergiftungserscheinungen hervorrufen, die meist den Charakter des Collapsus neben örtlicher Reizung des Magens und Darmes (Kolik, Brechreiz, Durchfälle) bei nicht wesentlich beeinträchtigtem Sensorium tragen, und bei denen der Urin 24 Stunden lang einen Geruch nach Veilchen oder Petroleum und mitunter Eiweissgehalt zeigt. Die Steigerung der peristaltischen Bewegung durch grössere Mengen kann möglicher Weise Abgang von Gallensteinen veranlassen oder Würmer abtreiben. Einathmung von Petroleumdämpfen (2—3mal täglich) ist gegen hartnäckigen Schnupfen und Keuchhusten versucht. Aeusserlich hat man das Mittel zu Verbänden bei hartnäckigen Geschwüren (hier besonders auch zur Tödtung von Maden), Lepra, Lupus, Krebs und überhaupt als antiseptisches Verbandmittel benutzt, was zwar nicht ohne Berechtigung ist, da Petroleum gährungs- und fäulnisswidrig wirkt, doch hat der unangenehme Geruch die Verallgemeinerung des Gebrauchs verhindert.

Pharmaceutisch dient Petroleum als Lösungsmittel für Iod (sog. Iodpetroleum) behufs Anwendung desselben zur Zertheilung von Geschwülsten.

***Balsamum Peruvianum,** Balsamum Peruvianum nigrum, Balsamum Indicum nigrum; **Perubalsam.**

Dieser äusserst wohlriechende Balsam, der auf eigenthümliche Art aus einem zu den Papilionaceen gehörigen Baume, Toluifera Pereirae Mill., gewonnen wird, bildet das angenehmste und beste Mittel gegen Krätzmilben, Morpionen u. a. Epizoën, besitzt aber ausserdem auch deletere Wirkung auf Mikroorganismen, welche ihn zur antiseptischen Verwendung und zur Behandlung verschiedener durch Mikrobien erzeugter Krankheiten geeignet machen. Diese letzten Effecte resultiren aus einer Reihe aromatischer Verbindungen, die in dem Balsame verhanden sind, auf welche auch die ihm zugeschriebenen und auf das Perubalsamharz bezogenen secretionsbeschränkenden Effecte bezogen werden müssen.

An den Balsambäumen wird von den Indianern nach den Sommerregen ein Theil der Stammrinde mit Axtschlägen weichgeklopft, diese Stellen nach 5—6 Tagen durch Fackeln angebrannt und nach weiteren 14 Tagen von der Rinde entblösst, worauf ein hellgelblicher Balsam ausfliesst, den man in Zeuglappen auffängt. Diese werden mit Wasser in einem irdenen Topfe erwärmt, an dessen Boden sich der dabei dunkler gewordene Balsam beim Erkalten absetzt. Die Heimat des früher als Myroxylon Sonsonatense Kl. oder Myrospermum Pereirae bezeichneten Balsambaumes ist die Balsamküste von San Salvador, nicht Peru, durch welches Land er früher in Europa importirt wurde (daher der Name Perubalsam). Er hat die Consistenz des gewöhnlichen Syrups, ist dunkelbraunroth, in dünneren Schichten tief honiggelb und durchsichtig, riecht angenehm vanilleartig und schmeckt bitterlich und kratzend. Er reagirt sauer, hat ein specifisches Gewicht von 1,135—1,145, klebt nicht und trocknet an der Luft nicht ein. In Alkohol und Chloroform löst er sich vollständig. Mit Wasser destillirt giebt er kein ätherisches Oel; wohl aber lässt sich durch Digestion mit Aetzlauge und Aether ein über die Hälfte des Balsams ausmachendes Perubalsamöl abscheiden, das der Hauptsache nach aus Cinnameïn oder Zimmtsäure-Benzyläther, $C_9H_7O_2 . C_7H_7$, einer farblosen, stark lichtbrechenden, erst bei 350° siedenden, angenehm, aber schwach riechenden, scharf gewürzhaft schmeckenden, neutralen Flüssigkeit, besteht, neben welchem darin noch kleine Mengen von Styracin oder Zimmtsäure-Zimmtäther, $C_9H_7O_2 . C_9H_9$, das farb-, geruch- und geschmacklose, wachsharte Krystalle bildet, existiren. In der unteren Schicht bei Behandlung mit Aetzlauge findet sich Zimmtsäure in geringen Mengen, die auch beim Stehen aus dem Balsam herauskrystallisirt, Benzoësäure und ein Gemenge von Perubalsamharzen, die bei trockener Destillation Benzoësäure und Styrol liefern.

Grössere Mengen Perubalsam machen Hitze, Oppression des Magens, Nausea, Erbrechen, Kolik und selbst Diarrhoe; länger fortgesetzter Gebrauch medicinischer Gaben soll die Pulsfrequenz und die Haut- und Nierensecretion vermehren. Auf der Conjunction erregt er Schmerz und Hyperämie, im Munde Brennen und vermehrte Speichelabsonderung.

Bei Krätze stellt Perubalsam ein durch Wohlgeruch ausgezeichnetes Mittel dar, das sich ausserdem durch Zuverlässigkeit empfiehlt und, da es auch die Brut der Milben tödtet, Schutz vor Recidiven gewährt. Auch ist es, da nur wenig verbraucht wird und die Cur in 1—2 Tagen vollendet ist, nicht allzu kostspielig, wie dies manche ätherische Oele sind, und erregt auch verhältnissmässig wenig Jucken und Hautreizung.

Für Krätzmilben ist der Perubalsam bei directer Berührung (nicht vermöge seiner Dünste) stark giftig; dieselben sterben dadurch in 20—30, höchstens 40 Minuten. Auch Räudemilben von Thieren, selbst die Sarcoptesart des Löwen, sterben durch Perubalsam. Die Cur wird zweckmässig mit einer Schmiercur mit grüner Seife verbunden, so dass zunächst der ganze Körper mit grüner Seife eingerieben und $^1/_2$—1 Stunde später in ein warmes Bad von $^1/_2$ Stunde Dauer gebracht, $^1/_2$ Stunde nach dem Bade mit 40 Tropfen Perubalsam und im Laufe der folgenden 2 Stunden noch 4—5 mal eingerieben wird. Diese Krätzcur, bei der die Milben sich in den Gängen allemal todt finden, dauert nur einen Tag.

Aeusserlich dient Perubalsam ferner theils als Reizmittel bei Pernionen, theils zur Förderung der Heilung torpider Wundflächen und Geschwüre, deren Vernarbung er in vorzüglicher Weise beeinflusst. Sehr gerühmt wird er bei tuberculösen Processen, ferner bei Leukoplacien der Mundschleimhaut, bei Excoriationen des Muttermundes und bei wunden Brustwarzen. Selbst gangranöse und sphacelöse Processe können dadurch sistirt und Decubitus verhütet werden. Auch bildet er ein vorzügliches Desodorisans bei fötiden Ausflüssen aus Nase und Ohren.

Die Heilwirkung bei Geschwüren und tuberculösen Processen ist in vielen Fällen offenbar nicht Folge der deleteren Wirkung auf Tuberkelbacillen, sondern die der durch ihn gesetzten aseptischen Entzündung und Förderung der Narbenbildung.

Die früher gebräuchliche interne Anwendung (zu 0,2—1,0 in Pillen oder spirituöser Lösung oder in Form des Perubalsamsyrups, Syrupus Balsami peruviani s. balsamicus) gegen profuse Bronchialkatarrhe und chronische Diarrhoe ist obsolet.

Aeusserlich benutzt man Perubalsam zu Bepinselungen meist in Substanz, bei Frostbeulen in weingeistiger Lösung (1 : 6), bei wunden Brustwarzen zweckmässig in Form der sog. Emulsio papillaris (Perubalsam 5,0, Mandelöl 10,0, Gummi arab. 5,0, Rosenwasser 50,0). Auch bei tuberculösen Processen benutzt man Emulsionen, die man in die kranken Partien einspritzt oder selbst intravenös applicirt. Zur parenchymatösen oder intravenösen Injection nimmt man von einer Emulsion mit Mandelöl und Gummischleim (1 : 16) 5—10 Tropfen, die man in einer Porcellanschale mit 0,7 procentiger filtrirter Kochsalzlösung, die vorher durch 1 Tropfen Natronhydrat alkalisch gemacht ist, bis zu leichter alkalischer Reaction verrührt, dann durch Leinwand filtrirt und zu 0,5—1,0 injicirt.

Pharmaceutisch findet Perubalsam als billiger Zusatz zu Haarpomaden Benutzung; man darf, wenn der Geruch einigermassen angenehm sein soll, nicht viel zusetzen, etwa 2,0 auf 25,0—30,0 Fett. Man empfiehlt auch Einreibungen der Kopfhaut mit verdünnten spirituösen Lösungen (1 : 40).

Präparat:

***Mixtura oleoso-balsamica, Hoffmann'scher Lebensbalsam.** Diese zum Ersatze des früher zu Einreibungen bei schmerzhaften Affectionen (Contusionen, Ueberanstrengungen) benutzten, salbenförmigen Balsamum vitae Hoffmanni bestimmte klare, bräunlichgelbe Flüssigkeit ist Auflösung von 4 (Austr. 2) Perubalsam und āā 1 Oleum Lavandulae, Caryophyllorum, Cinnamomi, Citri, Thymi und Macidis (Austr. auch 1 Ol. Aurantii florum) in 240 (Austr. 250) Spiritus.

***Styrax** s. Storax **liquidus,** Balsamum Storacis; **Storax,** flüssiger Storax.

Sehr gebräuchlich als Krätzmittel ist auch der als Storax bezeichnete, durch Ausschmelzen der Rinde von Liquidambar orientalis Miller, einem in Vorderasien einheimischen Baume aus der Familie der Balsamifluae, gewonnene Balsam.

Der Storax entsteht in dem absterbenden Gewebe der Innenwände älterer Bäume durch rückschreitende Metamorphose. Die getrocknete Rinde ist das zu Räucherungen benutzte Christholz, Cortex Thymiamatis. Ein Gemenge der gepulverten Rinde mit dem Balsam bildet den festen Storax, Storax calamita. Die officinelle Droge stellt eine grünlichbraungraue, undurchsichtige, klebrige, dickflüssige, in Wasser untersinkende, selbst in dünnen Schichten kaum eintrocknende Masse von eigenthümlichem, an Vanille und Benzoë gleichzeitig erinnerndem Geruch und aromatischem, etwas scharfem Geschmacke dar, welche sich in gleichen Theilen Weingeist bis auf beigemengte Verunreinigungen mit dunkelbrauner Farbe löst. Der braune halbflüssige Rückstand, in welchem sich erst nach längerer Zeit Krystalle ausscheiden, löst sich bis auf einige Flocken in Aether und Schwefelkohlenstoff, aber nicht in Petroleumbenzol auf. Zum Gebrauche muss der Storax durch Auflösen in Weingeist oder Benzol, Filtration und Wiedereindampfen gereinigt werden (sog. ***Styrax depuratus**).

Chemisch erscheint Storax als Gemenge alkoholartiger, als Storesin bezeichneter, mit Natron oder Zimmtsäure verbundener Körper und verschiedener Zimmtsäureester, namentlich Zimmtsäure-Zimmtester (Styracin), wozu in einzelnen Storaxarten ein Kohlenwasserstoff $C_8 H_8$ (Styrol) hinzutritt.

Storax wirkt auf Krätzmilben und Morpionen wie Perubalsam deleter und hat bei Krätze dieselbe Sicherheit der Wirkung, riecht zwar nicht ganz so gut, ist aber billiger und beschmutzt die Wäsche weniger. Meist genügt einmalige, immer zweimalige Einreibung von 15,0 Storax liquidus und 4,0 Oleum Olivarum binnen 12 Stunden nach voraufgegangenem Bade zur Beseitigung der Krätze. Geringer Zusatz von Alkohol (1 : 8) erleichtert die Lösung im fetten Oele. Auch Seife aus āā 8 Seife und Storax depuratus und 1 Perubalsam (zur Erhöhung des Wohlgeruches) gilt als sicheres und angenehmes Krätzmittel.

Besondere Nebenwirkungen hat Storax nicht, doch kann er bei starkem Krätzekzem vorübergehende Albuminurie bedingen.

Das früher gebräuchliche Unguentum de Styrace diente als wohlriechende Verbandsalbe bei atonischen Geschwüren.

Sapo kalinus; Kaliseife. ***Sapo kalinus venalis,** Sapo viridis, Sapo niger, Sapo mollis ordinarius; **Schmierseife,** grüne Seife, schwarze Seife.

Neben der in Oesterreich allein gebräuchlichen Schmierseife des Handels, welche aus Pflanzenölen oder auch aus Thierfetten (Fischölen) gewonnen wird, ist in Deutschland die durch besseren Geruch ausgezeichnete Kaliseife. welche durch Verseifen von 20 Leinöl mit 27 Kalilauge bereitet wird, officinell. Sie ist eine Verbindung verschiedener Fettsäuren mit Kalium, mit Glycerin und überschüssigem Kali, das an der Luft in Kaliumcarbonat übergeht, gemengt, und bildet eine schlüpfrige, durchsichtige, gleichmässig breiige, bräunlichgelbe, schwach riechende und beissend alkalisch schmeckende Masse, die sich in Wasser und Alkohol löst. Diese Kaliseife ersetzt auch die als Sapo kalinus albus, Sapo mollis, weisse Kaliseife, Kali-Crême bezeichnete, weissgelbe geruchlose, weiche Seife, die in England als Constituens für Pillen und Pessarien dient und mit Bittermandelöl parfümirt den sog. Crême d'amandes amères bildet.

Auf die äussere Haut eingerieben bedingt Kaliseife Lösung der Epidermis und in concentrirter Form, vorwaltend durch das in ihr enthaltene freie Kaliumcarbonat, und bei nicht völlig unverletzter Haut Reizung der unteren Hautschichten, welche je nach der Dauer der Einwirkung verschiedene Grade der Intensität zeigt.

Bei nicht zu langer Einwirkung bleibt es bei Hautröthung und Anschwellung, welcher Losstossung der Epidermis folgt; stärkere Einwirkung kann zu Hautentzündung mit nachfolgenden Excoriationen und Geschwürsbildung, oft von heftigen Schmerzen und selbst febrilen Symptomen begleitet, führen. Besonders leicht geschieht dies bei dünner Epidermis (zarter Haut), bei Frauen und Kindern. In grösseren Mengen in den Magen gebracht kann sie heftige Gastroenteritis, Brechdurchfall und selbst den Tod herbeiführen. Schmierseife wird in manchen Gegenden als Abortivmittel gemissbraucht.

Kaliseife besitzt stark antiseptische Wirkungen und vernichtet und hemmt die Fortentwicklung von Mikrozoën, weshalb die grüne Seife als Reinigungsmittel (Waschen der Hände, Scheuern von Gegenständen) besonders indicirt ist. Sie dient ausserdem besonders gegen Scabies, wo die Schmierseife des Handels zu sog. Schnellcuren früher allgemein benutzt wurde, jetzt jedoch durch Perubalsam und Storax völlig ersetzt ist, welche die vielen, der Kaliseifenbehandlung anhaftenden Inconvenienzen nicht besitzen und in ihrer Wirkung sicherer sind.

Bei den Schnellcuren mit Schmierseife, die übrigens immer 8 Tage dauern und bei denen man im Ganzen 1—2 Pfd. Sapo viridis und zur jedesmaligen Einreibung 60,0—180,0, in den letzten Tagen 30,0—60,0 gebrauchte, handelt es sich nicht um specifische Einwirkung auf den Sarcoptes scabiei, sondern um mechanische Entfernung der Milben, und zwar in der Weise, dass die Milbengänge mit ihrem ganzen Inhalte (reife Milben, Brut, Eier) in Folge der durch die Seife entstehenden Hautentzündung abgestossen werden. Die Curen sind nur in Spitälern ausführbar und für die Patienten nicht bloss wegen des Schmierseifengeruchs, sondern besonders wegen der entzündlichen Anschwellung der Haut an den Gelenken, die auch nach vollendeter Cur Bewegungen unmöglich macht, höchst unangenehm.

Auch bei manchen phytoparasitären Hautaffectionen (Pityriasis versicolor, Herpes tonsurans) ist Entfernung der Parasiten mit der erkrankten Hautpartie durch Kaliseife möglich. Ebenso ist letztere bei chronischen Hautkrankheiten, deren Heilung durch Erweichung der Epidermismassen und Reizung des Papillarkörpers zu rascher Epidermisproduction oder durch Erzeugung mässiger Hautentzündung herbeizuführen ist, wie namentlich bei Psoriasis, von unbestreitbarem Nutzen. Der Erfolg ist jedoch nur dann sicher, wenn die Seife längere Zeit in Contact mit der kranken Haut bleibt. Dasselbe gilt für die Wirkung der Kaliseife bei Hautkrankheiten, wo es sich um Entfernung hyperplastischer Epidermis oder hypertrophischen Bindegewebes, z. B. Ichthyosis und schwieliger Verdickungen handelt.

Man benutzt bei Hautkrankheiten in der Regel die wohlfeilere Schmierseife, die man mit wollenen Lappen oder Bürsten einreibt oder messerrückendick auf Wolllappen applicirt.

Präparate:

Spiritus saponatus, Seifenspiritus. Wässrig-weingeistige Lösung frisch bereiteter Kali-Oelseife; klar, gelb, geschüttelt stark schäumend. Gelindes Reizmittel; zu Waschungen bei Verstauchung, Quetschung und Rheumatismus, sowie als Ersatz der Kaliseife in Form damit befeuchteter Wolllappen bei Ausschlägen (Chloasma, Psoriasis, Ekzem) im Gesichte und auf dem behaarten Kopfe. Ph. Austr. unterscheidet *Spiritus saponatus (Lösung von 1 Natronseife in 6 Spir. Vini conc. und 2 Aq. destillata, mit Lavendelöl parfümirt) und *Spiritus saponatus kalinus (Lösung von 2 Sapo kalinus in 1 Spiritus Lavandulae), das von Hebra bei Hautkrankheiten benutzte Präparat.

*Sulfur, Schwefel.

Der Schwefel ist ein starrer, gelber, spröder Körper ohne Geruch und Geschmack, welcher die Elektricität nicht leitet. Er löst sich nicht in Wasser, wenig in Alkohol und Aether, besser in alkalischen Laugen, ätherischen und fetten Oelen und Chloroform, am besten in Schwefelkohlenstoff. An der Luft erhitzt, verbrennt er noch unterhalb seines Siedepunktes mit blassblauer Flamme zu Schwefligsäureanhydrid, welches die Ursache des bei Schwefelverbrennung sich entwickelnden, erstickenden, zu Thränen und Husten reizenden Geruches darstellt. Er kommt in verschiedenen Formen zu medicinischer Verwendung, welche jedoch keineswegs chemisch reinen Schwefel darstellen, sondern meist mit schwefliger Säure, sowie mit Arsen und Selenverbindungen verunreinigt sind. Am reinsten ist der gereinigte Schwefel, ***Sulfur depuratum** (Flores Sulfuris loti), welchen man durch Auswaschen der Schwefelblumen des Handels erhält, welche ihrerseits durch Destillation des in vulcanischen Gegenden vorkommenden natürlichen Schwefels gewonnen werden, indem man den bei 430° entstehenden orangerothen Dampf in kühl gehaltene Verdichtungsräume überführt. Diese Schwefelblumen, Flores Sulfuris, entsprechen dem sublimirten Schwefel, ***Sulfur sublimatum,** und bilden ein feines, schöngelbes Pulver, das beim Reiben in eigenthümlicher Weise knirscht. Die gereinigten Schwefelblumen sind meist etwas heller gelb als die rohen Schwefelblumen. Ein noch feineres Pulver von mehr gelblich weisser Farbe stellt ***Sulfur praecipitatum,** die durch Fällen von Schwefelcalciumlösung mit Säuren (Salzsäure) gewonnene Schwefelmilch, Lac Sulfuris s. Magisterium Sulfuris, dar, die zwischen den Fingern nicht knirscht und vermöge ihrer Darstellungsweise meist Spuren von Schwefelwasserstoff, die ihr eigenthümlichen Geruch und Geschmack ertheilen, enthält. Der Stangenschwefel des Handels, Sulfur in baculis s. Sulfur citrinum, ist geschmolzener und in Formen gegossener, natürlicher Schwefel und wegen seiner Unreinheit medicinisch nicht gebräuchlich.

Von den officinellen Schwefelpräparaten dient Sulfur sublimatum nur extern, gereinigter Schwefel und Schwefelmilch innerlich und äusserlich. Beide weichen in ihrer Wirkung insoweit ab, als die Schwefelmilch viel feinere Vertheilung zeigt und somit den Veränderungen, welche Schwefel im Organismus erleidet, um wirken zu können, leichter unterliegt und so die davon abhängigen Actionen in etwas geringerer Dosis zu Stande bringt.

Auf die äussere Haut übt Schwefel in Substanz keine erkennbare Action aus. Eine Veränderung desselben bei Application in

Salbenform lässt sich nicht in Abrede stellen, da selbst bei Einreibung mit einfacher Schwefelsalbe nach einiger Zeit Schwefelwasserstoffgeruch auftritt. Auf den meisten Schleimhäuten ist reiner Schwefel höchstens im Stande, auf mechanische Weise zu wirken. Nur im Darmcanal verändert sich ein Theil des eingeführten Schwefels und ruft in Folge davon physiologische Effecte hervor. In allen Fällen passirt bei Einführung bedeutenderer Mengen ein nicht unbeträchtlicher Theil, 84—90 %, (mehr nach Sulfur depuratum als nach Schwefelmilch) den Darmcanal unverändert und geht mit den Faeces ab. Der Rest, im Magen chemisch nicht verändert, wird durch die Alkalien des Darmsaftes in Schwefelalkali übergeführt, äussert nach Art desselben seine Action auf den Darm selbst und gelangt als solches in das Blut. Folge dieser Umwandlung sind die leichten Kolikschmerzen und die verminderte Consistenz der Ausleerungen, welche nach Schwefel in grösseren Dosen gerade wie nach kleinen Gaben Schwefelnatrium auftreten. Aus weiterer Veränderung des Schwefelalkali im Darmcanal unter Einwirkung der dort vorhandenen Kohlensäure resultirt immer Bildung nicht unbeträchtlicher Mengen von Schwefelwasserstoffgas, welches den Defäcationen seinen unangenehmen Geruch leiht. Die Veränderungen des Schwefels nach seiner Resorption fallen mit denen der Schwefelalkalien wesentlich zusammen. Erwiesen ist vor Allem theilweise Oxydation und Erscheinen von Oxydationsproducten im Urin, indem die Sulfate sowohl bei Menschen als bei Thieren Vermehrung erfahren. Ausserdem fungiren Haut und Lungen als directe Eliminationsorgane, wo dann die daselbst vorhandenen Säuren Spaltung in Alkali und Schwefelwasserstoffgas veranlassen, welches letztere durch den Geruch der Perspiration und Exspiration sich deutlich bemerklich macht. Neben Vermehrung der Schwefelsäure im Harn findet sich nach Schwefeleinfuhr constant auch Vermehrung des neutralen Schwefels, vorwaltend durch eine organische Schwefelverbindung, deren Verhältnisse noch nicht bekannt sind.

Die Menge des durch den Urin ausgeführten Schwefels ist am grössten bei Gebrauch von Schwefelmilch, wo sie — natürlich nach Abzug des normal als Sulfat ausgeschiedenen Schwefels — die Hälfte des in den Magen eingeführten Schwefels betragen kann, während sie bei Schwefelblumen 1/5 und bei grösseren Dosen 1/10 und noch viel weniger beträgt. Eine auffallende, aber erklärliche Thatsache ist es, dass eine Steigerung der Dosis der Schwefelblumen weder die Wirkung auf den Darm noch die Ausscheidung der Alkalisulfate proportional steigen lässt. Bei sehr grossen Mengen von Schwefel findet ohne Zweifel ein mechanischer Schutz der Darmschleimhaut durch das überschüssige feine Schwefelpulver vor der reizenden Wirkung der gebildeten Schwefelalkalien statt, daher wirken mittlere Dosen ebenso stark abführend wie sehr starke; andererseits unterliegt aber stets nur ein kleiner Theil des ingerirten Schwefels der chemischen Einwirkung der Darmalkalien und führt zur Bildung von Alkalisulfuret und später von Alkalisulfat.

Vermehrung der Harnstoffausscheidung ist nach kleinen Schwefelgaben nachgewiesen; vielleicht findet auch eine solche der Harnsäure statt. Toxische Effecte, seien es Läsionen im Darme oder functionelle Störungen vermöge Resorptionswirkung, bringt der Schwefel beim Menschen auch bei wiederholter Einführung colossaler Mengen (sogar mehrerer Pfund in drei täglichen Einzelgaben von 15,0) nicht zu Wege.

Bei einzelnen Kranken kommt (vielleicht in Folge relativ starker Bildung von Schwefelwasserstoff im Darm) nach medicinalen Dosen Gefühl von Präcordialangst vor, welches nach freiem Abgang fötider Gase sich verliert. Sowohl auf Pflanzenfresser wie auf Hunde und Katzen wirkt Schwefel stärker als auf Menschen, namentlich sind örtliche Erscheinungen (Diarrhoe) ausgesprochener. Auf niedere Thiere besitzt Schwefel keinen besonderen Einfluss. Das Abgehen lebender Spulwürmer nach innerer Anwendung ist Folge der gesteigerten Peristaltik. Krätzmilben leben in einfacher Schwefelsalbe mehrere Tage ohne Schaden. Dagegen hemmt Schwefel in besonderer Weise die Entwickelung von Pilzen, z. B. von Oïdium Tuckeri bei der Traubenkrankheit, vielleicht durch beigemengte oder neugebildete schweflige Säure.

Als Medicament hat Schwefel besondere Bedeutung als mild eröffnendes Mittel in Fällen, wo man Reizung des Darmcanals vermeiden will und wo es darauf ankommt, die Digestion in keiner Weise zu stören. Er ist daher ein seit altersher geschätztes, häufig mit ähnlich wirkenden Stoffen (Magnesia, Weinstein, Senna) verbundenes Lenitivum bei habitueller Verstopfung und Hämorrhoidalleiden. Der Umstand, dass Schwefel im Magen sich völlig indifferent verhält, weil er sich im Magensafte nicht löst, und dass seine Wirkung erst im Dünndarm beginnt, weil hier erst der wirksame Körper, das Schwefelalkali, entsteht, dass die Action des letzteren nicht tief greifen kann, weil der schützende Ueberzug, den die im Darm unveränderte Partie des Schwefels selbst bildet, jede Exsudation verhütet, dass somit nicht flüssige, sondern breiige Stühle resultiren, endlich das Factum, dass er längere Zeit genommen werden kann, ohne schädlich zu wirken, machen Schwefel hierzu sehr geeignet.

Mit den Schwefelalkalien theilt der Schwefel manche bei längerem Gebrauche hervortretende Heilwirkungen, z. B. bei Metallkachexien, bei Rheumatismus und als Expectorans bei chronischen Katarrhen der Luftwege. Auch wird er als Ersatz des Eisens bei der Bleichsucht gerühmt.

Sehr günstig wirkt Schwefel bei Bleikolik, wo der in den Darm eingeführte Schwefel auch zur leichteren Fortschaffung des auf der Darmschleimhaut ausgeschiedenen Bleies dient und die äusserst lästige Obstipation beseitigt. Bei Rheumatismus werden besonders die Formen des afebrilen Muskelrheumatismus manchmal durch Schwefel günstig beeinflusst. Man hat hier häufig auch die äussere Anwendung mit der inneren combinirt und den Schwefel entweder in Pulver trocken aufgerieben oder als Schwefelsalbe möglichst energisch eingerieben.

Wiederholt ist Schwefel als Pulver eingeblasen und innerlich gegen Diphtheritis empfohlen; doch ist seine Anwendung nicht sehr verbreitet. Seinen Hauptruf als externes Mittel hat er bei der Behandlung von Dermatopathien. Früher galt er als einziges zuverlässiges Krätzmittel und bildete die Grundlage einer Menge

Salben und Curen, ist aber jetzt durch Storax und Perubalsam mit Recht verdrängt, da bei der äusseren Krätzcur mittelst Schwefel dieser an sich die Krätzmilbe nicht tödtet, sondern hauptsächlich auf mechanische Weise zur Entfernung derselben beiträgt, wenn er nicht gleichzeitig mit Stoffen, welche die Bildung von Schwefelalkalien, die so deleter auf Krätzmilben wirken, dass letztere in Lösungen schon in $^1/_4$ Stunde durchsichtig werden und sterben, bedingen, z. B. mit Kaliumcarbonat oder Schmierseife, in Anwendung gebracht wird. Sehr günstige Effecte giebt Schwefel bei Acne disseminata und im ersten Stadium der Acne rosacea, sowie manchmal bei Sycosis, Pityriasis capitis und Epheliden, doch sind die Formen, welche man bei diesen Hautaffectionen anwendet, in der Regel solche, dass die Wirkung nicht dem Schwefel als solchem, sondern dem gebildeten Schwefelalkali zukommt.

Als Laxans ist Schwefel am besten als Schwefelmilch nicht unter 1,0 zu geben. Selbst beim Gesunden sind davon 1,5—2,0 in getheilten Dosen nöthig, um zwei breiige Stuhlgänge zu bedingen, während Schwefelblumen zu 8,0 bis 10,0 häufig keine Entleerungen erregen. Bei hartnäckiger Obstipation, z. B. bei Bleikolik, nützen nur sehr grosse Dosen (8,0—60,0 pro die). Zur Erzielung antirheumatischer und antikatarrhalischer Wirkungen giebt man 0,3—0,8. Die Darreichung geschieht in Pulvern oder in Tabletten. Die in Frankreich officinelle Schwefellatwerge (āā Sulfur und Mel) wird sehr ungern genommen.

Zur äusseren Anwendung dient besonders der sublimirte Schwefel in Form von Salben (1 : 2—6) und Seifen (1 : 2—5). Sehr zweckmässig sind bei einzelnen Hautkrankheiten Pasten (mit Weingeist und Glycerin), die man meist mit Sulfur praecipitatum bereiten lässt. Selten wird Schwefel in Lotionen benutzt (Kummerfeld'sches Waschwasser). Ebenso ist die Anwendung von Schwefeldämpfen, durch Verbrennung von Stangenschwefel erhalten, bei Hautkrankheiten ganz aufgegeben und geschieht nur noch zur Desinfection von Viehställen und unbewohnten Räumen.

Als Abführmittel ist Schwefel Bestandtheil des Kurella'schen Brustpulvers, als Hautmittel verschiedener jetzt nur noch wenig benutzter Salben, z. B. Unguentum sulfuratum simplex (Sulfur dep. 1, Adeps 2), Unguentum Sulfuris compositum (Sulfur depur., Zincum sulfuricum āā 1, Adeps 8), der Jasser'schen Krätzsalbe u. a. In Oesterreich ist die von Hebra modificirte englische oder Wilkinson'sche Krätzsalbe (Sulf. subl., Pix liquida āā 3, Creta 2, Sapo kalinus, Adeps āā 6) als *Unguentum sulfuratum officinell. Eine Einkochung von Schwefelblüthen mit Leinöl bildete als Oleum Lini sulfuratum, Balsamum Sulfuris, Corpus pro balsamo sulfuris, und in Terpenthinöl gelöst als Oleum Terebinthinae sulfuratum (Balsamum Sulfuris compositum s. terebinthinatum s. Balsamum vitae Rulandi, Holländisches oder Harlemer Oel, Tilly-Oel) früher eine Volkspanacee, welche heute durch das Ichthyol ersetzt ist.

Verordnungen:

1) ℞

Sulfuris praecipitati
Tartari depurati āā 10,0
Magnesii carbonici
Sacchari āā 5,0
Olei Foeniculi gtt. 5

M. f. pulv. D. in scatula. S. 2—3mal täglich einen Theelöffel voll. (Pulvis Sulfuris compositus.)

2) ℞

Sulfuris depurati 10,0
Sacchari 90,0
Tragacanthae 10,0

F. c. Aq. florum Aurantii q. s. trochisci no. 100. *D. S.* Nach Verordnung. (Trochisci Sulfuris. Bei chronischen Katarrhen ad libitum.)

3) ℞
Sulfuris praecipitati
Spiritus
Glycerini āā 15,0
M. f. pasta. D. S. Abends auf Lappen gestrichen aufzulegen. (Gegen Sycosis.)

4) ℞
Sulfuris praecipitati
Kalii carbonici
Glycerini
Aquae Laurocerasi
Spiritus Vini Gallici āā 10,0
M. f. pasta. D. S. Aeusserlich. (Hebra's Schwefelpasta bei Acne.)

*Solutio Vlemingkx, *Calcium oxysulfuratum solutum, Solutio Calcariae sulfuratae; Kalkschwefelleberlösung. An Stelle der Schwefelsalben hat sich bei Krätzcuren die zuerst in der belgischen Armee eingeführte Abreibung mit wollenen Lappen, welche in eine Lösung von höheren Schwefelungsstufen des Calciums getaucht werden, als sehr billiges und schnell heilendes Mittel bewährt, das allerdings durch den bei seiner Anwendung frei werdenden Schwefelwasserstoff die Nase belästigt. Man erhält das Mittel durch Einkochen von frischgelöschtem Kalk und Sulfur mit Wasser.

II. Classe. Antidota, Gegengifte.

Gegengifte oder Antidota in engerem Sinne, auch Antidota chemica genannt, sind solche Stoffe, welche beim Contact mit giftigen Substanzen diese in Verbindungen überführen, welche im Körper keine schädliche Wirkung ausüben. Die aus ihrer Einwirkung auf Gifte resultirenden Verbindungen sind in vielen Fällen in Wasser und in den Säften, welche sich im Magen- und Darmcanale finden, unlöslich oder doch äusserst schwerlöslich und aus diesem Grunde der Resorptionsfähigkeit und damit jeder schädlichen Wirkung beraubt. So bildet sich z. B., wenn man Oxalsäure mit kohlensaurem Calcium oder einem anderen löslichen Kalksalze zusammenbringt, Calciumoxalat, welches in Wasser völlig unlöslich ist. Beim Zusammenbringen von Schwefelsäure mit löslichen Kalksalzen resultirt Calciumsulfat, welches zwar nicht vollständig in Wasser unlöslich, aber doch äusserst schwerlöslich und von keinem schädlichen Einflusse auf den Organismus ist. In manchen Fällen ist die entstehende Verbindung zwar leicht löslich, wirkt jedoch auch bei Resorption in grösseren Mengen nicht toxisch. Bringt man Schwefelsäure mit Magnesia oder Magnesiumcarbonat oder mit Natriumcarbonat zusammen, so entsteht Magnesium- oder Natriumsulfat, welche beide recht gut in Wasser sich lösen und auch nicht ganz ohne Action auf den Thierkörper sind; aber die letztere ist keine erhebliche, indem diese als Bittersalz und Glaubersalz bekannten Salze flüssige Stühle hervorrufen. Derartige Antidote sind offenbar ebenso brauchbar wie solche, welche unlösliche oder schwerlösliche und gleichzeitig unschädliche Verbindungen mit Giften produciren. Weniger brauchbar, aber in einzelnen Fällen nicht zu umgehen, sind solche chemische Gegengifte, welche eine schwer lösliche und dadurch weniger active, immerhin aber giftige, weil bei längerem Verweilen im Darmcanale resorbirbare, Verbindung bilden. Magnesia ist bei Oxalsäurevergiftung, wenn sie nicht in sehr grossen Dosen gereicht wird, als Antidot unzuverlässig, weil das gebildete Salz in das Blut aufgenommen wird und entfernte Vergiftungserscheinungen bedingen kann. Eiweiss bildet mit Quecksilberchlorid zwar eine Verbindung, welche die intensive corrodirende Wirkung auf das Gewebe des Magens nicht hat, aber das Quecksilberalbuminat löst sich leicht in mineralischen und organischen Säuren, selbst in Milchsäure, noch leichter in Chlorüren der Alkalimetalle (Kochsalz), gelangt in diesen Lösungen in das Blut und kann als entfernte Wirkung die Erscheinungen des Mercurialismus produciren.

Selbstverständlich sind Stoffe als Antidote unzulässig, welche, wenn sie auch mit einem Gifte unlösliche Verbindungen produciren, ihrerseits selbst giftig sind, vorausgesetzt, dass die schädliche Einwirkung nicht durch zweckmässige Darreichungsart sich ausgleichen lässt. Concentrirte Aetzkalilösung im Magen mit einer concentrirten Mineralsäure neutralisiren, wäre unsinnig, während die letztere in Verdünnung applicirt als Antidot zulässig ist. Silbernitrat ist offenbar kein Gegengift gegen Blausäure, wenn es im Contact mit letzterer auch schwerlösliches Cyansilber producirt, Platinchlorid ebenso wenig ein solches gegen Kaliumverbindungen, obschon es diese fällt.

In dem Falle, dass ein Antidot nicht eine unschädliche, sondern nur eine minder giftige Verbindung mit dem Gifte producirt, ist es selbstverständlich, dass wir das Product der Einwirkung nicht im Tractus belassen dürfen, weil wir sonst riskiren, dass der antidotarisch behandelte Kranke trotz des Antidotes zu Grunde geht. Dann ist es absolut geboten, mit der antidotarischen Behandlungsweise die mechanische Entfernung zu combiniren, welche ohnehin bei der Behandlung der Vergiftungen in der Regel der Anwendung der Antidote vorauszuschicken ist und nur in denjenigen Vergiftungen nicht in Gebrauch gezogen werden darf, wo das innerlich genommene Gift intensiv ätzend wirkt und durch mechanische Entfernung bezweckende Eingriffe Zerreissung der Magenhäute oder doch vermehrte Läsion derselben zu befürchten ist. Nachträgliche mechanische Entfernung ist auch in solchen Fällen indicirt, wo das durch das Antidot gebildete Product eine schwere, unlösliche, an den Magenwandungen fest anhaftende Masse darstellt, z. B. die nach Anwendung von Natriumsulfat als Antidot bei Vergiftungen mit Blei- oder Barytsalzen resultirenden Sulfate dieser Metalle.

Die mechanische Entfernung der Gifte aus dem Magen kann entweder durch die Magensonde (Magenpumpe) oder durch Anwendung von Brechmitteln geschehen. Die Magenpumpe passt besonders bei flüssigen und leicht auflöslichen Giften, doch können auch Pulver und gepulverte Pflanzentheile ausgepumpt werden, dagegen nicht voluminöse Gifte (Pilze, Wurzeln, Beeren). Unter den Brechmitteln ist in den meisten Fällen das Apomorphin allen übrigen vorzuziehen, wo man es rasch zur Hand haben kann. Da es allein subcutan verwendet werden kann, passt es für solche Fälle, in denen bestehender Krampf der Kiefermuskeln oder aufgehobenes Schlingvermögen die Einführung anderer

Brechmittel unmöglich macht. Im Falle kein brechenerregendes Medicament beschafft werden kann, muss der Arzt natürlich zu anderen Mitteln recurriren. Kitzeln des Schlundes und des weichen Gaumens mit dem Finger oder mit einer in Oel getauchten Feder, sanftes Reiben oder stärkerer Druck der Magengegend führen oft, mitunter auch Schütteln des Kranken, besonders in der Narkose, zum Ziele; ebenso Ausdehnung des Magens durch Trinkenlassen grösserer Mengen von lauwarmem Wasser, mit Wasser verdünntem Eiweiss oder Camillenthee. Gewisse Hausmittel leisten noch mehr, so namentlich der in England sehr gebräuchliche Senf (Semen Sinapis), ferner Kochsalz, auch Baumöl, Rüböl, oder in warmem Wasser geschmolzene Butter.

Der günstige Erfolg der chemischen Antidote beruht natürlich darauf, dass dieselben mit dem Gift in unmittelbaren Contact gelangen. Dies kann selbstverständlich am besten am Applicationsorte geschehen, und die Zeit ihrer Anwendung erstreckt sich deshalb vor Allem auf diejenige Periode, wo die Gifte, wie man sich ausdrückt, in den ersten Wegen verweilen. Wie lange diese währt, ist nicht sicher zu bestimmen; bestimmt aber darf sie nicht zu früh als beendigt angesehen werden, und — wie die Brechmittel — sind auch die chemischen Gegengifte noch mehrere Stunden nach Einführung des Giftes indicirt. Namentlich in den unteren Partien des Tractus können sich Giftpartikelchen sehr lange halten. Es spricht dies auch für die Anwendung von Abführmitteln nach Gebrauch der Antidote, theils um diese rascher in den Darm zu befördern, theils um die Gifte auch aus den Eingeweiden fortzuschaffen. Man giebt die Antidote, soweit sie nicht schädigend auf den Tractus wirken, zweckmässig in grossen Mengen, weil es sehr häufig vorkommt, dass durch spontanes Erbrechen ein Theil aus dem Magen entfernt und wirkungslos wird. Nur in einigen Fällen, z. B. Tannin als Antidot der Alkaloide, ist Ueberschuss des Gegengiftes zu meiden, weil die gebildete Verbindung sich im Ueberschusse des Lösungsmittels wieder auflöst.

Auch die in das Blut aufgenommenen und selbst die in die einzelnen Organe abgelagerten Gifte können der Einwirkung chemischer Agentien, welche von aussen in den Körper eingeführt werden, unterliegen. Hierbei handelt es sich jedoch nicht um Bildung unlöslicher, sondern im Gegentheil um diejenige leicht löslicher und daher wieder resorbirbarer Verbindungen, deren Elimination mit den Körpersecreten die Absicht ist. Diese Substanzen, wie Iodkalium, Bromkalium und andere Medicamente, welche man bei chronischen Vergiftungen in Gebrauch zieht, rechnet man gewöhnlich nicht den Antidoten zu, sondern bezeichnet sie als chemische Lösungsmittel oder auch, da man die Elimination der Gifte dadurch zu fördern beabsichtigt, als eliminatorische Antidote. An diese Gegengifte schliesst sich auch der Sauerstoff, den man bei Vergiftung mit gewissen Gasen zur Destruction der Verbindungen, welche diese mit Hämoglobin eingehen, inhaliren lässt, ferner die zur Verhinderung der Alkalientziehung im Blute bei Säurevergiftung empfohlenen Alkalien und die bei Carbolismus zur Beschränkung der Schwefelsäureentziehung benutzten Alkalisulfate.

Dass die Anwendung der chemischen Antidote nicht die Thätigkeit des Arztes erschöpft, braucht nicht hervorgehoben zu werden. Nach Beseitigung des Giftes aus den ersten Wegen bleiben noch die durch dasselbe bereits gesetzten Störungen zu bekämpfen, welche wegen ihrer sehr verschiedenartigen Natur auch die differentesten Medicamente erfordern können. Solche Stoffe, welche nicht auf das Gift, sondern auf die Vergiftung wirken, nennt man dynamische Antidote. Am häufigsten kommen davon die gegen Collapszustände gebräuchlichen excitirenden Mittel (Aether, Campher, Wein) in Anwendung. Bei vielen Vergiftungen muss der Arzt auch zu nicht medicamentösen Behandlungsweisen, besonders zur Transfusion und zu künstlicher Athmung seine Zuflucht nehmen.

Man hat in früherer Zeit vielfach nach einem universellen Gegengifte, Alexipharmacon s. Antidotum universale, gesucht, was aber natürlich bei der weit auseinandergehenden Natur der einzelnen Gifte ohne Erfolg bleiben musste. Dagegen besitzen einzelne Stoffe, indem sie mit einer grösseren Anzahl Gifte unschädliche oder doch minder schädliche Verbindungen eingehen, ausgedehntere antidotarische Brauchbarkeit. Dahin gehört vor Allem das bei den meisten unorganischen Giften als Antidot anwendbare Eiweiss, daneben die Gerbsäure, welche mit den meisten Alkaloiden und verschiedenen anderen toxischen Pflanzenstoffen mehr oder weniger unlösliche Verbindungen bildet. Dieser Umstand gewährt den Vortheil, dass man bei Vergiftungen, wo das Gift nicht bekannt ist und nur so viel feststeht, dass es aus dem Mineralreiche oder aus dem Pflanzenreiche stammt, entweder das eine oder das andere dieser beiden Antidote verwenden kann, um so mehr als sie bei vielen Giften geradezu die besten chemischen Antidote sind.

In Fällen, wo ein bestimmtes Gift als Erkrankungsursache bekannt ist, wird der Arzt häufig bessere Antidote als Eiweiss und Gerbsäure anwenden können. Denn bei einer Anzahl verhältnissmässig häufiger Intoxicationen sind die beiden allgemeinen Antidote ohne Nutzen; Eiweiss z. B. bei Vergiftung mit Phosphor und arseniger Säure, Arsensäure, Brechweinstein, Salzen und Sulfureten der Alkalimetalle, Alaun und Zinnchlorür; Tannin bei Intoxication mit Pikrotoxin, einer Menge giftiger Pflanzen mit scharfen Eigenschaften, Harzen und ätherischen Oelen.

Auch die neben Eiweiss und Tannin in Anwendung als Gegengifte kommenden Medicamente sind zum Theil Antidote für mehrere Gifte; so verdünnte organische Säuren (Essig, Citronensaft) für sämmtliche kaustische und kohlensaure Alkalien; Carbonate und Bicarbonate der Alkalimetalle für Mineralsäuren, die meisten organischen Säuren (mit Ausnahme der Oxalsäure) und die meisten Metallsalze, wo sie zum Theil, wie bei löslichen Zinksalzen, sogar vor Eiweiss Vorzüge haben, Lösung von Iod in Iodkaliumlösung (Iodiodkalium) für die meisten Alkaloide. Andere Antidote beziehen sich dagegen auf wenige Gifte oder selbst eine einzige toxische Substanz; so Kochsalz auf Silbersalze, Zuckerkalk auf Oxal- und Carbolsäure, Natrium- und Magnesiumsulfat auf Blei und Barytverbindungen, Terpenthinöl auf Phosphor, Amylum auf Iod u. s. w. Nachstehend sind die hauptsächlichsten Gifte, soweit es für solche chemische Antidote giebt, mit diesen so zusammengestellt, dass da, wo mehrere Substanzen als Antidote sich qualificiren, die Reihenfolge ihren Werth bestimmt:

Acidum aceticum: Magnesiumhydroxyd; Kreide in Wasser; Seifenwasser; Milch.
Acidum arsenicosum: Antidotum Arsenici; Magnesiumhydroxyd; Eisenoxydsaccharat; dialysirtes Eisenoxyd; Ferrum sulfuratum hydratum; Thierkohle; in Nothfällen Seifenwasser, Schwefelwasserstoffwasser oder Kalkwasser.
Acidum arsenicicum: Antidotum Arsenici; Ferrum sulfuratum hydratum.
Acidum carbolicum: Zuckerkalk; geschlämmte Kreide; Natrium- und Magnesiumsulfat; Eiweiss; Milch.
Acidum chromicum: Eiweisswasser; Magnesia im Ueberschuss.
Acidum citricum: wie bei Acidum aceticum.
Acidum hydrochloricum: Magnesiumhydroxyd; Natrium- oder Calciumcarbonat; Seifenwasser; Eiweiss; Milch.
Acidum hydrocyanicum: Antidotum Arsenici; Ferrum sulfuratum cum Magnesia.
Acidum nitricum: wie bei Acidum hydrochloricum.
Acidum nitroso-nitricum: wie bei Acidum hydrochloricum.
Acidum oxalicum: Zuckerkalk; Calciumcarbonat (Kreide); Magnesiumhydroxyd in grossem Ueberschusse.
Acidum picronitricum: Eiweisswasser.
Acidum sulfuricum: wie bei Acidum hydrochloricum.
Aconitinum: Gerbsäure; Iodiodkalium; Thierkohle.
Alumen: Eiweiss; Milch; Leimlösung; Magnesiumhydroxyd im Ueberschuss; Ammoniumcarbonat in schwacher Lösung.
Amanita bulbosa: Iodiodkalium; Tannin.
Ammoniak: Essig; verdünnte Weinsäure; verdünnte Citronensäure; verdünnte Schwefelsäure; Fette und fette Oele.
Anilin: Eiweiss.
Anilinfarbstoffe: bei Arsengehalt Antidotum Arsenici oder Magnesiumhydroxyd.
Antimonium chloratum: Eiweiss; Magnesiumhydroxyd; Alkalicarbonate.
Aqua Amygdalarum amararum: wie bei Acidum hydrocyanicum.
Argentum nitricum: Chlornatrium; Eiweiss; Milch.
Atropin: Tannin; Iodiodkalium; Thierkohle.
Aurum chloratum: Eiweiss; Magnesia.
Barium chloratum: Natriumsulfat; Magnesiumsulfat.
Baryta carbonica: Schwefelsäure in starker Verdünnung.
Belladonna: wie bei Atropin.
Bromum: dünner Stärkemehlkleister; Mehlbrei; Eiweiss; Magnesiumhydroxyd.
Cadmium sulfuricum: Eiweiss; Milch.
Calcium hypochlorosum: Natriumhyposulfit; Magnesiumhyposulfit; Eiweiss; Magnesia.
Cerussa: Mischung von Essig und Natriumsulfat.
Chininum et alia Corticis Chinae alcaloidea: Iodiodkalium; Tannin.
Chlorum: bei interner Vergiftung wie bei Calcaria hypochlorosa.
Codeïnum: Gerbsäure; Iodiodkalium.
Coffeïnum: Iodiodkalium.
Colchicinum und Colchicum: Tannin.
Coniinum und Conium: Tannin.
Cuprum aceticum et alia Cupri salia: Ferrocyankalium; Ferrum sulfuratum hydratum; Magnesiumhydroxyd; Eiweiss; Limatura Ferri; Thierkohle.
Cytisin und Cytisus: Iodiodkalium; Gerbsäure in nicht zu grosser Menge.
Digitalin und Digitalis: Tannin.
Ferrum sesquichloratum und sulfuricum: Eiweiss; Magnesia; Natriumcarbonat; Zuckerkalk.
Gratiola: Tannin.
Helleborus: Tannin.

Hydrargyrum bichloratum und alle ätzenden Quecksilbersalze: Eiweiss; Milch; Kleber; Magnesiumhydroxyd; Ferrum sulfuratum hydratum; Eisenfeile; Thierkohle.
Hydrargyrum cyanatum: Ferrum sulfuratum hydratum mit Magnesia; Eiweiss.
Hyoscyamus: wie bei Atropin.
Iodum: wie bei Bromum.
Kali hydricum: wie bei Ammoniak.
Kalium arsenicosum (Liquor arsenicalis Fowleri): wie bei Cuprum arsenicosum.
Kalium bichromicum: Magnesiumhydroxyd; Natriumcarbonat; Antidotum Arsenici.
Kalium hydrocyanicum: wie bei Blausäure.
Kalium permanganicum: Eiweiss; Milch; Leimlösung; Pflanzenschleim.
Kalium sulfuratum: Zinksulfat (als Brechmittel und Antidot); Aqua Chlori; Lösungen unterchlorigsaurer Alkalien.
Kreosotum: Eiweiss.
Lobelia: Gerbsäure; Iodiodkalium.
Morphium: Tannin.
Natrium arsenicosum: wie Cuprum arsenicosum.
Natrium sulfuratum: wie Kalium sulfuratum.
Nicotin: Iodiodkalium; Tannin.
Opium: Tannin.
Phosphor: nicht rectificirtes Terpenthinöl; Cuprum sulfuricum (als Brechmittel und Antidot); Cuprum carbonicum.
Physostigmin: Gerbsäure; Iodiodkalium.
Pilocarpin: wie bei Physostigmin.
Plumbum aceticum: Natriumsulfat; Magnesiumsulfat; Natriumphosphat; verdünnte Schwefelsäure; Thierkohle; Gerbsäure; Ferrum sulfuratum hydratum.
Stannum chloratum: Eiweiss; Milch; Magnesia usta.
Stramonium: wie bei Atropin.
Strychninum und Strychninsalze: Tannin; Iodiodkalium; Iodtinctur; Brombromkalium.
Tartarus emeticus: Gerbsäure; Abkochungen von Eichen- und Chinarinde.
Veratrinum: Iodiodkalium.
Zincum chloratum et alia Zinci salia: Gerbsäure und gerbsäurehaltige Decocte; Natriumcarbonat; Natriumbicarbonat; Eiweiss; Milch.

Antidotum Arsenici. — In verschiedenen europäischen Ländern und in den Vereinigten Staaten ist das Vorräthighalten von Materialien in den Apotheken vorgeschrieben, welche beim Zusammenmischen die hauptsächlichsten Antidote des Arseniks, Eisenhydroxyd und Magnesiumhydroxyd, in dem zu ihrer antidotarischen Wirkung am meisten passenden Zustande, mit einem abführend wirkenden Magnesiumsalz (Magnesiumsulfat oder Magnesiumchlorid) gemengt, ergeben. Diese in bestimmten Verhältnissen zu mischenden Materialien werden auf ärztliche Verordnung als Antidotum Arsenici dispensirt. Die früher in Deutschland und noch jetzt in den meisten Ländern bestehende Vorschrift verordnet die unter Vermeidung von Erwärmung auszuführende Mischung von 100 mit 250 Wasser verdünntem Liquor Ferri sulfurici oxydati mit 15 vorher mit 250 Wasser verriebener Magnesia usta. Es resultirt bei dieser Mischung ein nach Bittersalz schmeckendes, rothbraun aussehendes Gemenge von Eisenhydroxyd, Magnesiumhydroxyd und Magnesiumsulfat. In Holland und Schweden dient Eisenchloridlösung statt der Ferrisulfatlösung, wo dann die Mischung Magnesiumchlorid statt Magnesiumsulfat enthält.

Dieses Gegengift der arsenigen Säure ist hervorgegangen aus dem 1834 von Bunsen und Berthold in Göttingen zuerst als Gegenmittel gegen Vergiftung mit arseniger Säure benutzten Eisenhydroxyd (Eisenoxydhydrat), Ferrum hydricum s. Ferrum oxydatum hydraticum, $Fe_2(OH)_6$, welches frisch bereitet und rechtzeitig angewendet auch höchst zuverlässig wirkt. Beim Schütteln mit frisch gefälltem Eisenhydroxyd bildet die arsenige Säure amorphes, basisch arsenigsaures Eisenoxyd, und wird die arsenige Säure dabei so vollständig gebunden, dass, wenn die auf 1 derselben angewendete Menge

10—12 Theile trockenes Eisenoxyd enthält, im Filtrat arsenige Säure nicht mehr nachweisbar ist. Das ursprünglich durch Ausfällen von Ferrisulfatlösung mit Ammoniak dargestellte Präparat war lange Zeit in einer grösseren Menge Wasser suspendirt aufbewahrt als Ferrum hydricum in aqua officinell; doch geht beim Aufbewahren unter Wasser, besonders rasch bei warmer Temperatur, das Eisenhydroxyd in Hydrate von geringerem Wassergehalt über, wobei seine ursprüngliche gallertige Beschaffenheit verloren geht, der Niederschlag dichter, körniger und in Essigsäure weniger löslich wird und viel von seiner Fähigkeit, arsenige Säure zu binden, verliert. In der als Antidotum Arsenici bezeichneten ex tempore Mischung ist natürlich, wenn jede Erwärmung vermieden wird, das am meisten mit Säuren verbindbare Eisenoxydhydrat vorhanden, neben welchem auch noch das im Ueberschusse vorhandene Magnesiumhydroxyd die arsenige Säure bindet. Wird Lösung von arseniger Säure mit einem grösseren Ueberschusse des Antidots versetzt und nach Umschütteln in etwa 5 Minuten filtrirt, so lässt sich im Filtrat keine Spur Arsen mehr entdecken. Diese Wirkung ist rascher und vollständiger als bei Magnesiahydrat. Das in dem Präparate vorhandene Magnesiumsulfat dient dazu, die gebildeten Arsenite sobald als möglich durch flüssige Entleerungen nach unten aus dem Körper fortzuschaffen. Dieser letztere Umstand erhöht den Werth des Antidots wesentlich, weil arsenigsaures Eisen und arsenigsaures Magnesium weder völlig unlöslich in den Darmsäften noch ungiftig sind und die für Brechmittel unzugänglichen, in den Dünndarm gelangten Partien dadurch unschädlich gemacht verden. Auch Arsensäure wird von dem Antidotum Arsenici ausgefällt, doch bedarf es dazu grösseren Ueberschusses. Vor Ferrum hydricum in aqua hat die Mischung noch den Vorzug, dass sie auch bei Vergiftungen mit arsenigsauren und arsensauren Salzen (Solutio Fowleri und ihren Surrogaten); und mit den als Farbe benutzten Kupferverbindungen der arsenigen Säure brauchbar ist, wo Eisenhydroxyd Nichts nützt. Die an eine schwache Base (Magnesia) gebundene Schwefelsäure treibt die Säuren des Arsens aus den betreffenden Verbindungen aus, so dass sie der Einwirkung des Antidots unterliegen können. Hier ist jedoch das Mittel nur in grossem Ueberschusse zu völliger Ausfällung des Arsens im Stande.

Th. und H. Smith haben Eisenoxyduloxydhydrat, $Fe_3(OH)_8$, bei Blausäure- und Cyankaliumvergiftung, andererseits bei Antimon- und Brechweinsteinvergiftung empfohlen, in beiden Fällen jedoch in einer etwas abweichenden Weise dargestellt. Das gegen Blausäurevergiftung bestimmte Antidot lassen sie durch Mischen von 4,0—8,0 in Wasser angerührter Magnesia mit einer Lösung von 1,0 Eisenchlorid und 0,8 grünem Vitriol bereiten; der grosse Ueberschuss von Magnesia soll die Einwirkung der Säure des Magens auf die gebildete unlösliche Cyanverbindung hindern. Durch die angegebene Menge sollen 100 Tropfen officinelle Blausäure gebunden werden. Beim Brechweinstein wirkt Gerbsäure rascher und zuverlässiger.

Das Antidotum Arsenici ist gegen arsenige Säure wohl umgeschüttelt zu 1—2 Esslöffel, und zwar anfangs alle 10 Minuten, später halbstündlich und schliesslich in 1—2stündigen Intervallen, gegen Arsensäure und Verbindungen der arsenigen und Arsensäure mit Alkalien und Metallen zu 4—6 Esslöffeln pro dosi, zu geben.

Mit Thierkohle behufs mechanischer Bindung der arsenigen Säure gemischt, bildet das Antidotum Arsenici das in Frankreich gebräuchliche Antidote multiple à l'hydrate ferrique von Jeannel, das zu 50,0—100,0 pro dosi angewandt wird. Vor Darreichung dasselbe zu erwärmen, ist fehlerhaft, weil dabei seine Fähigkeit, arsenige Säure zu binden, verringert wird.

Ferrum sulfuratum hydratum s. via humida paratum, Hydratisches Schwefeleisen. In Frankreich benutzt man auch statt des Eisenoxydhydrats das frisch bereitete, durch Fällung von Ferrosalzen mit Natriumsulfhydrat erhaltene hydratische Schwefeleisen bei Vergiftung mit arseniger Säure, Sublimat, rothem Präcipitat, Kupfer-, Blei- und anderen Metallsalzen. Als Gegengift der arsenigen Säure hat es keinen Vorzug, und als Antidot der übrigen Gifte wird es durch das Eiweiss u. a. überflüssig gemacht, giebt ausserdem bei Thierversuchen schlechtere Resultate. Mit Magnesia gemischt ist das Präparat auch bei Vergiftung mit Cyanverbindungen versucht worden.

Magnesium hydroxydatum (*Antidotum Arsenici albi), Magnesia hydrica, Magnesia usta in aqua. In Oesterreich wird das Antidotum Arsenici durch Magnesiumhydroxyd ersetzt, welches entsteht, wenn schwach geglühtes Magnesiumoxyd (Magnesia) mit Wasser längere Zeit in Berührung gehalten wird. Das Präparat wird aus 3 frischgeglühter Magnesia und 20 Wasser bereitet und hält sich in hermetisch verschlossenen Gefässen lange unverändert. Man giebt davon bei Intoxication mit arseniger Säure anfangs $^1/_4$ stündlich, dann in grösseren Intervallen 40,0—60,0 bis zum Nachlasse der Vergiftungserscheinungen und zum Eintritt flüssiger Stühle, welche das gebildete, in verdünnten Säuren lösliche Magnesiumarsenit fortschaffen. Einen Vorzug vor dem als Antidotum Arsenici in anderen Pharmakopöen officinellen Gemische hat dies Präparat nicht. Man hat das Magnesiumhydroxyd bei Vergiftungen mit anderen Metallen (Quecksilber- und Kupfersalzen) empfohlen, doch leistet Eiweiss mehr. Ferner kann es bei allen Vergiftungen mit Säuren (Schwefelsäure, Salpetersäure, Salzsäure, Phosphorsäure, Oxalsäure) dienen, mit welchen Magnesiumoxyd theils unlösliche, theils lösliche, aber unschädliche Verbindungen giebt. Man hat hier stets grosse Dosen anzuwenden, namentlich bei Vergiftung mit Metallsalzen, weil die durch das Mittel gefällten Metallhydroxyde nur so lange ungelöst bleiben, als im Magen die Säure des Magensaftes nicht auf sie einwirken kann. Sehr problematisch ist die Empfehlung bei Phosphorvergiftung, da die toxische Wirkung des Phosphors nicht die Folge der durch Magnesia neutralisirbaren Säuren des Phosphors ist und andererseits die Magnesia die Bildung des weit gefährlicheren Phosphorwasserstoffes begünstigt.

Ferro-Kalium cyanatum, Kali borussicum s. zooticum; Ferrocyankalium, Kaliumeisencyanür. — Das Ferrocyankalium, K_4 Fe $(CN)_6$, gewöhnlich seiner Farbe wegen als gelbes Blutlaugensalz bezeichnet und dem rothen Blutlaugensalz oder Ferricyankalium, $K_6 Fe_2 (CN)_{12}$, gegenübergestellt, in welches es durch Oxydantien übergeführt wird, bildet grosse, wachsglänzende, säulen- oder tafelförmige, in 4 Th. kaltem Wasser lösliche Krystalle. Es geht rasch in den Harn über, theilweise in Ferricyankalium verwandelt, das sich seinerseits im Organismus theilweise zu Ferrocyankalium reducirt. Die Eigenschaft des Ferrocyankaliums, mit den Salzen der schweren Metalle sofort Niederschläge von Ferrocyanmetallen, welche in Wasser und verdünnten Säuren unlöslich sind, zu erzeugen und in sehr grossen Dosen nicht giftig zu wirken, macht es zu einem brauchbaren Gegengifte verschiedener toxischer Metallsalze. Bei vielen durch Eiweiss ersetzbar, eignet es sich besonders bei Kupfervergiftungen besser als dieses, weil Kupferalbuminat in Milchsäure, verdünnter Salzsäure und freiem Alkali sich löst. Auch bei Vergiftungen mit Eisenchlorid oder anderen corrodirenden Eisenoxydsalzen ist es mit Vortheil zu verwenden, indem sich dabei in Magen- und Darmsäften unlösliches Ferrocyaneisen, $(Fe_2)_2$ $[Fe(CN)_6]_3$ (Berliner Blau), bildet. Sonstige therapeutische Effecte hat es nicht.

Cuprum carbonicum, s. hydrico-carbonicum, s. subcarbonicum; Kupfercarbonat, Kupfergrün. Grünes, amorphes Pulver. in Wasser, Alkohol und Aether unlöslich. Kann an Stelle des Kupfervitriols als Antidot des Phosphors in Fällen, wo dessen fortgesetzte Darreichung zu intensive Wirkung auf die Magenschleimhaut ausübt, benutzt werden, um durch Bildung eines Ueberzuges von Kupfermetall die Verdampfung des Phosphors zu hindern.

Calcaria saccharata, Zuckerkalk. Die mit diesem Namen bezeichnete Verbindung des Rohrzuckers mit Kalk, von adstringirendem Geschmack, schwierig in Wasser, leichter in zuckerhaltigem Wasser löslich, giebt im Contacte mit Carbolsäure und Oxalsäure zur Entstehung sehr schwerlöslicher Verbindungen (Calciumcarbolat, Calciumoxalat) Anlass und ist für die betreffenden Vergiftungen das beste chemische Antidot. Man reicht sie in 30 Th. Syrupus simplex gelöst. Ein solcher Zuckersyrup (Sirop de chaux) dient in Frankreich theelöffelweise als Ersatzmittel des Kalkwassers bei Rachitis und chronischen Durchfällen im kindlichen Alter.

III. Classe. Antiseptica, Desinfectionsmittel.

Als Antiseptica (von σήπω, faulen, daher der Wortbedeutung nach fäulnisswidrige Stoffe) fasst man alle Stoffe zusammen, welche zur Zerstörung oder Verhinderung der Bildung von Erregern oder Producten putrider Decomposition oder der Fäulniss analoger Krankheitsprocesse (Infectionskrankheiten) benutzt werden.

Man beschränkt indess die Bezeichnung häufig auf die sog. Desinficientia, d. h. solche Substanzen, welche die bei der Fäulniss und verschiedenen schon seit alter Zeit mit dieser verglichenen (putriden) Krankheitsprocessen betheiligten Mikroorganismen direct zu tödten oder ihre Entwicklung zu verhindern vermögen. Solche Antiseptica im engeren Sinne, besser antibacterielle Mittel genannt, da sie ausser den Fäulnisserregern auch eine Anzahl von Mikroorganismen, z. B. Tuberkelbacillen, beeinflussen, welche Krankheiten (Infectionskrankheiten) erzeugen, die keine oder sehr wenig Analogie mit den durch Fäulnissproducte hervorgerufenen pathologischen Erscheinungen besitzen, schliessen sich somit eng an die Schmarotzermittel an. Es handelt sich um Gifte für Fäulnissbacterien und pathogene Schizomyceten, wie es sich bei den Schmarotzermitteln um Gifte für Spulwürmer und Milben handelt. Manche sind zugleich Antiseptica und Antiparasitica, z. B. Naphthalin. Viele Antiseptica haben auch eine sehr energische toxische Wirkung auf höhere Thiere und den Menschen und können, wenn sie in grossen Mengen in Contact mit dem Körper gebracht werden, selbst tödtliche Vergiftung bedingen, ein Factum, welches ebenso wie bei den Antiparasitica dringend zu Vorsicht bei der Verordnung antiseptischer Präparate mahnt. Bei anderen dagegen steht die schädliche Wirkung auf Mikroorganismen in gar keinem Verhältnisse zu der Giftigkeit bei höheren Thieren. So ist Chinin bei Bacterien mehrfach deleterer als Strychnin, während es beim Menschen 200—300mal schwächer als letzteres wirkt. Alle antibacteriellen Mittel sind Protoplasmagifte und wirken daher nicht nur toxisch auf Infusorien (Amoeben), sondern auch auf einzellige pflanzliche Organismen, z. B. Hefezellen und auf die weissen Blutkörperchen, deren Bewegungsfähigkeit sie schwächen und aufheben. Indem sie die durch Hefezellen bedingte Production von Kohlensäure und Alkohol aus Zucker (alkoholische Gährung) hemmen und in ähnlicher Weise die Wirkung anderer organisirter Fermente beeinträchtigen, rechtfertigt sich für die Antiseptica auch der mehrfach für sie gebrauchte Name Antizymotica (ζύμη, Sauerteig). Dieser ist auch deshalb zutreffend, weil die Wirkung der nicht organisirten Fermente ebenfalls durch die hierher gehörigen Stoffe abgeschwächt wird.

Der Grund der deleteren Wirkung gewisser Stoffe auf Mikroorganismen beruht bei einzelnen (Sublimat, Metallsalzen überhaupt, Carbolsäure) offenbar in der schon bei Einwirkung starker Verdünnungen resultirenden Coagulation der Eiweissstoffe, oder auch in hochgradiger Veränderung derselben durch Oxydationsprocesse, wie sie nascirender Sauerstoff (Ozon) hervorbringt, der bei der Wirkung einer grösseren Anzahl als Antiseptica verwendeter Substanzen, z. B. des Kaliumpermanganats, der Chromsäure, des Chlors, vermuthlich auch bei Aether und Terpenthin als Ozonträgern, eine Hauptrolle spielt. Bei einer grossen Anzahl stark wirkender antibacterieller Mittel ist Eiweissfällung und oxydirende Action ausgeschlossen. Weshalb z. B. Chinin mehrfach stärker toxisch auf Mikroorganismen wirkt als Nicotin, Strychnin, Veratrin und eine Reihe anderer giftiger Alkaloide, ist noch nicht genügend erklärt.

Ausser den directen durch Abtödtung oder Abschwächung von Mikroorganismen wirkenden Antiseptica giebt es aber auch indirecte, welche durch Umgestaltung der Bedingungen, unter denen Wachsthum und Gedeihen der Mikrokokken allein möglich ist, die Mikrozymen zum Absterben bringen. So erklärt sich z. B. die Wirkung verschiedener Mittel bei Gonorrhoe, welche keine direct abtödtende Wirkung auf die dem Tripper zu Grunde liegenden Gonokokken haben. Manche Säuren und saure Salze dienen als Verhütungsmittel der Fäulniss, weil sie die Alkalinität sich zersetzender organischer Massen aufheben, welche wesentlich begünstigend auf die Vitalität von Fäulnissorganismen und das Fortschreiten der Putrescenz wirkt. Da für eine Anzahl Mikroorganismen (Aërobien) der Sauerstoff Lebensbedingung ist, können reducirende Agentien, z. B. schweflige Säure, in manchen Fällen auch antiseptisch wirken. Bei vielen echten Antiseptica ist indirecte Action durch chemische Aenderung des Zersetzungsmaterials (Nährboden) entschieden mit im Spiele; so namentlich bei den Oxydantien (Halogene, Kaliumpermanganat), deren Action sich keineswegs auf das Protoplasmaeiweiss der Schizomyceten beschränkt, beim Eisenvitriol, bei Thonerdesalzen. Indem die Antiseptica Fäulniss- und Krankheitserreger abtödten, verhindern sie selbstverständlich die Production der krankmachenden Substanzen, welche von den betreffenden Mikrozymen gebildet werden. Sie schliessen sich hierdurch an die Antidote an und können unter Umständen geradezu Gegengifte schädlicher Verbindungen, welche bei den betreffenden Processen sich bilden, sein. Es gilt das in geringerem Grade bezüglich der eigenthümlichen, zu den Ptomaïnen gerechneten stark giftigen Stoffe, welche einzelne Schizomyceten erzeugen, obschon auch einzelne derselben von gewissen Antiseptica chemisch verändert werden (z. B. von Iodoform, Chlor), weit mehr von den das Geruchsorgan belästigenden gasförmigen Producten, wie sie bei Fäulniss abgestorbener Materie (daher auch bei jauchigen und brandigen Geschwüren) sich bilden. Die ältere Medicin betrachtete es als eine Hauptaufgabe der Krankheitsprophylaxe, diese übelriechenden Gase zu entfernen oder doch ihre Einwirkung auf das Geruchsorgan zu mildern. Man benutzte zu ersterem Zwecke ausser der Ventilation absorbirende Pulver, wie namentlich Kohle, zu letzteren die als Präservativ gegen pestartige Krankheiten früher für unfehlbar gehaltenen Räucherungen mit wohlriechenden Harzen und Specereien, welche nur die übelriechenden Gase maskiren, indem sie ihren eigenen Geruch an die Stelle desjenigen jener Fäulnissgase setzen. Stoffe, welche in dieser Art wirken, stellt man als Absorbentia und Deodorisantia den eigentlichen Desinficientien gegenüber; doch haben auch einige starke Gifte für Mikroorganismus energischen Einfluss auf übelriechende Producte der Zersetzung, wie Chlor durch chemische Veränderung von Schwefelwasserstoff, Ozon (Kaliumpermanganat) durch solche von flüchtigen Fettsäuren. Auch Eisenvitriol wirkt chemisch auf Schwefelwasserstoff und Ammoniak.

Der Name Absorbentia wird in der Medicin nicht bloss den durch Bindung von Gasen deodorisirenden Mitteln beigelegt, sondern auch den Alkalien, welche im Organismus und besonders in den ersten Wegen vorhandene freie Säuren durch chemische Verbindung mit denselben abzustumpfen im Stande sind. Diese auch als Antacida oder Neutralisantia bezeichneten Absorbentien gehören nicht hierher.

Da die bei der Entwicklung der pathogenen Schizomyceten gebildeten Stoffe vorwaltend entweder phlogogen oder pyretogen sind, d. h. die Umgebung in Entzündung und Eiterung versetzen oder starke Erhöhung der Körpertemperatur (Fieber) im Gefolge haben, sind die antiseptischen Stoffe auch gleichzeitig entzündungswidrige (antiphlogistische) und fieberwidrige (antipyretische) Medicamente.

Sehr wesentliche Bedingungen für die antiseptische Wirkung eines Stoffes stellen die Concentration der Lösung, in welcher derselbe zur Anwendung kommt, und die Dauer der Einwirkung dar. Selbst die kräftigsten Antiseptica (Mercurialien) bleiben in einer gewissen Verdünnung völlig unwirksam, ebenso in stärkeren Concentrationen, wenn sie nur kürzere Zeit mit den Mikrozymen in Contact gekommen sind. Auch die Art des Lösungsmittels ist nicht ohne Einfluss, alkoholische und ätherische Lösungen wirken schwächer als wässrige.

Die einzelnen Mikroorganismen verhalten sich gegen Antiseptica überhaupt und gegen die einzelnen Antiseptica keineswegs gleich. Bei den Sporen erzeugenden Bacillen sind die Sporen weit resistenter als die ausgebildeten Bacillen. Am resistentesten sind die Sporen des Milzbrandbacillus, Bacillus anthracis, deren Absterben durch gewisse Stoffe letztere mit Bestimmtheit als Antiseptica kennzeichnet. Diese Resistenz ist indessen so bedeutend, dass, wenn man ausschliesslich die rasche Ertödtung der Milzbrandbacillussporen als Kriterium eines wirklichen Antisepticum zulassen wollte, die Zahl dieser eine äusserst beschränkte sein müsste, da nur diverse Quecksilberpräparate (Sublimat, Formamidquecksilber u. a.), Kaliumpermanganat, Chlor, Iod und Brom,

Osmiumsäure und Ameisensäure in verdünnten wässrigen Lösungen in 1—2 Tagen Milzbrandsporen unwirksam machen. Arsenik (0,1 $^0/_0$) und Chinin (1 $^0/_0$) vermögen dies erst in 10 Tagen. Es giebt indess eine grosse Anzahl Stoffe, welche, wenn sie auch die Dauersporen des Milzbrandbacillus nicht unmittelbar tödten, doch die Entwicklung der Milzbrandbacillen zu sistiren oder doch wesentlich zu hemmen im Stande sind und auf diese Weise die Bildung der von den Bacillen producirten phlogogenen und pyretogenen Verbindungen zu verhüten vermögen. Die Mehrzahl der am häufigsten practisch gebrauchten Desinficientien gehört zu dieser Kategorie der Antiseptica, die ihren Zweck um so eher erfüllt, als andere pathogene Schizomyceten, wie Staphylokokken und Cholerabacillen, in der Regel empfindlicher als der Bacillus anthracis sind.

Resultate der zahlreichen neueren Untersuchungen über Beeinflussung von Bacterien durch Antiseptica, für welche nach Vorgang von Robert Koch die an Seidenfäden angetrockneten Milzbrandsporen die beste Grundlage bilden, sind unter einander nicht vergleichbar, da die entwicklungshemmende Wirkung durch Anstellung der Versuche in differenten Nährböden sehr modificirt wird. Als sicher constatirt ist zu betrachten, dass verschiedene Quecksilberverbindungen und Silberverbindungen in den stärksten Verdünnungen (Quecksilbercyanidcyankalium schon in Verdünnungen, welche $^1/_{32000}$ Hg enthalten, Sublimat in Dilutionen von $^1/_{13000}$ Hg) entwicklungshemmend wirken, während bei den meisten gebräuchlichen Antiseptica (Carbolsäure, Thymol, Salicylsäure, Eucalyptol, Creosot) Lösungen von 0,1—1 Procent erforderlich sind, um überhaupt Hemmungswirkung zu erzeugen. Die für den Anthraxbacillus gefundenen Werthe sind zum Theil wesentlich verschieden von denen bei anderen Bacillen. So wirkt Chinin und Carbolsäure bei Milzbrandbacillen hemmend in Verdünnungen über 1 : 500, Chinin bei Cholerabacillen schon im Verhältniss von 1 : 5000, dagegen Carbolsäure erst bei 1 : 400. Quecksilberverbindungen scheinen überall die intensivste Wirkung zu haben.

Die Anwendung der Antiseptica geschieht theils innerhalb, theils ausserhalb des Organismus. Ihre Hauptverwendung finden sie als externe Medicamente in allen Fällen, wo es sich darum handelt, die Zersetzung von Secreten und damit den Eintritt sog. septischer örtlicher Entzündung und Infection zu verhüten. So dienen sie zu Spülungen des Mundes und Pharynx, des Magens, der Nasenhöhle, der Harnblase und der Scheide und Gebärmutter, besonders aber zum Verbande von Geschwüren und Wunden (Operationswunden u. a.), die man jetzt allgemein nach dem Vorgange von Lister unter Anwendung kräftiger Antiseptica gegen die äussere Luft abschliesst, um von aussen herkommende Keime abzuhalten und eventuell zu zerstören oder ihre Entwicklung zu hemmen. Der grosse Nutzen der durch Lister eingeführten Verbandmethode, welche zu einem aseptischen Verlaufe der Wundheilung ohne Entzündung und Eiterung führt und selbstverständlich alle mit Zersetzung des Eiters im Zusammenhange stehenden Affectionen (Septicämie) verhütet, in Folge wovon die Heileffecte bei schweren Verletzungen, z. B. complicirten Fracturen bedeutend günstiger und manche sonst unmögliche schwere Operationen ausführbar geworden, und der antiseptischen Ausspülung der Geburtswerkzeuge post partum, durch welche das Puerperalfieber in vielen Entbindungsanstalten beseitigt wurde, documentirt besonders die Wichtigkeit der antiseptischen Mittel.

Die als Antisepsis bezeichnete Methode der Wundbehandlung beschränkt sich keineswegs bloss auf Desinfection der Wunde durch örtliche Application von Antiseptica auf die Wunde selbst, sondern durch Desinfection aller Gegenstände, welche mit derselben in Berührung kommen. So werden die Hände des Operateurs und der Assistenten durch Waschungen desinficirt, ebenso die Instrumente, Schwämme u. s. w. in desinficirende Lösungen getaucht und der Verband selbst mit Verbandstücken ausgeführt, welche mit antiseptischen Stoffen imprägnirt sind. Man benutzt dabei nicht nur antiseptische Gaze und Watte, sondern auch mit fäulnisswidrigen Stoffen imprägnirte Seide, Catgut und Drainröhren. Lister hat zunächst die Carbolsäure zu antiseptischen Wundverbänden verwerthet, neben welcher später Thymol, Salicylsäure, Iodoform, Sublimat, essigsaure Thonerde, basisches Wismutnitrat, Zinkoxyd, Naphthalin, Quecksilberoxycyanid u. a. Stoffe mehr oder weniger verbreitete Anwendung gefunden haben.

Viel weniger Bedeutung haben die Antiseptica in der Behandlung der septischen und Infectionskrankheiten selbst gewonnen. Den antizymotischen Effecten der kräftigsten Antiseptica stellt sich namentlich die hochgradige Giftigkeit in solchen Mengen, welche zur Ertödtung der Mikroorganismen nothwendig sind, entgegen. Es ist geradezu unmöglich, Quecksilbersublimat oder Iod in den vom Milzbrande inficirten Körper in Mengen einzuführen, welche die Weiterentwicklung des Bacillus hemmen. Andere Antiseptica sind so leicht zersetzlich, dass sie an der Applicationsstelle rasch zersetzt und in Form anderer weniger activer Verbindungen resorbirt werden. Nichtsdestoweniger bleiben die altbekannten curativen Wirkungen einzelner Antiseptica bei Infectionskrankheiten, wie die der Quecksilberpräparate und des Iods bei Syphilis, sowie die des Chinins und des Arseniks bei Wechselfieber, als Beweis für die Möglichkeit directer antizymotischer Action bestehen, und wahrscheinlich fällt auch die Heilwirkung des Arseniks bei Pseudoleukämie, der Salicylsäure bei Gelenkrheumatismus und der Carbolsäure bei Typhus unter diese Kategorie. Ein Effect der inneren Darreichung lässt sich namentlich da nicht bestreiten, wo, wie beim Typhus, das Contagium vom Darme aufgenommen wird und die Möglichkeit vorliegt, das Antisepticum, sei es Chlorwasser, Iod, oder das zu Abortivcuren früher vielfach benutzte, im Tractus theilweise in Sublimat übergehende Calomel, direct mit den Mikroorganismen in Berührung zu bringen. Ebenso sind Antiseptica im Stande, durch Fäulnisserreger bedingte Bildung schädlicher Stoffe im Darme und deren Resorptionswirkung, die sog. Autintoxication, zu verhüten. Bei sog. perversen Gährungsprocessen im Magen und Darm, bei denen nicht allein Essigsäure und Buttersäure, zu deren Neutralisation man früher allgemein die Alkalien als Neutralisantia benutzte, sondern auch Ptomaïne entstehen, sind gährungs- und fäulnisswidrige Stoffe rationell.

Für die Verwendung einzelner in solchen mit Fieber sich complicirenden Affectionen und in fieberhaften Infectionskrankheiten überhaupt spricht ausserdem der fieberwidrige Effect der meisten Antipyretica.

Versuche, antiseptische Mittel zur Prophylaxe von Infectionskrankheiten zu benutzen, indem man durch wiederholte Einführung eine Immunität zu erzielen bestrebt, sind wiederholt gemacht worden, z. B. von Herbst mit Kupfervitriol bei Lyssa, ausserdem sehr zahlreich, aber weniger erfolgreich in Italien mit schwefligsauren Salzen (Polli's antifermentative Methode). Zur Anwendung gelangen die Antiseptica auch bei der Abschwächung der Virulenz pathogener Mikroorganismen zu prophylaktischen Impfzwecken, indem man desinficirende Mittel in unzureichenden Mengen und unzureichender Concentration auf Milzbrandbacillen, Mikrobien der Lyssa einwirken lässt, doch ist ihre Rolle hier anderen schwächenden Einflüssen (Cultur bei hoher Temperatur, starker Insolation, Austrocknen, längeren Culturen auf diversen Nährböden u. s. w.) gegenüber verhältnissmässig unbedeutend.

Ausserhalb des kranken Organismus sind namentlich die Luft, in der man die Keime krankheitserregender Schizomyceten vermuthet, und die Auswurfsstoffe an ansteckenden Krankheiten leidender Personen, sowie Gegenstände und unter Umständen auch Personen, welche mit den Kranken in directen Contact gekommen sind, die Angriffspunkte der Antiseptica, soweit die Desinfection sich ihrer bedient und nicht andere, dem Bereich der Arzneimittellehre fremde Agentien, die zum Theil, wie strömender erhitzter Wasserdampf, die Effecte der antiseptischen Arzneimittel übertreffen, verwendet.

Die moderne Desinfection hat im Gegensatze zu der älteren, welche in Desinfection der Luft die hauptsächlichste hygieinische Aufgabe sah und diese nicht bloss auf den geschlossenen Raum, in dem mit ansteckenden Krankheiten Behaftete gelegen hatten, beschränkte, sondern selbst Strassen und Plätze durch Räucherungen ansteckungsfrei zu machen sich bestrebte, die Luftdesinfection durch antiseptische Medicamente fast ganz verlassen und begnügt sich bei Krankenzimmern mit ausgiebiger und häufiger Lufterneuerung. Da die Mehrzahl der alten Räucherungen nur deodorisirende, nicht eigentlich desinficirende Stoffe betraf und bei den eigentlichen gas- oder dampfförmigen Antiseptica diejenige Concentration der Dämpfe, durch welche eine wirkliche Zerstörung der Krankheitskeime möglicherweise zu erwarten steht, in bewohnten Räumen nicht angewendet werden kann, da sämmtliche antiseptische Gase (Chlor, schweflige Säure) irritirende Stoffe sind, die in den Luftwegen Entzündung herbeizuführen vermögen, ist dieses Absehen von medicamentösen Räucherungen gewiss berechtigt. Einen gewissen Werth behalten dieselben jedoch für unbewohnte Räume, indem man concentrirte Dämpfe anwenden kann, welche häufig die Entfernung übler Gerüche rascher als Ventilation zu bedingen im Stande sind. Auch die Chirurgie ist von der eine Zeit lang zur Desinfection der Luft in Operationszimmern gebräuchlichen, in unmittelbarer Nähe des Operationstisches auszuführenden Verstäubung desinficirender Lösungen (sog. Spray) zurückgekommen. Die moderne Desinfection legt vorwaltend Gewicht auf das Unschädlichmachen der Auswurfstoffe infectiös Kranker, insoweit sich die Ansteckung und Verbreitung, wie bei Cholera, Dysenterie, Typhus, Pocken, Diphtherie, auch bei Tuberculose, mit Sicherheit auf diese zurückführen lässt, und der mit diesen unmittelbar oder mit dem Staube der eingetrockneten Mikrozymen in Contact gekommenen Wandflächen und Utensilien. Hier kommen auch antiseptische Medicamente (z. B. Abwaschen der Fussböden, Fenster, Thüren, aller Holzbekleidungen ohne Politur mit 5% Carbolsäurelösung) in Betracht, soweit nicht die völlige Vernichtung werthloser Gegenstände durch

Verbrennen oder die Desinfection durch Hitze (bei Betten, Kissen, Matratzen, Teppichen, Pelzsachen, Polstermöbeln) durch die Natur der Gegenstände geboten ist.

Die Zahl der Antiseptica ist eine ausserordentlich grosse. Es gehören dahin theils unorganische Stoffe, darunter Ozon, sämmtliche Halogene und Mineralsäuren, Schwefelwasserstoff, Borsäure, arsenige Säure, ätzende Alkalien (einschliesslich der Kaliseife und des Ammoniaks), Aetzkalk, Chlorkalk, chlorsaures Kalium, Thonerdesalze, Kaliumpermanganat, diverse Salze von Schwermetallen (ausser zahlreichen Quecksilberverbindungen Silber-, Zink-, Kupfer- und Eisensalze), theils organische, unter denen namentlich aromatische Verbindungen vielfach Anwendung finden. Doch giebt es auch eine Reihe zu den fetten Verbindungen gehörender antiseptischer Stoffe, wie Alkohol, Aether, Chloroform, Iodoform, Chloralhydrat, Allylalkohol, auch Blausäure, Sulfocyanallyl. Von aromatischen Antiseptica mögen hier Benzol, Phenol, Resorcin und die übrigen Dihydroxybenzole, Benzoësäure, Salicylsäure, Cresol (Creolin), Anilin und Anilinderivate (Malachitgrün, Pyoctanin), Chinolin, Antipyrin, Iodol genannt werden, denen sich viele in Pflanzen erzeugte ätherische Oele (Terpenthinöl, Menthol, Nelkenöl, Eucalyptol) anschliessen. Sehr viele dieser Stoffe finden in anderen Capiteln, da sie ausgedehnter in anderer Richtung benutzt werden, Besprechung.

Die Auswahl der Antiseptica im einzelnen Falle ihrer Anwendung richtet sich nach verschiedenen Umständen. Es ist in vielen Fällen absolut unnöthig, die kräftigsten Mittel anzuwenden, namentlich wenn es möglich ist, das desinficirende Mittel längere Zeit einwirken zu lassen. Es erklärt sich hieraus, dass bei der antiseptischen Wundbehandlung manche Substanzen verbreitete Anwendung finden, die weit hinter dem Sublimat in ihrer keimtödtenden Wirkung zurückbleiben, ja sogar, wie das Iodoform, in Bezug auf die directe Abtödtung von Mikroorganismen eine relativ niedrige Stelle einnehmen. Für die Wahl und die Anwendungsweise bei der desinficirenden Wundbehandlung ist auch der Umstand massgebend, dass die Antiseptica bei directer Berührung mit Wund- oder Schleimhautflächen in toxischen Mengen resorbirt und zu Vergiftungen, die nicht selten tödlichen Ausgang haben, Anlass werden können. Die Versuche, ein für höhere Thiere und den Menschen völlig ungiftiges Desinficiens zu finden, sei es eine einzelne Substanz, sei es eine Combination verschiedener Desinficientien, haben bisher zu dem erwünschten Ziele nicht geführt, dagegen ist die Toxicität und die Gefahr der Resorption bei einzelnen Antiseptica bedeutend geringer als bei anderen. Bei innerer Darreichung bei Infectionskrankheiten legt, wie bereits oben bemerkt, die grössere Giftigkeit einzelner Mittel Beschränkungen in ihrer Wahl auf. Bei der externen Application sind manche Stoffe wegen der durch sie bedingten örtlichen Entzündung der berührten

Gewebe ausgeschlossen, z. B. Pyoctanin in der Augenheilkunde. Bei der antiseptischen Reinigung sind manche Stoffe ausgeschlossen, weil sie die zu reinigenden Gegenstände verderben. Während z. B. für nicht metallische Instrumente Sublimatlösungen benutzt werden können, muss man bei metallischen 5 % Carbolsäurelösung oder Alkohol benutzen. Auch der Kostenpunkt spielt eine Rolle, namentlich wenn es sich um die Desinfection grösserer Mengen infectiöser Faecalmassen handelt. Wenn bei kleineren Mengen übermangansaures Kali verwendbar ist, hält man sich bei grösseren Latrinen an rohe Carbolsäure, Salpetersäure, Aetzkalk oder Eisenvitriol, die freilich, wenn eine energische Durchmischung nicht stattfinden kann, den Zweck vollständiger Desinfection nicht erreichen.

Im Zusammenhange mit der Anwendung zu Desinfectionszwecken steht auch der Gebrauch der Antiseptica zur Conservirung eiweissreicher Materialien. Die Wahl der Stoffe richtet sich hier nach dem Zwecke der Conservirung. Handelt es sich um Leichen oder Leichentheile, so können stark wirkende Metallsalze, arsenige Säure, auch Chloroformwasser benutzt werden, handelt es sich dagegen um Nahrungsmittel, so sind erstere wegen ihrer giftigen Eigenschaften und letzteres wegen des den Speisen mitgetheilten Geschmackes ausgeschlossen. Man benutzt hier, abgesehen von Zucker, Kochsalz, Essig und den Producten der Räucherung (Kreosot), besonders Borsäure und Salicylsäure, die allerdings in einzelnen Ländern, jedoch aus nicht zureichenden Gründen, als bei längerer Zufuhr gesundheitsgefährlich verboten sind.

Ozonum; Ozon, ozonisirter oder activer Sauerstoff. — Die von Schönbein entdeckte und wegen ihres intensiv stechenden Geruchs (ὄζω, riechen) als Ozon bezeichnete Modification des Sauerstoffs, in welcher statt 2 Atome 3 Atome zu einem Molecül

O
/ \
O—O

vereinigt sind, und welche überall, wo Sauerstoff bei niederer Temperatur gebildet wird, sowie beim Durchschlagen elektrischer Funken durch Luft und bei der Electrolyse des Wassers auftritt, besitzt äusserst kräftige oxydirende Wirkungen und ist im Stande, unter geeigneten Umständen alle organischen Substanzen zu zerstören und in Folge davon auch Mikroorganismen und die von ihnen producirten Stoffe zu vernichten. Es beruht auf ihr die antiseptische Wirkung verschiedener Mittel, aus denen im Contact mit organischen Substanzen Sauerstoff frei wird, so insbesondere des Wasserstoffsuperoxyds, des Kaliumpermanganats, der Chromsäure, ferner der Halogene, welche in Folge ihrer grossen Affinität zum H aus Geweben Sauerstoff frei machen. Auch verschiedene Terpene, welche man als Ozonträger bezeichnet, weil ihnen die Eigenschaft zukommt, bei Contact mit Luft und namentlich unter dem Einflusse des Lichtes Sauerstoff anzuziehen und diesen sehr locker zu binden und leicht als activen Sauerstoff an oxydable Körper abzugeben (sog. ozonisirte ätherische Oele, z. B. Oleum Terebinthinae ozonisatum), wirken durch nascirenden Sauerstoff antiseptisch. Für sich hat Ozon als Desinfectionsmittel, obschon es Infusorien und Mikrobien tödtet, keine besondere Bedeutung, wiewohl es vielfach theils als Gas gewöhnlicher Luft oder gewöhnlichem Sauerstoff beigemengt, theils in Wasser gelöst als Antisepticum ersten Ranges bei den verschiedensten mit Sepsis näher oder weiter verwandten Affectionen angepriesen wurde. Für kleine Thiere ist Ozon schon in kleinen Mengen (schon bei Verdünnung mit 240 Luft) sehr giftig, führt zu Stupor und Narkose, Athembeschleunigung, Emphysem und Lungenödem und tödtet dieselben in 2—24—48 Stunden. Beim Menschen lässt es sich in kleinen Mengen in gehöriger Verdünnung ohne Unbequemlichkeit athmen; werden dagegen etwas grössere Mengen inhalirt, so kommt es zu Erbrechen, Rausch, Aufregung, Wallungen, Schmerzen in erregbaren Theilen, namentlich zu Schmerzen in den Muskeln der vorderen Brustwand, Schläfrigkeit, Athemverlangsamung, Schwindel, Kopfschmerz und profusem Schweisse. In Gasform ist Ozon erst in Sauerstoffgemengen, welche im Liter 5,83 Mgm. enthalten und daher zu ihrer Herstellung ganz aussergewöhnlicher Hilfsmittel bedürfen, ein nahezu sicheres Tödtungsmittel für Milzbrandsporen und Tetanusbacillen. Wässrige Lösung, das sog. Ozonwasser, Aqua ozonisata, dessen stärkere Sorte, Aqua ozonisata duplex, im Liter 0,213 dgm. (9,38 Vol. Procent) enthalten kann, wirkt auf Milzbrandsporen und Typhusbacillen entschieden deleter, weniger auf Eiterkokken, nicht auf Tetanusbacillen, doch bleibt zweifelhaft, ob das Ozonwasser nur durch Ozon wirkt. Die Anwendung bei atonischen Geschwüren und Gangrän, sowie als Gurgelwasser bei Diphtheritis in gehöriger Verdünnung ist daher keineswegs irrationell.

Hydrogenium peroxydatum; Wasserstoffsuperoxyd, Wasserstoffhyperoxyd. — Unter der leicht zu Irrthümern führenden Bezeichnung Eau oxygénée werden namentlich in Frankreich und Amerika Lösungen von Wasserstoffsuperoxyd als desinficirendes Mittel benutzt. Die Wirkung beruht auf dem Freiwerden activen Sauerstoffs, indem das Wasserstoffsuperoxyd, H_2O_2, bei gewöhnlicher Temperatur in rasch in Form von Blasen entweichendes O und H_2O zerfällt. Diese Spaltung findet auch im Organismus statt, und die bei subcutaner Injection entstehenden Sauerstoffblasen können durch Lungenembolie asphyktisch wirken. H_2O_2 wirkt in concentrirten Lösungen schrumpfend auf Blut- und Eiterkörperchen, färbt die Epidermis weisslich, bleicht Harn, entfärbt thierische Pigmentzellen und reizt excoriirte Hautstellen und Schleimhäute nicht unerheblich. Es deodorisirt fauliges Wasser in vorzüglicher Weise und sistirt Hefegährung und Fäulniss von Eiter und Harn, während es die Wirkung von Enzymen wenig beeinträchtigt. Es hebt die Impfbarkeit des Schankereiters auf, vernichtet Vibrionen und Bacterien im Eiter, ebenso Infusorien, sowie den Grind und Soorpilz. Auch Krätzmilben sterben rasch in Lösungen. H_2O_2 desorganisirt diphtheritische Membranen. Das Mittel hat als Antisepticum theils bei Behandlung von gewöhnlichen und Operationswunden, theils bei atonischen Geschwüren, gangränösen Wunden und ulcerösen Syphiliden, bei Diphtheritis, bei Cystitis putrida, Ozaena, Urethritis und Vaginitis, Ophthalmia blennorrhagica u. a. Anwendung gefunden und wirkt auffallend günstig bei Soor, Herpes circinnatus und Pityriasis versicolor, während es bei Favus kein Resultat giebt. Der Heiltrieb von diphtheritischen Geschwüren wird stark gesteigert. Man benutzt äusserlich verschiedene Concentrationen des Wasserstoffsuperoxyds (im Handel als „Eau oxygénée à deux (6, 10, 12) volumes" bezeichnet, je nachdem das Präparat im Vacuum das Doppelte, Sechsfache etc. seines Volums O entwickelt), bei kurzdauernder Anwendung stärkere, bei Umschlägen schwächere (2 Vol.). Bei Keuchhusten und Asthma dient es auch zu Inhalationen, bei Diphtheritis als Spray, bei infusoriellen Diarrhöen im Klysma. Innerlich ist es unzweckmässig, weil es sich schon im Magen zersetzt und das freiwerdende Gas als Ructus fortgeht. Dasselbe gilt von der Lösung in Aether (sog. Ozonic ether).

Acidum sulfurosum; Schweflige Säure. — Sowohl die gasförmige schweflige Säure (Schwefligsäureanhydrid), SO_2, als deren in England als Acidum sulfurosum officinelle (etwa 9%) wässrige Lösung haben als Desinficientien Anwendung gefunden. Die Säure besitzt bleichende Eigenschaften und zerstört Pflanzenfarben, indem sie ihnen Sauerstoff entzieht oder sich direct zu einer farblosen schwefligsauren Verbindung vereinigt. Sie dient technisch seit langer Zeit als Verhinderungsmittel von Gährungs- und Fäulnissprocessen (Schwefeln des Hopfens und der Weinfässer). Als Hefegift und in Hinsicht auf Verhütung von Schimmelbildung und Ertödtung von Schimmelpilzen steht sie über der Salicylsäure und Carbolsäure; auch zerstört sie faule Gerüche rasch. Pepsinwirkung wird dadurch nicht gestört. Auf Milzbrandsporen wirkt schweflige Säure nicht vernichtend. Mit der gährungswidrigen Wirkung stimmt der ausserordentliche Heileffect des Acidum sulfurosum bei Pyrosis und ähnlichen dyspeptischen Affectionen des Magens, wo abnorme Gährungsvorgänge durch Algen (Sarcina, Cryptococcus cerevisiae, Leptothrix u. s. w.) bedingt werden.

Mit Erfolg ist sie auch bei Heufieber gebraucht, ferner bei Typhus (auch als antipyretisch wirkend), bei Diphtheritis und Angina (zur Bepinselung und als Spray), sowie äusserlich als antiseptisches Verband- und Reinigungsmittel. Zum externen Gebrauche dienen Verdünnungen mit 3—12 Wasser; intern giebt man die Säure zu 0,5—4,0 3mal täglich in bitteren Aufgüssen. Zur Entwicklung von SO_2 behufs desinficirender Räucherungen verbrennt man Schwefel in geeigneter Weise, z. B. Schwefelblumen auf Kohlen gestreut. Auf 1 Cubikmeter Luftraum rechnet man 9,0—10,0 Schwefel. Am besten mischt man dem Schwefel $^1/_{40}$ fein pulverisirte Kohle bei, welche das Zerfliessen beim Verbrennen verhindert, und verbrennt auf einer eisernen Platte. Die betreffenden Dämpfe wirken heftig reizend auf die Luftwege und können Asphyxie bedingen.

Sulfite. — Der Umstand, dass die Verbindungen der schwefligen Säure in analoger Weise wie diese die Gährung zu sistiren vermögen, hat Polli auf die Idee gebracht, diese Verbindungen in der Weise prophylaktisch gegen zymotische Krankheiten methodisch zu verwenden, dass er sie längere Zeit in grösseren Gaben verabreichte, um den Organismus damit zu imprägniren und dadurch für die Aufnahme der Keime der Infectionskrankheiten untauglich zu machen. Diese antifermentative Methode, bei welcher als Medicamente die schwefligsauren Salze des Kaliums, Natriums, Ammoniums, Calciums und Magnesiums, die sog. Sulfite, daneben auch die entsprechenden unterschwefligsauren Salze, namentlich Natrium subsulfurosum s. hyposulfurosum s. thiosulfuricum, Natriumhyposulfit, Natriumthiosulfat, unterschwefligsaures Natrium, verwendet werden, hat sich jedoch keineswegs bewährt. Sämmtliche Sulfite können zwar bei interner Einverleibung zu einem geringen Theile durch die Säure des Magensaftes unter Freiwerden von schwefliger Säure zersetzt werden; doch gelangt der bedeutendste Theil in den Darm, wo er durch Verstärkung der peristaltischen Bewegung, jedoch lange nicht so stark wie Alkalisulfate, abführend wirkt. Ein Theil der in den Darm gelangten Sulfite und Hyposulfite wird in das Blut aufgenommen und dort fast vollständig zu schwefelsauren Salzen verbrannt; nur bei Einführung sehr grosser Quantitäten finden sich Sulfite und Hyposulfite im Urin. Eine gewisse Giftigkeit kommt den Sulfiten zu, indem das Natriumsalz bei Kaltblütern die Nervencentren und bei Warmblütern Vasomotoren und Athemcentrum lähmt; doch ist auch bei sehr grossen Mengen die Wiederherstellung in Folge rascher Bildung von Sulfat durch künstliche Athmung zu erreichen. In Bezug auf die therapeutischen Effecte der zu 8,0—20,0 pro die intern verwendeten Sulfite ist sicher, dass auffallende Veränderungen im Verlaufe acuter Infectionskrankheiten, welche für eine besondere Art der Einwirkung sprächen, nicht constatirt sind. Nur einzelne Heilungen von Malariafiebern durch Sulfite sind verbürgt. Auch werden Effecte bei Erysipelas neonatorum gerühmt. Für antiseptische Verbände ist 10 % wässrige Lösung von Natrium sulfurosum mit Glycerinzusatz empfohlen; doch giebt es entschieden activere, freilich dann aber auch giftigere Antiseptica. Die Sulfite und Hyposulfite lassen sich antidotarisch bei Vergiftung mit Chlorkalk, Javelle'scher Lauge und Chlorwasser verwenden, indem sie mit unterchlorigsauren Alkalien sich zu Sulfaten oxydiren und erstere zu Chlorür reduciren. Man giebt sie in lauwarmer wässriger Lösung (4—5 : 100) zu 1,0 pro dosi.

*Chlorum; Chlor.

Die unter dem Namen der Salzbildner oder Halogene bekannten Elemente Chlor, Brom, Iod und Fluor besitzen ausserordentlich grosse Affinität zum Wasserstoff und vermögen nicht nur beim Zusammentreffen mit organischer Substanz, ihr ein oder mehrere im Molecül enthaltene H Atome zu entziehen, sondern auch aus dem Wasser Sauerstoff frei zu machen, der im Status nascendi energisch oxydirend wirkt. Aus dieser Oxydation resultirt Zerstörung und Ertödtung des Protoplasma, auf welcher die beträchtliche antiseptische Wirkung der Halogene beruht, wenn dieselben unter der zu ihrer Wirkung nothwendigen Bedingung, dem Vorhandensein von Feuchtigkeit, direct mit Mikroorganismen in Berührung kommen. Von den Halogenen selbst kommt als Antisepticum am häufigsten das Chlor in Anwendung, ein gelblich grünes Gas von eigenthümlich unangenehmem Geruche, das man aus verschiedenen Materialien entwickelt und als solches oder in wässriger Lösung als **Aqua chlorata** s. *Aqua Chlori (Liquor Chlori, Chlorina liquida), **Chlorwasser,** verwendet.

Das Chlorwasser ist eine klare, gelblich grüne Flüssigkeit von schwach styptischem, etwas scharfem Geschmacke und erstickendem Geruche, welche mindestens 0,4 % Chlor enthält, an der Luft Chlorgas abgiebt und unter dem Einflusse des Tageslichtes sich unter Bildung von Chlorwasserstoffsäure und Freiwerden von Sauerstoff zersetzt, weshalb es in gefärbten (schwarzen oder gelben) Gläsern aufbewahrt werden muss.

Als wichtigstes Material zur Darstellung von gasförmigem Chlor dient der **Chlorkalk, Calcaria chlorata** s. hypochlorosa s. *Calcium hypochlorosum. Er bildet ein nach unterchloriger Säure riechendes, schwach chlorartig und salzig laugenhaft schmeckendes, an der Luft feucht werdendes, weisses Pulver, das ein Gemenge von unterchlorigsaurem Calcium, Chlorcalcium und Kalkhydrat neben mehr oder weniger freiem Wasser darstellt. Dasselbe muss in 100 Theilen mindestens 20 Theile wirksames Chlor enthalten, welches beim Uebergiessen mit Säuren sich rasch in reichlicher Menge entwickelt und schon beim Stehen an der Luft durch den Einfluss der Kohlensäure allmälig frei wird. Da der Chlorkalk wechselnde Mengen von im Wasser unlöslichem Kalkhydrat enthält, ist er in diesem Vehikel nur theilweise löslich. Die Lösung reagirt alkalisch.

Zu sehr energischer Entwicklung von Chlor ist der Chlorkalk indess nicht ausreichend, und man benutzt dazu das Manganhyperoxyd (Braunstein). Wird dieses mit Salzsäure zusammengebracht, so entsteht Manganchlorür, Wasser und freies Chlor nach der Formel: $MnO_2 + 4HCl = 2OH_2 + MnCl_2 + 2Cl$. In gleicher Weise tritt freies Chlor auf, wenn man ein Gemenge von Kochsalz und mit ihrem halben Gewichte Wasser verdünnter Englischer Schwefelsäure, den Materialien zur Bereitung der Chlorwasserstoffsäure, mit Braunstein erwärmt. Die auf die letztere Art zu bewerkstelligenden Räucherungen heissen Guyton Morveau'sche Räucherungen. Mischt man 7,5 g Braunstein und 10,0 g Kochsalz und bringt 20 g der angegebenen Mischung aus gleichen Theilen Englischer Schwefelsäure und Wasser hinzu, so erhält man eine Chlormenge, welche einen geschlossenen Raum von etwa 30 Cubikmetern zu desinficiren ausreicht.

Das Chlorwasser lässt sich durch eine filtrirte Lösung von Chlorkalk oder die im Handel unter dem Namen Bleichflüssigkeit vorkommenden Solutionen unterchlorigsaurer Alkalien ersetzen. Die gebräuchlichste ist die in Frankreich als Eau de Labarracque, in England als Finhams Hypochlorite of soda bezeichnete Lösung von unterchlorigsaurem Natrium, erhalten durch Zersetzung von Chlorkalklösung (20 : 100) mit Natriumcarbonat (25 : 500). Ein analoges Präparat, mit Kaliumcarbonat dargestellt, heisst Eau de Javelle. Dieselben sollen 5 % actives Chlor enthalten.

Theoretisch betrachtet giebt es keinen Stoff, der sich zur Desinfection in unbewohnten Räumen besser qualificirte als das Chlor in Gasform. Es zerstört sehr rasch die übelriechenden Gase, namentlich Schwefelwasserstoff, mit dessen Wasserstoff es sich verbindet, und die dadurch gebildete Salzsäure vermag ihrerseits wieder vorhandenes Ammoniak zu binden. Insoweit sie nicht an dieses gebunden wird, wirkt sie auch nach Art aller freien Säuren auf die Zersetzung hemmend ein. Das Chlor nimmt ausserdem eine hohe Stellung unter den die Schizomyceten vernichtenden und deren Fortpflanzung beschränkenden Stoffen ein. Nichtsdestoweniger sind die Resultate der Chlorräucherungen keineswegs immer befriedigend. Es erklärt sich dies leicht dadurch, dass eben die Affinitäten des Chlors zu ausgedehnte und mannigfaltige sind und in Folge davon die Mikrokokken nicht mit der zu ihrer Ertödtung nothwendigen Menge Chlor in Berührung kommen. Die Wirkung bleibt daher selbst hier auf Deodorisation beschränkt. In bewohnten Räumen oder gar in Krankenzimmern kann Chlor nicht gebraucht werden, weil nur sehr geringe Mengen Chlor geathmet werden können, ohne die Respirationsorgane der Insassen in intensiver Weise zu reizen und Husten, Stechen in der Brust und Dyspnoe hervorzurufen. Die frühere Praxis in Quarantäneanstalten, aus pest- oder cholerakranken Gegenden kommende Reisende direct mit Chlor zu durchräuchern, ist jedenfalls unzweckmässig.

Auch die Anwendung des in Wasser gelösten Chlors zur Zerstörung von Mikroorganismen ist keineswegs irrationell; doch ist der Gebrauch des Chlorwassers und sonstiger chlorhaltiger Lösungen als Waschmittel bei Verletzungen auf dem Secirsale, als Prophylakticum der Uebertragung des Puerperalfiebers, als Zusatz zu Gurgelwässern bei Angina diphtheritica augenblicklich ausser Mode. Empfehlenswerth erscheint die örtliche Behandlung der Pustula maligna mit Chlor. Weniger Werth hat die Chlorbehandlung vergifteter Wunden, z. B. der Bisswunden giftiger Schlangen, weil die Resorption des Schlangengifts zu rasch stattfindet. Gute Dienste leistet Chlorwasser bei diphtheritischen Entzündungen der Bindehaut.

In früherer Zeit sah man im Chlor ein directes Heilmittel gegen alle möglichen Affectionen, vor Allem gegen den Typhusprocess, doch ist der Nutzen, da Chlor als solches höchstens im Magen, nicht aber in den unteren Partien des Darmes mit den Typhusbacillen in Contact tritt, mehr ein indirecter, insofern es durch die aus ihm gebildete Salzsäure desinficirend und auf die profusen Durchfälle beschränkend wirkt. Hier und in putriden Durchfällen überhaupt ist der Chlorkalk dem Chlorwasser vorzuziehen, weil hier zu der deodorisirenden und antiseptischen Wirkung noch die austrocknende Wirkung des Calciumhydroxyds hinzutritt. Die Combination dieser Wirkungen erklärt auch die günstigen Erfolge des Chlorkalks bei Verwendung zur Deodorisation von Geschwüren mit übelriechendem Secrete, z. B. chronischen varicösen Geschwüren des Unterschenkels, syphilitischen Ulcerationen, carcinomatösen und brandigen Geschwüren, wo er die Absonderung beschränkt und günstig auf den Heilungsprocess einwirkt. Hier ist Chlorkalk dem Chlorwasser offenbar vorzuziehen, weil das Chlor aus letzterem viel rascher nach aussen entweicht. Seine secretionsbeschränkende Wirkung macht den Chlorkalk auch zu einem geeigneten Mittel gegen Blennorrhöen, und gegen sehr foetide Ausflüsse aus den Genitalien mag derselbe vor anderen Injectionsmitteln einen Vorzug besitzen. Man empfiehlt ihn auch bei alten Nachtrippern, wenn alle entzündlichen Erscheinungen, namentlich Schmerz, geschwunden sind.

Chlorkalk ist das chemische Antidot bei Vergiftung mit Schwefelalkalien, insofern er den aus diesen freiwerdenden Schwefelwasserstoff, soweit er sich noch im Magen befindet, zersetzt. Auch kann ein mit Chlorkalklösung getränkter Schwamm, vor Mund und Nase gebunden, für Reiniger von Senkgruben und Cloaken als Schutzmittel dienen.

Die Aqua chlorata wird innerlich zu 2,0—10,0 pro dosi und zu 15,0 bis 30,0 pro die in Verdünnung mit 5—10 Theilen dest. Wasser und $^1/_2$—1 Th. Syrup dargereicht. Da Chlor organische Stoffe äusserst leicht zerstört, sind solche, namentlich auch gefärbte Syrupe zu meiden. Dasselbe gilt vom Ammoniak und von Metallsalzen, welche dadurch höher oxydirt werden können. Verordnung auf längere Zeit verbietet die Zersetzbarkeit des Chlorwassers. Als Collyrium wird es unverdünnt 1 bis höchstens 2 mal täglich eingeträufelt. Zu Mund- und Gurgelwässern, sowie zu Lotionen verdünnt man es mit 1 bis 2 Th. dest. Wasser. Die Verordnung geschieht stets in vitro nigro.

Chlorkalk wird innerlich zu 0,05—0,2 in Pastillen oder in wässrigen Lösungen, welche filtrirt werden müssen und wie Chlorwasser ausser Zuckersyrup keinen Zusatz erhalten dürfen, gegeben. In letzteren kommt er auch äusserlich in Anwendung. Zu Collutorien und Gargarismen rechnet man 10,0—30,0 auf 250,0, zu Injectionen 0,3—0,6 auf 30,0 Wasser, zu Verbandwässern 8,0—15,0 auf 1 Pfd. Wasser.

Zur Desinfection von Räumen stellt man flache Schalen mit Chlorkalk oder mit Chlorkalk und Alaun ää, mit Wasser angefeuchtet, hin. Noch zweckmässiger ist es, den Chlorkalk mit Wasser anzurühren, darin leinene Lappen zu tauchen und auf Bindfäden aufzuhängen.

Kalium chloricum, Kali chloricum, Kali oxymuriaticum; **Kaliumchlorat,** chlorsaures Kali.

Das Kaliumchlorat, $KClO_3$, bildet farblose, perlglänzende, luftbeständige, rhombische Tafeln oder Blättchen von kühlendem, salpeterähnlichem Geschmacke, welche sich in 16—17 Theilen kaltem und 3 Theilen kochendem Wasser, sowie in 130 Th. Weingeist lösen. Die wässrige Lösung ist neutral; sie färbt sich beim Erwärmen mit Salzsäure grüngelb und entwickelt reichlich Chlor. Die betreffende Verbindung ist mit dem Chlorkalium, Kalium chloratum, KCl, nicht zu verwechseln, das dem Kochsalz in Zusammensetzung und Eigenschaften nahe steht. Kaliumchlorat schmilzt bei 400° und zersetzt sich bei höherer Temperatur in Sauerstoff und Chlorkalium.

Das chlorsaure Kalium zeichnet sich durch die Eigenschaft aus, sehr leicht Sauerstoff abzugeben und mit den meisten oxydirbaren Stoffen explosive Gemenge zu bilden, welche durch Stoss oder Schlag mit grosser Heftigkeit detoniren. Die Abgabe von Sauerstoff wird auch als die Ursache sowohl der meisten therapeutischen als der toxischen Effecte des Salzes angesehen, doch kann dies höchstens für erstere gelten, da nach kleinen Dosen mitunter keine Chlorsäure im Harne aufzufinden ist, während bei grösseren Gaben die ganze eingeführte Menge oder doch 99 % derselben wieder ausgeschieden wird. Die Elimination erfolgt hauptsächlich durch Nieren und Speicheldrüsen, beginnt in 5 Minuten und dauert 15—48 Stunden.

Als Gift nimmt das chlorsaure Kalium unter den Kaliumverbindungen eine Sonderstellung ein, indem es in eigenthümlicher Weise auf die rothen Blutkörperchen und das Hämoglobin wirkt. Das mit chlorsaurem Kalium versetzte Blut geht in eine braune Masse über, in der sich Methämoglobin spectroskopisch nachweisen lässt. Bei Hunden und Katzen, denen man grosse Dosen eines nicht durch rasche Herzlähmung tödtenden Chlorats (Natrium chloricum) giebt, resultirt nicht nur die nämliche Blutfärbung, auch der Methämoglobinstreifen im Blute tritt auf, während die Blutkörperchen ihren Farbstoff theilweise an das Plasma abgeben und selbst zu einer Art Gallerte sich metamorphosiren, in der ihre Stromata noch nachweisbar sind, welche zu einer eigenthümlichen Pfropfbildung in den Harncanälchen und durch Anhäufung in der Milz zu Schwellung derselben führen. Dass das Kalium chloricum auch beim Menschen in dieser Weise Vergiftungen mit tödtlichem Ausgange bedingen kann, ist durch reichhaltige Casuistik constatirt. Die Thatsache der Gefährlichkeit grosser Dosen Kaliumchlorat über 15,0 (bei Kindern in den ersten Lebensjahren nur 4,0), wenn dasselbe in Substanz oder in concentrirter Solution gegeben wurde, besonders aber, wenn bestehende Nierenaffectionen die Elimination des Salzes erschweren, ist vollkommen sicher und wird auch nicht dadurch dubiös, dass mitunter von Menschen verhältnissmässig grosse Gaben innerlich ohne Schaden genommen wurden, z. B. 30,0 in Lösung, oder dass fast concentrirte (5 %) Solutionen, esslöffelweise 2—4stündlich verabreicht selbst einen ganzen Monat hindurch gegeben, nicht toxisch wirkten, oder endlich, dass hohe Dosen in einzelnen Fällen nur heftiges Erbrechen und Magenschmerzen, aber keine Hämoglobinurie erzeugten. Die bisherigen Beobachtungen constatiren eine dreifache Form der Intoxication, indem das Chlorat entweder den Tod unter Cyanose, profusem Stuhlgange und Collaps in 1—2 Std. dadurch herbeiführt, dass es die rothen Blutkörperchen respirationsunfähig macht, ohne eine Infarcirung der Harncanälchen mit Hämoglobin zu veranlassen, oder indem es durch Anfüllung aller Harncanälchen zu Anurie führt, die entweder raschen Tod im Gefolge hat oder secundär parenchymatöse Nephritis und Tod in Folge dieser veranlasst. Man findet auch beim Menschen bei der Section das eigenthümliche chocoladebraune Blut.

Die hauptsächlichste therapeutische Anwendung des chlorsauren Kalium ist gegen die phytoparasitäre Mundaffection der Schwämmchen (Soor), bei welcher es Vorzügliches leistet, selbst in Fällen, wo sorgsames Reinigen der Mundhöhle oder Borax Nichts gefruchtet hat und bereits erhebliche Störungen der Nutrition bestehen. Ob es sich indessen bei dieser Heilwirkung um directe Vernichtung des Soorpilzes handelt, ist nicht sicher, es scheint sogar wahrscheinlicher, dass das Mittel auf die von dem Oïdium bedeckten geschwürigen Partien, auf denen es theilweise oder ganz zu Chlorkalium unter Abgabe von O reducirt wird, besonders einwirkt. Dies ist plausibel, weil auch bei anderen Mundaffectionen mit Geschwürbildung chlorsaures Kalium, z. B. bei scorbutischen Geschwüren des Zahnfleisches, bei den nicht mit Soorpilz complicirten aphthösen Geschwüren und bei mercurieller Stomatitis vorzüglich wirkt. Bei letzterer ist es das zuverlässigste aller Mittel, welches auch prophylaktisch während der gegen Syphilis angewendeten Quecksilbercuren sich bewährt und selbst 2 Monate langen Fortgebrauch von Mercurialien gestattet. Aehnliche Effecte, bei denen vielleicht auch eine contrahirende Wirkung der Kalisalze auf die Gefässe mitwirkt, giebt Kalium chloricum bei Fussgeschwüren mit schlaffem Grunde, bei Verbrennungen 2. und 3. Grades, bei Geschwüren am Muttermunde und damit zusammenhängender Leukorrhoe. Minder ausgesprochen sind die Heileffecte bei Noma, bei Furunkeln und Carbunkeln. Bei übelriechendem Athem nützt es nur, wenn dieser Folge von Ulcerationen ist, die durch das Mittel beseitigt werden. Man rühmt es gegen Zahnschmerz (bei Entzündung der durch den cariösen Process ganz blossgelegten Pulpa). Sehr gute Dienste leistet es bei Appetitlosigkeit und in frischen Fällen von Magenkatarrh. Von den auf entfernte Wirkung des Mittels zu beziehenden therapeutischen Effecten des Kalium chloricum sind die gegen Diphtheritis und gegen Blasenkatarrh (Edlefsen) die bedeutendsten. Bei Diphtheritis ist die örtliche Anwendung als Gargarisma gewiss wichtiger als die interne. In England gilt es als Specificum bei habituellem Abortus.

Die innerliche Darreichung des Kaliumchlorats erfordert grosse Vorsicht. Besonders gilt dies bei der Behandlung Diphtheritiskranker, wo man als Tagesgabe beim Erwachsenen 5,0—6,0, bei 2—3jährigen Kindern 2,0 und bei Säuglingen 1,0 zweckmässig nicht überschreitet. Auch bei Harnblasenkatarrh kommt man mit Tagesgaben von 5,0 aus, die sich 14 Tage hindurch ohne jeden Schaden nehmen lassen. Man verordnet das Salz stets in wässriger Lösung (mit Syrup. simpl.), nicht in Pulver, auch nicht in abgetheilten Pulvern, weil es mit organischen Substanzen gerieben leicht explodirt, nicht zur Auflösung im Hause, da das Mittel sonst leicht ungelöst applicirt wird. Auch äusserlich gebraucht man wässrige Solution (2—5 : 100) oder (bei Affectionen der Mundhöhle und des Schlundes) Pastillen, die man im Munde langsam zergehen lässt.

Verordnungen:

1) ℞
Kalii chlorici 2,0
Solve in
Aquae destillatae 75,0
Syrupi simplicis 25,0
M. D. S. 1—2stündlich 1 Kinderlöffel.
(Gegen Soor, nach Hunt.)

2) ℞
Kalii chlorici 10,0
Aquae destillatae 300,0
M. D. S. Esslöffelweise zum Gurgeln zu benutzen.

Natrium chloricum; Natriumchlorat, chlorsaures Natrium. — Statt Kaliumchlorat hat man das schon in 3 Th. Wasser lösliche entsprechende Natriumsalz empfohlen. Dieses ist in gleicher Weise giftig. Die ihm zugeschriebene lösende Wirkung auf Croupmembranen besitzt das Mittel nicht.

Bromum; Brom. Wie das Chlor, das es in seiner Affinität zum Wasserstoff noch übertrifft, besitzt auch das Brom eine stark beeinträchtigende Wirkung auf Leben und Vermehrung von Mikroorganismen. Es bildet eine rothbraune, in dünnen Lagen rubinrothe Flüssigkeit von 2,9—3,0 spec. Gew., sehr unangenehmem Geruch und scharf schrumpfendem Geschmack, die schon bei gewöhnlicher Temperatur sehr lebhaft verdampft. Es coagulirt Eiweiss, wirkt kaustisch und irritirend und färbt die Haut gelb. Wie das Chlor bewirkt auch Bromdampf starke Reizung der Athemschleimhaut und kann deshalb und wegen seines übelen Geruches nicht als brauchbares Desinficiens für bewohnte Räume gelten. Man hat es äusserlich bei jauchenden Wunden und Geschwüren, bei Hospitalgangrän, Wunddiphtheritis, Erysipelas traumaticum, Epithelialkrebs des Gebärmutterhalses und bei Puerperalprocessen, ausserdem innerlich bei Diphtherie gegeben. Zum innerlichen Gebrauche ist Brom in sehr starker Verdünnung in einfach wässriger Lösung (ohne jeden organischen Zusatz) zu geben. Zum Aetzen tränkt man Charpie mit weingeistiger Lösung (1 : 10). Bei Gangrän wird Brom direct auf die Wunde oder bei tiefen Höhlen subcutan an die Peripherie, auf $1^1/_2$ cm. 1 Tropfen Brom, applicirt; bei Erysipelas der kranke Theil in Leinwand gehüllt Bromdämpfen ausgesetzt oder das Brom in Lösung, wobei man die kaustische Wirkung durch Zusatz von Bromkalium mildert, applicirt. Solche Solutionen (Brom und Bromkalium āā 1 : 500) benutzt man auch bei Diphtherie zum Bepinseln und Einathmen. Alle Bromlösungen sind im Dunkeln aufzubewahren, da sie im Lichte sich zersetzen. Man vermeide die Darreichung in silbernen Löffeln, da Brom Metalle angreift.

*Iodoformium; Iodoform.

Eine ähnliche antiseptische Wirkung wie Brom und Chlor kommt auch dem Iod zu, doch dient dasselbe als solches nur ausnahmsweise desinficirenden Zwecken, während einzelne Iodverbindungen, aus denen Iod im Organismus frei wird, eine grosse Rolle in der Antiseptik spielen. Dies gilt vor allem von dem früher nach Art sonstiger Iodmittel als Resolvens und Antidyscraticum gebrauchten Iodoform, welches seit der Empfehlung desselben für den antiseptischen Wundverband durch Mosetig (1879) trotz seiner geringen directen bacterientödtenden Wirkung und der nicht absoluten Ungiftigkeit bei Application auf Wunden das Hauptmittel bei der antiseptischen Wundbehandlung bildet, weil es in Bezug auf reizlose Heilung mit Mangel fast jeder Secretion oder Reaction allen übrigen Antiseptica bei Wunden überlegen ist.

Die in ihrer Zusammensetzung dem Chloroform entsprechende Verbindung, CHI_3, bildet safranartig riechende, citronengelbe, glänzende, fettig anzufühlende

Krystallblättchen oder Tafeln von unangenehmem, an Iod erinnerndem Geschmacke, die sich kaum in Wasser (1 : 14000), dagegen leichter in kaltem (1 : 50) und kochendem Weingeist (1 : 10), in Aether (1 : 5,2), in Chloroform, ätherischen und fetten Oelen, am leichtesten in Schwefelkohlenstoff lösen. Das Iodoform sublimirt bei 100°, verflüchtigt sich schon bei gewöhnlicher Temperatur und mit Wasserdämpfen und entwickelt bei stärkerer Erhitzung Ioddämpfe, Iodwasserstoff und andere Zersetzungsproducte. Es enthält über 97% Iod.

Der antiseptische Effect des Iodoforms auf Wunden und Geschwüre ist durch die Erfahrung derartig festgestellt, dass die Lücken unserer Kenntniss über die Theorie seiner Wirkung den Werth des Mittels in keiner Weise beeinträchtigen. Zweifellos ist, dass das Iodoform auf Wundflächen ganz analog wie im Darme unter dem Einflusse der Fette zur Lösung gelangt, und dass aus einer solchen Lösung unter den verschiedensten Einflüssen leicht Iod frei wird, das auf Wundflächen auf das Protoplasma dort vorhandener Bacterien chemisch ändernd wirkt und zugleich das Gewebe des Wundgrundes in günstiger Weise beeinflusst. Abgesehen davon, dass das im Pulver administrirte Iodoform ein schützendes Filter für Keime bildet, wird auch der Wundboden trockener und gleichzeitig durch die dem Iodoform zukommende Beschränkung der Auswanderung der Leukocyten das Eintreten von Entzündung verhindert. Nicht die ganze freiwerdende Iodmenge gelangt zur Wirkung, ein Theil wird durch Alkalien gebunden und gelangt in dieser Weise zur Resorption. Directe bacterientödtende Wirkung zeigt Iodoform auch in fettigen Lösungen nicht; dagegen ist ein antibacterieller Einfluss in Culturen in Folge freiwerdenden Iods nicht zu verkennen. Aber, obschon Iod bereits in 7000 Th. Wasser gelöst Milzbrandsporen tödtet, ist doch die in Culturen sich entwickelnde Iodmenge nur ausreichend, das Wachsthum sporenfreier und sporenführender Bacillen, die Vermehrungsfähigkeit der letzteren und ihre Virulenz abzuschwächen. Cholerabacillen werden dadurch getödtet, Streptokokken und Staphylokokken am schwächsten beeinflusst. Wenn die Wirkung auf letztere in der Wundbehandlung eine stärkere ist, so erklärt sich dies einerseits dadurch, dass auf Wundflächen die Bedingungen einer raschen Zersetzung weit günstiger sind; Blut und Eiter befördern die Spaltung, ebenso gewisse Bacterien und manche eiterbildende Ptomaïne. Es ist übrigens keineswegs ausgeschlossen, dass neben dem durch Alkalien bald gebundenen Iod auch iodhaltige organische Verbindungen entstehen, welche antibacteriell wirken. Dass stark wirkende organische Iodverbindungen existiren, zeigt das Iodmethyl, welches das Wachsthum von Staphylokokken völlig sistirt. Dass derartige Iodverbindungen im Körper gebildet werden, beweist der Umstand, dass man nach Iodoformresorption nicht bloss an Alkalien gebundenes Iod, sondern einen Theil in organischer Verbindung (nicht Iodoform) wiederfindet. Die Resorption erfolgt nicht nur von den verschiedensten Schleimhäuten (Magen, Mastdarm, Scheide, Collum uteri), sondern auch von Wunden, Abscesshöhlen und Geschwüren und selbst von der unverletzten Haut (nach Iodoformsalbe und Iodoformcollodium).

Der Nachweis von Iod im Harn ist meist schon nach 15—30 Minuten zu führen, bei epidermatischer Application erst nach 25 Stunden; die Elimination findet erst in 3—5 Tagen ihr Ende. Iod findet sich auch im Speichel; Iodoformgeruch des Athems kommt bei interner Einführung medicinischer Gaben nicht vor.

In grösseren Dosen und bei länger dauernder Zufuhr ist Iodoform giftig. Bei Warmblütern ruft es zu 1,0 narcotische Vergiftung hervor und bedingt fettige Entartung in Leber, Nieren, Herz und Muskeln. Wiederholte kleine Gaben bedingen Abmagerung des Körpers und Tod in Folge von Herz- und Athemparalyse ohne voraufgehende Krämpfe. Iodoformdämpfe wirken auf Thiere betäubend, ohne dabei Irritation der Respirationsschleimhaut zu bedingen. Beim Menschen können grosse Dosen Uebelkeit, Erbrechen und Durchfall erzeugen. Bisweilen treten nach Iodoform riechende Ructus, hier und da nach längerem Gebrauche Kopfweh und Palpitationen, mitunter (weit seltener als nach Iodalkalien) Acne und Coryza ein. Vereinzelt sind bei längerer Darreichung (z. B. intern 42,0 in 80 Tagen und selbst 5,0 in 7 Tagen) mehrtägiges Coma mit intercurrenter Agitation und Geistesverwirrung und nachfolgender Schwäche und Schwindel beobachtet. Aehnlich toxisch wirkt Iodoform auch bei Gebrauch colossaler Dosen (100,0—150,0) zum Verbande von Wunden oder Abscesshöhlen, wo in einigen Tagen Aufregung und Delirien (Verfolgungswahn) mit nachfolgendem comatösem oder cataleptischem Zustande oder unmittelbar Coma und schliesslich Tod durch Lungenödem eintritt, nach welchem keine Veränderungen in der Schädelhöhle, wohl aber mitunter die Erscheinungen der fettigen Degeneration sich finden. Leichte Iodoformvergiftung (Mattigkeit, Appetitlosigkeit, Uebelkeit, Erbrechen, Fieber u. s. w.) kann auch nach antiseptischer Verwendung geringerer Mengen vorkommen. Diese Erscheinungen hängen möglicherweise von gestörter Elimination ab, sind aber Wirkungen des Iodoforms selbst, nicht des Iods, da andere Iodverbindungen, welche, wie Iodkalium, weit leichter Iod abspalten, niemals psychische Störungen machen. Natriumbicarbonat ist daher wohl für acute Intoxication Antidot, nicht aber für chronische, bei denen Bromkalium u. a. Sedativa günstig wirken. Verschiedene Personen haben ausserordentliche Empfindlichkeit gegen die äussere Application von Iodoform, das bei ihnen regelmässig Ekzem an den Wundrändern macht.

Innerlich wird Iodoform zu 0,02—0,2 mehrmals täglich verabreicht, am zweckmässigsten in Pillen oder Kapseln (Perles d'iodoforme). Grössere Dosen bewirken leicht Nausea. Die maximale Einzelgabe beträgt 0,2, die maximale Tagesgabe 1,0. Subcutan ist 0,1—0,3, im Klystier (bei Tuberculose) selbst 0,75—1,5 pro die gebraucht.

Aeusserlich benutzt man Iodoform vorwaltend als Streupulver oder in verschiedenen Lösungen (in Aether, Aetherweingeist, Chloroform, Glycerin, Glycerinalkohol, Collodium, Oel) zum Einreiben, Fomentiren oder Bepinseln, ferner in Form von Salben, Stäbchen, mit Iodoform imprägnirter Baumwolle oder Gaze, von Suppositorien und Vaginalkugeln.

Ausser der antiseptischen Wirksamkeit kommen dem Iodoform auch sonstige physiologische und therapeutische Wirkungen des Iods und der Iodpräparate (s. daselbst) zu, und namentlich theilt es deren kropfwidrige, antisyphilitische und resorbirende Heilwirkung. Nach äusserer Anwendung schwinden nicht allein Lymphdrüsentumoren, sondern auch seröse Ausschwitzungen oder Residuen von Entzündungen der verschiedensten Organe, z. B. bei Orchitis, Epididymitis, Metritis und Parametritis, Gelenkentzündungen, pleuritischen und pericarditischen Exsudaten. Selbst Hydrocephalus acutus wird mitunter durch Iodoform geheilt. Besonders auffallende Heileffecte zeigt Iodoform bei tuberculösen Affectionen, besonders auch Knochenleiden dieser Art; bei kalten Abscessen bringt es alles, was sich histologisch als tuberculös characterisirt, zum Schwinden. Auch bei Lungentuberculose wird es benutzt; tuberculöse Kaninchen werden dadurch zwar nicht geheilt, aber länger am Leben erhalten. Vorzügliche Heileffecte zeigt es bei allen torpiden Geschwüren der Haut und Schleimhäute, während es bei acuten Ulcerationen und entzündeten Geschwüren eher schadet als nützt.

Zum antiseptischen Wundverbande wird gepulvertes oder besser krystallinisches Iodoform, am besten pure oder höchstens unter Zusatz geruchsververbessernder Stoffe, mittelst einer Streubüchse aufgepudert. Obschon einzelne Chirurgen beim Iodoformverbande von Abscessen 60,0—80,0 benutzten, ohne dass Intoxication eintrat, ist doch die Ausfüllung grosser Eiterhöhlen mit gepulvertem Iodoform höchst gefährlich und ein Theil durch Iodoformgaze zu ersetzen. Auch zum Einblasen oder Bedecken von Wattetampons, z. B. bei Ozaena und Affectionen der Nase und postnasalen Katarrhen, sowie bei Affectionen des äusseren und mittleren Gehörganges wird Iodoform ohne Zusätze benutzt. Von Lösungen ist 10% haltige in āā Glycerin und Alkohol zur Injection in kalte Abscesse sehr empfohlen und auch bei Uterinaffectionen viel benutzt. Iodoformglycerin (1 : 20) kann zu subcutanen Injectionen z. B. bei Syphilis dienen. Oelige Lösung dient bei Geschwüren, bei Vaginalaffectionen und zu Iodoformklystieren. Zu Salben nimmt man 1 Th. auf 5—15 Lanolingrundlage. Als Collodium iodoformiatum kommen Lösungen von 1:10—30 in Anwendung. Bei Suppositorien rechnet man 0,2—1,0 auf 5,0 Cacaobutter. Iodoformgaze wird bereitet, indem man 6 Meter Gaze in eine mit 50,0 Glycerin versetzte Lösung von 60,0 Colophonium in 1200,0 94% Alkohol taucht, dann ausdrückt und in halbtrocknem Zustande mit 50,0 pulverisirtem Iodoform bestreut. Zur Darstellung von Iodoformwatte dient Tränkung entfetteter Watte mit ätherisch-alkoholischer Iodoformlösung. Die in Frankreich als Crayons d'iodoforme officinellen Bacilli Iodoformii zum Einlegen in Fistelgänge werden mit Glyceringelatinelösung hergestellt, lassen sich aber auch mit $^1/_{10}$ Cacaobutter bereiten.

Eine unangenehme Zugabe ist für den äusseren Gebrauch der für manche Patienten höchst lästige Geruch des Iodoforms. Zur Verdeckung dient bei Salben und flüssigen Formen Zusatz von Pfefferminzöl (etwa 5 Tr. auf 2,0 Iodoform), Bittermandelöl oder Perubalsam. Bei Verwendung von Iodoform zu Verbänden empfiehlt sich in die Streubüchse Tonkabohnen zu legen, von denen eine frische Bohne 150,0—200,0 Iodoform deodorisirt.

Besonders wegen des unangenehmen Geruches hat man dem Iodoform neuerdings mehrere Iodverbindungen substituirt, welche ebenfalls, jedoch in schwächerer Weise, auf Wunden und Geschwüren Iod abspalten. So vor Allem das als Iodol, Iodolum bezeichnete, durch Einwirkung von Iod auf die im Thieröle vorhandene Base Pyrrol, C_4H_5N, in alkoholischer Lösung dargestellte Tetraiodpyrrol, C_4I_4NH, ein hellgelbes, fein krystallinisches, leichtes, in Wasser sehr schwer lösliches Pulver ohne Geschmack und Geruch. Auf Wunden fördert es die Granulationsbildung, erhält die Secrete geruchlos und erzeugt keinen Schorf. Man benutzt es als Streupulver oder Iodolgaze, auch in ätherischer Solution (1 : 10—20), als Spray oder in Alkohol und Glycerin (1 : 16 Alk. + 34 Glycerin) zur Berieselung, ferner als Iodolcollodium. Als Iodpräparat wird das wenig giftige und nur langsam ausgeschiedene Iodol bis zu 1,0 pro die in Pillen gegen syphilitische Gummata und als Salbe (mit Lanolin) bei Drüsenanschwellungen benutzt.

Unter dem Namen Sozoiodol oder Sozoiodolsäure, Sozoiodolum s. Acidum sozoiodolicum, ist die Paraiodphenolsulfonsäure, $C_6H_3\begin{cases}OH\\SO_3H\\I\end{cases}$, welche weisse, in Wasser und Alkohol leicht lösliche, geruchlose Krystalle bildet, wegen ihres grossen Iodgehaltes (42 %) als Ersatzmittel des Iodoforms empfohlen und zunächst als Kaliumsalz in 5—8 % Streupulver und Pasten mit Erfolg bei Ekzemen, Herpes und Hautgeschwüren gebraucht. Gute Dienste geben auch die Zink- und Natriumsalze, das Zincum sozoiodolicum, in wässriger Lösung (1—2 : 100) bei Gonorrhoe, Endometritis und Vaginismus, das Natrium sozoiodolicum bei Ozaena (5 % Schnupfpulver), bei Bindehautblenorrhoe (in 3 % Lösung) und eiternden Wunden und Geschwüren (als Salbe, 1 : 10 Vaselin). Auf Milzbrandbacillen wirkt Sozoiodolzink wie Carbolsäure, das Natriumsalz 5 mal schwächer.

Ein gleichzeitig durch Freiwerden vom Iod und Chlor wirkendes und daher sehr kräftig desinficirendes Mittel ist das Iodtrichlorid, Iodum trichloratum, ICl_3. Es bildet pomeranzengelbe Nadeln, entfärbt Pflanzenfarben, tödtet in 0,3 % wässriger Lösung Bacillensporen und wirkt auf sporenfreie Bacillen 30 mal stärker als Phenol. Es dient zum Desinficiren der Hände und des Operationsfeldes (die dabei entstehende Gelbfärbung der Haut schwindet rasch durch Ammoniak), zur Spülung von Körperhöhlen, zum Tränken von Gaze oder Holzwolle beim Verbande drainirter Wunden, zur Injection bei Gonorrhoe, auch bei Psoriasis. Man benutzt dabei Lösungen von 1 : 1000 bis 1500, die man auch esslöffelweise bei bacteriellen Dyspepsien empfiehlt.

Acidum fluoricum s. hydrofluoricum; Fluorwasserstoffsäure, Flusssäure. — So bezeichnet man die früher als Aetzmittel benutzte wässrige Lösung von Fluorwasserstoffgas, HFl, welche schon in grosser Verdünnung (1 : 3500) die Fäulniss hemmt und in noch grösserer Dilution (1 : 50000—100000) die Virulenz der Tuberkelmaterien aufheben soll. Man hat deshalb Lösungen (1 : 1000) zum antiseptischen Verbande und Inhalationen des mit 25000 Th. Luft verdünnten Gases bei Lungentuberculose empfohlen. Flusssäure hat ausser ihrer ätzenden Wirkung keine besonderen toxischen Effecte: grosse Dosen ihres Natriumsalzes bewirken Muskelstarre, lähmen Gehirn und vasomotorisches Centrum und tödten durch Athemstillstand.

*Acidum boricum, Acidum boracicum, Sal sedativum Hombergi: Borsäure.

Die Borsäure gehört zu den schwächeren Antiseptica, hat aber in der chirurgischen Antiseptik Empfehlung gefunden, weil sie der Carbolsäure in ihrer Wirkung ziemlich gleich kommt und relativ unschädlich ist.

Sie bildet farblose, schwach perlglänzende, fettig anzufühlende Krystallschuppen von schwach bitterlichem Geschmacke, welche sich in 25 Th. kaltem, in 3 Th. heissem Wasser und in 6 Th. Weingeist, auch in Glycerin lösen.

Als Antisepticum fand Borsäure zuerst in wässriger Lösung unter dem Namen Aseptin als fleischconservirendes Mittel, dann in Verbindung mit Alaun (doppeltes Aseptin) zur Aufbewahrung von Leichen und anatomischen Präparaten Anwendung. Später machte sie der Carbolsäure als antiseptisches Verbandmittel Concurrenz und diente zu antiseptischen und reinigenden Einspritzungen bei Empyemen, Abscesshöhlen und Cystitis, sowie in verschiedenen Formen bei Affectionen des äusseren und mittleren Ohrs und bei Diphtheritis, endlich intern bei Dyspepsie mit Bildung fauliger Gase.

Als antiseptisches Verbandmittel kann man Borsäure in Form von Borsäurelint, Borsäurewatte und Borsäurejute (durch Tränken mit heissgesättigter wässriger Borsäurelösung bereitet) benutzen. Vor Carbolsäurewatte haben sie den Vorzug, dass Borsäure nicht irritirt, dagegen lässt die Gleichmässigkeit der Vertheilung viel zu wünschen übrig. Sehr gebräuchlich ist die **Borsalbe, Unguentum acidi borici** (1 Acid. bor., 9 Paraffinsalbe).

Nach kleinen operativen Eingriffen im äusseren Gehörgang und bei Mittelohreiterungen wird Borsäure in feinem Pulver eingeblasen. Als Schnupfpulver (bei Ozaena) gebraucht man 1 : 10 Amylum. Zu Gargarismen benutzt man 4% Lösung. Intern giebt man 0,3—1,0 3mal täglich; doch kann das Mittel in viel höheren Dosen genommen werden. Bei Cystitis putrida, wo ein Nutzen theoretisch sich nicht leugnen lässt, da die Borsäure als ebenfalls antiseptisch wirkendes Natriumsalz im Urin erscheint, hat man im Tage 10,0—12,0 gegeben. Doch ist Borsäure keineswegs völlig ungiftig, und namentlich kann bei Anwendung grosser Mengen zu Ausspülungen Vergiftung und Collaps mit selbst tödtlichem Ausgange eintreten.

***Borax,** Natrium biboricum s. biboracicum c. boracicum; **Natriumborat,** Borax.

Das natürlich als Tinkal oder Pounxa in Tibet und Indien einheimische oder durch Schmelzen von Borsäure mit Soda dargestellte tetraborsaure Natrium, $Na_2B_4O_7 . H_2O$, bildet weisse, harte, wasserhelle, an der Luft verwitternde Krystalle von süsslichem, mild kühlendem Geschmacke. Es giebt mit $^1/_2$ Th. siedendem und 17 Th. kaltem Wasser farblose Lösungen, welche Curcumapapier bräunen. In Alkohol löst sich Borax nicht, dagegen reichlich in Glycerin.

Dem Borax kommt eine ausgesprochenere antiseptische Wirkung zu als der Borsäure, insofern er schon in Verdünnung von 1 : 2000 (Borsäure 1 : 1250) die Entwicklung des Milzbrandbacillus hemmt und diese bei 1 : 700 (Borsäure 1 : 850) sistirt. Auch ist er selbst in grossen Dosen (z. B. 12,0 im Tage) völlig unschädlich und wirkt in keiner Weise irritirend. Als Medicament bewährt er sich in Folge seiner zersetzungswidrigen Wirkung besonders bei Aphthen und aphthösen Geschwüren, auch beim Soor, sowie bei Diarrhoe der Säuglinge; doch kann er auch zu anderen antiseptischen Zwecken, z. B. als Collutorium bei Speichelfluss oder als Gurgelwasser bei Halsentzündungen, an Stelle des gefährlicheren Kaliumchlorats und selbst beim Wundverbande dienen. Vielfach wird er auch bei leichteren und schwereren Hautaffectionen (Impetigo, Eczem, Epheliden, Chloasma) benutzt. Besondere Anwendung erfährt er wegen seines starken Lösungsvermögens für Urate, welches nur demjenigen des Lithiumcarbonats nachsteht, bei Gries- und Harnsteinbildung. Es ist dies nicht unrationell, da er unverändert in den Harn übergeht und gleichzeitig durch seine (allerdings anderen Natriumverbindungen nicht überlegene) harntreibende Wirkung den Harn verdünnt und dessen irritirende Wirkung auf die Blasenschleimhaut abschwächt. Die ihm zugeschriebene emmenagoge und wehentreibende Action ist nicht erwiesen.

Man verordnet Borax innerlich zu 0,5—2,0 mehrmals täglich in Pulvern, Pastillen oder wässriger Lösung. Aeusserlich dient er in Pulverform als Schnupfpulver, in wässriger Lösung (1—5 : 100) zu Klystieren, Verbandwässern, Waschungen, Collyrien und Injectionen, und mit Fett oder Lanolin (1 : 5—10) zu Salben. Bei Affectionen im Munde sind Pinselsäfte mit Honig (sog. Mel boracicum, 1 : 9 Rosenhonig), Syrup oder Glycerin (als Glyceritum Boracis 1 : 5—8, mit oder ohne Wasserzusatz) gebräuchlich. In England ist Borax seit lange in Gebrauch zum Abhärten der Brustwarzen (in Branntwein gelöst). Pharmaceutisch dient Borax als Zusatz zu Salben, um Incorporation von Balsamen und Harzen zu erleichtern. Mit Gummischleim und Mucilago

Amyli und Salep darf Borax nicht verordnet werden, weil er damit einen zähen, gallertartigen Körper bildet. Längerer interner Gebrauch soll Psoriasis veranlassen.

Verordnungen:

1) ℞
Boracis 5,0
Mell. rosati 30,0
Aq. Rosarum 15,0
M. D. S. Zum Bepinseln. (Sog. Mel rosatum cum Borace.)

2) ℞
Boracis
Aluminis crudi ää 3,0
Glycerini 50,0
M. D. S. Aeusserlich. (Bei hartnäckigem Eczema capillitii.)

3) ℞
Boracis 5,0
Infusi fol. Salviae 150,0
Mellis depur. 25,0
M. D. S. Gurgelwasser. (Bei schmerzhaften Anginen.)

Boroglyceridum. Durch Erhitzen von Borsäure oder wasserfreiem Borax oder borsaurem Calcium entstehen als Boroglyceride bezeichnete Verbindungen, die eine hygroskopische, in warmem Wasser leicht lösliche Masse bilden und in 5% Lösung zum Wundverbande und zur Antiseptik der Scheide u. s. w. dienen.

Liquor Aluminii acetici; *Aluminium aceticum solutum, *Liquor Burowii, **Aluminiumacetatlösung**, essigsaure Thonerdelösung. ***Aluminium sulfuricum; Aluminiumsulfat.**

Verschiedene Thonerdesalze, namentlich das Sulfat und Acetat, besitzen in hohem Grade die Eigenschaft, Geruchsstoffe zu binden, auf thierische Häute conservirend zu wirken und dieselben vor Fäulniss zu bewahren. Daneben besitzen sie noch eine adstringirende Action, welche sie besonders zur Beschränkung oder zur Beseitigung übelriechender Secretionen geeignet macht.

Am meisten benutzt ist der Liquor Aluminii acetici, welcher in der Weise bereitet wird, dass man Aluminium sulfuricum 30 in 80 Wasser löst, dazu 36 verdünnte Essigsäure setzt und dann allmälig unter beständigem Umrühren 13 mit 20 Wasser angeriebenes Calciumcarbonat einträgt. Nach 24stündigem Stehen und Coliren resultirt eine klare farblose Flüssigkeit von 1,044—1,046 spec. Gew., die schwach nach Essigsäure riecht, sauer reagirt und süsslich zusammenziehend schmeckt. Das Präparat enthält 7,5—8% basisches Aluminiumacetat.

Der zuerst von Burow (1857) eingeführte Liquor Aluminae aceticae empfiehlt sich, abgesehen vom Einbalsamiren von Leichnamen, besonders als Deodorisans bei Verschwärungen, Verjauchungen und ausgedehnten Eiterungsprocessen, bei Fussgeschwüren, stinkenden Ohrenflüssen, Vaginal- und Uterinblennorrhöen, stark absondernden Ekzemen, syphilitischen Geschwüren und stinkenden Localschweissen in Form täglicher Waschungen.

Man wendet den Liquor stets verdünnt an. Zu desinficirenden Wundverbänden ist Verdünnung mit 8—15 Wasser ausreichend. Innerlich giebt man die Lösung bei Diarrhöe und Darmblutung in schleimigem Vehikel zu 0,2 bis 0,5 pro dosi, selbst zu 4,0 im Tage (mit Syrupus cort. Aurantii oder Cinnamomi).

Aehnliche Wirkung besitzt auch das in wässriger Lösung (4—5%) örtlich als Antisepticum benutzte Aluminium sulfuricum und das als Chloralum (Chloralaun) bezeichnete Präparat, welches eine Mischung von Aluminiumsulfat mit Chloraluminium darstellt und zur Deodorisation von Latrinen und Canälen benutzt wird. Milder als das Acetat wirkt ein Doppelsalz mit Weinsäure, Aluminium acetico-tartaricum, in 1—3% Lösung.

Ferrum sulfuricum crudum s. venale, Vitriolum Martis; **Eisenvitriol,** grüner Vitriol. — Zu den zur Desinfection von Abtritten und Mistgruben am häufigsten benutzten Stoffen gehört der Eisenvitriol des Handels, welcher Ferrosulfat mit Kupfer- und Zinksulfat verunreinigt darstellt. Eisenvitriol wirkt wesentlich nur deodorisirend, indem er beim Zusammentreffen mit dem in gährenden Fäcalstoffen sich bildenden Schwefelwasserstoff Schwefeleisen bildet. Ausserdem neutralisirt er die Alkalescenz der sich zersetzenden Massen und hemmt so das Fortschreiten der Fäulniss. Bei überschüssigen Mengen kann er auch mit dem gährenden Material Verbindungen eingehen. Auch besitzt er deletere Action auf infusorielle Gebilde, die er durch Wasserentziehung langsam tödtet. Einen grossen Vorzug vor anderen Metallsalzen hat er durch seinen geringen Preis, während er andererseits den Dünger zu ökonomischen Zwecken untauglich macht. Sehr zweifelhaft ist, ob durch Eisenvitriol Zerstörung der Krankheitserreger zu bewerkstelligen ist. Für Cholera ist dies zu negiren, da diese wiederholt von Düngergruben und Cloaken aus, welche intensiv mit Eisenvitriol desinficirt waren, sich weiter verbreitete. Zur Desinfection von Latrinen u. s. w. benutzt man concentrirte Lösungen, die man durch Ansetzen von Wasser mit einem Ueberschusse des Salzes und häufiges Umrühren gewinnt.

Kalium permanganicum s. *hypermanganicum, s. oxymanganicum; **Kaliumpermanganat,** übermangansaures Kali.

Das Kaliumpermanganat, $KMnO_4$, bildet dunkelviolette, fast schwarze Prismen von stahlblauem Glanze, die mit 20,5 Th. Wasser eine blaurothe, neutrale Lösung geben, die bei Verdünnung mehr und mehr rein roth wird.

Seine antiseptische Wirkung verdankt es nicht dem Mangan, sondern seiner Eigenschaft, mit grosser Leichtigkeit activen Sauerstoff an oxydirbare Körper abzugeben. Hierauf beruht auch die Anwendung seiner Lösungen zum Nachweise von organischen Substanzen im Trinkwasser, im Contact mit welchen das Salz zu Manganoxydulsalz reducirt und die Lösung entfärbt wird. Es bindet mit Leichtigkeit widrige Gerüche putrider Secrete, ist aber auch gleichzeitig für die niedersten Organismen, welche als Fäulnisserreger angesehen werden, heftiges Gift. Auf Milzbrandsporen wirkt 5% Lösung ebenso stark wie Chlorwasser ein. In Substanz oder concentrirteren Lösungen wirkt Kaliumpermanganat ätzend. In schwächeren Solutionen giebt es Wunden und Geschwüren mit schlechter Secretion besseres Aussehen und steigert den Heiltrieb. Therapeutisch dient es am häufigsten zur Beseitigung des fötiden Geruches auf oberflächlich gelegenen Wunden und Geschwüren oder in Körperhöhlen (Mund, Nasenhöhle, Uterus), wo das Mittel zu den besten gehört, welche wir besitzen, das selbst den Gestank krebsiger Geschwüre des Uterus und der schlimmsten Ozäna beseitigen kann. Sehr günstig wirkt es bei Verbrennung, Gangrän, übelriechenden Lochien, Fötor oris in Folge cariöser Zähne, fötiden Sputis, Ozäna und Otorrhoe. Vielfach benutzt ist es auch als Waschmittel zur Verhütung der Uebertragung ansteckender Krankheiten durch die Hände und nach Sectionen, wo es den den Händen anhaftenden Geruch schnell und gründlich beseitigt. Auch zur Zerstörung von Schlangengift ist es empfohlen. Zur Desinfection von Excrementen bei Typhus- und Cholerakranken, die es rasch deodorisirt, eignet sich Kaliumpermanganat wegen seines hohen Preises weder im Grossen noch im Kleinen. Die interne Anwendung bei Diabetes und als Antisepticum bei Lungengangrän und Diphtheritis hat sich nicht bewährt.

Man wendet Kaliumpermanganat fast ausschliesslich in Lösungen in destillirtem Wasser an. Solche Solutionen sind in England unter dem Namen Condys Fluid oder Aqua ozonisata Anglica (1 : 500) Handelsartikel. Bei Verwendung als Verbandmittel von Wunden und Geschwüren und als Waschmittel rechnet man 2,5—5,0 : 100,0, zu Injectionen und Mundwässern 0,5—1,0 : 100,0 Wasser. Jeder organische Zusatz ist verboten, weil er das Mittel zersetzt und wirkungslos macht. Seife aus Kalium permanganicum enthält kein unzersetztes Permanganat.

Beim Verreiben oder Mischen von Kaliumpermanganat und trockenen organischen Stoffen kommt es zu Erhitzung und Entzündung, unter Umständen auch zur Explosion. Zusammenmischen mit Glycerin ist besonders zu widerrathen, ebenso mit concentrirter Schwefelsäure. Die nach Waschungen auf der Haut zurückbleibenden braunen Flecke lassen sich leicht durch Weinsäure, Citronensäure, Oxalsäure oder Natriumhyposulfit beseitigen.

Carbo ligni pulveratus s. *depuratus, C. vegetabilis: **Gepulverte Holzkohle,** Kohlenpulver.

Die officinelle Holzkohle wird aus der käuflichen Meilerkohle so bereitet, dass man diese in genügend verschlossenen Gefässen so lange erhitzt, bis sie keine Dämpfe mehr giebt, und nach dem Erkalten sogleich pulvert. Sie ist keineswegs reiner Kohlenstoff, sondern enthält auch die Aschenbestandtheile des Holzes und eine Spur Stickstoff. Die gewöhnliche Kohle stammt von Buchen oder Pinusarten ab. Als leichte Kohle benutzte man früher die Lindenholzkohle, Carbo Tiliae, und die Pappelkohle, Carbo Populi, welche auch den Namen Belloc'sche Kohle erhalten hat. Früher war auch die Thierkohle oder Fleischkohle, Carbo animalis s. carnis, officinell, die sich von der Holzkohle besonders durch reicheren Stickstoffgehalt unterscheidet. Zur Fleischkohle gehören die in einer traurigen Periode der Therapeutik als Arzneimittel eingeführten und bis in die neuere Zeit hinein als Volksmittel, namentlich bei Epilepsie benutzten verkohlten Thiere (Maulwürfe, Igel, Schwalben, Kuckucke, Zaunkönige, Elstern), Theile von Thieren (Hasenleber, Elsternaugen), Seide, Schafhirn und Schuhsohlen (Soleae ustae). Selbst Menschenkohle ist gegen Rachitis benutzt.

Die gepulverte Kohle verdankt ihre Stellung unter den fäulnisswidrigen Mittel ihrem Absorptionsvermögen für übelriechende gasförmige Verbindungen, die bei der Fäulniss entstehen, und welche sie zum Theil auch chemisch verändert, wie z. B. Schwefelwasserstoff zu schwefliger Säure und diese wiederum zu Schwefelsäure verbrannt wird. Sie entzieht die Riechstoffe sowohl der atmosphärischen Luft als dem Dünger, mit welchem sie gemischt wird, und macht dabei die Düngstoffe nicht zu ökonomischer Verwendung untauglich. Die bindende Kraft der Kohle bezieht sich sowohl auf Schwefelwasserstoffgas als auf Kohlensäure, Kohlenwasserstoffe, Ammoniak, Schwefelammonium und andere flüchtige Riechstoffe. 1 Vol. frisch ausgeglühte Buchsbaumkohle vermag 90 Vol. Ammoniakgas, 55 Vol. Schwefelwasserstoffgas, 35 Vol. Kohlensäure und 10 Vol. Sauerstoff aufzunehmen. Ist sie mit einem dieser Gase gesättigt, so nimmt sie nur wenig von den übrigen auf, weshalb zur Desinfection die durch Glühen von der atmosphärischen Luft befreite Kohle zu verwenden ist. Auf flachen Schalen in Sectionssälen, auf Abtritten u. s. w. hingestellt, deodorisirt sie in sehr kurzer Zeit (10 Minuten). Den Zersetzungsprocess sistirt Kohle nicht, scheint vielmehr den Verfall faulender Substanzen geradezu zu befördern, während sie den Geruch aufhebt. Absorption übelriechender Exhalationen von jauchigen Wunden und Geschwüren, Decubitus, nässenden Hautausschlägen lässt sich jedenfalls durch Kohlenpulver nur erreichen, wenn man dafür sorgt, dass nicht wässrige Flüssigkeit von demselben absorbirt wird, wo dann Aufnahme von Gasen nicht mehr stattfindet. Weniger gut gelingt die Tilgung übler Gerüche des Athems und in der Mundhöhle, da hier Durchfeuchtung der Kohle unvermeidlich ist.

Auch innerlich hat Pflanzenkohle wegen des Absorptionsvermögens für Gase, Riechstoffe und andere Stoffe, besonders Gifte, Anwendung gefunden. Man hat namentlich grossen Nutzen bei Meteorismus, bei Gasbildung im Magen im Gefolge von Magen- und Darmkatarrhen erwartet, wo Belloc u. A. sie en gros verwerthet haben, doch ist die Bindung von Gasen wegen der unausbleiblichen Durchfeuchtung der Kohle stets mangelhaft. Die Absorptionsfähigkeit der Kohle für giftige Substanzen erstreckt sich nicht bloss auf verschiedene Metallsalze, sondern auch auf Phosphor, arsenige Säure und verschiedene Alkaloide. Man hat deshalb Kohle und in specie die weit stärker absorbirende Thierkohle als allgemeines Antidot empfohlen. Für alle diese Gifte giebt es aber rascher wirkende chemische Gegengifte.

Innerlich hat man Thierkohle zu 0,5—2,0, Holzkohle zu 1,0—4,0 mehrmals täglich gegeben, meist in Oblate oder Gallertkapseln, um sie trocken in den Magen und Darm zu bringen. Gegen übelriechenden Athem liess man mit Holzkohle gefüllte Respiratoren tragen oder verordnete Kohlenpastillen (1 Th. Holzkohle mit 3 Th. Zucker und Gi. Tragacanth. q. s. oder mit 1 Th. Zucker und 3 Th. Chocolade). Zu Zahnpulver verbindet man Kohle mit leichten mineralischen Pulvern und Pflanzenpulvern; der Zusatz ätherischer Oele ist unnütz, da die Kohle deren Geruch, wenn sie nicht in grossen Mengen zugefügt werden, vernichtet. Man bevorzugt hier vor der Kohle den Glanzruss, Fuligo splendens, aus Kaminen, der neben der Kohle noch antiseptische Producte der unvollkommnen Verbrennung enthält. Das in Oesterreich officinelle schwarze Zahnpulver, *Pulvis dentifricius niger, besteht aus āā Kohle, Chinarinde und Salbeiblättern. Zu directer Application auf Wunden benutzt man in Grossbritannien das Cataplasma carbonis (Charcoal poultice), das aus 1 Kohle, 6 Mica panis, $4^{1}/_{2}$ Leinsamenmehl mit 30 Aq. fervida bereitet und an der Oberfläche mit 1 Kohle bestreut wird. Besser applicirt man Kohle indirect zwischen Seidenpapierblättern oder zwischen Watte oder hängt sie auch über putriden Geschwüren in Drahtnetzen unter der Bettdecke auf. Zur Deodorisation von Fäcalmassen eignet sich Torfkohle vorzüglich.

Acetum pyrolignosum, Acidum pyrolignosum s. pyroxylicum, Acetum ligni; **Holzessig,** Holzessigsäure, Holzsäure.

Durch trockne Destillation von Holz entstehen eine Reihe Producte von vorzüglicher antiseptischer Wirksamkeit, die sich namentlich in dem unter dem Namen Theer oder Holztheer bekannten und unter den hautreizenden Mitteln abzuhandelnden dickflüssigen Producte, aber auch in der vorher resultirenden dunkelbraunen, gleichzeitig sauer und brenzlich riechenden Flüssigkeit, dem sog. rohen Holzessig, Acetum pyrolignosum crudum, finden. Dieser ist eine wässrige Lösung von Essigsäure (6—8 %), Methylalkohol (1 %), Brenzkatechin, Ameisensäure, Kreosot und anderen resultirenden Producten. Aus demselben wird durch wiederholte Destillation als farblose oder schwach gelbliche, jedoch beim Aufbewahren an nicht dunklen Orten dunkler werdende und sich trübende Flüssigkeit das weniger stark empyreumatisch riechende, sauer reagirende und zur internen Application und bei Affectionen im Munde (z. B. Noma) dienende Acetum pyrolignosum rectificatum gewonnen. Der rohe Holzessig stand früher als Verbandmittel schlecht eiternder, leicht blutender, gangränescirender Geschwüre, bei Noma, ferner als blutstillendes Mittel, als Mittel bei Tripper und Otorrhoe, gegen Kopfgrind, Frostbeulen, Intertrigo, gegen Caries der Zähne in Ansehen, ist aber durch constantere Präparate aus der Praxis ziemlich vollständig verdrängt, immer aber wegen seiner Billigkeit für die Armenpraxis im Auge zu behalten. In allen Fällen ist das Präparat verdünnt (mit 2—25 Th. Wasser) zu appliciren. Die Empfehlung des

Acetum pyrolignosum rectificatum (zu 10—20 Tropfen in Pfefferminzwasser) gegen Magenerweichung, Hydrops und Lungentuberculose beruht offenbar auf unzuverlässigen Beobachtungen. Grosse Dosen können Schwindel, Herzklopfen, Betäubung und Convulsionen erregen.

Oleum Lithanthracis, Steinkohlentheer, Coaltar. — Der Steinkohlentheer ist ein bei der Leuchtgasbereitung aus Steinkohlen entstehendes Gemenge von etwa 80 Substanzen der verschiedensten Art, unter denen verschiedene aromatische Verbindungen, und zwar sowohl Kohlenwasserstoffe (Benzol, Toluol, Naphthalin), als Phenole und Säuren (Carbolsäure, Naphthol), als auch einzelne Basen (Chinolin) durch hervorragende antiseptische Eigenschaften ausgezeichnet sind und deshalb als solche ausgebreitete Verwendung finden. Auch der Theer ist eine Zeit lang als antiseptisches Verbandmittel, namentlich mit Seife oder Tinctura Quillajae emulgirt (als Coaltar saponifié und saponiné) benutzt, aber wegen schlechten Geruches aufgegeben. Sehr zweckmässig dient Kohlentheer zur Desinfection von Abtritten und Latrinen, besonders in Form der Süvern'schen Desinfectionsmasse (gelöschter Kalk, Kohlentheer und Chlormagnesium āā 15), die vermöge der Bildung von durch Hygroscopicität ausgezeichnetem Chlorcalcium (durch Wechselzersetzung des Kalks und Chlormagnesiums) Austrocknung der Masse verhütet. An Stelle des Theers hat man in der neuern Zeit die bei der Bereitung verschiedener Theerstoffe (Benzol, Toluol, Carbolsäure, Anthracen u. s. w.) zurückbleibenden, technisch nicht verwendbaren Rückstände, namentlich die rohen Schweröle, welche vorwaltend Phenole, besonders Kresol, enthalten, verwendet. Die antiseptische Wirksamkeit wird bedeutend durch Zusatz von Harzseife verstärkt, worauf der grosse Effect des sog. Creolins beruht. Dieses Geheimmittel, eine syrupartige, schwarzbraune Flüssigkeit von theerähnlichem Geruche, von nicht constanter Zusammensetzung, hat unter bestimmten Bedingungen höheren antiseptischen Werth als Carbolsäure, besitzt aber den Nachtheil, dass die Undurchsichtigkeit der Lösung die Desinfection der Instrumente, welche sich danach noch dazu schlüpfrig und seifenartig anfassen, unzweckmässig macht, und dass es sehr leicht bei Kindern Ekzem erzeugt. Grössere Mengen können verschluckt acute Nephritis und schwere Intoxication bedingen, auch können Ausspülungen der Blase oder des Uterus mit $^1/_2$ procentiger Lösung schweren Collaps zur Folge haben. Aehnliche Präparate sind Lysol und Desinfectol (zum Desinficiren von Fäcalien).

Benzolum, Benzol, Benzin. — Dieser aus dem Steinkohlentheer dargestellte Kohlenwasserstoff, C_6H_6, bildet eine farblose, nicht schillernde, bei 80—81° siedende, mit leuchtender Flamme brennende, eigenthümlich riechende Flüssigkeit von 0,88 spec. Gewichte. Benzol löst sich nicht in Wasser, leicht in Alkohol und Aether und besitzt bedeutendes Lösungsvermögen für Fette, das es als Mittel zur Entfernung von Flecken (Fleckwasser) geeignet macht, auch für Wachs, Guttapercha, Harze, Asphalt und ätherische Oele. Es wirkt stark hemmend auf die Entwicklung des Hefepilzes; seine Dämpfe tödten kleine Articulaten und Eingeweidewürmer (Trichinen, Oxyuris) und können in grösseren Mengen beim Menschen Rausch und nachfolgende Betäubung hervorrufen. Innerlich genommen ist es wenig giftig, so dass 50 Tropfen pro dosi und selbst 24,0 in einigen Tagen genommen keine Erscheinungen machen. Es wird theils durch die Lungen in Gasform ausgeschieden, theils zu Phenol oxydirt und als Phenolschwefelsäure durch den Harn ausgeschieden. Als Mittel gegen die Trichinen hat es sich nicht bewährt, da es die Muskeltrichinen nicht sicher tödtet; bei Krätze tödtet es die Milbenbrut nicht. Rationell ist es bei der Behandlung von Digestionsstörungen in Folge von Gährungsvorgängen im Magen. Man giebt es am besten zu 20 Tropfen mehrmals täglich in Gallertkapseln. Die Dämpfe sind bei Keuchhusten empfohlen.

***Acidum carbolicum,** Acidum phenicum s. phenylicum, Phenolum; **Carbolsäure,** Phenylsäure, Phenol, Phenylalkohol, Carbol.

Die Carbolsäure bildet eine neutrale, farblose, aus langen spiessigen Krystallen bestehende Masse von eigenthümlichem, nicht unangenehmem Geruche, welche mit leuchtender Flamme verbrennt, bei 40—42° in ein klares, stark lichtbrechendes, ölartiges Liquidum von 1,065 spec. Gew. sich verflüssigt und bei etwa 180—184° siedet. Sie löst sich in 15 Th. Wasser, ist aber in jedem Verhältnisse mit Weingeist, Aether, Chloroform, Schwefelkohlenstoff, Glycerin und Natronlauge mischbar. Eisenchlorid färbt wässrige Carbolsäurelösung (1 : 1000) violett. Brom giebt in solcher (1 : 5000) weissen, flockigen Niederschlag von Tribromphenol. Wird Carbolsäure mit 7% und mehr Wasser versetzt, so büsst sie ihr Vermögen, in den krystallinischen Zustand überzugehen, ein. Eine solche Mischung mit 10% Wasser zur bequemeren Dispensation von Carbolsäurelösungen heisst ***Acidum carbolicum liquefactum, verflüssigte Carbolsäure.**

Die Carbolsäure ist nach ihren chemischen Eigenschaften weder eine Säure, noch ein Alkohol, wie die Benennungen Carbolsäure und Phenylalkohol vermuthen lassen, sondern die Hydroxylverbindung oder, wie man gewöhnlich sagt, das Phenol des Benzols. $C_6H_5(OH)$. Mit Alkalien und Metallen bildet sie lockere, schon durch Kohlensäure sich zersetzende Verbindungen (Carbolate oder Phenate).

Zu manchen äusserlichen Zwecken dient statt der officinellen Carbolsäure auch ein unangenehm riechendes gelbbraunes oder dunkelröthliches Theerproduct, welches der Hauptmasse nach aus Carbolsäure besteht. daneben auch Kresol, Xylol, Naphthalin u. a. Producte der trockenen Destillation enthält und als rohe Carbolsäure, Acidum carbolicum crudum, bezeichnet wird.

Die Carbolsäure coagulirt Eiweiss, Leim und Caseïn, jedoch ohne damit in der Kälte eine Verbindung einzugehen, ausschliesslich durch Entziehung von Wasser. 1—3% Lösungen haben kein coagulirendes Vermögen auf Hühnereiweiss, das erst durch 5% Lösung gerinnt. Sie bewirkt dadurch an verschiedenen Zellen und Geweben des Thierkörpers Veränderungen, welche jedoch nach der Concentration der Lösungen und der Dauer der Einwirkung, vielleicht auch nach dem Lösungsmittel, mannigfache Verschiedenheiten darbieten. An Blutkörperchen erfolgt Verschrumpfung, Trennung des Farbstoffes vom Stroma und Ansammlung an einzelnen Stellen, später Austritt. Bindegewebe und elastische Fasern werden wenig afficirt. Bei Muskelfasern wird durch 1% Lösung die Farbe tiefer und die Streifung deutlicher, durch 4% werden die Bündel dunkler, zerspleissen und lösen sich. Nervenzellen und Nervenfasern werden durch 1% Lösungen deutlicher, durch stärkere Lösungen zu Oeltröpfchen und Detritus aufgelöst. Die Bewegungen der Samenfäden hebt Carbolsäure beim Hahn erst in 5%, beim Kater in ½% Lösung auf. Schwache Solutionen (1 : 800—1300) hemmen die Bewegung der Flimmerepithelien und weissen Blutkörperchen ohne Veränderung des Protoplasma; concentrirtere tödten die Zellen unter rascher Veränderung des Protoplasma.

Wenn die Carbolsäure Milzbrandsporen auch bei längerem directen Contacte nicht tödtet und die Entwicklung des Bacillus anthracis erst zu 1 : 1250 hemmt und zu 1 : 850 sistirt, hat sie doch ganz entschieden einen retardirenden Einfluss auf die Processe der Gährung und Fäulniss eiweisshaltiger Gewebe (Fleisch, Blut) und namentlich das Vermögen, in concentrirter Lösung frisch abgesonderten Eiter, sowohl in Zersetzung begriffenen als pus bonum et laudabile, septisch unwirksam zu machen und selbst in $^1/_2$ % Solution frischen septisch unwirksamen Eiter vor putrider Zersetzung zu bewahren. Eine Rolle bei der antiputriden Wirkung spielt ohne Zweifel die Coagulation des Eiweiss, insofern dadurch Carbolsäure retinirt wird, welche sich bei nicht feuchter Witterung Monate lang hält und deleter auf einwandernde Fäulnisserreger wirken kann. Auch ammoniakalische Harngährung wird durch 1—$1^1/_2$ % Carbolsäure völlig aufgehoben. Die Wirkung von Enzymen hebt Carbolsäure nur bei Zusatz grösserer Mengen, von Myrosin selbst nur unverdünnt und bei längerem Contacte auf.

Deodorisirende Wirkung besitzt Carbolsäure nicht. Auch ist sie kein Ozonid und besitzt nicht die geringste Fähigkeit, Luft zu ozonisiren, bindet vielmehr sehr energisch den activen Sauerstoff unter Dunkelwerden ihrer Lösungen.

Beim Menschen erzeugt Carbolsäure bei Application auf die äussere Haut weisse, mit Erhöhung (Exsudat) verbundene Verfärbung, welche schon nach einigen Minuten einer Röthung in der Nachbargegend, die selten länger als eine Stunde persistirt, Platz macht. Brennen ist bei dieser Einwirkung nur im Anfange vorhanden, später stellt sich Anästhesie der weissgefärbten Partie (bei Hyperästhesie der gerötheten Umgebung), welche bis zum Unterhautzellgewebe geht und in 15—20 Minuten am intensivsten ist, ein. Später wird der Fleck braunroth, und die afficirte Hautstelle mumificirt und stösst sich ab. Hält die Application längere Zeit an, so kann die Mumification tiefer gehen; ja in einzelnen Fällen von unvorsichtiger Anwendung ist Abstossung ganzer Fingerglieder erfolgt. Auch auf den Schleimhäuten bedingt Carbolsäure in concentrirter Lösung oberflächliche Anätzung in Form trockner weisser Flecke mit entzündlicher Reizung der Umgegend. Im Unterhautzellgewebe führen concentrirte Lösungen ebenfalls zu Mumification, während schwache Solutionen (1—3 %) ausser leichtem Brennen und nachfolgender Verminderung des Gefühls und der Schmerzempfindung keine Erscheinungen hervorrufen, und bei entzündeten Partien Blässe und Abnahme der Schwellung eintritt.

Innerlich bringen Gaben von 0,1—0,5 Carbolsäure in stärkerer Verdünnung keine nennenswerthen Erscheinungen hervor. Bei längerer Darreichung findet Gewöhnung statt, so dass Männer 1,0—1,5, Frauen 0,5—0,7 3—4 mal täglich mehrere Tage nehmen können. Noch in grösseren Mengen scheint sie bei Application in das Rectum ohne Nebenerscheinungen gegeben werden zu können. Indess zeigen einzelne Personen starke Empfindlichkeit gegen Phenol; auch Kinder sind sehr empfindlich dagegen.

Werden die internen Gaben nur wenig überschritten, so zeigen sich als Phänomene entfernter Wirkung Schwindel, Schwere und Eingenommenheit des Kopfes, Schwäche in den Beinen, starke Schweisssecretion, Schwäche des Pulses und Sinken der Temperatur, beim Gesunden meist um nur einige Decigrade, bei Fieberkranken oft um mehrere Grade.

Nach sehr grossen Mengen (30,0 und darüber intern) kommt es beim Menschen sofort zu Verlust des Bewusstseins, der Sensibilität und der Locomotion, schwerem Collaps mit Blässe des Gesichts, stertoröser Respiration, kalten Schweissen, häufig auch Pupillenverengung und frequentem schwachem Pulse (selten Trismus) und zum Tode in kurzer Zeit (15 Min. bis 50 Stunden). Nur selten treten beim Menschen tonische und klonische Krämpfe ein, während letztere bei der Carbolvergiftung von warmblütigen Thieren die auffälligsten Vergiftungserscheinungen bilden, an welche sich später Collaps und Paralyse anschliessen.

Die besten Erfolge bei Carbolismus acutus hat die schleunige Entleerung des Giftes mit der Magenpumpe. Als chemisches Hauptantidot der Carbolsäure ist Zuckerkalk zu verwenden, durch welchen Thiere, welche die vierfache letale Gabe bekommen haben, gerettet werden können; zur Einhüllung kann Eiweiss oder Milch dargereicht werden. Aus theoretischen Gründen ist Natriumsulfat empfohlen, für dessen heilkräftige Effecte genügende Beweise nicht vorliegen.

Die an Thieren ausgeführten physiologischen Versuche lassen im Zusammenhange mit den Beobachtungen am Menschen keinen Zweifel darüber, dass die entfernte Action der Carbolsäure besonders auf die Nervencentren gerichtet und in Hinsicht auf die Lähmung der cerebralen Thätigkeiten, der Vernichtung des Bewusstseins und der willkürlichen Bewegung dem Alkohol analog ist. Daneben wirkt sie reizend und schliesslich lähmend auf das respiratorische Centrum, worin sie ebenfalls dem Alkohol gleich ist, und bei Säugethieren und Vögeln reizend und später lähmend auf die motorischen Centra. Das durch grosse Dosen bedingte Sinken des Blutdrucks ist durch Herabsetzung des vasomotorischen Centrums bedingt. Das Sinken der Temperatur ist nicht von der durch Erregung der Schweisscentren resultirenden Schweissvermehrung ableitbar und beruht wahrscheinlich auf directer Herabsetzung der wärmeregulatorischen Centren im Gehirn. Der Tod erfolgt durch Lähmung des Athemcentrums. Das Gehirn nimmt von allen Organen die meiste Carbolsäure auf, und zwar doppelt so viel wie Nieren und Blut, dreimal so viel wie die Leber und mehr als 20mal so viel wie die Lungen. Das Blut hat bei Vergiftungen mit Carbolsäure dunkle Farbe und theerartige Beschaffenheit.

Die Carbolsäure scheint von allen Applicationsstellen aus resorbirt zu werden, am raschesten und intensivsten (bei Application in Lösung) vom Unterhautbindegewebe, danach vom Mastdarm und von der Magenschleimhaut aus; auch bei Application auf die äussere Haut können grosse Mengen Carbolsäure bei Menschen und Thieren resorbirt werden, so dass sogar tödtliche Vergiftung dadurch erfolgen kann. Weniger bedeutend ist die Resorption von eiternden Wunden, wo die durch die Carbolsäure bedingte trockene Beschaffenheit der Wundfläche wahrscheinlich resorptionsverhindernd wirkt, und bei Inhalation von Carbolsäuredämpfen von der Respirationsschleimhaut; doch liegen zahlreiche Beobachtungen vor, dass auch von Wunden aus so viel Carbolsäure aufgenommen werden kann, um Collaps und selbst letale Vergiftung zu bedingen. Analoge Intoxicationen sind auch nach Irrigation der Gebärmutter bei Entbundenen beobachtet; doch beschränken sich in der Regel die Symptome auf Schwindel, Dunkelheit vor den Augen und Vernehmen eines rauschenden Regenfalls, selten tritt intensiverer Collaps ein.

Eine sehr interessante Erscheinung, welche man fast regelmässig nach der Application von Carbolsäure auf Wunden und mitunter auch nach interner Einführung, besonders bei Vergiftungen auftreten sieht, ist die grünlichbraune oder braune Farbe des Harns, welche nach längerem Stehen in Schwarzbraun übergeht. Dieselbe beruht auf der Bildung von Hydrochinon (Paradihydroxylphenol), welches durch Oxydation aus Phenol entsteht.

Vollständige Oxydation und Destruction der Carbolsäure findet aber nicht statt. Bei Vergiftungen mit grossen Dosen ist sowohl bei Thieren als bei Menschen Carbolsäure im Blute und verschiedenen Organen (Gehirn, Leber, Nieren) und auch im Harne nachweisbar. Der Urin enthält aber neben dem bei schweren Intoxicationen kaum jemals vermissten Phenol und dem Hydrochinon noch ein zweites Oxydationsproduct, das Brenzkatechin (Orthodihydroxylbenzol). Der grösste Theil des Phenols paart sich im Organismus zu Phenylschwefelsäure. Die Menge der phenylschwefelsauren Salze im Urin kann so bedeutend werden, dass sämmtliche zur Ausscheidung gelangende Schwefelsäure in dieser Form erscheint. Bei Carbolvergiftung verschwindet die als Alkalisulfat im Urin normal vorkommende Schwefelsäure zum grössten Theile oder selbst vollständig. Ausser Phenolschwefelsäure enthält der sog. Carbolharn aber auch noch andere aromatische Schwefelsäuren, welche aus den durch Oxydation gebildeten Dihydroxylbenzolen entstehen. Das Hydrochinon erscheint im Harn zum grösseren Theil als ungefärbte Aetherschwefelsäure, während ein kleinerer Theil weiter zu gefärbten Producten oxydirt wird. Dass der entleerte ungefärbte Carbolharn beim Stehen an der Luft dunklere, mitunter rauchgraue und selbst schwarze Farbe annimmt, erklärt sich daraus, dass die Hydrochinonschwefelsäure sehr leicht sich in ihre Componenten zerlegt und das frei gewordene Hydrochinon besonders bei Alkalescenz des Harns rasch zu gefärbten Producten oxydirt wird. Endlich paart sich noch ein Theil des Phenols mit Glykuronsäure und erscheint in dieser Verbindung im Harn.

Die Carbolsäure ist dasjenige Mittel, welches für die moderne Antiseptik die grösste Bedeutung dadurch gewonnen hat, dass sie diejenige Substanz war, welche auf die Anregung von Lister (1867) zuerst allgemein zu sog. antiseptischen Verbänden gebraucht wurde. Obschon ihre Wirkung auf mikrophytische Krankheitserreger von manchen anderen Stoffen übertroffen wird, und obschon ihre Anwendung in der Chirurgie durch Einführung verschiedener anderer Mittel Beschränkung erfahren hat, besitzt sie auch in der Gegenwart noch hohes Interesse und vielfache Verwendung, die zweifelsohne auch in ihrem Verhalten gegen Fäulniss und Fäulnissorganismen in chemischer und physiologischer Beziehung ihre Berechtigung findet.

Allgemein wird Carbolsäure als eine vorzüglich zur Erhaltung von Leichen geeignete Substanz anerkannt. Indem sie weitere Zersetzung derselben hemmt, wirkt sie auch zur Beseitigung des Leichengeruches mit, den sie (namentlich in unreinen Sorten), wenn er nicht stark entwickelt ist, zu verdecken vermag. In der Pariser Morgue, wo durch kostspielige künstliche Ventilation der Gestank nicht beseitigt werden konnte, half die fortwährende Bespülung mit sehr diluirter Carbolsäurelösung (1 : 4000) demselben ab. Mit Carbolsäure besprengte Sägespäne und Holzkohle (in die Särge geschüttet) conserviren menschliche Leichen Monate lang.

Zur Desinfection von Räumen, in welchen mit ansteckenden Krankheiten behaftete Personen sich befinden oder befunden haben, oder von solchen, in welchen putride Emanationen sich entwickeln, ebenso zur Desinfection von fäulnissfähigem Material (Latrineninhalt u. s. w.) dient Carbolsäure in sehr ausgedehnter Weise. Eine Vernichtung von Pilzen und Infusorien scheint erst durch solche Mengen Carbolsäure in der Atmosphäre zu Stande zu kommen, welche ohne Beschwerde nicht respirirt werden können, weshalb sich das Verfahren mehr für unbewohnte Räume eignet.

Die auf der antiseptischen Wirkung der Carbolsäure beruhende Occlusivverbandmethode, welche 1867 von Lister angegeben und mit dem Namen antiseptic treatment belegt wurde, ist ein wahrer Segen für die Wundarzneikunde geworden. Namentlich steht fest, dass durch luftabschliessende Carbolsäureverbände in vielen Fällen von complicirten Fracturen die sonst nothwendige Amputation verhütet wird, dass Verletzungen der Gelenke unter dieser Behandlung eine bessere Prognose darbieten, dass manche Operationen mittelst dieser Methode ausgeführt werden können, welche ohne dieselbe unfehlbar den Tod des Operirten zur Folge gehabt haben würden, endlich, dass in Krankenhäusern durch Einführung des Lister'schen Verfahrens die chirurgischen Infectionskrankheiten (Pyämie, Hospitalbrand, Erysipelas) in auffallender Weise abgenommen haben. Obschon diese Effecte durch die Anwendung der Carbolsäure zu antiseptischen Verbänden erhalten wurden, ist das Mittel doch von vielen Chirurgen verlassen und sein Gebrauch auf die Waschungen der Hände und Instrumente beschränkt. In der That hat die Carbolsäure manche Schattenseiten. So besitzt sie den Nachtheil, dass in Folge ihrer Flüchtigkeit carbolhaltige Verbandmaterialien, z. B. Carbolgaze, ihre Wirksamkeit durch Verdunsten des Antisepticums einbüssen. Ein weiterer Nachtheil der Carbolsäure ist, das sie eine irritirende Wirkung auf die Wunden ausübt, welche die Heilung verzögert. Bei einzelnen Personen erzeugt der Carbolsäureverband Ekzem der Umgegend. Bei weitem der gewichtigste Vorwurf ist die leichte Resorptionsfähigkeit der Carbolsäure von Wunden aus und die Gefährdung des Lebens durch Aufsaugung grösserer Mengen. Der Umstand, dass gerade die Ausspülung der Wunden mit concentrirter (5 %) Lösung derartige Vergiftung erzeugt, macht es gerechtfertigt, hier nur diluirte Solutionen oder andere minder giftige Antiseptica anzuwenden. Selbst aus blossen Carbolgazeverbänden kann so viel Carbolsäure resorbirt werden, um schwarzgrüne Färbung des Harns zu veranlassen, welche regelmässig dem Auftreten von Vergiftungserscheinungen vorausgeht.

Die günstige Wirkung der Carbolsäureverbände ist nur zum Theil der directen Zerstörung der Bacterien und Mikrokokken zuzuschreiben. Von wesentlicher Bedeutung ist auch die deletere Action auf Leukocyten und die darauf beruhende eiterbeschränkende Wirkung und der trockne Zustand der Wundfläche, welche das Haften von aussen eingedrungener Mikroorganismen erschwert.

An den Gebrauch der Carbolsäure zur Prophylaxe der Wundinfection schliesst sich die Verwendung von Carbolsäuregurgelwässern in Familien, wo Diphtheritis herrscht, bei den Nichtergriffenen, und von intrauterinen Ausspülungen nach normalen Geburten in Gebärhäusern.

Vielfach ist Carbolsäure auch zur directen Vernichtung von Krankheitserregern, z. B. bei Schanker, Pockenpusteln, Anthrax äusserlich benutzt worden. Auch innerlich und in Form von Klystieren fand sie bei verschiedenen zymotischen Affectionen Verwendung. Beim Typhus wird ihr von Einzelnen ein specifischer Heileffect zugeschrieben. Auch bei vergifteten Wunden (Schlangenbiss, Wespen- und Bienenstich) ist sie empfohlen, hat aber den Erwartungen nicht entsprochen. Die Anwendung bei parasitären Hautaffectionen ist nur da erlaubt, wo die dadurch bedingte Hautaffection eine circumscripte ist, z. B. bei Sycosis, während die Application auf grössere Hautpartien, z. B. bei Scabies, zur Resorption toxischer Mengen führen und selbst den Tod herbeiführen kann.

Die durch Carbolsäure bewirkte Beschränkung der Eiterung hat zur Anwendung bei Entzündung verschiedener Schleimhäute, namentlich mit eitrigen und putriden Secreten geführt. So bei Endometritis, Cystitis, Gonorrhoe und Leukorrhoe, bei Conjunctivitis, Bronchoblennorrhoe, Diphtheritis faucium, selbst bei Lungenbrand und bei acutem Schnupfen, chronischem Katarrh und katarrhalischer Heiserkeit. Hieran reiht sich auch die sehr wirksame und prophylaktisch gegen Mastitis empfohlene Behandlung wunder Brustwarzen mit lau temperirter Carbollösung, ferner der Gebrauch bei Verbrennungen und Erfrierungen. Auch subcutan hat Carbolsäure vielfach als Antiphlogisticum Anwendung gefunden, z. B. bei Erysipelas, Phlegmone, Croup, Pneumonie, ebenso in parenchymatöser Injection bei subacuten Drüsenanschwellungen, Tumor albus u. s. w.

Als Causticum ist Carbolsäure von untergeordneter Bedeutung und höchstens zur Zerstörung unbedeutender Neubildungen und bei gewissen Hautaffectionen geeignet, wo oberflächliche Mumificirung und gleichzeitige Irritation indicirt ist. Brauchbar ist sie besonders bei breiten Condylomen und blumenkohlartigen venerischen Vegetationen, Naevus, Gefässgeschwülsten an der Mündung der weiblichen Urethra, auch bei leichten Formen von Lupus. Diluirtere Lösungen haben auch bei Ekzem günstige Wirkung.

Man hat die Carbolsäure auch wegen ihrer schmerzstillenden Wirkung subcutan bei acutem Gelenkrheumatismus benutzt, wo sie in der That rasch palliative Hülfe leistet und selbst in einzelnen Fällen, wo Salicylsäurebehandlung unwirksam bleibt, die Gelenkschmerzen beseitigt.

Das auf das anästhetische Verhalten der durch Carbolsäure weissgeätzten Hautpartien von Bill (1870) gegründete Verfahren der örtlichen Anästhesie bei Operationen, welche bloss Incision der Haut erfordern, ist durch Cocaïn u. a. Mittel verdrängt. Die Wirkung tritt nur bei Aufpinselung flüssiger oder sehr concentrirter wässriger oder ätherischer Lösung, am ausgesprochensten bei vorheriger Benetzung der Theile mit verdünnter Essigsäure ein. Solution in Oel wirkt weit minder, Glycerinlösung fast gar nicht anästhetisch.

Sehr häufig findet das Mittel in der Zahnheilkunde Anwendung, indem es mittelst eines in concentrirte Carbolsäurelösung getauchten Wattepfropfens oft gelingt, cariösen Zahnschmerz auf längere Zeit zu beseitigen und auch der Process der Zahncaries durch wiederholte Application sistirt werden soll.

Mit der Wirkung der Carbolsäure auf die Nervencentren steht der günstige Effect im Zusammenhange, den die interne oder subcutane Anwendung zur Beschwichtigung eines bei Hautaffectionen lästigen Symptoms, des Hautjuckens hat. Das Mittel empfiehlt sich nicht bloss bei universellem Pruritus und Pruritus pudendi, sondern auch bei Psoriasis, wo es ausserdem der Hauthyperämie entgegenwirkt und frische Fälle zur Heilung bringt.

Als Antipyreticum ist Carbolsäure (im Klystier) im Typhus, bei Phthisikern, bei Variola und Metroperitonitis benutzt, jedoch trotz der Sicherheit der antipyretischen Wirkung nicht empfehlenswerth, weil die Defervescenz nur wenige Stunden anhält, und unmittelbar darauf starkes Steigen der Temperatur, das oft mit Frostschauern verbunden ist und häufig über die ursprüngliche Norm hinausgeht, folgt, und weil die zur Herbeiführung dieser Effecte nothwendigen Dosen nicht selten schweren Collaps bedingen.

Gebrauchsweise: Die Anwendung der Carbolsäure zur Desinfection unbewohnter Räume geschieht am besten gleichzeitig durch Besprengen mit 1 bis 3% wässriger Lösung, durch Aufstreuen von Pulvern, welche mit Carbolsäure imprägnirt sind, auf den Fussboden und durch Tünchen der Wände mit 1% Carbolsäure enthaltender Kalkmilch. Zu Carbolsäurepulver lässt sich Torf, Gyps, Sand, Erde, Sägemehl, auch Kohlenpulver benutzen, wovon man 100 Th. mit 2 Th. vorher mit Wasser verrührter roher Carbolsäure mengt.

Zur Desinfection von Abtrittsgruben u. s. w. empfehlen sich Mischungen mit Pulvern, welche die übelriechenden Gase absorbiren, z. B. 1 rohe Carbolsäure mit 7 Gyps und 20 Eisenvitriol oder mit $2^1/_2$ Kalkhydrat, 10 Gyps und 2 Steinkohlenpulver.

Für den antiseptischen Verband kommen besonders Carbolgaze und Carboljute in Betracht. An ersterer wird die Carbolsäure (5—8%) mittelst Fichtenharz und Paraffin fixirt. Da die fabrikmässig dargestellte Carbolgaze in einigen Monaten einen grossen Theil ihres Carbolsäuregehalts verliert, benutzt man am besten frischbereitete. Solche lässt sich sehr rasch (in $^1/_2$ Stunde) dadurch darstellen, dass man Gaze mit der $2^1/_2$fachen Gewichtsmenge einer mit etwa 4% Ricinusöl versetzten weingeistigen Lösung von 1 Carbolsäure mit 5 Resina Pini in flachen Schüsseln durchknetet und hierauf horizontal zum Trocknen ausspannt. Carboljute wird als nasse und als trockne benutzt. Die nasse erhält man durch Einlegen aus Jute dargestellter rundlicher Scheiben (Jutekuchen) in 3% Carbollösung; die trockne durch Tränken von 500 Jute mit einer Lösung von 50 Carbolsäure und 200 Colophonium in 550 Spiritus und 250 Glycerin, Zerzupfen und Trocknen.

Zum Bestreuen von Wunden und Geschwüren und zu Trockenverbänden dient Carbolstreupulver aus 25 Th. Carbolsäure, 60 Th. Colophonium und 15 Th. Stearin mit der 7—8fachen Menge Calcium carbonicum.

Statt des complicirten Lister schen Verbandverfahrens kann man sich in leichteren Fällen bei Behandlung von Wunden und Geschwüren auch der einfachen Bedeckung mit Carbollösungen oder Carbolsalben (1 : 30 Lanolin) bedienen. Hier sind wässrige Lösungen den öligen und spirituösen wegen des weit geringeren antiseptischen Werthes der letzteren stets vorzuziehen. Obschon zur Vernichtung von Mikrokokken stärkere wässrige Solution (5%) offenbar am geeignetsten ist, sind doch 2—3% Lösungen zweckmässiger, weil stärkere Solutionen leichter zur Resorption toxischer Carbolsäuremengen führen und nach solchen insbesondere bei Kindern, auch bei Bedeckung sehr wenig ausgedehnter Wundflächen, schwere Intoxication erfolgen kann.

Auch zu sonstigem Gebrauche dienen fast ausschliesslich wässrige Lösungen, welche in ihrer Stärke zwischen 0,5—5 : 100 wechseln, je nachdem man damit gelind irritirend oder kaustisch wirken will. Eine 3 % Lösung ist als ***Aqua carbolisata, Carbolwasser,** officinell. Bei Irrigationen ist es wegen der Gefahr der Resorption grösserer Mengen auf alle Fälle zweckmässig, sich in der Regel der 1 % Lösung zu bedienen. Zur Subcutaninjection sind 2—3 % Lösungen unbedenklich, vorausgesetzt, dass nicht über 0,15 auf einmal injicirt wird. Zu Inhalationen dienen bei Lungengangrän 1—2 %, bei Keuchhusten ½—1 %, bei Phthisis ⅕—¼ % Lösungen.

Zum inneren Gebrauche empfiehlt sich Pillenform. Das Mittel wird am besten in kleinen Dosen verabreicht, und zwar zu 0,3—0,5 pro die, da, wenn es auch in Pillen bis zu 4,0 pro die ohne Gefahr gegeben werden kann, doch mit der Steigerung der Dosis bei Hautkrankheiten der Effect nicht in gleichem Masse wächst. Bei Kindern kann man Carbolsäure in Emulsion verordnen. Die Maximalgabe beträgt pro dosi 0,1, pro die 0,5.

Verordnungen:

1) ℞
Acidi carbolici 5,0
Ungt. Glycerini
Pulv. radicis Althaeae āā *q. s.*
ut f. pilul. no. 100. *Consp. D. S.* Dreimal täglich 3 Pillen. (Bei Pruritus.)

2) ℞
Acidi carbolici 0,2
Mucilaginis Gi. Arabici
Syrupi simpl. āā 50,0
Vitellum ovi unius
F. l. a. emulsio. D. S. 3mal täglich 1 Theelöffel. (Bei Pruritus im kindlichen Lebensalter.)

3) ℞
Acidi carbolici 4,0
Cetacei 50,0
Liquefacta m. f. unguent. D. S. Aeusserlich. (Bei Lupus.)

4) ℞
Acidi carbolici 2,5
Liquoris Ammonii caustici 3,0
Aq. destill. 5,0
Spiritus 8,0
M. D. S. Zum Riechen. (In einem Gefässe mit weiter Oeffnung, dessen Boden mit Baumwolle bedeckt ist, zu verabreichen, woran Patient mehrmals täglich kräftig riecht.— Hagers Olfactorium anticatarrhale.)

Natrium carbolicum; carbolsaures Natrium, Phénol sodique. — Diese wenig constante Verbindung ist wegen ihrer leichten Zersetzbarkeit durch Säuren, selbst durch die Kohlensäure der Luft, als ein in langsamer Weise Carbolsäure in Dampfform lieferndes Präparat empfohlen. Man hat es zur Conservirung von Leichen, bei Brandwunden und zur Neutralisation von Thiergiften, besonders bei Stichen von Insecten (Wespen u. s. w.), deren Gift eine Säure ist, benutzt. Es besitzt nicht die corrosiven Eigenschaften der Carbolsäure, wird aber auch vom Unterhautzellgewebe und vom Mastdarm aus resorbirt und wirkt bei Warmblütern Krämpfe erregend, ähnlich wie Carbolsäure, jedoch schwächer. Der Liquor Natrii carbolici, eine Mischung von 5 Th. Carbolsäure, 1 Th. Liquor Natri caustici und 4 Th. Wasser, welcher vorzugsweise zu Zwecken der antiseptischen Wundbehandlung diente, enthält eine bedeutende Menge nicht mit Natrium verbundener Carbolsäure.

Wird carbolsaures Natrium in concentrirter Schwefelsäure gelöst, so entsteht eine als Carbolschwefelsäure, Sulfocarbolsäure oder Phenylschwefelsäure bezeichnete Verbindung, $C_6H_4<^{SO_3H}_{OH}$, welche mit Metallen Salze bildet, die durch Eisenchloridlösung roth werden. Diese besitzen zwar nur in viel geringerem Grade als die Carbolsäure antifermentative Wirkung, sind aber intern genommen in verhältnissmässig grossen Dosen unschädlich, so dass selbst mehrere Gaben von 4,0 nur etwas Schwindel verursachen. Ob im Organismus Spaltung in Phenylsäure und Schwefelsäure stattfindet, ist zweifelhaft.

Von den Sulfocarbolaten ist Natriumsulfocarbolat zu 1,0—2,0 mehrmals täglich bei Phthisikern, Calciumsulfocarbolat bei Rachitis und Diarrhoea infantilis (zu 0,3 bei 1—2 jährigen Kindern) gerühmt. Verbreiteter ist die medicinische Verordnung des Zinksulfocarbolats, Zincum sulfocarbolicum s. sulfophenylicum, $(C_6H_5HSO_4)_2Zn + 7\,H_2O$, welches farblose, durchsichtige, säulenförmige, rhombische, in der doppelten Menge Wasser und Spiritus leicht lösliche Krystalle bildet. Man hat dasselbe als Ersatzmittel der Carbolsäure bei Behandlung von Wunden und Abscessen zur Verhütung von Septicämie, sowie zum Verbande syphilitischer Geschwüre, weil es sich nicht wie die Carbolsäure verflüchtigt und auf die Umgebung keinen irritirenden Einfluss ausübt, endlich auch zu Einspritzungen bei Gonorrhoe, wo es nach Art des Zinkvitriols und deodorisirend wirkt, empfohlen. Man benutzt es in wässriger Lösung (1 : 100) (zur Injection mit etwas Opiumtinctur).

Trinitrophenylalkohol, Pikrinsäure, Acidum picricum s. picronitricum, $C_6H_2(NO_2)_3(OH)$, durch Einwirkung von Salpetersäure auf Phenol gewonnen, bildet intensiv gelbe Krystalle. Seiner Anwendung als desinficirendes Mittel, wozu es durch starke deletere Wirkung auf Fäulnissorganismen und Gährungsprocesse sich anscheinend empfiehlt, und insbesondere seiner internen Anwendung bei Intermittens und Cystitis steht seine Giftigkeit im Wege. Die Säure färbt im Organismus in ähnlicher Weise wie ihr Kaliumsalz, jedoch nicht ganz so intensiv, die Gewebe gelb und wird in dem rubinrothen oder braunrothen Harne theils als solche, theils als Pikraminsäure, die sich im Körper mit Schwefelsäure gepaart hat, ausgeschieden. Sie bewirkt bei längerer Einwirkung Formveränderung und Auflösung der rothen Blutkörperchen, in grossen Dosen beim Menschen Brechdurchfälle, Gelbfärbung der Haut, Nierenschmerzen, Delirien und Prostration.

Resorcinum; Resorcin.

Werden im Benzol zwei Wasserstoffe durch zwei Hydroxyle ersetzt, so entstehen drei als Dihydroxylbenzole bezeichnete Verbindungen von der Formel $C_6H_4(OH)_2$, Hydrochinon, Resorcin und Brenzkatechin, welche sämmtlich antiseptische und auch antipyretische Wirksamkeit besitzen, und von denen das Resorcin mannigfache Anwendung findet.

Diese von Andeer in die Therapie eingeführte Verbindung, zuerst durch Schmelzen von Kali und Umbelliferenharzen gewonnen, jetzt durch Schmelzen von Benzoldisulfonsäure mit Aetznatron dargestellt, ist das Metadihydroxylbenzol, während das Hydrochinon die Para- und das Brenzkatechin die Orthoverbindung darstellt. Resorcin bildet farblose Krystalle, die bei 110° schmelzen und sich mit Wasserdämpfen verflüchtigen. In Wasser, Alkohol und Aether löst es sich sehr leicht; die Lösungen werden mit Eisenchlorid blauviolett gefärbt.

In Substanz wirkt Resorcin eiweisscoagulirend und ätzend. Auf Mikroorganismen und Fäulniss- und Gährungsprocesse hat es keine erheblich schwächere Wirkung als Carbolsäure. Seine entfernte Wirkung bei Thieren ist wesentlich diejenige des Phenols. Seine Giftigkeit ist nicht unbedeutend, da schon 8,0 beim Erwachsenen die Symptome des acuten Carbolismus (Bewusstlosigkeit, Aufhebung der Sensibilität) hervorrufen, und die Anwendung 1 % Lösung zu Magenausspülungen bei Kindern im 1. Lebensjahre wiederholt Todesfälle zur Folge gehabt hat. Die Resorption des Resorcins erfolgt von allen Schleimhäuten aus. Die Elimination durch den Harn, der olivengrüne bis dunkelbraunschwarze Farbe annimmt, beginnt bereits nach 1—2 Stunden. Der Harn enthält ein braunes, harziges Oxydationsproduct und eine Aetherschwefelsäure des Resorcins. Violettfärbung desselben mit Eisenchlorid kann man nach medicinalen Dosen erhalten.

In medicinalen Dosen verlangsamt Resorcin beim Gesunden den Puls um einige Schläge, bedingt mässiges Ohrensausen und etwas Schwindel, hat aber keinen Einfluss auf die Temperatur. Bei hochfiebernden Kranken bedingt 2,0 bis 3,0 in 10—15 Minuten Entfieberung, nach vorausgehendem Schwindel, Ohrensausen, Röthung des Gesichts, Athem- und Pulsbeschleunigung und starkem Schweisse, doch dauert dieselbe nur wenige, mitunter nur 2 Stunden, und ist das Mittel theils wegen der kurzen Dauer der Defervescenz, theils wegen der gewaltigen Nebenerscheinungen, theils wegen der nach der Entfieberung mitunter auftretenden Hyperpyrexie als Antipyreticum wieder aufgegeben worden.

Beachtung verdient das Resorcin extern bei hartem und weichem Schanker und phagedänischen Geschwüren des Genitalapparats, bei varicösen und scrophulösen Geschwüren, Schleimhautgeschwüren, Geschwüren der Mandeln und Angina diphtheritica, Furunkeln, Carbunkeln und Rhagaden, Verbrennungen verschiedenen Grades und Verletzungen mit Hautdefect, da es rasch und ohne Bildung von Narbengewebe zur Heilung führt. Auch bei hartnäckigen Ekzemen, Pityriasis capitis, Seborrhoe und Psoriasis leistet es gute Dienste. Besonderen Werth legt man dem Resorcin bei Blasenkatarrhen bei; die Blasenschleimhaut tolerirt sehr starke Lösungen (selbst 5 % und stärkere), während die Magenschleimhaut schon durch 1—2 % Solution irritirt werden kann. Innerlich leistet es als Antemeticum Vorzügliches, ist auch bei putriden Darmaffectionen, Cholera infantum und (als Ausspülung) bei chronischem Magenkatarrh in Gebrauch.

Intern ist nur vollständig reines Resorcin zulässig, das man zu 0,2—0,5, am zweckmässigsten in Lösung (höchstens 3 : 100) verwendet. Geschmackscorrigens ist Syrupus Aurantii. Aeusserlich wird es theils in Krystallen zum Aetzen, theils in Salben- oder Pastenform (1—5 : 10 Fett oder Paraffinsalbe), theils in wässrigen Lösungen von verschiedener Stärke, je nach dem Zwecke der Anwendung verordnet. Auf der Haut entstehende Flecke beseitigt man durch Citronensäure. Für den Magen und Darm sind stärkere als ½ % Lösungen zu vermeiden, die allerdings bei abnormen Gährungsprocessen wenig leisten. Man hat auch zum antiseptischen Verbande Resorcingaze (1½ %) und Resorcinwatte (3 %), beide durch Tränken mit einer Lösung in Weingeist und Glycerin erhalten, und Resorcincatgut dargestellt.

Analoge Wirkung wie Resorcin besitzen auch Hydrochinon und Brenzcatechin. In antipyretischer Beziehung sind beide dem Resorcin überlegen, so dass 0,8 Hydrochinon und 1,0 Brenzcatechin wie 3,0 Resorcin wirken, ohne gleich intensive Nebenerscheinungen zu bedingen. Die kurze Dauer der Defervescenz und die secundäre Hyperpyrexie machen sie als antifebrile Mittel ungeeignet. Brenzcatechin ist giftiger als Hydrochinon, dieses toxischer als Resorcin; beide erzeugen die Erscheinungen des Phenols und werden als Aetherschwefelsäuren ausgeschieden.

*Kreosotum; Kreosot.

Das 1834 von Reichenbach aus Buchenholztheer dargestellte und als fäulnisswidriges Mittel erkannte Kreosot ist eine neutrale, klare, mit der Zeit gelbwerdende, selbst im Sonnenlicht sich kaum bräunende, stark lichtbrechende, ölige Flüssigkeit von penetrantem Geruche und brennendem Geschmacke dar, welche bei 205—220° siedet und in 120 Theilen heissem Wasser, in jeder beliebigen Menge Spiritus, Aether und ätherischer Oele und vollständig in Aetzkalilauge sich löst. Echtes Buchenholztheerkreosot färbt sich mit Eisenchlorid grün, nicht violett. Es ist ein wechselndes Gemenge von **Guajacol**, dem Monomethyläther des Brenzcatechins, $C_6H_4(OH)(OCH_3)$, und **Kreosol**, dem Monomethyläther des dem Brenzcatechin entsprechenden Dihydroxylderivats des Toluols, $C_6H_3 . CH_3 . OH . OCH_3$. Neben dem Buchenholztheerkreosot kommt in England auch Fichtenholztheerkreosot vor, welches ausser Guajacol und Kreosol noch verschiedene Verbindungen der aromatischen Reihe, insbesondere Carbolsäure, Phlorol, Kresol und Veratrol enthält.

Buchenholztheerkreosot wirkt coagulirend auf Schleim, Eiweiss und andere Proteïnverbindungen. Es steht in seiner conservirenden Wirkung auf Fleisch (daher der Name Kreosot, von *κρέας* und *σώζω*) der Carbolsäure in keiner Weise nach, scheint dieselbe sogar in Hinsicht auf die Aufbewahrung sehr fettreicher Partien in eclatanter Weise zu übertreffen. Es besitzt wie Carbolsäure örtliche und entfernte Wirkung; beide sind jedoch minder energisch. Auf die äussere Haut beim Menschen in concentrirter wässriger Lösung applicirt wirkt es mehr hautröthend als ätzend; die weisse Verfärbung und Desquamation verhalten sich wie bei Carbolsäure. Auf denudirten Hautpartien und der Conjunctiva bedingt Kreosot lebhaft brennenden Schmerz, auf ersteren Bildung eines weissen Schorfes. Grosse interne Dosen können Entzündung und heftigen Durchfall produciren. Auf Thiere wirkt Kreosot weniger stark und in anderer Weise wie Carbolsäure giftig. Bei Säugethieren und Vögeln erzeugt es keine Krämpfe, sondern frühzeitige und hochgradige Athemnoth, Herabsetzung der Herzthätigkeit und Lähmungserscheinungen, oft plötzlichen Tod. Die Coagulabilität des Blutes wird erhöht, womit die bei der Section constant gefundenen circumscripten pneumonischen Herde und Embolien im Zusammenhange stehen. Auch auf Menschen wirkt Kreosot minder giftig als Carbolsäure. Mitunter wird bei medicinalen Gaben Schwarzfärbung des Urins beobachtet.

Die Receptivität ist sehr verschieden, wobei übrigens die relativ grössere Menge des einen oder anderen Bestandtheiles des Gemenges von Einfluss sein kann. Einzelne Personen ertragen 90 Tropfen in $^1/_2$ Tage ohne Beschwerden, während andere schon nach $^1/_2$ Tropfen Missbehagen, Schwindel, Ohnmacht und Erbrechen bekommen.

Das Kreosot hat fast in allen Krankheitsfällen Anwendung gefunden, wo man jetzt Carbolsäure benutzt. Eine besondere Indication, welche Kreosot nicht mit der Carbolsäure theilt, giebt die Erhöhung der Coagulabilität des Blutes und die darauf beruhende styptische Wirkung, welche es zu einem Haemostaticum von Bedeutung macht, das sowohl äusserlich als innerlich benutzt werden kann. Desgleichen leistet es zur Beschränkung von Diarrhöen, Brechdurchfällen und Ruhren mehr als Carbolsäure. Englische Aerzte haben in dem Kreosot ein Specificum gegen Erbrechen, auch Vomitus gravidarum und hystericus, Erbrechen bei Nierenleiden gesehen. In Frankreich hat es bei Lungentuberculose verbreitete Anwendung gefunden.

Man giebt Kreosot innerlich zu $^1/_2$—2—4 Tropfen, 2—3mal täglich, am zweckmässigsten in Pillen, Dragées oder Kapseln oder in schleimigen Vehikeln oder in Leberthran (1 : 80). Im Handel befindliche Kapseln enthalten 0,05 Kreosot und 0,2 Tolubalsam. Man reicht das Mittel bei Phthisis längere Zeit in steigender Dosis nach Frühstück, Mittagsessen und Abendbrod, mit 0,05 beginnend, rasch auf 0,1 und 0,15, hierauf wöchentlich noch um 0,05 steigend, bis 0,3 pro dosi und 0,9 pro die genommen werden, von welcher Gabe nach 2monatlichem Gebrauche wieder auf die Hälfte herabgegangen wird. Die maximale Einzelgabe ist 0,2 (*0,1), die maximale Tagesgabe 1,0 (*0,5). Aeusserlich kommt es in Substanz oder spirituöser Lösung (bei cariösem Zahnschmerz, mit Watte in die Höhle eingebracht), in Wasser gelöst oder emulgirt, in öliger Lösung und in Salbenform zur Anwendung.

Die früher officinelle trübe Lösung in Wasser (1 : 100), Aqua Kreosoti, Kreosotum solutum, Kreosotwasser, äusserlich als blutstillend, an Stelle der als Geheimmittel vertriebenen analogen Aqua Binelli, benutzt, ebenso die früher als Spiritus Kreosoti bezeichnete Lösung in absolutem Alkohol (1:3) und das Unguentum Kreosoti (2 : 15) sind leicht magistral zu verordnen. Der in Frankreich als Antiphthisicum vielgebrauchte, jedoch mitunter Dyspepsie und Diarrhoe erzeugende Kreosotwein, Vinum Kreosoti, ist Lösung von 1 : 80 Spiritus und Malagawein.

An Stelle des Kreosot wird Guajacol als hauptsächlichster Bestandtheil desselben neuerdings bei Tuberculose in Form von Mixturen oder Kapseln (mit Tolubalsam) in der Dosis des Kreosots benutzt.

Verordnungen:

1) ℞
Kreosoti 4,0
Cerae albae rasae
Pulveris radicis Althaeae āā 2,0
Mucilaginis Gummi Arabici q. s.
ut f. pilul. 100. Obducantur gelatina et saccharo. D. S. Dreimal täglich 2 Stück, allmälig steigend. (Bei Phthisis, Lungenblutungen u. s. w.)

2) ℞
Kreosoti 2,0
Tincturae Gentianae 4,0
M. D. S. 3mal täglich 10—20—30 Tropfen. (Bei Phthisis, Dyspepsia sarcinosa.)

3) ℞
Guajacoli purissimi 1,0
Aq. dest. 180,0
Spir. Vini 20,0
M. D. in vitro nigro. S. 2—3mal täglich 1 Theelöffel voll (bis 1—2 Esslöffel voll) in einem Glase Wasser nach dem Essen zu nehmen. (Bei Kindern.)

4) ℞
Kreosoti 1,0—2,0
Aceti aromatici 250,0
M. D. S. Verbandwasser. (Zum Verbande brandiger übelriechender Geschwüre.)

5) ℞
Kreosoti gtt. 5
Morphini hydrochlorici 0,1 (dgm. 1)
Tincturae Opii simplicis 5,0
M. D. S. Einen Tropfen auf Watte in den hohlen Zahn zu bringen. (Gegen cariösen Zahnschmerz; Verbandmittel vor Einlegen der Plombe.)

***Thymolum,** Acidum thymicum; **Thymol,** Thymiansäure, Thymiancampher. — Das Thymol bildet ansehnliche, farblose, klinorhombische Tafeln, welche einen an Thymian erinnernden Geruch und aromatischen Geschmack besitzen, sich in weniger als dem gleichen Gewichte Weingeist, Aether und Chloroform, in 2 Theilen Natronlauge und in 1100 Theilen Wasser lösen. Es ist ein natürlicher Bestandtheil der ätherischen Oele der Labiaten Thymus vulgaris L. und Monarda punctata L., sowie der Umbellifere Ptychotis Ajowan DC. (Ammi Copticum L.). Chemisch ist Thymol das Phenol des Cymols (Methylpropylbenzols), $C_6H_3(OH).CH_3.C_3H_7$.

Die Wirkung des Thymols auf Gährungs- und Fäulnissvorgänge ist der des Phenols in manchen Beziehungen überlegen, und auf die Entwicklung von Milzbrandbacillen wirken weit diluirtere Lösungen (1 : 30000) hemmend ein. Dagegen ist Thymol vermöge seiner geringeren Löslichkeit in Wasser 8—10mal weniger giftig für Wirbelthiere. Im Organismus verhält es sich dem Phenol analog und erscheint nach medicinalen Gaben als Thymolschwefelsäure im Harn, während bei Vergiftungen von Thieren ein grösserer Theil im Blute und den Geweben nachweisbar bleibt. Die entfernte Wirkung nähert sich mehr derjenigen der ätherischen Oele als der des Phenols; namentlich fehlen die eigenthümlichen Muskelkrämpfe. Die örtliche Action ist weit schwächer als die der Carbolsäure; ein eigentliches Causticum ist Thymol nicht, dagegen bedingt es auf Schleimhäuten Entzündung. Beim Menschen können schon 1,5 pro die in Pillen heftige Magenschmerzen und längere Zeit anhaltende Druckempfindlichkeit, auch Diarrhoe, Ohrensausen, Kopfschmerz, Delirien und selbst Collaps mit Lähmungserscheinungen und Somnolenz erzeugen.

Das Thymol wurde zuerst als Aetzmittel für unbedeutende Excrescenzen und zur Zerstörung blossliegender Zahnnerven empfohlen, später als antiseptisches Verbandmittel, das vor Phenol den Vorzug, den Verheilungsprocess abzukürzen, besitzt. Der Geruch ist im Allgemeinen angenehmer, für Manche jedoch höchst lästig und Kopfweh erregend. Zum antiseptischen Verbande ist reine wässrige Lösung wegen Ausscheidung von Thymolkrystallen nicht empfehlenswerth. Lösung in Weingeist und Glycerin, Solutio Thymoli (Thymol 1,0, Weingeist 10,0, Glycerin 20,0), besitzt diese Inconvenienz nicht. Einer allgemeineren Anwendung steht der theuere Preis des Thymols gegenüber. Zum Verbande von Geschwüren und Verbrennungen eignen sich Lösungen von 0,1 % in Wasser oder von 1 % in Leinöl. Zu Gargarismen bei Anginen dient wässrige Solution von 0,5—1 : 1000. Intern ist Thymol wegen seiner heftigen Wirkung auf die Magenschleimhaut nicht zu verwenden; ebenso ist es subcutan wegen der dadurch bedingten heftigen Schmerzen und Anschwellungen contraindicirt. Das dem Phenolnatrium entsprechende Natriumthymolat, Natrium thymolicum, ist in Pastillen von 0,001 bei Mund- und Halsentzündungen gebraucht.

Eine Iodverbindung des Thymols bildet das Aristol (Dithymoldiiodid), ein in Paraffinum liquidum und fetten Oelen lösliches, röthlich braunes Pulver, das bei chronischen Geschwüren und Hautleiden in 3—10 % Vaselinsalbe benutzt wird, auch als Iodmittel dienen kann.

*Acidum salicylicum; Salicylsäure. *Natrium salicylicum; Natriumsalicylat, salicylsaures Natrium.

Durch das Verdienst des Chemikers Kolbe ist dem Arzneischatz in der Salicylsäure ein vorzügliches antiseptisches Mittel zugewachsen, in welchem später auch ein werthvolles Antipyreticum erkannt wurde, das besonders beim acuten Gelenkrheumatismus sich in ausgezeichneter Weise bewährt. Die antiseptischen Eigenschaften besitzt das Natriumsalz der Salicylsäure in etwas geringerem, die therapeutischen Effecte in fieberhaften Affectionen und namentlich beim Rheumatismus acutus in gleichem Masse, so dass man es hier sogar häufiger als die Säure verwendet, da die irritirenden Wirkung, welche die (in concentrirter Lösung Eiweiss coagulirende) Salicylsäure auf die Magenschleimhaut äussert, dem Natriumsalicylat nicht zukommt.

Die Salicylsäure, $C_7H_6O_3$ oder $C_6H_4 . OH . COOH$, ihrem chemischen Verhalten nach Orthooxybenzoësäure, bildet leichte, weisse, nadelförmige Krystalle oder ein lockeres, weisses, krystallinisches Pulver von süsslichsaurem, kratzendem Geschmacke. Sie löst sich in ca. 500 Th. kalten Wassers, leicht in heissem Wasser, sehr leicht in Weingeist und Aether. Beim Erhitzen mit Glaspulver oder Aetzkalk zerfällt die Salicylsäure in Phenol und Kohlensäure. Die wässrige Lösung wird durch Eisenchlorid dauernd blauviolett, in starker Verdünnung violettroth gefärbt. Die Salicylsäure lässt sich auf sehr verschiedene Weise künstlich darstellen, namentlich durch Oxydation der salicyligen Säure und des Salicins, sowie durch Einwirkung von Kohlensäure auf Phenolnatrium (Kolbe und Lautemann), in welcher Art sie fabrikmässig dargestellt wird. Sie findet sich auch im Pflanzenreiche, in den Blüthen von Spiraea ulmaria und in einigen Veilchenarten. Das Natriumsalicylat, $C_6H_4OH . CO_2Na$, bildet weisse, wasserfreie, krystallinische Schüppchen von süsssalzigem Geschmacke, welche sich in 0,9 Th. Wasser und in 6 Th. Weingeist lösen.

Die sehr bedeutend hemmende und sistirende Wirkung der Salicylsäure auf eine Reihe von Gährungsprocessen übt Natriumsalicylat vorwaltend nur da aus, wo unter bestimmten Bedingungen die Salicylsäure in Freiheit gesetzt wird. Auf die Wirkung ungeformter Fermente ist Salicylsäure nur in verhältnissmässig grossen Quantitäten von Einfluss. Sie hebt die Hefegährung im Verhältniss von 0,1 : 100 auf und retardirt die Zersetzung des Harns in ausserordentlicher Weise. In Bezug auf die Verzögerung der Fäulniss des Fleisches steht Salicylsäure dem Phenol und der Benzoësäure nach. Auf die Fortentwicklung des Milzbrandbacillus wirkt Salicylsäure in geringerer Concentration retardirend (1 : 3300) und sistirend (1 : 1500) als Phenol.

Sowohl Salicylsäure als Natriumsalicylat werden von allen Schleimhäuten und vom Unterhautzellgewebe, in weingeistiger Lösung bei Einreibung selbst von der Epidermis aus resorbirt. Im Magen wird Natriumsalicylat durch die Salzsäure des Magensaftes theilweise zersetzt und Salicylsäure frei. Im Blute verwandelt sich Salicylsäure in Alkalisalicylat, ohne sich mit Eiweiss zu verbinden. Die Annahme, dass aus dem Natriumsalicylat im Blute wieder Salicylsäure durch die Kohlensäure frei wird, ist für den gesunden Organismus nicht positiv erwiesen. Im Körper vereinigt sich die Salicylsäure mit Glykokoll nach Art der Benzoësäure und erscheint im Harn wenigstens theilweise als Salicylursäure. Ein anderer Theil verbindet sich mit Schwefelsäure und erscheint als entsprechende Aetherschwefelsäure im Urin, während der grösste Theil unverändert als solche durch die Nieren eliminirt wird. Vermuthlich findet auch theilweise Paarung mit Glykuronsäure statt, da eine reducirende, linksdrehende Substanz im Harn auftritt. Nach Einführung salicylsauren Natriums findet sich Salicylsäure theils frei, theils gebunden im Harn. Die Elimination lässt sich bei Menschen schon in $^1/_2$—1 Std. mittelst der Eisenchloridreaction nachweisen und ist in der Regel in 24—48 Std. vollendet. Bei Anwendung grosser Dosen geht Salicylsäure auch in Speichel und Schweiss über. Nach solchen ist sie auch im Pankreassaft, in Galle, Cerebrospinalflüssigkeit, Serum von Vesicatoren, Sputa, in der Milch säugender Frauen (und von da in dem Harne des Säuglings) nachgewiesen.

Eine sehr werthvolle Eigenthümlichkeit der Salicylsäure und des Natriumsalicylats bildet ihre verhältnissmässige Unschädlichkeit beim Menschen, selbst bei Anwendung in relativ grossen Dosen (4,0) und bei längerem Gebrauche. In sehr grossen Dosen wirken Salicylsäure und Natriumsalicylat toxisch. Bei Thieren setzen sie die spontane Bewegung und die Sensibilität in Folge von Einwirkung auf das Gehirn herab, bewirken später Verschwinden der Reflexe durch Einwirkung auf das Rückenmark bei erhaltener Reizbarkeit der Muskeln und peripherischen Nerven, verlangsamen die Athmung durch Herabsetzung der Excitabilität der sensiblen Lungennerven und bedingen zugleich Absinken des Blutdrucks durch directe Wirkung auf den Herzmuskel. Beim Menschen sind nach grösseren Dosen Natriumsalicylat (15,0—16,0) ebenfalls schwere cerebrale Erscheinungen, Bewusstlosigkeit, Delirien, Pupillenerweiterung, Schielen, Irregularität des Pulses, Dyspnoe, Steigerung oder Verlangsamung der Athemfrequenz und Aphasie beobachtet, nach Salicylsäure ausser Somnolenz auch Erbrechen, heftige Koliken und Diarrhöen. Nebenerscheinungen kommen auch nach den gewöhnlichen Gaben der Salicylate sehr häufig vor. Das häufigste dieser Symptome ist Ohrensausen, das in einzelnen Fällen Stunden lang anhält und sich mit Schwerhörigkeit verbindet, die bei bestehenden Affectionen des Mittelohrs sich zu completer Taubheit steigern kann. In anderen Fällen kommt es zu Gehörshallucinationen und Gesichtsstörungen.

Die wichtigste Erscheinung der entfernten Wirkung der Salicylsäure und des Natriumsalicylats ist das Sinken der Temperatur, welches sich bei Fieberkranken in weit stärkerem Masse als bei normal temperirten Menschen zu erkennen giebt und auch bei Thieren hervortritt. Dasselbe kann nicht als Folge der profusen Schweisse angesehen werden, welche damit beim Menschen, jedoch nicht constant, einhergehen, und ist ohne Zweifel hauptsächlich Folge einer Einwirkung auf das wärmeregulirende Centrum im Gehirn. Wie Chinin hemmt Salicylsäure die Oxydationsvorgänge im vegetabilischen Protoplasma und wirkt, obschon etwas schwächer, auf die amöboiden Bewegungen der weissen Blutkörperchen. Auffällig ist, dass bei längerer Einführung nichttoxischer Dosen bei Thieren sowohl durch Salicylsäure als durch Natriumsalicylat bedeutende Steigerung der Stickstoffausscheidung eintritt, welche noch mehrere Tage nach Darreichung des Mittels anhält und nicht auf vermehrter Diurese beruht. Eine besondere Wirkung der Salicylsäure ist auf die Gallenausscheidung gerichtet, die es in kräftigerer Weise als Natriumbicarbonat und verschiedene Cholagoga fördert.

Als Antisepticum ist Salicylsäure theils in concentrirter wässriger Lösung (sog. Salicylwasser, Aqua salicylata), zum Spray und zur Irrigation, theils als Salicylwatte (3—10%) und als Salicyljute in antiseptischen Verbänden verwerthet. Der grösste Vorzug der Salicylsäure gegenüber dem Phenol besteht in ihrer relativen Ungiftigkeit, zumal bei Application auf Wunden. Der Verallgemeinerung des Gebrauches steht der ansehnliche Preis entgegen. Unangenehm ist die durch Salicylverbände bedingte

Reizung der Respirationswege, indem die verstäubende Säure fortdauernd Niesen und Husten erregt.

Innerlich hat man Salicylsäure bei den verschiedensten Erkrankungen, die als zymotische betrachtet werden, gerühmt. So bei Diphtheritis faucium, Magendilatation und Gährungsprocessen im Magen, sowie Magenkatarrhen überhaupt, chronischen Intestinalkatarrhen mit putrider Zersetzung des Darminhalts und Affectionen der Harnwege, welche von ammoniakalischer Harngährung begleitet sind.

Hier ist überall Natriumsalicylat von weit geringerer Activität als die Salicylsäure. Bei Zersetzungsprocessen in den unteren Partieen des Tracts ist das Mittel im Klystier anzuwenden, da sonst die Sicherheit einer Contactwirkung nicht eintritt. Obschon die deodorisirende Wirkung der Salicylsäure keineswegs eine grosse ist, hat sie doch gegen fötide Fusschweisse verbreitete Benutzung gefunden. Hier dient das **Salicylstreupulver, Pulvis salicylicus cum Talco** s. Pulvis contra sudores pedum. ein Gemenge von 3 Salicylsäure, 10 Weizenstärke und 87 Talk. Sehr günstigen Effect hat Salicylsäure bei Brandwunden, Ekzem der behaarten Kopfhaut und des Gesichtes, Intertrigo und verschiedenen Hautleiden.

Die Versuche, die Wirkung von Fermenten auf das Blut und die Gewebe mittelst Salicylsäure zu verhindern, haben praktisch keine besondere Bedeutung gewonnen. Selbst mit Salicylsäure so zu sagen imprägnirte Personen können an Erysipelas oder an Typhus erkranken. Bei Intermittenten sind Salicylsäure und Natriumsalicylat unzureichend. Dagegen vermögen diese bei febrilen Affectionen jeder Art beträchtliche Herabsetzung der Temperatur zu bedingen und so die Gefahren zu verhüten, welche übermässig hohe Fiebertemperaturen für das Leben herbeiführen können. Der Abfall beträgt nach angemessenen Gaben durchschnittlich 2°.

Von grösster Bedeutung ist die Salicylsäure bei acutem Gelenkrheumatismus, bei welchem durch das Mittel nicht allein die Temperatur im Laufe von 24—48 Std. zur Norm zurückkehrt, sondern auch die Schmerzhaftigkeit der Gelenke, sowie Anschwellung und Röthung abnimmt.

Die besten Erfolge sind in frischen Fällen von Gelenkrheumatismus zu beobachten. Nur bei wenigen Individuen bleibt Salicylsäure auch bei längerer Verabreichung, und selbst in sehr grossen, nach und nach einverleibten Quantitäten (bis 70,0) erfolglos. Complication mit Herzklappenfehler stört die Salicylsäurewirkung nicht, dagegen schützt Salicylsäure weder vor Endocarditis noch vor Recidiven. Dass Salicylsäure bei Rheumatismus acutus rascher hilft als jede andere Methode, selbst bei recidiven und verschleppten Fällen, ist nicht zu bestreiten. Dass die Wirkung nicht einfach mit dem antipyretischen Effecte zusammenfällt, geht daraus hervor, dass häufig die Schmerzen vor dem Fieber aufhören.

Weniger zuverlässig aber immerhin sehr empfehlenswerth ist der Gebrauch bei acutem Muskelrheumatismus und Lumbago, bei chronischem Rheumatismus, bei Arthritis deformans, und in grossen Dosen namentlich bei Gicht, wo Salicylsäure gleichzeitig schmerzlindernd wirkt, die Harnsäureausscheidung steigert und die Harnsäurebildung verhindert. Schmerzlindernde Effecte treten übrigens auch bei neuralgischen Beschwerden (Ischias und Prosopalgie, Intercostalneuralgie, Schmerzen in Folge von Myelitis) ein.

Als besondere Indicationen für internen Salicylsäuregebrauch hat man Diabetes mellitus und Cystitis putrida bezeichnet, doch sind die Wirkungen bei beiden Affectionen nur palliativ. Physiologisch wohlbegründet ist die Anwendung als Cholagogum. Vielfach ist Salicylsäure auch bei Augenleiden intern gebraucht, so bei Iridochorioiditis rheumatica und Glaucom.

Für die innere Anwendung der Salicylsäure und des salicylsauren Natriums ist die Solution der Pulverform vorzuziehen. Für Salicylsäure erhält man eine gute Lösung, indem man gleichzeitig Wasser, Glycerin und Weingeist benutzt, welchen letzteren man zur Verbesserung des Geschmackes durch Rum oder Cognac ersetzen kann. Man darf nicht auf längere Zeit verschreiben, da sich in 24—36 Std. die Salicylsäure in grossen Krystallen ausscheidet, die sich durch Eintauchen in warmes Wasser leicht wieder auflösen lassen. Angenehmen Geschmack besitzt Lösung von Salicylsäure in Xeres (1 : 20—25). Uebrigens lässt sich das Natriumsalicylat billiger als Pulver verwenden, da unangenehme Reizungen der Schleimhäute von demselben nicht zu befürchten sind. Soll Salicylsäure längere Zeit innerlich gebraucht werden, so ist es zweckmässig, mit den Formen zu wechseln, da die Kranken deren leicht überdrüssig werden.

Als Tagesgabe ist zur Erzielung antipyretischer Effecte die Menge von 3,0—4,0 Salicylsäure und 5,0—6,0 Natriumsalicylat, in kleinen Quantitäten in 20—30 Minuten dauernden Intervallen verabreicht, zu bezeichnen, während man bei Magenkatarrhen und bei Cystitis Einzelgaben von 0,05—1,0 mehrmals täglich verabreicht. Bei Gicht lassen sich durch grössere Gaben Anfälle coupiren. Kinder ertragen Natriumsalicylat bei Rheumatismus acutus oder im Fieber überhaupt in relativ grossen Dosen gut.

Vom Wundverbande abgesehen kommt Salicylsäure als Streupulver (z. B. mit Amylum als sog. Salicylsäurestärkemehl bei Ekzemen), Ohrenpulver (mit 2 Magnesia carbonica), Schlund- und Kehlkopfpulver, als Salbe und Augensalbe (in Spiritus q. s. gelöst und mit Lanolin oder Paraffinsalbe gemischt), als Pflastermulle (mit Lanolin oder Seifenpflaster), und in verschiedenen Solutionsformen vor, bei denen man zweckmässig die auch zum inneren Gebrauche übliche Mischung von Wasser, Weingeist und Glycerin benutzt. Zu Irrigationen auf sensible Schleimhäute sind rein wässrige Salicylsäurelösungen im Verhältniss von 1 : 500—1000 zu benutzen, die auch zur Verstäubung bei putriden Affectionen der Bronchien ausreichen. Bei Fieberkranken, welche Salicylsäure erbrechen, applicirt man 5,0—8,0 Natriumsalicylat in 200,0—300,0 Wasser mittelst Irrigators in das Rectum.

An Stelle des Natriumsalicylats sind verschiedene andere Salicylate, wie Magnesium, Calcium und Ammonium salicylicum empfohlen. Dieselben bieten jedoch in Bezug auf Wirkung und auf Geschmack keinerlei Vorzüge vor dem Natriumsalze.

Verordnungen:

1) ℞
Acidi salicylici 2,0
Spiritus Vini Gallici q. s.
Glycerini 30,0
Aquae destillatae 170,0
M. D. S. Stündlich einen Esslöffel voll zum Gurgeln zu verwenden.

2) ℞
Natrii salicylici 8,0—10,0
Aquae destillatae 180,0
Succi Liquiritiae depurati 10,0
M. D. S. Zwei Esslöffel voll Morgens und zwei Abends zu nehmen.
(Als Antipyreticum.)

3) ℞
Natrii salicylici 3,0—5,0
F. pulv. Disp. tales doses no. 6. *S.* ein Pulver in ½ Glase Zuckerwasser oder Brausepulver stündlich zu nehmen.
(Bei Fieber.)

Methylsalicylsäure, Salicylsäuremethylester. Die Methylsalicylsäure, $C_7 H_5 (CH_3) O_3$, ist der Hauptbestandtheil des unter dem Namen Wintergrünöl, Oleum Gaultheriae, bekannten, höchst angenehm riechenden und süsslich gewürzhaft schmeckenden ätherischen Oeles der nordamerikanischen Ericee Gaultheria procumbens. Das Wintergrünöl, welches in den Vereinigten Staaten beim Volke als eine wahre Panacee im Rufe steht, ist in 2,5 % spirituöser Lösung als antiseptisches Verbandmittel empfohlen. Die antibacterielle Wirkung entspricht ziemlich derjenigen der Salicylsäure. Auf der äusseren Haut bedingt Wintergrünöl keine Entzündung, dagegen sind grosse Dosen (20,0—30,0) giftig.

Salolum; Salol, Salicylsäure-Phenyläther, Phenylsalicylat. Diese Verbindung, $C_6 H_4 . OH . CO_2 CH_3$, bildet ein weisses, aus mikroskopischen Tafeln bestehendes, schwach aromatisch riechendes, in Wasser und Säuren fast unlösliches, in Aether und Alkohol ziemlich leicht lösliches Pulver, dessen alkoholische Lösung mit Eisenchlorid nicht blau oder violett gefärbt wird, sondern nur eine Trübung giebt. Es wird im Darmcanale unter dem Einflusse des pancreatischen Saftes in Phenol und Salicylsäure gespalten und unterliegt, als solche in das Blut eingetreten, den Veränderungen derselben. Auch Speichel und die organische Substanz der Magenschleimhaut wirken zerlegend, ebenso kohlensaure Alkalien. Der Harn hat die Färbung des Carbolharns. Salol ist als Ersatz der Salicylsäure sowohl als Antisepticum wie als Antipyreticum und Antirheumaticum benutzt. An sich besitzt es keine deletere Action auf Mikroorganismen, und auch bei der allmähligen Spaltung in seine Componenten ist der antiseptische Werth gering. Es ist nicht ohne Werth als Streupulver mit Talk bei schlaffen Granulationen lange eiternder Geschwüre (Verbrennungen), als Mundwasser (1 : 100 Spir. dilut. mit Ol. Menthae aromatisirt), und als Salolgaze (50 %) bei Scheidenblennorrhoe, ferner innerlich bei Cystitis mit alkalischer Harnzersetzung. Als Antipyreticum und Specificum gegen acuten Rheumatismus ist Salol wenig zuverlässig, da die Grösse der Abspaltung im Darme sehr variirt. In der Regel wird nur ein Theil zerlegt, so dass grosse Mengen (selbst 8,0) mitunter ohne Nebenerscheinungen ertragen werden. In anderen Fällen kommt es schon nach kleineren Mengen zu Ohrensausen und Taubheit, auch zu Magenreizung. Dosen von 0,5 und selbst von 1,0 haben oft keinen antipyretischen Effect. 8,0 kann bei Menschen tödlich wirken. Innerlich giebt man es zu 1,0—2,0 3—4mal täglich. in Pulver, comprimirten Tabletten (mit Amylum) oder Pillen.

Natrium dithiosalicylicum, dithiosalicylsaures Natrium. Das Natriumsalz einer durch Erhitzen von Salicylsäure mit Iodschwefel sich bildenden Dithiosalicylsäure, ein grauweisses, in Wasser leicht lösliches, hygroskopisches Pulver, ist ein starkes Antisepticum, das Milzbrandsporen in 20 % Lösung in 45 Min. tödtet und auf Typhus- und Cholerapilze weit kräftiger als Salicylate wirkt. Zu 0,2 Morgens und Abends beeinflusst es acuten Rheumatismus wie Salicylsäure, ohne Ohrensausen und andere Nebenerscheinungen zu bedingen. Man giebt es in wässriger Lösung.

Kresotinsäuren. — Bei der Darstellung von Salicylsäure aus Phenol entstehen wechselnde Mengen von drei Kresotinsäuren, $C_8 H_8 O_3$, welche auf Fäulniss in gleicher Weise wie Salicylsäure wirken. Die Parakresotinsäure und das parakresotinsaure Natrium, Natrium cresotinicum, wirken antipyretisch und bedingen ausser Schweissen und Ohrensausen von geringer Intensität keine Nebenerscheinungen. Auch bei Poliarthritis rheumatica wirkt parakresotinsaures Natrium wie Natriumsalicylat. Man giebt bei Kindern von 2—4 Jahren 3—5 Dosen von 0,1—0,25, bei 5—10jährigen von 0,25—0,8, bei älteren Kindern von 1,0—1,5; beim Erwachsenen am besten 6,0—8,0 pro die in wässriger Lösung mit Zusatz von etwas Cognac.

*Acidum benzoicum, Acidum benzoicum sublimatum; Benzoësäure. Natrium benzoicum; Natriumbenzoat, benzoësaures Natrium.

Die Benzoësäure, $C_6 H_5 COOH$, ist eine aromatische Carbonsäure, welche sich im Pflanzenreiche ziemlich verbreitet findet und in verschiedenen Harzen,

Balsamen, ätherischen Oelen und aromatischen Pflanzentheilen vorkommt. Sie wird auch im thierischen Organismus erzeugt (Bestandtheil des Castoreums) und kann auf die verschiedenste Weise künstlich dargestellt werden, so z. B. durch Oxydation des Bittermandelöls (des Aldehyds der Benzoësäure) und durch Einwirken heisser Kalilösung oder wässriger Säuren oder von Fermenten auf Hippursäure. Die durch Sublimation aus dem Benzoëharze gewonnene officinelle Benzoësäure (Flores Benzoës) bildet weisse, schliesslich gelb werdende, undurchsichtige, seideglänzende Nadeln und Blättchen von säuerlich stechendem Geschmacke, die sich in 372 Th. kaltem und in 25 Th. kochendem Wasser, leichter in Alkohol, fetten und flüchtigen Oelen lösen. Die reine Benzoësäure besitzt keinen Geruch, wohl aber ist ein solcher der aus der Benzoë dargestellten Benzoësäure eigenthümlich, indem bei der Sublimation Spuren eines flüchtigen, stark vanilleartig ätherisch riechenden Oels der Säure anhaften.

Das Natriumbenzoat bildet ein weisses, wasserfreies, amorphes Pulver, welches sich in 1,5 Th. Wasser, weniger in Weingeist löst.

Benzoësäure besitzt eine nicht sehr starke, local erethistische Wirkung; namentlich erregen die Dämpfe Hustenreiz und Katarrh der Athmungswerkzeuge. Sie ist nur schwach giftig. Menschen toleriren selbst 15,0 Flores Benzoës in 2 Tagen oder 30,0 in Pillenform ohne Beschwerden. Im Organismus verwandelt sie sich, indem sie sich mit Glykokoll verbindet, in Hippursäure; die Bildung geschieht namentlich in der Niere. Im Harn erscheinen auch kleine Mengen Bernsteinsäure. Sie steigert den Zerfall von Körpereiweiss bedeutend.

Die fäulnisswidrige Wirkung der Benzoësäure ist stärker als diejenige der Salicylsäure; Natriumbenzoat hemmt die Bacterienentwicklung in gleicher Weise wie Thymol und selbst doppelt so stark wie Carbolsäure und dreimal so stark wie Salicylsäure.

Therapeutisch ist Benzoësäure namentlich zu antiseptischen Verbänden als Benzoësäurewatte benutzt, doch reizt die verstäubende Säure die Respirationsorgane.

Natriumbenzoat ist vielfach innerlich gegen Diphtheritis, Lungenphthise, Polyarthritis rheumatica, phlegmonöse Abscesse, Erysipelas und Brechdurchfall kleiner Kinder, äusserlich bei Ophthalmia neonatorum benutzt, doch sind die Resultate unbefriedigend. Besser sind die bei Cystitis mit ammoniakalischer Harngährung erhaltenen.

Besondere Bedeutung besitzt die Benzoësäure als Excitans und Expectorans bei Combinationen von Schwächezuständen mit acuten oder subacuten Affectionen der Respirationsorgane bei fehlendem oder unerheblichem febrilem Allgemeinzustande. Besonders häufig wird Acidum benzoicum bei adynamischer Pneumonie und Bronchitis verordnet. Bei Morbus Brighti und bei harnsaurer Diathese hat man es aus theoretischen Gründen gegeben; eine eclatante Verminderung der Harnsäure nach Benzoësäuregenuss ist indess nicht sichergestellt.

Man verordnet Benzoësäure als Expectorans innerlich in Pulver- oder Pillenform zu 0,1—0,5, als Antipyreticum zu 0,5—1,0 1—3stündlich, bei Cystitis zu 1,0—6,0 pro die in Gummischleim. Für wässrige Lösungen ist Zusatz von Borax oder Natriumphosphat zweckmässig. Zu Inhalationen sind Dämpfe heissgesättigter (1—5 %) wässriger Solutionen von Benzoësäure oder 5 % Natriumbenzoatlösungen zu verwenden. Das Salz dient auch in 10 % Lösung zu Verstäubungen, als Rachen- und Kehlkopfpulver, und innerlich (als Antipyreticum) in 5—10 % Lösung, die bei Cholera infantum theelöffelweise gegeben werden kann.

Acidum cinnamomicum, Zimmtsäure. — Diese Säure, $C_6H_5 . CH = CH - COOH$, welche sich chemisch vom Propylbenzol herleitet und im Storax. Perubalsam und altem Zimmtöl natürlich vorkommt. ist in Wasser schwer. leichter in Glycerin oder Oel, leicht in boraxhaltigem Wasser. womit 4 % Lösungen herstellbar sind, löslich. Sie ist von angenehm aromatischem Geruche und ohne Geschmack und kann zu 5,0—6,0 genommen werden, ohne andere Störungen wie Kratzen im Halse zu bedingen. Im Harn erscheint sie nach grösseren Dosen theils unverändert, theils als Hippursäure. Sie steht der Salicylsäure in ihrer antiseptischen Wirkung nahe, ist aber zur praktischen Anwendung zu theuer.

Antiseptische Anilinfarbstoffe. — Sehr bedeutende Wirkung auf die Entwicklung pathogener Mikroorganismen besitzen verschiedene Anilinfarbstoffe, von denen Malachitgrün schon in Verdünnung von 1 : 40000 die Entwicklung von Milzbrandbacillen hemmt. Das besonders auf Staphylococcus aureus wirkende Methylviolet ist unter dem Namen Pyoctanin namentlich bei Augenentzündung angewendet, aber wegen Erzeugung croupöser Conjunctivitis wieder verlassen.

Sulfaminolum: Sulfaminol. Die chemisch als Thioxydiphenylamin sich darstellende Verbindung bildet ein hellgelbes. geruch- und geschmackfreies. leicht in Alkalien lösliches Pulver, das im Körper in Schwefel und Phenol zerfällt. Es ist ungiftig und nicht irritirend. Als deodorisirendes und antiseptisches Mittel ist es bei Eiterung des Antrum Highmori, als Streupulver bei Fussgeschwüren und Decubitus, innerlich zu 0,25 pro dosi und 1,0 pro die bei Cystitis gerühmt.

Xylolum; Xylol. Xylole heissen im Theer neben Benzol sich findende dem Benzol ähnliche Kohlenwasserstoffe von der Formel C_8H_{10}, welche Dimethylbenzole $C_6H_4(CH_3)_2$ sind. Sie coaguliren Eiweiss und werden im Organismus zu Toluylsäure oxydirt, die sich mit Glykokoll zu Tolursäure paart. Ein Gemenge dieser Xylole ist zu 15—20 Tropfen 1—3 stündlich in Kapseln, Wein oder Emulsion als Antisepticum und Antipyreticum verwendet.

***Naphthalinum; Naphthalin.** Dieser Kohlenwasserstoff im Steinkohlentheer, $C_{10}H_8$, der im Molecüle zwei Benzolmolecüle, welche von zwei C Atomen zusammengehalten werden, enthält, bildet weisse, perlmutterglänzende Krystallblätter von durchdringendem Geruche und brennend aromatischem Geschmacke, die schon bei 15° langsam verdunsten, bei 80° schmelzen und bei 218° sieden. Naphthalin löst sich kaum in Wasser, wenig in Alkohol, leicht in Aether. Wegen seiner geringen Löslichkeit hat es bei interner Einführung nur unbedeutende Wirkung auf höhere Thiere. Subcutan applicirt wirkt es beschleunigend auf die Athmung und etwas herabsetzend auf die Fiebertemperatur. Monatelange Darreichung bei Thieren bedingt Glaskörper- und Linsentrübung. Das zur Resorption gelangte Naphthalin oxydirt sich in analoger Weise wie Benzol zunächst zu dem Phenol entsprechenden Monoxynaphthalinen (Naphtholen), dann weiter zu den Dioxybenzolen entsprechenden Verbindungen, die sich im Organismus mit Schwefelsäure und Glykuronsäure paaren. Der Urin wird ähnlich wie der Harn nach Phenol dunkelolivengrün bis dunkelbraun und wird an der Luft noch dunkler; conc. Schwefelsäure färbt ihn smaragdgrün (Naphtholglykuronsäure-Reaction). Auch kann Naphthalin unverändert im Harne erscheinen. Das Mittel tödtet kleine Insecten (Motten, Flöhe, Wanzen) und Milben, besonders auch die Krätzmilben, und kann gegen Scabies (3—4 Einreibungen eines Liniments mit 10 Leinöl 3—4 mal täglich) mit Erfolg in Anwendung gezogen werden. Es hemmt die Fortentwicklung von Schimmelpilzen und andern Mikroorganismus bedeutend und beseitigt den Zersetzungsgeruch jauchiger Wunden. Als Pulver und Gazeverband (mit 10 % Gaze, die durch Tränken mit ätherisch-alkoholischen Lösungen gewonnen wird) ist es wenig in Aufnahme gekommen, weil es das Wundsecret vermehrt. Häufiger benutzt man Naphthalin zur Desinfection des Darminhalts bei chronischen Magen- und Darmkatarrhen, auch bei Typhus, wo es jedoch die entwicklungsfähigen Bacterien nur wenig verringert, und Brechdurchfällen der Kinder. Unreines Naphthalin dient auch zur Desinfection von Krankenzimmern und Aborten. Innerlich wird Naphthalinum (purissimum) zu 0,1—0,5 pro dosi 5 mal täglich, in Pulvern oder in keratinisirten Pillen verordnet; bei Säuglingen zu 0,05—0,1 3—4 stündlich (in Schüttelmixtur). Zu rectaler Application wird das in Wasser geschmolzene und durch Rühren in feine Tropfen vertheilte Mittel zu 1,0—2,0 unter starkem Umrühren in $^1/_2$—1 l kochenden Eibischthee gegossen, und die auf 37° abgekühlte Flüssigkeit mit dem Irrigationsapparate eingeführt. Die mitunter nach dem Gebrauche beobachteten Reizungen der Blase und Urethra scheinen Folge unreiner Präparate zu sein.

***Naphtholum, βNaphtholum; Naphthol, βNaphthol, Isonaphthol.** Diese aus Naphthalin gewonnene Verbindung, $C_{10}H_7(OH)$ ist Naphthalin $C_{10}H_8$, in welchem ein Wasserstoffatom durch Hydroxyl ersetzt ist, und verhält sich zum Naphthalin wie Phenol zum Benzol. Es bildet farblose, seidenglänzende Krystallblättchen von schwachem, phenolartigem Geruche und brennend scharfem Geschmacke und löst sich in 1000 kaltem und 75 heissem Wasser, leicht in Alkohol, Aether, Chloroform, Oelen und alkalischen Flüssigkeiten. Es wird von allen Schleimhäuten und auch von der äusseren Haut aus resorbirt, wird theilweise zu Dioxynaphthalinen oxydirt und paart sich theilweise mit Schwefelsäure und Glykuronsäure. Der Harn zeigt häufig olivengrüne Färbung und wird beim Erwärmen und reichlichem Zusatz von Salpetersäure gelbroth bis braunroth. Grosse Dosen wirken bei Thieren giftig, doch ist das reine βNaphthol weniger giftig als das stets mehrere Procent αNaphthol enthaltende Naphthol des Handels. Toxische Gaben bedingen langdauernde allgemeine Krämpfe mit nachfolgender Schwäche und Lähmung; ausserdem kommt schon nach geringeren Gaben Nierenentzündung mit Albuminurie und Haemoglobinurie vor. Auf Krätz- und Räudemilben, auch auf Helminthen wirkt βNaphthol deleter. Es besitzt ein weit grösseres antiseptisches Vermögen als Iodoform und Iodol und beeinträchtigt die Entwicklung verschiedener Bacillen in geringeren Mengen als Phenol und Kresol. Auf anatomische Präparate wirkt es in 0,1 procentiger Lösung conservirend.

Therapeutisch ist βNaphthol einerseits äusserlich als Mittel bei Scabies und bei verschiedenen Hautkrankheiten (Psoriasis, Ekzem, Akne) als Ersatzmittel des Theers, andererseits äusserlich und innerlich als Desinficiens versucht. Bei Hautkrankheiten benutzt man alkoholische Lösungen ($^1/_4$—10 : 100) oder Salben (1—15 : 100) und Linimente (1 : 100). Man muss hier vorsichtig sein, weil erfahrungsgemäss feststeht, dass auch von der menschlichen Haut aus Resorption von βNaphthol stattfinden und bei Anwendung grösserer Mengen, namentlich unreiner Präparate, Nephritis und Haemoglobinurie entstehen kann. Man hat daher die Application auf kleine Stellen zu beschränken und vermeidet Einreibung bei Nierenleidenden, bei jugendlichen und zarthäutigen Personen und auf grösseren, excoriirten Flächen. Als Desinficiens und Deodorans ist es äusserlich bei Wunden und Geschwüren, bei Fussschweissen (als Streupulver mit Talk), bei Tripper, Diphtherie, auch zur Desinfection der Auswurfsstoffe empfohlen. Für den Werth des Mittels als internes Antisepticum bei Typhus, Cholera und putriden Diarrhöen liegen überzeugende Beweise bisher nicht vor; man hat es zu 0,1—0,25 mehrmals täglich gegeben. Grössere Dosen (1,0—2,0) werden in Folge von Magenentzündung beim Menschen schlecht ertragen.

Acidum oxynaphtoïcum; Oxynaphthoësäure. Diese vom αNaphthol abgeleitete, zu dieser in demselben Verhältnisse wie Salicylsäure zum Phenol stehende Verbindung, $C_{10}H_6 . OH . COOH$, bildet ein weisses, krystallinisches, geruchloses, aber beizend schmeckendes Pulver. Sie besitzt kräftigere Wirkungen auf Mikroorganismen wie Salicylsäure und ist zu Wundverbandzwecken, besonders als Oxynaphthoësäurecollodium (5 %) und Oxynaphthoësäurewatte (1,4 % mit Glycerin und Spiritus getränkt) brauchbar. Salbe (1 : 10 Lanolinsalbe) ist bei Scabies zu benutzen.

Betolum, Betol, auch Naphthalol oder Naphtholsalol ist die dem Salol entsprechende Verbindung, welche Salicylsäure mit βNaphthol giebt (Salicylsäure βNaphtholäther). Dieselbe spaltet sich im Darme in Salicylsäure und βNaphthol; im Harn erscheint Salicylsäure und Naphtholglykuronsäure. Die Spaltung ist weniger leicht als die des Salols, und hierdurch und durch die dem Phenol gegenüber geringere Giftigkeit des βNaphthols und in der um 10 % geringeren Menge der abgespaltenen Salicylsäure liegt der Grund für die geringere Giftigkeit des Betols, aber auch der geringeren therapeutischen Wirksamkeit; doch leistet es zu 0,5 mehrmals täglich Günstiges bei Blasenkatarrh.

Oleum Eucalypti, Eucalyptusöl. Das ätherische Oel der Blätter von Eucalyptus Globulus L. und anderen australischen Arten der zu den Myrthaceen gehörenden Gattung Eucalyptus besteht vorwaltend aus Cineol (Eucalyptol), $C_{10}H_{18}O$, neben welchem ein Kohlenwasserstoff $C_{10}H_{16}$ (Phellandren oder Eucalypten) vorhanden ist. Es wirkt stärker fäulnisswidrig als Carbolsäure und Chinin, sistirt die amöboide Bewegung der Leukocyten, behindert deren Auswanderung und wirkt verkleinernd auf die Milz. Die Elimination des Oels geschieht vorzugsweise durch Lungen und Darmcanal, weniger durch Haut und Nieren; sie erfordert 2—3 Tage, während deren die Exspiration den Geruch des Oels besitzt, und im Harn Veilchengeruch auftritt. Bei Kalt- und Warmblütern setzt es in starken Dosen Reflexthätigkeit, Athmung und Herzthätigkeit durch directe Beeinflussung des Rückenmarks, des Athemcentrums und der Herzganglien herab: der Blutdruck sinkt, und bei Warmblütern erfolgt constant Abnahme der Temperatur. Frisches Oel wirkt auf die äussere Haut stark irritirend, altes weniger; auf Wundflächen und Magenschleimhaut übt es nur geringe Reizung aus. Bei Menschen erzeugt Eucalyptusöl zu einigen Tropfen innerlich Kältegefühl im Munde, Oesophagus und Magen. Pulsbeschleunigung und Aufregung mit nachfolgender Euphorie und bei öfterer Wiederholung Ruhe mit Abnahme der arteriellen Spannung und geringem Sinken der Temperatur. Nach sehr grossen Dosen tritt Temperaturabfall von 1—1½°, häufigeres und tieferes Athmen, Pulsverlangsamung und asthenischer Zustand mit Abnahme der Reflexaction und Schlafneigung ein. Das Eucalyptol ist wenig giftig und bringt zu 80 Tropfen und mehr nur vorübergehende Congestionen zum Kopfe bei erhaltener Besinnung hervor; doch giebt es Individuen, welche durch 10—20 Tropfen erheblich collabiren. Aeusserlich hat man dasselbe zum Ersatze der Carbolsäure bei Wundbehandlung empfohlen. Man kann es direct auf Wunden appliciren oder in Form einer 0,2—0,3 % Wasseremulsion zum Tränken des Verbandmaterials oder zur Ausspülung von Wundhöhlen verwenden. Statt des Eucalyptols ist auch eine aus den Blättern von Eucalyptus Globulus bereitete Macerationstinctur (1 : 5), Tinctura Eucalypti, zum Wundverbande benutzt, die auch theelöffelweise in Verdünnung mit Wasser zu Gurgelwässern und intern bei Magen- und Darmkatarrh und bei Cystitis Anwendung fand. Die Verwendung der Folia Eucalypti und ihrer Präparate bei Intermittens ist wegen ungenügender Resultate wieder aufgegeben.

***Caryophylli**, Caryophylli aromatici; **Gewürznelken**, Nelken, Gewürznägelein, Nägelchen. ***Oleum caryophyllorum; Nelkenöl.** — Die dunkelbraunen, nagelförmigen, nach oben in 4 dreieckige Zipfel, in deren Mitte knopfförmig die noch unaufgeschlossenen, helleren Blumenblätter sitzen, ausgehenden, 10—15 Mm. langen und bis 4 Mm. dicken Kelchröhren von Eugenia caryophyllata Thunb., Caryophyllus aromaticus L., einem von den Molukken nach verschiedenen tropischen Ländern verbreiteten Baume der Myrtaceae, riechen stark und angenehm und schmecken brennend gewürzhaft. Sie enthalten 16—18, mitunter selbst bis 28 % farbloses oder gelbliches, etwas dickflüssiges ätherisches Oel. Dieses besteht hauptsächlich (zu 80—90 %) aus Eugenol (Nelkensäure, Eugensäure), $C_{10}H_{12}O_2$, das den Geruch des Oels bedingt, und einem Sesquiterpen. Weniger reichlich als in den Nelken findet sich das Nelkenöl in den unreifen Beeren des Nelkenbaumes (sog. Mutternelken, Anthophylli), ebenso in den Blüthenstielen (Nelkenholz, Fusti, Festucae s. Stipites caryophyllorum). Das Nelkenöl besitzt eine besondere Wirkung in Bezug auf die Verhütung von Schimmelbildung, daher die Verwendung von

Nelken beim Einmachen und als Zusatz zu Latwergen. Auch tödten die Dämpfe kleine Insekten. Es wirkt reizend auf die Haut und Schleimhäute und vermehrt bei Application in den Mund Speichel- und Mundschleimabsonderung.

Die Nelken standen in der älteren Heilkunde als Antibezoardicum besonders hoch im Ansehen. Die alten Aerzte glaubten bei dem Kauen und Tragen derselben im Munde die Wohnungen von Kranken, welche ansteckende Krankheiten hatten, ohne Scheu betreten zu dürfen. Nelken dienten zum Einbalsamiren der Leichen (mit anderen Aromatica) und zur Darstellung von Räucherungs- und Waschungsmitteln gegen Ansteckung. Jetzt benutzt man sie hauptsächlich als Bestandtheil und aromatischen Zusatz officineller und magistraler Mischungen zu innerem und äusserlichem Gebrauche, als Kaumittel um den Athem wohlriechend zu machen, und bei Zahnschmerzen, wo auch Nelkenöl Anwendung findet.

Ein gegen Ansteckung besonders geschätztes Nelkenpräparat bildet ein als Pestessig, Acetum bezoardicum s. antisepticum, bezeichneter flüssiger Auszug von Nelken und verschiedenen Kräutern mit Essig, von welchem der heute noch gebräuchliche Gewürzessig oder Räucheressig, ***Acetum aromaticum,** Modificationen darstellt. Derselbe stellt in Oesterreich ein Macerat aus āā 25 Pfefferminz, Rosmarin und Salbei und āā 5 Nelken, Angelica und Zedoaria mit 1000 Essig dar, ist aber in Deutschland eine Lösung von āā 1 Zimmtöl, Wachholderbeeröl, Lavendelöl, Pfefferminzöl und Rosmarinöl und āā 2 Nelkenöl und Citronenöl in 450 Weingeist, 650 verdünnter Essigsäure und 1900 Wasser. Der Gewürzessig dient zu desinficirenden Räucherungen, wo man mit der Wirkung der Essigdämpfe das Ozonisationsvermögen der ätherischen Oele verbinden und gleichzeitig den Riechnerven angenehm afficiren will, zu Waschungen (als Toilette-Artikel) und als Riechmittel (zu sog. Riechsalz, kleine Stücken von Kalium sulfuricum mit Räucheressig imprägnirt).

Zweite Abtheilung. Oertlich wirkende Mittel, Topica.

IV. Classe. Mechanica, Mechanisch wirkende Mittel.

1. Ordnung. Scepastica, Deckende Mittel.

Eine grössere Anzahl von Arzneimitteln wird als deckende, reizmildernde oder einhüllende Mittel, Scepastica s. Protectiva s. Demulcentia s. Involventia zusammengefasst, weil sie auf entzündeten oder geschwürigen Stellen der Haut und Schleimhäute einen Ueberzug zu bilden vermögen, welcher der Einwirkung äusserer Agentien (atmosphärischer Schädlichkeiten, chemischer oder mechanischer Insulte) Widerstand entgegensetzt und es möglich macht, dass die Vertheilung der Entzündung oder die Vernarbung und Ueberhäutung der Ulceration in normaler Weise ohne Unterbrechung von statten geht. Diese Wirkung, welche sie trotz ihres geringen positiven Heilwerthes zu bewährten Mitteln bei Dermatitis, Excoriationen, Hautgeschwüren, Katarrhen und Geschwüren im Munde, Schlunde, Kehlkopfe, Magen und Darme, und anderen analogen Affectionen macht, kommt bei den einzelnen Scepastica in etwas verschiedener Weise zu Stande.

Bei einer grossen Anzahl handelt es sich um Bildung einer flüssigen, klebrigen, schützenden Decke, die vorwaltend durch Lösung oder Quellung in Wasser hergestellt wird. Diese Decke bleibt auf der äusseren Haut, soweit nicht Eintrocknung durch Wasserverdunstung stattfindet, permanent, bis sie sich durch Bewegungen lockert und abgestossen wird. Um auf Schleimhäuten und excoriirten Stellen intact zu bleiben, dürfen die Mittel nur sehr geringes Diffusionsvermögen besitzen, weil sonst bald Entfernung durch Resorption stattfinden würde. Es kommen somit colloide Substanzen in Betracht, deren Werth als Protectivum sich nicht nach ihrer chemischen Zusammensetzung, sondern wesentlich nach dem Grade ihrer Resorptionsfähigkeit richtet. Hierher gehören besonders Kohlenhydrate, aber auch das zu den Albuminoiden zählende stickstoffhaltige Glutin. Von ersteren stehen die Mucilaginosa oder schleimigen Mittel und das Amylum über dem Dextrin und den Süssstoffen oder zuckerartigen Mitteln, Saccharina, weil die letzteren der directen Resorption weit zugängiger sind.

Theils die directe Resorption, theils die Umwandlung in resorbirbare und im Organismus verwerthbare Producte setzen die Mehrzahl dieser Stoffe in Beziehung zur Ernährung, so dass derselbe Stoff in verschiedenen Formen bald als Protectivum, bald als Nutriens verabreicht wird. Die gummiartigen Körper können auch bei Application in Substanz auf blutende Stellen dem Blute Serum entziehen und durch Beförderung der Coagulation oder auch durch directe Verklebung der Gefässöffnungen blutstillend wirken.

Manche schleimige Mittel bilden das hauptsächlichste Material zu feucht warmen Umschlägen (Kataplasmen, Fomenten), indem sie die mit ihnen gemengte Flüssigkeit (Wasser, Milch) lange zurückhalten, auch, weil ausgiebige Verdunstung nicht erfolgt, die Applicationsstelle, welche sie gleichzeitig etwas schlüpfrig machen, nicht allein dem Einflusse der Feuchtigkeit, sondern längere Zeit einer die Temperatur des umgebenden Mediums übersteigenden Wärme aussetzen. Unter solchen Bedingungen imbibirt sich die Oberhaut und die darunter liegende Partie der Haut mit Flüssigkeit, wodurch Volumsvermehrung und Lockerung derselben resultiren, etwa bestehende excessive und schmerzhafte Spannung gemildert oder aufgehoben und da, wo partielle Verhärtung sich findet, die normale Consistenz wieder hergestellt wird. Man fasst die fraglichen Stoffe wegen dieser erschlaffenden oder erweichenden Wirkung als Relaxantia oder Emollientia zusammen, obschon die Action nicht ihnen, sondern dem Wasser, dessen Träger sie sind, angehört.

Ein wirkliches Erweichungsmittel ist dagegen das Glycerin, welches durch seine grosse Hygroscopicität eine Sonderstellung einnimmt, wodurch es zur Feuchterhaltung leicht trocken werdender Oberflächen sich vorzugsweise eignet. Dieser Stoff bildet den natürlichen Uebergang von den Süssstoffen zu den als Fette, Pinguedines bezeichneten Gemengen von Glyceriden verschiedener Fettsäuren, der zweiten Hauptabtheilung der Scepastica. Der Ueberzug, den diese in flüssigem Zustande geben, zeichnet sich vor dem durch Mucilaginosa erzeugten durch weit grössere Schlüpfrigkeit aus, worauf die hervorragende Brauchbarkeit der Oleosa in Fällen, wo Verschlimmerung bestehender Entzündungen, wie bei Intertrigo, durch Reibung zu befürchten ist, und der Gebrauch in der Chirurgie und Geburtshülfe zum Beölen der Hände und Instrumente beruht. Auf der Haut applicirte flüssige Fette dringen theilweise in die Schichten der Epidermis ein und mindern die bei Dermatitis bestehende Spannung und Schmerzhaftigkeit. Vermöge dieses Eindringens wird auch bestehende spröde und rauhe Beschaffenheit der Oberhaut beseitigt und dieser, sowie den Haaren, ein besonderer Glanz verliehen, wodurch die Fette, indem sie die Grundlage zu Ceraten, Pomaden und Haarölen werden, zu den gebräuchlichsten Verschönerungsmitteln (Cosmetica) gehören.

Wird die ganze äussere Oberfläche des Körpers mit Fett andauernd überstrichen, so tritt, wie bei Ueberfirnissung, starkes Sinken der Temperatur, Verminderung der Harnmenge, Albuminurie, Sinken der anfangs erhöheten Athem- und Pulsfrequenz und schliesslich der Tod theils in Folge von Unterdrückung der Perspiration und Anhäufung schädlicher Auswurfsstoffe im Blute, theils in Folge der aus Erweiterung der Hautgefässe resultirenden enormen Abkühlung ein.

Auf Schleimhäuten, welche mit grösseren Mengen wässriger Flüssigkeit durchtränkt sind, vermögen Fette direct nicht einen derart haftenden schützenden Ueberzug zu bilden wie Mucilaginosa, wohl aber in feinster Vertheilung (als Emulsion). Die dadurch bedingte minder günstige Stellung als internes Scepasticum wird noch dadurch herabgesetzt, dass die Fette durch den Einfluss der Feuchtigkeit und des Sauerstoffes der Luft Zersetzungen erleiden, wobei irritirend wirkende Fettsäuren auftreten.

In den Magen eingeführt, unterliegen die Fette in diesem keiner Veränderung. Obschon auch hier eine geringe Menge Fett in die Epithelzellen einzudringen scheint, beginnt die eigentliche Verdauung der Fette im Duodenum, wo Pankreassaft und Galle die Resorption fördern. In angemessenen Mengen und Formen wirken sie als vorzügliche Nährmittel. Werden grössere Fettmengen ingerirt, so geht ein Theil stets unverdaut wieder ab, bei mehr als wochenlangem Gebrauche oft das Ganze in Form halbweicher Kugeln, die man mit Gallensteinen u. s. w. verwechselt hat.

Die Wirkung der nicht resorbirten Fettpartien im Darmcanale ist von der der übrigen Scepastica insofern abweichend, als die Schlüpfrigkeit und Weichheit, welche ihre Beimischung den dort vorhandenen Fäcalmassen zu verleihen vermag, deren raschere Weiterbeförderung zu Wege bringt. Werden grössere Mengen flüssiger Fette als solche innerlich gegeben, so bewirken sie Abgang weicher, breiiger oder verflüssigter Stühle, meist ohne Kolikschmerzen, wodurch die fetten Oele sich an die mildesten Abführmittel, die Lenitiva, anschliessen. Diese purgirende Action, welche auch bei Application in Klystieren sich manifestirt, äussern die Fette nicht, wenn sie intern in fein vertheilter Form, z. B. in Emulsionen, auf die Darmschleimhaut gelangen, wo sie, soweit sie nicht resorbirt werden, vielmehr ganz nach Art des Gummi und des Schleimes — stopfend — wirken.

Die den Fetten sowohl als auch den zuckerhaltigen und mucilaginösen Stoffen zugeschriebene reizlindernde Wirkung auf entfernte Schleimhäute lässt sich nicht aus Elimination in unveränderter Form erklären; jedenfalls findet in der Regel vollständige Verbrennung statt.

Eine den Fetten speciell zukommende Verwendung finden sie als Gegengifte gewisser toxischer Substanzen, wo sie durch directe chemische Zersetzung, z. B. bei kaustischen Alkalien, oder dadurch, dass sie die Resorption, z. B. bei arseniger Säure, Strychnin, verzögern, wirksam sein können. Bei Folgezuständen der Einführung vieler scharfer Gifte können Fette als Demulcentia nützen; doch sind sie bei Vergiftung mit Phosphor und Cantharidin, weil sie die Löslichkeit des Giftes erhöhen, contraindicirt.

In ähnlicher Weise protectiv wie die Fette wirken die chemisch verwandten Wachsarten, die in fein vertheiltem Zustande auch im Darmcanale anwendbar sind. Eine Sonderstellung nimmt das Lanolin ein.

Zu den Protectiva gehört ferner noch eine Anzahl schwer löslicher Stoffe, welche in pulverförmigem Zustande eine schützende Decke zu bilden vermögen, und zwar ebenfalls nicht nur auf der äusseren Haut, sondern zum Theil auch auf der Darmschleimhaut, insofern die Darmsäfte sie nicht in lösliche, resorbirbare Substanzen verwandeln. Zu demselben Zwecke können auf der äusseren Haut noch die Verbindungen von Fettsäuren mit Blei, die einfachen Pflaster, sowie verschiedene die Wärme schlecht leitende Materialien (Baumwolle, Gutta percha, Kautschuk), endlich Lösungen gewisser Stoffe (Schiessbaumwolle, Harze) in Flüssigkeiten, welche, wie Aether, Schwefelkohlenstoff, Chloroform, sich leicht verflüchtigen und dann einen festen Ueberzug hinterlassen, benutzt werden.

Die zur directen Einhüllung benutzten Substanzen sind, wie einzelne andere (Amylum, Dextrin, Paraffin), das Material zu festen Verbänden, um bei Continuitätstrennungen der Weichtheile sowohl als der Knochen und Gelenke ein permanentes festes Aneinanderschliessen zu bewerkstelligen (Scepastica contentiva). Da sie für wässrige Flüssigkeiten nicht durchgängig sind, lassen sie sich ferner zur Verhinderung der Verdunstung auf die äussere Haut applicirter Flüssigkeiten verwenden, und wenn sie, direct auf die Haut applicirt, längere Zeit auf derselben belassen werden, hemmen sie auch hier die Verdunstung des durch die Perspiration in Gasform eliminirten Wassers und bedingen einen Niederschlag desselben in tropfbarflüssiger Form und Erweichung der Oberhaut, ein Effect, der zur Anwendung einzelner bei Rheumatismus und verschiedenen Hautaffectionen Anlass gegeben hat.

a. Gummi- und schleimhaltige Mittel, Mucilaginosa.

Gummi Arabicum, *Gummi Acaciae s. Mimosae; **Arabisches Gummi.**

Das schon den alten Aegyptern bekannte Product, welches von verschiedenen afrikanischen Mimoseen, besonders Acacia Senegal Willd. (A. Verek Guill. et Perr.), stammt, verdient heute den Namen Arabisches Gummi nicht mehr, da Arabien keine namhafte Menge hervorbringt, und die für den ärztlichen Gebrauch vorzuziehende, kaum gefärbte Sorte, das Gummi arabicum electum, aus den Grenzdistricten des oberen Nils und besonders aus Kordofan stammt. Dieses bildet unregelmässige, durchscheinende, von zahlreichen kleinen Rissen durchsetzte, häufig irisirende und glasartig brechende Stücke. Geringere Sorten, wie das in Westafrika producirte Senegal-Gummi, Gummi Senegalense, besitzen gelbliche Färbung, sind innen meist hohl, aussen rauh und wenig glänzend, wenig rissig, nicht irisirend und schwieriger zu pulvern.

Es ist kein Ausschwitzungsproduct, sondern entsteht durch Verflüssigung der peripherischen Schichten des Hornbastprosenchyms.

Gummi Arabicum ist das saure Kalksalz eines als Arabin, Acacin oder Arabinsäure bezeichneten Kohlenhydrats, $C_{12}H_{22}O_{11}$, und löst sich in 2 Th. kalten und warmen Wassers zu einer dicken, klebrigen, opalisirenden, sauer reagirenden Flüssigkeit, die sich mit Bleiacetat mengt, durch Weingeist und Bleiessig gefällt wird.

Die Wirkung des Gummi Arabicum ist vorwaltend local, doch findet trotz seines unbedeutenden Diffusionsvermögens im Tractus theilweise Resorption statt, so dass beim Hunde fast die Hälfte verdaut wird. Die Ursache dafür liegt darin, dass Arabin durch Pepsin und Salzsäure und durch Pankreatin in Zucker verwandelt wird. Ein gewisser Nährwerth ist daher dem Gummi nicht abzustreiten, wie auch die Benutzung als Speise seitens afrikanischer Völkerschaften beweist. Ausschliesslich mit Gummi gefütterte Thiere gehen in 3 bis 4 Wochen zu Grunde. Ausser Verringerung des Appetits und Stuhlanhaltung finden Störungen bei interner Einführung grösserer Mengen von Gummi beim Menschen nicht statt. Im Blute und Harne ist danach Arabin nicht nachweisbar.

Gummi Arabicum ist das beliebteste Mucilaginosum, weil es den wohlschmeckendsten und dünnsten Schleim liefert. Hauptverwendung findet es bei Pharynxkatarrhen und damit zusammenhängenden katarrhalischen Affectionen des Kehlkopfes und der Bronchien, sowie bei Katarrhen und Entzündungen des Magens und Darmkanals. Bei Enteritis toxica leistet Gummi ebenso viel wie fette Oele, und bei Durchfällen wirkt es nicht nur durch den klebrigen Ueberzug auf der Darmschleimhaut, welcher dem reizenden Einflusse des Darminhaltes, dessen directer Contact mit der Mucosa reflectorisch Darmbewegungen auslöst, entgegenwirkt, sondern auch als Kalkverbindung stopfend.

Aeusserlich dient Gummi in dicker rasch trocknender Lösung bei Verbrennungen, Frostbeulen, Excoriationen von Brustwarzen und als klebendes Vehikel von Streupulvern oder Schnupfpulvern zur Stillung von Blutungen. Das zum Ersatze des Englischen Pflasters unter dem Namen Ostindisches Pflanzenpapier, Charta adhaesiva, empfohlene, mit Gummilösung bestrichene Seidenpapier besitzt nur geringe Haltbarkeit.

Die hauptsächlichste Benutzung findet Gummi als pharmaceutisches Mittel, namentlich zur Bereitung von Emulsionen, Pasten, Pastillen, gewissen Pillen, als Mittel zur Erleichterung des Pulverisirens zäher Pflanzentheile (z. B. Coloquinthen) oder Harze oder als Zusatz zu Lösungen scharfer oder kaustischer Stoffe zum inneren Gebrauche.

Bei Verordnung sind, wenn man klare, flüssige Solutionen haben will, starke Säuren, basische Salze, wie Bleiessig, Oxalate, Silicate, Brom- und Ferrisalze, Tincturen von starkem Alkoholgehalte und Aether zu meiden.

Präparate:

1. *Pulvis gummosus, Zusammengesetztes Gummipulver. Arabisches Gummi 3, Süssholz 2, Zucker 1; nach Ph. Austr. Amylum, Süssholz āā 1, Gummi, Zucker āā 2. Als reizmilderndes Mittel mit Wasser innerlich theelöffelweise; zur Vertheilung schwerer (metallischer) Pulver in Wasser sehr geeignet, daher bei Verordnung derselben statt Saccharum anzuwenden.

2. *Mucilago Gummi Arabici s. *Acaciae, **Gummischleim.** Gummi Arabicum 1 in 2 Wasser gelöst. Eine Mischung mit 3 Syrupus simplex heisst Gummisyrup, Syrupus gummosus, und dient als schleimiger Zusatz zu Mixturen. Als *Mixtura gummosa, Gummimixtur, ist eine esslöffelweise oder tassenweise bei Anginen und Diarrhöe verordnete Lösung von 10 Gummi und 5 Zucker in 135 Wasser (ex tempore bereitet) gebräuchlich. Bei Pharynxkatarrhen ad libitum gekaut, findet auch die als Leckerei bei Kindern beliebte *Pasta gummosa s. Pasta gummosa albuminata, Gummipaste, meist als Pasta Althaeae, Eibischpaste, weil sie früher mit einem Eibischdecocte bereitet wurde, oder als Lederzucker, Jungfernleder, weisse Reglisse bezeichnet, Anwendung. Sie wird aus Gummi, Zucker und Eiweiss hergestellt und mit Orangenblüthenwasser aromatisirt. Aehnliche Pasten werden auch mit Süssholz (s. d.) bereitet, und überhaupt ist Gummi Arabicum Hauptbestandtheil der meisten im Handel vorkommenden Hustenpastillen.

Tragacantha, Gummi Tragacantha; **Traganth,** Traganthgummi. — Traganth ist ein von verschiedenen kleinasiatischen und griechischen strauchartigen Species der Leguminosen-Gattung Astragalus (A. verus, A. gummifer u. a.) abstammendes, spontan oder aus Einschnitten ausfliessendes, gummiartiges Product, das, wie Gummi Arabicum, kein Secret darstellt, sondern als Umbildung der Zellmembranen anzusehen ist. Die beste Handelssorte ist der Smyrnaische oder Blättertraganth, Tragacantha in foliis, welcher flache, halbmondförmige, rundliche, bandartige oder sichelförmig gekrümmte, auf beiden Seiten mit bogenförmigen Erhabenheiten versehene, sehr dichte, etwas durchscheinende, weisse oder gelblichweisse, geruchfreie Blätter bildet. Der Traganth ist zähe, schneidbar, auch getrocknet schwer zu pulvern, quillt in kaltem Wasser stark auf und giebt mit 50 Wasser einen dicken, trüben, schlüpfrigen, faden Schleim. Verdünnt und filtrirt färbt sich der Filterrückstand (nicht das Filtrat) wegen Gehaltes an Amylum durch Iodtinctur blau. Ihrer chemischen Zusammensetzung nach bildet die Droge ein Gemenge von einem in kaltem Wasser löslichen Gummi (etwa 10 %), das sich vom Arabin durch Fällbarkeit mittelst Bleizucker unterscheidet, und in kaltem Wasser aufquellendem Bassorin.

In Wirkung und Anwendung stimmt der Traganth mit Gummi überein. Man benutzte ihn früher in Substanz oder Lösung bei Anginen und Diarrhöen. Rademacher empfahl Traganth als billiges geschmacksverbesserndes Mittel statt der Syrupe. Am meisten Anwendung findet er zur Anfertigung von Pasten, die bedeutend billiger als Gummipasten kommen, indem 1 Traganth etwa 12 Gummi Arabicum entspricht.

Traganthemulsionen erfordern auf 15,0 Oel nur 0,35 Traganth, besitzen aber nicht das schöne Aussehen der Gummiemulsionen. Zum Schleime von der Consistenz des Stärkekleisters rechnet man 1 Traganth auf 50 Wasser. Zuckerzusatz erleichtet die Lösung. Als Klebemittel und Stypticum eignet sich Traganth besser als Gummi.

Tuber Salep, *Radix Salep s. Saleb, Tuberidium Orchidis; **Salep,** Salepknollen, Salepwurzel.

Die nach dem Verblühen (Juli und August) gesammelten und nach Eintauchen in kochendes Wasser rasch getrockneten, vollsaftigen, kugeligen oder eiförmigen Knollen verschiedener Orchideen, wie Orchis militaris L., O. mascula L. und Platanthera bifolia Willd., bilden den sog. Salep, der jetzt vorzugsweise in Mitteldeutschland und Frankreich gesammelt wird. Er besteht aus 0,5—2 cm. dicken und höchstens 4 cm. langen Knollen von graugelber oder schmutziggelber Farbe, ist hornartig, spröde, schwer zu pulvern, schmeckt schleimig und riecht sehr unbedeutend.

Der Salep enthält neben viel Stärkemehl (27 %), das in den trockenen Knollen mehr oder weniger in Kleister verwandelt ist, hauptsächlich Pflanzenschleim, der im Tractus vollständig resorbirt zu werden scheint. Die Knollen, welche ihrer Gestalt wegen früher als Aphrodisiacum galten, sind eines unserer häufigst benutzten Mucilaginosa, das namentlich bei Darmkatarrhen im kindlichen Lebensalter (innerlich und im Klystier) günstig wirkt und auch als Nährmittel (meist in Verbindung mit Wein, Milch, Bouillon oder Chocolade) in Anwendung kommt.

Präparat:

Mucilago Salep, Decoctum Salep, **Salepschleim.** 1 Saleppulver mit 10 kalten Wassers geschüttelt und mit 90 Aq. ferv. gemischt. Esslöffelweise für sich oder mit Milch, Fleischbrühe, Wein verrieben. Gebräuchlich als Vehikel für Säuren und scharfe Stoffe. Billiger als ein aus Saleppulver bereitetes Decoct (1 : 100) oder Gallerte (1 : 50).

***Radix Althaeae; Eibischwurzel,** Altheewurzel. ***Folia Althaeae,** Herba Althaeae; **Eibischblätter,** Altheeblätter.

Die Blätter und namentlich die Wurzel der in Süd- und Mitteleuropa verbreiteten Malvacee Althaea officinalis L. werden von wilden oder cultivirten Pflanzen gesammelt. Die Wurzel bildet bis über 20 cm. lange und bis 1,5 cm. dicke, leicht zerbrechliche, süsslich und schleimig schmeckende Stücke; die Blätter sind 3—5 lappig, graufilzig.

Eibischwurzel und Blätter zeichnen sich durch bedeutenden Gehalt an Pflanzenschleim und Amylum aus, der in der Wurzel von jedem etwa 35 % beträgt. Das in der Eibischwurzel enthaltene Asparagin (2 %) ist für die Wirkung ohne Bedeutung.

Beide Drogen dienen in Form wässriger Auszüge als demulcirende Mittel bei Anginen und Katarrhen der Respirationsschleimhaut, sowie als Vehikel für scharfe Arzneistoffe. Zum inneren Gebrauche wird die Wurzel bevorzugt, welche auch in Pulver mit kaltem Wasser zur Darstellung einer Pillenmasse, zumal behufs Incorporation von Flüssigkeiten (verdünnten Säuren), dient. Die Blätter kommen äusserlich in Form wässriger Auszüge zu Gargarismen, Collutorien, Klystieren oder (mit anderen erweichenden Kräutern) zu Kataplasmen in Anwendung.

Zum wässrigen Auszuge rechnet man 1 Radix Althaeae (pro die 4,0 bis 8,0) auf 25—30 Wasser. Man verordnet am besten das Macerat, nicht ein Decoct. Verordnung auf längere Zeit ist zu vermeiden, da der Schleim bei längerem Stehen übelschmeckend und flockig wird.

Präparate:

1. *Syrupus Althaeae; Eibischsyrup, Eibischsaft, Altheesaft. Lösung von Zucker in einem Macerate der Eibischwurzel; klar, etwas gelblich. Beliebter Zusatz expectorirender Mixturen, auch theelöffelweise bei Husten und Katarrhen.

2. *Species pectorales, Species ad Infusum pectorale; **Brustthee.** Rad. Althaeae 8, Rad. Liquiritiae 3, Rhizoma Iridis 1, Fol. Farfarae 4, Flor. Verbasci, Fructus Anisi āā 2. Nach Ph. Austr. Fol. Alth. 8, Rad. Liquirit. 6, Rad. Alth., Hordei perlati āā 2, Flor. Verbasci, Malvae, Rhoeados und Fructus Anisi stellati āā 0,2. Sehr beliebte Theeform bei Hustenreiz. Man rechnet 1 Esslöffel voll auf 3 Tassen Thee. Als Species pectorales cum fructibus wird eine Mischung von Species pectorales mit Hafergrütze, Feigen und Johannisbrod bezeichnet, die wie gewöhnlicher Brustthee dient.

3. *Species emollientes, Erweichende Kräuter. Fol. Althaeae, Fol. Malvae, Herb. Meliloti. Flor. Chamomillae, Sem. Lini āā 1, nach Ph. Au. ohne Kamillen mit 2 Sem. Lini. Grobgepulvert geben sie als *Species emollientes pro cataplasmate, mit heisser Milch oder mit Wasser zum Brei angerührt, einen gleichmässigen, weichen Umschlag. Wässrige Abkochung (1 : 10) dient zu erweichenden Injectionen in den Mastdarm.

***Folia Malvae,** Herba Malvae; **Malvenblätter. *Flores Malvae; Malvenblüthen.** Die langgestielten, nierenförmigen, 5—7 lappigen Blätter und die beim Trocknen blau werdenden, blassrothen Blüthen von Malva sylvestris L. und Malva vulgaris Fries dienen als Zusatz zu demulcirenden und erweichenden Species, selten für sich zu schleimigen Decocten (1 : 5—10). Die Flores Malvae bilden mit āā Eibischblättern und Hollunderblüthen die früher officinellen Species ad gargarisma, die man zu 15,0—25,0 auf 200,0 Colatur verordnet.

Flores Malvae arboreae s. hortensis vel Alceae; Stockrosen. — Die neben Schleim auch Gerbstoff enthaltenden dunkelbraunen Blumen der Stockrose, Althaea rosea Cavanilles. Wie Flores Malvae benutzt.

***Flores Verbasci; Wollblumen,** Königskerzenblumen. — Die schöngoldgelben, radförmigen Blumenkronen von Verbascum thapsiforme L. und ähnlichen Arten mit gelbbehaarten Staubfäden enthalten Pflanzenschleim und sind Bestandtheil des Brustthee. In Amerika lässt man Blüthen und Blätter bei asthmatischen Beschwerden rauchen.

Herba Meliloti, Summitates Meliloti, Herba Meliloti citrini s. Trifolii odorati; **Steinklee,** Melilotenklee. — Als Bestandtheil der Species emollientes, das weitere medicinische Anwendung nicht findet, sind hier die starkriechenden Schmetterlingsblüthen des gelbblühenden Steinklee, Melilotus officinalis Pers., zu erwähnen, die getrocknet einen den Tonkabohnen ähnlichen Geruch besitzen. Der letztere wird theilweise durch einen indifferenten flüchtigen Stoff, das Cumarin, theilweise durch eine Säure, die Melilotsäure, bedingt, mit welcher das Cumarin in Verbindung sich befindet. Das Cumarin (Tonkabohnencampher) findet sich in einer Anzahl einheimischer und exotischer wohlriechender Pflanzen, z. B. in dem den Geruch des Heues verursachenden Ruchgras, Anthoxanthum odoratum L., im Waldmeister, Asperula odorata L., früher officinell als Herba Matrisylvae, jetzt vorzugsweise frisch zu Bowlen, in den Tonkabohnen, den reifen Samen der in den Wäldern Guineas vorkommenden Cäsalpinee Dipterix odorata Willd. (Coumarouna odorata Aubl.), zum Parfümiren von Iodoform benutzt, in den sog. Fahamblättern (Bourbonthee), den als Thee gegen Schwindsucht benutzten Blättern der auf den Mascarenen wachsenden Orchidee Angraecum fragrans Thouars, auch in den Datteln. Es ist in grossen Gaben toxisch und erregt zu 2,5 und mehr beim Menschen Kopfweh, Nausea, Schwindel, Erbrechen, Schlafsucht und mehrstündiges Unwohlsein. Bei Kalt- und Warmblütern setzt es nicht allein die Grosshirnfunction und Reflexerregbarkeit in hohem Grade herab, sondern auch die Hemmungsmechanismen im Herzen, den Herzmuskel und das vasomotorische Centrum, die Temperatur und die Peristaltik, afficirt dagegen die peripherischen Nerven und die quergestreiften Muskeln nicht und wirkt nicht constant auf die Pupille. Im Urin erscheint Cumarin als solches.

Früher waren die Steinkleeblumen auch Bestandtheil eines zur Zertheilung von Drüsengeschwülsten benutzten Pflasters, des *Emplastrum Meliloti.

*Semen Cydoniae, Semen Cydoniorum; Quittenkerne, Quittensamen, Quittenkörner. — Die Samen des Quittenbaumes, Cydonia vulgaris Pers., enthalten in der dünnen, weisslichen, in Wasser aufquellenden Oberhaut gegen 20 % Schleim, der fast vollständig im Darm resorbirt wird. Der durch Schütteln mit Aq. dest. (1 : 25) dargestellte Quittenschleim, *Mucilago Cydoniae, diente früher besonders als demulcirender Zusatz zu Collyrien.

Schleimige Pflanzentheile aus verschiedenen Familien sind früher in grosser Menge gebräuchlich gewesen, und jedes Land hat seine localen Mucilaginosa. So benutzt man in den Vereinigten Staaten vielfach zur Darstellung von Mucilago die Medulla Sassafras, das Mark des Stammes des Sassafrasbaumes, Sassafras officinale, und die innere Rinde der amerikanischen Ulme, Ulmus fulva, Cortex Ulmi interior, die auch wegen ihres Quellungsvermögens zur Darstellung von Mutterzäpfchen zur Erweiterung des Cervicalkanals dient.

Herba Linariae, Leinkraut. — Das blühende Kraut von Linaria vulgaris Miller s. Antirrhinum Linaria L. (Fam. Antirrhineae). Früher seines Schleimgehalts wegen zur Darstellung der Leinkrautsalbe, Unguentum Linariae, die als reizmildernde Verbandsalbe bei entzündeten Hämorrhoidalknoten diente, benutzt.

*Carrageen, Caragaheen, Fucus s. Lichen s. Muscus Caragaheen, Alga Carrageen, Fucus crispus; **Irländisches Moos,** Perlmoos.

Die Droge ist ein besonders an der irischen Küste gesammeltes Gemenge von Meeralgen (Florideen), dessen Hauptmasse der Knorpeltang, Sphaerococcus crispus Agardh (Chondrus s. Fucus crispus L.), bildet. Im frischen Zustande ist das Carrageen gallertartig, schön gelblich, violettroth oder grünlich, getrocknet knorpelartig, hornartig durchscheinend, gelblich. In kaltem Wasser quillt es auf; mit 30 Wasser gekocht, löst es sich zu einem fade schmeckenden, durch Iod nicht blaugefärbten Schleime, der beim Erkalten zu einer zitternden Gallerte gesteht.

Die chemischen Bestandtheile des irländischen Mooses sind die gewöhnlichen der Meeresalgen. Ausser wenig Iod und Brom enthält es über 70 % eines eigenthümlichen, vielleicht mit Pararabin identischen Schleimes, welcher als Gelin, Carraghenin oder Caragin bezeichnet wurde. Es wird in seiner Heimath vielfach als Nahrungsmittel verwerthet und dient besonders als nährendes und reizlinderndes Medicament bei chronischen Katarrhen der Respirations-, Digestions- und Harnorgane, sowie bei Atrophie der Kinder, bei denen es die Darmkatarrhe günstig beeinflusst.

Man verwendet Carrageen in Abkochung von 2,0—4,0 auf 200,0—400,0 Colatur, meist jedoch in Form der früher als Gelatina Carrageen officinellen Gelatine (aus 1 Carrageen mit 40 Wasser und 2 Zucker auf 10 Colatur eingekocht). Einem cosmetischen Zwecke dient es zum Fixiren der Haare als sog. Bandoline; ausserdem ist es das Imprägnationsmittel der das Cataplasma instantaneum von Lelièvre bildenden, kartenblattdicken, gepressten Wattestücke, die man nach 10 Minuten langem Quellen in heissem Wasser wie gewöhnliche Kataplasmen benutzt.

Früher waren auch ähnlich wirkende Meeresalgen aus dem Indischen Ocean in Gebrauch. Die bekannteste ist der Agar-Agar (Eucheuma spinosum Kütz.), der neuerdings in der Bacteriencultur Bedeutung gewonnen hat.

b. Leimhaltige Mittel, Glutinosa.

*Gelatina animalis, Thierleim, Leim. — Unter Thierleim versteht man die hauptsächlich aus dem Albuminoide Glutin, $C_{13}H_{20}N_4O_5$, bestehenden, durch längere Einwirkung von kochendem Wasser auf bindegewebige Substanz (leimgebendes Gewebeo der Collagen) dargestellten, dünnen, hornartigen Tafeln, welche sich in kochendem Wasser schleimig lösen und beim Erkalten zu einer Gallerte gestehen. Von den durch verschiedene Reinheit sich unterscheidenden Handelssorten wird die reinste, welche fast farblos und geruchfrei ist, als weisser Leim oder weisse Gelatine, Gelatina alba, bezeichnet und entspricht der aus Kalbsfüssen und den Häuten junger Thiere bereiteten Grénétine oder Gélatine pure. Die schlechteste Sorte, aus Knochen und Abfällen in Gerbereien bereitet, ist der braungelb gefärbte Tischlerleim, Gluten animale vulgare, Colla animalis. Zum Leim gehören auch die Bouillontafeln, Fleischgallerte, Gelatina tabulata s. bubula, welche, aus Kalbsfüssen unter Zusatz von etwas Fleischbrühe dargestellt, neben Glutin auch Kreatin u. s. w. enthalten und früher zu wenig nahrhaften sog. Kraftbrühen verwendet wurden.

Als Nahrungsmittel ist Leim von untergeordneter Bedeutung. Zwar wird der in wässriger Lösung nicht diffundirende Leim durch die Magen- und Darmverdauung in eine diffundirbare und dadurch resorptionsfähige, nicht gelatinisirende und der Fäulniss besser als Leimlösung widerstehende Substanz, die man als Leimpepton bezeichnet, umgewandelt. Für sich allein vermag er aber das Leben nicht zu erhalten.

Seine Hauptanwendung findet der Leim als Grundlage verschiedener Leimformen (Capsulae gelatinosae und Gelatinae medicatae in lamellis, Gelatinae liquidae, Pastae gelatinosae, einzelne Pessarien), sowie zum Ueberziehen von Pillen. Innerlich dient er in wässriger Lösung oder als Gallerte als stopfendes Mittel bei Darmkatarrhen und als Antidot bei Intoxicationen mit Sublimat, Alkohol und Tannin. Rationell ist der Gebrauch von Gallertsuppen in der

Diät fieberkranker Personen, zumal da sie gut ertragen werden. Aeusserlich dient Leim als demulcirender Zusatz (1—2 Pfd. Tischlerleim) zu Bädern bei Hautausschlägen.

Zur Herstellung einer Gallerte genügt 1 Th. Gelatina auf 100 Th. Man benutzt dazu aber statt des Leims häufig leimgebendes Gewebe, wie z. B. Kalbsfüsse und besonders die Drehspäne der aus ossificirendem Bindegewebe bestehenden Geweihe des Edelhirsches, Cervus Elaphus L., die als geraspeltes Hirschhorn, Cornu cervi raspatum, bezeichnet werden. Sie enthalten $^1/_4$ ihres Gewichtes an Glutin, daneben 50—60 % Calciumphosphat. Sehr beliebt war früher bei Reconvalescenten aus fieberhaften Affectionen das Decoctum album Sydenhami, aus āā 15,0 Hirschhorn und weisser Brodkrume, mit 3 Pfd. Wasser zu 2 Pfd. Colatur eingekocht, 10,0 arabischem Gummi und 15,0 Zucker bereitet und tassenweise genommen.

*Ichthyocolla, Colla piscium, Hausenblase. — Zu dem leimgebenden Gewebe gehört auch die aus der Schwimmblase verschiedener in Russischen Flüssen verbreiteter Knorpelfische aus der Gattung Acipenser, namentlich des Hausens, Sterlets, Osseters, Störs u. a., deren Eier den Caviar bilden, bereitete Hausenblase. Dieselbe giebt die wohlschmeckendste Gallerte (Gelatina Ichthyocollae). Man bereitet sie mit 8—10 Th. Flüssigkeit und setzt Zucker und Aromata nach Belieben zu. Man stellt damit das als nicht reizendes Deckpflaster bei Schnittwunden früher viel benutzte, durch Collodium mehr und mehr verdrängte Englische Pflaster, *Emplastrum adhaesivum anglicum, Taffetas adhaesivus, Emplastrum adhaesivum Woodstockii s. glutinosum, Sericum anglicum her. Das in Oesterreich officinelle *Emplastrum anglicanum besteht aus Baumwollgewebe, welches auf der Klebseite mit einer wässrigen Hausenblasenlösung und in Spiritus gelöstem Honig bestrichen und auf der anderen Seite mit Benzoëtinctur und Perubalsam wasserdicht gemacht ist.

Bei leimhaltigen Arzneien muss man Gerbsäure, Quecksilberoxyd und Pyrogallol vermeiden.

c. Stärkemehl und verwandte Mittel, Amylacea.

*Amylum Tritici; Weizenstärke.

Das in fast allen Pflanzen vorzugsweise in den Parenchymzellen vorkommende, meist in mikroskopisch kleinen, gewöhnlich aus über einander gelegten Schichten bestehenden Körnern sich darstellende Stärkemehl dient in der Medicin vorwaltend als Weizenstärke, dargestellt aus den Samenkörnern des Weizen, Triticum vulgare L., welche zum äusseren Gebrauche ausschliesslich benutzt wird, aber auch innerlich verschiedene exotische Stärkearten, denen man besonderen nutritiven Werth zuschreibt, ersetzen kann. Das Stärkemehl (auch Stärke, Amylin, Amidon genannt). $(C_6H_{10}O_5)_n$, ist in kaltem Wasser und Weingeist unlöslich, giebt aber beim Erwärmen mit Wasser auf 75° und darüber eine dicke, schleimige Masse. den Kleister. Charakteristisch ist die von Iod beim Contacte mit Amylum oder mit Kleister erzeugte intensiv blaue Färbung.

Die käufliche Weizenstärke bildet unregelmässige, eckige Stücken, welche gerieben ein höchst feines, bläulich weisses, mattes, geruch- und geschmackfreies Pulver geben. Bei starker Vergrösserung ergiebt sie sich als fast nierenförmige (nicht platt elliptische oder muschelförmige, wie die oft zur Verfälschung dienende Kartoffelstärke), in der Grösse variable, durchschnittlich 0,050 Mm. im Durchmesser habende, aus einem centralen Punkte und undeutlich concentrischen Schichten bestehende Körnchen darstellend.

Das Amylum wird als solches vom Organismus nicht resorbirt, sondern verwandelt sich in den Tractus eingeführt in Dextrin und Glykose, bei welcher Metamorphose besonders Speichel und Bauchspeichel betheiligt sind.

Das Amylum Tritici bildet die Grundlage verschiedener Arzneiformen, z. B. Pulver, sowohl intern zu nehmender (z. B. Brechweinsteinpulver) als äusserer (Waschpulver), Kleisterpasten, Capsulae amylaceae, Pseudogallerten.

Für sich dient es als Streupulver bei Intertrigo und Ekzem (jedoch wegen Sauerwerdens des dabei sich bildenden Kleisters unzweckmässig). Wichtiger ist seine Verwendung bei entzündlichen und acuten katarrhalischen Affectionen des Mastdarms und des Dickdarms, selbst bei Geschwürsbildung, in Form von Klystieren, zu deren Bereitung man 1—2 Theelöffel mit etwas kaltem Wasser anrührt und mit $^1/_2$—1 Tasse kochendem Wasser aufquellen lässt. Häufig dient es auch in Form des Kleisters zu Verbänden (Kleisterverbänden), welche sowohl als Contentivverbände bei Fracturen u. s. w., als auch bei Entzündungen drüsiger Organe (Orchitis, Mastitis) und varicöser Venen zu Compressivverbänden dienen. Der Kleister (durch Anrühren mit 15—20 Th. kaltem Wasser und langsames Erwärmen erhalten) wird dabei auf Pappschienen (Papp-Kleisterverband), Papier oder Binden gestrichen; das Trocknen dauert sehr lange, was bezüglich der Application unangenehm ist. Als Antidot ist Kleister im Decoct bei acuter Iod- und Bromvergiftung brauchbar.

Dextrinum; Dextrin, Stärkegummi. — Bei Einwirkung siedenden Wassers, z. B. durch Rösten, sowie unter dem Einflusse verdünnter Säuren, saurer Salze und diastatischer Fermente auf Stärkemehl bildet sich ein rechts polarisirendes und daher Dextrin genanntes Kohlenhydrat, das in reinem Zustande eine trockene, fast farblose, geruchfreie, schwach fade schmeckende, leicht zerreibliche, dem Gummi Arabicum ähnliche Masse bildet, die mit dem gleichen Gewichte Wasser zu einem dicklichen Schleim sich löst, welcher von Iod nicht blau gefärbt wird. Mit verdünnter Salzsäure gekocht verwandelt sich Dextrin in Glykose. Das Dextrin des Handels ist niemals völlig rein und bildet meist Gemenge von Dextrin, Amylum und Glykose. Es ist auch unter anderen Benennungen, wie Gommeline, Leiocome, Gummisurrogat im Handel. Im Organismus verhält es sich im Ganzen wie Amylum. Im Tractus wird es durch Ptyalin und Pankreassaft theilweise in Glykose übergeführt, geht aber zum Theil auch als solches in das Blut über. Auf die Magenverdauung wirkt es stark beschleunigend und dient daher als Digestivum besonders bei Verdauungsschwäche von Kindern zu 1—2—3 Gm. in Zuckerwasser (mit etwas Natrium bicarbonicum oder Kochsalz) innerlich. Ausserdem ist es statt Arabischen Gummis zu einhüllenden Getränken benutzt. Seine Hauptanwendung findet es jedoch nach Art des Kleisters äusserlich zu festen Verbänden.

d. Süssstoffe; Saccharina.

*Saccharum; Zucker.

Das hauptsächlichste Versüssungsmittel für Arzneien und das hauptsächlichste Material zur Darstellung der Naschwerkformen bildet der früher fast ausschliesslich aus dem Safte des Zuckerrohrs, Saccharum officinarum L. (Fam. Gramineae) dargestellte und daher als Rohrzucker bezeichnete, jetzt vorwaltend aus der Zuckerrübe, einer Varietät der Runkelrübe, Beta vulgaris L. (Fam. Chenopodeae), gewonnene Zucker.

Der im Pflanzenreiche weit verbreitete Rohrzucker, $C_{12}H_{22}O_{11}$, krystallisirt in wasserhellen, schiefen Säulen, die sich bei Mittelwärme in $^1/_3$ ihres Gewichts Wasser, in kochendem Wasser nach allen Verhältnissen, schwierig in absolutem Alkohol, nicht in Aether lösen. Bei 160° schmilzt er und erstarrt zu einer glasartigen Masse, dem für Bonbons, Gummikugeln u. a. Naschwerksformen viel benutzten Gerstenzucker, Saccharum hordeatum. Auf 200° erhitzt giebt er ein braunes, als Caramel bezeichnetes Product. Verdünnte Säuren verwandeln ihn in Invertzucker, ein Gemenge von Traubenzucker und Fruchtzucker. Derselbe entsteht auch bei Einwirkung von Hefe auf Rohrzucker und wird vom Hefepilz weiter in Alkohol und Kohlensäure gespalten. Rohrzucker bildet mit Basen Verbindungen (Saccharate). Medicinisch benutzt man den besten Hutzucker, sog. Raffinade, Saccharum albissimum, der nicht mit Ultramarin blau gefärbt sein darf.

Im Tractus verwandelt sich Rohrzucker unter dem Einflusse von Magen- und Darmsaft in Dextrose und unterliegt als solche nach der Resorption der Verbrennung. In das Blut direct eingeführt, hält sich Rohrzucker länger unverändert als Dextrose und Milchzucker. Im Munde erregt er süssen Geschmack unter Vermehrung der Secretion; grössere Mengen steigern die Darmsaftsecretion und Darmentleerung. Ausschliessliche Zuckernahrung führt bei Thieren zu Hornhautgeschwüren, Abnahme der Stickstoffausscheidung und Tod durch Inanition in 2—4 Wochen; beim Menschen erzeugt übermässiger Zuckergenuss Säurebildung in den ersten Wegen, Verdauungsstörung und Abmagerung. Mit stickstoffhaltigen Substanzen verbunden giebt Zucker zur Fettbildung Veranlassung, indem er die Verbrennung der ersteren im Blute retardirt. Auf die Zähne wirkt häufiger Zuckergenuss schädlich theils durch Säurebildung aus dem im Munde zurückbleibenden Zuckerreste, theils durch mechanische Beschädigung des Schmelzoberhäutchens. Auf die Bindehaut und auf excoriirte und exulcerirte Stellen wirkt Zuckerpulver schwach reizend.

Auf frische Pflanzentheile besitzt Zucker in concentrirter Lösung conservirende Wirkung (daher die Anwendung zum Einmachen von Früchten u. s. w.). Auf Frösche wirkt er durch Wasserentziehung giftig; subcutan applicirt bedingt er Feuchtwerden der Haut, Ansammlung von Flüssigkeit unter derselben, Vorwölben der Hornhaut, Katarakt, Trägheit, Herabsetzung der Empfindung, fibrilläre Muskelzuckungen und Herzschlagverlangsamung.

Die therapeutische Verwendung des Zuckers als directes Heilmittel ist sehr beschränkt. Die locale Verwendung gepulverten Zuckers bei Caro luxurians, Hornhautflecken, Pannus, aphthösen Geschwüren, chronischer Laryngitis und Kehlkopfgeschwüren stützt sich auf die leicht irritirende Wirkung. Auch die Effecte als Expectorans zur Linderung von Hustenreiz und Lockerung des Auswurfs bei innerer Anwendung lassen sich durch die locale Beeinflussung des Pharynx erklären. In starker Verdünnung (als Zuckerwasser) dient er zum Getränk im Fieber, doch löscht reines Wasser den Fieberdurst entschieden besser. Zuckerwasser gilt auch als Beruhigungsmittel bei Singultus der Kinder.

Auf Kohlen gestreut benutzte man früher Zucker zum Räuchern in Krankenzimmern. Die Dosirung des Zuckers ist willkürlich. Als Corrigens setzt man zu flüssigen Mixturen 10—20 Gm.

Präparate.

1. *Syrupus simplex, S. sacchari, S. albus; **weisser Syrup.** 12 Zucker in 8 (in Oesterreich $7^1/_2$) Wasser gelöst. Constituens für Linctus und Litus oris, Zusatz zu internen flüssigen Mixturen. Der weisse Syrup ist nicht mit dem zu medicinischen Zwecken ungeeigneten braunen odér gemeinen Syrup oder der Melasse, Syrupus communis s. hollandicus (treacle der Engländer), der nicht mehr krystallisationsfähigen Mutterlauge des aus Zuckerrohr dargestellten Rohrzuckers, zu verwechseln.

2. *Elaeosaccharum, Oelzucker. 1,0 (25 Tropfen) ätherisches Oel mit 50,0 Zucker ex tempore verrieben.

*Saccharum lactis; Milchzucker.

Mehr therapeutischen Werth als Rohrzucker hat der Milchzucker, insofern ihm namentlich neuere Untersuchungen einen bedeutenden harntreibenden Effect beilegen, doch dient er vorzugsweise pharmaceutischen Zwecken als Vehikel für hygroskopische Substanzen oder kleine Flüssigkeitsmengen.

Die in der Milch verschiedener Säuger enthaltene und aus der Molke durch Eindampfen gewonnene Zuckerart, $C_{12}H_{22}O_{11}$, bildet weisse, harte Krystallmassen oder Krusten, die sich in 7 (bei 100° in āā) Wasser zu einer nicht syrupösen, schwach süssen Flüssigkeit lösen. In grösserer Menge wirkt Milchzucker purgirend und harntreibend. Man gebraucht ihn zu 1,5—2,5 bei Neugeborenen zur Entfernung des Mekonium, zu 9,0—15,0 bei habitueller Obstipation Erwachsener. Bei Hydrops sind mit etwas Cognac oderPfefferminz versetzte wässrige Lösungen von 100,0 pro die, 8—10 Tage hinter einander gegeben. empfohlen. Auch dient Milchzucker als Ersatz für Molken (1 Theelöffel voll auf 1 Tasse Wasser unter Zusatz von Rohrzucker und etwas Kochsalz).

*Mel, Honig.

Der Honig ist das von der Honigbiene, Apis mellifica L., aus den Honigdrüsen verschiedener Blumen gesammelte und in den aus Wachs gebildeten Zellen (Waben) niedergelegte süsse Product. Er ist, abgesehen von dem beigemengten Wachs und Blüthenpollen, Riech- und Farbstoffen, als concentrirte Lösung mehrerer Zuckerarten (Rohrzucker, Dextrose, Lävulose, Mannit) anzusehen, welche in einzelnen Sorten und in verschiedenen Zeiten der Aufbewahrung nicht immer dieselben sind.

Ueberwiegend ist die dem Rohrzucker an Süssigkeit nicht gleichkommende, als Bestandtheil des diabetischen Harns bekannte Dextrose (Traubenzucker, Krümelzucker, Stärkezucker), $C_6H_{12}O_6$, die, wie die übrigen Zuckerarten, im Blute zu Kohlensäure und Wasser verbrennt. Sehr grosse Mengen steigern den Blutdruck und die Diurese und werden theilweise unverändert im Harn ausgeschieden.

Verfälschung des Honigs kommt besonders mit Mehl, Stärkemehl und Stärkesyrup vor.

Der Honig, welcher in manchen Ländern (Schweiz) allgemein als diätetisches Mittel in Anwendung kommt, wirkt im Wesentlichen wie Zucker. Grössere Mengen (30,0—60,0) bedingen leichtes Purgiren.

Medicinisch wird nicht der durch Auspressen oder Centrifugiren gewonnene gewöhnliche oder rohe Honig des Handels, sondern der durch Kochen mit Wasser (in Oesterreich unter Zusatz einer geringen Menge Carrageen) und Filtriren vom Wachs und von anderen mechanischen Beimengungen befreite **gereinigte Honig, *Mel depuratum** s. despumatum, verwendet, der bei seiner Darstellung viel von dem dem Naturhonig zukommenden Aroma verliert. Als selbstständiges Heilmittel dient Honig nicht. Aeusserlich ist er mit Roggenmehl Volksmittel als Cataplasma oder Emplastrum mellis bei Furunkeln und Drüsengeschwülsten. Von ärztlicher Seite bedient man sich seiner hauptsächlich als Corrigens und Constituens, so namentlich als Grundlage für Latwergen, früher auch Salben (Unguenta mellita), als Versüssungsmittel bei Mund- und Gurgelwässern, Pinselsäften u. s. w. Zu letzteren dient statt des gereinigten Honigs häufig der wohlriechende und gerbstoffhaltige **Rosenhonig, *Mel rosatum,** welchen man durch Eindampfen von gereinigtem Honig mit Auszügen von Rosenblättern (Ph. Germ. mit spirituösem Digest und Glycerin, Ph. Austr. mit einem Heisswasseraufgusse) zur Honigconsistenz gewinnt.

*Radix Liquiritiae s. Glycyrrhizae; Süssholz.

Man unterscheidet zwei Arten von Süssholz, welche beide die holzige Wurzel von Glycyrrhizaarten (Fam. Leguminosae) darstellen, spanisches und russisches. Das erstere stammt von der in Spanien, Italien und Frankreich cultivirten Gl. glabra L., das letztere von Gl. glandulifera W. K., vielleicht nur einer Form der Gl. glabra. Das spanische ist aussen bräunlich, innen gelb, das russische geschält, aussen und innen gelb, weit leichter und lockerer. In Deutschland ist nur das durch rein süssen Geschmack ausgezeichnete, zu Pulvern leichter benutzbare russische, in Oesterreich das süss und kratzend schmeckende spanische Süssholz als *Radix Liquiritiae, das russische als *Rad. Liquiritiae mundata officinell.

Das Süssholz enthält einen eigenthümlichen Süssstoff, das Glycyrrhizin, das saure Ammonsalz einer glykosidischen Säure, der Glycyrrhizinsäure. Glycyrrhizin wirkt zu 15,0—30,0 milde purgirend.

Aus der Süssholzwurzel wird in ihrer Heimath ein schwarzbraunes wässriges Extract gewonnen, welches in Stangen von mehreren Cm. Länge und 2 Cm. Dicke in den Handel kommt. Dieses ist der sog. **Süssholzsaft** (Lakrizensaft, Bärendreck), ***Succus Liquiritiae** s. Extractum Glycyrrhizae crudum. Zu medicinischen Zwecken dient es nicht, sondern der daraus durch kaltes Ausziehen bereitete **gereinigte Süssholzsaft, *Succus Liquiritiae depuratus** s. Extractum Glycyrrhizae depuratum, welcher ein dickliches Extract von graubrauner Farbe bildet.

Süssholz und Süssholzsaft werden als demulcirende und expectorirende Mittel bei Hustenreiz, Heiserkeit und Bronchialkatarrh vielfach, meist jedoch nur als Adjuvantien, benutzt. Ihr Hauptwerth besteht in ihrem lange anhaltenden süssen Geschmacke, der sie als Corrigentien und Grundlage für gewisse Arzneiformen vorzüglich geeignet macht. So dient Radix Glycyrrhizae als geschmackverbesserndes Mittel bei Species (1 : 2—10), als Vehikel für hygroskopische Pulver und als Zusatz zu Extracten bei Pillenbereitung, das Extractum Glycyrrhizae depuratum als bestes Corrigens für salinische Mixturen (Salmiak, Glauber- und Bittersalz) und als Pillenconstituens für nicht sehr hygroskopische Substanzen.

Aus dem Süssholze, von welchem man zu Decocten 1 Th. auf 5—10 Th. Colatur nimmt, wird der häufig expectorirenden Mixturen zugesetzte **Syrupus Liquiritiae, Süssholzsyrup,** in der Weise bereitet, dass man einen mit Beihilfe von Ammoniak dargestellten Süssholzauszug mit Zuckersyrup mischt. In Oesterreich ist ein durch grosse Süssigkeit vor dem Succus Liquiritiae ausgezeichnetes Macerationsextract als *Extractum Liquiritiae officinell; ebenso eine gegen Hustenreiz benutzte, als *Gelatina s. Pasta Liquiritiae pellucida bezeichnete Paste, aus Süssholzaufguss, Gummi und Zucker bereitet und mit Orangenblüthenwasser aromatisirt.

Der Succus Liquiritiae depuratus, von welchem man 3,0—4,0 zu 100,0 einer Mixtur zusetzt, ist der Hauptbestandtheil einer grossen Menge Mittel gegen Heiserkeit und Husten, welche beim Volke in Ansehen stehen. Sehr verbreitet ist der Gebrauch des statt des alten Dänischen Brustelixirs, Elixir pectorale regis Daniae, bei uns verabreichten **Brustelixirs, Elixir e Succo Liquiritae** s. Elixir pectorale. einer Mischung von āā 1 Th. Succus Liquiritiae dep. und Liquor Ammonii anisatus und 3 Th. Aqua Foeniculi, das zu 20 bis 30 Tropfen zu nehmen ist. Auch zahlreiche Zuckerwerksformen, z. B. Trochisci bechici nigri, Pasta Liquiritiae sind populäre Hustenmittel. In Oesterreich ist *Pasta Liquiritiae flava (mit Vanille aromatisirt) officinell. Mit Anisöl aromatisirte Bacillen aus Süssholzextract bilden das bei Heiserkeit benutzte Cachou, ähnliche Pastillen mit Nelkenpulver oder Tolubalsam das zur Verdeckung eines schlechten Geruches aus dem Munde benutzte Cachou de Bologne (Pastilles des fumeurs).

Süsse Wurzeln und Früchte. Eine grössere Anzahl durch den Gehalt an verschiedenen Zuckerarten ausgezeichneter Wurzeln einheimischer Gewächse findet nur geringe Benutzung. Ganz obsolet ist der früher wie Süssholz benutzte Wurzelstock des Tüpfelfarn, Polypodium vulgare, das sog. Engelsüss, Radix Polypodii. Von cultivirten Wurzeln ist die Mohrrübe, Daucus Carota L., die zuckerreichste, weshalb man auch früher den ausgepressten und geklärten Saft, Succus Dauci inspissatus s. Roob Dauci, als Versüssungsmittel benutzte. In der Volksmedicin gilt die Mohrrübe als Anthelminthicum und dient äusserlich geschabt zu kühlenden Umschlägen bei Verbrennungen.

Verschiedene getrocknete süsse Früchte aus dem Mittelmeergebiete dienten früher als versüssende Zusätze zu Species, insbesondere zum Brustthee, von dem eine besondere Sorte als Species pectorales cum fructibus officinell war. Dahin gehören die 30 % Zucker enthaltenden, aber wegen eines geringen Buttersäuregehaltes nicht besonders wohlschmeckenden, unter dem Namen Johannisbrod, Siliqua dulcis, Caroba bekannten Hülsen des Johannisbrodbaumes, Ceratonia Siliqua L. Noch zuckerreicher (mit 60—70 % Traubenzucker) sind die Feigen, Caricae, die fleischigen, einer birnförmigen Frucht ähnlichen Blüthenböden von Ficus Carica L., welche in grösseren Mengen genossen den Stuhlgang fördern und, mit Milch aufgeweicht, Volksmittel bei Abscessen des Zahnfleisches sind. Bei uns völlig obsolet sind die als Jujubae oder Brustbeeren bezeichneten braunrothen Früchte von Zizyphus vulgaris L. und Zizyphus Lotus L., und die Datteln, Dactyli, die Früchte der Dattelpalme, Phoenix dactylifera. Endlich sind noch die getrockneten zuckerreichen Beeren verschiedener in südeuropäischen Ländern cultivirter Varietäten des Weinstocks, Vitis vinifera L., welche in grosse oder Rosinen, Passulae majores s. Uvae passae, und kleine oder Korinthen, Passulae minores, Uvae graeculae s. Corinthicae, unterschieden werden, zu nennen. Feigen, Datteln, Jujuben und Korinthen āā bilden die in Frankreich zu Decocten (1 : 20) gebräuchlichen Fruits béchiques s. pectoraux.

Saccharinum, Saccharin. — Der bis jetzt bekannte süsseste Stoff, der den Rohrzucker etwa 280mal an Intensität übertrifft, ist das als Saccharin bezeichnete Orthosulfaminbenzoësäureanhydrid oder Benzoësäuresulfinid, $C_6H_4{<}\genfrac{}{}{0pt}{}{CO}{SO_2}{>}NH$, ein weisses, noch in wässriger Lösung von 1 : 70000 süss schmeckendes, schwach nach Bittermandelöl riechendes Pulver, in Wasser schwer (1 : 230), in Alkalien leicht löslich. Da es selbst in wiederholten Gaben von 5,0 und bei längerer Darreichung für die Gesundheit völlig indifferent ist, bildet es ein vorzügliches Verdeckungsmittel des Geschmacks für bittere Stoffe, z. B. Chinin und Antipyrin, und ein vortreffliches Ersatzmittel für Zucker in der Nahrung von Diabetikern. Chemisch reine Präparate werden von Diabetikern, bei welchen 0,1—0,2 pro die als Versüssungsmittel von Speisen und Getränken ausreichen, ohne jeden Nachtheil viele Monate ertragen, besonders wenn sie in Solution zur Anwendung kommen. Als Säure hat Saccharin schwach antiseptische Wirkung; die Erfolge bei Cystitis mit ammoniakalischer Harngährung sind gering.

*Glycerinum; Glycerin, Oelsüss.

Das bei der Zersetzung der Fette sich bildende Glycerin, $C_3H_5(OH)_3$, stellt eine klare, farb- und geruchlose, neutrale, syrupsdicke, süssschmeckende Flüssigkeit von 1,225—1,235 spec. Gewicht dar, welche in jeder beliebigen Menge Wasser, Weingeist und Aetherweingeist löslich ist, dagegen sich nicht in Aether, Chloroform und fetten Oelen löst. An der Luft zieht es reichlich Wasser an sich. Das zu Heilzwecken erforderliche reine Glycerin wird in grossem Massstabe durch Zerlegung von Fetten mittelst überhitzten Wasserdampfes gewonnen.

Bei Menschen ruft Glycerin auf der äusseren Haut keine Irritation hervor. Auf Wundflächen kann sehr concentrirtes Glycerin Brennen und Prickeln in Folge von Wasserentziehung bedingen. Es imbibirt sich leicht in die Haut, macht dieselbe schlüpfrig und erhält sie feucht. Auf Schleimhäuten erzeugt sehr concentrirtes Glycerin Irritation. Innerlich können in grösserer Verdünnung ziemlich grosse Mengen (10,0—15,0) ohne Erscheinungen seitens des Tractus und ohne entfernte Erscheinungen eingeführt werden; grössere Mengen wirken purgirend. Bei Einführung in den Mastdarm resultirt selbst nach kleinen Mengen (2,0) örtliche Reizung, Vermehrung der Peristaltik und Beschleunigung der Defäcation. Subcutan injicirt bewirkt es lebhafte Schmerzen und in Folge von Wasserentziehung locale Schrumpfung und Absterben der rothen Blutkörperchen, welche sich innerhalb der Blutbahn auflösen, worauf Hämoglobinurie auftritt, die bei directer Einspritzung in das Blut nicht constant zu Stande kommt. Warmblüter sterben nach Subcutaninjection von mehr als 8,0 an krampfhaften oder paralytischen Erscheinungen.

Das Glycerin scheint von allen Schleimhäuten und auch von der äusseren Haut aus resorbirt zu werden. Kleinere Mengen werden im Organismus verbrannt, während bei grösseren Glycerin in den Harn übergeht. Die Anschauung, dass Glycerin ein Nahrungsmittel sei und in ähnlicher Weise wie Leberthran und andere Fette den Stoffansatz fördere, muss als irrig betrachtet werden. Die Stickstoffausscheidung im Harn wird dadurch nicht constant vermindert, die Kohlensäureausscheidung in Folge der Verbrennung des Glycerins zu Kohlensäure und Wasser constant vermehrt. Nur nach concentrirtem Glycerin, nicht nach Einführung von Verdünnungen mit Wasser (1 : 7—10), erfolgt Steigerung der Diurese.

Das Glycerin übt einen hemmenden Einfluss auf verschiedene Gährungsvorgänge und den Fäulnissprocess aus. Die Ursache der antizymotischen Wirkung ist in der wasserentziehenden Action des Glycerins zu suchen, von dessen deleterem Einflusse man sich bei mikroskopischen Organismen leicht überzeugen kann. Wie sehr Glycerin vermöge seines grossen Diffusionsvermögens organische Gewebe durchdringt, beweist die grosse Transparenz derartiger Präparate.

Die früher nicht unerhebliche interne Verwendung des Glycerins als eines vermeintlichen Nutriens, z. B. bei Tuberculose und Scrophulose als Ersatzmittel des Leberthrans oder als eines demulcirenden Mittels bei Darmgeschwüren und als Ersatzmittels des Zuckers bei geschwächter Verdauung, ebenso die Anwendung bei Diabetes sind ausser Curs. Günstig wirkt Glycerin zu 2 Theelöffel voll Morgens und Abends oder als Limonade genommen bei Hämorrhoidalbeschwerden, wobei der Effect wohl wesentlich auf einer Erweichung harter Kothmassen oder auch im Schlüpfrigmachen der Passage beruht. Diese Wirkung kommt erst in zweiter Linie bei der gegenwärtig allgemein gebräuchlichen und sehr wirksamen rectalen Verwendung des Glycerins bei Verstopfung in Betracht, wo die reflectorische Erregung der Peristaltik das Meiste thut. Die Wirkung erfolgt hier, wenn im Rectum Kothmassen vorhanden sind, in 5—15 Minuten ohne Beschwerden.

Aeusserlich wird Glycerin wegen seiner Hygroskopicität besonders verwendet, um einen feucht bleibenden schützenden Ueberzug zu bilden. So bei Xerophthalmie, bei Trockenheit des äusseren Gehörganges nach chronischen Entzündungen, bei mangelndem Ohrenschmalze und zur Aufweichung von verhärtetem Ohrenschmalze. Auch bei trockenen Hautkrankheiten (Lichen, Pityriasis) ist es nicht ohne Nutzen, während nässende Hautausschläge dadurch meist Verschlimmerung erfahren. Die Anwendung als Verbandmittel für Wunden und Geschwüre ist aufgegeben, und als Demulcens bei entzündlichen Affectionen zugängiger Schleimhäute, sowie als Deckmittel bei Hautentzündungen spielt Glycerin nur eine untergeordnete Rolle. Die Benutzung als Antisepticum bei Hospitalbrand und Diphtheritis von Wunden ist im Allgemeinen nicht befriedigend.

Der hauptsächlichste Werth des Glycerin besteht in seinem Lösungsvermögen für verschiedene Medicamente, die dadurch in concentrirterer Solution applicirt werden können, und in der Darstellung sogenannter Glycerolate, welche vor Lösungen in Wasser oder Fetten den Vorzug besitzen, dass sie die activen Substanzen rascher zur Resorption gelangen lassen.

Glycerin löst in jedem Verhältnisse Brom, Eiseniodür, Eisenchlorid, die officinellen Mineralsäuren und organischen Säuren, Ammoniak, Kali und Natron causticum, Silbersalpeter und salpetersaures Quecksilberoxyd. 100 Th. Glycerin lösen 98 Th. Natriumcarbonat, 90 Borax, 50 Tannin, Chlorzink, arsenigsaures Kalium, 40 Iodkalium und Alaun, 35 Zinkvitriol, 33 Atropinsulfat, 30 Kupfervitriol, 25 Eisenvitriol und Bromkalium, 20 Salmiak, Chlornatrium, arsenige und Arsensäure, Bleizucker und Morphiumhydrochlorid, 16 Ferrum lacticum, 10 Borsäure, Benzoësäure und Kupferacetat, 8 Natriumbicarbonat und Eisenweinstein, 7,5 Sublimat, 3,85 Strychninnitrat, 3,5 chlorsaures Kalium, 3 Atropin, 2,75 Chininsulfat, 2,0 Iod, 1,67 Schwefel, 1 Veratrin, 0,77 Chininum tannicum, 0,2—0,3 Quecksilberiodid und Phosphor, 0,1 Schwefel. Ausserdem löst Glycerin Zucker, Gummi, Pflanzensäfte, Farbstoffe, Alkohol, Tincturen, Extracte, Seifen, Hühnereiweiss, Carbolsäure, Chinineisencitrat und viele andere Stoffe. Dagegen sind darin unlöslich Iodblei, Quecksilberiodür, Calomel, Schwefelkohlenstoff, Chloroform, Aether, fette und ätherische Oele, Campher, Benzol, Fettsäuren und Harze. Von Lösungen in Glycerin sind besonders gebräuchlich die von Iod, Iodeisen (besonders wegen Haltbarkeit des Präparates), Borax und Tannin.

Glycerin ist auch ein Bestandtheil verschiedener Hautpasten und dient pharmaceutisch als Versüssungsmittel statt Syrupus simplex, als Zusatz zu Collodium elasticum und Emplastrum Anglicum, ferner zu Pillenmassen, um diese nicht austrocknen zu lassen. Man benutzt es auch zur Extraction digestiver Fermente (Pepsin), sowie zur Verdünnung und Conservirung von Vaccinelymphe (Glycerinlymphe).

Präparat:

***Unguentum Glycerini, Glycerinsalbe.** Weisse, durchscheinende, gallertartige Salbe, aus 10 Weizenstärke, 2 Traganth, 15 Wasser, 100 Glycerin dargestellt, in Oesterreich aus 1 Weizenstärke und 15 Glycerin bereitet. Vorzügliches Salbenconstituens, durch grosse Haltbarkeit, Indifferenz gegen die Applicationsorgane, Nichtzerfliesslichkeit bei höherer Temperatur und Leichtentfernbarkeit ausgezeichnet, besonders geeignet zur Aufnahme von löslichen Salzen und Extracten, die sich darin lösen. Viel als Constituens für Augensalben benutzt, auch für sich als reizmilderndes Verbandmittel bei Dermatitis und verschiedenen Hautaffectionen. Ein sehr zweckmässiges Präparat ist das als Protectivum bei Verbrennungen u. s. w. benutzte sog. Glyconin (Glycerin 5, Eidotter 4).

e. Fette, Pinguedines.

*Oleum Amygdalarum; Mandelöl. *Amygdalae dulces; Süsse Mandeln.

Das für den Geschmack angenehmste aller Pflanzenöle ist das aus dem Samen des in Südeuropa cultivirten Mandelbaumes, Prunus Amygdalus Baill. s. Amygdalus communis L. (Fam. Amygdaleae), den süssen und bitteren Mandeln, Amygdalae dulces und A. amarae, durch kaltes Auspressen gewonnene Mandelöl, welches fast ausschliesslich aus Oleïn, dem Glycerid der Oelsäure, besteht. Die süssen Mandeln enthalten ausser 50 % Mandelöl noch vorzugsweise einen eigenthümlichen, als Ferment wirkenden Eiweisskörper, Emulsin oder Synaptase (zu 14 %), ausserdem Pflanzencaseïn, Zucker und Gummi. Von den bitteren Mandeln unterscheiden sie sich durch die Abwesenheit des stickstoffhaltigen Glykosides Amygdalin, welches in Contact mit Emulsin und Wasser sich in Bittermandelöl und Blausäure spaltet, wodurch die bitteren Mandeln in grösseren Mengen stark giftige Wirkungen ausüben können.

Das Mandelöl ist hellgelb, dünner als Olivenöl, in Weingeist löslich, wird an der Luft ranzig und trocknet nicht ein. Im Handel kommt es oft mit Aprikosen- und Pfirsichöl verfälscht vor. Der nach Auspressen des Oeles bleibende Rückstand bildet die Mandelkleie, Furfur s. Farina Amygdalarum, welche als Verfeinerungsmittel der Haut zu Waschungen (für sich oder mit $^1/_8$ Seife und etwas ätherischen Oelen) dient.

Der grosse Gehalt der süssen Mandeln an fettem Oel lässt dieselben als vorzugsweise durch das Oel wirkend erscheinen, doch dürfen auch die proteïnhaltigen Stoffe nicht ausser Acht gelassen werden, welche den Mandeln nutritive Wirkung verleihen. Ihre eigenartige Zusammensetzung, indem sie kein Amylum enthalten, macht sie zu einem nicht zu unterschätzenden Bestandtheile des Regimes bei Diabetikern, für welche Pavy ein aus entsüssten Mandeln bereitetes Mandelbrod als Ersatzmittel des gewöhnlichen Brodes empfahl. Seine hauptsächlichste Anwendung findet Mandelöl zu pharmaceutischen Zwecken als Lösungsmittel für diverse Medicamente, z. B. Iod, Phosphor, Cantharidin, zum Emulgiren von Harzen, besonders aber zur Darstellung von Ceraten und Oelemulsionen.

Intern wird Mandelöl als Demulcens bei Anginen, Laryngitis, Enteritis theelöffelweise bis esslöffelweise mehrmals täglich, bei Kindern als mildes Laxans zu 5,0—15,0, häufig in Verbindung mit Veilchensyrup oder anderen Syrupen, gegeben. Aeusserlich dient es als reizlinderndes Mittel bei Drüsenentzündungen und zur Erweichung verhärteter Secrete.

Präparate:

1. *Emulsio oleosa, Mixtura oleosa, **Oelemulsion.** Oleum Amygdalarum 2, Gummi arabicum 1, Aqua dest. 17 (in Oesterreich mit 2 Syr. simplex). Ersetzt die früher als Emulsio gummosa s. Arabica s. Mixtura olei Amygdalarum, gebräuchlichen, mit wechselnden Verhältnissen von Mandelöl und Gummi bereiteten Mischungen und die als Looch album Parisiense bezeichnete Emulsion mit Traganth.

2. Emulsio Amygdalarum s. *amygdalina, Emulsio communis, **Mandelemulsion,** Mandelmilch. 1 süsse Mandeln (in Oesterreich mit $^3/_5$ Zucker angestossen) zu 10 Colatur. Bei Verordnung dienen Saccharum, Syrupus simplex oder Syrupus Amygdalarum als versüssende Zusätze; Fruchtsyrupe sind zu meiden. Zusatz geringer Mengen Bittermandelwasser erhöht die Schmackhaftigkeit. — Zur Bereitung von Mandelmilch im Hause dient die Mandelpaste, Confectio s. Conserva Amygdalae, (8 Amygdalae excorticatae, 1 Gummi Arabicum und 4 Zucker), oder auch mit Zucker und Orangeblüthenwasser zerstossene geschälte Mandeln (Mandelorgeade).

3. Syrupus Amygdalarum s. *amygdalinus s. emulsivus, **Mandelsyrup,** Orgeadenextract. Amygdalae dulces 15 (*20), Amygdalae amarae 3 (*5) mit 40 Wasser zur Emulsion angestossen, davon 40 mit 60 Zucker einmal aufgekocht. Weiss, sehr wohlschmeckend, vielfach als Constituens für Säftchen bei katarrhalischen Affectionen im kindlichen Alter und als Corrigens salziger Mixturen benutzt.

Verordnungen:

1) ℞
Emulsionis Amygdalarum 250,0
Aquae Amygdalarum amar. 5,0
Syrupi simplicis 25,0

M. D. S. Stündl. 2 Esslöffel. (Wohlschmeckende Mandelemulsion.)

2) ℞
Emulsionis olei Amygdalarum 200,0
Aquae florum Aurantii 20,0
Syrupi gummosi 60,0
M. D. S. Stündlich einen Esslöffel voll. (Looch oleosum, Code Franç.)

3) ℞
Syrupi emulsivi
— *Althaeae* āā 20,0
— *Ipecacuanhae* 10,0
M. D. S. Stündl. 1 Theelöffel. (Linctus leniens bei Hustenreiz kleiner Kinder.)

Oleum Papaveris; Mohnöl. Semen Papaveris; Mohnsamen. — Das aus den Samen der weisssamigen Spielart des Gartenmohns, Papaver somniferum L. (Fam. Papaveraceae) gepresste gelbliche, milde schmeckende, trocknende Mohnöl, das zum grössten Theile aus dem Glyceride der Leinölsäure besteht, dient wie das Mandelöl zur Darstellung einer Oelemulsion (1 : 10), der man schmerzlindernde und beruhigende Wirkung bei Katarrhen der Respirations- und Urogenitalschleimhaut zuschreibt. Auch aus dem Samen lässt sich eine der Mandelmilch ähnliche, aber weniger wohlschmeckende Emulsion darstellen.

Fructus Cannabis, Semen Cannabis; Hanfsamen, Hanfkörner. — Die Früchte des bei uns vielfach seines Bastes wegen gebauten Hanfes, Cannabis sativa L. (Fam. Urticeae), dienen jetzt seltener als sonst zur Bereitung einer nicht sehr angenehm schmeckenden, früher viel bei Gonorrhoe benutzten Emulsion (1 : 10). Einreibungen des daraus gepressten Oeles, des Hanföls, Oleum Cannabis, auf die Brüste stillender Frauen gelten in der Volksmedicin als milchverzehrend.

Oleum Olivarum s. *Olivae s. Provinciale; **Olivenöl,** Provenceröl.

Das in der Medicin am häufigsten gebrauchte flüssige Fett ist das ohne Anwendung von Wärme aus den Oliven, den Früchten des am Mittelmeere in vielen Spielarten cultivirten Oelbaums, Olea Europaea L., durch Auspressen erhaltene blassgelbe Provenceröl, dessen feinste und hellste Sorte als Jungfernöl, Oleum virgineum, bezeichnet wird. Die schlechtere, warm ausgepresste grünliche Sorte, das gemeine Olivenöl oder Baumöl, Oleum Olivarum commune s. viride, dient nur in der Thierarzneikunde. Das Provenceröl hat seinen Sitz vorwaltend im Fruchtfleische der Oliven und besteht zu $^2/_3$ aus Oleïn, enthält ausserdem Palmitin, Butin, Stearin und etwas Cholesterin. Es wird viel mit Baumwollsamenöl und anderen billigeren Fetten verfälscht.

Wenn auch im Geschmacke nicht völlig so fein wie Mandelöl, kann Provenceröl recht gut sowohl als solches wie in Form von Emulsionen zum internen Gebrauche dienen, während es extern schon seines Preises wegen dem Oleum Amygdalarum vorzuziehen ist. Es ersetzt daher jetzt eine Reihe früher officineller, theils im Geschmacke ihm gleichkommender (Nussöl, Buchöl, Sesamöl, Erdnussöl), theils entschieden schlechter schmeckender Oele (z. B. das veterinärärztlich noch benutzte Rüböl, Oleum Rapae).

Eine sehr rationelle Verwendung findet Provenceröl in grossen Dosen (in Einzeldosen von 100,0—200,0) bei Gallensteinen, da nach Thierversuchen das Oleum Olivarum das vorzüglichste gallentreibende Mittel des Arzneischatzes ist, welches selbst das Natriumsalicylat übertrifft. Nicht so rationell ist wegen der sehr leicht sich bildenden Fettconcretionen die Anwendung als Ersatzmittel des Leberthrans, als welches man es mit Iod oder (als sog. Lipanin) mit Oelsäure bei Scrophulose empfohlen hat. Es dient als Antidot bei corrosiver und irritirender Vergiftung und als Laxans in Fällen, wo man Reizung der Eingeweide zu verhüten beabsichtigt, z. B. im Puerperium, bei Peritonitis, selbst bei Darminvagination.

Aeusserlich dient warmes Olivenöl bei Verbrennungen ersten Grades (häufig mit Eiweiss geschlagen und auf Leinwand gestrichen), bei Verletzungen durch den Stachel giftiger Articulaten, sowie selbst bei Vipernbissen, bei entzündlichen Schwellungen der Haut und verschiedener Drüsen, besonders der Brustdrüsen (mit nachfolgender Einhüllung in Watte). Mit Eigelb und Zucker ist es Volksmittel bei Heiserkeit und Anginen. In alter Zeit galt wiederholte Einreibung mit Baumöl als Präservativ gegen die Pest. Ferner dient Olivenöl zum Beölen von Instrumenten und pharmaceutisch zur Herstellung von Linimenten, Salben, Haarölen, Pasten, Bleipflastern und Seifen.

Aeusserlich kann man es, um den Geruch angenehmer zu machen, mit etwas Bergamottöl versetzen.

Verordnungen:

1) ℞
Olei Olivarum
Syrupi emulsivi āā 75,0
M. D. S. 2stündlich 1 Esslöffel. (Bei Hustenreiz, Angina.)

2) ℞
Olei Olivarum 50,0
Radicis Alkannae 4,0
Digere, donec colorem saturate rubrum induerint, cola et adde
Olei Bergamottae 8,0
M. D. S. Haaröl. (Willer'sches Schweizer- oder Kräuteröl, als haarwuchsbefördernd gepriesen.)

*Semen Lini; Leinsamen. *Oleum Lini; Leinöl. *Placenta seminis Lini; Leinkuchen.

Die braunen oder gelblich glänzenden Samen des seiner spinnbaren Bastfasern wegen allgemein cultivirten Leines oder Flachses, Linum usitatissimum L., enthalten in der dünnen Oberhaut der Samenschale vorzugsweise Pflanzenschleim, während das Gewebe des Eiweisskörpers und Embryos grosse Mengen von Oel einschliesst, das $^1/_4$—$^1/_2$ des ganzen Gewichtes der Samen ausmacht. Das im frischen Zustande gelbliche Leinöl gehört zu den trocknenden Oelen und besteht neben wenig Stearin und Palmitin vorwaltend aus dem Glyceride der von der gewöhnlichen Oelsäure verschiedenen Leinölsäure. Der nach Auspressen des Leinöls aus den Leinsamen bleibende Rückstand, welcher allen Schleim der Leinsamen und noch eine Quantität Oel enthält, bildet die Placenta seminis Lini.

Wegen ihres Gehaltes an Schleim und fettem Oel sind die zerstossenen Leinsamen und die Placenta seminis Lini, welche in Folge ihres geringen Oelgehaltes weniger die Wäsche verunreinigt, das Hauptmaterial für Kataplasmen und dienen zu solchen theils für sich, theils mit schleimigen und aromatischen Kräutern (z. B. als Species emollientes). Man nimmt dazu 1 Th. Placenta zu 2 Th. heissem Wasser. Das klare, farblose, schleimige Macerat (nicht Infus oder Decoct!) (1 : 20) dient als Getränk bei Katarrhen der Respirations- und Harnwege. Oleum Lini setzt man äusserlich zu 2—4 Esslöffel entleerenden Klystieren zu und benutzt es (mit āā Kalkwasser als Linimentum calcareum) als Verbandmittel bei Verbrennungen und Impetigo.

*Adeps suillus, *Axungia porci s. porcina; Schweineschmalz.

Am meisten von allen Fetten wird zu medicinischen Zwecken das durch Ausschmelzen gewonnene und durch Coliren gereinigte Netz- und Nierenfett des Schweines, Sus scrofa L., benutzt.

Reines, frisches Schmalz hat rein weisse Farbe, körniges Aussehen, schwachen, nicht ranzigen Geruch und milden Geschmack und schmilzt bei 36 bis 42°. Das aus Amerika und aus Ungarn zu uns kommende Fett ist meist mehr oder weniger ranzig, enthält oft Wasser, nicht selten auch Mehl oder Gyps und ist für therapeutische Anwendung unbrauchbar. Ranziges Schmalz ist zu meiden.

Das Schmalz ist ein Gemenge der Glyceride der Stearinsäure, Palmitinsäure und Oelsäure, von denen das letztere (Oleïn), in rohem Zustande das als Schmieröl verwendete Lard oil darstellend, 62% ausmacht. Es ersetzt jetzt alle in ihrer Consistenz ähnlichen Thierfette, von denen einzelnen früher besondere Wirkung, wie noch heute dem Hundefett bei Tuberculose, beigelegt wurde. Seine Hauptbedeutung besitzt es als billigstes Constituens für Salben, als welches man dasselbe im heissen Sommer mit $^1/_6$—$^1/_4$ Paraffin oder gelbem Wachs versetzen muss, um die Verflüssigung zu vermeiden.

Wegen des Ranzigwerdens der Schweineschmalzsalben benutzt man jetzt häufig das haltbare **Benzoëschmalz, *Adeps benzoatus** s. *Axungia porci benzoata, welches meist durch Digestion von Schmalz im Wasserbade und Coliren, in Deutschland durch Zusammenschmelzen von 1 Benzoësäure mit 99 Fett dargestellt wird.

Lardum. Speck. Das mit Fett angefüllte subcutane Bindegewebe des Schweines dient zu äusserlichen methodischen Inunctionen (4mal täglich, bei intensivem Fieber selbst 2stündlich), besonders bei Scharlach und Masern. Vorzüge der Methode sind Milderung des fieberhaften Stadiums der acuten Exantheme, indem Temperatur und Pulsfrequenz abnehmen, Seltenheit von Nachkrankheiten im Stadium der Desquamation, besonders von Nephritis und Hydrops und Verminderung der Verbreitung abgestossener Hautpartikelchen als der Träger der Ansteckung. Sicher ist, dass die Kranken nach den ersten Einreibungen sich bedeutend wohler fühlen, und namentlich unangenehme Spannung und Trockne der Haut dadurch verschwindet. Andererseits ist die Behandlungsmethode keine Panacee bei Scarlatina, und sind gleichzeitiges kühles Verhalten und Ventilation nicht unwesentliche Unterstützungsmittel der Cur.

Butyrum vaccinum; Butter. Enthält hauptsächlich das Glycerid der Aldepalmitinsäure (Wanklyn), ausserdem Glyceride der Stearinsäure, Elainsäure und flüchtiger Fettsäuren (Capronsäure, Caprylsäure, Caprinsäure und Buttersäure), auf deren Freiwerden das leichte Ranzigwerden der Butter beruht. Früher unpassend als Butyrum recens insulsum zu Augenbalsamen benutzt; in Wasser geschmolzen Brechmittel bei Vergiftungen; dient auch in grösseren Dosen als Volksmittel zum Abführen.

Medulla bovis s. ossium praeparata, Axungia medullae bovis; Ochsenmark. — Das aus den grösseren Röhrenknochen des Rindes, Bos Taurus L., ausgeschmolzene Markfett. Gute Grundlage von Pomaden.

Oleum Cocos s. Cocois; Cocosöl, Cocosbutter. — Das bei 15^0 butterartige, bei 20^0 flüssige Fett aus den Kernen der sog. Cocosnüsse, der Früchte der Cocospalme, Cocos nucifera L., besteht vorwaltend aus Palmitinsäure-Glycerid (Tripalmitin). Es dient wegen geringer Zersetzlichkeit als Grundlage feinerer Salben, z. B. Cold cream, und Augensalben.

Ein ähnliches Fett ist das aus den Fruchtschalen der afrikanischen Oelpalme, Elaeis Guineensis Jacq., gewonnene, zu $^2/_3$ aus Palmitin bestehende, in frischem Zustande röthlich gelbe und veilchenartig riechende Palmöl, Oleum palmae. Es kann ebenfalls zu Salben und Ceraten benutzt werden.

***Oleum Lauri** s. laurinum; **Lorbeeröl**, Looröl. — Das aus den Lorbeeren, den Früchten von Laurus nobilis, ausgepresste, grünliche oder grünlichgelbe, butterartige, körnige Fett enthält neben Spuren ätherischen Oeles und flüssigem Fette das Glycerid der Laurinsäure (Laurostearin). Bestandtheil des als Ableitungsmittel und Nervinum bei Rheumatismus und Lähmungen benutzten *Unguentum aromaticum (Digest von Hb. Absinthii mit Schweineschmalz 100, gelbes Wachs 25, Lorbeeröl 12,5, Wacholder-, Pfefferminz-, Rosmarin- und Lavendelöl āā 1) und ähnlicher, meist als Unguentum laurinum s. nervinum bezeichneter Salben. Als Constituens für Salben, Cerate, Pflaster kommt es selten in Anwendung, zumal da es leicht Ekzem erzeugt.

Oleum Nucistae, *Oleum Myristicae expressum, Butyrum Nucistae; **Muscatbutter**, Muscatnussöl. — Das aus den Muscatnüssen, den Samen von Myristica fragrans Houtt., durch Auspressen gewonnene, röthlichgelbe oder gelblichweisse Fett von Talgconsistenz und angenehmem aromatischem Geruche besteht vorwaltend aus dem Glyceride der Myristinsäure, wovon es 70 % enthält. Das im Handel in würfelförmigen oder oblongen

Stücken unter der Bezeichnung Banda-Seife vorkommende Fett wurde früher bei Colik, Flatulenz u. s. w. in den Unterleib eingerieben und dient ausserdem als Grundlage für Salben, Cerate und Pflaster. Die Muscatbutter ist Bestandtheil des **Unguentum Rosmarini compositum** und Grundlage des **Balsamum Nucistae** s. Ceratum Myristicae, Muscatbalsam, das, durch Zusammenschmelzen von 6 Muscatbutter, 1 gelbem Wachs und 2 Provenceröl gewonnen, sich besser als die Muscatbutter zum Salbenconstituens eignet. Mit Terpenthin, Olibanum, Benzoë, Pfefferminz- und Nelkenöl bildet sie das als Volksmittel beliebte, bei Verdauungsbeschwerden und Magenkrampf auf das Epigastrium applicirte Klepperbeinsche Magenpflaster, Emplastrum aromaticum s. stomachale.

Sebum ovile s. ovillum s. vervecinum; **Hammeltalg.** — Das aus den Fettzellen der Nieren und des Netzes des gemeinen Hausschafes, Ovis Aries L., ausgeschmolzene Fett, das ungefähr dem früher als Protectivum bei Excoriationen, Decubitus, Intertrigo oft vor anderen Talgarten bevorzugten Hirschtalg, Sebum cervinum, an Consistenz gleichkommt und etwas weicher als Rindertalg, Sebum bovinum, ist, besteht hauptsächlich aus Stearin und sehr wenig Palmitin und Oleïn und schmilzt bei etwa der Temperatur des Körpers. Der Talg dient bei Intertrigo, Wundwerden der Füsse, Excoriationen, auf Leinwand gestrichen (Talglappen, Talgpflaster), pharmaceutisch zur Bereitung verschiedener Pflaster und Salben und ceratähnlicher Formen (Steatine). Ranziger Talg wirkt irritirend und ist unbrauchbar.

***Oleum Cacao,** Butyrum Cacao; **Cacaobutter.** — Das aus den Cacaobohnen erhaltene, dem Talg in seiner Consistenz sich nähernde, frisch gelblichweisse, mild und angenehm schmeckende und riechende, hauptsächlich aus Stearin bestehende Fett dient wie der Talg bei Intertrigo und wegen seiner geringen Neigung zum Ranzigwerden als Constituens für Cerate, Lippenpomaden, Augensalben und ist, da es bei 30—35° schmilzt, zur Bereitung von Suppositorien und Vaginalkugeln besonders geeignet.

*Lanolinum; Lanolin, Wollfett. — Das unter dem Namen Oesypus schon im Alterthume benutzte Fett der Schafwolle (Wollschweiss) besteht im Wesentlichen aus Fettsäureäthern des Cholesterins und Isocholesterins, wie solche sich in allen Keratingeweben, u. a. auch in der menschlichen Haut und in den menschlichen Haaren, und zwar als Product der Keratinzellen selbst, finden, und freien Fettsäuren (bis 30 %). Die aus dem Wollschweisse isolirten Cholesterinäther, welche im Gegensatze zu den Glycerinfetten die Eigenschaft, grosse Mengen (selbst das mehrfache ihres Gewichts) Wasser aufzunehmen, besitzen und mit Alkalien nicht Seifen, sondern nur Emulsionen geben, bilden das wasserfreie Lanolin, Lanolinum anhydricum, und mit 25 % eingeknetetem Wasser das Lanolin, Lanolinum, von welchen namentlich das letztere nach der Empfehlung Liebreichs als Constituens für Salben (Lanolinsalben, Lanolimenta) theils für sich, theils in Verbindung mit Adeps benzoatus, ausserordentliche Verbreitung gefunden hat.

Lanolin bildet eine gelblichweisse Masse von dicker Salbenconsistenz, die es nicht verliert, wenn ihm das Mehrfache seines Gewichts an Wasser beigemengt ist. In Wasser ist Lanolin unlöslich, mit Chloroform und Aether giebt es trübe Lösungen. Wasserfreies Lanolin ist honiggelb, nicht so zähe wie Lanolin, in Aether und Chloroform leicht löslich, in Alkohol nur theilweise löslich.

Vor anderen Salbenconstituentien besitzt Lanolin erhebliche Vorzüge; vor allen, dass es vollkommen keimfrei ist, dass es grosse Mengen Wasser und wässriger Salzlösungen aufnehmen kann, ohne dass Zersetzung eintritt, weshalb es das passendste Constituens für sog. Kühlsalben bildet, dass es die Anwendung einer grossen Anzahl Stoffe in Salbenform ermöglicht, welche, wie Säuren, essigsaure Thonerde, Chlorcalcium, Wasserstoffsuperoxyd, Acidum sulfurosum, sonst nicht in dieser Form anzuwenden waren, und dass es auch an Schleimhäuten haftet; vor den Fetten, dass es nicht ranzig und dadurch reizend für die Haut wird; vor Paraffin- und Glycerinsalbe, dass Lanolin sehr rasch in die Haut eindringt und so namentlich bei Hautleiden die ihm einverleibten Medicamente in weit intimeren Contact mit den tieferen Schichten bringt. Besonders empfiehlt sich Lanolin auch als Grundlage kosmetischer Präparate (Lanolinpomaden, Lanolinmilch, Lanolincream), durch deren Anwendung die Haut turgescenter, die Haare elastischer und resistenter werden. Die mit Lanolin bereiteten Salben lassen sich von der Haut durch Abreiben sehr leicht entfernen. Vom Darme aus wird Lanolin nicht resorbirt und besitzt daher keine nährende Wirkung. Auf Schleimhäute wirkt es reizmildernd und kann in Salbenform auf Bougies oder auch als Injection bei Tripper verwendet werden.

Zu Lanolinpomaden dient zweckmässig Lanolin. anhydr. 85, Oleum Cocos 25 Th.; Lanolinmilch ist Emulsion von 10 Lanolin, 1 Borax, 100 Rosenwasser. Zur Injection in die Urethra nimmt man 25,0 Lanolin. anhydr. mit 75,0 Mandelöl und Zusatz von Zinkvitriol (0,5 in 4,5 Aq. gelöst) oder von Salicylsäure (0,25) oder Resorcin (1,5). Ein Gemenge von Lanolinum anh. und Sapo kalinus (4 : 5) bildet das als Vehikel für Quecksilberpräcipitat und andere Hautmittel zweckmässige Sapolanolin. 4 Lanolin. anhydr. geben mit 4 Wachs und 2 Olivenöl eine klebende indifferente Salbenpaste, die als Vehikel für Hautmittel dienen kann. Mit feinstvertheiltem Kautschuk dient Lanolin zur Herstellung der Pflastermulle. Lanolinum anhydricum 1 und 2 Adeps benzoatus geben mit 3 Wasser vorzügliche Kühlsalben, mit 6 Wasser kühlende Rahmsalben.

f. Wachs und wachsartige Substanzen, Cerina.

*Cera flava, Cera citrina; Gelbes Wachs. *Cera alba; Weisses Wachs.

Beide Producte werden aus den Waben der Biene, Apis mellifica L., und zwar das gelbe durch Schmelzen und Aufgiessen auf Wasser und das weisse durch Bleichen des gelben gewonnen. Die Honigbienen sammeln das Wachs nicht von Pflanzen, sondern produciren dieses auch bei blosser Fütterung mit Honig und Zucker. Das Wachs aus jungen Bienenstöcken hat gelblichweisse Farbe und wird wohl als Jungfernwachs, Cera virginea, bezeichnet. Gelbes Wachs ist auf dem Bruche körnig, erweicht bei der Wärme der Hand, schmilzt bei 63—64° und löst sich in Chloroform, Schwefelkohlenstoff, ätherischen und fetten Oelen. Das Wachs des Handels, namentlich aber das weisse, ist häufig mit Paraffin, Talg, Japanischem Wachs, Stearinsäure und unorganischen Substanzen verfälscht.

Das Wachs ist eine in seinen Eigenschaften den Fetten nahestehende Substanz, welche jedoch kein Glycerin enthält. Es ist ein Gemenge von in Alkohol leicht löslichem Cerin oder Cerotinsäure-Cetyläther und von in Alkohol schwer löslichem Myricin oder Palmitinsäure-Myricyläther. Es passirt den Darmcanal anscheinend ohne Veränderung. Als Arzneimittel diente es früher auch innerlich, in fein vertheiltem Zustande als Wachsemulsion, als einhüllendes Mittel bei Diarrhoe und Dysenterie, jetzt ausschliesslich äusserlich. Vorwaltend benutzt man die Eigenschaft des Wachses, sich mit flüssigen und festen Fetten des Thier- und Pflanzenreiches zusammenschmelzen und mischen zu lassen, bei Bereitung von Pflastern, Ceraten und Salben, sowie das Verhalten gegen Balsame, mit denen es, zu $^1/_3$—$^1/_2$ hinzugesetzt, eine homogene klebrige Masse bildet, bei Anfertigung von Pillen aus Copaivabalsam und analogen Stoffen. Zur Salbenbereitung sollte man sich nur des gelben Wachses bedienen, da das weisse Wachs vermöge seiner Darstellung Oxydationsproducte enthält und bei Mischung mit anderen Stoffen das Ranzigwerden der Salben geradezu fördert. Zu Pillen mit Balsamen, Kreosot, ätherischen Oelen ist das Wachs als geschabtes Wachs, Cera rasa, zu verwenden.

Das Wachspapier, Charta cerata, mit Wachs getränktes Papier, dient als Enveloppe stark riechender oder leicht feucht werdender Pulver, sowie von Pflastern und zur Tectur von Salben. Der Wachstaffet, Taffetas ceratus, durch Tränken von Taffet mit gelbem Wachs und Oel gewonnen, wird als imperspirable Decke bei Rheumatismus und Drüsenentzündungen und besonders zur Verhinderung der Verdunstung der Flüssigkeiten aus feuchten Compressen benutzt. Die durch Tränken zusammengerollter Leinwandstücke mit Wachs resp. Wachs und Bleiessig erhaltenen Cereoli simplices und Plumbi, Wachs- und Bleibougies, sind durch die weit zweckmässigeren elastischen Bougies ersetzt. Ueber Spongia cerata vgl. Spongia.

Weisses und gelbes Wachs sind Bestandtheile verschiedener officineller Salben und Cerate, die theils als Verbandsalbe, theils als Grundlage anderer Salbengemische dienen. Dahin gehört die durch Zusammenschmelzen von 7 Olivenöl und 3 gelbem Wachs dargestellte **Wachssalbe, Unguentum cereum,** und das aus 4 Schweineschmalz und 1 weissem Wachs componirte *Unguentum simplex. Ferner ist das zur Pflege der Haare benutzte *Unguentum rosatum s. pomadinum (Adeps 600, Cera alba 150, Ol. Bergamottae 3, Ol. Rosae 1) zu nennen.

Cera japonica, japanisches Wachs. — Ein Pflanzenwachs, von Rhus succedaneum L. und Rhus Chinense abgeleitet, äusserlich dem weissen Wachse sehr ähnlich. Enthält Glycerin und besteht vorzugsweise aus Palmitin. Kann zu Pillen aus Balsamen in gleicher Weise wie Bienenwachs gebraucht werden, während damit gefertigte Fettgemische leicht ranzig werden.

*Cetaceum: Walrat, Wallrath.

Der Walrat ist ein festes Fett, welches sich, in einem fetten Oele (Walratöl) gelöst, in besonderen unter der Kopfhaut oberhalb der Hirnschale belegenen und zerstreut in Fleisch und Speck vorkommenden Höhlen bei einem durch seine kolossalen Dimensionen ausgezeichneten Walfische des Atlantischen und Stillen Oceans, dem Cachelot oder Pottfisch, Catodon s. Physeter macrocephalus Lacép., findet und nach dem Erkalten des Thieres krystallinisch abscheidet.

Es bildet unregelmässige, sehr weisse, perlmutterglänzende, beim Anfühlen schlüpfrige, bei 45—50° zu einer klaren farblosen Flüssigkeit schmelzende, in 50 Th. heissem Weingeist und leicht in Aether lösliche, bei längerem Contacte mit der Luft gelblich und ranzig werdende Massen von mildem Geschmacke. Man hielt Walrat in früherer Zeit für den Samen des Walfisches und nannte ihn daher Sperma ceti; der alte Namen Ambra alba stellt ihn im Gegensatz zu der ebenfalls vom Pottfisch stammenden, durch Wohlgeruch ausgezeichneten Ambra grisea.

Walrat liefert bei Verseifung kein Glycerin. Vorwaltend besteht er aus Palmitinsäure-Cetyläther.

Früher diente Cetaceum vielfach innerlich, theils mit Hülfe von etwas starkem Weingeist gepulvert (besonders als Walratzucker, Cetaceum saccharatum s. praeparatum, 1:3 Zucker), theils in Emulsion, als Demulcens bei Heiserkeit, Anginen und Durchfällen, jetzt ist er nur noch als Bestandtheil von Ceraten, Salben und Pomaden in Anwendung.

Sein hauptsächlichstes Präparat ist das **Cold cream, Unguentum leniens,** eine schaumig gerührte Salbe aus 5 Walrat, 4 Cera alba, 32 Mandelöl und 16 Wasser, mit Rosenöl (1 Tropfen auf 50 g). Aehnlich ist das *Unguentum emolliens, Crême céleste, (Cetaceum 2, Cera alba 1, Ol. Amygdalarum 8, Aq. Rosae 2). Beide dienen als demulcirende Mittel bei entzündeten Hautstellen, häufig gegen Sonnenbrand und zum Schutze des Teints von Damen. Das ursprüngliche Cold cream war mit Rosenöl parfümirtes Cocosöl. Am zweckmässigsten bereitet man derartige wasserhaltige Kühl- und Rahmsalben mit Lanolin.

Aeltere zum Bestreichen wunder Lippen benutzte und als Lippenpomaden bezeichnete, aus Wachs, Walrat und Mandelöl gemachte Cerate sind das durch Zusammenschmelzen von āā Walrat, weissem Wachs und Mandelöl bereitete Walratcerat, weisse Lippenpomade, *Ceratum Cetacei s. labiale album, Emplastrum spermatis ceti (als Milchverzehrungspflaster Volksmittel zur Vertreibung der Milch beim Entwöhnen der Säuglinge), und das Ceratum Cetacei rubrum s. Ceratum labiale rubrum (mit 4 Rad. Alkannae roth gefärbt und mit Citronenöl parfümirt). Aehnlich, jedoch ohne Walrat, ist das Ceratum labiale flavum s. Unguentum de uvis, Traubencerat.

Paraffinum; Paraffin.

Man bezeichnet als Paraffin oder festes Paraffin, Paraffinum s. P. solidum, ein nach Herkunft und Darstellungsweise wechselndes, dem weissen Wachse ähnliches Gemenge von Kohlenwasserstoffen mit höherem Kohlenstoffgehalte und einem Schmelzpunkt über 40—45°. Es wird in verschiedenen Ländern aus fossilen Kohlenwasserstoffen bereitet. So gewinnt man es bei der Destillation des Amerikanischen Petroleums, in grösster Menge in Galizien aus dem Erdwachs oder Ozokerit, einer dunkelbraunen oder grünlichen, stark bituminös riechenden Masse. Das aus letzterem dargestellte Paraffin, Ceresin genannt, ist durchscheinend, bläulichweiss, geruch- und geschmackfrei, in Wasser unlöslich, in Weingeist wenig, in Aether, Chloroform und Petroleum leicht löslich. Es lässt sich mit Wachs, Walrat, Fetten und Harzen in beliebigen Verhältnissen mischen und ist, da es weit weniger als Wachs von der äusseren Luft angegriffen wird, als Constituens für Salben und Cerate sehr brauchbar. Ausserdem benutzt man es zum Tränken von Flanellbinden zu festen Verbänden (Paraffinverbänden), die zwar vor Gypsverbänden den Vorzug grösserer Leichtigkeit haben, auch jede Feuchtigkeit abhalten, aber weniger dauerhaft sind. Excoriationen bedingen sie nur bei Anwendung nicht völlig reinen, noch mit den flüchtigen Kohlenwasserstoffen des Erdwachses durchtränkten fossilen Paraffins. Endlich wird Paraffin zur Tränkung von Papier behufs Darstellung des wie Wachspapier verwendeten und jetzt an dessen Stelle getretenen Paraffinpapiers (Charta paraffinata s. ceresinata) benutzt.

Als **Paraffinum liquidum** bezeichnet man die bei Bereitung des amerikanischen Petroleumparaffins abgepresste und später gereinigte ölige Flüssigkeit (Paraffinöl, Vaselinöl, Cosmolinöl). Dieselbe ist ein gutes Lösungsmittel für eine Reihe in Wasser unlöslicher oder schwerlöslicher Stoffe (Thymol, Eucalyptol, Menthol), die man in dieser Form subcutan oder parenchymatös injiciren kann, ohne dass dieselben irritirend wirken.

Durch Zusammenschmelzen von 1 Th. festen und 4 Th. flüssigen Paraffins resultirt eine weisse, durchscheinende Masse von Salbenconsistenz, die als **Paraffinsalbe**, **Unguentum Paraffini**, bezeichnet wird und, da sie sich zwischen 40 und 50° verflüssigt, zum Ersatze des Schweineschmalzes als Constituens für feine Salben sich eignet. Dieses Gemisch entspricht im Wesentlichen den als Vaselin oder Saxolin in den Handel gebrachten Fabrikpräparaten, die namentlich viel zur Herstellung von Hautpasten dienen. Das in Oesterreich officinelle *Vaselinum muss gelb, durchsichtig, geruchlos und neutral sein, bei etwa 35° sich verflüssigen und ohne Aschenrückstand verbrennen.

g. Scepastica pulverina, Staubförmige Schutzmittel.

***Lycopodium**, Semen Lycopodii, Sporae Lycopodii, Sulfur vegetabile; **Bärlappsamen**, Streupulver, Hexenmehl, Blitzpulver, Schlangenpulver. — Die Droge stellt die Sporen des sog. Schlangenmooses, der im nördlichen und mittleren Europa häufigen Lycopodiacee Lycopodium clavatum L. dar. Diese erscheinen unter dem Mikroskop als gleich grosse Körner, die von 3 ziemlich flachen und einer stark gewölbten reticulirten Fläche begrenzt werden, und makroskopisch als blassgelbes, feines, äusserst bewegliches, geruch- und geschmackfreies Pulver, welches, durch die Flamme geblasen, blitzähnlich ohne Rauch mit leichtem, durch Sprengen der Hülle erzeugten Geräusche abbrennt. Sie enthalten fettes Oel und Zucker, aber kein Stärkemehl.

Das Lycopodium dient zum Conspergiren der Pillen und vorzugsweise (für sich oder in Verbindung mit Zinkoxyd oder Magnesia) als Streupulver bei Intertrigo und nässenden Ekzemen. Bei dem Wundsein kleiner Kinder ist es, da es von Wasser nicht leicht befeuchtet wird, kaum durch eine andere Substanz zu ersetzen. Die innerliche Anwendung als beruhigendes antispasmodisches Mittel, besonders bei schmerzhaften Blasenleiden, ist verlassen. Man gab es zu 1,0—4,0 mit Wasser und Syrup zu einer Art Emulsion (richtiger Schüttelmixtur) verrieben.

Bismutum (*Bismuthum) **subnitricum,** Bismutum hydrico-nitricum, Magisterium Bismuti, Bismutum nitricum s. album praecipitatum, Marcasita alba, Subnitras bismuticus: **basisches Wismutnitrat,** basisch salpetersaures Wismutoxyd, Wismutweiss.

Das officinelle Präparat, ein Gemenge zweier basischer Nitrate des Wismuts, $NO_3 BiO + H_2O$ und $NO_3 BiO + BiO(OH)$, ist ein schneeweisses, geruch- und geschmackfreies, mikrokrystallinisches, sauer reagirendes Pulver, welches im Sonnenlichte sich nicht verändert, beim Erhitzen auf 100° sein Wasser und bei weiterem Erhitzen auch seine Säure verliert und unter Entwicklung gelblicher Dämpfe in Wismutoxyd übergeht. Es ist in Wasser unlöslich und löst sich vollständig ohne Aufbrausen in Salzsäure und Salpetersäure. Man gewinnt es durch Zersetzung des neutralen Wismutnitrats, welches grosse, wasserhelle Krystalle bildet und beim Zusammentreffen mit Wasser unter Freiwerden von Salpetersäure in basisches Salz übergeht, welches um so weniger Säure enthält, je grösser die Menge des zur Zersetzung benutzten Wassers ist. Das Präparat wird aus Wismutmetall bereitet, welches stets mit fremden Metallen und besonders Arsen verunreinigt ist, doch werden letztere bei der vorgeschriebenen Bereitungsweise entfernt. Im Handel kommt nicht selten arsen-, auch silberhaltiges Wismutsubnitrat vor. Die als Perlweiss, Spanisches Weiss, Blanc de Perles, bezeichneten, viel zum Schminken benutzten Wismutpräparate sind meist basische Wismutnitrate.

Bismutum subnitricum ist ein für die innerliche Darreichung besonders brauchbares Schutzmittel bei Entzündungen und Ulcerationen im Tractus, das die mit diesen in Verbindung stehenden Beschwerden, insbesondere Schmerzen, lindert und dadurch in den Ruf eines Nervenmittels ersten Ranges gekommen ist. Doch sind seine Effecte bei Neurosen des Darmes nicht als Resorptionswirkung anzusehen, insofern auch bei Einführung sehr grosser Mengen in den Magen nur eine äusserst geringe Menge in das Blut aufgenommen wird, während die grösste Quantität den Darm unverändert passirt oder theilweise durch den in den Eingeweiden befindlichen Schwefelwasserstoff in schwarzes unlösliches Schwefelwismut umgewandelt wird, welches die Stühle schwarz färbt und sich bei längerer medicinischer Anwendung häufig post mortem durch oberflächliche, braunschwarze Flecken an verschiedenen Stellen des Darmes und gleichgefärbte Ueberzüge auf Geschwüren im Darme zu erkennen giebt. Die Menge des bei interner Einführung basischen Wismutnitrats resorbirten Wismuts muss als eine sehr geringe bezeichnet werden, da man selbst nach Ingestion enormer Dosen (30,0—60,0 pro die bei Erwachsenen, 6,0 bei Kindern) keine entfernten Erscheinungen beobachtet, wie auch ausser der Schwarzfärbung der Stühle und ausser etwas verzögerter Defäcation keine localen Phänomene danach auftreten.

Die früher gehegte Ansicht, dass Wismutverbindungen ungiftig seien, ist unrichtig, und die Unschädlichkeit des Bismutum subnitricum gilt nur für den Darm, in welchem das durch Unlöslichkeit in den Darmsäften ausgezeichnete Subnitrat nicht zur Resorption gelangt. Wird dasselbe aber unter die Haut injicirt oder auf grössere Wundflächen in starken Mengen aufgepulvert, so findet nicht nur Uebergang von Wismut in den Harn, sondern auch selbst chronische, mit Diarrhöen und Erschöpfung verlaufende Vergiftung statt, die viele Aehnlichkeit mit der Vergiftung durch edle Metalle, insbesondere durch Quecksilber hat. Besonders charakteristisch ist für diese Vergiftung, nach welcher sich erhebliche Mengen Wismut in Leber, Milz, Nieren und Speicheldrüsen finden, das Auftreten von einer mit Schwarzfärbung der Schleimhaut (durch Bi S) verbundenen Geschwürsbildung der Schleimhaut im Munde und im Dickdarme (an denjenigen Stellen des Tractus, in denen H_2S vorhanden ist und auf die in der Elimination begriffene Wismutverbindung einwirken kann): daneben findet sich ebenfalls mit der Ausscheidung im Zusammenhange stehende Nephritis und mitunter fettige Degeneration der Leber u. a. Organe. Lösliche Wismutsalze, wie Wismutacetat, Ammoniumwismutnitrat, Natriumwismuttartrat, auch neutrales Nitrat wirken bei dieser Applicationsweise rascher toxisch und können schon in sehr kleinen Mengen (14—20 Mgm. pro Kilo) Warmblüter durch Athemlähmung tödten. Vom Darme aus werden auch kleine Mengen löslicher Wismutsalze und Doppelsalze in starken Verdünnungen nicht resorbirt, dagegen tritt bei Einführung von neutralem Nitrat in Folge der Verätzung, welche dasselbe durch die sich daraus abspaltende Salpetersäure im Darme bedingt, constant Bi im Harne auf. Aeltere Beobachtungen von Vergiftung durch medicinischen Gebrauch von Magisterium Bismuti in Dosen von 2,0 bis 8,0 pro die lassen sich aus dem constanten Gehalte der früheren Präparate an Blei oder Arsen erklären. Dagegen kann es bei der Wundbehandlung mit Subnitrat zu Stomatitis und Gingivitis und der Bildung eines blauschwarzen Saumes am Zahnfleisch und schwarzer Färbung der Magenschleimhaut, der Zungenspitze und Zungenränder, des Zäpfchens und der Gaumenbögen, selbst zu intensiver Diarrhöe mit Singultus und sogar zum Tode kommen.

Nach den physiologisch festgestellten Thatsachen kann man Wirkung des Magisterium Bismuti auf Krankheiten entfernter Organe nur erwarten, wenn diese mit Leiden des Magens und Darmcanals in Connex stehen, und es darf nicht Wunder nehmen, dass die Effecte des früher als Geheimmittel stark gepriesenen Mittels gegen Migräne, Cephalalgie, Epilepsie, Keuchhusten, Asthma und andere Nervenleiden, sowie gegen Intermittens nicht mehr beobachtet werden. Dagegen gehört Bismutum subnitricum bei Neurosen des Magens und fast bei allen Formen von Cardialgie zu den zuverlässigsten Mitteln.

Es wirkt besonders günstig, wenn die Cardialgie mit Erosionen oder Geschwüren der Magenschleimhaut im Zusammenhange steht, indem es auf deren Oberfläche eine schützende Decke bildet, welche die Einwirkung der Magensäure und überhaupt des Mageninhaltes auf die blossliegenden Nerven, auf deren Reizung die schmerzhaften Paroxysmen beruhen, aufhebt. Indessen beeinflusst es auch andere (nervöse) Gastralgien, besonders da, wo diese durch Ingestion von Speisen hervorgerufen werden. In solchen Fällen wirkt Wismutsubnitrat auch gegen Erbrechen, während es bei consensuellem Erbrechen, zumal Vomitus gravidarum, meist im Stiche lässt. In Fällen, wo die Gastralgie mit excessiver Säurebildung einhergeht, wirkt Verbindung mit Magnesia oder Calcaria carbonica besser als Wismut allein.

Sehr ausgedehnte Verwendung findet das Präparat bei Durchfällen und Brechdurchfällen, besonders im kindlichen Lebensalter, wo es ein leicht beizubringendes Mittel darstellt; aber auch bei Erwachsenen ist die stopfende Action bei typhösen Diarrhöen und Dysenterie (innerlich und im Klystier), wo es auch der Resorption putrider Stoffe vorbeugen soll, selbst bei Diarrhöe der Phthisiker und Choleradiarrhöe constatirt.

Als externes Protectivum hat Wismutsubnitrat keine Vorzüge vor anderen ähnlichen billigeren Substanzen (Zinkoxyd, Lycopodium). Man hat es als Ersatzmittel des Iodoforms zur Wundbehandlung empfohlen; doch spricht die Möglichkeit des Eintretens von Vergiftungen gegen die Anwendung auf grösseren Wundflächen. Ausserdem applicirt man Wismutsubnitrat als Streupulver oder in Form einer dünnen Paste mit Glycerin oder als Salbe bei Hautaffectionen (Ekzem, Impetigo, Intertrigo, Erysipelas), bei Decubitus, Leukorrhoe, als Schnupfpulver bei Ozäna, selbst als Injection (in 7 Wasser suspendirt) bei Nachtripper.

Die Dosis des Wismutsubnitrats, das innerlich am zweckmässigsten in Pulverform gegeben wird, muss verhältnissmässig hoch sein, um eine schützende Decke herzustellen. Man sollte deshalb bei Erwachsenen nie weniger als 0,5 bis 1,0 3—4mal täglich verordnen und Kindern im 1. und 2. Lebensjahre nie weniger als 0,2—0,3 geben. Man giebt das Mittel am besten unmittelbar vor dem Essen oder kann es auch flüssigen Speisen (Milch, Bouillon) beimengen. Corrigentien sind unnöthig. Man vermeide während der Cur Säuren, welche die Bildung neutralen Nitrats bewirken können und gebe deshalb solche oder saure Salze nicht gleichzeitig mit dem Bismutum subnitricum.

An Stelle von Bismutum subnitricum sind verschiedene andere Wismutverbindungen bei Gastralgie und Diarrhöe gebraucht worden. Dahin gehören ausser dem Crême de bismuth von Quesneville, dem frisch aus kalter Lösung gefällten und nicht ausgewaschenen, noch feuchten Wismutsubnitrat, das basische Wismutcarbonat, Bismutum subcarbonicum, und vor allem das basische Wismutsalicylat, Bismutum subsalicylicum, das, zu 0,6—0,8 3stündlich in Pulverform, stets gut ertragen wird, so dass sehr grosse Mengen (50,0—200,0) im Laufe der Behandlung ohne Schaden verabreicht werden können. Weniger empfehlenswerth sind lösliche neutrale Salze und Doppelsalze, wie Bismutum lacticum und der in England beliebte Liquor Citratis bismutico-ammonici.

Verordnungen:

1) ℞
Bismuti subnitrici
Sacchari albi āā 2,0
M. f. pulv. Div. in partes aequales no. 10. *D. S.* Viermal täglich 1 Pulver. (Bei Diarrhöe im kindlichen Lebensalter.)

2) ℞
Bismuti subsalicylici 5,0
Cocaïni hydrochlorici 0,1 (dgm. 1)
Sacchari albi 3,0
M. f. pulv. Divide in partes aequales no. 6. *D. S.* 3mal täglich 1 Pulver. (Bei Cardialgie).

3) ℞
Bismuti subnitrici 0,5—2,0
Magnesiae ustae
Sacchari albi āā 10,0
M. f. pulv. Divide in partes aequales no. 20. *D. S.* 3mal täglich 1 Pulver. (Bei Gastralgie.)

Zincum oxydatum crudum, Z. o. venale, Z. o. sicce paratum, Flores Zinci, Calx Zinci, Pompholyx, Nihilum album, Lana philosophica; **Rohes Zinkoxyd.**

Das fabrikmässig durch Verbrennung von Zink an der Luft bereitete Zinkoxyd des Handels (Zinkweiss), ZnO, ist ein weisses, lockeres, amorphes, unschmelzbares Pulver, welches beim Erhitzen gelb wird und sich nicht in

Wasser, wohl aber in Säuren löst. Es dient ausschliesslich als Streupulver bei Intertrigo, Excoriationen, nässendenden Hautausschlägen, Geschwüren und Balanoposthitis und zur Darstellung protectiver Salben und Pasten. Eine chemische Alteration bei Application auf wunde Flächen kann bei der grossen Indifferenz des auf trockenem Wege erhaltenen Zinkoxyds kaum angenommen werden, höchstens könnte es den Geweben eine geringe Menge Wasser entziehen, und ist daher die ausserdem nicht bedeutende austrocknende und eiterungsbeschränkende Action der Zinksalben eine rein mechanische Wirkung.

Präparat:

Unguentum Zinci, Unguentum de Nihilo albo, **Zinksalbe.** Zincum oxydatum venale 1, Schweineschmalz 9. Das *Unguentum Zinci oxydati Ph. Austr. wird aus reinem Zinkoxyd 2, mit 1 Mandelöl verrieben, Adeps benzoatus 10 und Cera alba 2 bereitet. Verbandsalbe bei Geschwüren, Excoriationen u. s. w.

Verordnungen:

1) ℞
Zinci oxydati crudi 2,0
Amyli Tritici 20,0
M. f. pulv. D. S. Streupulver. (Bei Intertrigo, nässenden Exanthemen u. s. w.

2) ℞
Zinci oxydati crudi 1,0
Cerae flavae
Lanolini anhydr. āā 8.0
Olei Olivarum 4,0
M. f. pasta. D. S. Zur Einreibung. (Als Decksalbe bei Gesichtsekzem.)

In ähnlicher Weise wie das käufliche Zinkoxyd fand früher auch das natürlich vorkommende Zinkcarbonat, der Galmeistein, Lapis calaminaris s. Calamina praeparata, als Streupulver und zur Darstellung deckender Salben und Pflaster (Unguentum e lapide calaminari s. exsiccans s. epuloticum s. Turneri, Emplastrum consolidans s. griseum) Anwendung.

***Bolus alba; weisser Thon,** weisser Bolus. — Der weisse Bolus bildet eine weissliche, zerreibliche, fettig anzufühlende und abschmutzende, durchfeuchtet etwas zähe, im Wasser zerfallende, aber nicht lösliche, an den Lippen haftende, erdige Masse. Es ist eine Erde, welche durch Verwitterung von Feldspath entsteht und neben Aluminiumsilicat noch etwas Eisensilicat enthält. Durch grösseren Gehalt an Eisensilicat sind die gelbroth bis roth gefärbten Bolusarten, der Armenische und rothe Bolus, Bolus Armena und rubra, unterschieden. In alten Zeiten schätzte man den Bolus von der Insel Lemnos besonders, den man, um ihn vor auswärtiger Concurrenz zu sichern, in scheibenförmigen Stücken, die auf der einen Seite mit einem Siegel versehen wurden (Siegelerde, Terra sigillata), verkaufte. Alle Bolusarten sind in Wasser, Säuren und Alkalien unlöslich und passiren deshalb den Tractus unverändert. Im Alterthume stand Bolus in hohem Ansehen als pestwidriges Mittel, ist aber heute zu einem wenig verwendeten internen Schutz- und Deckmittel herabgesunken. Der Nutzen, den man davon bei chronischen Magen- und Darmkatarrhen, bei Diarrhöen und Aphthen gesehen haben will, ist offenbar in einer der des Wismutnitrats analogen mechanischen Wirkung begründet. Aeusserlich dient Bolus als Streupulver bei Intertrigo, als Wasch- und Zahnpulver, zu Bädern (zu $^1/_4$—$^1/_2$ Pfd. auf ein Bad, wie es Romberg gegen Hyperästhesie empfahl), ferner zu Salben und Pasten bei Dermatitis und Decubitus, endlich zu Augensalben. Pharmaceutisch dient Bolus wegen der Eigenschaft, sich mit Wasser zu einer plastischen Masse zu verbinden, als Pillenconstituens, besonders für zersetzliche Metallsalze; ausserdem zum Conspergiren von Pillen und als Salbenconstituens (mit Glycerin). Auch bildet er einen Bestandtheil des aus diversen Harzen angefertigten obsoleten Bruchpflasters, Emplastrum ad rupturas s. ad hernias.

Man wendet den Namen Bolus auch für verschiedene als Argilla zusammenzufassende, hauptsächlich aus Aluminiumoxyd bestehende Thonerden, wie Töpferthon und Porcellanerde (Kaolin) an, welche letztere wegen grösserer Plasticität noch besser als Pillenconstituens sich eignet.

Verordnung:

℞
Boli rubrae pulv.
Lithargyri āā 2,0
Camphorae 0,3
Cerae flavae 12,0
Adipis suillis 24,0
M. f. l. a. ungt. D. S. Auf Barchent zu streichen. (Bei Decubitus.)

Talcum; Talk. — Der Talk ist ein vorzugsweise aus Magnesiumsilicat bestehendes, weiches, stark glänzendes, fettig anzufühlendes Mineral, das gepulvert als Adspergo bei Intertrigo und analogen Affectionen dient. Man benutzt den durch weisse oder grünlichweisse Farbe ausgezeichneten Talk (Talcum Venetum). Er ist Constituens des Salicylstreupulvers und dient auch zum Bestreuen der Pillen. Talk bildet ein Hauptmaterial für weisse Schminken und Haarpuder (mit parfümirter Reisstärke).

Dem Talk schliessen sich verschiedene vereinzelt ärztlich benutzte Magnesiumsilicate an. So der Speckstein, der ganz in gleicher Weise verwendet wurde, ferner der Meerschaum, Lithomarga, den man innerlich als Protectivum bei Durchfällen zu 1,0—2,0 benutzt hat. Ein Calciummagnesiumsilicat ist der Asbest (Amiant, Bergflachs, Federalaun), Alumen plumosum, der in ähnlicher Weise bei Hautkrankheiten und Geschwüren, auch nach Art von Charpie zur Aufsaugung von Flüssigkeiten, zumal ätzender, dienen kann.

h. Scepastica contentiva, Verband-Schutzmittel.

***Calcium sulfuricum ustum,** Calcaria sulfurica usta, Gypsum ustum; **Gebrannter Gyps** (Gips). — Der im Handel gemahlen als grauweisses amorphes Pulver sich findende gebrannte Gyps, $CaSO_4$, wird durch Erhitzen des natürlichen Gypses auf 100—180° gewonnen, wobei dieser sein Krystallwasser verliert. Der gebrannte Gyps bindet beim Anmengen mit Wasser das beim Glühen verloren gegangene Wasser unter Temperaturerhöhung wieder und erstarrt, mit der Hälfte seines Gewichtes Wasser zu einem Brei angerührt, nach 15 Minuten zur festen Masse. Diese Eigenschaft führte zur Benutzung zu Gypsgüssen und später zu dem am ausgedehntesten verwendeten Gypsverbande. Zu letzterem dienen gegypste, d. h. mit Gypspulver auf beiden Seiten eingeriebene Binden aus grossmaschigem Zeug, besonders Flanell, die man während des Anlegens mit Wasser befeuchtet. Das rasche Trocknen ist ein Hauptvorzug, die Schwierigkeit der Abnahme, welche durch Erweichen in Wasser gemindert wird, wohl die einzige Inconvenienz; die dem Gypsverbande vorgeworfene Schwere wird von den Kranken nicht bemerkt. Mischungen von Gyps mit Dextrin, Eiweiss oder Leimlösung (Stuckverband) sind keine erhebliche Verbesserung. Glycerin verzögert die Erhärtung.

Liquor Natrii silicici; Natriumwasserglas. — Die officinelle wässrige Lösung von Natriumsilicat, $Na_2 SiO_3$, von nicht constanter Stärke, dient zum Befeuchten von Binden, um feste, das Eindringen von Feuchtigkeit nicht gestattende, Verbände bei Knochenbrüchen, Klumpfuss u. s. w. herzustellen; auch zum Occlusionsverband nach Operationen (auf Watteschichten applicirt), sowie zum impermeablen Ueberzuge bei Bienenstich, Verbrennung ersten Grades, Zoster und Erysipelas. Innerlich als Solvens für harnsaures Natrium bei Gicht zu 2mal täglich 0,25—5,0 in starker Verdünnung. Die eine Zeitlang sehr betonte zerstörende Wirkung des Wasserglases auf Bakterien scheint die Folge des Gehaltes an freiem Alkali. Man applicirte es in $\frac{1}{2}$ % Lösung bei chronischer Cystitis, Urethritis, Balanitis und Ozaena.

Gutta Percha; Guttapercha.

Der eingetrocknete und an der Luft erhärtete Milchsaft eines auf Borneo, Sumatra und Malacca vorkommenden Baumes aus der Familie der Sapoteen, Dichopsis s. Isonandra Gutta Wight, und anderer Arten der Gattungen Dichopsis, Ceratophorus und Payena. stellt die Gutta Percha des Handels dar, die aus verschiedenen Kohlenwasserstoffen (Gutta, Alban, Fluavil) besteht. Im Handel heisst sie auch Gutta Tuban, Gumma gutta, Perchias guttas, Gumma gettania oder Gomme de Sumatra. Zum medicinischen Gebrauche dient sie nur im gereinigten Zustande, theils als Gutta Percha depurata in Form 4—5 Mm. dicker, lederartiger, elastischer, weisser oder gelbweisser, bisweilen rothgefärbter Stäbchen oder sehr dünn ausgewalzt als Guttaperchapapier, Percha lamellata. Guttapercha ist ein schlechter Leiter für Wärme und Elektricität und wird beim Reiben negativ elektrisch. Sie erweicht in der Wärme (bei 65—70°), löst sich nicht in Wasser, wenig in absolutem Weingeist und Aether, leicht und vollständig in Chloroform, ätherischen Oelen und Benzol. Bei längerer Einwirkung des Luftsauerstoffes wird Guttapercha in eine harzartige brüchige Masse verwandelt.

Die Gutta Percha dient besonders als Contentivum, indem man sie bei Knochenbrüchen in warmem Wasser erweicht, ihr eine dem gebrochenen Gliede entsprechende Form giebt und sie durch Anwendung von kaltem Wasser rasch zum Erstarren bringt.

Das Guttaperchapapier (Tissu electro-magnétique der Franzosen) wird entweder nach Art der Charta antirheumatica bei Rheumatismus, sowie gegen Frostbeulen angewendet, oder häufiger bei Verbänden zur Abhaltung von Nässe und zur Verhinderung der Verdunstung aus feuchten Compressen benutzt.

Eine Lösung von 1 Guttapercha in 10—15 Chloroform bildet das Traumaticin, Traumaticinum, Liquor Guttae Percha, welches. auf Hautpartien aufgestrichen, nach Verdunstung des Chloroforms eine dünne, sehr haltbare, sich nicht zusammenziehende Membran hinterlässt. Es kann wie Collodium elasticum bei Schnittwunden, Verbrennungen, Erfrierungen, verschiedenen Hautaffectionen (Ekzem, Impetigo, Variola, selbst bei Psoriasis), in Gebrauch gezogen werden. Zusatz von Kautschuk zu Traumaticin erhöht dessen Klebkraft. In ähnlicher Weise dienen Lösungen von Gutta Percha in Schwefelkohlenstoff und Benzin, welche rascher verdunsten.

Durch Zusammenschmelzen von ää Guttapercha mit Zinkchlorid lassen sich Bacilli caustici erhalten. Auch dient es als Grundlage gut klebender Pflastermassen (Perchemplastra).

Gummi elasticum, Resina elastica, Caoutchouk, Kautschuk, Federharz. — Diese durch ihre grosse Elasticität ausgezeichnete, harzähnliche, ein Gemenge von Kohlenwasserstoffen bildende Substanz ist der eingedickte Milchsaft verschiedener tropischer Euphorbiaceen (Siphonia elastica in Süd-Amerika), Artocarpeen (Castilloa elastica in Mexico, Ficusarten in Ostindien) und Apocyneen (Urceola elastica, auf den Sundainseln). Das Kautschuk findet wegen seiner Elasticität, theils als solches, theils mit Schwefel imprägnirt als vulcanisirtes Kautschuk, ausgedehnte Verwendung als Darstellungsmaterial für chirurgische und gynäkologische Apparate und Instrumente, elastische Binden zum Anlegen fester Contentiv- und Compressivverbände und Gewebe, z. B. die bei varicösen Venen sehr nützlichen Gummistrümpfe und die bei verschiedenen Hautaffectionen (Ekzem, Psoriasis palmaris, Callositäten) erprobte vulcanisirte Kautschukleinwand (Toile caoutchouqué). Vermöge der Impermeabilität der letzteren schlägt sich das Hautsecret tropfbar flüssig nieder und bildet ein continuirliches, die Epidermis macerirendes Bad. Lösung von Kautschuk in Chloroform lässt sich in ähnlicher Weise wie Traumaticin zur Herstellung einer impermeablen Decke bei Dermatitis verwenden und dient auch zum Fixiren von Arzneikörpern, z. B. Senfmehl auf Papier. Besonders wichtig ist der Kautschuk neuerdings als Zusatz vorzüglich klebender Pflastermassen, die als Collemplastra und auf Mull vertheilt als Pflastermulle bezeichnet werden. Der interne Gebrauch bei Phthisis zu 0,1—0.2 mehrmals täglich ist ohne Nutzen, da Kautschuk unverändert mit dem Stuhlgange wieder abgeht.

Gossypium depuratum; gereinigte Baumwolle. — Die Baumwolle oder Watte, Bombyx s. Lana Gossypii, stellt die präparirten Samenhaare verschiedener in wärmeren Ländern cultivirter Arten der Malvaceengattung Gossypium (G. barbadense, G. herbaceum, G. arboreum u. s. w.) dar.

Officinell ist die entfettete und gereinigte Baumwolle, die fast ganz aus reiner Cellulose, $C_6H_{10}O_5$, besteht. Unter dem Mikroskope zeigen sich die Baumwollenhaare trotz ihrer Länge von 2—3½ Cm. aus einer einzigen, deutlich plattgedrückten Zelle gebildet.

Die Bedeutung der Baumwolle als Verbandmittel ist erst in der neuesten Zeit hinreichend gewürdigt, seitdem man erkannt hat, dass dieselbe als Luftfilter wirkt und die in der Luft schwebenden Kokken in ihren obersten Schichten auffängt, somit auf mechanische Weise antiseptisch wirkt. In Folge davon ist die zunächst an Stelle der Eisumschläge zum Verbande nach Verletzungen empfohlene Watte später bei Operationswunden in Aufnahme gekommen. Doch dient sie, da ihr Aufsaugungsvermögen für Secrete, selbst wenn man die durch 48stündiges Kochen in Natriumhypochlorit gewonnene sog. hygroskopische Watte benutzt, verhältnissmässig gering ist, beim antiseptischen Verbande vorwaltend zum Polstern, wobei man sich der mit Salicylsäure oder anderen Antiseptica imprägnirten Watte (Salicylwatte u. s. w.) bedient. Als Gossypium iodatum ist in Frankreich mit Iod getränkte Watte officinell. Als schlechter Wärmeleiter leistet Watte bei gichtischen und rheumatischen Affectionen Günstiges, als Protectivum bei Verbrennungen, Vesicatoren, Erysipelas, Ekzemen und Pernionen.

Als Gossypium haemostaticum wird mit verdünnter Eisenchloridlösung getränkte, fein zerzupfte, entfettete Baumwolle bezeichnet, die zur Stillung parenchymatöser Blutungen und namentlich zur Tamponade der Scheide bei Metrorrhagie benutzt wird. Mit Salpeter oder Kaliumchromat imprägnirte Baumwolle dient zur Herstellung von Moxen.

Aus gebleichter und entfetteter Baumwolle werden auch theils als solche, theils nach Tränkung mit Arzneistoffen als Wundverbandmittel dienende, lose, gitterartig gewebte Gewebe (Mull, Gaze) dargestellt.

*Collodium; Collodium, Kollodium.

Durch Auflösen verschiedener Nitrosubstitutionsproducte der Cellulose in weingeisthaltigem Aether entstehen Flüssigkeiten, die bei Application auf die äussere Haut das durch niedrigen Siedepunkt ausgezeichnete Lösungsmittel rasch verdunsten lassen, wobei sie ein homogenes, dünnes, transparentes Häutchen an der Applicationsstelle zurücklassen. Eine derartige Auflösung von Trinitrocellulose (Colloxylin, Collodiumwolle) in 21 Th. Aether und 3 Th. Weingeist ist das Collodium. Es stellt ein neutrales, syrupdickes, schwach opalisirendes, nach Aether riechendes und leicht entzündliches Liquidum dar, das beim Verdunsten an der Luft einen weissen, glänzenden, durchscheinenden, nicht explodirenden Rückstand hinterlässt.

Man unterscheidet das gewöhnliche Collodium von dem **elastischen Collodium, *Collodium elasticum** s. C. flexile, einer Mischung von gewöhnlichem Collodium und Ricinusöl (49 : 1 Ph. Austr.), in Deutschland mit Zusatz von Terpenthin (Collodium 94, Terpenthin 5, Ricinusöl 1). Die beim Eintrocknen des gewöhnlichen Collodiums sich bildende Membran besitzt die Eigenthümlichkeit, sich nicht unerheblich zu contrahiren, wodurch die damit bedeckte Hautfläche eine Zusammenziehung erfährt, während das elastische Collodium eine sich nicht contrahirende Membran bildet, welche längere Zeit, ohne zu brechen oder aus einander zu reissen, an der Haut haftet. Die durch gewöhnliches Collodium gebildete Membran bricht sehr leicht. Diesen Uebelstand vermeidet man durch Anwendung von sog. Photoxylincollodium (Lösung von 1 Th. Photoxylin in 5 Th. Aetheralkohol), aus dem man auch durch Zusatz von 4—5 % Ricinusöl ein elastisches Photoxylincollodium erhält.

Gewöhnliches Collodium dient, wo man neben einer schützenden Decke auch Zusammenziehung der Haut oder einen Druck erzielen will. So bei nicht zu bedeutenden Schnittwunden, um Annäherung und dauernden Contact der Wundränder und Vereinigung durch prima intentio zu erzielen, wo man das Mittel zweckmässig nicht direct, sondern auf einer Zwischenlage von Baumwolle oder Seidenzeug anwendet und, um einen fleischfarbigen Ueberzug zu bekommen (Collodion rosé), das Collodium mit etwas Carmintinctur oder Alkanna färbt. Ferner dient es zu Compressivverbänden zum Zwecke der Beseitigung bestehender Entzündungen oder Verhütung derselben, z. B. behufs Zertheilung von Anschwellungen der Mammae, der Testikel und Nebenhoden, bei beginnenden Entzündungen von Lymphdrüsen, Furunkeln und Variolapusteln, endlich zur Verkleinerung von Varicen und Haemorrhoidalknoten. Auch bei unbedeutenden Blutungen ist gewöhnliches Collodium hilfreich. In besonderer Weise dient es bei mangelhafter Entwicklung der Brustwarzen, indem man rings um dieselben Collodium aufträgt, durch dessen Contraction die Warze vorgedrängt wird. Als blosses Deck- und Schutzmittel dient Collodium elasticum zur Ueberhäutung von Geschwüren und Excoriationen, bei Schrunden der Brustwarze, Verbrennungen, Erfrierungen, Erysipelas und anderen Hautaffectionen, sowie zum Schutze der Haut vor der Einwirkung des Contactes reizender Flüssigkeiten (Urin, Excremente) oder anhaltenden Drucks, z. B. prophylaktisch gegen Decubitus.

Die Entfernung des Collodiumüberzuges von der Haut ist durch Wasser oder Aether nicht zu bewerkstelligen, wohl aber durch Essigäther oder durch Mischung von 6 Th. Aether und 1 Th. Alkohol, die auch zur Verflüssigung dick gewordenen Collodiums dient.

Als pharmaceutisches Mittel dient Collodium zum Ueberziehen von Pillen und zur Lösung verschiedener Medicamente, welche in längerem Contact mit Haut oder Wundflächen gebracht werden sollen, z. B. Quecksilbersublimat (sog. Collodium causticum s. corrosivum), Iod, Iodoform, Bleiessig, Eisenchlorid, Carbolsäure, Tannin, Crotonöl, Morphin. Diese Lösungen in Collodium stellen mit den Solutionen von Collodiumwolle in ätherischen Auszügen (Collodium cantharidale) die sog. Collodia medicata dar.

Verordnungen:

1) ℞
Iodi 0,5—1,0
Collodii 25,0
M. D. S. Zum Bepinseln. Bei Drüsengeschwülsten und chronischen Exanthemen.

---

2) ℞
Liquoris Plumbi subacetici 1,0
Collodii 25,0
M. D. S. Umgeschüttelt zum Aufpinseln. (Zum Ueberstreichen des Kreuzes und der Trochanteren gegen Decubitus.)

---

3) ℞
Ferri sesquichlorati 3,0
Collodii 10,0
M. D. S. Zum Aufpinseln. (Bei Flächenblutungen).

Lithargyrum, *Plumbum oxydatum, Plumbum oxydatum fusum; **Bleiglätte.**

Das bei Gewinnung des Silbers als Nebenproduct gewonnene unreine Bleioxyd, ein aus glänzenden Schuppen bestehendes Pulver, bildet die Goldglätte oder Silberglätte des Handels, welche zur Darstellung des Bleiessigs und verschiedener Pflaster dient.

Präparate:

1. Emplastrum Lithargyri, Empl. Lithargyri s. Plumbi simplex, *Empl. diachylon simplex, **Bleipflaster.** Durch Zusammenschmelzen gleicher Theile Bleiglätte, Schweineschmalz und Baumöl unter Erneuerung des verdunstenden Wassers (in Oesterreich durch Kochen von 1 Bleiglätte und 2 Schmalz) bereitet. Das weissliche, zähe, nicht gut klebende Pflaster ist die Grundlage verschiedener anderer Pflaster. 3 Th. mit Adeps suillus 2, Sebum und Cera flava āā 1 geschmolzen und in Tafeln gegossen giebt das als nicht reizendes Protectivum für Geschwüre dienende weisse Mutterpflaster, Emplastrum Lithargyri molle.

2. *Unguentum diachylon, Unguentum diachylon Hebra, **Bleipflastersalbe,** Diachylonsalbe, Hebras Bleisalbe. Bleipflaster und Olivenöl āā (Ph. Austr. 10 : 7 mit etwas Lavendelöl) im Wasserbade bei gelinder Wärme zusammengeschmolzen. Bei Hand-, Fuss- und Achselschweissen auf Leder gestrichen und etwa alle 3 Tage, bei Ekzem auf Leinwand oder Wolllappen, applicirt.

3. Emplastrum Lithargyri compositum, *Empl. diachylon compositum, Empl. Plumbi compositum, **Gummipflaster,** Zugpflaster. Empl. Lithargyri simplex 24, Cera flava 3, Ammoniacum, Galbanum, Terebinthina āā 2. In Oesterreich ist das Galbanum durch Colophonium ersetzt. Erweichendes Pflaster bei Furunkeln.

4. *Emplastrum adhaesivum, Emplastrum diachylon linteo extensum; **Heftpflaster.** Mischung von 100 geschmolzenem Bleipflaster mit 10 gelbem Wachs und einer Schmelze von āā 10 Dammarharz und Colophonium und 1 Terpenthin, welche vorzügliche Klebkraft besitzt. Das gelblich gefärbte Heftpflaster dient auf Leinwand gestrichen als Verbandmittel zur Vereinigung von Wunden, als Deckpflaster bei Geschwüren und Hautaffectionen, zu Druckverbänden bei Entzündung von Hoden und Nebenhoden, Bubonen, Hydrarthros u. s. w. Einen Nachtheil des Pflasters bei frischen Wunden bildet der Umstand, dass es nicht völlig indifferent gegen die Haut ist, sondern die Umgebung der Wunden reizt, weshalb es bei Wunden im Gesicht und am Kopfe nicht gut passt.

5. *Ceratum fuscum, braunes Cerat. Durch Erhitzen von 5 Bleipflaster bis zu schwarzbrauner Färbung und Zusatz von 2 Cera flava und 3 Schmalz bereitet. Deckpflaster bei Geschwüren.

Ein Präparat der Bleiglätte ist auch das nach Art des Wachstaffets verwendete Oelpapier, Charta oleosa (Seidenpapier, in eine durch Kochen von 2 Lithargyrum und 1 gelbem Wachs mit 20 Leinöl erhaltene Masse getaucht).

***Cerussa,** Plumbum carbonicum s. hydrico-carbonicum; **Bleiweiss.** — Die bekannte weisse Malerfarbe, welche ein Gemenge verschiedener basischer Bleicarbonate darstellt. Schweres, stark abfärbendes Pulver, dessen früher beliebte Anwendung in Form von Streupulvern und Pasten als Deckmittel bei Intertrigo, Decubitus, Erysipelas und ähnlichen Affectionen verlassen ist, weil dasselbe zu chronischer Bleivergiftung Veranlassung geben kann.

Präparate:

1. *Unguentum Cerussae, Ungt. Plumbi subcarbonici, Ungt. Plumbi hydrico-carbonici, Ungt. album simplex, Onguent blanc de Rhazes, **Bleiweisssalbe.** In Deutschland aus Cerussa 3 und Paraffinsalbe 7, in Oesterreich durch Zusatz von 3 Bleiweiss zu einer Schmelze von 5 Schmalz und 1 Diachylonpflaster bereitet. Austrocknende Verbandsalbe bei Verbrennungen, Geschwüren. Bei Geschwüren der Cornea zu vermeiden, weil sie leicht undurchsichtige Narben hinterlässt.

2. **Unguentum Cerussae camphoratum; Campherhaltige Bleiweisssalbe.** Camphora 1, Ung. Cerussae 19. Bei Frostbeulen in Gebrauch.

3. ***Emplastrum Cerussae,** Empl. album coctum, **Bleiweisspflaster,** Froschlaichpflaster. Schmelze von Bleipflaster und Fetten mit 33 (in Oesterreich 25) % Bleiweiss. Weisses, schweres, bei mässiger Wärme zähes, wenig klebendes Pflaster, wie Emplastrum Lithargyri benutzt.

Minium, Plumbum hyperoxydatum rubrum; **Mennige,** Bleihyperoxyd. — Durch anhaltendes Glühen von Bleioxyd (Massicot) an der Luft entsteht die in der Handelswaare nicht immer ganz der Formel Pb_3O_4 entsprechende Mennige, ein scharlachrothes, krystallinisch körniges Pulver von 9,0 spec. Gew. Sie dient nur zur Darstellung selten vom Arzte verordneter Pflastermassen. Die bekannteste darunter ist das **Universalpflaster, Emplastrum fuscum camphoratum,** Empl. universale, Empl. Minii adustum, Empl. fuscum, durch Kochen von Mennige 30 mit Baumöl 50, bis die Masse schwarzbraune Farbe angenommen hat, und Zusatz von gelbem Wachs 15 und Campher 1 bereitet. Schwarzbraun, zähe, nach Campher riechend. Aehnlich, aber ohne Campher, ist das früher gebräuchliche schwarze Mutterpflaster, Emplastrum fuscum, Emplastrum matris Theclae, Empl. matris fuscum s. adustum, Empl. Noricum, Empl. nigrum. Beide beim Volke als maturirende Pflaster bei Abscessen, Panaritien, Furunkeln sehr beliebte Formen vertreten im Handverkaufe verschiedene ähnlich gefärbte, durch Gehalt an schwarzem Pech reizend auf die Haut wirkende, locale Pflastermischungen (Hamburger, Nürnberger und Züllichauer Pflaster, Hallesches Waisenhauspflaster). Indessen wirkt nur Empl. fuscum camphoratum wegen seines Camphergehaltes reizend, während Empl. matris fuscum ein reines Schutzpflaster ist. Früher waren auch zwei rothe Mennigepflaster, Emplastrum s. Ceratum de Minio rubrum (mit Campherzusatz) und Empl. Cerussae rubrum s. defensivum rubrum (aus Bleiweiss und Mennige, ohne Campher) in Gebrauch.

***Resina Dammar,** Resina Dammara; **Dammarharz.** — Das so bezeichnete Harz verschiedener südindischer Coniferen, aus den Gattungen Dammara, Agathis und Hopea, ist gelblichweiss, in Fetten und ätherischen Oelen vollständig, reichlich in Aether und Chloroform, weniger in Weingeist löslich. Es besteht aus einer Harzsäure (Dammarylsäure) und deren Anhydrid (Dammarylsäureanhydrid) einem festen, glänzenden Kohlenwasserstoff (Dammaryl) und einem spröden, glänzenden Harze (Dammarylhalbhydrat). Es ist der wesentliche Bestandtheil des Emplastrum adhaesivum. Eine Mischung von Dammarharz, Süssmandelöl, Ricinusöl, Glycerin und Spiritus aethereus bildet die als Emplastrum adhaesivum fluidum von Enz bezeichnete, durch vorzügliche Klebkraft ausgezeichnete Masse, die, direct auf Wunden aufgestrichen oder auf Seidentaffet, Leinwand applicirt, das englische Pflaster ersetzt, auch zur Incorporation wirksamer Arzneistoffe dienen kann.

*Mastiche, Mastix. — Der erhärtete aromatische Harzsaft von der besonders auf Chios cultivirten Mastixpistacie, Pistacia Lentiscus L. (Fam. Terebinthaceae), bildet kugelige, erbsengrosse, weissgelbliche, aussen bestäubte, auf dem Bruche glasartig glänzende, durchscheinende, harte und spröde Körner von schwach balsamischem Geruche und süsslichem Geschmacke, welche beim Kauen im Munde erweichen. Im Orient als Kaumittel allgemein benutzt, dient Mastix bei uns vorzugsweise als Zahnkitt zu provisorischer Ausfüllung hohler Zähne, wozu man concentrirte Auflösung in Aether (Odontoide von Billard) oder Collodium (1 : 2) in die Zahnhöhle bringt, in welcher nach dem Verdunsten des Aethers eine solide Masse zurückbleibt. Dieselbe lässt sich auch nach Art des Collodiums als Stypticum bei Blutegelstichen benutzen. Ferner dient Mastix als Zusatz zu Räucherungen, Pflaster- und Pillenmassen. Ein weingeistiges

Macerat von Mastix, Myrrhe und Olibanum bildet den Spiritus Mastiches compositus s. matricalis, den man früher bei starker und schmerzhafter Ausdehnung des Unterleibes in der Schwangerschaft einrieb.

Wie Mastix wird auch der Sandarak, Sandaraca, das Harz der nordafrikanischen Conifere Callitris quadrivalvis Vent. s. Thuja articulata Desf., zu Räucherungen und Zahnkitten benutzt, zu letzteren in Verbindung mit Mastix (āā in 3 Th. Alkohol gelöst und auf 2 Th. eingedampft).

***Argentum foliatum; Blattsilber.** — Das durch Schlagen zu äusserst dünnen Blättchen ausgedehnte Silber und das in gleicher Weise behandelte Gold (Blattgold, Aurum foliatum) dienen zum Ueberziehen von Pillen, Pastillen und Tabletten. Blattgold ist bei Pillen zu nehmen, welche Schwefelwasserstoffgas entwickeln, das den Silberüberzug schwärzen würde.

Tunica bracteata; Goldschlägerhäutchen. Die beim Ausschlagen des Goldes zu Blättchen gebrauchte, dünne, durchsichtige und feste seröse Haut des Grimmdarmes von Rindvieh bildet das Goldschlägerhäutchen. Dieses dient als Protectivum bei Erosionen und mit Hausenblase bestrichen statt Emplastrum Anglicum, vor dem es den Vorzug hat, das Verhalten der damit bedeckten Verletzung beobachten zu können.

Keratinum; Hornstoff, Keratin. Das Keratin ist der zur Trockne verdampfte essigsaure Auszug von Horngebilden, in specie Federspulen, aber auch Nägeln, Klauen und Hörnern, welche vorher durch Ausziehen mit Aether, Alkohol, Pepsin, Salzsäure und Wasser von Fetten und Eiweissstoffen befreit worden sind. Es bildet ein braungelbliches Pulver oder hornartige, durchscheinende Blättchen, die beim Verbrennen den Geruch verbrennender Federn entwickeln und bis auf einen geringen Rest (etwa 3 $^0/_0$) sich in Essigsäure und Ammoniak lösen. Man benutzt solche Lösungen, welche nach Verdunstung das Keratin in Form einer feinen Membran zurücklassen, zum Ueberziehen von sog. Dünndarmpillen, für solche in Pillenform angewendete Medicamente, welche erst im Darme local wirken oder resorbirt werden sollen und entweder den Magen irritiren (Salicylsäure, Quecksilbersalze) oder dessen Function beeinträchtigen (Tannin, Alaun) oder durch die Säure des Magensaftes zersetzt werden (Alkalien, Quecksilberiodid, Silbernitrat). Zur Keratinisirung eignen sich nur Pillenmassen aus Argilla oder einem Gemenge von Talg oder Cacaobutter mit Sebum (1 : 10).

2. Ordnung. Cosmetica, Verschönerungsmittel.

Die als Cosmetica zusammenzufassenden Stoffe zeigen mannigfache Beziehungen zu den Scepastica, insofern Mischungen letzterer (Cerate, Lippenpomaden, Cold cream) ihre Hauptanwendung als Verschönerungsmittel finden. Die zu erzielende Verschönerung betrifft meist die äussere Haut, sowie Haare und Zähne, ausnahmsweise andere Organe, z. B. die Cornea (Tätowirung mit Tusche bei Leukomen). Eine grosse Anzahl Cosmetica (Seife, Zahnpulver) wirkt durch Entfernung von Unreinigkeiten, welche sich an gewissen Körperpartien angesammelt haben, und stellt das natürliche Aussehen wieder her. Eine kleinere Anzahl gehört zu der Abtheilung der Pigmente und sucht durch Färbung (Schminken, Haarfärbemittel) das Aussehen zu heben. Andere Cosmetica sind wohlriechende Stoffe und werden benutzt, um den eigenen oder fremde Riechnerven in günstige Stimmung zu versetzen, z. B. Haaröle, wohlriechende Waschungen. Endlich lassen sich noch einige zum Ausfüllen der Höhlungen cariöser Zähne benutzte Substanzen hierher rechnen. Manche dieser Mittel dienen auch als Corrigentien bei der Arzneiverordnung.

Der Arzt hat Unrecht, die Cosmetica seiner Beachtung unwürdig zu halten. Es ist notorisch, dass die Pflege der Zähne, wodurch diese allein zur Erfüllung ihrer Function, der Zerkleinerung des Nahrungsmaterials, geeignet erhalten werden, für die normale Verdauung von grösster Wichtigkeit ist. Verordnet der Arzt Zahnpulver, welche, wie alaun- und weinsäurehaltige Pulver, chemisch, oder, wie Bimsstein und andere stark kieselerdige Mineralien, mechanisch das Schmelzoberhäutchen zerstören, wonach der Einfluss der Mundflüssigkeit die Zahnsubstanz selbst angreift, so schädigt er die Gesundheit seiner Clienten. Wenn es auch nicht des Arztes Aufgabe ist, Schminken und Haarfärbemittel zu componiren, so ist es seiner nicht unwürdig, die ihm zum Schutze Anbefohlenen vor Erkrankung zu schützen, welche als chronische Vergiftung nach Gebrauch bleihaltiger Geheimmittel dieser Art sich einstellt.

Sapo medicatus, *S. medicinalis; **Medicinische Seife.**

Unter der Bezeichnung „medicinische Seife“ sind in allen Ländern Natronseifen officinell, welche durch Erhitzung von Olivenöl, Mandelöl, Schweinefett oder, wie bei uns, von Schweinefett und Olivenöl mit Natronlauge im Wasserbade dargestellt werden. Diese Seifen sind nicht überall gleich. Die in Deutschland officinelle Seife ist eine sog. Kernseife, d. h. durch Versetzen des bei der Verseifung entstehenden Seifenleims mit Kochsalz (Aussalzen) gewonnen und von Alkali und Glycerin völlig frei. Dagegen ist in Oesterreich eine nicht ausgesalzene sog. gefüllte Seife officinell, welche das bei der Verseifung gebildete Glycerin, überschüssige Fett und freie Alkali enthält. Völlig neutral ist der deutsche Sapo medicatus auch nicht; dagegen erhält man eine völlig neutrale Seife vermittelst Ausschleuderns des Seifenleims mittelst der Centrifuge (Liebreich's Sapo centrifugatus). Medicinische Seife ist weiss und in Wasser und Alkohol vollständig löslich. Sie enthält vorzugsweise Natriumoleat, während die aus Talg bereitete gewöhnliche Kernseife des Handels oder Hausseife, Sapo domesticus, vorwaltend Natriumstearat ist. Fast ganz aus ölsaurem Natrium besteht die aus Olivenöl dargestellte Oelseife, auch spanische oder venetianische Seife, Sapo oleaceus s. Hispanicus s. Alicantinus s. *Venetus, genannt.

Im Handel giebt es noch eine Menge aus anderen Fetten bereiteter Seifen, z. B. Cocosseife, Sapo Cocois, aus Cocosnussöl, wegen ihres starken Schäumens gern zu Bädern verwendet, Palmölseife, Erdnussölseife, Talgseife (Windsorseife), Butterseife (meist nicht aus Butter). Eine Seife von besonderem Ansehen ist die Transparentseife, Sapo pellucidus, welche aus Talgseife durch Auflösen in der geringsten Menge Weingeists und Pressen in Formen bereitet wird. Seifen mit vorwiegendem stearinsauren oder palmitinsauren Natrium geben eine stark gelatinisirende spirituöse Lösung, was bei Natriumoleatseifen nicht der Fall ist.

Die die Seifen bildenden Alkaliverbindungen werden durch Zusatz von viel Wasser in unlösliche saure und lösliche basische Salze zersetzt. Letztere bedingen die Wirkung der Seife als Hautreinigungsmittel, indem ihr überschüssiges Alkali das von der Haut abgeschiedene Fett verseift, worauf dann die gebildeten Verbindungen durch Wasser entfernt werden. Eine solche Zerlegung bewirkt auch die Säure des Magensaftes in noch bedeutenderem Masse. Die abgeschiedenen Fettsäuren werden dann im Darme durch das freie Alkali des Darmsaftes theilweise gelöst und als solches resorbirt, theilweise unter Beihülfe des neuentstandenen fettsauren Alkalis in die Chylusgefässe aufgenommen. Im Blute findet Verbrennung zu Alkalicarbonat statt, dessen entfernte Heilwirkungen die Seife theilt, während sie den Tractus entschieden stärker als Alkalicarbonat beeinflusst und schon zu 0,4—0,6 breiige Stuhlentleerung, zu 0,6—1,2 Uebelkeit, Erbrechen und wiederholte Defäcation bewirkt. Kleine Gaben (0,1—0,2) fördern den Appetit, mittlere bewirken bei längerer Darreichung Alkalescenz des Harns, Störungen des Appetits und der Verdauung und Abnahme des Körpergewichtes.

Die Seife kann als eine rasch zu beschaffende Substanz in der Form des Seifenwassers (glasweise erwärmt getrunken) andere Antidote der meisten Metallsalze und Säuren ersetzen. Früher fast überall, wo man Alkalien verordnete, z. B. als Resolvens, bei Diabetes gegeben, dient sie jetzt selten intern als eigentliches Heilmittel, höchstens als gelind eröffnendes Mittel bei habitueller Stuhlverstopfung. Ihre Hauptanwendung findet Seife für sich als Hautreinigungsmittel und bei leichten Hautaffectionen, z. B. Ephelides, Chloasma, Pityriasis, Hühneraugen und Callositäten.

Als Abführmittel dient Seife intern zu 0,3—0,8 in Pillen oder extern in Klystieren (5,0—15,0) oder Suppositorien (aus Hausseife). Auf die Haut bringt man Seife in Form von Waschungen und Seifenbädern (100,0—250,0 und mehr auf das Bad), oder geschabt und mit Wasser zu einer dicken Paste angerührt (Seifenbrei). Ausserdem dienen zur Hauskosmetik besonders Toiletteseifen, Sapones cosmetici, die aus feineren Fettarten gewonnen und mit Farbstoffen und wohlriechenden Essenzen versetzt werden. Zu längerem Gebrauche sollten nur solche Seifen benutzt werden, welche kein freies Alkali enthalten. Ueberfettete Seife, Sapo superadiposus, zu deren Darstellung ein erheblicher Ueberschuss von Fett verwendet wird, hat zwar vor Sapo medicatus Vorzug, steht aber der centrifugirten Seife nach.

Am häufigsten dient Seife zu pharmaceutischen Zwecken, theils als Pillenconstituens, theils zu Zahnreinigungsmitteln (Zahnpasten, Zahnseifen, Odontine), theils, und am meisten, als Vehikel für Stoffe, welche auf die Haut applicirt werden sollen. In letzterer Beziehung bildet sie die Grundlage der Saponimente und medicinischen Seifen, Sapones medicati (Schwefel-, Theer-, Iod-, Sublimatseife u. a.).

Das officinelle **Seifenpflaster, *Emplastrum saponatum** s. camphoratum s. miraculosum, aus Bleipflaster 70, gelbem Wachs 10, Sapo 5 und Campher 1 bereitet, ist ein weisses, weiches, durch Anfrischen mit heissem Wasser besser ausstreichbares und klebendes Pflaster, das als Deckpflaster und zu Compressivverbänden benutzt wird.

Calcaria animalis, thierischer Kalk. — Als sehr zweckmässige Grundlage von Zahnpulvern dient Calcium carbonicum praecipitatum, das jedoch häufig durch Präparate aus dem Thierreiche ersetzt wird, welche ausserdem noch Calciumphosphat und Kieselerde enthalten. Von diesen sind die gepulverten Austerschalen, Conchae s. Testae praeparatae, die gebräuchlichsten; ausserdem dienten früher Theile des Kalkskeletts verschiedener Korallen (Corallia alba und rubra), die kalkige Rückenplatte des Tintenfisches, (sog. Os sepiae) und die im Magen des Flusskrebses befindlichen Kalkconcremente (Krebssteine oder Krebsaugen, Lapides s. Oculi cancrorum) zu demselben Zwecke.

Lapis Pumicis, Pumex, Silex contritus, Bimsstein. Dieses blasige, poröse Product vulcanischer Thätigkeit besteht aus ca. 75 % Kieselsäure und giebt ein feines, weises Pulver, welches zur Reinigung der Zähne und der Haut (Zahnpulver, Bimssteinseife) benutzt wird. Als Zahnpulver ist Bimsstein zu hart und schleifend und wirkt auf die Dauer durch Entfernung des Schmelzoberhäutchens schädlich.

Farbstoffe, Pigmenta. — Unter den medicinisch wichtigen Farbstoffen nehmen die rothen Farbstoffe den ersten Rang ein, insofern sie namentlich zur Färbung rother Zahnpulver, zum Theil auch zu Schminken benutzt werden. Mehrere dieser sind thierischen Ursprungs. So die als Cochenille, Coccionella, bezeichnete, getrocknete, in Mexico einheimische, auf Cactus lebende Hemiptere Coccus Cacti L., Cactusschildlaus oder Cochenillenschildlaus, die einen schönen rothen Farbstoff, Carminsäure, enthält, in dessen wässriger Lösung Erd- und Metallsalze purpurfarbene Niederschläge, welche als Farbstoff dienen, hervorbringen. Der als Schminke häufig benutzte Carmin ist ein solches Präcipitat mit Alaun. Eine ammoniakalische Lösung der Carminsäure ist als vorzügliche rothe Tinte in Gebrauch. Früher wurde die Cochenille auch zu 0,05—0,1 als Specificum gegen Keuchhusten gegeben. Aehnliche Farbstoffe enthalten auch verschiedene andere Schildläuse; z. B. die früher als Kermeskörner, Grana Kermes, medicinisch benutzte Kermesschildlaus, Coccus ilicis, und die ostindische Lackschildlaus, Coccus lacca. Letztere producirt durch Anstechen der Rinde verschiedener Bäume eine resinöse Ausschwitzung, den sog. Stocklack, Lacca in baculis, welcher wegen des darin enthaltenen rothen Farbstoffes, des sog. Lackdye, früher als Zusatz zu rothen Zahnpulvern benutzt wurde. Aus dem vom Farbstoffe zum grössten Theile befreiten Stocklack, dem sog. Körnerlack, wird durch Schmelzen in Wasser der Schellack gewonnen, der aus nicht irritirenden Harzen besteht. Er schmilzt in der Hitze und klebt erwärmten Gegenständen ausserordentlich fest an, weshalb man ihn zu Siegellack und Firniss und medicinisch hie und da als Grundlage von Pflastermassen (Lackpflastern) benutzt.

Von vegetabilischen rothgefärbten Substanzen, welche Zahnpulvern beigemengt werden, ist das rothe Sandelholz, Lignum santalinum s. sandalinum rubrum, das Holz von Pterocarpus santalinus (Ostindien), welches ein hochrothes Pulver giebt, das gebräuchlichste. Obsolet ist das früher in drei Sorten gebräuchliche Drachenblut, Sanguis s. Resina Draconis.

Zur Färbung von Haarölen, Pomaden und Ceraten dient vor allem die Alkannawurzel, Radix Alkannae, die Wurzel von Alkanna tinctoria Tausch (Anchusa tinctoria L.), einer im Orient einheimischen Borraginee. Weniger gut eignet sich dazu die Krappwurzel, Radix Rubiae tinctorum, die Wurzel der in Frankreich viel cultivirten Färberröthe, welche früher wegen ihrer Eigenschaft, die Knochen roth zu färben, als Mittel bei Rachitis gebraucht wurde. Sie enthält verschiedene Farbstoffe, einen blauen, das auch künstlich darstellbare Alizarin (Dioxyanthrachinon), $C_{14}H_8O_4$, und einen rothen, ebenfalls künstlich darstellbaren, das Purpurin (Trioxyanthrachinon), $C_{14}H_8O_5$, der von den Kalksalzen der Knochen niedergeschlagen wird.

Nicht rothe Farbstoffe werden als eigentliche Cosmetica wenig verwandt. Blaue Farbstoffe sind z. B. der früher als Antepilepticum viel gebrauchte Indigo, Indicum s. Pigmentum indicum, in Ostindien aus der Indigopflanze, Indigofera tinctoria L., gewonnen, und der aus verschiedenen Flechten gewonnene Lackmus, Lacca musica. Gelbe Farbstoffe sind Safran und Curcuma, die gleichzeitig als Gewürze dienen und später abzuhandeln sind.

***Benzoë**, Resina Benzoë s. Benzoës, Benzoïnum, Asa dulcis; **Benzoë.**

Aus der auf Java und Sumatra einheimischen Styracee Styrax Benzoïn Dryander (Benzoïn officinale Hayne) und einem nahe verwandten Baume in Siam und Cochinchina wird durch Einschnitte das durch den beim Erwärmen hervortretenden eigenthümlichen, vanilleähnlichen Geruch ausgezeichnete Benzoëharz gewonnen.

Es kommt in kleinen, rundlichen, aussen röthlichgelben, innerlich milchweissen, auf dem Bruche harzig glänzenden Stücken (Benzoë in lacrymis) oder als grössere, bräunlich rothbraune, auf dem Bruche wenig glänzende Massen (Benzoë in massis) oder als Conglomerat beider Sorten im Handel vor. Die beste ist die in Deutschland ausschliesslich officinelle Siambenzoë. Der Hauptmasse nach besteht Benzoë aus Harzen, die sich in Kali und Weingeist völlig lösen. Neben denselben findet sich Benzoësäure zu 14—18 % und darüber, neben dieser in einzelnen Stücken auch Zimmtsäure.

Man benutzt die Benzoë als Cosmeticum bei unbedeutenden Hautleiden (Sommersprossen, Finnen, Leberflecken, Seborrhöe) und besonders des Wohlgeruches wegen, selten bei Bronchialkatarrhen, Heiserkeit und Gicht zu Räucherungen.

Als Cosmeticum dient das Harz in Emulsion oder in alkoholischer oder ätherisch-alkoholischer Lösung oder in Mischung der alkoholischen Lösung mit Wasser oder Rosenwasser, wodurch das Harz ausgeschieden wird (Jungfernmilch, Lac virginis). Zu Räucherungen, wobei Benzoësäure verflüchtigt wird, und als Producte der trocknen Destillation Carbolsäure und andere Stoffe entstehen, verwendet man es für sich oder mit anderen Harzen gemengt als Räucherspecies, Species ad suffiendum. Benzoë bildet einen Hauptbestandtheil der gebräuchlichen Räucherkerzen, Candelae s. Pastilli fumales. Auch dient es zur Darstellung des Adeps benzoatus.

Präparat:

***Tinctura Benzoës, Benzoëtinctur.** Mit 5 Weingeist bereitet, hellgelb, von angenehmem Geruche und scharf kratzendem Geschmacke. Besonders äusserlich bei Verbrennungen und wunden Brustwarzen, wo sie antiseptisch und durch Verdunstung des Alkohol kühlend wirkt und nachher einen schützenden Harzüberzug hinterlässt. Dient auch zum Bestreichen der Kehrseite des Englischen Pflaster. Zur Application auf Geschwüre und Brandverletzungen war früher die zusammengesetzte Benzoëtinctur (Commandeurbalsam, Friars Balsam, Wundbalsam, Jerusalemer Balsam), Tinctura Benzoës composita s. balsamica (Balsamum Commendatoris s. Balsamum traumaticum s. Balsamum Persicum), eine Tinctur aus Benzoë, Aloë und Perubalsam oder auch aus Benzoë, Tolubalsam und Storax, hochgeschätzt.

Verordnungen:

1) ℞
Benzoës 5,0
Amygdalarum dulcium 10,0
F. l. a. Emulsio c.
Aquae Rosae 150,0
M. D. S. Aeusserlich. (Als Cosmeticum.)

2) ℞
Benzoës 10,0
Succini 5,0
Olibani 25,0
M. f. pulv. gross. D. S. Räucherpulver.

3) ℞
Tincturae Benzoës 10,0
Glycerini 40,0
M. D. S. Zum Bestreichen (wunder Stellen).

4) ℞
Tincturae Benzoës 5,0
Spiritus aetherei 30,0
M. D. S. Aeusserlich. Bei Seborrhöe. (Spiritus aethereus benzoatus von Hebra.)

***Balsamum Tolutanum; Tolubalsam.** — Der aus Bohrlöchern ausfliessende Balsam verschiedener Bäume der südamerikanischen Nordküste aus der Gattung Myroxylon, besonders M. toluiferum Rich., von feinerem Geruche und weniger kratzendem Geschmacke als Perubalsam, dient vorzugsweise zu Parfüms und Räucherlack, in Frankreich auch als Balsamicum bei chronischem Bronchialkatarrh und als Corrigens für Kreosotpillen, auch für Mixturen, z. B. Chloralhydratlösungen, in Form des Syrupus Balsami Tolutani.

Rhizoma Iridis, *Radix Iridis s. Ireos Florentinae; **Veilchenwurzel.** — Ein vielfach zu kosmetischen Zwecken als Bestandtheil von Zahnpulvern, Waschpulvern und kosmetischen Streupulvern benutztes Mittel ist die getrocknete Wurzel von Iris Germanica L., Iris pallida L. und Iris Florentina L., welche ihrer Wurzel wegen in Italien (bei Florenz) und Südfrankreich cultivirt werden. Der Veilchengeruch der im Handel als von der Oberhaut und den Wurzelfasern befreite, fast weisse, plattrunde Stücke vorkommenden Droge rührt von einem ätherischen Oele und dem darin enthaltenen Stearoptene (Iriscampher) her. In einzelnen Gegenden besteht noch die alte Unsitte, zahnenden Kindern lange, platte Stücke Veilchenwurzel in den Mund zu geben, um angeblich das Zahnen zu erleichtern. In Frankreich und Italien dienen aus der Droge gedrehte, runde Kügelchen, Iriserbsen, Pisa Iridis, zum Einlegen in Fontanellen.

***Oleum Rosae,** Oleum rosarum; **Rosenöl.**

Wohl das feinste und am meisten geschätzte aller Parfüms bildet das, soweit es im europäischen Handel vorkommt, durch Destillation der frischen Blumenblätter von Rosa Damascena Mill. am südlichen Abhange des Balkans in der Gegend von Philippopel, namentlich bei der Stadt Kezanlyk, gewonnene Rosenöl, von welchem die Rosenblätter in Bulgarien nur 0,01—0,03 % liefern. Im Orient führt es den Namen Atar (Wohlgeruch). Es ist eine blassgelbliche Flüssigkeit, in welcher sich in der Kälte nicht riechende Krystalle (Rosencampher) ausscheiden, und verdankt seinen Geruch einem sauerstoffhaltigen Eläopten. Es ist stark der Verfälschung unterworfen. Medicinisch verwendet man dasselbe als Zusatz zu Haarölen, wohlriechenden Salben (Cold cream) und wohlriechenden Essenzen, wobei man 1—2 Tropfen auf 25,0 Fett oder Spiritus rechnet. Es dient zur Darstellung des durch Schütteln von 4 Tropfen Rosenöl mit 1000,0 (0,1 : 400 Ph. Austr.) lauwarmen Wassers und Filtriren bereiteten **Rosenwassers, *Aqua Rosae,** das als Constituens für kosmetische Lotionen und Collyrien und als Zusatz zu feinen Salben verwendet wird. Dasselbe wurde früher aus den jetzt nur noch zur Darstellung des **Rosenhonigs, *Mel rosatum,** dienenden Blättern der eben aufgegangenen Blumen der in deutschen Gärten in vielfachen Varietäten cultivirten, ursprünglich im Kaukasus einheimischen gefüllten Centifolienrose, Rosa centifolia (Fam. Rosaceae), den ***Flores Rosae** (Petala Rosae), bereitet. Diese unterscheiden sich durch blassrothe Farbe von den dunkelrothen Blüthen der Knopfrose oder Essigrose, Rosa Gallica L., den Flores s. Petala rosarum rubrarum, die trotz ihres schwächeren Geruches in Frankreich und England wie die Centifolienblätter benutzt werden. Beide wirken etwas zusammenziehend. In England macht man aus frischen Rosenblättern und Zuckerpulver eine Conserve (Conserva Rosarum), die als Constituens für Pillen und Latwergen dient.

Einen rosenartigen Geruch besitzen verschiedene ätherische Oele, wie das ostindische Grasöl, Oleum Schoenanthi, und das aus cultivirten Pelargonien (Pelargonium s. Geranium roseum) in Frankreich gewonnene Geraniumöl, Huile de Palmarosa, das viel zu Haarölen verwendet wird.

*Oleum Aurantii florum; Pomeranzenblüthenöl, Orangenblüthenöl. Zu den angenehmsten Parfüms gehört das destillirte Oel aus den frischen Blüthen des im Mittelmeergebiete viel cultivirten Pomeranzenbaumes, und zwar sowohl der Varietät mit süssen Früchten (Apfelsinen), Citrus Aurantium Sinense Risso s. Citrus dulcis Hayne, als besonders der bitterfrüchtigen Varietät, der Orange, Citrus vulgaris Risso s. Citrus Aurantium L. s. Citrus Bigaradia Duhamel (Fam. Aurantieae). Das auch als Oleum Neroli oder Oleum florum naphae bezeichnete Oel ist frisch wasserhell, später gelb- bis bräunlichroth, und besteht aus einem Camphen und einem sauerstoffhaltigen Oele von höherem Siedepunkte. Beim Aufbewahren scheidet sich Nerolicampher aus.

Aus den Pomeranzenblüthen wird auch ein destillirtes Wasser, das **Orangenblüthenwasser, Aqua florum Aurantii** s. florum naphae, gewonnen. Es bildet eine klare oder schwach opalisirende, farblose Flüssigkeit von angenehmem Geruche und dient verdünnt als wohlriechendes Vehikel flüssiger Mixturen und Solutionen zum inneren Gebrauche, sowie zur Bereitung des **Syrupus Aurantii florum, Pomeranzenblüthensyrup.** Letzterer ist ein sehr angenehmes und gebräuchliches Corrigens von flüssigen Mixturen und ersetzt bei uns den in Südeuropa gebräuchlichen, aus einem Farnkraut, Adiantum capillus veneris L., bereiteten, weniger schmackhaften *Syrupus capilli Veneris, Frauenhaarsyrup.

Von weniger feinem Aroma als das Orangenblüthenöl, aber vielfach zu kosmetischen Zwecken dienend, reihen sich die unter verschiedenen Benennungen im Handel vorkommenden ätherischen Oele aus den frischen Schalen verschiedener Abarten von Citrus Aurantium an. Das am meisten, besonders zu Haarölen benutzte, zugleich billigste Oel dieser Art ist das aus den Schalen der Frucht von Citrus Bergamia Risso gewonnene Bergamottöl, Oleum Bergamottae s. Bergamiae, das auch gegen Epizoën (Sarcoptes, Pediculus) erfolgreich verwendet wird. Es ist Hauptbestandtheil der als Mixtura odorifera und als Mixtura odorifera moschata bezeichneten, vielfach als Parfüms benutzten Mischungen, von denen die erste aus 20 Oleum Bergamottae, 10 Oleum corticis Citri und 1 Oleum Geranii besteht, während der letzteren noch $^1/_{10}$ Th. Tinctura Moschi zugesetzt ist. Alle diese Oele bestehen vorwaltend aus einem Terpen und besitzen unverdünnt eine stark irritirende Wirkung auf die Haut und wirken intern genommen in grösseren Mengen narkotisch.

***Cortex fructus Citri; Citronenschale. *Oleum Citri**; Oleum de Cedro; **Citronenöl.** — Diese beiden Arzneimittel stammen von zwei dem Pomeranzenbaume sehr nahe verwandten, ebenfalls im Mittelmeergebiete cultivirten Bäumen, Citrus Limonum Risso (C. medica var. Limonum L.) und Citrus medica Risso, welche die unter dem Namen Limonen oder Citronen bekannten, vielbenutzten sauren Früchte liefern. Als Cortex fructus Citri bezeichnet man das getrocknete Pericarpium der reifen Frucht, welches aus verschiedenen Ländern am Mittelmeere zu uns in Form dünner, gelber, angenehm aromatisch riechender Spiralbänder kommt. Der Geruch rührt von dem in zahlreichen Oelbehältern eingeschlossenen, dünnflüssigen, blassgelblichen ätherischen Oele her, das frisch fast ganz aus zwei Terpenen besteht und in seiner Wirkung dem Terpenthinöl ähnlich ist. Unverdünnt irritirt es Haut und Schleimhäute.

Die Citronenschalen bilden einen Bestandtheil der zur Darstellung des Spiritus Melissae compositus gebrauchten Aromata und werden selten als aromatischer Zusatz zu Pulvern benutzt. Das Citronenöl ist ein sehr beliebtes Parfüm für Haaröle und Pomaden, bildet einen Bestandtheil officineller aromatischer Präparate (Mixtura oleoso-balsamica) und wird als Oelzucker zu pulverförmigen Mischungen und Limonaden zugesetzt.

Das als Parfüm und Riechmittel, auch als Belebungsmittel und zu reizenden Einreibungen gebrauchte Kölnische Wasser, Eau de Cologne, Aqua s. Spiritus Coloniensis, wird entweder von verschiedenen aromatischen Pflanzentheilen, unter denen Citronen- und Orangeschalen der Menge nach prävaliren, abdestillirt oder durch Maceration verschiedener ätherischer Oele, hauptsächlich Citronen- und Bergamottöl, mit Alkohol und Abdestilliren erhalten.

***Folia Melissae,** Herba Melissae; **Melissenblätter.** — Als Hauptbestandtheil zur Herstellung eines viel als Parfüm benutzten Destillats, des **Carmelitergeistes, Spiritus Melissae compositus,** *Sp. aromaticus, Aqua Carmelitarum, ist die den Citronen im Geruche sehr nahestehende, in unseren Gärten vielfach cultivirte Labiate, Melissa officinalis L. α citrata Bisch. zu nennen. Ihr lieblicher Geruch rührt von einem ätherischen Oele her, von welchem die trockenen frischen Blätter nur geringe Mengen ($^1/_{10}$—$^1/_4$ %) liefern. Zur Bereitung des Carmelitergeistes dienen ausser Melissen und Citronenschalen noch Zimmt, Nelken (in Oesterreich auch Coriander und Cardamomen). Aehnlich, jedoch ohne Citronenschalen und aus 10 verschiedenen aromatischen Drogen bereitet, ist die *Aqua aromatica spirituosa. Beide können als Excitans innerlich zu 10—30 Tropfen gegeben werden, dienen jedoch meist als Riechmittel oder wohlriechender Zusatz zu spirituösen Einreibungen. Als schweisstreibender und emmenagoger Thee ist Melisse jetzt durch Pfefferminz allgemein ersetzt.

---

3. Ordnung. Ropketica, Einsaugende Mittel.

Stoffe, welche in Folge von Porosität oder Capillarität die Eigenschaft besitzen, in Contact mit Flüssigkeiten diese einzusaugen, heissen Ropketica. Sie können entweder zur Entfernung verunreinigender Flüssigkeiten (Blut, Eiter) oder auch zur Application von Flüssigkeiten (Fomenten) auf die Haut dienen. Ihr wesentlicher medicinischer Werth beruht aber darauf, dass sie in Folge ihrer Imbibition ihr Volumen vermehren. In von Weichtheilen umgebene natürliche oder abnorme Canäle eingeführt, können sie vermöge ihrer Anschwellung auch diese erweitern und dienen daher als Dilatationsmittel für chirurgische und gynäkologische Zwecke. Eine weitere Heilwirkung können sie bei Application auf blutende Gefässe ausüben, indem sie theils dem Blute direct Wasser entziehen und dadurch die Coagulabilität desselben fördern, so dass sich rasch ein das Gefäss verschliessender Pfropf bildet, theils an geeigneten Stellen auch comprimirend auf das Gefäss wirken. Sie dienen daher als blutstillende Mittel bei unbedeutenden Blutungen.

Spongiae marinae; Badeschwämme, Seeschwämme. Die Badeschwämme sind das aus netzförmig verflochtenen Hornfasern bestehende Gerüst verschiedener zur Gattung Euspongia gehöriger Seethiere aus der Klasse der Hornschwämme, besonders Euspongia officinalis Bronn. Sie enthalten, wie die meisten Seethiere, eine nicht unbeträchtliche Menge von Iod und fanden früher in geröstetem Zustande als Spongiae tostae oder Carbo Spongiae gegen Kropf erfolgreiche Anwendung. Als erweiterndes Mittel benutzt man die aus fein porösen Schwämmen bereiteten, als sog. Quellmeisel vermöge ihrer Imbibitions- und Aufquellungsfähigkeit geeigneten Spongiae ceratae, Wachsschwämme, erhalten durch Tränkung feinlöcheriger, gereinigter und getrocknet in Stücke zerschnittener Seeschwämme mit gelbem Wachs, und die Spongiae compressae, Pressschwämme, durch feste Umschnürung von fein porösen, in längliche Stücke geschnittenen und mit heissem Wasser befeuchteten Badeschwämmen dargestellt und in Form etwa fingerlanger Cylinder getrocknet. Pressschwamm dehnt sich viel gleichmässiger als Wachsschwamm aus. Bekannt ist die Benutzung zur Einleitung der künstlichen Frühgeburt. Zur Application heisser Flüssigkeit auf die Haut dient in Frankreich und England häufig die Spongiopiline, ein filziges, dickes, an der einen Oberfläche mit einer Kautschuklage überzogenes Wollengewebe, in welches kleine Schwammstücke eingewebt sind.

Laminaria; Laminariastiele. Wegen ihres bedeutenden Vermögens, sich mit Flüssigkeiten zu imbibiren und dadurch eine 3—4fache Vermehrung ihres Volumens zu erfahren, finden die Stiele des blattartigen Thallus eines an den Küsten von Grossbritannien und Scandinavien vorkommenden Seetangs, Laminaria Cloustoni Edmonson, als Erweiterungsmittel in Form daraus gedrechselter Sonden und Bougies zu chirurgischen und gynäkologischen Zwecken

Anwendung, namentlich auch zur Erweiterung des Muttermundes. Vor dem Pressschwamme bieten sie den Vorzug gleichmässigerer Anschwellung, vor anderen Dilatatorien, z. B. Rad. Gentianae, den weit bedeutenderen Quellungsvermögens; dagegen stehen sie letzterer dadurch nach, dass sie leicht faulige Stoffe imbibiren, und müssen daher mit antiseptischen Substanzen imprägnirt werden.

Als Ersatzmittel der Laminaria dienen unter dem Namen Tupelostifte aus der schwammigen Wurzel von Nyssa aquatica, dem Wassertupelobaume von Carolina, geschnittene Stifte, die sich ebenfalls durch grosse Quellbarkeit auszeichnen.

Fungus chirurgorum, *Fungus igniarius, Boletus s. Agaricus chirurgorum, **Wundschwamm.** — Die aus verfilzten Fäden gebildete, vorwaltend aus Cellulose (Fungin) bestehende, weichste, lockerste Gewebsschicht, welche sich als zusammenhängender brauner Lappen aus dem Hute eines an alten Eichen und Buchen wachsenden schmutzig ockergelben Pilzes, Polyporus fomentarius Fr. (Boletus fomentarius L.), herausschneiden lässt. Mit Salpeter imprägnirt bildet er den gewöhnlichen Zunder. Wundschwamm imbibirt sich leicht und rasch mit dem doppelten Gewichte Wasser und entzieht solches, auf blutende Stellen applicirt, dem Blute, bis dieses coagulirt und die blutenden Mündungen der Gefässe verstopft werden, weshalb er bei Blutegelstichen und minder erheblichen Blutungen als Haemostaticum Anwendung findet.

*Paleae haemostaticae, P. Cibotii s. stypticae: Penawar Djambi, Paku Kidang. Die an dem unteren Theile des Stengels baumartiger Farne von Niederländisch Ostindien, besonders Cibotium Baromez, vorkommenden, 3—7 cm. langen, haarförmigen, sammtartig weichen Spreuschuppen (Paleae) wirken in analoger Weise wie Fungus igniarius blutstillend, indem sie sich in Folge ihrer Capillarität mit Blutserum imbibiren, oder indem der vertrocknete Zelleninhalt zu seiner Lösung dem Blute Alkali und die Zellenwand zur Quellung demselben Wasser entzieht.

Einsaugende Verbandstoffe. — Die als Aufsaugungsmittel für Secrete von Wunden und Geschwüren, zu Tampons, Wieken u. s. w. früher vielgebrauchte zerzupfte Leinwand, Deutsche Charpie, Filamenta lintei trita s. Linteum carptum Germanicum, ist als Verbandmittel neuerdings verlassen und durch andere die Wundsecrete aufsaugende Materialien ersetzt, welche man meist mit antiseptischen und deodorisirenden Stoffen imprägnirt. Von der Deutschen Charpie verschieden ist das Linteum carptum Anglicum, English Lint, ein aus ziemlich dünnen Fäden zusammengewebtes und meist auf der einen Seite wolliges weisses Zeug mit baumwollenem Einschlage, welches sich mit Leichtigkeit abnehmen und verschieben lässt. Als Ersatz für Charpie zum Verbande von Wunden und Geschwüren wird ausser der mit Antiseptica imprägnirten Baumwolle vielfach in England und Nordamerika der Werg, Stuppa, Oakum, die durch Zerzupfen von Schiffstauen erhaltenen Filamente, in Anwendung gezogen. Mit Colophonium imprägnirt und mit Spiritus betropft, bildet er einen festen schützenden Verband, der früher zur Fixirung von Gelenken bei Rheumatismus articulorum acutus diente. Gebräuchlicher ist die Jute, Fibrae Corchori, die Bastfaser verschiedener ostindischer Arten der zu den Tiliaceen gehörigen Gattung Corchorus, namentlich C. capsularis L. und C. olitorius L. Die Jutefaser ist flachsähnlich, innen hohl und zur Aufsaugung von Flüssigkeiten sehr geeignet, wird indess von verschiedenen anderen, weit billigeren Substanzen noch bedeutend übertroffen. So von dem als Holzwolle, Lana ligni, bezeichneten fein zerfaserten Holze von Laub- und Nadelbäumen, das man mit $^1/_2$ % Sublimatlösung und Glycerin imprägnirt, ferner vom Torfmull, dem beim Zersägen des Torfes gewonnenen Pulver, und allermeist vom Sumpfmoos, Sphagnum palustre, welches man in Mullsäckchen genäht applicirt.

V. Classe. Caustica, Aetzmittel.

Verschiedene Stoffe besitzen die Eigenschaft, im Contacte mit Körpergeweben diese derartig zu verändern, dass der Fortbestand des Lebens der betroffenen Partien unmöglich wird. Solche mortificirende Substanzen heissen Aetzmittel, Caustica s. Corrosiva. Ist ihre Wirkung nur oberflächlich, werden sie Cathaeretica genannt; tiefer ätzende Stoffe heissen auch Escharotica (verschorfende Mittel).

Die durch Aetzmittel herbeigeführte Destruction der Gewebe beruht auf Veränderung des Gewebseiweisses, die in der Regel mit Coagulation verbunden ist, und wird theils durch directe chemische Verbindung und Bildung von Albuminaten, theils durch Oxydationsprocesse bedingt, in Folge deren Leucin, Tyrosin und ähnliche Eiweissderivate entstehen, und bei fortdauernder Einwirkung mancher Escharotica geradezu Verkohlung oder complete Auflösung eintritt. Dass die Eiweisscoagulation wesentlich bei der Wirkung vieler Aetzmittel ist, erhellt besonders daraus, dass ihre kaustische Wirkung nur eintritt, wenn die Caustica in einer bestimmten Concentration in Anwendung gebracht werden, während verdünnte Lösungen, die nicht mehr eiweisscoagulirend wirken, nicht ätzen, sondern entweder nach Art der Adstringentia (s. d.) wirken oder in noch stärkerer Verdünnung sich gegen Haut und Schleimhäute selbst indifferent verhalten. Bildung von Albuminaten ist vorwaltend Ursache der Aetzwirkung kaustischer Alkalien, der meisten corrosiven Säuren und Metallsalze, während die Oxydation bei der kaustischen Action der ätzend wirkenden Elemente (Chlor, Brom, Iod) und ihrer kaustischen Verbindungen, der arsenigen Säure, der Chromsäure, des Kaliumpermanganats der wesentlichste Factor ist. Einzelne Aetzmittel bringen bei ihrer Wirkung noch andere chemische Veränderungen hervor. So wirken ätzende Alkalien verseifend auf Fette, mit denen sie in Contact kommen.

Wichtig für Aetzmittel ist, da sie vorwaltend auf der äusseren Haut applicirt werden, das Verhalten gegen Keratin, insoweit dieses die Schnelligkeit und Ausdehnung der ätzenden Wirkung bestimmt. Aetzkali, welches das Keratin der Epidermis auflöst, kann in Folge davon rasch seine Aetzwirkung auf tiefere Stellen ausdehnen, während andere Aetzmittel, z. B. Zinkchlorid, welche die Epidermisschicht materiell nicht alteriren, nur langsam ätzend wirken. Auf Schleimhäuten, wo die Hornschicht nur eine sehr dünne ist, wirken alle Aetzmittel schneller und intensiver ein. Sie können daher auch, wenn sie in concentrirter Form verschluckt werden, in den berührten Theilen (Mund, Schlund, Speiseröhre, Magen) hochgradige Zerstörung der Häute bedingen, ja selbst Perforation des Magens herbeiführen.

Die therapeutische Verwendung der Aetzmittel geschieht in erster Linie zur Zerstörung von Neubildungen, besonders kleineren

(Warzen, Condylomen, Schleimpolypen, Caro luxurians, Muttermälern, Hühneraugen), unter Umständen aber auch von grösseren Geschwülsten (Krebsen, Sarkomen, Epitheliomen), wenn die Localität oder die Messerscheu der Kranken die Entfernung mit dem Messer unmöglich macht. Ausgedehnten Nutzen zieht man ferner von ihnen zur Zerstörung von normalen und pathologischen Thiergiften (Schlangengift, Wuthgift) und diversen Krankheitsgiften, z. B. bei Schanker, Milzbrand, Hospitalbrand, Diphtherie, Tripper u. a. m.

Dieser Gebrauch ist um so rationeller, als die Aetzmittel durchgängig auf Mikrozymen deletere Wirkung in minimen Mengen äussern. Einzelne (die Halogene, Kaliumpermanganat) sind bereits bei den Antiseptica abgehandelt, andere finden in derselben Richtung vielfache Verwendung. Ihren fäulnisswidrigen Eigenschaften verdanken die Caustica einen Theil ihrer Wirkung bei verschiedenen mit starker Secretion verbundenen Schleimhautaffectionen, besonders Blennorrhagien und Katarrhen der Bindehaut und der Urogenitalorgane, wo kaustische Mittel sehr häufig, und zwar meist in nicht ätzend, sondern nur adstringirend wirkenden Verdünnungen Gebrauch finden.

Die Auswahl der einzelnen Aetzmittel richtet sich nach einer Reihe von Umständen, insbesondere der Beschaffenheit der zu ätzenden Stelle. Im Allgemeinen verdienen diejenigen ätzenden Substanzen den Vorzug, welche auf die Umgebung der Applicationsstelle nicht verändernd einwirken. Aus diesem Grunde sind flüssige und zerfliessliche Caustica den festen nachzustellen; doch kann man eine Anzahl der ersteren durch Zusätze in eine feste Masse verwandeln (solidificiren), und da die flüssigen und deliquescirenden Caustica gerade am meisten in die Tiefe wirken, haben wir auch in den als Aetzpasten oder Aetzstiften angewendeten solidificirten Aetzmitteln ganz vorzügliche Caustica. Zur Aetzung grosser Flächen sind alle Aetzmittel zu vermeiden, welche durch Resorption von der Applicationsstelle oder gebildeten Wundfläche aus entfernte Vergiftungserscheinungen hervorrufen können. Dies gilt namentlich von Arsen- und Quecksilberverbindungen, die, in grossen Mengen zur Cauterisation benutzt, sehr oft schwere Intoxication und selbst Tod herbeigeführt haben.

a. Aetzende Säuren, Acida caustica.

Die als Aetzmittel dienenden Säuren sind theils unorganische (Mineralsäuren), theils organische. Die Mehrzahl der Mineralsäuren giebt mit Eiweiss Niederschläge, von denen einzelne im Ueberschusse des Fällungsmittels oder in Wasser sich auflösen. Einzelne Mineralsäuren und verschiedene organische Säuren, z. B. Essigsäure, bilden zwar auch Albuminate, doch coaguliren sie das

Eiweiss nicht, welches aber nach Neutralisation der Mischung gefällt wird.

Fast alle Säuren finden auch Anwendung zur Erzielung entfernter Wirkungen. Sie wirken nach Art anderer als fieberwidrige Mittel benutzter antipyretischer Säuren (Phosphorsäure, Weinsäure, Citronensäure) durstlöschend und herabsetzend auf Circulation und Temperatur. Mit der zum Aetzen nicht benutzten Salzsäure theilen sie die Wirkung, in Verbindung mit Pepsin die geronnenen Eiweissstoffe in lösliche Modificationen (Peptone) überzuführen.

*Acidum sulfuricum, Schwefelsäure.

Medicinisch werden zwei Sorten Schwefelsäure verwendet, die **reine Schwefelsäure, *Acidum sulfuricum,** und die rohe oder englische Schwefelsäure, Acidum sulfuricum crudum s. anglicum. Beide bilden farblose, ölartige Flüssigkeiten und entsprechen dem Schwefelsäurehydrat (Dihydrosulfat, Monothionsäure), $H_2 SO_4$, von welchem die reine Schwefelsäure 94—97, die englische 91—93 % enthält. Sie sind verschieden von der als Aetzmittel benutzten rauchenden oder Nordhäuser Schwefelsäure, auch Vitriolöl, Oleum Vitrioli, genannt, welche ausser Schwefelsäurehydrat 12—16 % Schwefelsäureanhydrid, SO_3, enthält.

Die Schwefelsäure ist eine der kräftigsten Säuren, welche die meisten anderen Säuren aus ihren Verbindungen austreibt. Sie zieht Wasser mit grosser Begierde an sich und wirkt auf die meisten organischen Substanzen verkohlend, indem sie ihnen Wasserstoff und Sauerstoff in dem Verhältnisse entzieht, in dem sie Wasser bilden, und den Kohlenstoff blosslegt, während in anderen Fällen aus den in Contact mit der Säure gebrachten organischen Substanzen auch neue Producte entstehen. So tritt z. B. Leucin bei Einwirkung concentrirter Schwefelsäure auf Eiweisskörper auf, mit welchen mässig verdünnte Lösungen die Bildung von Albuminaten herbeiführen. Hierauf beruht die caustische Action der concentrirten und nicht allzuverdünnten Schwefelsäure, bei welcher mannigfache Formveränderungen der Gewebsbestandtheile resultiren. Charakteristisch ist dabei die braune Färbung des Aetzschorfes, die häufig sofort die Diagnose der durch Verschlucken von Schwefelsäure herbeigeführten schweren corrosiven Vergiftung ermöglicht. Mit 3—15 Theilen Wasser verdünnte Schwefelsäure wirkt nicht ätzend, sondern bewirkt bei längerem Contact Entzündung der Haut, die später pergamentartiges Aussehen mit gelblicher Farbe annimmt.

Vom Darm aus gelangt bei Einführung medicinaler Dosen verdünnter Schwefelsäure diese als saures Kalisalz zur Resorption. Dem Blute entzieht sie wie andere Säuren Alkali, nicht bloss Kali und Natron, sondern auch Ammoniak, das in vermehrter Menge im Harne auftritt. Die Elimination der Säure geschieht hauptsächlich durch die Nieren; im Harne sind die Sulfate vermehrt.

Auf Fäulniss- und Gährungsprocesse wirkt Schwefelsäure schon in sehr geringen Mengen (0,66 %) sistirend. Bei Thieren nimmt nach kleinen Dosen die Pulsfrequenz und Temperatur ab, und die blasse Färbung der sichtbaren Schleimhäute deutet auf Gefässcontraction. Beim Menschen erregt eine einmalige kleine Dosis saure Geschmacksempfindung und wirkt durstlöschend. Bei wiederholter Darreichung wird der Appetit anfangs vermehrt und die Pulsfrequenz vermindert. Längere Darreichung stört Appetit und Verdauung, es kommt zu saurem Aufstossen, Diarrhöen, Koliken und Abnahme des Körpergewichts, die theils auf localen Störungen im Darm, theils auf Alkalientziehung beruht.

Der Gebrauch der Schwefelsäure als Aetzmittel beschränkt sich, da ihre Wirkung wenig in die Tiefe geht, meist nur auf kleinere Neoplasmata (Warzen, Condylome, Papillome, Telangiektasien). Die Anwendung zur Erzeugung sich contrahirender Narben bei Ectropium und Prolapsus uteri der Scheide ist verlassen.

Verdünnt hat Schwefelsäure als Reizmittel und Adstringens äusserlich Ruf bei nicht ulcerirenden Frostbeulen, intern bei Diarrhöe, Cholerine und Cholera asiatica. In Bleiweissfabriken benutzt man Schwefelsäurelimonade als Prophylacticum der chronischen Bleivergiftung behufs Bindung des in den Darm gelangten Bleis. Aeusserlich hat man die Säure auch bei Knochencaries benutzt. Zur Erzielung entfernter therapeutischer Wirkungen gebraucht man die Schwefelsäure insbesondere als Stypticum bei Blutungen, zumal Metrorrhagien, und zur Beschränkung krankhafter Secretionen (Pollutionen, Leukorrhöe, profuser Nachtschweisse). Manchmal nützt das Mittel neben diätetischem Verhalten bei Palpitationen plethorischer oder an Herzklappenfehler leidender Personen.

Contraindicirt ist Schwefelsäure bei bestehender Tendenz zu Magenkatarrh, obschon sie in einzelnen Fällen, wie Salzsäure, Digestionsstörungen, zumal bei Anwesenheit von Gährungspilzen oder Sarcina, beseitigt. Anämie und Chlorose contraindiciren mindestens den längeren Gebrauch wegen Beeinträchtigung der Digestion, welche Schwefelsäure weit leichter als Salz- und Phosphorsäure stört.

Zum Aetzen gebraucht man Schwefelsäure mit Kohle oder verkohlendem Pflanzenpulver, z. B. Safran, als Acidum sulfuricum solidefactum. Zur inneren Anwendung dienen nur ihre Präparate.

Präparate:

1. ***Acidum sulfuricum dilutum,** Spiritus Vitrioli; **Verdünnte Schwefelsäure,** Vitriolspiritus. Gemenge von 1 reiner Schwefelsäure und 5 (in Oesterreich 4,76) dest. Wasser. Aeusserlich bei Frostbeulen mit 25 Wasser verdünnt, bei Caries mittelst eines Glasstabes täglich einmal aufgetragen. Innerlich giebt man sie zu 5—30 Tropfen mehrmals täglich, in starker Verdünnung (1 : 50—100 in Mixturen, 1 : 150—300 im Getränk) und möglichst in schleimigem Vehikel; bei Anwendung der Tropfenform in Zuckerwasser oder Haferschleim.

2. **Mixtura sulfurica acida,** *Liquor acidus Halleri; **Hallersches Sauer.** Durch Einträufeln von 1 Acidum sulfuricum in 3 Spiritus erhalten. Die Mischung ersetzt das von Albrecht von Haller angegebene Elixir acidum Halleri (aus āā Alkohol und Schwefelsäure) und ist das gebräuchlichste, wie Acidum sulfuricum dilutum verordnete Schwefelsäurepräparat zu interner Anwendung.

Zu den Schwefelsäurepräparaten der älteren Medicin gehört die durch Digestion von Gewürzen mit Spiritus und Schwefelsäure gewonnene, zu 10 bis

20 Tropfen in Haferschleim gegebene Tinctura aromatica acida (Elixir vitrioli Mynsichti). Ferner eine als Thedensches Wundwasser, Aqua vulneraria s. arquebusade s. sclopetaria bezeichnete, ehedem zu kühlenden, antiseptisch wirkenden Umschlägen bei Schusswunden und anderen Verletzungen vielfach gebrauchte Mischung aus Schwefelsäure, Weingeist, Essig und Honig.

Verordnungen:

1) ℞
Acidi sulfurici diluti 4,0
Aquae 160,0
Syrupi Rubi Idaei 36,0
M. D. S. Zweistündlich 1 Esslöffel.
(Mixtura acida Ph. Norv.)

2) ℞
Acidi sulfurici diluti 2,0
Aquae 900,0
Syrupi Sacchari 100,0
M. D. S. Zum Getränk. (Limonade sulfurique bei Bleiarbeitern.)

*Acidum nitricum; Salpetersäure.

Als Salpetersäure bezeichnet man zwei durch ihren Gehalt an Salpetersäurehydrat, HNO_3, vorzugsweise wirksame Präparate, das ***Acidum nitricum** (*concentratum), die **Salpetersäure**, und ***Acidum nitricum fumans**, Acidum nitroso-nitricum, Spiritus Nitri fumans, die **rauchende Salpetersäure.** Die erste ist eine farblose Flüssigkeit, die man aus der **unreinen Salpetersäure** (sog. Scheidewasser, Aqua fortis), **Acidum nitricum crudum**, gewinnt, und enthält 30 % HNO_3. Die weit stärkere rauchende Salpetersäure, eine braunrothe oder orangengelbe, klare Flüssigkeit, ist Salpetersäurehydrat (mit mehr als 6 % freiem Wasser) und Untersalpetersäure (Stickstoffdioxyd), welche an der Luft in Form gelber erstickender Dämpfe frei wird.

Auf Eiweissstoffe wirkt Salpetersäure nicht bloss coagulirend, sondern auch, wie auf andere Organbestandtheile, oxydirend, wobei ein gelbgefärbtes Oxydationsproduct (Xanthoproteïnsäure) resultirt. Von dieser rührt auch die charakterische gelbe Färbung des Aetzschorfes her, der tiefer als bei Schwefelsäure geht, nicht ohne Entzündung der Nachbartheile verläuft und eine braunroth gefärbte, allmälig verblassende Narbe hinterlässt. In starker Verdünnung verliert Salpetersäure ihre kaustische Wirkung und wirkt auf Wunden und Schleimhäute zusammenziehend. Im Magen wird sie resorbirt und erscheint als Alkalinitrat in den Secreten.

Physiologische Wirkung und therapeutische Anwendung entsprechen im Wesentlichen der Schwefelsäure. Man hat aus der Leichtigkeit, mit der Salpetersäure einen Theil ihres Sauerstoffs abgiebt, Oxydationswirkung auf die Körpergewebe und daraus, sowie aus der intensiv zersetzenden Wirkung auf fäulnissfähiges Material, auf Heileffecte in einer Reihe von Krankheiten (Hepatitis chronica, Icterus, Nephritis chronica, Albuminurie, Syphilis, Lepra) geschlossen, die nichts weniger als erwiesen sind.

Zum Aetzen, wozu Salpetersäure bei Teleangiektasien, Warzen, Condylomen, Papillomen, giftigen Bisswunden, phagedänischen Geschwüren, sowie bei Erosionen und Wucherungen am Muttermunde in Anwendung kommt, trägt man dieselbe — und zwar am besten Acidum nitricum fumans — mit Holz- oder Glasstäbchen auf oder benutzt eine durch Einwirken von Salpetersäure auf Charpie in Form einer gallertigen Masse erhaltene solidificirte Salpetersäure, Acidum nitricum solidefactum. Als äusseren Hautreiz hat man wässrige Verdünnungen (15 : 100) oder Mischungen mit Oel oder Schmalz (sog. Oleum und Unguentum oxygenatum) benutzt.

Obsolet ist die Anwendung der Salpetersäuredämpfe zu desinficirenden Räucherungen (Fumigationes Smythianae s. nitricae). In England sind Fussbäder mit Salpetersäure bei chronischer Hepatitis noch gebräuchlich, doch benutzt man dazu häufiger das durch Mischen von 3 Salzsäure und 1 Salpetersäure dargestellte Königswasser, Acidum chloro-nitrosum, Aqua regia s. regis, welches auch innerlich zu 0,1—0,5 in starker Verdünnung (1 : 250) als Cholagogum dient. Derartige Fussbäder, auf die man 25,0—50,0 rechnet, und welche $^1/_2$—1 Std. genommen werden, wirken stark reizend auf die Haut und bedingen Röthung mit nachfolgender Abschuppung; bei längerem Gebrauche sollen auch Speichelfluss und Kolikschmerzen auftreten.

Bei Verordnung von Salpetersäure sind wegen Explosionsgefahr Glycerin, Spiritus, Aetherolea und alle leicht oxydirbaren Stoffe zu meiden.

*Acidum chromicum; Chromsäure.

Die Chromsäure oder das Chromsäureanhydrid, CrO_3, bildet scharlachrothe Krystalle oder eine heller roth gefärbte wollige Masse von saurem, metallischem Geschmacke. Sie löst sich in Wasser und Weingeist mit orangerother Farbe.

Chromsäure coagulirt Eiweiss, zieht Wasser an und besitzt die Eigenschaft, an oxydirbare Körper und besonders an organische Substanzen Sauerstoff mit grosser Leichtigkeit abzugeben und als kräftiges Oxydationsmittel einzuwirken, wobei die Säure zum grössten Theile zu Chromoxyd, Cr_2O_3, reducirt wird. Die Oxydation organischer Gebilde ist so stark, dass z. B. kleinere Thiere (Mäuse, Vögel u. s. w.) binnen 15—20 Minuten von Chromsäure so vollkommen aufgelöst werden, dass von Knochen und Haaren keine Spur mehr nachweisbar ist. Diese destruirende Wirkung findet nur bei Anwendung der Chromsäure in Substanz oder in concentrirten Lösungen statt, während verdünnte Solutionen (1 : 16—20 Wasser) die Gewebe härten und conserviren. Die zerstörende Action erstreckt sich auch auf die Oberhaut, welche gelb und später hellbraun bis dunkelbraun gefärbt wird, und greift von dieser bald auf die tieferen Schichten der Haut über. Rascher wirkt die Säure auf entblösster Haut und auf Schleimhäuten. Der gebildete trockene Aetzschorf geht von Gelb in Braun und schliesslich selbst in Schwarz über, fällt in 1—6 Tagen ab und hinterlässt eine mit graulichweissem, festhaftendem Belage bedeckte Ulceration, die in 24—36 Stunden gut granulirt und rasch vernarbt. Die Aetzung ist von äusserst geringer Reaction der benachbarten Partien und sehr wenig Schmerz, bei Application auf nicht mit Epidermis bedeckte Stellen von fast gar keinem Schmerze (nur von etwas Brennen) begleitet.

Verschluckt wirkt Chromsäure stark ätzend und bedingt sehr heftige Gastroenteritis. Als Gegengift kann Kalksaccharat benutzt werden, auch Milch und Eiweiss.

Die Chromsäure ist zunächst zum Aetzen von Condylomen und anderen Excrescenzen an den Geschlechtstheilen, dann gegen Periostitis alveolaris und Gingivitis mit ihren Folgezuständen erfolgreich benutzt und wird neuerdings viel zum Aetzen polypöser u. a. Excrescenzen im Pharynx und Larynx gebraucht. Sie kann auch bei Hautaffectionen (Lupus, Teleangiektasien) und zur Entfernung kleiner Geschwülste dienen.

Vor Anwendung der Säure auf ausgedehnte Flächen ist zu warnen, weil die Säure nicht immer vollständig zu ungiftigem Chromoxyd reducirt wird, sondern sich theilweise mit Alkali zu höchst giftigen Verbindungen vereinigt, welche nach ihrer Resorption Erbrechen, choleriforme Erscheinungen und Collaps, wahrscheinlich auch (nach Massgabe der Beobachtungen an Thieren) Nephritis hervorrufen können. Als Mittel gegen Fussschweiss (2—3 wöchentliche Bepinselung mit 5—10 % Lösung) wirkt sie nur bei wiederholter Anwendung dadurch curativ, dass sie die Schweissdrüsen zerstört.

Neben ihrer Aetzwirkung hat die Chromsäure auch eine bedeutende fäulnisswidrige Action. Sie tödtet niedere Organismen in weit geringerer Concentration als Carbolsäure und wirkt vorzüglich deodorisirend durch Zersetzung von Ammoniak und Schwefelwasserstoff. Man hat sie deshalb auch bei vergifteten Wunden, Schankergeschwüren, Hospitalbrand, Ozaena, Gonorrhöe und Diphtheritis in Anwendung gebracht.

Als Causticum wird Chromsäure in Substanz (beim Aetzen im Larynx an einen Silberdraht angeschmolzen) oder mit āā Wasser gemengt in Form einer Paste, oder in sehr concentrirter Lösung (mit Asbestpinsel aufgetragen oder aus einer fein ausgezogenen Glasröhre aufgetropft) benutzt. Zum Bepinseln diphtheritischer Membranen dienen Solutionen von 1 : 25—50. Nach dem Aetzen im Pharynx und Larynx neutralisirt man den Säureüberschuss mit Natriumcarbonat. Bei der Verordnung sind alle organischen Substanzen, zumal leicht oxydirbare (Alkohol, Glycerin) wegen Explosionsgefahr zu meiden!

Kalium dichromicum s. bichromicum; **Kaliumdichromat.** Das Kaliumdichromat oder doppeltchromsaure Kali, $K_2Cr_2O_7$, bildet grosse, schön dunkelgelbrothe, vierseitige Säulen oder Prismen, die sich in 10 Th. kaltem Wasser lösen. Es coagulirt Eiweiss und besitzt kaustische Wirkung, wurde auch früher als wenig schmerzhaftes Aetzmittel in Pulverform oder concentrirter wässriger Lösung (1 : 10) zur Zerstörung von Warzen und syphilitischen Excrescenzen, sowie von Schleimhautpolypen der Nase gebraucht. Später ist Kaliumbichromat in kleinen Dosen von 0,005—0,015 innerlich gegen secundäre Syphilis, Psoriasis und ähnliche Affectionen benutzt, doch sind die damit erzielten Erfolge nicht zufriedenstellend. Dazu kommt, dass das Medicament ein starkes Gift ist, welches schon zu wenigen Decigrammen bei Menschen Gastroenteritis toxica oder Brechdurchfall (mit stark gelber Färbung des Erbrochenen), bisweilen auch Nephritis, verbunden mit eigenthümlicher Coagulationsnecrose der Epithelien der gewundenen Harncanälchen und Verfettung derselben, hervorruft. Das Kaliumbichromat wird vorwaltend durch die Nieren, in geringeren Mengen auch durch Leber und Darm ausgeschieden.

Ungleich schwächer giftig ist das zu 0,1—0,3 als Brechmittel empfohlene Kaliumchromat oder chromsaure Kali, Kalium chromicum s. Kali chromicum neutrale, K_2CrO_4, das hellgelbe, in 2 Th. Wasser lösliche rhombische Krystalle bildet, doch wirkt es direct kaustisch und in grösseren Mengen ebenfalls toxisch. Es dient besonders zum Anfertigen von gut brennenden Moxen durch Tränken von Fliesspapier mit Lösung und Trocknenlassen.

Das grüne Chromoxydhydrat, Chromum oxydatum hydratum viride, $Cr_2O_2(OH_2)$, ist sehr schwer löslich und ungiftig und nach Art des Wismutnitrats zu 0,5—2,0 gegen Neurosen des Magens, Dyspepsie und Diarrhöe empfohlen. Dagegen sind lösliche Chromoxydsalze giftig, jedoch bei Warmblütern 100 mal schwächer als Bichromat.

Acidum perosmicum s. hyperosmicum; Ueberosmiumsäure. Das häufig irrig als Osmiumsäure bezeichnete Ueberosmiumsäureanhydrid, OsO_4, bildet lange farblose Prismen von grosser Flüchtigkeit und penetrant stechendem Geruche. Die Dämpfe wirken stark reizend auf Conjunctiva und Cornea. Man hat sie in wässriger Lösung in Geschwülste (Sarkome, Kropf) injicirt, auch subcutan (1/3 Spritze einer 1 % Lösung) und innerlich (zu 1 mgr. in Pillen mit Bolus mehrmals täglich) bei Neuralgien versucht. Am Lichte und durch organische Substanzen wird sie zersetzt.

*Acidum lacticum; Milchsäure.

Die Milchsäure, Gährungsmilchsäure, Aethylidenmilchsäure, Isopropylglykolsäure, CH_3 — CH (OH) —COOH, welche sich bei der sauren Gährung des Milch- und Traubenzuckers bildet, ist eine klare, farb- und geruchlose, syrupdicke, stark saure Flüssigkeit von 1,21—1,22 spec. Gew., welche sich in jedem Verhältniss mit Wasser und Weingeist mischen lässt. Sie coagulirt schon in geringen Mengen Hühnereiweiss und Caseïn und wirkt in Folge davon in concentrirter Form kaustisch. Selbst in sehr verdünnter Lösung erregt sie subcutan Beulen und Entzündung. Verdünnt intern eingeführt, geht sie in Blut und Harn als solche, nicht als Fleischmilchsäure über. Bei kleinen Dosen verbrennt sie wie ihre Salze im Blute zu Carbonat, welches den Urin alkalisch macht. Grössere Dosen Milchsäure oder Natriumlactat bewirken nicht selten Purgiren und rheumatoide Muskelschmerzen.

Als Aetzmittel passt Milchsäure nicht bei intacter Oberhaut, welche auch bei 24stündigem Contact nicht davon afficirt wird. Dass sie vorzugsweise pathogene Gewebe destruire und normale Gewebe gesund lasse, ist behauptet, aber nicht erwiesen. In Bezug auf Schnelligkeit der Wirkung steht sie der Chromsäure entschieden nach. Besonders gerühmt ist sie bei tuberculösen Kehlkopfgeschwüren und Pharyngitis granulosa. Besonderen Effect rühmt man ihr auch bei Diphtheritis nach, indem die Milchsäure ein ganz vorzügliches Lösungsvermögen für Diphtheritismembranen besitzt.

Man hat die Milchsäure auch als internes Medicament vielfach verwendet. Zuerst im Zusammenhange mit der Annahme, dass die Milchsäure bei der normalen Verdauung ein wesentlicher Factor sei, als Digestivum, dann (wie auch das milchsaure Natrium, Natrium lacticum) als vermeintlich schlafmachendes Mittel, ausserdem bei phosphorsaurer Diathese und bei Diabetes.

Als Aetzmittel hat man die Säure bei fungösen Erkrankungen der Weichtheile in Form einer mit Kieselsäure bereiteten Paste benutzt; bei tuberculösen Kehlkopfgeschwüren in 50—80 % Lösung. Bei Croup und Diphtheritis ist Inhalation pulverisirter Lösungen (15—20 Tropfen auf 15,0 Wasser, anfangs ¹⁄₂stündlich, später 1—2stündlich) gebräuchlich. Innerlich giebt man 5,0 bis 10,0 pro die, am zweckmässigsten als Limonade oder als Brauselimonade (mit āā Natriumbicarbonat in 250,0—350,0 Wasser).

Acidum aceticum, *Acidum aceticum concentratum; **Essigsäure.**

Die Essigsäure, CH_3 (COOH), ist eine klare, farblose, brennend sauer schmeckende und riechende Flüssigkeit, welche bei niederer Temperatur zu einer eisartigen, langfaserigen Krystallmasse (Eisessig, Acetum glaciale) erstarrt und an der Luft Feuchtigkeit anzieht und verdunstet. Sie mischt sich mit Wasser, Weingeist, Aether, Chloroform und Glycerin, sowie mit Citronenöl u. a. ätherischen Oelen und löst Campher, Harze und fette Oele.

Ausser dem Acidum aceticum, welches 4 % Wasser enthält, benutzt man medicinisch noch zwei wässrige Lösungen, die **verdünnte Essigsäure, *Acidum aceticum dilutum,** Acetum concentratum, Vinaigre radical der Franzosen, deren Gehalt an Essigsäure 30 % (in Oesterreich 20,4) beträgt, und den **Essig, *Acetum** s. Acetum crudum, welcher 6 % Essigsäure enthält. Der letztere wird gegenwärtig durchgängig nach dem Verfahren der Schnellessigfabrikation aus verdünntem Branntwein durch Oxydation des Alkohols dargestellt, früher als Weinessig, Bieressig, Malzessig, Obstessig, durch Hinstellen stark verdünnter weingeisthaltiger Flüssigkeiten in offenen Kufen unter dem Einflusse des sog. Essigpilzes.

Die Essigsäure unterscheidet sich in ihrer Einwirkung auf Albumin von Schwefelsäure und Salpetersäure dadurch, dass sie auch im Ueberschusse wässrige Lösung weder in der Kälte noch beim Kochen fällt; nichtsdestoweniger bildet sich auch hier und selbst in sehr verdünnten Lösungen ein Albuminat. Im geronnenen Zustande quillt Albumin unter dem Einflusse concentrirter Essigsäure gallertartig auf und löst sich bei Verdünnen mit Wasser. Hornstoff quillt in Essigsäure stärker auf als in Wasser und löst sich beim Kochen mit concentrirter Essigsäure fast völlig auf.

Auf die äussere Haut applicirt erweicht Essigsäure die Horngewebe, durchdringt die Epidermis rasch und wirkt, ohne die Structur der Gewebe zu verändern und ohne einen eigentlichen Aetzschorf zu bilden, entzündungserregend auf die Lederhaut. In verdünntem Zustande auf die äussere Haut in gesundem Zustande derselben applicirt, bewirkt Essigsäure ausser dem durch die Verdunstung erzeugten Kältegefühl keine Veränderung; bei Röthung und Entzündung der Haut tritt dadurch Blasserwerden ein. Auf Schleimhäute wirkt Essigsäure in ähnlicher Weise, jedoch noch intensiver und tiefer.

Sowohl von der äusseren Haut als von den Schleimhäuten aus findet Aufnahme der Essigsäure in das Blut statt, in welchem sie sich mit den Alkalien verbindet und wenigstens zum grössten Theile in kohlensaure Alkalien umwandelt, als welche sie im Urin und im Schweisse eliminirt wird.

Innerlich in Verdünnung genommen erzeugt Essigsäure in kleinen Mengen Empfindung rein sauren Geschmackes und eigenthümliches Gefühl des Stumpfseins der Zähne und stillt den Durst. Indem Essigsäure mit Pepsin eine Verdauungsflüssigkeit von allerdings nicht sehr bedeutender Activität bildet, und, als Reiz auf die Magenschleimhaut wirkend, Vermehrung des Magensaftes hervorruft, und indem sie selbst lösend oder lockernd auf manche Bestandtheile der Nahrung wirkt, können geringe Mengen Essig die Digestion fördern. Nur bei einzelnen Individuen steigert Essig die Schweisssecretion. In grösseren Mengen in Verdünnung eingeführt, setzt Essig die Pulsfrequenz um 6—8 Schläge im Verlaufe von $^3/_4$—1 Std., die Spannung der Radialarterie und die Höhe der Pulscurve herab. Auch die Temperatur sinkt um einige Zehntelgrade, nach toxischen Dosen bei Thieren selbst um $3{,}5^0$.

Gelangen grössere Mengen von Essigsäure direct in das Blut, so wird dasselbe lackfarben, indem das Hämoglobin zersetzt wird, und das dabei resultirende Hämatin im Blutserum sich auflöst; die rothen Blutkörperchen zeigen feinkörnige Trübung im Centrum oder über ihre ganze Oberfläche und quellen später im Plasma zu kugeligen Bläschen auf. Injection in die Venen bedingt bei Thieren constant Sinken der Temperatur, Muskelzittern und allgemeine Schwäche, in grösseren Dosen tetanischen Krampf. Bei Menschen hat Einspritzung essigsäurehaltiger sog. Villatescher Lösung in Fistelgänge mehrmals Collaps und Tod herbeigeführt.

Nach längere Zeit fortgesetzter Einführung von Essigsäureverdünnungen in den Magen kann es zu Appetitlosigkeit, Schmerzen, Magenkatarrh und in Folge davon zu Abmagerung und Anämie kommen, welche vielleicht von der durch die resorbirte Essigsäure bedingten Einwirkung auf die Blutkörperchen noch gesteigert wird.

Auch fortgesetztes Einathmen von Essigsäuredämpfen kann zu Blutarmuth und Abmagerung, sowie zu Katarrh der Luftwege führen.

Als Aetzmittel dient Essigsäure am zweckmässigsten, um Horngewebe zu destruiren, bei Callositäten und Hühneraugen, minder gut zur Cauterisation von vergifteten Wunden (Verletzungen bei Sectionen) oder von Krebs- und Lymphdrüsentumoren. Zu warnen ist vor der parenchymatösen Injection in Krebsgeschwülste, welche schwere Zufälle (heftige Schmerzen, Cyanose, Bewusstlosigkeit) unmittelbar hervorrufen kann und nicht selten zu Brand und heftiger Entzündung führt.

Vielfach benutzt man Essigsäure als Reizmittel. So als Olfactorium bei Ohnmachtsanfällen, Scheintod, Krämpfen, auch bei Schnupfen, ferner Essigklystiere bei Verstopfung einerseits und bei Bewusstlosigkeit andererseits. Noch häufiger dient Essig als zusammenziehendes und styptisches Mittel, so bei Nasenbluten, wo Schnupfen von Essig oft vorzügliche Wirkung hat, bei parenchymatösen Blutungen, auch bei Pernionen und Fussschweissen u. s. w., sowie als Antisepticum zu Räucherungen in Krankenzimmern.

Als Antidot bei Vergiftungen mit kaustischen Alkalien und Kalk ist Essig sehr zu empfehlen, da die gebildeten Verbindungen keine schädliche Wirkung haben, und Essig überall zu prompter Anwendung im Haushalte sich bereit findet. Dagegen ist die Anwendung bei narkotischen Vergiftungen, wo man ihn früher, wie bei congestiven Zuständen des Gehirns, z. B. Sonnenstich, anwandte, in der ersten Vergiftungsperiode, indem er die Lösung narkotischer Alkaloide fördert, unzweckmässig.

Vielfach dient Essig als kühlendes Mittel, besonders äusserlich zu Umschlägen und Waschungen. Intern ist er jedoch in fieberhaften Zuständen mehr Volksmittel und diätetisches Hausmittel.

Als Causticum dient bei Hühneraugen und Callositäten entweder Fomentiren mit Acidum aceticum dilutum, das mit Anilinroth gefärbt die als Geheimmittel angepriesene Acetine bildet, oder wiederholtes Betupfen mit concentrirter Essigsäure nach vorgängigem Erweichen durch Fussbäder.

Zum Räuchern verdampft man Essig (oder Räucheressig) in Tassen oder Schalen auf dem Ofen oder besprengt Fussböden oder heissgemachte Steine damit. Zu Mund- oder Gurgelwässern nimmt man 1 Th. auf 3—12 Th. Wasser oder Salbeithee, zu Klystieren meist 30—60 Gm. mit Camillenthee. Zu kühlenden Umschlägen verdünnt man Essig mit gleichen Theilen Wasser oder setzt die Hälfte Weingeist (Liquor discutiens) hinzu.

Innerlich dient Essig als sog. Oxycrat, das man mit 50—100 Th. Wasser oder Haferschleim unter Zusatz von Honig oder Syrupen bereitet, zum Getränk. Sehr gebräuchlich war früher unter dem Namen Sauerhonig, Oxymel oder *Oxymel simplex, eine Mischung von 1 Acetum und 2 Mel depuratum, die man als süsssäuerlichen billigen Zusatz zu Mixturen (15,0—30,0 : 200,0) und Mund- und Gurgelwässern verwendete. Ausserdem dienen die Essigsäurepräparate zur Darstellung verschiedener Arzneiformen; concentrirte und verdünnte Essigsäure zur Bereitung von Riechsalz, Acetum zu derjenigen der Aceta medicinalia und Saturationen.

Acidum chloroaceticum, Chloressigsäure, Dichloressigsäure. Durch Substitution von H Atomen durch Cl entstehen aus Essigsäure verschiedene kaustisch wirkende Producte (Mono-, Di- und Trichloressigsäure). Die Chloressigsäure des Handels, eine hygroskopische, in Wasser lösliche Krystallmasse, bildet ein Gemenge von Mono- und Dichloressigsäure, von welchen erstere am schwächsten, jedoch bedeutend stärker als Eisessig ätzt. Dichloressigsäure durchdringt nach $1^1/_2$—3 Min. die Oberhaut und färbt sie weissgrau; bei wiederholter Application bildet sich ein brauner, von selbst meist ohne Eiterung abfallender Schorf. Die Chloressigsäure dient zum Cauterisiren von Warzen, Muttermälern, Hühneraugen, Lupus, spitzen und breiten Condylomen und empfiehlt sich durch gleichmässiges Aetzen in die Tiefe und Hinterlassen glatter Narben. Auf die Oberhaut ist die Application schmerzlos, auf Wundflächen ziemlich schmerzhaft.

b. Basische Aetzmittel, Caustica alcalina.

Die basischen Aetzmittel, zu denen ausser den hier erörterten noch Ammoniak, Quecksilberoxyd und einige andere Metalloxyde zu rechnen sind, geben Verbindungen mit Eiweisskörpern, in denen letztere die Rolle einer Säure spielen. Bei höherer Temperatur und im Ueberschusse bedingen dieselben auch noch mannigfache andere Veränderungen der Proteïnverbindungen.

***Kali causticum fusum,** Kali hydricum fusum. Kalium hydro-oxydatum, Lapis causticus chirurgorum, Potassa caustica, Cauterium potentiale: **Kaliumhydroxyd,** Aetzkali, Aetzstein, Kalihydrat, kaustisches Kali.

Erhitzt man verdünnte wässrige Lösung von Kaliumcarbonat, K_2CO_3, zum Sieden und trägt in kleinen Portionen gelöschten Kalk ein, so findet Wechselzersetzung statt, wobei sich Calciumcarbonat als Niederschlag abscheidet, während Kaliumhydroxyd, KHO, in Lösung bleibt. Kocht man nach völliger Zersetzung des Kaliumcarbonats noch einige Zeit unter Verhütung des Luftzutritts und hebt die klare Lösung vom Niederschlage ab: so erhält man die **Kalilauge, Liquor Kali caustici** s. Kali hydricum solutum s. Lixivium causticum (vegetabile), dessen Gehalt an KHO in den einzelnen Ländern wechselt. In Deutschland enthält die officinelle Kalilauge etwa 15 % Kalihydrat. Dampft man Kalilauge rasch unter Abschluss von Wasserdampf und Kohlensäure der Luft ein, so erhält man das Kaliumhydroxyd als trockne, grobkörnige Salzmasse, Kali causticum s. hydricum siccum, die aus der Luft sehr leicht Wasser und Kohlensäure anzieht und dabei zerfliesst. Wird das Erhitzen fortgesetzt, bis der Inhalt des Gefässes ölartig fliesst, und giesst man dann die Masse in geeigneten Röhren zu Stangen aus, so erhält man das Aetzkali, welches weisse, trockene, zerbrechliche, auf dem Bruche krystallinische, an der Luft zerfliessende Stangen darstellt.

Das Kaliumhydroxyd ist eines der intensivsten Caustica, bei dessen Aetzwirkung die Affinität zum Wasser, das es rasch aus den berührten Körperstellen an sich zieht, und die Einwirkung auf Fette und Proteïnstoffe betheiligt sind. Auf Fette wirkt es verseifend; bei Einwirkung auf Eiweissstoffe entstehen zunächst Verbindungen, in denen das Albumin die Rolle einer Säure spielt, schliesslich kohlensaures Ammoniak, flüchtige Fettsäuren, Leucin u. a. Producte. Geronnenes Eiweiss und Keratin werden durch Kalilauge aufgelöst.

Kaliumhydroxyd bedingt bei Contact mit der äusseren Haut Erweichung der Epidermis, nach 5 Minuten Schmerz und Brennen, welches 4—5 Stunden anhalten kann, und erzeugt unter Vernichtung der ursprünglichen Structur der Gewebe einen weichen Schorf, welcher wegen der Zerfliesslichkeit des Mittels sich auf den dreifachen Umfang der Applicationsstelle erstreckt, wenn deren Umgebung nicht geschützt ist, später an der Luft härter wird und zu einer festen Kruste vertrocknet, die allmälig sich ohne besonders stark hervortretende Reactionserscheinungen löst.

Die gebildete Narbe hat nichts dem Kalihydrat Eigenthümliches; grössere Tendenz der Aetzstelle zu jauchiger Eiterung ist nicht vorhanden. Wird die Epidermis, die durch Kali causticum zwar rasch erweicht, aber langsam zerstört wird, vorher entfernt, so ist die Cauterisation in 20 Minuten beendet, während sonst erst in 5—6 Stunden die ganze Wirkung erschöpft ist. Durch Solidification mit Kalk wird das Zerfliessen des Kaliumhydroxyds verhindert, und dadurch die Aetzwirkung beschleunigt.

In Substanz oder concentrirter Lösung, z. B. als Aetzkalilauge verschluckt, bringt das Kalihydrat ähnliche Veränderungen und Vergiftungserscheinungen wie mineralische Säuren hervor. Als Antidote sind verdünnte organische Säuren (Essig, Citronensaft) oder Fette und fette Oele, welche jedoch langsamer wirken, anzuwenden.

Aetzkali kommt als Causticum in Anwendung, wo es sich um ausgiebige Zerstörung und Wirkung des Aetzmittels in die Tiefe handelt, und dient daher namentlich als Aetzmittel für vergiftete Wunden, bei Pustula maligna und zur Destruction grösserer pathologischer Gewebspartien, die völlig zerstört werden sollen, und wobei es nicht darauf ankommt, einen Theil gesunden Gewebes zu beseitigen, z. B. bei callösen Rändern von Geschwüren und bei Lupus am Rumpfe und den Extremitäten. Auch eignet es sich zur Anlegung von Fontanellen und bei messerscheuen Kranken zur Eröffnung von Abscessen und Bubonen. In āā Wasser gelöst ist Kaliumhydroxyd das ultimum refugium bei hartnäckigem Ekzem.

Kalilauge wirkt ebenfalls ätzend, dient jedoch meist verdünnt oder theilweise verseift als Reizmittel zu Waschungen und Bädern bei Prurigo (früher auch viel zu Schnellcuren bei Krätze), endlich (in verdünnter Lösung mit Kalkwasser) zum Touchiren von Diphtheritismembranen.

Das Kaliumhydroxyd kommt entweder als Aetzstift oder, wenn es sich um beschränkte Aetzung handelt, als solidificirtes Kali causticum in Anwendung. Zur Solidification dient namentlich der gebrannte Kalk, von dessen verschiedenen Mischungen mit Kali causticum die Wiener Aetzpaste, Pasta caustica s. escharotica Viennensis s. Pulvis causticus Viennensis, Cauterium potentiale mitius, die gebräuchlichste ist. Diese wird durch Mischen von 4 Th. Aetzkalk mit 5 Th. Kali causticum siccum erhalten und bildet ein Pulver, welches bei Application auf die Haut Wasser aus den Geweben und aus der Luft anzieht und sich in einen Teig verwandelt. Man kann sie auch durch Zusatz von etwas Weingeist oder Eau de Cologne vor der Application in Pastenform bringen und mit einem Spatel aufstreichen. In allen Fällen bleibt es zweckmässig, mittelst gefensterter Heftpflaster oder mittelst Heftpflasterstreifen oder Charpie die Umgebung zu schützen. Die Paste bleibt nach Umständen 10—30 Minuten liegen; bei Naevus oder Pigmentmälern genügen 5 Minuten zur Bildung eines dünnen Schorfes. Zusatz von Opium oder

Morphin und Chloroform behufs Erzielung schmerzloser Aetzung erfüllt diesen Zweck nicht. Die Wiener Aetzpaste ist äusserst schwer schmelzbar und deshalb schlecht in cylindrische Formen zu bringen. Dies ist jedoch zu erreichen, wenn man 2 Th. Kali auf 1 Th. Kalk anwendet (Filhos' Causticum).

Kalilauge dient zu Waschungen (10—20 : 100) und Bädern (200,0—500,0 auf das Bad).

Liquor Natri caustici s. hydrici, Natron hydricum solutum, Lixivium causticum minerale; **Natronlauge,** Aetznatronlauge. — Diese der Kalilauge entsprechende kaustische Flüssigkeit, die in 100 Th. fast 15 Th. Natriumhydroxyd (Natronhydrat), eine dem Kali causticum in seinen Eigenschaften ähnliche Verbindung enthält, findet vorzugsweise Anwendung zur Darstellung anderer officineller Verbindungen (Sapo medicatus). Sie ist auch mit Kalkwasser zum Bepinseln des Pharynx (1 : 100—200 Kalkwasser) und zu Inhalationen in verstäubter Form (1 Th. Natronlauge, 12 Th. Kalkwasser, 100 Th. Aq. dest.) empfohlen.

Nur theoretisches Interesse besitzen die in England zum Kauterisiren von Teleangiektasien u. s. w. empfohlenen Verbindungen von Kalium und Natrium mit Aethyl, das Aethylnatrium und Aethylkalium, welche im Contact mit dem Wasser der Körpergewebe Natrium- resp. Kaliumhydroxyd und Aethylalkohol entstehen lassen, doch zeigen sie besondere Vorzüge vor anderen Caustica nicht.

Calcaria usta, *Calcium oxydatum, Calx s. Calcaria viva; **Gebrannter Kalk,** Aetzkalk, ungelöschter Kalk.

Aetzkalk wird durch Brennen von kohlensaurem Kalk erhalten, wobei die Kohlensäure entweicht, und Calciumoxyd, CaO, mit den im Darstellungsmateriale enthaltenen Verunreinigungen zurückbleibt. Er bildet mehr oder minder dichte, weissliche Stücke von kaustischem Geschmack, welche an der Luft Wasser und Kohlensäure anziehen.

Die kaustische Wirkung des Aetzkalks ist der des Kaliumhydroxyds zwar ähnlich, jedoch nicht so tief, weil Calciumoxyd durch Anziehung von Wasser nicht zerfliesst, sondern in ein hartes Pulver (Calciumhydroxyd, gelöschten Kalk) übergeht, und auch Eiweiss mit Kalk sich erhärtet. Bei Einwirkung auf die berührten Körpertheile ist auch die bei der Wasserattraction erfolgende starke Erhitzung in Betracht zu ziehen.

Zu Aetzungen dient Calcaria usta fast ausschliesslich in Verbindung mit Kaliumhydroxyd, namentlich in Form der Wiener Aetzpaste. Zum Aetzen von Teleangiektasien applicirt man Aetzkalk mit gleichen Theilen Sapo viridis mittelst eines gefensterten Pflasters. Etwas stärker ist das Kluge'sche Aetzmittel (Calcaria usta 8 Th., Kali caust. sicc., Sapo med. āā 1 Th.). Vielfach benutzt man Aetzkalk in Mischungen mit Kaliumcarbonat, Pflanzenasche (Poudre des frères Mahon), Schwefelnatrium oder Schwefelarsen (sog. Rusma), welche als Depilatorium, z. B. bei Favus dienen. In Salbenform und theilweise verseift kam Kalk früher bei Hautkrankheiten und zum Verbande von Geschwüren in Anwendung. Auch zum Anfrischen von Fisteln und zu Moxen (Lime moxa) ist er gebraucht.

c. Kaustische Metallsalze, Caustica salina.

Die in Wasser löslichen Verbindungen des Chlors, der Schwefelsäure, Salpetersäure und Essigsäure mit Schwermetallen zerfallen beim Contact mit Eiweissstoffen in ihre Componenten. Sowohl die dabei resultirenden Metalloxyde als die freigewordenen Säuren wirken weiter auf das Eiweiss ein, wobei theils Metallalbuminate entstehen, theils Oxydation stattfindet. An der ätzenden Wirkung dieser Stoffe kommt dem Metallcomponenten ein geringerer Antheil zu, als dem nicht metallischen; denn der Wirkungsgrad hängt nicht von der Eiweissmenge ab, welche ein Metall zu binden vermag, ist dagegen parallel der Intensität des nicht metallischen Componenten. Am stärksten kaustisch wirken die Chloride, theils durch das freiwerdende Chlor, welches rasch zur Oxydation der Gewebe führt, theils durch Bildung von Chlorwasserstoffsäure, die ihrerseits coagulirend und zersetzend wirkt. Hierauf folgen die Nitrate, dann Sulfate und Acetate.

Die in Frage stehenden Metallsalze haben sämmtlich auch entfernte Wirkung auf das Blut und das Nervensystem, wodurch ihre durch vielfache Erfahrung festgestellte Heilwirkung bei Dyskrasien und Nervenaffectionen, namentlich centralen Störungen, sich erklärt. Ueber die Art und Weise ihrer entfernten Wirkung ist das Nähere im Abschnitte über Nervenmittel mitgetheilt.

***Zincum chloratum**, Zincum muriaticum; **Chlorzink**, Zinkchlorid, Zinkbutter.

Das Chlorzink, $ZnCl_2$, durch Lösen von Zink, Zinkoxyd oder Zinkcarbonat in reiner Salzsäure dargestellt, bildet ein weisses Pulver oder weisse Stängelchen, welche an der Luft leicht zu einer ölartigen Masse zerfliessen. Es löst sich leicht in Wasser, Weingeist und Aether. Das Präparat des Handels enthält Hydratwasser in nicht immer constantem Verhältnisse.

Zinkchlorid fällt in sehr verdünnter Lösung Eiweiss, wirkt dagegen auf Horngebilde nicht verändernd. In ausgezeichneter Weise wirkt es selbst in sehr verdünnten Lösungen deodorisirend und die Fäulniss beschränkend.

In grösseren Mengen und starker Concentration verschluckt, kann Chlorzink zu ausgedehnter Zerstörung, welche auch in die unteren Partien des Darmes sich erstrecken kann, mit den Symptomen der Gastroenteritis führen und raschen Tod durch Collaps oder längeres Leiden im Gefolge haben. Als chemisches Gegengift sind Eiweiss und kohlensaure Alkalien, auch Seifenwasser zu benutzen.

Zinkchlorid ist das geschätzteste aller metallischen Aetzmittel, das nicht nur zur Destruction grösserer Neubildungen, sondern in passenden Formen auch für oberflächliche Aetzungen sich eignet. Zur Entfernung grösserer Tumoren, welche die Anwendung des Messers ihres Sitzes oder der Messerscheu des Patienten wegen nicht zulassen, macht es besonders die bequeme Anwendungsweise und der Umstand, dass die Wirkung eine beschränkte, sich nicht nach allen Richtungen ausdehnende ist, besonders geeignet; doch ist der durch das Mittel erzeugte äusserst heftige Schmerz eine Inconvenienz.

Der vom Zinkchlorid producirte Schorf ist in seinen unteren Partien spongiös, oben trocken. Die Verschorfung erfolgt um so rascher, je weicher und poröser die betreffende Neubildung ist, während bei skirrhösen Verhärtungen, Enchondromen u. s. w. lange Zeit zur völligen Destruction gehört. Vorherige Entfernung der Epidermis beschleunigt die Wirkung; im entgegengesetzten Falle trägt der Schorf die unverletzte Oberhaut an seiner Oberfläche. Der Schorf stösst sich spontan in 8—12 Tagen in genau markirten Grenzen ab, und die Vernarbung erfolgt in der Regel rasch. Ein wesentlicher Vortheil der

Chlorzinkätzung besteht darin, dass Vergiftungserscheinungen durch Aufsaugung nicht beobachtet werden.

Behufs oberflächlicher Aetzung kann Chlorzink zur Obliteration von Fistelgängen und erweiterten Gefässen (Varicocele), zum Eröffnen von Cysten und Abscessen, wo indessen Wiener Aetzpaste besser wirkt, bei Haut- und Schleimhautgeschwüren, besonders auch bei weichem Schanker, bei Hospitalbrand, Soor, Fissuren im Munde, syphilitischen Haut- und Zellgewebsknoten und namentlich auch bei Lupus benutzt werden.

Seine fäulnisswidrige und deodorisirende Wirkung hat namentlich in England dem Mittel ausgedehnte Verwendung zu Desinfectionszwecken verschafft.

Man benutzt dort besonders Sir William Burnetts desinfecting fluid (Zinkchlorid in 1—2 Th. Wasser), womit man Zimmer, Wäsche und selbst Personen besprengt, und welche man in Aborte und Latrinen schüttet, um die in Zersetzung begriffenen Stoffe zu coaguliren. Bekannt ist die Anwendung zur Conservirung von Leichen durch Einspritzung von Chlorzinklösung in die Adern. Zur Beseitigung des Geruchs fötider Blennorrhagien und bei scorbutischem Zahnfleisch und Speichelfluss ist Chlorzinklösung von entschiedenem Nutzen. Auch zu antiseptischen Occlusionsverbänden ist Chlorzink in Form der Chlorzinkjute empfohlen.

Die früher übliche interne Anwendung des Zinkchlorids bei Syphilis und Neurosen ist vollständig obsolet. Besondere Anwendung findet Zinkchlorid in der Dentistik zur Herstellung einer weissen Plombe zum Ausfüllen von Vorderzähnen, indem es mit Zinkoxyd einen rasch hart werdenden Kitt bildet.

Zum Aetzen von Neoplasmen ist die Anwendung des Chlorzinks in Form von Pasten die gebräuchlichste. Man bereitet diese gewöhnlich nach Vorgang von Canquoin mit gleichen Theilen Roggenmehl. Die Paste wird entweder, am besten nach Entfernung der Epidermis oder nach zuvor gemachten Einschnitten, messerrückendick aufgelegt oder in Form spitzer Kegelchen in die Geschwulst eingeführt (Cautérisation en flèche). Zur Beförderung der Wirkung kann man den Schorf incidiren und das Aetzmittel aufs Neue appliciren. Zur Darstellung einer härteren nicht zerfliesslichen Paste nimmt man 8 Th. Chlorzink, 6 Th. Mehl und 1 oder 2 Th. Zinkoxyd. Bisweilen werden auch andere Aetzmittel mit Zinkchlorid verbunden, so z. B. Chlorantimon, Chlorgold und Chlorbrom āā, in der schneller und tiefer als Chlorzink ätzenden und auch zähe Bedeckungen und derbe Neugebilde verschorfenden Landolfischen Aetzpaste.

Sehr zweckmässig, wo es sich nicht um tiefes Eindringen handelt, sind die Chlorzinkstifte, Bacilli c. Zinco chlorato, welche durch Zusammenschmelzen von Zinkchlorid und Kalisalpeter in verschiedenen Verhältnissen erhalten und zur besseren Handhabung mit Stanniol umgeben werden. Aehnliche Stifte kann man durch Zusammenschmelzen von Zinkchlorid und Chlorkalium oder Guttapercha erhalten. Man kann zu oberflächlichen Aetzungen auch zerflossenes oder in wenig Wasser (1 : 2) gelöstes Chlorzink anwenden, das man auch in Krebsgeschwülste, besonders stark zerklüftete, injicirt, wo in der Regel Verschrumpfung ohne Eiterung eintritt. Bei Hospitalbrand werden 5% Lösungen gebraucht. Diluirtere wässrige Lösungen dienen zu Verbandwässern (1 : 100—150) und Injectionen (1 : 50—100), doch werden letztere oft schlecht vertragen. Chlorzinkjute wird durch Imprägnation einer gleichen Gewichtsmenge Jute mit Chlorzinklösung (1 : 10 Wasser oder Wasser, Weingeist und Glycerin) und Trocknen bereitet.

Chloretum Bromii, Bromum chloratum, Chlorbrom, $BrCl_5$. Diese durch Einleiten von Chlor in Brom erhaltene, höchst flüchtige, rothbraune Flüssigkeit, ist für sich zur Destruction grosser Tumoren ungeeignet, beschleunigt aber als Bestandtheil der Landolfi'schen Aetzpaste durch zerstörende Einwirkung auf die Epidermis die Wirkung des Chlorzinks. In Acidum nitricum (1 : 120) gelöst kann Chlorbrom als Aetzmittel bei Fistelgängen, Rachengeschwüren und Hauttuberkeln dienen.

Aurum chloratum s. perchloratum s. terchloratum, Chlorgold, Goldchlorid, Aetzgold, Caustique doré. — Die durch Lösen von Gold in Königswasser und Eindampfen resultirende Verbindung $AuCl_3$ erzeugt sehr trockene und spröde, anfangs hochgelbe, später violette, schliesslich (durch Reduction) schwarze Schorfe mit unbedeutender Reizung der nächsten Umgebung. Das Goldchlorid steht in seiner Wirkung dem Höllenstein am nächsten und ist in der Landolfischen Paste der schwächste Bestandtheil. Haare werden durch Chlorgold purpurroth gefärbt.

Liquor Stibii chlorati, Butyrum Antimonii s. Stibii, Spiessglanzbutter, Antimonbutter. — Lösung von Antimonchlorür, $SbCl_3$, deren ätzende Wirkung zum grossen Theile auf der Salzsäure beruht, welche theils als Solvens des Antimonchlorürs sich frei findet, theils beim Zusammentreffen des Antimonchlorürs mit dem Wasser der Gewebe, wobei Antimonoxychlorür (Algarothpulver) und Salzsäure entsteht, sich bildet. Antimonchlorür ätzt tiefer als Liquor Stibii chlorati. Als Causticum wird Antimonchlorür höchstens noch bei vergifteten Bisswunden und Pustula maligna gebraucht, wo man tiefe und nach allen Seiten sich verbreitende Aetzwirkung wünscht. Es hinterlässt nicht selten schlecht heilende Geschwüre. Man trägt den Liquor unverdünnt mit einem Pinsel auf.

*Argentum nitricum, Argentum nitricum fusum, Lapis infernalis, Causticum lunare; Silbernitrat, Silbersalpeter, salpetersaures Silberoxyd, Höllenstein.

Das Silbernitrat, $AgNO_3$, bildet weisse, glänzende oder grauweisse Stäbchen von krystallinisch strahligem Bruche, die in 0,6 Th. Wasser, in 10 Th. Weingeist und in Ammoniak klar und farblos löslich sind. Dasselbe wird durch Schmelzen des in Oesterreich unter dem Namen *Argentum nitricum crystallisatum officinellen, innerlich statt des in federkieldicke Cylinder geformten geschmolzenen Präparates. mit dem es chemisch vollständig übereinstimmt, benutzten krystallisirten Silbernitrats gewonnen. Beide besitzen Metallgeschmack, sind luftbeständig und halten sich am Lichte unverändert, wenn sie nicht mit organischen Substanzen in Berührung kommen, schwärzen sich aber bei Contact mit organischen Substanzen durch Reduction, besonders rasch durch gleichzeitige Einwirkung von Licht, weshalb sie in verschlossenen geschwärzten Gläsern aufbewahrt werden müssen.

Der Silbersalpeter besitzt Affinität zu Eiweissstoffen, mit denen er in nicht zu verdünnter Lösung weisse Niederschläge, die sich in feuchtem Zustande an der Luft, auch im Dunkeln, schwärzen, erzeugt. Die Affinität ist relativ sehr bedeutend und grösser als zum Chlor, indem bei Contact mit Albuminaten Chlorsilber durch Wechselzersetzung mit dem Chlornatrium nur dann entsteht, wenn Eiweiss in einer zur Bindung des Silbers nicht genügenden Menge vorhanden ist.

Wie andere lösliche Silbersalze ist das Silbernitrat in sehr starker Verdünnung, in denen es Eiweiss nicht coagulirt, ein Protoplasmagift und besitzt antimykotische und antibacterielle Wirkung. Diese tritt am intensivsten in alkalischen Lösungen ein und macht sich in erheblichster Weise an Gonokokken geltend. In eiweisshaltigem Material ist die Desinfectionskraft des Silbersalpeters bedeutender als die des Sublimats.

Aus der Affinität des Silbersalpeters zu Eiweissstoffen erklärt sich die kaustische örtliche Wirkung, welche nur dem Silbernitrat zukommt. Diese tritt nur ein, wenn Silbernitrat in concentrirter Solution einwirkt und zeichnet sich durch geringe Tiefe und Farbenveränderung des Aetzschorfes, der allmälig durch Reduction der Silberverbindung zu fein vertheiltem Silbermetall schwarz wird, aus. Auf der Haut bedingt kürzere Application nur Schwarzfärbung und Abstossung der mortificirten Oberhaut. Andauernde stärkere Einwirkung afficirt auch die tieferen Partien der Haut und führt unter Brennen und selbst lebhaftem Schmerze zur Bildung eines Schorfes oder unter Umständen einer Blase. Der Schorf contrahirt sich schon während seiner Bildung und stösst sich nach einiger Zeit ohne starke Exsudation oder Eiterung ab, um eine meist glatte und ebene Narbe zu hinterlassen. Auf feuchter Schleimhaut oder Geschwürsflächen verbindet sich das Silbernitrat zunächst mit dem Eiweiss und Chlor der Secrete; die Berührungsstelle wird weiss und später dunkelviolett (in Folge der Bildung von Chlorsilber, dessen weisse Farbe in Violett übergeht). Bei Anwendung im Ueberschuss wird auch das Gewebe selbst afficirt, wobei ein weisser Aetzschorf unter Brennen und lebhaftem Schmerzgefühl resultirt, der sich nach einiger Zeit spontan abstösst und in der Regel einen reinen, rothen, zur Vernarbung geneigten Geschwürsgrund zurücklässt.

In verdünnten Lösungen bedingt Silbernitrat Verengung der Gefässe, die auch am normalen Gewebe, am prägnantesten jedoch an entzündeten, stark vascularisirten Schleimhäuten hervortritt, an denen Röthung und Schwellung in kurzer Zeit abnehmen, indem gleichzeitig auch die subjectiven Erscheinungen sich mindern. Hierauf beruht die antiphlogistische Wirkung des Höllensteins. Bei physiologischen Versuchen bedingen Höllensteinlösungen von 1 $^0/_0$ und darunter zuerst Verengung, später Erweiterung der Gefässe.

Die kaustische Wirkung des Silbersalpeters giebt sich auch bei interner Einführung grösserer Mengen in Substanz oder in stärkeren Lösungen zu erkennen. Schon zu 0,03—0,02 bewirkt er bei Application in diluirter Lösung leicht Uebelkeit und Erbrechen, bei Application in Pillenform Druck im Magen. In sehr grossen Mengen erzeugt er Entzündung und Verätzung des Magens, als deren Symptome Brechdurchfall und starker Unterleibsschmerz auftreten, und welche von der durch andere Gifte bedingten Gastritis toxica sich durch die anfangs weisse und allmälig schwarz werdende Färbung des Erbrochenen unterscheidet. Als chemische Gegengifte dienen Eiweiss, Milch oder Kochsalzlösungen.

Monatelang fortgesetzte Darreichung medicinaler Gaben von Höllenstein und anderen Silbersalzen kann eine eigenthümliche, als Argyria oder Argyrismus chronicus bezeichnete, schiefergraue bis olivenfarbene universelle Verfärbung der Haut, welche ihren Sitz in der Cutis hat, bedingen. Diese Decoloration betrifft in den meisten Fällen auch Panniculus adiposus, Mesenterialdrüsen, Horn- und Bindehaut, Lippen, Zahnfleisch, Gaumen, Darm, Leber, Milz und Nieren, nie die epithelialen Gebilde und wird weder durch interne noch durch äussere Mittel beeinflusst. Bei längerer Dauer des Leidens findet sich Silbermetall, bei kürzerer auch eine organische Silberverbindung in den Organen. Bei Thieren lässt sich ausgedehnte Argyrie nicht erzielen; dagegen bedingen lösliche Silbersalze in grösseren Dosen Störungen der Motilität (Muskelrigidität, Paralyse) und Respiration.

Eine analoge Verfärbung kommt übrigens auch local nach monatelangem Gebrauche von Silbernitratlösung als Collyrien an der Conjunctiva vor.

Die Resorption des Silbersalpeters im Magen geschieht vorzugsweise in Form des Silberalbuminats, welches sich nicht in Chloralkalien, verdünnter Salz- und Milchsäure löst, doch ist theilweise Umwandlung in Chlorsilber durch die Salzsäure des Magensaftes, namentlich bei grösseren Mengen des Salzes, und Resorption in Form eines Doppelsalzes von Silber- und Natriumchlorid nicht ausgeschlossen.

Vom Unterhautzellgewebe aus findet Resorption nur bei Anwendung in Lösung statt, während Stücke, indem sie durch die entstandene feste Albuminatverbindung eingekapselt werden, unter der Haut ohne Schaden verweilen. Die Resorption im Darme geht sehr langsam vor sich, da auch grosse interne Gaben Silbernitrat entfernte Erscheinungen seitens der Circulation oder des Nervensystems nicht hervortreten lassen. Was sich im Magen an Chlorsilber bildet, geht als solches oder zu Silber reducirt oder durch Schwefelwasserstoff in Schwefelsilber übergeführt mit den Excrementen wieder ab. Kleine Mengen des resorbirten Silbers werden auch durch Nieren, Leber, Magen- und Darmschleimhaut eliminirt; ein Theil wird von den Geweben retinirt.

Der Silbersalpeter wird von allen Caustica am häufigsten in Anwendung gezogen. Indem die mit den Gewebsbestandtheilen gebildete Verbindung sehr rasch coagulirt und fest wird, beschränkt sich die durch den Höllenstein bedingte Aetzung sowohl nach der Tiefe als nach den Seiten hin, und ausgiebige und tiefe Destruction von Geweben ist nur auszuführen, wenn die Schorfe entfernt und neue Aetzungen vorgenommen werden. Sonach eignet sich Silbersalpeter besonders zur Zerstörung kleiner und unbedeutender Neubildungen, wie Warzen, Condylome, kleiner Fleischpolypen, Teleangiektasien und Callositäten, Hühneraugen, Verdickungen des Trommelfells, Staphylomen u. s. w. Dahin gehört auch die am häufigsten gebräuchliche Anwendung des Höllensteins bei luxuriirenden Granulationen, bei Granulationen der Augenbindehaut und bei Lupus, bei welcher Affection Silbernitrat als Aetzmittel vorzüglich passt, wenn Diffusion des Causticums in die benachbarten Theile zu fürchten ist.

Bei vergifteten Wunden, z. B. Sectionswunden, Bisswunden giftiger Thiere, ersetzt man Höllenstein besser durch stärkere Aetzmittel. Dasselbe gilt auch bezüglich der Cauterisation des Schankergeschwürs, bei welchem der Höllensteinstift lange Zeit das Palladium der Aerzte war; hier zerstört Zinkchlorid das Contagium mit grösserer Sicherheit, während allerdings der Lapis durch die Tendenz der zurückbleibenden Geschwürsfläche zur Verheilung bei dem weichen primären syphilitischen Geschwüre indicirt erscheint. Wie das syphilitische Contagium suchte man auch andere Ansteckungsstoffe mittelst Höllensteins zu zerstören, indem man die afficirten Körperstellen cauterisirte; dahin gehört z. B. die Abortivbehandlung der Gonorrhoe, die Behandlung von Augenblennorrhoeen, diphtheritischen Entzündungen im Halse u. a. m.

Die Zerstörung von grösseren Geschwülsten durch wiederholte parenchymatöse Einspritzung verdünnter Silbernitratlösung (1 : 2000—3000) mit nachfolgender Kochsalzlösung (1 : 1000—1500) führt häufig zu Abscessbildung und Gangrän.

Als Antiphlogisticum bewährt sich Höllenstein vortrefflich bei Entzündungen sämmtlicher Schleimhäute, die direct mit ihm in Berührung gebracht werden können. Er passt nicht allein bei einfachen, sondern auch bei purulenten und virulenten Entzündungen (in stärkeren Solutionen, wo er auch destruirend auf die Krankheitserreger wirkt), z. B. bei Gonorrhoe. Auch bei Erysipelas ist Lapislösung (1 : 10) manchmal von entschieden günstigem Einflusse. Sehr häufig dient Silbernitrat bei Geschwüren der Haut und der verschiedensten Schleimhäute, und zwar sowohl bei atonischen, nur wenig Eiter secernirenden, als bei entzündlichen und zur Bildung üppiger Granulationen geneigten, wobei die Heileffecte nicht bloss durch den modificirenden Einfluss des durch das Mittel hervorgebrachten Reizes (sog. substitutive Wirkung) zu erklären sind, sondern bald auf der Bildung des Aetzschorfes und dem dadurch bedingten Luftabschlusse, bald auf der adstringirenden, bald auf der antiseptischen Wirkung des Silbersalzes beruhen.

Besondere Erwähnung verdient die Aetzung der Stricturen und der Pockenpusteln zur Beschränkung der Narbenbildung und die Anwendung als Protectivum bei Excoriationen der Brustwarze.

Vorzügliche Dienste leistet das Mittel bei Verbrennungen, namentlich bei Verbrennungen zweiten Grades und Neigung der neugebildeten Narbe zu Excoriationen und Ulcerationen.

Der Gebrauch des Höllensteins als blasenziehendes Mittel zum Zwecke der Ableitung bei verschiedenen Leiden, so bei Neuralgie, Lymphangioitis und Lymphadenitis, Iritis, rheumatischen Brustschmerzen, Gelenkleiden, phlegmonösen Entzündungen, namentlich Paronychie und Panaritium ist besonders in England verbreitet. Der Gebrauch gegen Panaritien ist im Anfange der Affection nicht ohne Erfolg.

Wegen seiner Eigenschaft, mit Eiweiss ein rasch coagulirendes Silberalbuminat zu bilden, dient Höllenstein auch als blutstillendes Mittel, jedoch meist nur bei geringeren Blutungen, namentlich aus Blutegelstichen oder fungösen Excrescenzen. Weitere Anwendung findet Silbersalpeter (in Klystieren von 0,5 auf 100,0 Wasser) zur Tödtung von Madenwürmern im Mastdarm, sowie zur Schwarzfärbung der Haare.

Silbernitrat ist ein altes Antiepilepticum, das jedoch an Sicherheit der Wirkung dem Bromkalium entschieden nachsteht und, da es lange Zeit angewendet werden muss, die Gefahr des Eintretens von Argyrie mit sich bringt. Völlig unwirksam ist Silbersalpeter bei epileptiformen Krämpfen, welche von organischen Hirnleiden abhängen. Ausgesprochen günstige Wirkung hat es in manchen Fällen von Ataxie. Auch bei Asthma und verschiedenen Neurosen sind mitunter Erfolge zu verzeichnen.

Abgesehen von diesen Nervenaffectionen kommt Höllenstein innerlich besonders als Mittel bei Krankheiten des Magens und Darmcanals in Betracht, theils bei katarrhalischen Affectionen, namentlich bei Durchfällen, theils bei ulcerirenden, wie beim Magengeschwüre und bei Dysenterie, bei welcher letzteren es jedoch im Klystier weit mehr leistet als bei interner Verabreichung. Der Silbersalpeter gilt nicht mit Unrecht als eines der besten Mittel gegen Cardialgie und leistet besonders Günstiges in Fällen, wo das fragliche Leiden mit einem runden Magengeschwüre im Zusammenhange steht, während andere Magenschmerzen, z. B. in der Gravidität, bei Hysterischen manchmal nicht durch das Mittel beeinflusst werden. Im Anfalle selbst ist die Anwendung unzweckmässig. Auch bei eigentlicher Dyspepsie mit Erbrechen und Magenschmerzen wirkt Silbersalpeter nicht selten günstig.

Man wendet Silbernitrat entweder für sich oder in Gemenge mit anderen Stoffen unter den verschiedensten Formen an. In letzterem Falle ist stets geboten, sich möglichst des Zusatzes organischer Substanzen zu enthalten, da diese auf Silbersalpeter sowohl in fester Form als in Lösung reducirend wirken. Auch viele mineralische Stoffe verändern Silbernitrat. Ueberhaupt ist bei dessen Dispensation die grösste Einfachheit wünschenswerth, so dass Lösungen am besten mit Wasser ohne weiteren Zusatz, bei innerer Anwendung mit Ausnahme von Glycerin, das in völlig reinem Zustande keine Zersetzung bewirkt, und Pillen mit Argilla bereitet werden. Alle Mischungen sind vor Zutritt von Staub und Licht zu schützen, flüssige Mischungen in schwarzen Gläsern zu verordnen.

Die Dosis des Silbersalpeters für den inneren Gebrauch beträgt 0,01 bis 0,03(!), die Tagesgabe in maximo 0,2. Die gebräuchlichsten Formen sind Lösungen, welche jedoch leicht Lippen und Zähne schwärzen, und Pillen.

Bei interner Darreichung vergesse der Arzt nicht, an die Möglichkeit des Zustandekommens der sog. Argyrie durch längeren Gebrauch zu denken. Man verordne deshalb niemals länger als 6 bis 8 Wochen hinter einander und lasse dann längere Pause eintreten. Mehr als 15,0—20,0 sind während der ganzen Höllensteincur nicht zu verordnen. Man verbiete kurz vor und nach dem Einnehmen Genuss stark gesalzener Speisen, der die Aufnahme in das Blut verringert. Bei der Verordnung sind Haloidsalze, Sulfüre, Seifen, Alkalien, Gerbstoff und gerbstoffhaltige Extracte zu vermeiden.

Man hat vielfach versucht, zum internen Gebrauche an Stelle des Silbersalpeters andere Silbersalze zu setzen, z. B. Silbersulfat, Argentum sulfuricum, Chlorsilber, Argentum chloratum, Silbersalmiak, Argentum chloratum ammoniatum, doch hat keines erhebliche Verbreitung gefunden. Am meisten benutzt ist (besonders bei Magenleiden) das Silberoxyd, Argentum oxydatum (zu 0,03—0,06 2—4mal täglich). Alle diese Verbindungen können wie der Höllenstein bei längerem Gebrauch Argyria hervorrufen, welche nach Silbersulfat und Silberoxyd direct beobachtet ist.

Aeusserlich dient Höllenstein in fester Form als Aetzmittel theilweise als solcher, theilweise in Form des sog. Lapis mitigatus (s. Präparate). Um Höllenstein als Aetzstift zu verwenden, steckt man ihn entweder in eine Federspule oder benutzt die als Porte-caustique oder Porte-pierre bezeichneten Instrumente. Um das bei Aetzung in Höhlen oftmals vorkommende unangenehme Abbrechen zu vermeiden, benutzt man in hölzerne Röhren nach Art von Bleistiften eingelegte Aetzstifte (Crayons au nitrate d'argent). Durch Umgeben mit geschmolzenem Siegellack oder Collodium oder mit Collodium überzogener Seidengaze wird das Beschmutzen der Hände verhindert. Ausrollen der Stangen um Platindraht ist zur Verhütung des Abbrechens empfehlenswerth. Zur Herstellung sehr spitzer Stifte bedient man sich der Feile.

präparaten als Sedativum bei Nervenleiden Ruf verschafft haben; doch werden ihm Zinkoxyd und Zinkacetat wegen der fehlenden kaustischen Wirkungen vorgezogen.

Aeusserlich kommt Zinkvitriol in Pulverform (besonders als Schnupfpulver mit 5—25 Th. Zucker), in Salben (1 : 10—20) und Augensalben (1 : 10—100), am meisten in wässrigen Lösungen zur Anwendung. Man benutzt letztere am concentrirtesten bei Pinselsäften (10—20 : 100) und Waschungen (2—3 : 100), minder concentrirt bei Injectionen in die Urethra (0,5—3 : 100) oder in die Scheide (1—2 : 100), sowie bei Gargarismen und Mundwässern (1—4 : 100), am diluirtesten bei Collyrien (0,25—1 : 100).

Innerlich wird Zinksulfat als Brechmittel am zweckmässigsten in Pulverform, und zwar zu 0,3—1,0 (!) gegeben. Die in England übliche Steigerung der Einzelgabe auf 1,5—2,5 erhöht keineswegs die Brechwirkung. Als örtlich styptisches Mittel dient Zinkvitriol in Lösung zu 0,01—0,05 pro dosi in schleimigem Vehikel.

Bei Verordnung sind Alkalien und Alkalisalze, Blei- und Erdsalze mit schwachen Säuren, ferner Gerbsäure zu vermeiden.

Verordnungen:

1) ℞
Zinci sulfurici
Amyli Tritici ää 2,0
M. f. pulv. Divide in partes aequales no. 5. *D. S.* Alle 5 Minuten ein Pulver. (Brechmittel bei narkotischer Vergiftung.)

2) ℞
Zinci sulfurici 2,0
Tincturae Opii simplicis 1,0
Aquae destillatae 200,0
M. D. S. Zur Einspritzung. (Bei Tripper.)

3) ℞
Zinci sulfurici
Plumbi acetici ää 1,0
Aquae destillatae 200,0
M. D. S. Umgeschüttelt dreimal täglich einzuspritzen. (Vidals und Ricords sehr wirksame Verordnung gegen Nachtripper, welche in Folge der Wechselzersetzung hauptsächlich Zinkacetat in Lösung und Bleisulfat als Niederschlag enthält.)

4) ℞
Zinci sulfurici 0,05
Aquae Rosae 50,0
M. D. S. Dreimal täglich mehrere Tropfen einzuträufeln. (Bei leichter Conjunctivitis catarrhalis vorzüglich.)

5) ℞
Zinci sulfurici 0,2
Aquae Rosae 10,0
Mucilaginis Gummi Arabici 5,0
Tinct. Opii crocatae 2,0
M. D. S. 1—2mal täglich mehrere Tropfen einzuträufeln. (Bei Ophthalmoblennorrhoe; A. v. Graefe.)

Cadmium sulfuricum; Cadmiumsulfat. — Dem Zinkvitriol in Eigenschaften, Wirkung und Anwendung analog verhält sich das Sulfat des dem Zink nahe verwandten selteneren Metalls Cadmium, $CdSO_4 + 4H_2O$. Es diente vorübergehend zu Collyrien und Injectionen, hat aber keinerlei Vortheile vor dem billigeren Zinksulfat.

Cuprum sulfuricum, Cuprum sulfuricum purum; **Kupfersulfat**, reines schwefelsaures Kupferoxyd.

Das Kupfersulfat, $CuSO_4 + 5H_2O$, durch Auflösen reinen Kupfers in heisser Schwefelsäure gewonnen, bildet grosse kornblumenblaue, glänzende, triklinische Säulen, welche beim Erhitzen auf 200° ihr Krystallwasser verlieren und sich an der Luft in ein weisses Pulver verwandeln, das durch Wasseranziehung allmälig wieder blau wird. Es löst sich in $3^1/_2$ Th. kaltem und 1 Th. kochendem Wasser, nicht in Alkohol. Die reine Verbindung ersetzt zu medicinischen Zwecken jetzt allgemein den als **Cuprum sulfuricum crudum** officinellen **Kupfer-**

vitriol (auch blauer oder cyprischer Vitriol, blauer Galitzenstein genannt), der noch mehrere isomorphe Sulfate anderer Metalle beigemengt enthält.

Kupfersulfat giebt mit wässrigem Eiweiss einen grünlichen Niederschlag, welcher sich im überschüssigen Eiweiss, nicht aber im überschüssigen Fällungsmittel löst.

Auf die unverletzte Epidermis applicirt ist Kupfersulfat ohne Wirkung. Auf Wunden oder Schleimhäuten erzeugt es in concentrirter Form angewendet einen sehr dünnen Aetzschorf, während es in diluirter Lösung Blässe und Gefässcontraction bedingt. Ausserdem besitzt es noch deodorisirende und desinficirende Wirkung, indem es Schwefelwasserstoff zersetzt und die Entstehung animalischer und thierischer Organismen in organischen Flüssigkeiten schon in• geringen Mengen hindert.

Mit dem Zinksulfat theilt es die nach Dosen von 0,2—0,3 in wenigen Minuten eintretende emetische Wirkung, wobei das Erbrechen ohne besondere Nausea erfolgt und nicht selten Diarrhöe im Gefolge hat.

Grosse Mengen (25,0—30,0) in Substanz oder concentrirter Lösung können intensive, selbst hämorrhagische Gastroenteritis und den Tod zur Folge haben, doch ist auch hier wie beim Zinkvitriol Genesung nach weit grösseren Mengen (150,0) möglich, weil durch die emetische Wirkung des Kupfersulfats dieses zum grösseren Theile wieder erbrochen wird. Die brechenerregende Wirkung scheint sämmtlichen Kupfersalzen, soweit sie Affinität zum Eiweiss besitzen, eigen zu sein. Dass die emetische Action ihren Grund in der localen Reizung nicht ausschliesslich habe, wird durch das Eintreten von Emese nach Application auf Wunden oder nach Einspritzung in die Venen keineswegs bewiesen, da es sich hier um Eliminationswirkung im Magen handelt. Ausser der brechenerregenden Wirkung ist allen Kupfersalzen auch eine herabsetzende Wirkung auf die quergestreiften Muskeln und den Herzmuskel eigen.

Von dem in den Magen eingeführten und nicht wieder durch Erbrechen entfernten Salze wird nur ein geringer Theil als Albuminat in das Blut aufgenommen, während die grössere Menge als Schwefelkupfer in den dunkelbraun gefärbten Excrementen erscheint. Das resorbirte Kupfer häuft sich besonders in der Leber an, in welcher es viele Monate lang verweilen kann, und wird vorzugsweise durch die Galle eliminirt, doch ist auch die Ausscheidung durch die Nieren nicht unerheblich.

Die Resorption des Kupfersulfats von Wunden ist bestritten. Chronische Vergiftung nach internem Gebrauche ist bisher nicht vorgekommen; vielmehr können recht bedeutende Quantitäten in vertheilten Dosen (17,0 in 6 Tagen) ohne nachtheilige Folgen gegeben werden.

Als Aetzmittel dient Kupfersulfat zur Destruction unbedeutender Neubildungen, hauptsächlich bei Trachom und Granulationen der Augenbindehaut, und zur Kauterisation von Geschwüren mit schlechtem Grunde, z. B. aphthösen Geschwüren im Munde, Muttermundgeschwüren. Besonderen Ruf geniesst concentrirte Solution (Liquor corrosivus) zur Cur von Fistelgängen bei Caries. Die adstringirende Wirkung von Kupfersulfatlösung tritt bei Katarrh der Bindehaut, Gonorrhoe, Leukorrhoe und ähnlichen Affectionen ganz wie bei Zinksulfatlösungen hervor; doch besitzen letztere den Vorzug, weniger ungünstig auf die Wäsche zu wirken. Die antizymotische Wirkung des Kupfervitriols ist bei Scheidenkatarrhen, die mit Pilzbildung in Beziehung stehen, verwerthet.

Die hauptsächlichste innere Anwendung des Kupfersulfats gründet sich auf seine emetische Wirkung, welche weit rascher und mit grösserer Energie als beim Brechweinstein und der Ipecacuanha und ohne Nausea sich entfaltet. Die schwächende Wirkung des Brechweinsteins auf das Herz und die daraus resultirende Neigung zu Collaps kommt dem Kupfervitriol ebenfalls nicht zu, während Durchfälle auch durch ihn hervorgerufen werden. Er ist mit Recht das gebräuchlichste Brechmittel bei Croup und Diphtheritis, wo directe Beeinflussung des Krankheitsprocesses nicht stattfindet, auch bei Catarrhus suffocativus, ebenso in den meisten Fällen von Vergiftung, besonders bei Phosphorvergiftung, wo ihn auch seine Eigenschaft, durch Phosphor reducirt zu werden, wobei sich der Phosphor mit einer die Verflüchtigung hindernden Schicht metallischen Kupfers überzieht, empfiehlt.

Auf Grund seiner antiseptischen und antimykotischen Wirksamkeit und aus anderen Gründen ist Kupfersulfat als Prophylacticum der Cholera, als Antisyphiliticum, bei chronischen Dermatosen, Intermittens, Epilepsie versucht, jedoch ohne besonderen Erfolg. Ueberraschend sind die Resultate von Herbst, welcher Kupfersulfatlösung bei Hunden, welche von wuthkranken Thieren gebissen waren, als Prophylacticum der Lyssa in die Venen injicirte.

Aeusserlich dient Kupfersulfat in Substanz als Aetzstift, wobei man die Krystalle des Handels, wenn der Zweck dies erfordert, zuspitzt.

Zu kaustischen Injectionen dienen wässrige Solutionen von 4—10 : 100. zu adstringirenden von 0,5—1 : 100; zu Kehlkopfpulvern Mischungen mit 20 bis 30 Th. Zucker. Zu Salben rechnet man 4:100 Th. Glycerinsalbe oder Schmalz.

Als Emeticum giebt man Kupfersulfat zu 0,2—0,5—1,0 alle 15 Minuten, bis Erbrechen erfolgt, am zweckmässigsten als Pulver (mit āā Zucker und Amylum oder mit Pulvis gummosus). Die maximale Einzelgabe beträgt 1,0.

Sulfüre, Bleisalze und gerbstoffhaltige Substanzen sind zu meiden.

Der oben erwähnte früher officinelle Liquor corrosivus (Zinksulfat und Kupfersulfat āā 6, 70 Essig, 12 Bleiessig) wurde früher zur Injection in cariöse Fistelgänge mit trefflichem Erfolge benutzt; doch erfordert die Einspritzung Vorsicht, da bei Eindringen in Venen der Tod durch Einwirkung der Essigsäure unter Collapserscheinungen und Somnolenz herbeigeführt werden kann. Besser ohne Essig!

Bei Augenaffectionen fanden früher verschiedene mit Kupfersulfat bereitete Doppelsalze Anwendung. So namentlich der durch Zusammenschmelzen mit Salpeter, Alaun und Campher erhaltene Kupferalaun (Heiligenstein, Götterstein, Augenstein), Cuprum aluminatum, Lapis divinus s. ophthalmicus, Pierre divine de St. Yves, bei entzündlichen Affectionen des Auges, Hornhautflecken, Hornhautgeschwüren als Aetzstift oder in filtrirter wässriger Lösung (1 : 100—500).

Den Namen Kupfersalmiak benutzte man für zwei Präparate, einmal dem gewöhnlichen Sprachgebrauche entsprechend für das Chlorammoniumdoppelsalz, das in Lösung als Liquor Cupri ammoniato-chlorati oder Liquor antimiasmaticus Koechlini vor 70 Jahren als Panacee galt, dann für das dunkelblaue, durch Auflösen von Kupfersulfat in Ammoniak gewonnene Cuprum sulfuricum ammoniatum, dessen wässrige Lösung als Aqua coelestis s. saphirina bei Augenentzündung grossen Ruf hatte, während man es innerlich bei Neurosen (Epilepsie, Asthma) zu 0,01—0,1 in Pillen anwendete. Es ist die giftigste aller Kupferverbindungen.

Eine complicirte Schmelze von Kupfervitriol, Alaun, Eisenvitriol, Salmiak und Grünspan bildet den als Blutstillungsmittel verwendeten Lapis miraculosus (Pierre de Hesselbach, Wundstein).

Verordnungen:

1) ℞
Cupri sulfurici
Zinci sulfurici āā 10,0
Aq. destillatae 120,0
M. D. S. Zu Einspritzungen in cariöse Fisteln. (Villatesche Lösung ohne Essig.)

2) ℞
Cupri sulfurici 2,0
Pulveris gummosi 5,0
M. f. pulv. Divide in partes aequales no. 10. *D. S.* Brechpulver. Alle 10 Minuten ein Pulver, bis Erbrechen erfolgt.

Sonstige Kupfersalze. Aehnliche kaustische Wirkungen wie das Kupfersulfat besitzen auch das in England und Frankreich vereinzelt als Aetzmittel und bei Tripper verwendete Kupfernitrat, Cuprum nitricum, und die als Grünspan bezeichneten Verbindungen des Kupfers mit Essigsäure, von denen nur der krystallisirte Grünspan oder das neutrale Kupferacetat, Cuprum aceticum, Aerugo crystallisata s. destillata, Flores viridis aeris, $Cu(C_2H_3O_2)_2 + H_2O$, therapeutisch in Betracht kommt. Er bildet mit Eiweiss ein grünliches Albuminat, das sich im Ueberschusse des Kupfersalzes auflöst. In Folge der hierauf beruhenden kaustischen Action, welche jedoch der des Kupfersulfats nachsteht, bewirkt er, in grösseren Mengen ingerirt, heftige Gastroenteritis mit Erbrechen, Kolikschmerzen und Tenesmus, häufig mit Collaps, Schwindel und nachfolgendem Ikterus. Der Collaps ist zum Theil Folge directer herabsetzender Wirkung auf das Herz und die Körpermuskeln. Als chemische Gegengifte dienen Eiweiss oder Magnesia. Kleine Dosen Kupferacetat können monatelang ohne Störung des Befindens genommen werden.

Aeusserlich dient Kupferacetat namentlich zur Beseitigung von Callositäten (Hühneraugen), selten zum Aetzen von Excrescenzen, theils als Streupulver, theils als Salbe (1 : 10) oder Cerat, vereinzelt bei Angina als Adstringens in Gargarismen (1 : 1000), von denen nichts zu verschlucken ist. Grünspan fehlte in keinem der früher gebräuchlichen Hühneraugenpflaster, Empl. ad clavos pedum. Zu diesen gehört auch das Grünspancerat oder grüne Wachs, Ceratum Aeruginis s. viride, Emplastrum viride, Cera viridis, das vorzugsweise als Hühneraugenpflaster und zum Tränken von Papier zum Offenhalten von Fontanellen (sog. Fontanellpapier) diente. Ein ehedem sehr gebräuchliches Präparat zum Bepinseln von Geschwüren im Munde und Rachen war das sog. Oxymel Aeruginis s. Linimentum Aeruginis s. Unguentum Aegyptiacum, Grünspan mit Essig und Honig eingekocht, jetzt durch Borax und Rosenhonig ersetzt. Aus Grünspan und Bleiacetat bereitet die Rademacher'sche Schule ihre bei allen Hyperämien, Stasen und Exsudationen gepriesene Rademacher'sche Kupfertinctur, Tinctura Cupri acetici.

Zincum aceticum; Zinkacetat, essigsaures Zinkoxyd. — Das Zinkacetat, $Zn(C_2H_3O_2)_2 + 2H_2O$, bildet farblose, tafelförmige oder blättrige, in 2,7 Th. kaltem Wasser lösliche Krystalle. Es wirkt dem Zinksulfat analog, jedoch minder stark kaustisch und erregt intern in denselben Gaben Erbrechen. Aeusserlich dient es am häufigsten zu adstringirenden Injectionen bei Tripper und Nachtripper, auch bei Otorrhoe, zu Collyrien bei Augenentzündungen und

Lotionen und Salben bei einfachen Hautentzündungen, Flechten und Schanker. In England benutzt man es als Brechmittel (zu 0,5—1,0); bei uns seitens der Rademacherianer bei Delirien und Neurosen (zu 0,1—0,4). Letztere geben es meist in Solution mit Zusatz schleimiger Substanzen (4,0—8,0 mit Aqua 180,0. Tragacantha 1,0, stündlich oder zweistündlich 1 Esslöffel).

VI. Classe. Styptica (Adstringentia), Zusammenziehende Mittel.

In der Mitte zwischen den örtlichen und allgemein wirkenden Mitteln stehen die zusammenziehenden Medicamente, indem sie sowohl an der Applicationsstelle als auch nach ihrer Resorption ihre Wirkung entfalten. Dieselben schliessen sich, wie bereits hervorgehoben wurde, an die Aetzmittel eng an; denn die Caustica äussern in starken Verdünnungen fast sämmtlich adstringirende Wirkung, und wenn man die Adstringentia concentrirt an geeigneten Localitäten (Schleimhäuten) in grossen Mengen einwirken lässt, kommt es zu Aetzwirkung. Die Classe der Adstringentien ist nur aus practischen Gründen von den Aetzmitteln zu trennen, insoweit bestimmte, mit Affinität zum Eiweiss bestimmte Stoffe ausschliesslich zu dem Zwecke benutzt werden, die Gefässe, mit denen sie in Berührung kommen, in Contraction zu versetzen. Die dahin gehörigen Stoffe sind vor allem verschiedene Salze des Blei und Aluminium und von organischen Verbindungen die Gruppe der Gerbsäuren nebst den solche enthaltenden Pflanzentheilen.

Man hat die Wirkung auf die Gefässe als Protoplasmawirkung aufzufassen, welche, ohne materielle Läsion verlaufend, nur functionelle Veränderungen hervorruft. Diese geben sich als Verengung zu erkennen, die allmählig nachlässt, wenn das Mittel nur in schwacher Concentration angewendet wurde, welche aber einer Erweiterung Platz macht, wenn stärkere Concentrationen einwirken. Bei starken Lösungen kann es sogar vorkommen, dass das Stadium der Verengung sehr kurz ist, und anscheinend unmittelbar Dilatation der Gefässe erfolgt, ein Verhalten, das bei einzelnen Adstringentien, z. B. Tannin, bei denen die zur dilatirenden Action führende Dosis sehr nahe an die unwirksame grenzt, zu der irrigen Annahme führte, dass sie überhaupt keine Gefässcontraction im normalen Gewebe hervorriefen. Allerdings ist solche im entzündeten Gewebe weit besser sichtbar, indem Adstringentien auf hyperämischen Schleimhäuten oder Geschwüren rasch Blasserwerden bewirken, was auf normalen Schleimhäuten nicht hervortritt. Die maximale Verengung der kleinsten Arterien variirt nach Gefässmessungen am Thiere bei den einzelnen Adstringentia bedeutend; sie ist am grössten beim Höllenstein, an welchen sich zunächst Bleiacetat anschliesst; Gerbsäure und Alaun wirken schwächer als adstringirende Lösungen kaustischer Metallsalze (Kupfer- und Zinksulfat, Quecksilber- und Eisenchlorid).

Eine verdichtende Wirkung auf die Gefässwand, die mikroskopische Veränderungen nicht zeigt, verräth sich nach Anwendung der Adstringentien auch dadurch, dass sie den Durchtritt der weissen Blutkörperchen durch dieselbe erschweren und aufheben. Auch auf die Leukocyten selbst wirken sie am Orte der Application deleter, doch werden die vom Blute aufgenommenen Stoffe in diesem so verdünnt, dass sie hier auf die weissen Blutkörperchen nicht mehr einwirken. Als Protoplasmagiften kommt den Adstringentien auch deletere Action auf Mikrozymen und in Folge davon antiseptische Wirksamkeit zu.

Für einzelne Adstringentien ist auch eine Muskelwirkung nachgewiesen, z. B. für Gerbsäure, in Contact mit welcher Muskeln sich nicht mehr zu der dem lebenden Muskel proportionalen Länge ausdehnen, aber sich stärker als dieser verkürzen. Ein bemerkenswerthes Phänomen der Wirkung ist bei interner Einführung der herbe Geschmack und die eigenthümliche Empfindung von Zusammenziehung und Trockenheit im Munde und das Gefühl einer gewissen Steifigkeit der Zunge und im Rachen, das wahrscheinlich mit einer Schrumpfung der obersten Schichten zusammenhängt. Bei normalem Verhalten der Darmschleimhaut werden auf den Gebrauch von Adstringentien die Fäces härter und trockener.

Aus der Verengung und Verdichtung der Gefässe durch Adstringentia erklärt sich ihre Heilwirkung bei entzündlichen Affectionen. Man benutzt sie örtlich besonders bei Entzündung der zugängigen Schleimhäute mit stark vermehrter Absonderung, bei Ulcerationen, die denselben Charakter zeigen, um die Secretion zu beschränken oder, wie man auch sagen kann, um austrocknend zu wirken, weshalb man die Adstringentien auch als Exsiccantia bezeichnet. Diese Wirkung wird durch einen chemischen Einfluss auf den die Schleimhäute bedeckenden Schleim unterstützt. Besonders günstige Wirkung zeigen die Adstringentien bei Darmkatarrhen, so dass sie einen wesentlichen Theil der früher als stopfende Mittel, Obstruentia, zusammengefassten Substanzen bilden. Ihre austrocknende Wirkung zeigen sie auch nach der Resorption trotz der Verdünnung durch das Blut, weshalb einzelne häufig Anwendung finden, um Secretionen entfernter Organe zu beschränken.

Die Affinität zum Eiweiss befähigt die Adstringentien, beim Contact mit blutenden Gefässen einen Verschluss der Oeffnung durch Bildung eines Propfes herbeizuführen, weshalb sie zum Stillen von Blutungen vortheilhaft zu benutzen sind. Sie stellen deshalb ein wichtiges Contingent zu den blutstillenden Mitteln, Styptica oder Haemostatica. Auch bei entfernten Blutungen braucht man sie, doch ist bei der geringen Menge, welche den Ort der Blutung erreicht, die Heilwirkung zweifelhafter.

***Plumbum aceticum,** Saccharum Saturni depuratum; **Bleiacetat,** essigsaures Bleioxyd, Bleizucker.

Das neutrale Bleiacetat, $(C_2 H_3 O_2)_2 Pb + 3 H_2 O$, welches durch Umkrystallisiren des durch Auflösen von Bleiglätte in Essigsäure fabrikmässig gewonnenen rohen Bleiacetats, Plumbum aceticum crudum, erhalten wird, bildet grosse, wasserhelle, vierseitige Prismen oder weisse krystallinische Massen von süssem und später metallischem Geschmacke (daher der Name Bleizucker). Diese zerfallen an der Luft zu weissem Pulver und lösen sich in $1/2$ Th. kochendem und 2,3 Th. kaltem Wasser, sowie in 28,6 Th. Weingeist.

Mit wässrigem Hühnereiweiss giebt Bleizucker einen in reichlichem Ueberschuss des Bleizuckers, in alkalischen und schwachsauren Flüssigkeiten löslichen Niederschlag. Mucin fällt es nicht, ebenso wenig Glutin, wohl aber Chondrin.

Das Bleiacetat ist das am meisten benutzte und besonders zum inneren Gebrauche verwandte Bleipräparat, dessen Wirkung auf entfernte Organe im Wesentlichen mit derjenigen sämmtlicher löslicher Bleiverbindungen übereinstimmt. Die örtliche adstringirende Wirkung beruht z. Th. auf Gefässverengung, die bei Einwirkung verdünnter Solutionen (0,01—1 $^0/_0$) ausschliesslich auch an normalen Gefässen hervortritt, während bei stärkeren Lösungen auf dieselbe Erweiterung folgt. Bei 5 $^0/_0$ Lösungen tritt Schädigung der Gewebe ein. Die Resorption erfolgt von allen Schleimhäuten, auch der Respirationsschleimhaut, vom Unterhautbindegewebe und von der Cutis aus.

Im Magen bildet sich aus dem Bleiacetat unter Einwirkung der Chlorwasserstoffsäure des Magensaftes Chlorblei, welches als solches oder als ein mit dem Chlornatrium des Magensaftes gebildetes weit löslicheres Doppelsalz zur Resorption gelangt; daneben und vielleicht selbst prävalent entsteht Bleialbuminat, das ebenfalls in alkalischen und sauren Flüssigkeiten sich löst. Insofern Bleialbuminat sich bildet, kann daher auch Aufsaugung im Darme stattfinden, während auf das etwa unzersetzte Bleiacetat die Kohlensäure und auf die Bleiverbindungen überhaupt der Schwefelwasserstoff der Darmgase fällend einwirkt.

Die Bleiverbindungen besitzen die Eigenthümlichkeit, dass sie nach ihrer Resorption und Abgabe an die Gewebe zum grossen Theile längere Zeit in letzteren verharren und erst allmählig wieder eliminirt werden. Bei länger fortgesetzter Zufuhr von Bleiacetat findet sich der grösste Bleigehalt in den Knochen (als saures Phosphat), dann in den Nieren, danach in der Leber und in den Nervencentren, welche stets viel mehr Blei als die Muskeln und der Darm einschliessen. Die Ausscheidung des Bleis erfolgt durch Galle, Urin, Speichel und ausnahmsweise den Schweiss. Im Urin erscheint Blei meist ziemlich spät, oft erst am 4. Tage nach der Darreichung, und intermittirend. Die Deposition in den Organen kann Monate lang dauern und ist die Ursache der sog. cumulativen Action und der durch Bleisalze bedingten chronischen Intoxicationen, deren Symptome Wochen oder Monate lang nach

Beendigung einer Cur mit Bleipräparaten oder nach dem Verlassen einer Bleiweissfabrik auftreten.

Die Wiederaufnahme des deponirten Bleis kann durch Iodkalium u. a. Lösungsmittel für Bleiverbindungen befördert und die Ausscheidung durch den Harn um das 4—6fache gesteigert werden, weshalb man Iodkalium bei Saturnismus chronicus zur Entbleiung des Organismus verwendet. Die Abgabe an die Gewebe erfolgt sehr rasch, da das Blut bei Thieren, welche längere Zeit Bleiacetat erhielten, stets viel weniger Blei als die Organe enthält.

Bleizucker, in Substanz oder in Lösung auf die Oberhaut applicirt, bewirkt keine sichtbare Veränderung der Applicationsstelle. Auf die Schleimhäute in kleinen Mengen applicirt, verbindet er sich mit den auf denselben befindlichen Albuminaten, nicht mit dem Mucin. Im Ueberschusse macht sich die Wirkung auch an den Eiweissstoffen der Gewebe der Schleimhäute selbst durch kaustische Action geltend, so dass Bleiacetat, in grossen Dosen verschluckt, Gastritis und Enteritis, meist mit heftiger Kolik und Schwarzfärbung der Stühle durch Schwefelblei, bewirken kann, nach deren Beseitigung oft erst mehrere Wochen später die Erscheinungen chronischer Intoxication sich einstellen. Antidote sind die Sulfate des Natriums und Magnesiums, deren purgirende Wirkung das entstehende, nicht völlig unlösliche Bleisulfat rasch aus dem Darme entfernt.

In einer einzigen oder wenige Male wiederholten medicinischen Gabe erregt Bleizucker ausser der Empfindung süssen Geschmackes kaum hervorragende Erscheinungen, selten etwas Obstipation oder mitunter bei Kranken vermehrte Spannung der Arterien und Verminderung der Zahl der Pulsschläge, Absinken der Temperatur und Verminderung mancher Secretionen, besonders von Diarrhöen.

In auffälliger Weise zeigen sich die Veränderungen an den Gefässen und den Secretionen, wenn längere Zeit kleinere Mengen Blei in den Organismus eingeführt werden und sog. Saturnismus chronicus (chronische Bleivergiftung) herbeigeführt haben. Insbesondere findet sich bei der durch heftige Abdominalschmerzen ausgezeichneten Bleikolik Verlangsamung des Pulses bei stark gespanntem Arterienrohr (vielleicht Folge reflectorischer Erregung des Vagus durch Reizung des Splanchnicus); aber auch ohne das Vorhandensein von Kolikanfällen zeigt sich bei Individuen, deren Organismus mit Blei imprägnirt ist, meist ein sehr langsamer und harter Puls.

Die eigenthümliche Pulscurve der Bleikranken, welche bei ganz differentem Verhalten der Herzaction sich gleich bleibt, deutet auf gesteigerten Gefässtonus, der sowohl der Expansion als der Contraction der Arterie Widerstand entgegensetzt, welcher während der Diastole durch die Herzaction überwunden wird, dagegen bei der Systole deutlich hervortritt. Amylnitrit verwandelt diesen auch bei längerer Darreichung vom Bleiacetat hervortretenden Puls in einen Pulsus celer. Auch die Venen sind bei Bleikranken bisweilen sehr eng. Ob es sich hier um Action auf die glatten Muskelfasern oder auf die Nerven handelt, bleibt noch festzustellen.

Bei chronischer Bleivergiftung ist Obstipation ein fast constantes Phänomen, nicht aber Hemmung der übrigen Secretionen, mit Ausnahme der

Gallensecretion und der Diurese. Speichel- und Gallensecretion ist bei Thieren, welche kleine Mengen Bleiacetat längere Zeit erhielten, geradezu vermehrt. In früherer Zeit vindicirte man dem Bleiacetat und den Bleipräparaten überhaupt eine austrocknende Wirkung auf die Gewebe. Die Bleiverbindungen bildeten den Hauptbestandtheil der Gruppe der austrocknenden Gifte, Venena exsiccantia. Die Abmagerung im Laufe schwerer chronischer Bleivergiftung scheint besonders diese Anschauung zu Tage gefördert zu haben. Wörtlich richtig ist sie nicht, denn die Organe mit Bleiacetat chronisch vergifteter Thiere enthalten mehr Wasser als gleiche Organe normaler Thiere.

Auch bei längerer Einführung von Bleizucker als Medicament kann es (mitunter schon in 3—4 Wochen) zu leichteren Formen chronischer Intoxication, welche vorzugsweise in Störungen der Digestion und in Verstopfung, bisweilen verbunden mit Kolik leichteren Grades, bestehen, kommen. Schwerere Formen des chronischen Saturnismus finden sich am häufigsten bei Arbeitern in Bleiweissfabriken, Mennigefabriken und Bleihütten, bei Anstreichern, Töpfern, Schriftsetzern und anderen mit Blei oder Bleiverbindungen manipulirenden Handwerkern, aber auch nach dem Genusse von Flüssigkeiten, besonders sauren, die in Folge von Verweilen in bleihaltigen Gefässen Blei in Lösung enthalten, wodurch selbst ganze Gemeinden erkranken können (Colique de Poitou, de Madrid), oder durch das Essen mit Bleifarben (Chromgelb) gefärbten Backwerks, ja selbst nach Schnupfen von in bleihaltigem Stanniol verpacktem Schnupftabak. Als hauptsächlichste Formen unterscheidet man Bleikolik, Bleiarthralgie, Bleilähmung und Bleiencephalopathie, von welchen nur die erste, und meist auch in gelinder Weise, nach längerer Einführung medicinaler Dosen Bleizucker vorkommt. Gewöhnlich geht auch hier, wie bei Bleiarbeitern, unangenehmer Metallgeschmack, Retardation des Stuhles und Appetitverlust, mitunter Erbrechen voraus, dagegen findet sich der für Saturnismus charakteristische blaugraue Saum des Zahnfleiches um die Schneidezähne herum nur ausnahmsweise. Die Bleikolik in ihrer ausgesprochenen Form, welche meist als die erste Localaffection des Saturnismus chronicus auftritt, charakterisirt sich durch paroxystisch auftretende Leibschmerzen, deren Sitz oft mehrere Regionen des Abdomens, meist aber die Nabelgegend einnimmt, und welche häufig durch zweckmässigen Druck gelindert werden, bei Contraction der Bauchwandungen und hartnäckiger Obstipation. Die Arthralgia saturnina giebt sich durch paroxystische Schmerzen in der Muskulatur und den übrigen Theilen der Extremitäten zu erkennen, welche dem Verlauf der Nerven nicht genau entsprechen. Hier sind besonders die unteren Extremitäten afficirt, während bei Paralysis saturnina die oberen unverhältnissmässig häufiger als die unteren oder der Rumpf ergriffen werden. Die Bleilähmung afficirt besonders die Extensoren am Vorderarme, wodurch secundäre Contractur der Flexoren und dadurch die so charakteristische Stellung der Hand resultirt. Oft geht der Lähmung Zittern (sog. Tremor saturninus) voraus. Häufig ist auch die Sensibilität herabgesetzt oder circumscripte complete Anästhesie vorhanden. Unter Encephalopathia saturnina versteht man alle schweren Störungen der Functionen des Gehirnes durch Blei. Es sind theils acute Delirien oder chronische Geistesstörungen von verschiedenem Charakter, theils Krämpfe, die sich in selteneren Fällen auf einzelne Muskelgruppen beschränken, meist aber allgemein sind und, indem sie sich mit Bewusstlosigkeit verbinden, den Charakter der epileptischen Krämpfe (Epilepsia saturnina) tragen, theils comatöse Anfälle. Mit den gedachten Localleiden verbindet sich mehr oder minder ausgesprochene Störung der Ernährung, Schwinden des Fetts, Abmagerung, schmutzig gelbe Färbung der Haut, Verfall der Kräfte, schliesslich Hydrops, wenn nicht der Tod durch eine intercurrente Affection erfolgt. Man pflegt diese mit bedeutender Abnahme der rothen Blutkörperchen und mit fettiger Entartung und Schwund der Muskel- und Nervenfasern, sowie diverser Drüsenzellen einhergehenden Symptome als Cachexia oder Tabes saturnina zusammenzufassen. Bisweilen besteht Albuminurie und Nierenerkrankung (Schrumpfniere).

Das Auftreten des chronischen Saturnismus steht offenbar im Zusammenhange mit der Deposition des allmälig in den Organismus gelangten Bleis und mit der zeitweisen Wiederaufnahme desselben in die Circulation und Abscheidung. Jedenfalls ist an dem Zustandekommen vorzugsweise das Nervensystem betheiligt. Die Bleiparalyse ist eine peripherische Neuritis, nicht von den Nervencentren, die dabei stets gesund erscheinen, abhängig. Der Verlust der galvanischen Contractilität erklärt sich ebenso leicht aus dem raschen Schwunde des Muskels unter dem doppelten Einflusse der ungünstigen Ernährungsverhältnisse bei chronischer Metallvergiftung und der Paralyse des dazu gehörigen Nerven als aus specifischer Muskelparalyse. Die Lähmung der Nerven von den intramusculären Endigungen aus erklärt auch die Möglichkeit der Erkrankung einzelner Muskelbündel. Nach Versuchen mit Bleitriaethyl kommt übrigens dem Blei lähmende Wirkung auf die quergestreiften Muskeln in dem Sinne zu, dass es zunächst nicht jede Contraction unmöglich macht, aber rasche Erschöpfung des thätigen Muskels bedingt, während schliesslich auch der Muskel an Erregbarkeit verliert und abstirbt. Bleitriaethyl wirkt übrigens auch central und erregt besonders bei Hunden motorische Apparate im Mittel- oder Kleinhirn, in Folge wovon eigenthümliche ataktische Bewegungen, sowie unausgesetztes Zittern und Zucken, das sich bis zu Convulsionen steigern kann, resultiren. Die bei der chronischen Bleivergiftung eintretenden Krämpfe sind nur ausnahmsweise Folge von Nierenaffection (urämische). Häufig erscheinen Anämie und Hirnödem als nächste Ursache der Krämpfe und des Coma saturninum.

Aeusserlich wird Bleiacetat bei katarrhalischen Entzündungen zugängiger Schleimhäute nur selten benutzt. Bei Augenleiden ist es unzweckmässig, weil es bei Vorhandensein von Geschwüren zu Trübungen der Cornea in Folge von Präcipitation von Bleisalzen durch Chondrin führen kann. Injectionen von Bleiacetat sind in schweren Fällen putrider Blasenvereiterung dringend befürwortet. Innerlich ist das Salz seit langer Zeit ein Lieblingsmittel bei Lungenblutungen. In der That wirkt es bei Haemoptysis, wenn solche längere Zeit anhält, häufig gut, und ebenso bei heftigeren venösen Blutungen, selbst wenn dieselben mit Fieber verbunden sind, wo gleichzeitig Darreichung von Digitalis üblich ist, während bei beträchtlichem Hustenreiz Verbindung mit Opium sich empfiehlt, die überhaupt nicht unzweckmässig ist, da sie die Resorption grösserer Quantitäten des Medicaments fördert und vielleicht auch die Entstehung von kolikartigen Schmerzen bei längerem Gebrauche verhütet. Die häufige Anwendung von Bleizucker bei Lungenblutungen hat auch zu allgemeiner Ausdehnung des Gebrauches bei Phthisis überhaupt geführt, bei der das Mittel in der That einzelne Symptome, namentlich Hypersecretion der Bronchien, Diarrhöen und profuse Schweisssecretion, zu lindern vermag, ohne sonst den Verlauf der Krankheit zu beeinflussen. Die nothwendig längere Zeit in Anspruch nehmende Beseitigung chronischer Bronchialkatarrhe durch Bleizucker hat ihre Gefahren und ist durch die Inhalationstherapie fast ganz verdrängt. Bei Nachtschweissen der Phthisiker ist Atropin zuverlässiger. Ausserdem hat Bleiacetat noch besondere Empfehlung bei Aneurysmen grosser Gefässe, besonders der Aorta, frischer Hypertrophie des Herzens, Rheumatismus acutus und Pneumonie, Lungenbrand und Lungenödem und acuter hämorrhagischer Nephritis gefunden.

Im Allgemeinen contraindiciren bestehende Digestionsstörungen die Anwendung. Natürlich ist Bleiacetat sofort auszusetzen, sobald sich Vorboten von Colica saturnina einstellen.

Innerlich giebt man Bleizucker in Pulvern, Pillen oder Solution. Die Dosis wird am zweckmässigsten auf 0,03—0,06 normirt, und in den meisten Fällen, besonders bei Haemoptysis, ist es gerathen, von vorn herein 0,06 anzuwenden, da kleinere Dosen nicht helfen und dem Auftreten von Vergiftung nicht vorbeugen. Man giebt das Mittel bei Lungenblutungen in der Regel 2stündlich, manchmal auch 1stündlich, in Fällen von Lungenödem sogar $^1/_2$stündlich. Die Maximalgabe der Phkp. beträgt pro dosi 0,1, pro die 0,5, welche beide übrigens häufig überschritten werden. Um das Auftreten von Koliken zu verhindern, ist Sorge für regelmässigen Stuhlgang durch Glaubersalz und Bittersalz (Bitterwässer) unumgänglich nöthig. Aeusserlich kann Bleizucker in Pulvern (z. B. mit 10 Zucker bei tuberculöser Laryngitis eingeblasen), Stuhlzäpfchen z. B. in Form des Suppositorium Plumbi compositum Ph. Br. (mit Opium), Klystieren (0,1—0,15), Injectionen (0,1—0,3:100,0), auch als Salbe, z. B. in Form des *Unguentum Plumbi acetici (3 Bleiacetat, in 10 Aq. dest. gelöst, 150 Adeps, 50 Cera alba) angewendet werden.

Der Bleizucker gehört zu den ausserordentlich leicht zersetzlichen Stoffen und verträgt nur wenige Zusätze gut. Gerbstoffhaltige Substanzen, Farbstoffe. Eiweissstoffe, Alkalien, Erden, Säuren und fast alle Salze, mit Ausnahme der Acetate, wirken zersetzend. Selbst die Luftkohlensäure wirkt zersetzend.

Verordnungen:

1) ℞
Plumbi acetici 0,2 (dgm. 2)
Aq. dest. 200,0
M. D. S. Zur Injection. (Bei Cystitis, 3—4mal tgl.)

---

2) ℞
Plumbi acetici 0,5 (dgm. 5)
Opii 0,2 (dgm. 2)
Sacchari albi 25,0
M. f. pulv. Divide in partes aequales no. 10. *D. S.* 2stdl. 1 Pulver. (Bei Haemoptysis.)

---

3) ℞
Plumbi acetici 0,3 (dgm. 3)
Aq. dest. 150,0
Sacchari 25,0
M. D. S. Stündlich 1 Esslöffel voll. (Bei Haemoptysis u. s. w.)

Liquor Plumbi subacetici, *Plumbum aceticum basicum solutum. Acetum plumbicum s. saturninum, Plumbum hydrico-aceticum solutum, Extractum Saturni; **Bleiessig.** — Der Bleiessig ist ein Gemenge verschiedener basischer Bleiacetate. Zu seiner Darstellung werden 3 Bleiacetat und 1 Bleiglätte mit 10 Wasser behandelt. Er bildet eine klare, farblose, schwach alkalische Flüssigkeit von 1,23—1,24 spec. Gew., die in dicht verschlossenen. ganz gefüllten Flaschen aufbewahrt wird, weil die Kohlensäure der Atmosphäre zersetzend wirkt und zur Bildung eines Niederschlages von basischem Bleicarbonat führt. Auf Proteïnverbindungen wirkt er intensiver als neutrales Bleiacetat und besitzt daher in concentrirter Form kaustische Wirkung, so dass er auch als Aetzmittel bei Condylomen, kleinen Epitheliomen und in leichten Fällen von Lupus gebraucht wird. Meist jedoch wendet man ihn in Verdünnung mit Wasser oder in Einhüllung mit Fetten äusserlich als zusammenziehendes und kühlendes Medicament an. So lassen sich statt Kataplasmen mehrfach zusammengelegte Compressen benutzen, die man in verdünnten Bleiessig (1 : 50 Wasser) taucht, dessen Verdunstung durch Umwickeln mit Wachstaft verhindert wird. In Form eines Liniments kann er bei Verbrennung günstige Dienste leisten. Ebenso lässt sich Bleiessig bei Bindehautentzündung in Form von Augentropfwasser, Augenwasser und Augensalbe verwerthen, doch müssen diese Formen bei Geschwüren der Hornhaut vermieden werden, weil danach sehr leicht undurchsichtige Narben entstehen.

Grössere Mengen wirken verschluckt kaustisch und erregen heftige, selbst tödtliche Gastroenteritis. Es ist deshalb bei der äusserlichen Verordnung stets auf genaue Signatur Rücksicht zu nehmen. Antidote sind Magnesium oder Natrium carbonicum oder sulfuricum.

Bei Verordnung des Bleiessigs wird die Regel, keine sich gegenseitig zersetzenden Präparate zu verordnen, oft ausser Augen gesetzt. Bei der leichten Zersetzlichkeit (schon unter Einfluss der Kohlensäure) giebt selbst destillirtes Wasser selten klare Lösung; stärker zersetzend wirken die Kalksalze des Brunnenwassers unter Präcipitation von basisch kohlensaurem und schwefelsaurem Blei. Sulfate, Phosphate, Tartrate und Carbonate der Alkali-, Erd- und sonstiger Metalle, Schwefelalkalien und Haloidsalze, Gerbsäuren wirken zersetzend, aber auch viele indifferente organische Körper, namentlich auch Arabin und Pflanzenschleim.

Eine Lösung von 1 Th. Bleiessig in 49 Th. Wasser bildet das zu kühlenden Umschlägen als locales Antiphlogisticum vielbenutzte Bleiwasser, **Aqua Plumbi**, *Aqua plumbica s. saturnina. Es ersetzt das Goulard'sche Bleiwasser, *Aqua Goulardi, Aqua Plumbi Goulardi, Aqua vegeto-mineralis Goulardi, Aqua Plumbi spirituosa, eine gleichstarke Mischung von Bleiessig mit Wasser und etwas Spiritus. Bei der zu billigerem Ersatze desselben sehr gebräuchlichen Verordnung von Liquor Plumbi acetici zum Verdünnen im Hause mit Spiritus und Brunnenwasser ist genaue Verordnung nöthig, nicht allein um Vergiftungen durch Verschlucken vorzubeugen, sondern auch um Verätzungen zu verhüten, die z. B. an der Conjunctiva durch Application unverdünnten Bleiessigs entstehen können. Bei Ulceration der Cornea ist Bleiwasser wegen zu befürchtender Trübung zu meiden. Gefährlich ist Application auf wunde Brustwarzen stillender Frauen, da die Kinder beim Saugen Blei incorporiren und dadurch erkranken.

Ein anderes Bleiessigpräparat ist das **Unguentum Plumbi**, Ceratum Plumbi s. Saturni s. Goulardi, Unguentum Acetatis plumbici; **Bleisalbe**, Bleicerat. Weisse Salbe aus 2 Bleiessig und 19 Paraffinsalbe, die als kühlende Verbandsalbe bei Decubitus, Excoriationen, ulcerirenden Frostbeulen oft von vorzüglicher Wirksamkeit ist.

Plumbum nitricum, Bleinitrat. Nur äusserlich bei Paronychia maligna und in Substanz oder conc. Solution (Liebert'sches Geheimmittel) bei Schrunden der Hände oder Brustwarzen benutzt, ausserdem als Eau inodore désinfectante de Ledoyen oder de Raphanel zu Desinfectionszwecken dienend.

***Alumen**, Alumen depuratum, Sulphas Aluminae et Potassae cum Aqua; **Kalialaun**, Alaun, schwefelsaure Kali-Thonerde. ***Alumen ustum; gebrannter Alaun.**

Man versteht in der Chemie unter Alaunen Doppelsalze, welche schwefelsaure Thonerde oder schwefelsaure Salze der dem Aluminium isomorphen Metalle (Eisen, Mangan, Chrom) mit schwefelsauren Alkalien zu bilden vermögen. In der Regel bezeichnet man mit Alaun den Kalialaun, $Al_2(SO_4)_3 + K_2SO_4 + 24H_2O$. Dieser bildet mehr oder weniger durchsichtige, farblose, glasglänzende, harte, reguläre Octaëder, schmeckt süsslich adstringirend und giebt mit 10,5 Th. kaltem Wasser und 0,75 Th. kochendem Wasser eine sauer reagirende Lösung, in Alkohol ist er unlöslich. Bei 100° schmilzt er in seinem Krystallwasser und verwandelt sich bei stärkerem Erhitzen unter Verlust des Wassers in eine weisse spongiöse, in Wasser nur langsam wieder lösliche, leichte Masse, welche sich ohne Schwierigkeit zerreiben lässt (sog. gebrannten Alaun).

Der Alaun ist eins der gebräuchlichsten adstringirenden Mittel, das Gefässverengung schon in Lösungen von 0,05—0,5 % und Erweiterung von 1 % aufwärts bedingt, während Schädigung der Gewebe erst bei 10 % erfolgt. Er coagulirt Eiweiss, Caseïn und bei Gegenwart von Alkali Leimlösung und besitzt die den Thonerdepräparaten eigenthümliche antiseptische Wirkung in ausgeprägtem Masse. 0,2—0,5 machen 1 Liter schlechtes Wasser in 8 bis 20 Min. klar und trinkbar.

In grossen Dosen wirkt Alaun entzündungserregend. 1,0—2,0 bewirken Erbrechen; 30,0—60,0 können bei Menschen schmerzhaftes Brennen im Munde, Schlunde und Magen, Durst, Uebelkeit, Erbrechen, selbst Durchfälle, überhaupt Erscheinungen der Magendarmentzündung herbeiführen. Gebrannter Alaun wirkt ätzend, indem er ausser der Eiweisscoagulation auch Wasserentziehung aus den Geweben bedingt. Eiweiss, Milch, Leimlösungen in grosser Menge gegeben sind die besten Gegengifte.

Bei mehrfacher Wiederholung kleiner Gaben Kalialaun resultirt Verringerung des Appetits, Störung der Verdauung und regelmässig Obstipation. Hyperämische und stark secernirende Schleimhautpartien werden durch Application nicht zu schwacher Alaunlösung blass und trocken. Vom Magen aus erfolgt Resorption, da sich Thonerde in Leber, Milz und im Urin wiederfindet. Die Aufnahme in das Blut geschieht wahrscheinlich in Form von Alaunalbuminat, welches in Salzsäure löslich ist.

Als Heilmittel kommt Alaun dem Bleizucker und der Gerbsäure in Hinsicht auf örtliche Action, z. B. zur Stillung von Blutungen zugängiger Theile, zur Beschränkung von Entzündung der zugängigen Schleimhäute (bei Anginen) und übermässiger Secretionen (Diarrhöen, Ruhr, Tripper, Fluor albus, Fussschweissen), zur Beseitigung von Relaxationszuständen von Schleimhäuten und Geschwürsflächen, gleich, steht ihnen aber in Erzielung entfernter styptischer Wirkung nach. Längerer interner Gebrauch ist wegen leicht eintretender Verdauungsstörungen unzweckmässig. Häufig dient Alaun zur Stillung nicht zu profuser Blutungen (Epistaxis, Hämorrhoidalblutung), zum Coupiren von Angina tonsillaris, zur Abhärtung der Haut bei Neigung zu Wundwerden der Füsse oder bei zu befürchtendem Decubitus.

Aeusserlich gebraucht man Alumen in Formen von Pulvern, denen man āā Zucker (sog. Saccharum aluminatum) oder andere styptische Mittel hinzusetzt, oder in Lösung. Man rechnet zu Gurgelwässern, Localbädern, Injectionen und Klystieren 1,0—4,0 auf 100,0 Aq. und zu Pinselsäften (bei Aphthen, Stomacace) 1,0 auf 25,0 Syrup. Glycerin fördert die Löslichkeit in Wasser sehr.

Die Dosis des Alauns bei innerlichem Gebrauche ist 0,1—0,5. Man reicht ihn in Pulvern (mit Zucker, Pulvis gummosus oder Amylum), Pillen (mit Extracten) oder Lösung, meist in schleimigem Vehikel oder in Form der durch Mischen von 100 Th. zum Aufsieden erhitzter Milch mit 1 Th. Alaun bereiteten Alaunmolke, Serum lactis aluminatum, die man zu 1—2—3 Bechern täglich bei Diarrhöe oder Hämorrhagien giebt. Verbindung mit Opium (bei Haemoptoë, Diarrhöe) ist gebräuchlich. Da Alumen als saures Salz schädlich auf die Zähne wirkt, ist es zu Zahnpulvern nicht zu benutzen. Gerbstoff, Alkalien und Erden, sowie deren Carbonate, Salze mit schwachen Säuren, Leimlösung und Eiweisstoffe sind möglichst zu meiden.

Der gebrannte Alaun wird nur äusserlich in Pulvern benutzt. Meist dient er als Aetzmittel bei üppigen Wundgranulationen.

Als blutstillendes Mittel sind Alumen und Alumen ustum Hauptbestandtheil mehrerer früher gebräuchlicher styptischer Pulver und Lösungen, wie Pulvis stypticus (mit Gummi Arab. und Colophonium āā), Alumen kinosatum und draconisatum und Liquor haemostaticus Pagliari (mit Benzoë und Wasser gekocht). Man kann auch durch Zusammenschmelzen von Kalialaun oder Alumen ustum mit Zinkvitriol kaustische Stangen darstellen, welche sich namentlich vorzüglich zum Aetzen des Cervicalcanals eignen.

Verordnungen:

1) ℞
Aluminis usti 25,0
Croci 0,5
Sacchari 5,0
M. f. pulv. D. S. Zum Einblasen mittelst einer Federspule. (Das von Moleschott bekannt gemachte Westcappelsche Bauernmittel zum Coupiren von Angina tonsillaris.)

2) ℞
Aluminis pulv. 2,0
Albuminis ovorum 2,0
Spiritus camphorati 2,0
M. f. linim. (Präservativ gegen Decubitus. Cataplasma Aluminis.)

Alumina hydrata, Argilla pura. — Zweckmässig wird der Alaun bei der internen Anwendung gegen Diarrhöen durch das Aluminiumhydroxyd (Thonerdehydrat), ein weisses, geschmack- und geruchfreies, in Säuren und Alkalien lösliches Pulver, ersetzt. Dieses vermag die Säuren, wenn es im Ueberschusse vorhanden ist, zu neutralisiren und wirkt gleichzeitig als Antacidum und als Stypticum (durch die aus ihm gebildeten stark adstringirenden Thonerdesalze). Es kommt namentlich bei Kindercholera zu 0,2—1,5 in Pulver oder Schüttelmixtur in Anwendung.

***Acidum tannicum,** Tanninum, Acidum gallotannicum; **Gerbsäure,** Tannin, Gerbstoff.

Unter den vegetabilischen Adstringentien nimmt die aus den Galläpfeln dargestellte Gerbsäure (Galläpfelgerbsäure, Eichengerbsäure) weitaus den ersten Rang ein. Diese bildet ein geruchfreies, weisses oder blassgelbliches Pulver oder eine glänzende, kaum gefärbte, lockere Masse, welche im Munde stark zusammenziehendes Gefühl, aber keinen bitteren Geschmack hervorruft. Sie giebt mit gleichviel Wasser eine sauer reagirende, ziemlich klare, leicht schimmelnde Lösung, löst sich in 2 Th. Alkohol und 8 Thl. Glycerin, äusserst wenig in wasserfreiem Aether. Sie giebt mit Eisenoxydsalzen eine bläulich schwarze Verbindung und fällt die meisten Alkaloide und Metalle. Von den Chemikern wird die Gerbsäure als ein Gemenge von Digallussäure, $C_7 H_5 O_4 . O . C_7 H_5 O_4$ und einem Glykoside der Digallussäure angesehen.

Tannin giebt mit wässrigem Eiweiss gelben, pechartigen Niederschlag von wechselnder Zusammensetzung; bei Anwendung von wenig Gerbsäure und viel Eiweiss entsteht eine klare Flüssigkeit, die sich mit Eisenoxydsalzen bläut. Mit Leim erzeugt es weissen, undurchsichtigen Niederschlag, der bei Vorwalten von Gerbsäure aber sich zu einer grauen, biegsamen, der Fäulniss sehr widerstehenden Haut vereinigt. Auf der Bildung dieser Verbindung beruht bekanntlich die Darstellung des Leders oder der Gerbprocess.

Wie bei Bleizucker u. a. mineralischen Adstringentien ist auch bei der Gerbsäure die Affinität zum Eiweiss die Ursache, dass grössere Mengen Tannin bei Application auf Schleimhäuten destruirend wirken können. Sie ist daher bei Einführung in den Magen im Stande, in grossen Dosen toxische Action auszuüben. Beim Menschen beschränken sich die Intoxicationsphänomene (nach wiederholten Gaben von 0,6) auf Schmerzen im Magen und Unterleib, sowie hartnäckige Verstopfung.

Auf Schleimhäuten und Wundflächen vergrössern Tanninlösungen deren absolute Festigkeit; das darunter liegende Bindegewebe schrumpft zusammen und zwar in um so grösserer Tiefe, je weniger concentrirt die Lösung ist. Auf Gefässe wirkt diluirte Lösung (0,05—0,25 $^0/_0$) contrahirend, concentrirte zuerst verengend, dann erweiternd; bei 5 $^0/_0$ tritt Gewebsschädigung ein. Im Munde macht sich herber, bitterlichsüsser Geschmack und zusammenziehende Empfindung, in Folge von Wasserentziehung, geltend, am intensivsten nach Tanninpulver. Oberflächliche Gerbung tritt bei Berührung der Schleimhäute mit Tannin um so rascher ein, je blutreicher dieselben sind.

Die Gerbsäure wird im Magen theils als Albuminat, in überschüssigem Eiweiss gelöst, theils als Peptonat und im Darme als Alkalitannat theilweise resorbirt. Auch von Wunden und Schleimhäuten, bei wiederholter Application sogar von der Oberhaut erfolgt Resorption. Im Harn erscheint Tannin nur in sehr geringen Mengen; der grösste Theil scheint sich schon im Darme in Gallussäure umzuwandeln, neben der auch Pyrogallussäure und Melangallussäure auftreten. Die Verwandlungsproducte erscheinen im Urin und in den Sputis in 1—2 Stunden und lassen sich 6—15 Stunden nachweisen.

Von entfernten Wirkungen physiologischer Dosen ist Contraction der Milz (nicht so bedeutend wie nach Chinin) festgestellt. Man vindicirt dem Tannin in wiederholten kleinen Gaben eine günstige Action auf die Ernährung, die bei manchen Krankheiten auf die adstringirende Action bezogen werden muss, für den Gesunden bisher nicht erklärt, aber auch nicht sicher nachgewiesen ist.

Die locale Wirkung der Gerbsäure macht dieselbe zu einem vortrefflichen Hämostaticum, das selbst in Fällen, wo Unterbindung von Gefässen nicht thunlich, zu deren Verschlusse führen kann.

Tannin steht als Hämostaticum dem Liquor Ferri sesquichlorati nicht nach, während es die intensive kaustische Action dieses Mittels nicht besitzt und auch nach massenhafter Application auf Wundflächen weder Schmerz noch entzündliche Reizung bedingt und sogar den Heilungsprocess befördert. Die styptische Action des Tannins beruht nicht bloss auf rascher Pfropfbildung und Erregung von Gefässcontraction, sondern auch darauf, dass es bei seiner Auflösung eine stark klebende, den Wundflächen fest adhärente, am besten einer alkoholischen Auflösung von Colophonium vergleichbare Masse bildet. Bei Blutegelstichen, geborstenen Varicen, kleinen arteriellen Blutungen ist Tannin besonders zu empfehlen.

In zweiter Linie dient Tannin zur Beschränkung von Hypersecretion zugänglicher Körpertheile, insbesondere bei Fluor albus und Gonorrhoe, wo es nach Beseitigung der entzündlichen Erscheinungen ebensoviel wie die gebräuchlichsten metallischen Injectionsmittel leistet, bei chronischen Augenentzündungen und Blenorrhöen, chronischen Lungen- und Luftröhrenkatarrhen (in verstäubter Lösung inhalirt), Otorrhoe u. s. w. Das Mittel leistet auch Vorzügliches bei chronischen Diarrhöen und zwar sowohl einfachen chronischen Durchfällen bei Erwachsenen oder Kindern als solchen, welchen ulcerative Processe (Follicularverschwärung, chronische Ruhr) zu Grunde liegen. Bei Durchfällen im Verlaufe der Phthise ist Gerbsäure, so lange die Magenverdauung kräftig ist, von entschiedener Wirksamkeit, und hier, wie auch bei Diarrhöen anderer

Art, contraindicirt das Bestehen von Fieber den Gebrauch nicht. Unter die Rubrik der Secretionsbeschränkung fällt auch die Anwendung bei stark eiternden Geschwüren.

Vorzüglich wirkt Tannin auch zur Beseitigung chronischer Hyperämie mit gleichzeitiger Gewebserschlaffung. So vor Allem bei chronischen Entzündungszuständen der Bindehaut, der Pharyngeal- und Trachealschleimhaut und verschiedenen Hautaffectionen, namentlich chronischem Ekzem, Alopecia, auch bei Frostbeulen. Selbst bei Varicen und Teleangiektasien findet Tannin Gebrauch. Bei der Anwendung, welche man davon bei Mastdarmfissuren, Excoriationen, Intertrigo und wunden Brustwarzen gemacht hat, beruht die Hauptwirkung auf der an der Oberfläche gebildeten schützenden Decke.

Besondere Bedeutung hat Gerbsäure als Antidot bei Vergiftungen mit Alkaloiden und alkaloidhaltigen Substanzen. Sie ist, in Substanz oder concentrirten Lösungen gereicht, das zuverlässigste Antidot bei Intoxication mit Opium, Schierling, Brechnuss, Tabak, Pilzen, Belladonna, Stechapfel, Bilsenkraut, Herbstzeitlose, Aconitum, Digitalin und Digitalis.

Gerbsäure ist den früher mehr gebräuchlichen Abkochungen gerbstoffhaltiger Rinden entschieden vorzuziehen, da nur conc. Gerbsäurelösungen vollständige Fällung der Gifte bedingen. Da die durch Tannin gebildeten Tannate nicht vollständig unlöslich sind und in die noch weit löslicheren Gallussalze übergehen, ist gleichzeitige Darreichung eines Brechmittels geboten. Bei Vergiftung mit Metallsalzen ist Gerbsäure auch vermöge Bildung schwer löslicher Tannate brauchbar, hat aber dem Eiweiss gegenüber nur untergeordneten Werth. Der Gebrauch von Tannin gegen Hyperemese durch Brechweinstein und Ipecacuanha beruht ebenfalls auf der chemischen Affinität.

Entfernte Wirkung ist der Gerbsäure nicht abzusprechen. Zahlreiche Erfahrungen verbürgen Heilwirkung bei Blutungen entfernter Organe und bei Hypersecretion der verschiedensten Schleimhäute und der Schweissdrüsen.

Sie bewährt sich sowohl bei Metrorrhagie und übermässiger Menstruation als bei Blutspeien und selbst bei Hämorrhagieen der Bluter (Hämophilie). In Bezug auf Hypersecretionen liegen namentlich Beweise für günstige Wirkung bei chronischen Lungen- und Luftröhrenkatarrhen vor, wo übrigens Inhalationen verstäubter Lösungen sicherer wirken, und in der Beseitigung solcher, sowie der bestehenden Diarrhöen und mitunter der profusen Nachtschweisse bei Phthisikern beruhen offenbar die günstigen Wirkungen, welche man dem Mittel bei Phthisis nachgerühmt hat. Sehr empfohlen wird Tannin bei Albuminurie, die sich oft schon nach wenigen Dosen bedeutend verringert. Da die Abscheidung des Tannins und seiner Umwandlungsproducte vorzugsweise durch die Nieren geschieht, ist günstige Wirkung des Tannins bei Krankheiten dieser Organe in keiner Weise auffallend, und ebenso leicht erklärt es sich, weshalb analoge Affectionen der Ureteren und Blase oft in auffallend günstiger Weise durch inneren Gebrauch von Tannin beeinflusst werden. Die Anwendung zur Beschränkung von Secretionen hat auch zum Gebrauche gegen Keuchhusten geführt.

Tannin dient äusserlich entweder in Substanz oder in Lösung in Wasser oder Glycerin, ferner in Salben oder in besonderen Formen. In Substanz applicirt man Tannin als Hämostaticum auf weichen Schwämmen, auch als Schnupfpulver (bei Epistaxis und hartnäckiger Coryza). Lösungen wendet man entweder concentrirter (1 : 3—8—10) zu Fomentationen bei Geschwüren, zu Collyrien bei blennorrhoischer Augenentzündung, zum Bepinseln von Frostbeulen u. s. w. oder schwächer (1 : 20--100) zu Collyrien bei Bindehautkatarrhen, zu Klystieren und zu Injectionen an. Tanninsalben sind mit 5—10 Fett oder Unguentum Glycerini zu bereiten. Tanninstifte aus 4 Tannin, 1 Traganth und Mica panis q. s. dienen bei Schleimhautwucherungen im Collum uteri und Gonorrhoe. Tanninseife, Sapo Tannini (1 : 9 Seife), ist bei Intertrigo, schweissiger Haut und Prurigo pudendorum anwendbar. Collodium stypticum ist gesättigte Lösung von Tannin in Aether mit Zusatz von Schiessbaumwolle.

Innerlich giebt man Tannin zu 0,03—0,4 mehrmals täglich in Pulver (mit Pulv. aromaticus) oder Pillen. Wässrige Lösungen sind unzweckmässig, weil sie leicht in der Wärme schimmeln; haltbarer sind Lösungen in aromatischen Wässern oder Wein. Bei Verordnung sind Leim, Metallsalze und Alkaloide zu meiden.

Verordnungen:

1) ℞
Acidi tannici
Pulv. aromatici āā 2,0—3,0
M. f. pul. Div. in part. aeq. no. 10.
D. S. 3—4mal tägl. ein Pulver. (Bei Diarrhöe, Metrorrhagie u. s. w.)

2) ℞
Acidi tannici 1,0
Vini rubri 180,0
M. D. S. Zur Einspritzung. (Bei Tripper Ricord.)

3) ℞
Acidi tannici 5,0
Glycerini 50,0
M. D. S. Zum Bepinseln. (Bei Pernionen.)

Acidum gallicum, Gallussäure. Diese Säure bildet weisse oder gelbliche Nadeln und Prismen, welche keinen Geruch, aber adstringirenden, sauren Geschmack besitzen, sauer reagiren und sich leicht in kochendem Wasser und in Weingeist lösen. Leim- und Pflanzenbasen fällt Gallussäure nicht. Zur Erzielung entfernter Wirkungen verdient sie vor Gerbsäure den Vorzug, weil sie in bei weitem grösseren Mengen als Tannin gegeben werden kann, welches sich ja ohnehin im Organismus in dieselbe verwandelt. Ihre örtliche Wirkung ist unendlich geringer, weil die Affinität zum Eiweiss und zum leimgebenden Gewebe fehlt. Menschen können 4,0 und mehr ohne Störung nehmen. Wir sind somit offenbar im Stande, bei Blutungen entfernter Organe mehr Gallussäure an den Ort der Läsion zu bringen, als wenn wir Tannin anwenden. Sie ist vielfach erfolgreich bei Haemoptoë, Uterinblutungen und Haematurie. Albuminurie und Nachtschweissen, wo man sie zu 0,5—1,5 dreimal täglich benutzt.

Verbindungen der Gerbsäure mit Metallen. — Um die adstringirende Wirkung der Gerbsäure und der Metalloxyde zu vereinigen, hat man verschiedene Metalltannate, z. B. Bismutum tannicum bei Durchfällen und das durch relative Leichtlöslichkeit ausgezeichnete Zincum tannicum bei Augenkatarrhen und Tripper, in Gebrauch gezogen. Verbreiteter ist die Anwendung des gerbsauren Bleis in Form der officinellen **Bleitannatsalbe, Unguentum Plumbi tannici.** Diese Salbe dient ausschliesslich bei Decubitus und ersetzt das alte Unguentum Autenriethii contra decubitum. Sie wird durch extemporanes Mischen eines durch Verreiben von 1 Gerbsäure mit 2 Bleiessig hergestellten Breies mit 17 Schweineschmalz dargestellt.

***Gallae,** Gallae Halepenses s. Levanticae s. Turcicae; **Galläpfel.** — Die officinellen Galläpfel sind durch den Stich der Weibchen einer Gallwespe, Cynips Gallae tinctoriae Oliv., in die Blattknospen einer strauchartigen, immergrünen kleinasiatischen Eichenart, Quercus infectoria L. (Fam. Cupuliferae), producirte Auswüchse, die sich vor analogen Gebilden europäischer Eichen durch sehr hohen Tanningehalt (60—70%) auszeichnen. Es sind etwa kirschengrosse (höchstens 25 mm. im Durchmesser), kuglige oder birnförmige, am oberen Theile warzig stachlige, dunkel- oder blassgrünlich graue Gebilde, in denen die Larven der genannten Gallwespe sich entwickeln. Der Form und dem Ursprunge nach von den Eichengalläpfeln sehr verschieden sind die chinesischen oder japanischen Galläpfel, deren Gerbsäuregehalt dem der besten türkischen mindestens gleichkommt und ihn selbst noch übertrifft (bis 77 %). Es sind hohle Blasen von höchst unregelmässiger Form, das Product von Blattläusen, Aphis Chinensis, welche an den Blattstielen von Rhus semialata Murr. und Rhus Japonica Sieb. blasige Auftreibungen bedingen. Die Galläpfel können in Pulverform und in Abkochung (1 : 5—10 Colatur) äusserlich und innerlich in allen Fällen, wo Tannin indicirt ist, auch bei Intoxicationen mit Brechweinstein und Alkaloiden gebraucht werden. Eine mit 5 Spiritus dilutus bereitete gelbbraune Tinctur, ***Tinctura Gallarum, Galläpfeltinctur,** wird intern zu 15—40 Tropfen bei Diarrhöen und selbst bei Vergiftungen, wo Tannin indicirt ist, äusserlich zu Einreibungen bei Pernionen, auch zu Injection bei Blennorrhöen benutzt.

***Cortex Quercus; Eichenrinde.** — Die von jungen Aesten und Stämmen der beiden, die europäischen Eichenwaldungen bildenden, Eichbäume, Quercus pedunculata Ehrh. und Quercus sessiliflora Sm. (Qu. Robur L.), im Frühling gesammelte Rinde, welche 4—20 % Eichengerbsäure enthält, dient als billiges Surrogat des Tannins zu adstringirenden Abkochungen (1 : 5—6) gegen Fussschweisse, Pernionen und Blennorrhöen (Nachtripper, Fluor albus, Angina). In einzelnen Gegenden ist Eichenrinde Volksmittel gegen Brüche, besonders Nabelbrüche der Kinder, indem man ein kleines Kissen mit Eichenrindenpulver füllt, dies in Rothwein taucht und auf der Haut mittelst Heftpflaster befestigt. In Pulverform applicirte man Eichenrinde früher auch bei Pustula maligna und Erysipelas.

In ähnlicher Weise wie Eichenrinde lässt sich auch Gerberlohe benutzen, die neuerdings quacksalberisch zu Bädern als Schwindsuchts- und Universalmittel angepriesen wird. Die Dämpfe ihres Absuds betrachtet man als besonderes Tonicum für die Bronchialschleimhaut.

***Folia Uvae ursi,** Folia Arctostaphyli, Herba Uvae ursi; **Bärentraubenblätter.** — Zu den durch Gehalt an adstringirenden Principien wirksamen Pflanzentheilen gehören auch die bei katarrhalischen Affectionen der Harnblase und pathologischen Zuständen der Harnorgane überhaupt wegen ihrer vorzüglichen beschränkenden Wirkung auf Schleimbildung und Eiterung viel gebrauchten, lederartigen, oben dunkelgrünen, netzförmig geaderten Blätter der auf den nordeuropäischen Haiden sehr verbreiteten Ericacee Arctostaphylos uva ursi Spreng. (Arbutus uva ursi L., Arctostaphylos officinalis Wimmer), der sog. Bärentraube, welche neben etwas eisengrünendem Gerbstoffe namentlich Gallussäure enthalten. Man hat denselben indess neben der adstringirenden Wirkung noch eine antiseptische Action zugeschrieben, weil sie ein krystallinisches Glykosid Arbutin enthalten, welches in Berührung mit Emulsin oder beim Kochen mit verdünnten Säuren in Zucker, Hydrochinon und Methylhydrochinon zerfällt und im Organismus (zum Theil schon im Magen) die nämliche Spaltung erleidet, worauf Hydrochinon und Methylhydrochinon sich mit Schwefelsäure paaren und in dieser Verbindung in den Harn übergehen. Ob die dunkelbraune oder olivengrüne und beim längeren Stehen in Schwarz übergehende Färbung, welche der Harn nach Abkochungen der Bärentraubenblätter annimmt, im Zusammenhange mit den Spaltungsproducten des Arbutins und deren Oxydation zu Chinon oder mit der Gerbsäure steht, bleibt zweifelhaft. Ausser Arbutin enthalten die Bärentraubenblätter noch Methylarbutin und ein als Ericolin bezeichnetes Glykosid, dessen Spaltungsproduct Ericinol einem Urson genannten, in kleinen Mengen angeblich diuretisch wirkenden Körper isomer oder polymer ist. Man verordnet die Blätter in Abkochung (1 : 5—10), die auch äusserlich zu Injectionen in die Blase dient. Therapeutische Versuche mit Arbutin zu 1,0 pro dosi und 4,0 pro die und selbst mit grösseren Dosen gaben bei Blasenkatarrh unbefriedigende Resultate.

Rhizoma s. Radix Tormentillae; Tormentillwurzel, Ruhrwurzel, Blutwurzel. — Der Wurzelstock der an grasigen Waldstellen in ganz Europa verbreiteten krautartigen Rosacee (Dryadee) Potentilla Tormentilla Scop. (Tormentilla erecta L.) verdankt seine intensiv adstringirende Wirkung einer eigenthümlichen Gerbsäure, der Tormentillgerbsäure. Die Tormentillwurzel hat in der Ruhr und in ruhrartigen Durchfällen Ruf und wurde früher als Deutsche Ratanha bezeichnet. Man verordnet sie in Abkochung (5,0—20,0 auf 100,0 Colatur).

***Radix Ratanhiae** s. Ratanha, Radix Krameriae; **Ratanhawurzel.** — Ein früher sehr beliebtes adstringirendes Mittel ist die Wurzel von Krameria triandra Ruiz et Pavon, einem ausschliesslich in Peru wachsenden Strauche aus der Familie der Polygaleen. Die peruanische oder Payta Ratanha zeichnet sich vor verschiedenen, an ihrer Stelle nach Europa eingeführten Ratanhaarten durch Reichthum an einer bis 45 % in derselben, und zwar ausschliesslich in der Wurzelrinde, vorhandenen Gerbsäure, der Ratanhagerbsäure, aus, deren wässrige Lösung durch Eisenchlorid dunkelgrün gefärbt und später gefällt, durch Leimlösung fleischfarben, durch Brechweinstein nicht gefällt wird. Die ursprünglich besonders bei Ruhr benutzte Ratanhawurzel passt in allen Fällen, wo Tannin innerlich oder äusserlich indicirt ist, nur nicht bei Brechweinsteinvergiftung, da sie in wässriger Abkochung Brechweinstein nicht fällt. Man benutzt sie vorzüglich bei passiven Haemorrhagien (Metrorrhagie post partum, Menorrhagie, Haemoptysis, Haematemesis, Darm- und Nierenblutungen), auch zur Verhütung von habituellem Abortus, bei atonischer Dyspepsie und als Tonicum überhaupt. Beliebt war Ratanha vorzugsweise als Topicum bei Fissura ani (Bretonneau) und bei wunden Brustwarzen: auch bei Ozaena, Furunkeln und allen möglichen Katarrhen und Blennorrhöen der verschiedensten Schleimhäute.

Innerlich verordnet man sie zu 0,5—1,5 in Pulver, häufiger im Decoct (1 : 10—20 Col.), äusserlich in denselben Formen. Eine Ratanhatinctur, ***Tinctura Ratanhae** (1 : 5 Spir. dil.), wird innerlich zu 20—30 Tropfen mehrmale täglich verordnet und dient äusserlich unverdünnt zur Bepinselung des Zahnfleisches bei Scorbut, oder als Zusatz (1 : 25—50) bei Mund- und Gurgelwässern. In einzelnen Ländern ist auch noch ein trocknes, wässriges Extract, *Extractum Ratanhae (nicht zu verwechseln mit dem keine Ratanhagerbsäure, aber Tyrosin enthaltenden sog. amerikanischen Ratanhaextract!), gebräuchlich und dient in Lösung zu Klystieren (5,0—10,0 auf das Klystier), zu Injectionen, Pinselsäften, Gurgelwässern (1 : 10—25), auch zu Zahnlatwergen und Zahnpillen.

***Catechu,** Terra Japonica, Catechu pallidum; **Katechu,** Gambier. Gambier Catechu, Gutta Gambier.

Unter dem Namen Kate-chu (Baumsaft) werden seit dem 17. Jahrhundert verschiedene, durch braune Farbe und adstringirende Wirkung ausgezeichnete, trockne Extracte aus Theilen verschiedener ostasiatischer Bäume oder Sträucher in Europa eingeführt. Man benutzt gegenwärtig nur das aus den Blättern und jungen Trieben eines im Gebiete der Strasse von Malacca, auch auf Ceylon wildwachsenden und cultivirten Schlingstrauches aus der Familie der Rubiaceen, Uncaria Gambir Roxb. s. Nauclea Gambir Hunter, gewonnene Gambirkatechu, neben welchem noch ein ähnliches Product aus der die sog. Betelnüsse liefernden Palmenart Areca Catechu, das sog. Palmencatechu (Colombocatechu, Cassu), und das aus dem braunen Kernholze von Acacia Catechu Willd. gewonnene schwarze oder Pegu-Catechu (Mimosenkatechu), gewöhnlich Cutsch genannt, sich im Handel befinden.

Im Catechu finden sich eine eigenthümliche eisengrünende Gerbsäure, die Catechugerbsäure, und ein als Catechusäure bezeichneter Stoff, welcher sich zur Catechugerbsäure ähnlich wie Gallusäure zur Galläpfelgerbsäure verhält. In einzelnen Gegenden steht Catechu in hohem Ansehen bei chronischen Pharynkatarrhen und Heiserkeit und bei Anginen überhaupt, weshalb auch manche andere braun aussehende Hustenmittel die Bezeichnung Cachou (Catechu) erhalten haben.

Meist dient es als Adjuvans anderer Adstringentien, z. B. blutstillender Pulver. Eine mit 5 Th. Spiritus dilutus bereitete Tinctur, ***Tinctura Catechu, Katechutinctur,** dient örtlich zur Bepinselung scorbutischen Zahnfleisches oder wunder Brustwarzen und als Zusatz zu Mund- und Gurgelwässern, Verbandwässern und Injectionen, innerlich zu 0,1—0,3 bei Diarrhöe, Nachtschweissen und Blennorrhöen.

Kino. Der aus Einschnitten in der Rinde eines auf den ostindischen Gebirgen wachsenden Baumes aus der Familie der Leguminosen, Pterocarpus Marsupium Roxb., ausfliessende erhärtete Saft bildet kleine, dunkelschwarzrothe, an den röthlichen Rändern durchscheinende, eckige Stücken, welche in rothbraune Splitter zerspringen. Man gebraucht die Droge in England als mildes Adstringens bei Durchfällen und äusserlich als blutstillendes Mittel. Dosis und Gebrauchsweise entsprechen der des Catechu. Eine daraus dargestellte dunkelrothbraune Tinctur, Tinctura Kino, dient besonders zu Zahntincturen und sonst wie Tinct. Ratanhiae.

*Lignum Haematoxyli s. Campechianum, Haematoxylon; Blauholz, Campecheholz. Das aussen blauschwarze, innen dunkelbraunrothe Holz von Haematoxylon campechianum L., einer ursprünglich mexicanischen Caesalpiniee, enthält Gerbsäure und ein eigenthümliches Chromogen, das Haematoxylin, welches Leim coagulirt. Mit Wasser giebt Campecheholz ein blutrothes Decoct, und nach dem Einnehmen nimmt auch der Urin diese Farbe an, welche bei längerem Gebrauche selbst an den Knochen wahrnehmbar wird. Vermöge seines Gerbsäuregehaltes ist das Campecheholz bei chronischen Diarrhöen angewendet, wo es selbst bei längerem Gebrauche den Magen wenig belästigt, weshalb es sich auch für die Kinderpraxis eignet. Man verordnet es in Abkochung (1 : 10—20 Colatur) oder in Form eines trocknen, wässrigen Extracts, Extractum Ligni Campechiani, zu 0,5—1,5 mehrmals täglich in Pulver, Pillen oder Lösung (mit Rothwein).

Fructus Bael s. Belae. Die in Ostindien als Volksmittel bei Dysenterie in Ansehen stehende halbreife, getrocknete, gerbstoffhaltige und zugleich schleimige Frucht von Aegle Marmelos DC. (Fam. Aurantiaceae) dient in Form eines daraus bereiteten Extracts, Extractum Belae liquidum, zu 4,0 bis 10,0 pro die entweder für sich oder in Lösung bei chronischen Durchfällen.

Fructus s. Baccae Myrtilli; Heidelbeeren. Aehnliche Verwendung finden die als Genussmittel wohlbekannten, erbsengrossen, kugeligen, schwarzblaubereiften, mit rothblauem Safte angefüllten, vielsamigen Beeren von Vaccinium Myrtillus L. (Fam. Vaccinieae). Getrocknet schrumpfen sie runzlig zusammen und schmecken dann in Folge ihres Gerbsäuregehaltes etwas herbe, während in frischem Zustande süss-säuerlicher, durch Gehalt an Zucker und Säuren (Apfelsäure, Citronensäure) bedingter Geschmack vorwaltet. Sie sind bewährtes Volksmittel gegen Diarrhöe und Ruhr. Noch mehr Gerbsäure enthalten die scharlachrothen Früchte von Vaccinium vitis Idaea, die sog. Preisselbeeren oder Kronsbeeren.

Sonstige vegetabilische Adstringentien. Eine grosse Anzahl gerbstoffhaltiger Drogen ist jetzt obsolet oder hat nur noch locale Bedeutung. In früherer Zeit ersetzten die als Myrobalanen bezeichneten Früchte verschiedener orientalischer Terminalia-Arten die Mehrzahl der jetzt gebräuchlichen tanninhaltigen Mittel. In Nordamerika stehen Decocte der Wurzeln von Rubus villosus L. und Geranium maculatum in grossem Ansehen gegen Diarrhöen. Von dort her sind auch neuerdings unter dem Namen Hamamelis die Blätter und Rinde der Hamamelidee Hamamelis virginica L. (Witch hazel), die man in ihrer Heimat in Form von Extracten äusserlich und innerlich als Adstringens und Stypticum, besonders bei Hämorrhoiden benutzt, in Europa eingeführt. Ein wässrig spirituöser Auszug führt den Namen Hazeline. Mehrere südamerikanische Adstringentien, wie die unter mehrfachem Namen (Cortex adstringens Brasiliensis, Cort. Barbatimao, Cortex Inga) gepriesene Rinde verschiedener Mimoseen und das als Monesia bezeichnete Extract der als Cortex Monesiae (Buranhem, Guaranhem) bezeichneten Rinde von Chrysophyllum glycyphlaeum sind nach kurzer Anwendung wieder aufgegeben. An diese vorwaltend bei Durchfällen benutzten Stoffe schliessen sich auch die bolivianische Coto- und Paracotorinde, zwei offenbar von Lauraceen stammende Rinden an, aus denen man zwei bei Darmkatarrhen ausserordentlich günstig wirkende Substanzen, Cotoïn und Paracotoïn, dargestellt hat. Diese beiden indifferenten. krystallinischen Stoffe lösen sich schwer in kaltem, leichter in heissem Wasser, leicht in Alkohol, Aether und Chloroform und wirken in Dosen von 1,0 auf Kaninchen nicht toxisch. Das Cotoïn, von dem sich das jetzt allein in Folge des Verschwindens der Cotorinde aus dem Handel zu benutzende Paracotoïn nur durch schwächere physiologische und therapeutische Wirkung unterscheidet, verzögert in sehr kleinen Mengen Pankreasfäulniss und Milchsäuregährung, ohne die peptische und diastatische Verdauung zu stören. Cotoïn und Paracotoïn sind keine eigentliche Adstringentia, bedingen vielmehr geradezu active Erweiterung der Gefässe der Darmschleimhaut. Sie gehen in den Harn über. Zahlreiche Beobachtungen verschiedener Aerzte stellen die ausgezeichnete antidiarrhoische Wirksamkeit beider Mittel, die sowohl bei Erwachsenen (bei subacutem Darmkatarrh und phthisischen Durchfällen) als namentlich bei Säuglingen nach sehr kleinen Gaben und ohne irgend welche Nebenerscheinungen resultirt, ausser Zweifel. Man giebt Paracotoïn bei Darmkatarrh Erwachsenen zu 0,1—0,5 1—3mal täglich. Die Cotorinde (zu 0,5 4mal täglich) wird weniger gut ertragen; dasselbe gilt von einer daraus bereiteten Tinctur, Tinctura Coto, die zu 10 Tr. zweistündlich gegeben werden kann; vielleicht wirkt das in der Rinde enthaltene ätherische Oel auf den Magen irritirend.

VII. Classe. Erethistica (Irritantia), Reizende Arzneimittel.

Man bezeichnet als Erethistica alle Stoffe, die man zur Hervorrufung eines starken Reizes an der Applicationsstelle benutzt, um dadurch entweder auf gewisse locale Krankheiten verändernd zu wirken oder um reflectorisch Veränderungen der Circulation und Blutvertheilung oder Bewegungen gewisser Art oder Steigerung gewisser Secretionen zu veranlassen. Es handelt sich um die mit dem Namen Acria oder scharfe Mittel belegten Substanzen, zu denen übrigens die ältere Medicin auch die Aetzmittel zu rechnen pflegte. Beide Classen lehnen sich eng an einander an, insofern einzelne den Aetzmitteln zugezählte flüchtige Säuren und Basen (Salzsäure, Ammoniak) in gewissen Verdünnungen die den Acria im engeren Sinne zukommende Wirkung zeigen und wie diese an den Applicationsstellen Hyperämie und Entzündung in höherem oder geringerem Grade erzeugen. Andererseits führen grosse oder wiederholt an demselben Orte applicirte kleine Mengen gewisser Erethistica (Brechweinstein, Cardol) zu theilweisem oder vollständigem Absterben der Applicationsstelle.

Die Mehrzahl der scharfen Stoffe sind organische Verbindungen und gehören dem Pflanzenreiche an. Unsere Kenntniss von den Beziehungen der Constitution zu ihrer Wirkung sind nur lückenhaft, doch sind einzelne grössere Abtheilungen von Pflanzenstoffen besonders durch scharfe Wirkungen ausgezeichnet. Von besonderem Interesse ist das Factum, dass viele Acria Anhydride gewisser Säuren sind, denen selbst eine gewisse Schärfe zukommt oder nicht (so Cantharidin, die activen Stoffe von Euphorbium und Daphne, Podophyllum, Elaterium, Jalape), und dass andere, in ihren äusseren Eigenschaften ziemlich verschiedene Acria (z. B. die Fettsäuren verschiedener abführender Oele, Cardol und verwandte Körper in Capsicum) und verschiedene scharfe Säuren bei trockener Destillation und Behandlung mit Salpetersäure Heptylverbindungen (Oenanthaldehyd, $C_7 H_{14} O$, und Oenanthylsäure, $C_7 H_{14} O_2$) liefern. In verschiedenen Pfefferarten finden sich scharfe Alkaloide, welche im Molecül Piperidin, $C_5 H_{11} N$, enthalten; doch sind keineswegs alle Piperidinderivate scharf. Viele scharfe Stoffe sind Harze, von denen manche Anhydride enthalten. Durchgängig irritirend wirkt die als Terpene bezeichnete Abtheilung der ätherischen Oele, $C_{10} H_{16}$, doch sind auch manche sauerstoffhaltige ätherische Oele Acria.

Das Zustandekommen der örtlichen Reizungserscheinungen ist bei den meisten Acria Folge chemischer Einwirkung auf die Albuminate des Körpers. Man weiss, dass durch Terpenthinöl u. a. ätherische Oele und selbst durch die nur geringe Mengen ätherischer Oele enthaltenden destillirten Wässer Eieralbumin coagulirt wird. Senföl, Cardol und einige andere Stoffe heben die Gerinnbarkeit des Eiweisses beim Kochen und die Coagulabilität der Milch auf. Manche Medicamente üben übrigens auch auf mechanische Weise einen zu Hyperämie und Entzündung führenden Reiz aus (z. B. pulverförmige Substanzen auf der Conjunctiva, Brennnesselhaare auf der Haut).

Die Wirkung der Acria zeigt sich keineswegs auf allen Applicationsstellen. Einzelne Stoffe wirken nur auf der äusseren Haut, andere auf der Haut und auf Schleimhäuten zugleich, andere nur auf bestimmten Schleimhäute. Hierdurch und durch die verschiedenen auf reflectorischem Wege erzeugten Functionsänderungen zerfällt die Classe der Erethistica in verschiedene getrennt zu besprechende Ordnungen.

Viele Erethistica können auch resorbirt werden und an entfernten Theilen Entzündungen erregen oder bereits bestehende steigern. Namentlich macht sich diese Wirkung bei der Ausscheidung, z. B. in den Harnwerkzeugen, geltend. Man hat diese entfernte Wirkung auch zu Heilzwecken verwerthet, um an kranken Stellen gesteigerte Blutzufuhr und Durchtränkung mit Serum hervorzurufen und durch bessere Ernährung oder Steigerung der Resorption die kranke Partie zur Norm zurückzuführen und selbst kleine Neubildungen zum Schwinden zu bringen oder eine chronische Entzündung in eine acute umzuwandeln.

1. Ordnung. Dermerethistica, Hautreizende Mittel.

Die überwiegende Mehrzahl der Dermerethistica bilden die Zugmittel, Epispastica, die man häufig in hautröthende Mittel, Rubefacientia, und blasenziehende Mittel, Vesicantia oder Vesicatoria, scheidet. Alle diese Mittel bedingen bei epidermatischer Application die dem Processe der Entzündung zugehörigen Veränderungen. Hier kommt es bei sehr kurzer Einwirkung zu keiner nennenswerthen Veränderung der Farbe und Temperatur und nur zu vorübergehendem subjectiven Wärmegefühle oder Prickeln; bei mässig langer Einwirkung zu beträchtlicher Ueberfüllung der oberflächlichen Capillargefässe mit Blut und dadurch bedingter Röthung der Applicationsstelle, verbunden mit Brennen und Schmerz; bei protrahirter Application zu wirklicher Ausschwitzung klarer, gelblicher, spärliche Formelemente einschliessender, später durch Zunahme der weissen Blutkörperchen trübwerdender Flüssigkeit, die sich anfangs auf kleine Stellen beschränkt, allmählig aber so massenhaft wird, dass die Epidermis in Form einer grösseren Blase in die Höhe gehoben wird. Je dünner die Oberhaut ist und je nerven- und gefässreicher die darunter liegenden Partien sind, um so intensiver ist die Wirkung, und um so rascher ist der Uebergang von der Hautröthung zur Blasenbildung. Die Flüssigkeit der Blase wird, wenn sie geringe Mengen beträgt, entweder resorbirt oder entleert sich, worauf die emporgehobene Oberhaut eintrocknet und sich abstösst. Wird die Einwirkung der scharfen Stoffe auf die von der Oberhaut entblösste Stelle fortgesetzt, so kommt es zur Eiterung.

Man hat die zur Hervorrufung der Eiterung dienenden Hautreizmittel als Suppurantia bezeichnet; doch ist die auf offenen Wundflächen während ihrer Application hervorgebrachte Eiterung zum Theil von Eiterkokken bedingt. Dass es übrigens wirkliche Suppurantia giebt, beweist das Auftreten von Eiterung nach Subcutaninjection aseptischer Lösungen einzelner Substanzen, namentlich Digitalin.

Manche den Epispastica nahe stehenden Stoffe (Crotonöl, Brechweinstein, Emetin), sog. Pustulantia, veranlassen statt Erythem oder Blasenbildung Entzündung der Hautdrüsen und daraus resultirende Bildung von Bläschen, Pocken oder Pusteln. Bei einzelnen steht diese Wirkung mit einer Veränderung des Medicaments durch das saure Secret der Schweiss- und Talgdrüsen im Zusammenhange. Als Pruriginantia bezeichnet man Stoffe wie Veratrin und Delphinin, welche, in spirituöser Lösung oder in Salben auf die Haut eingerieben, keine Entzündung, wohl aber lebhaftes Gefühl von Wärme, Prickeln und Brennen erzeugen. Bei wiederholter Application kommt danach Hautausschlag vor.

Die hautreizenden Stoffe finden wenig Anwendung als directe Heilmittel bei krankhaften Affectionen der Haut oder zugänglicher Organe. Hier kommen meist nur die milderen in Gebrauch, die bei chronischen Exanthemen einen leichten Grad von Entzündung erregen, dem normale Beschaffenheit der Haut häufig nachfolgt. Man nennt diese Art der Einwirkung Substitution. Viel häufiger ist die gesunde Haut der Angriffspunkt, und der Zweck der Application Wirkung auf entfernte kranke Körpertheile. Es bilden die Epispastica einen der wesentlichsten Bestandtheile der ableitenden (derivatorischen, revulsiven) Heilmethode und spielen eine Hauptrolle bei der Bekämpfung der verschiedensten inneren Entzündungen und schmerzhaften Affectionen. Seltener applicirt man Epispastica auf Wundflächen, besonders seit der Glaube an die Schutzkraft gewisser künstlicher, durch Hautreizmittel in permanenter Eiterung erhaltener Geschwüre (Fontanellen) geschwunden ist.

Die wesentliche Wirkung der als Hautreiz verwendeten Epispastica ist nach Massgabe physiologischer Versuche eine reflectorische, indem die Erregungen der peripherischen Nervenendigungen zu den centralen Ganglien fortgepflanzt und von diesen nach den Nerven der Circulationsorgane übergeleitet werden. Auf schwache Reize folgt Contraction der Gefässe, Verstärkung der Energie und Frequenz der Herzcontractionen, Beschleunigung des Blutstromes und Erhöhung der Temperatur, auf starke Reize (nach einem kurzen Prodromalstadium der Gefässcontraction und Beschleunigung des Blutstromes) Erweiterung der Arterien, Verlangsamung des Blutstromes, Verminderung der Herzfrequenz und Abkühlung des Körpers, wobei die Veränderungen des Pulses und der Temperatur zum Theil den Reiz überdauern. Auch bei kranken und gesunden Menschen ist sphygmometrisch Herabsetzung der Frequenz und Stärke des Pulses und thermometrisch Abkühlung des Körpers, welcher fast stets Steigerung von verschieden langer Dauer vorangeht, nachzuweisen. Es kann keinem Zweifel unterliegen, dass eine Veränderung der Gefässwandspannung und Herzaction von wesentlichem Einflusse auf den Verlauf von Entzündungen sein kann, dass aber nicht allein innere Hyperämie, sondern auch Anämie innerer Organe durch Hautreize beseitigt werden können. Es erklärt sich dadurch auch die günstige Wirkung bei acuter oder subacuter Depression der Hirnthätigkeit (Coma, Sopor), da diese meist von Veränderung der Blutmenge, und zwar bald von Hyperämie, bald von Anämie, hervorgerufen wird. Indem die Reflexwirkung auf Gefässe und Herz sich auch mit einer solchen auf das Athmungscentrum verbindet, wodurch die Inspirationsbewegungen angeregt werden, finden auch die günstigen Wirkungen bei Störungen in der Blutvertheilung der Lungen, wie sie bei asphyktischen Zuständen vorkommen, in der Reflexwirkung ihre Erklärung. Die reflectorische Anregung der Inspiration führt auch zu Stoffwechseländerungen in Folge vermehrten Sauerstoffverbrauches, der sich durch Steigerung der Kohlensäure- und Harnstoffausscheidung zu erkennen giebt. Man ist versucht, die günstigen Effecte der Vesicantien bei pleuritischen Exsudaten und analogen febrilen Affectionen auf ihren Einfluss auf Temperatur und Stoffwechsel zu beziehen, doch sind die Effecte auf Herz, Lunge und Oxydation bei febrilen Zuständen oder bei Vorhandensein verstärkten Herzimpulses und Blutdrucksteigerung weit weniger ausgesprochen als beim Gesunden. Schwierig bleibt die Erklärung der Wirkungen gegen neuralgische Schmerzen. Man recurrirt hier auf das physiologische Gesetz, dass beim Hinzutreten eines zweiten Reizes im Gehirn der erste weniger zur Geltung kommen kann, oder man nimmt an, dass der von der Revulsion erregte Schmerz in den von der primären Affection erregten Ganglienzellen eine dynamische Umstimmung erzeugt, welche das Gleichgewicht wieder herstellt. Man beobachtet übrigens auch bei normalem Verhalten des Körpers geringe Abnahme der Sensibilität sowohl an der Stelle der Application von Hautreizen als auch in deren Umgebung und selbst an entfernten Stellen. Neben der reflectorischen, von einer local bewirkten Hyperämie völlig unabhängigen Wirkung der Hautreize kommt bei Vesicantien, besonders bei wiederholter Anwendung, auch die mit der Blutüberfüllung der entzündeten Hautpartie sich verbindende Depletion innerer Organe in Betracht. Wird bei Kaninchen die Haut des Rückens an einer Stelle längere Zeit (14 Tage) mit Collodium cantharidatum bestrichen, so finden sich die Blutgefässe an der unteren Fläche der verschorften Hautpartie stark gefüllt, ebenso in den oberflächlichen Muskeln, dagegen die tiefer liegenden Muskeln, die innere Fläche der Brustwand und die betreffende Lunge im Zustande bedeutender Anämie.

*Cantharides, Muscae Hispanicae; Spanische Fliegen, Pflasterkäfer, Canthariden.

Officinell ist das ganze Insect, Lytta vesicatoria Fabr., ein Käfer mit grünen, glänzenden Flügeldecken, Kopf- und Brustschild und von eigenthümlichem Geruche. Es enthält in allen seinen Weichtheilen einen nicht stickstoffhaltigen, zu den Anhydriden gehörigen Körper, das Cantharidin, als wirksamen Bestandtheil.

Die deutsche und lateinische Bezeichnung des Thieres sind inexact. Die Spanischen Fliegen sind keine Dipteren, zu denen die Fliegen gehören, sondern Koleopteren: auch kommen sie nicht bloss in Spanien, vielmehr in ganz Südeuropa und in heissen Sommern auch bei uns auf Eschen, Syringen und Ligustern vor. Auch die Pflasterkäfer des Handels stammen nicht aus Spanien, sondern vorzüglich aus Russland, Ungarn und Sicilien. Der Name Cantharides ist historisch und zoologisch unrichtig; denn was man im Alterthume als Cantharis bezeichnete, ist nicht unsere Cantharide, sondern eine analog wirkende Mylabris, und die Käfergattung Cantharis schliesst die Spanische Fliege nicht ein. Lytta vesicatoria theilt ihre Wirkung mit einer grossen Anzahl verwandter Käfer aus den Gattungen Lytta, Mylabris, wozu die schwarzen, braungelb gezeichneten Chinesischen Canthariden gehören, und Meloë (darunter der früher in Form der sog. Preussischen Latwerge als Specificum gegen Hundswuth gebrauchte Maiwurm, Meloë Proscarabaeus L.), welche alle Cantharidin in keineswegs immer gleichen Mengen enthalten. Das Cantharidin, $C_5 H_6 O_2$, krystallisirt in farblosen, glänzenden Prismen, löst sich leicht in Chloroform, Benzin, Aether, fetten und ätherischen Oelen, schwierig in Spiritus und Wasser, selbst beim Erhitzen, und verflüchtigt sich schon bei niedriger Temperatur, z. B. mit Chloroformdämpfen. Es ist das Anhydrid der Cantharidinsäure, welche sich mit verschiedenen Metallen zu löslichen und blasenziehenden Salzen verbindet. Stärkere Säuren scheiden aus diesen Cantharidin wieder ab. Neben freiem Cantharidin findet sich in den Canthariden auch cantharidinsaures Magnesium. Der Gehalt der Canthariden an Cantharidin variirt zwischen 0,18—0,57 %. Am reichsten daran ist das Abdomen, doch ist dasselbe in allen Theilen, auch in Beinen und Flügeldecken vorhanden.

Auf die äussere Haut applicirt erzeugen Cantharidin und Alkalisalze der Cantharidinsäure Entzündung, die sich anfangs durch Röthung, später durch Bildung einer aus kleinen Bläschen confluirenden Blase documentirt. Da die Wirkung langsam eintritt und mit wenig Schmerzen verbunden ist, sind cantharidinhaltige Präparate zur Erzeugung von Blasen besonders geeignet.

Bei dem gewöhnlichsten Cantharidenpräparate, dem Emplastrum Cantharidum ordinarium, welches die Käfer fein pulverisirt enthält, vergehen 7—10 Stunden, ehe eine dem Umfange des Blasenpflasters entsprechende Blase gebildet ist; Hautröthung wird nach $1^1/_2$—2 Stunden beobachtet. Individualität und relative Dicke der Haut an der Applicationsstelle sind nicht ohne Einfluss auf die Zeit. Cantharidin wirkt viel früher, bei Application von nur $^1/_2$ Mgm. auf zarten Hautstellen, z. B. an den Lippenrändern schon in $^1/_4$ Stunde. Selbst $^1/_7$—$^1/_8$ Mgm. Cantharidin wirkt blasenziehend. Alkoholische und ätherische Lösungen wirken ebenfalls rasch, und unter Beihülfe von Lösungsmitteln für Cantharidin, z. B. Bestreichen mit Oel, wirkt auch das Pflaster weit rascher

blasenziehend. Das in der Blase enthaltene Serum ist gelblich, alkalisch und eiweisshaltig; in der Regel finden sich darin weisse Blutkörperchen. Bringt man das Serum auf eine andere Körperstelle, so entsteht mitunter in Folge des Cantharidingehaltes neue Vesication. Nach Platzen der Blase trocknet das Secret ein, und darunter bildet sich neue Epidermis. Wird das Blasenpflaster noch nach Beendigung der Blasenbildung liegen gelassen, so greift die Entzündung auf das Corium über, und es kommt zur Eiterung.

Die entzündungserregende Wirkung des Cantharidins macht sich auch auf Schleimhäuten und an allen Körpertheilen, welche Blutgefässe enthalten, geltend. Kauen unbedeutender Quantitäten Spanischer Fliegen verursacht Brennen im Munde, Schlunde und selbst im Magen, bisweilen auch Uebelkeit. Bei toxischen Dosen stellt sich, abgesehen von entfernten Erscheinungen, oft das ausgeprägte Bild einer Entzündung des Tractus im ganzen Verlaufe vom Munde bis zum Mastdarme, auf der Zunge und im Pharynx ein.

Das Cantharidin kann sowohl von der äusseren Haut als von Wund- und Geschwürsflächen, als besonders von der Schleimhaut des Tractus aus resorbirt werden und dann zu Veränderung der Function, vielleicht sogar der Structur entfernter Organe führen. Die dadurch bedingten Erscheinungen betreffen das Nervensystem, namentlich die Medulla oblongata (Respirationsstörungen und Convulsionen bei Vergiftung), und vorzugsweise Nieren und Harnwege, welche dadurch in intensiven Reizungs- und Entzündungszustand versetzt werden können, in Folge wovon es zum Auftreten von Eiweiss, Fibrincylindern und Blut im Urin, von Katarrh und selbst croupösen Ablagerungen auf der Blasenschleimhaut und Abgang von klumpigen fibrinösen Coagula und Pseudomembranen durch die Harnröhre, ferner von Strangurie und Dysurie, in seltenen Fällen auch zu schmerzhaften Erectionen und Priapismus, welche als Reflexerscheinungen aufzufassen sind, kommt. Derartige Reizung der Nieren und Harnwege entsteht nicht nur nach Verschlucken von Spanischen Fliegen und ihren Präparaten in toxischen Mengen, sondern kommt auch nach Application sehr grosser Blasenpflaster vor, besonders wenn diese bei Kindern oder in der Nähe der Lumbargegend stattfindet. Sehr häufig entsteht sie beim Verbande von Fontanellen mit Cantharidensalbe. Gleichzeitiger Gebrauch von Substanzen, welche besonderes Lösungsvermögen für Cantharidin besitzen, vermehrt die Aufsaugung und steigert die entfernte Wirkung, weshalb bei Vergiftungen Darreichung von Fetten und Emulsionen zur Linderung der örtlichen Phänomene durchaus verboten ist. Die Wirkung auf die Nieren ist Eliminationswirkung.

Die Ausscheidung des Cantharidins geschieht vorzugsweise durch die Nieren, nicht durch die Speicheldrüsen, wohl aber durch Leber und Darm, der auch nach subcutaner Einführung entzündet wird. Beim Menschen scheint die gesammte Cantharidinmenge in 18 Stunden eliminirt zu werden.

Für das Cantharidin sind verschiedene Immunitäten bestimmter Thierspecies (Igel, Huhn, Frosch) nachgewiesen. Reines Cantharidin kann schon zu 0,01 intensive Entzündung des gesammten Tractus und der Harnwerkzeuge bedingen.

Innerlich werden die Canthariden nur äusserst selten benutzt. Früher als Aphrodisiacum berühmt und noch jetzt im Orient Bestandtheil von Liebestränken, hat das Mittel bei uns seinen Ruf als solches im Laufe der Zeit verloren, dagegen einzelne Lobredner als Diureticum bei Pleuritis, selbstverständlich nur in Fällen, wo die Nieren völlig gesund sind, in neuerer Zeit gefunden. Die Anwendung gegen Wasserscheu und gegen Hautkrankheiten der schlimmsten Art (Lepra, Elephantiasis) sind Ueberbleibsel aus der Zeit des Glaubens an Specifica.

Als externes Mittel kommen Canthariden selten zur Beseitigung localer Affectionen der Haut (Psoriasis, Erysipelas, Alopecie) oder bei torpiden Geschwüren behufs Erregung substitutiver Entzündung zur Anwendung. Ihre Hauptbedeutung besitzen sie als ein zur Production von Blasen zu derivatorischen Zwecken ausserordentlich geeignetes Material. Sie kommen in letzterer Hinsicht theils bei entzündlichen Affectionen tiefer liegender Organe, theils bei Schmerzen der verschiedensten Art, insbesondere auch Neuralgien (hier auch mitunter in Form der endermatischen Methode) oft mit dem grössten Nutzen in Anwendung.

Als Belebungsmittel bei Scheintod und Collapsus eignen sie sich wegen zu langsamer Wirkung nicht. Um länger dauernde Eiterung in derivatorischer Absicht zu erhalten, sind Canthariden nicht zu empfehlen, da Aufsaugung des Cantharidins leicht zu unangenehmer Reizung der Nieren und Harnwege führt. Von entzündlichen Affectionen, gegen welche man Canthariden verwendet, sind acute und chronische Inflammationen seröser Häute (Pleuritis, Pericarditis, Meningitis, Peritonitis) und unter diesen die der Pleuren, die hauptsächlichsten. Sie lindern im acuten Stadium dieser Krankheiten die Schmerzen und beschränken das Fieber und selbst die Exsudation, während sie im chronischen Stadium neben Beseitigung der Schmerzen auch die Aufsaugung des Exsudats befördern. Daneben leisten Blasenpflaster besonders bei rheumatischen Affectionen acuter und chronischer Art Günstiges. Beim acuten Gelenkrheumatismus waren vor Einführung der Salicylsäuretherapie sog. fliegende Vesicantien sehr gebräuchlich. Weitere analoge Anwendungen sind bei Pneumonie, zumal im kindlichen Lebensalter, wo man Blutentziehungen möglichst meidet, Spondylitis, Phlegmone, Phlebitis, Augenentzündungen, wo man Blasenpflaster hinter die Ohren applicirt, und chronischen Entzündungen der verschiedensten Schleimhäute. Bei Phthisis ist die wiederholte Application entschieden eine Quälerei, doch können kleine fliegende Vesicatorien intercurrente pleuritische Schmerzen beseitigen. Die in frischen Fällen von Ischias, Trigeminusneuralgie u. a. Neuralgien sehr wirksamen Vesicatore sind neuerdings durch die Subcutaninjection narkotischer Mittel und das Antipyrin ein wenig verdrängt. Bei Asthma verdient der Senfteig im Allgemeinen Vorzug. Grosse Vesicatore empfahl Traube neben Bleizucker bei acutem Lungenödem.

Contraindicirt sind die Blasenpflaster bei kachektischen Personen, wo die Wundflächen leicht schlechte Beschaffenheit annehmen und in langwierige Geschwüre übergehen. In Räumen überfüllter Hospitäler, wo Diphtheritis, Hospitalbrand, epidemische Rose herrschen, ist Application von Blasenpflastern selbstredend nicht gestattet. Grosse Vesicatore, z. B. über die ganze Brustfläche, sind im Allgemeinen und namentlich bei Kindern zu meiden.

Die Canthariden, für welche als maximale Einzelgabe 0,05, als Tagesgabe 0,15 festgesetzt ist, kommen fast ausschliesslich in Form der officinellen Präparate in Anwendung.

Präparate:

1. *Tinctura Cantharidum; Spanischfliegentinctur. 1 : 10 Spiritus; grünlich gelb, von brennendem Geschmacke. Innerlich zu 2—10 Tropfen (bis 0,5 pro dosi! bis 1,5 pro die!) in schleimigen Vehikeln; äusserlich zu reizenden Injectionen in Fistelgänge (mit 10—30 Flüssigkeit verdünnt), und reizenden Einreibungen und Salben, z. B. bei Pernionen, häufig als Mittel gegen Alopecie, mit anderen angeblich haarwuchsbefördernden Mitteln, wie Extr. Chinae, Decertum Bardanae.

2. Oleum cantharidatum, Spanischfliegenöl. Mit 10 Olivenöl im Dampfbade gemachter Auszug. Zur Bereitung des folgenden Präparates, sonst überflüssig.

3. Unguentum Cantharidum, Unguentum irritans, Ung. epispasticum; **Spanischfliegensalbe,** Reizsalbe, Zugsalbe, Käfersalbe. Gelbe Salbe aus 3 Spanischfliegenöl und 2 gelbem Wachs. Selten zur Einreibung in die unverletzte Haut, früher oft zum Offenhalten von Wunden und Geschwüren dienend, wo sie, weil leicht zu Albuminurie führend, zweckmässiger mit Ung. Mezerei vertauscht wird.

4. Collodium cantharidatum, Collodium cantharidale s. vesicans; **Cantharidencollodium,** blasenziehendes Collodium. Mischung eines ätherischen Auszugs mit Collodium; olivengrün, syrupdick, klar und neutral. Wegen Leichtigkeit der Application und Sicherheit der Wirkung, zumal an Stellen, wo Pflaster leicht abfallen, und bei unruhigen Personen sehr empfehlenswerth. Durch genaue Signatur ist vor Verwechslung mit innerlich zu nehmenden ätherischen Tropfenmixturen zu schützen!

5. *Emplastrum Cantharidum ordinarium, Emplastrum vesicatorium s. vesicans ordinarium: **Spanischfliegenpflaster,** Blasenpflaster. Aus Canthariden, Olivenöl, gelbem Wachs und Terpenthin (in Oesterreich mit Zusatz von Perubalsam) bereitet; enthält in Deutschland $^1/_4$, in Oesterreich $^1/_3$ Canthariden, ist weich, fettig anzufühlen und mit grünen Punkten durchsetzt. Es ist das zur Ableitung am häufigsten benutzte Pflaster, hat aber den Nachtheil, dass es der Haut nicht fest anhaftet. Es ist deshalb zweckmässig, es mit einem Rande von Heftpflaster zu versehen oder mit Streifen von Emplastrum adhaesivum zu befestigen. Das Pflaster bedingt in 7—12 Stunden die Bildung einer Blase, Röthung der Applicationsstelle schon in $1^1/_2$—2 Stunden. Zur Beschleunigung der Wirkung dient Bestreichen mit Oel; zur Abschwächung kann Seidenflor zwischen Haut und Pflaster gelegt werden oder das letztere mit einem anderen gut klebenden, nicht reizenden Pflaster verbunden werden. Handelt es sich um rasche Erzielung einer Blase, so kann man vor Anwendung des Pflasters zunächst einen Senfteig oder Senfspiritus appliciren. Ist die Blase gebildet, so kann man sie entweder direct heilen lassen oder die Wundfläche zur Suppuration bringen. Ist ersteres die Absicht, so entleert man das Serum und verbindet mit Watte; soll die Stelle eitern, so schneidet man die emporgehobene Epidermis weg und verbindet mit einer reizenden Salbe. Erytheme in der Umgebung des Vesicators, welche nicht selten entstehen, schwinden am besten unter Anwendung von Bleiwasser. Die Application geschieht in der Regel in der Nähe des leidenden Theiles. Besonders ist dies der Fall bei Anlegung der sog. fliegenden Vesicantien, d. h. wiederholter Application von Blasenpflastern meist nicht bis zur perfecten Ausbildung einer Blase mit Wechsel der Stelle. Man gebraucht dazu z. B. bei Ischias schmale Streifen, mit denen man dem Verlaufe des Nervus ischiadicus folgt.

Zusatz von Campher oder Opium zum Pflaster, um Strangurie zu verhindern, erfüllt diesen Zweck nicht.

6. ***Emplastrum Cantharidum perpetuum,** Empl. vesicatorium perpetuum, *Empl. Janini s. Jaegeri; Empl. epispasticum, Empl. Euphorbii; **Zugpflaster.** In Deutschland aus 4 Canthariden, 1 Euphorbium, 14 Colophonium, 10 gelbem Wachs und 4 Talg bereitetes, grünlich schwarzes Pflaster, das 1/10 Spanische Fliegen enthält. Das in Oesterreich officinelle Pflaster aus Terpenthin und Mastix ää 30, Canthariden 10 und Euphorbium 5 ist zwar stärker, aber weniger gut klebend und dem ursprünglichen Zwecke des Pflasters, nur äusserst langsam Blasen zu ziehen, entsprechender. Zu fliegenden Vesicatorien eignet es sich gut, auch vorzugsweise zum Legen hinter die Ohren bei rheumatischem Zahnschmerz oder Augenentzündungen.

Neben den Spanischfliegenpflastern sind noch, namentlich beim Volke, Formen gebräuchlich, die sich als Zugtaffete charakterisiren. Ein Taffet dieser Art war früher als Emplastrum Mezerei cantharidatum (Pannus vesicatorius) officinell und stellte einen mittelst Hausenblasenlösung auf Baumwollenzeug fixirten Essigsäureauszug von Canthariden und Cortex Mezerei unter Zusatz von Harzen dar. Derselbe entspricht im Wesentlichen dem sog. Drouott'schen Pflaster, den Blistering tissues von Brown u. a. Auch manches Gichtpapier ist cantharidenhaltig.

Das Cantharidin, Cantharidinum, ist wegen seines hohen Preises und seiner starken Wirkung (schon 0,01 kann intern Entzündung des ganzen Tractus und der Harnwege herbeiführen) medicinisch wenig benutzt. In Italien gab man es als contrastimulirendes Medicament bei Entzündung innerer Organe zu 0,002—0,006. Aeusserlich hat Cantharidin und cantharidinsaures Kalium zur Herstellung blasenziehender Klebtaffete vereinzelt Gebrauch gefunden. Von Liebreich ist eine neutralisirte Lösung von Cantharidin, die 0,2 Mgm. im Ccm. enthält, zu subcutanen Injectionen, um an entfernten Körpertheilen Rückbildung von krankhaften Processen, z. B. bei Larynxtuberculose, herbeizuführen, vorgeschlagen. Die Dosis beträgt 0,1—0,2 Mgm.! Nierenaffectionen contraindiciren den Gebrauch des Mittels, das bei Eintreten von Albuminurie sofort auszusetzen ist.

Verordnungen:

1) ℞
Tincturae Cantharidum 10,0
Spiritus Sinapis 5,0
Spiritus 50,0
Olei Lavandulae
— *Amygdalarum amar. aetherei*
— *Rosae*
— *Aurantii florum* ää 0,25
M. D. S. Einen Tag um den anderen einen Theelöffel voll in die Kopfhaut einzureiben. (Gegen Ausfallen der Haare.)

2) ℞
Tincturae Cantharidum
Mixturae odoriferae moschatae ää 0,5
Olei Ricini 50,0
M. D. S. Haaröl. (Gegen Ausfallen der Haare.)

3) ℞
Elemi
Storacis
Cerae albae ää part. 125
Leni calore liquefactis admisce
Cantharidum pulveratarum ptt. 200
Massae refrigeratae adde
Camphorae ptt. 30
M. (Formel für die in Italien und Südfrankreich sehr gebräuchlichen Mouches de Milan s. Mosche di Milano.)

Acidum formicicum; Ameisensäure. — Diese Säure dient zur Darstellung des in der Volksmedicin benutzten **Spiritus Formicarum, Ameisenspiritus,** einer Mischung aus 35 Weingeist, 13 Wasser und 4 Ameisensäure. Er ersetzt analoge Präparate aus den früher officinellen Waldameisen, Formicae rufae, die ihre Wirksamkeit der in einem Bläschen am Hinterleibe enthaltenen Ameisensäure verdanken. Verdünnte Ameisensäure (7 %) bedingt auf der Haut in 1/2 Stunde leichtes Brennen, concentrirtere in 1/2—2 Minuten heftigen brennenden Schmerz, in 5 Minuten Exsudation und Schwellung nebst intensiver Röthung in der Umgebung der afficirten Partie. Von 7 % Ameisensäurelösung sind 15,0 im Stande, bei Kaninchen heftige Entzündung des Magens, des Dünndarms und der Nieren mit tödlichem Ausgange zu bedingen. Man kann den Ameisenspiritus intern als Diureticum (1—2 Theelöffel mit Wasser vermischt), äusserlich unverdünnt als Rubefaciens bei Algien, Rheumatismus, Lähmungen benutzen.

***Euphorbium**, Gummi s. Resina Euphorbii; **Euphorbium**, Euphorbiumharz. — Dieses nur als Bestandtheil des Emplastrum Cantharidum perpetuum für den Arzt wichtige Gummiharz bildet den erhärteten Saft einer cactusähnlichen maroccanischen Euphorbia mit gestielten Blüthen, Euphorbia resinifera Berg. Das Euphorbium des Handels ist stets mit Stengelresten, Früchten und Erde untermengt, welche selbst das eigentliche Euphorbium, das unregelmässige, kugelig-dreieckige, erbsen- bis nussgrosse, schmutzig-gelbliche, mit 1—3 Löchern versehene Stücken bildet, an Masse übertreffen können. Das Euphorbium löst sich in Wasser, Spiritus und Aether zum Theile auf und erregt, in gepulvertem Zustande mit der Nasenschleimhaut in Contact gebracht, äusserst heftiges Niesen. Es enthält 40—60 % eines spröden, gelbbraunen Harzes, welches ein Gemenge von einem indifferenten, nicht scharfen Harze (Euphorbon) und einer in Aether und Weingeist leicht, in Petroleumäther und fetten Oelen wenig löslichen colophoniumähnlichen Harzmasse ist, welche als das Anhydrid einer in der Droge nicht präformirten Harzsäure, der ebenfalls nicht scharfen Euphorbinsäure, angesehen wird. In Substanz verhält sich Euphorbium auf der Haut völlig indifferent, erregt jedoch in kleinen Mengen Niesen. Alkoholische Lösung erzeugt an zarteren Hautstellen Dermatitis, im Munde und Rachen Stunden lang anhaltendes Brennen, im Magen und Darm Erbrechen und Abführen, in Wunden und Geschwüren heftige Entzündung bis zu brandiger Zerstörung. Früher diente Euphorbium zur Bereitung einer Tinctur, Tinctura Euphorbii, die als Zusatz zu reizenden Verbandsalben oder zum Betupfen torpider Geschwüre oder cariöser Knochen, auch gegen Warzen benutzt wurde.

Cortex Mezerei; Seidelbastrinde, Kellerhalsrinde. — Die brennend scharf schmeckende Rinde des Stammes und der kräftigeren Aeste des in fast ganz Europa einheimischen Seidelbasts, Daphne Mezereum L., kommt im Handel in aufgerollten, mit dem Bast nach aussen gekehrten, langen Bändern von kaum 1 Mm. Dicke vor. Der scharfe Bestandtheil, der in der Mittelrinde vorzugsweise seinen Sitz hat, ist ein glänzendes, gelbbraunes Harz, das in Pulverform heftiges Niesen, in spirituöser Lösung Brennen und stundenlanges Kratzen auf der Mundschleimhaut und bei grösseren Mengen Blasenbildung bedingt und das Anhydrid einer bitteren, nicht scharfen Harzsäure, der Mezereïnsäure, bildet. Auf die äussere Haut gelegt bedingt Seidelbast nur sehr langsam Hautröthung und Blasenbildung, bei Anfeuchten mit Wasser oder Essig etwas rascher. Schneller tritt Reizung auf Wunden und Geschwüren ein. Für die Heilwirkung der früher mit dünnen Decocten (1 : 100) bei chronischen Hautkrankheiten und syphilitischen Knochenauftreibungen vorgenommenen Curen liegen vollgültige Beweise nicht vor. Die Rinde ist in England Bestandtheil antisyphilitischer Species. Die äusserliche Anwendung ist hier und da beim Volke noch beliebt, indem man ein passendes Stück der frischen und von dem Periderma entblössten Rinde in Wasser oder Essig aufweicht und bei Entzündungen in der Nähe der kranken Stelle applicirt und es, sobald sich die Oberhaut abgelöst hat, 1 mal täglich oder alle 2 Tage mit einem gleichen Stücke vertauscht. Früher diente eine aus 1 Th. eines dünnen spirituösen Extracts (Extractum Mezerei) und 9 Th. Wachssalbe bereitete Salbe als Unguentum Mezerei s. epispasticum s. rubefaciens zum Verbande wundgemachter Hautstellen, wo man eine längere Ableitung nöthig hielt, in der Absicht, die durch Cantharidensalbe häufiger hervortretende Nierenreizung zu verhüten.

Resina Thapsiae Garganicae. — In Frankreich benutzt man unter diesem Namen den alkoholischen Auszug der Wurzelrinde der in Nordafrika einheimischen Umbellifere Thapsia Garganica L. zur Darstellung von

Pflastern und Klebtaffeten, welche Hautröthung und bei längerem Liegen Bläschenausschlag hervorbringen. Das Harz bewirkt intern zu 0,01—0,04 Purgiren.

Cardoleum, Cardol, heisst ein aus den sog. Elephantenläusen, Acajounüssen, Mahagoninüssen, Anacardia, den Früchten von Cassuvium pomiferum Lam. (Anacardium occidentale L.) und Semecarpus Anacardium L. (Anacardium orientale), durch Aetherextraction gewonnener Körper, der in reinem Zustande (als sog. Cardol vesicans) schon in wenigen Minuten Gefühl von Brennen und in 2—12 Stunden und später, je nach Individualität und Applicationsstelle, Quaddeln und daraus hervorgehende Blasen bedingt. Stark verdünnt (sog. Cardol pruriens) bewirkt es erysipelatöse Röthung und Bläschenbildung. Bei nicht sorgfältiger Reinigung der Haut können Spuren, auf andere Körperstellen übertragen, ekzematösen Ausschlag produciren, der sich auf andere Stellen verbreiten kann. Die Blasenbildung geschieht ohne Schmerzen, und nach Oeffnung der Blase tritt reichliche Eiterung ein, ohne dass reizende Verbandsalbe nöthig wird. Cardol dient als Ersatzmittel der Cantharidenpräparate besonders an Körperstellen, an denen Pflaster schlecht anzubringen sind, z. B. am Halse (bei Laryngitis). Es wird mit einem Pinsel aufgestrichen. Die Dosis ist sehr gering; bei 100 Personen reichen 8,0 zur Hervorrufung ausgedehnter Eiterungsstellen aus.

Fructus Capsici, Piper Hispanicum, Piper Indicum; **Spanischer Pfeffer,** Paprika. Der Spanische Pfeffer ist die durch grosse Schärfe ausgezeichnete reife, rothe oder braunrothe, beerenartige, saftlose Frucht von Capsicum longum und annuum Fingerhut, zwei Solaneen, welche, ursprünglich in Westindien und Südamerika einheimisch, in wärmeren Ländern äusserst häufig cultivirt werden und eine Menge Varietäten bilden. Als wirksames Princip des Spanischen Pfeffers, welches sich beim Kauen desselben rasch in sehr empfindlich brennender Weise fühlbar macht, erscheint ein rothbrauner, dicklich öliger, Pflanzenfarben nicht verändernder, in Weingeist, Aether, Kali und Ammoniak leicht, in Wasser wenig löslicher, scharf schmeckender Stoff, das Capsicol, welches, wie Cardol, die Gerinnung des Eiweiss beim Kochen verhindert und die Coagulation der Milch und die alkoholische Gährung verzögert.

Die Droge erregt, befeuchtet auf die Haut gelegt, in wenigen Minuten brennende Empfindung und Röthung, bei längerem Liegenlassen auch Blasenbildung. Der Staub reizt die Augen und andere Schleimhäute; auch beim Erhitzen der Fruchtschalen kommt es leicht zu Räuspern und Husten. Kleine Mengen verschluckt erzeugen Wärmegefühl im Magen und sollen die Verdauung befördern und Flatulenz verhüten. Habitueller Genuss kann zu Schwäche der Verdauung und Störung der Darmfunction führen. Grosse Dosen erregen heftige Kolik, Purgiren und Magenentzündung. Auch gilt Capsicum als Diureticum und Anaphrodisiacum, wofür indess authentische Belege nicht existiren.

Bei uns findet Capsicum innerlich und äusserlich sehr wenig Anwendung. In den Tropen benutzt man dasselbe bei Verdauungsschwäche und glaubt dadurch die Digestion vegetabilischer Nahrungsmittel zu befördern. Ist die Verdauungsstörung Folge einer entzündlichen Affection, so ist das Mittel zu meiden. Die Empfehlungen bei Typhus, Delirium tremens, Intermittens u. s. w. haben wenig Werth. Rein empirisch ist der Gebrauch gegen Hämorrhoiden (innerlich zu 0,5—3,0 in Bolusform). Westindische Aerzte rühmen ausserordentlich die Anwendung eines starken Gurgelwassers (8,0—15,0 auf 200,0 Colatur) bei Angina maligna, Tonsillitis und Angina scarlatinosa.

Die aus Capsicum mit 10 Spiritus bereitete **Spanischpfeffertinctur, Tinctura Capsici,** dient intern zu 10—20 Tropfen in Verdünnung und äusserlich zu ableitenden und belebenden Einreibungen wie Senfspiritus, als Zahnwehmittel u. s. w.

Pfefferarten. — Dem Spanischen Pfeffer botanisch nahe verwandt ist der ihm an Schärfe oft überlegene, in England officinelle Cayenne-Pfeffer,

Piper Cayennense, die viel kleinere Frucht von Capsicum Brasilianum Clusius (Capsicum crassum Willd.).

Die wahren Pfefferarten stammen nicht von Solaneen ab, sondern von Gewächsen aus der Familie der Piperaceae. Der als Gewürz bekannte schwarze Pfeffer, Piper nigrum, ist die unreife Beere, der weisse Pfeffer der viel weniger scharfe Same der reifen Frucht von Piper nigrum L., einem in Hinterindien viel cultivirten Schlingstrauche. Der schwarze Pfeffer dient in einzelnen Gegenden als Heilmittel gegen Intermittens und vermag in der That Wechselfieberanfälle zu coupiren. Er verdankt diese Wirkung einem Alkaloide, dem Piperin, welches zu 0,5 2—4mal täglich gegen Intermittens in Pulverform gegeben werden kann. Ausser dem Piperin, $C_{17} H_{19} NO_3$, welches beim Erhitzen mit Kali in Piperidin (Hexahydropyridin) und Piperinsäure zerfällt, ist noch Harz und ätherisches Oel im Pfeffer enthalten, der in grösseren Mengen genossen Darmentzündungen erregt. Aeltere Aerzte rühmten den weissen Pfeffer, zu 6—12 ganzen Körnern genommen, gegen Hämorrhoidalbeschwerden.

Der zu den Pfefferarten gezählte Nelken- oder Wunderpfeffer (Piment, Jamaica-Pfeffer), Fructus Amomi s. Pimentae, die Frucht der in Westindien und Mexico einheimischen Myrthacee Pimenta officinalis Berg s. Eugenia Pimenta DC., besitzt viel geringere Schärfe, die er einem in der Zusammensetzung mit dem Nelkenöle identischen Oele verdankt, und dient ausschliesslich als Gewürz.

*Semen Sinapis, Semen Sinapeos, Semen Sinapis nigrae s. viridis; Senfsamen, schwarzer Senf. *Oleum Sinapis, Oleum Sinapis aethereum; Senföl, ätherisches Senföl.

Als Senf bezeichnet man die Samen von Brassica nigra Koch s. Sinapis nigra L., einer Crucifere, welche in fast ganz Europa wächst und in vielen Gegenden cultivirt wird. Dieselben enthalten 32 % fettes Oel und zwei eigenthümliche Verbindungen, einen als Ferment wirkenden Eiweisskörper, das Myrosin, und eine krystallinische, als Sinigrin (myronsaures Kali) bezeichnete Verbindung, welche durch Myrosin bei Gegenwart von Wasser eine Spaltung erleidet, wobei eine durch ausserordentliche Schärfe ausgezeichnete, flüchtige, schwefelhaltige Verbindung, das Senföl, Oleum Sinapis, frei wird.

Der Senf bildet fast kuglige, 1 Mm. dicke, fein netzig grubige, aussen mehr oder minder dunkel rothbraune, innen gelbe Samen, die beim Kauen anfangs milde ölig, bald aber brennend scharf schmecken und ein gelblich grünes Pulver geben, welches bei Befeuchtung mit Wasser einen äusserst intensiv reizenden Geruch entwickelt. Das durch Destillation der in kaltem Wasser eingeweichten Senfsamen dargestellte Senföl bildet ein farbloses oder gelbliches, dünnes Fluidum von 1,016—1,022 spec. Gew., von durchdringend scharfem Geruche und Geschmacke und von neutraler Reaction, das sich in 50 Th. Wasser und in jedem Verhältnisse in Spiritus löst. Es besteht in der Hauptsache aus Schwefelcyanallyl, $C_3 H_5 . NCS$, welches künstlich durch Destillation von Iodpropylen mit Sulfocyankalium dargestellt werden kann, und, in dieser Weise bereitet, genau wie das aus dem Senfsamen gewonnene Senföl wirkt. Das im schwarzen Senf enthaltene Sinigrin hat die Formel $C_{10} H_{18} KNS_2 O_{10}$, welche die Elemente von

Senföl	$C_3 H_5 CNS$
Glykose	$C_6 H_{12} O_6$
und Kaliumsulfat . . .	$K H SO_4$
	$KC_{10} H_{18} NS_2 O_{10}$

enthält und in diese drei Körper zerfällt. Die Spaltung des Sinigrins erfolgt nicht durch Emulsin oder ähnliche Fermente, wohl aber mittelst Baryt und Silbernitrat. Sinigrin findet sich auch in dem im südöstlichen Russland producirten Sareptasenf, den Samen von Sinapis juncea Mayer, dagegen nicht in den früher als Semen Erucae s. Sinapis albae officinellen Samen von Sinapis alba L., den weissen Senfsamen, welche an Stelle des Sinigrins eine durch Myrosin in ein scharfes, schwefelhaltiges, ätherisches Oel (Schwefelcyanakrinyl), Glykose und schwefelsaures Sinapin zerfallende Verbindung (Sinalbin) enthalten, an Schärfe aber dem schwarzen Senfsamen nachstehen.

Senföl hebt die Gerinnbarkeit des Eiweisses beim Kochen und die Coagulabilität der Milch auf und retardirt die alkoholische, faulige, ammoniakalische Harn- und Milchgährung, sowie in sehr kleinen Mengen die Entwicklung von Milzbrandbacillen. Es ist das giftigste aller sog. ätherischen Oele und tödtet schon zu 1,0 Kaninchen in 2 Stunden, wobei es hämorrhagische Gastroenteritis, Sinken des Blutdrucks und der Respiration nach vorgängiger Puls- und Athembeschleunigung bewirkt. Auf der menschlichen Haut erregt Senföl selbst in starker Verdünnung sofort heftiges Brennen, Röthung und später Blasenbildung. Dieselbe Wirkung erfolgt auch nach Application mit Wasser befeuchteten Senfmehls, wo die Röthung meist in 7—10 Minuten, selten erst in $^1/_4$ Stunde eintritt; der brennende Schmerz ist dabei ziemlich heftig, die Haut an der Applicationsstelle heiss und empfindlich. Später erfolgt Bildung von Bläschen und selbst von grossen Blasen, welche Geschwüre hinterlassen, die sehr wenig Neigung zur Verheilung zeigen.

Riecht man an einer Senföl enthaltenden Flasche, so erfolgt sofort Stechen in der Nase und Thränen. Unzerkleinerte Senfkörner machen beim Verschlucken keine nennenswerthen Erscheinungen. Senfpulver erregt wie gekaute Senfkörner Gefühl von Brennen auf der Zunge, auch im Schlunde, und nach dem Verschlucken Wärmegefühl im Magen. Appetit und Digestion werden durch reflectorische Vermehrung des Magensaftes etwas gefördert, bei längerem Gebrauche jedoch vermindert. Grosse Dosen wirken emetisch und können auch Gastroenteritis und Diarrhöe erzeugen. Man schreibt dem Senf diuretische Effecte zu, und das Volk vindicirt ihm günstigen Einfluss auf das Gedächtniss!

Senf und Senföl finden ihre Hauptanwendung äusserlich als Hautreiz, als welcher sie in allen Fällen, wo es sich um rasche Irritation und Hautreizung handelt, in erster Linie in Betracht kommen.

Innerlich wird Senf oft als Diäteticum, besonders als Zusatz von gekochtem und gebratenem Fleisch, meist gleichzeitig und mehr noch in der Absicht, dasselber pikanter zu machen, gebraucht. In England benutzt man grössere Mengen Senf (8,0—15,0) innerlich als leicht zu beschaffendes Brechmittel, besonders bei Vergiftungen; doch ist er bei Giften, welche an sich Entzündung des Magens erregen, zu vermeiden, und seine Benutzung auf narkotische Intoxicationen, wenn die Gifte bedeutende Herabsetzung der Erregbarkeit der Magennerven bedingen, aus der die Unwirksamkeit schwächerer Emetica resultirt, zu beschränken. Als externes Mittel ist Senf vor allem angezeigt, wo man durch Reizung peripherischer Nerven Erregung der gesunkenen Thätigkeit der Nervencentra herbeizuführen beabsichtigt, so bei Asphyxie, Ohnmacht, comatösen Zuständen und bei Respirationsstörungen, um reflectorisch die Inspirationsmuskeln anzuregen. Er eignet sich ferner da, wo man das hautröthende Mittel auf eine grössere Fläche zu appliciren beabsichtigt, um eine grössere Menge von Blut auf einmal nach der Peripherie des Körpers zu leiten, worauf der Gebrauch der Senfbäder (bei Cholera) und Senffussbäder beruht. Auch bei schmerzhaften Affectionen, z. B. Odontalgie, Rheumatismus, Neuralgien, leistet Senf in frischen Fällen gar nicht selten die günstigsten Dienste. Senföl kann ganz wie Senfsamen gebraucht werden, doch beschränkt man seine Anwendung meist auf solche Körperstellen, wo sich Senf nicht gut appliciren lässt, z. B. im Gesicht, hinter den Ohren. Innerlich ist Senföl nur mit grösster Vorsicht zu gebrauchen; man gab es bei Magenkatarrh und Hydrops bis zu $^1/_4$ Tropfen in wässriger Lösung.

Aeusserlich wird Senf vorzugsweise in Form des Senfteiges, Sinapismus, Cataplasma Sinapis, Pasta epispastica, Cataplasma epispasticum, benutzt. Man versteht darunter ein Kataplasma, das durch Mischen von gleichen Theilen gepulverten Senfs und Brunnenwasser bereitet wird. Neuerdings wird er viel durch das officinelle **Senfpapier, Charta sinapisata,** ersetzt.

Zur Anfertigung des Senfteiges benutzt man zweckmässig lauwarmes Wasser, weil dieses rascher die Zersetzung des Sinigrins bewirkt. Kochendes Wasser hemmt die Spaltung durch Einwirkung auf das Myrosin. Ebenso schwächt Zusatz von Essig, Weingeist, Ammoniak, Phenol oder Salicylsäure die Wirkung. Altes Senfmehl verliert die Fähigkeit, bei Befeuchten mit Wasser Senföl zu produciren, weshalb frisch gepulverter Senfsamen zu empfehlen ist. Man streicht den Teig auf Leinwand. Nach 10—15 Minuten ist er zu entfernen und die Stelle sorgfältig abzuwaschen, um nicht durch liegenbleibende Reste Geschwüre zu veranlassen. Bei heftigen Schmerzen wirken kalte Ueberschläge oder Linimentum calcis günstig.

Das Senfpapier ist Papier, welches mit entöltem Senfmehl beklebt ist, wobei als Klebemittel in Ammoniak gelöstes Kautschuk dient, da Gummilösung oder spirituöse Klebemittel offenbar vorzeitige Spaltung des Sinigrins bedingen würden. Man schneidet ein Stück von beliebiger Grösse davon ab, taucht es in lauwarmes Wasser und applicirt dasselbe an der gewählten Stelle.

Zu Fussbädern nimmt man 50,0—100,0 gröblich zerstossenen Senf, zu Bädern 100,0—200,0.

Senföl wird meist in spirituöser Lösung als **Senfspiritus, *Spiritus Sinapis** (1 : 50), seltener in Oel (5 Tr. in 4,0 Mandelöl) gelöst, benutzt.

Senfmolken, Serum lactis sinapisatum, siedende Milch durch Senfpulver (Myrosin) zum Gerinnen gebracht, etwa 30,0 Sinapis auf 500,0 Milch, dienten, tassenweise getrunken, früher gegen Hydrops.

Dem ätherischen Senföle und dem Oele des weissen Senfes sehr nahestehende, scharfe, schwefelhaltige Oele finden sich in einer Anzahl anderer Cruciferen. So in der besonders im Herbst durch grosse Schärfe ausgezeichneten Radix Armoraciae, Meerrettig, von Armoracia rusticana Gärtner (Cochlearia Armoracia L.), die, im frischen Zustande zerquetscht, als energischer Hautreiz dienen kann und früher in Aufgüssen mit Wein oder Bier als Diureticum benutzt wurde.

Aus anderen Cruciferen entwickeln sich dagegen bei der Destillation ätherische Oele, welche dem in den Zwiebeln verschiedener Angehöriger der Gattung Allium (Fam. Asphodeleae), so namentlich im Knoblauch, Bulbus Allii sativi, und in den Zipollen oder Zwiebeln, Bulbus Cepae, enthaltenen Oele, dem Knoblauchöle, entsprechen oder ein Gemenge von Senföl und Knoblauchöl bilden. Das durch seinen intensiven Geruch ausgezeichnete Knoblauchöl ist Schwefelallyl, $(C_3 H_5)_2 S$, und wirkt scharf reizend auf Haut und Schleimhäute, wie das dadurch so leicht reflectorisch bedingte Thränen der Augen genugsam beweist. Im Orient dient Knoblauch als Derivativum, bei uns bisweilen in Abkochung mit Milch oder Wasser im Klystier gegen Oxyuris vermicularis.

Sabina und verwandte Drogen. — Sehr scharfe ätherische Oele enthalten diverse Drogen, die früher im Rufe menstruationsbefördernder Mittel standen, jedoch in ihrer von Erzeugung starker Blutüberfüllung in den Beckeneingeweiden herrührenden Wirkung in kleinen Dosen sehr unsicher sind und in grösseren sehr leicht bei bestehender Gravidität zum Eintritte von Abortus führen. Sie sind deshalb auch vielfach als Abortiva gemissbraucht. Ihre Action beschränkt sich jedoch nicht auf die Gebärmutter, vielmehr treten nach Einführung grösserer Mengen zunächst heftige Gastroenteritis mit intensiven Magenschmerzen, Erbrechen (selbst Blutbrechen) und Purgiren, Reizung der Nieren und Blase (Strangurie, Hämaturie), später auch Gehirnerscheinungen (Dyspnoe, allgemeine Anästhesie, Krämpfe, Coma, Mydriasis) ein, und es kann danach im Verlaufe von 12—14 Stunden zum Tode kommen, ohne dass der Zweck der Abtreibung der Leibesfrucht erreicht wird. Das bekannteste dieser vermeintlichen Emmenagoga, die vom Arzte als solche nicht mehr gebraucht werden, sind die als *Herba s. Summitates s. Frondes Sabinae in Oesterreich officinellen Sadebaumspitzen (Sabinakraut, Sevenbaumkraut), die mit 3 oder 4 Reihen stumpfer oder etwas zugespitzter, 3 Mm. langer Blättchen eingehüllten Zweigspitzen einer in subalpinen Gegenden Mitteleuropas einheimischen strauchartigen Cupressinee, Sabina officinalis Garcke (Juniperus Sabina L.). Sie enthalten in frischem Zustande etwa $1^1/_3$ % ätherischen Oeles, das hauptsächlich aus einem Terpen (neben einem Sesquiterpen) besteht. Das Sabinaöl oder Sadebaumöl, Oleum Sabinae, erzeugt auf der Haut intensive Röthung und Blasenbildung und bewirkt zu 8,0—15,0 bei Kaninchen in 6 Stunden tödtliche Gastroenteritis und Nieren- und Blasenentzündung. Auch dieses Oel, und noch mehr das ihm ähnliche als Cedernöl, Oleum Cedriae, bezeichnete ätherische Oel der nordamerikanischen Juniperus Virginiana ist zu abortiven Zwecken, häufig ohne Erfolg, missbraucht. Therapeutisch dienen die Sadebaumspitzen als Streupulver und zu Salben (mit āā Fett) zur Beseitigung von Condylomen, auch im Aufgusse (1 : 10—20) zu irritirenden Einspritzungen bei Blennorrhagie, Fluor albus, Nachtripper und veralteten Fistelgeschwüren. Das Sadebaumöl wird pure als Hautreiz bei Menostase, Lähmungen und Alopecie gebraucht. Man gebrauchte auch früher ein wässrigspirituöses Macerationsextrat, Extractum Sabinae, zur Darstellung einer reizenden Salbe, Unguentum Sabinae, Sadebaumsalbe (mit āā Unguentum cereum ex tempore gemischt), die man zum Verbande von Fontanellen vor cantharidinhaltigen Salben bevorzugte, weil sie weniger leicht Reizung der Nieren erzeugen soll.

Der Sabina steht botanisch der Lebensbaum, Thuja occidentalis L., nahe dessen Blätter, Herba s. Frondes Thujae, beim Volke als Abortivum ebenfalls bekannt sind und ein ausserordentlich scharf wirkendes ätherisches Oel enthalten. Eine Tinctur, Tinctura Thujae (1 : 10), beseitigt örtlich applicirt Warzen, Condylome und Papillome und scheint auch, intern genommen, kleine Geschwülste zum Schwinden bringen zu können. Die Schärfe des ätherischen Oels beruht namentlich auf dem O haltigen Bestandtheile, dem Thujol.

Die Cupressinenöle werden in ihrer hautreizenden Wirkung noch übertroffen von dem Oele der seit altersher als Abortivum bekannten Gartenraute, Ruta hortensis L., die auch als Gewürz benutzt wird. Das Schneiden des Krautes kann erysipelatöse Entzündung an den Händen mit heftigem Jucken, das mehrere Wochen anhält, der Genuss des Saftes Anschwellung der Zunge und Enteritis bedingen. Das zu ableitenden Einreibungen benutzte Oel, Oleum Rutae, Rautenöl, besteht hauptsächlich aus Methylnonylketon, $CH_3 . CO . C_9 H_{19}$.

***Oleum Rosmarini,** Oleum Anthos; **Rosmarinöl.** Das aus dem blühenden Kraute von Rosmarinus officinalis, einer im Mittelmeergebiete einheimischen strauchartigen Labiate, gewonnene, farblose oder gelbliche, dünnflüssige, an der Luft leicht verharzende, campherähnlich riechende ätherische Oel ist ein Gemenge eines Terpens und eines sauerstoffhaltigen Oeles. Neben dem Oele wurden früher auch die getrockneten Rosmarinblätter unter dem Namen Folia

Rosmarini s. Roris marini s. Folia Anthos medicinisch verwendet, theils äusserlich zu Kräuterkissen und Fomenten, meist in Verbindung mit anderen Labiaten, theils zur Bereitung spirituöser Destillate, z. B. des Rosmarinspiritus, Spiritus Rosmarini, den man zu reizenden Waschungen und Einreibungen, auch als Badespiritus, benutzte.

Das Rosmarinöl ist für Krätzmilben und andere kleine Gliederthiere stark giftig und deshalb auch bei Scabies benutzt. Beim Volke gilt es als Mittel bei Augenschwäche und Alopecie und wird in Frankreich nicht selten zu erregenden und belebenden Bädern in Verbindung mit anderen Labiatenölen benutzt. Auf die Haut wirkt es reizend; im Bade ruft es zu 2,0 anfangs Wärmegefühl, später Stechen und in $^1/_2$ Stunde Röthung hervor. Es ist der Hauptbestandtheil des bei Koliken und Lähmungen benutzten **Unguentum Rosmarini compositum,** Ungt. nervinum, Ungt. aromaticum, **Rosmarinsalbe,** Nervensalbe, die aus Adeps suillus 16, Sebum 8, Cera flava, Ol. Nucistae ää 2, Oleum Rosmarini, Ol. Juniperi ää 1 bereitet wird.

***Flores Lavandulae; Lavendelblumen. *Oleum Lavandulae; Lavendelöl.** — Lavandula officinalis Chaix (Lavandula angustifolia Ehrh. s. L. Spica L.), ein im Mittelmeergebiete einheimischer, in England (Mitcham) im Grossen cultivirter Halbstrauch aus der Familie der Labiaten, liefert die aus dem mit zierlichen Sternhaaren flockig bestreuten, mehr oder weniger stahlblauen Kelche und der azurblauen Blumenkrone bestehenden Lavendelblumen. Ihr lieblicher Geruch rührt von dem hauptsächlich in den Drüsen des Kelches enthaltenen dünnflüssigen, blassgelben, aus einem Terpen und einem Stearopten bestehenden, ätherischen Oele her. Neben dem Lavendelöl ist noch ein weniger angenehm riechendes ähnliches Oel, das Spiköl, im Handel, welches gewöhnlich von Lavandula Spica Chaix L. (L. latifolia Ehrh.) abgeleitet wird; doch scheint unter diesem Namen auch das aus den Stengeln von Lavandula officinalis gewonnene Oel zu cursiren.

Das Lavendelöl gehört zu den stark toxischen Aetherolea und kann bei Kaninchen schon zu 4,0 Convulsionen und Tod bedingen. Auf die Haut wirkt es verhältnissmässig schwach, indem 2,0 im Bade nur allgemeine Wärme und erst in 1 Stunde Erythem bedingen. Epizoën werden dadurch rasch getödtet. Innerlich ist es bei Migräne und nervöser Aufregung zu 1—3 Tropfen benutzt, meist dient es jedoch, wie die Lavendelblumen, zur Darstellung von Parfümerien.

Präparate:

1. *Species aromaticae; Gewürzhafte Kräuter. Lavendel, Thymian, Quendel, Pfefferminz ää 2, Gewürznelken, Cubeben ää 1 (nach Ph. Austr. Lavendel, Origanum, Salbei und Krauseminz ää). Zu trocknen Umschlägen und Kräuterkissen (bei Zahnweh, rheumatischen Schmerzen), zu Bädern ($^1/_2$—1 Pfd. pro balneo), auch im Aufgusse (1 : 10—20) zu Bähungen und Umschlägen. Ein Macerat von 2 Species aromaticae mit 5 Aqua vulneraria spirituosa und 16 Rothwein bildet den aromatischen Wein (Kräuterwein, Gewürzwein, Sturmfederwein), Vinum aromaticum, welcher früher viel zur Fomentation putrider Geschwüre diente.

2. *Spiritus Lavandulae; Lavendelspiritus. Flor. Lavandulae 1, mit Weingeist und Wasser 24 Stdn. macerirt, davon 4 abdestillirt. Klar, farblos. Zu reizenden Waschungen und Einreibungen.

Ein Digestionsauszug von Zimmtkassie, Muscatnuss und rothem Sandelholz mit ää Spir. Lavandulae und Spir. Rosmarini bildet den früher zu Einreibungen und Waschungen, sowie als Riechmittel vielbenutzten Spiritus Lavandulae compositus. In England ist derselbe unter dem Namen Lavender drops bei Koliken zu 20—60 Tropfen gebräuchlich. Das als Eau de Lavande bezeichnete Parfüm des Handels ist spirituöse Lösung von Lavendelöl mit wohlriechenden Tincturen.

Mit Benzoë und anderen Harzen dienen die Lavendelblüthen zur Darstellung diverser Räucherpulver (Pulvis fumalis nobilis u. a.).

Herba Thymi; Gartenthymian, Römischer Quendel. ***Herba Serpylli; Quendel,** Wilder Thymian, Feldkümmelkraut. — Das blühende Kraut zweier Angehöriger des Labiatengenus Thymus, der südeuropäischen und bei uns in Gärten cultivirten Species Thymus vulgaris L., und des bei uns an sonnigen Grasplätzen überaus häufigen Quendel, Thymus Serpyllum L. Beide sind durch (bei Thymus Serphyllum besonders feinen) Wohlgeruch ausgezeichnet, welchen sie ätherischen Oelen verdanken, von denen das aus Thymus vulgaris destillirte **Thymianöl, Oleum Thymi,** durch einen Gehalt von Thymol (S. 146) ausgezeichnet ist. Sie dienen äusserlich in Verbindung mit anderen Kräutern zu aromatischen Kräuterkissen, welche gelind irritirend auf die Haut wirken und ausserdem noch als Schutzmittel dienen. Auch Thymianöl ist Bestandtheil als Hautreiz dienender Mischungen, wie Mixtura oleoso-balsamica und Opodeldok. Früher diente auch ein weingeistiges Destillat des Quendels, Spiritus Serpylli, als äusserer Hautreiz bei Verstauchungen, als Zusatz zu Mund- und Gurgelwässern und als Badespiritus.

Mit dem Quendel u. a. aromatischen Labiaten steht beim Volke auch das blühende Kraut des einheimischen Dosten. Origanum vulgare, in Oesterreich als *Herba Origani officinell, als Zusatz zu Kräuterbädern bei Scrophulose und Atrophie der Kinder in Ansehen.

Besondere Anwendung in der Volksmedicin finden die blühenden Köpfchen der bei uns in Gärten als Gewürz cultivirten Labiate Origanum Majorana L., Majoran oder Mairan. Das mit Spiritus aufgeweichte Majorankraut liefert, mit Fett im Wasserbade digerirt, die grüne Mairansalbe, Unguentum Majoranae, ein Volksmittel gegen Stockschnupfen der Kinder, in Stirn und Nasenwurzel eingerieben.

In gleicher Weise kamen früher auch als Herba Mari veri die Blätter der südeuropäischen Labiate Teucrium Marum L., des Amber- oder Katzenkrauts, in Gebrauch. Sie bilden einen Bestandtheil des alten Pulvis sternutatorius viridis (Majorana 3, Marum verum, Convallaria, Iris florentina āā 1).

*Terebinthina, Terpenthin. *Colophonium, Resina Colophonium: Geigenharz, Kolophonium.

Die ursprünglich für ein Secret der Terpenthinpistazie der griechischen Inseln, Pistacia Terebinthus L., den neuerdings als Krebsmittel vorübergehend benutzten Terpenthin von Chios, Terebinthina Chia, benutzte Bezeichnung Terpenthin wird allgemein für die dickflüssigen Lösungen von Harzen in Terpenen (Terpenthinöl) gebraucht, welche beim Anbohren oder Anschneiden der Stämme verschiedener Coniferen von der Abtheilung der Abietineen aus der Rinde und dem Holze ausfliessen. Man unterscheidet als gewöhnlichen oder gemeinen Terpenthin, *Terebinthina communis, diejenigen Sorten, welche selbst bei längerem Stehen trübe bleiben und zum Theil sogar krümlig und krystallinisch erstarren. Dieselben stammen vorzugsweise von Pinus Pinaster Ayton s. P. maritima Lam. (Französischer Terpenthin), P. Laricio Poiret s. P. nigricans Link (Oesterreichischer Terpenthin), P. palustris Miller s. P australis Michx. (Terpenthin von Virginien). Sie bilden mehr oder minder dickflüssige, gelblich weisse oder bräunliche, trübe, körnige Massen von starkem, widrigem Geruche und von scharfem, mehr oder weniger bitterem Geschmacke. Sie klären sich beim Erwärmen und sind in Wasser unlöslich, in Alkohol und Aether leicht löslich. Das Verhältniss der Mengen der Terpene (15—30%) und der Harze (70—85%) ist in den einzelnen Terpenthinsorten sehr verschieden. Mikroskopisch besteht der Terpenthin zum grössten Theil aus kleinen wetzsteinartigen Abietinsäurekrystallen. Vom gewöhnlichen Terpenthin zu unterscheiden ist der venetianische oder Lärchenterpenthin, *Terebinthina Veneta s. laricina s. laricis, in Südtirol Lorget, in der Schweiz Lörtsch genannt, der in Südtirol aus dem Kernholze der Lärchtanne, Pinus Larix (Larix Europaea DC.), gewonnen wird. Er ist bei gewöhnlicher Temperatur ein ziemlich klarer, grünlich schillernder, schwerflüssiger Balsam von schwach bräunlich-gelblicher Farbe, eigenthümlichem, an Muscatnuss erinnerndem Geruche und bitter aromatischem Geschmacke. Vom gewöhnlichen Terpenthin weicht er dadurch ab, dass er nicht durch Auskrystallisiren der Harzsäure körnig wird. An der Luft verdickt er sich langsam. Die klarsten und durchsichtigsten Terpenthinarten sind der Canadabalsam, Balsamum Canadense, der Terpenthin der Nordamerikanischen Balsamtanne, Abies balsamea DC. s. Pinus balsamea L., der Karpathische und Ungarische Terpenthin, Balsamum Carpathicum (von Pinus Cembra) und Hungaricum (von Pinus Pumilio).

Durch Abdestilliren des Terpenthinöls oder durch spontanes Erhärten des ausgeflossenen Balsams entstehen verschiedene medicinisch benutzte Producte, von denen nur das Geigenharz oder Colophonium officinell ist. Das durch destillirendes Kochen von Terpenthin mit Wasser als anfangs weicher, später harter und spröder Rückstand erhaltene Harzgemenge bildet den sog. gekochten Terpenthin, Terebinthina cocta. Die durch Ausfliessen aus den verwundeten Rinden resultirenden Harzmassen werden als gemeines Harz, Resina communis s. Pini, bezeichnet, wobei man wohl das aus der Lärchtanne exsudirte Harz als Lärchenharz, Resina laricis, unterscheidet. Unter diese Kategorie fallen der Galipot und das Burgundische Harz, Resina Burgundica. Erhitzt man das gemeine Harz mit Wasser, bis das ätherische Oel verflüchtigt ist, und colirt dann, so erhält man in Gestalt weisser, allmälig gelb werdender, harter, spröder Stücke das weisse Harz, Resina alba, durch Schmelzen des gemeinen Harzes mit wenig oder ohne Wasser und nachheriges Coliren das gelbe Harz, Resina flava s. citrina. Wird letzteres oder gekochter Terpenthin längere Zeit ohne Wasser geschmolzen, so dass alles gebundene Wasser fortgeht und das Product klar und ganz durchsichtig wird, so entsteht das Colophonium. Dieses bildet weisslich-gelbe oder gelbbraune, durchsichtige, brüchige und leicht zerreibliche Stücke von grossmuscheligem Bruch, welche bei 80° erweichen, bei 135° schmelzen und bei weiterem Erhitzen sich bräunen. Das Colophonium ist in Wasser unlöslich, in Weingeist, Aether, fetten und ätherischen Oelen leicht löslich. Man bevorzugt zu medicinischen Zwecken das weisse.

Wie der Terpenthin sind auch die Fichtenharze bis auf das Colophonium sämmtlich Gemenge kleiner Mengen Terpenthinöl mit verschiedenen Harzsäuren (Abietinsäure, Sylvinsäure, Pimarsäure) und indifferenten Harzen. Die wichtigste Harzsäure ist die Abietinsäure, welche im Colophonium als Anhydrid existirt, das beim Lösen in verdünntem Weingeist in krystallisirte Abietinsäure übergeht. Auch in der lebenden Pflanze existirt nur das Anhydrid. Beim Kochen von Colophonium mit alkalischen Lösungen entstehen schmierige abietinsaure Salze (Harzseifen).

Die als Terpenthin zusammengefassten Producte wirken um so stärker irritirend, je mehr Terpenthinöl dieselben enthalten, während die in ihnen vorhandenen Harzsäuren nur geringe locale Action besitzen, mögen sie auf die äussere Haut oder innerlich applicirt sein. Ein theilweiser Uebergang der Harzsäuren in das Blut und in den Urin ist erwiesen; doch geht der grösste Theil ($^3/_4$) mit den Fäces ab.

In Emulsion wirkt Abietinsäure nicht irritirend auf das Rectum; wird eine Lösung der Säure (1,2) in Galle im Klystier applicirt, so entsteht heftiges Brennen, Tenesmus und wiederholte Defäcation. Bei Fröschen bedingt abietinsaures Natrium, in die Lymphsäcke des Rückens gespritzt, exsudative Entzündung und Tod. Das Anhydrid der Abietinsäure ist wegen Unlöslichkeit in Wasser ohne reizende Wirkung; Colophonium passirt den Darm, ohne Purgiren zu veranlassen, und findet sich in den Fäces wieder.

Die Anwendung des Terpenthins und der Fichtenharze geschieht jetzt ausschliesslich zu äusseren Zwecken, theils zur Darstellung von Pflastern, wozu ihre Klebfähigkeit mehr als ihre irritativen Eigenschaften den Anlass giebt, theils zur Anfertigung von Salben zum Offenhalten von Geschwüren oder zur Reizung torpider Ulcerationen oder zum Wundverbande überhaupt.

Früher wurden Terebinthina und selbst die Fichtenharze innerlich bei chronischen Hautkrankheiten oder als Balsamica bei Bronchial- und Urethralkatarrhen benutzt, werden aber jetzt durch Terpenthinöl in geeigneten Formen ersetzt. Man gab innerlich besonders die Terebinthina veneta zu 0,3—1,0 mehrmals täglich in Pillen, Bissen, Latwerge oder Emulsion. Für die äussere Anwendung genügen die officinellen Präparate vollständig, obschon es neben denselben noch eine Menge alter Vorschriften giebt, deren sich einzelne Praktiker bedienen. Es verdient Erwähnung, dass einzelne Personen Terpenthinpflaster gar nicht ertragen, sondern selbst nach klebenden Pflastern mit sehr geringem Terpenthingehalte ekzematöse oder impetiginöse Ausschläge in der Umgebung der Applicationsstelle bekommen.

Zu den älteren Formeln gehören der Genofevabalsam, Balsamum Locatelli s. Italicum s. Genofevae, ein rothgefärbtes und mit Perubalsam versetztes Cerat aus Lärchenterpenthin, das früher als Wundsalbe in grossem Ansehen stand; ferner eine als Wundsalbe, Balsamum vulnerarium, bezeichnete spirituöse Terpenthinlösung und diverse als Gichtpapier, Charta antirheumatica, bezeichnete, als Hautreiz benutzte, aus Harz und Terpenthin, mit oder ohne Zusatz von Schusterpech gefertigte, auf Papier gestrichene Klebemassen. Hieran schliessen sich die Pechkappen (Calottes), welche man früher bei Favus in der Weise benutzte, dass man eine Schmelze aus 5 Resina Pini und 1/6 Terpenthin auf fingerbreiten Leinwandstreifen erwärmt auf den geschorenen Kopf applicirte und die Streifen später einzeln abriss.

Als eine mechanische Wirkung muss die blutstillende Action des in Pulverform aufgestreuten und mit Weingeist befeuchteten Colophoniums bezeichnet werden, welche sich nicht selten bei Blutegelstichen, aber auch bei Blutungen aus Mundhöhle, Scheide, Mastdarm bewährt. Ebenso wird Colophonium als Protectivum (mit Weingeist benetzt) zweckmässig bei Gelenkleiden und anderen Affectionen zu sog. Wergverbänden benutzt.

Vielfach dienen die Fichtenharze zu Räucherungen, sei es behufs Inhalation (bei chronischer Bronchitis) oder behufs Zuleitung zu schmerzhaften Theilen (bei Rheumatismus). Man streut dieselben meist mit Bernstein, Myrrha u. s. w. auf heisses Blech oder Kohlen. Im Departement de Drôme sind Terpenthindampfbäder in Gebrauch, wobei man Patienten in den heissen Destillations-Räumen sich aufhalten lässt. In ähnlicher Weise durch Wärme und Irritation der Haut wirken auch die Fichtennadelbäder und Fichtennadeldampfbäder, zu deren Darstellung die Nadeln unserer einheimischen Pinusarten (Pinus sylvestris, Abies excelsa) oder das daraus dargestellte Fichtennadelextract, Extractum Abietis (15,0—30,0 zum Bade), dient. Dieses Extract ist Nebenproduct bei der Herstellung der in Schlesien und Thüringen dargestellten Waldwolle, Lana Pini sylvestris, die zur Umhüllung rheumatisch afficirter Gliedmassen benutzt wird. Man gebraucht es auch innerlich bei chronischem Bronchialkatarrh mit Wasser oder Mineralwässern.

Präparate:

1. Unguentum basilicum; Königssalbe. Baumöl 9, gelbes Wachs, Sebum, Colophonium āā 3, Terebinthina 2, bei mässiger Hitze zusammengeschmolzen. Gelbbraun, von geringem Terpenthingeruch, als einfache Verbandsalbe unzweckmässig, da sie den Heilungsprocess verzögert, und nur als reizende Salbe zu verwenden. Mit Schiffspech bildet sie das Unguentum basilicum nigrum, mit rothem Quecksilberoxyd das Ungt. basilicum fuscum Ph. Gall.

2. Unguentum Terebinthinae; Terpenthinsalbe. Terebinthina, Cera flava, Oleum Terebinthinae ää 1. Weiche, gelbliche Salbe, früher als Digestivsalbe oder als Balsamum terebinthinatum Frahmii bezeichnet, durch ihren Terpenthinölgehalt stärker reizend als die vorige, dient hauptsächlich bei Frostschäden.

Aehnliche obsolete Verbandsalben sind das fälschlich als Altheesalbe bezeichnete Unguentum flavum s. citrinum s. resinae Pini, ein mit Curcuma gefärbtes Gemisch von Fichtenharz, gelbem Wachs und Schmalz, und das Unguentum Terebinthinae compositum, Unguentum digestivum, eine weiche Salbe, die mit Storax das Digestif animé und mit grauer Quecksilbersalbe das Digestif mercuriel der französischen Pharmakopöe bildet. Als gelbes Cerat (gelbes Pflaster, weisses Pechpflaster, Harzcerat). Ceratum resinae Pini s. resinae Burgundicae s. Picis, Ceratum s. Emplastrum citrinum, wird eine als Zugpflaster dienende terpenthinhaltige Pflastermasse bezeichnet, die mit Curcuma gefärbt das Baumwachs der Gärtner, Cera arborea. welches wohl zum Schutze kranker Nägel gebraucht wird, bildet.

Elemi, Gummi s. Resina Elemi; Elemi. — Verschiedene so bezeichnete theils ostindische (Manila Elemi), theils amerikanische (Yucatan Elemi, brasilianisches Elemi) Balsame von differenter. theils unbekannter Abstammung und von weisslicher und gelblicher Farbe dienten früher zur Herstellung von Salben (Balsamum Arcaei, Unguentum Elemi), welche wie Terpenthinsalben zum Verbande schlecht eiternder Geschwüre oder von Vesicatorflächen benutzt wurden.

***Galbanum,** Gummiresina Galbanum; **Galbanum,** Mutterharz. — Dieses Gummiharz stammt von nordpersischen Umbelliferen, vermuthlich von Ferula galbaniflua Boiss. (Peucedanum galbanifluum). an denen es am unteren Theile des Stengels und an den Blattscheiden ausschwitzt. Es bildet entweder lose oder zusammenklebende Körner von bräunlicher oder gelblicher, etwas grüner Farbe, und von gelbem, wachsähnlich glänzendem Bruche (Galbanum in granis s. in lacrymis), oder mehr oder weniger weiche, braune Massen (Galbanum in massis). Es besitzt eigentümlichen penetranten Geruch und bitteren Geschmack. Es besteht aus 7% ätherischem Oel (vorwaltend Terpenen), 60% schwefelhaltigem Harz und soviel Gummi, dass es mit Wasser eine gelbliche Emulsion giebt. Das Harz besteht aus einem sauren und einem indifferenten Antheil, wovon nur der letztere zu 15,0 Purgiren bedingt, beide mit den Fäces zum grössten Theile abgehen und spurenweise im Urin erscheinen. Das ätherische Oel ist zu 60 Tropfen ohne Wirkung.

Man schrieb dem Galbanum specifische Wirkung auf den Uterus (daher die Bezeichnung Mutterharz) zu und gab es zu 0,3—1,0 pro dosi in Pillenform oder Emulsion bei Amenorrhoe. hysterischen Krämpfen und chronischen Katarrhen. Bei den alten Juden diente es zum Räuchern. Sehr populär waren zwei zur Zertheilung chronischer Entzündungen, namentlich von Lymphdrüsen, und als Derivans bei Brustaffectionen benutzte, mit Crocus gefärbte Pflaster, das einfache Mutterharzpflaster, Emplastrum de Galbano crocatum, und das complicirtere Safran- oder Oxycroceumpflaster (corrumpirt Ochsenkreuzpflaster), *Emplastrum oxycroceum s. Galbani rubrum (mit Ammoniacum, Mastix, Olibanum und Colophonium).

Ammoniacum, Gummi resina Ammoniacum; **Ammoniakgummi.** — Das von dem Stengel einer in den Steppen von Iran und Turan wachsenden hohen Umbellifere, Dorema Ammoniacum Don., exsudirende Gummiharz bildet zusammengeflossene Massen (Ammoniacum in placentis s. massis) oder rundliche erbsen- bis wallnussgrosse Körner (Ammoniacum in granis s. lacrymis), die aussen gelb oder gelblichbräunlich, innen weiss und auf dem leicht muschligen Bruche milchweiss und fettglänzend erscheinen. In der Kälte ist es spröde, lässt sich aber zwischen den Fingern erweichen. Es besitzt eigenthümlichen Geruch und erzeugt gekaut eine etwas bittere und scharf aromatische Geschmacksempfindung mit zurückbleibendem Kratzen im Halse Mit Wasser lässt es sich leicht emulgiren. Es ist ein Gemenge von etwa 70 % Harz, 23 % Gummi und Bassorin, 6 Th. Wasser und geringen Mengen von nicht schwefelhaltigem, ätherischem Oele. Das Harz lässt sich in ein saures hellbraunes und ein indifferentes schwefelhaltiges Harz zerlegen, welche beide selbst zu 15,0 den Organismus nicht afficiren und nur spurweise in den Urin übertreten.

Therapeutisch wird Ammoniakgummi innerlich zu 0,5—4,0 in Pillen oder Emulsion (Lac Ammoniaci) bei chronischen Katarrhen und Blennorrhöen der Bronchien und der Urethra verwendet. Ausserdem findet es Anwendung als Bestandtheil von gelinde reizenden Pflastern, die man bei chronischen Entzündungen Drüsenanschwellungen, rheumatischen Affectionen, Hühneraugen u. s. w. applicirt.

*Olibanum, Gummi resina Olibanum, Thus; Weihrauch. — Dieses im hohen Alterthume bereits zu Räucherungen benutzte Gummiharz ist der erhärtete Saft von Boswellia Carterii u. B. Bau-Dhajiana (Fam. Burseraceae), zwei Bäumen im nordöstlichen Afrika auf den Gebirgen längs der Somaliküste. Es bildet erbsen- bis wallnussgrosse, tropfenähnliche, oft stalaktitenartige, blassgelbe oder röthliche, etwas durchscheinende, aussen bestäubte, spröde Stücke, welche beim Erhitzen unter Entwickelung starken aromatischen Geruches vollkommen schmelzen. Als innerliches Arzneimittel bei Blennorrhagien längst verlassen, dient es nur zum Räuchern von Zimmern oder Körpertheilen oder als Zusatz von Pflastern.

Succinum, Electrum. Ambra flava; Bernstein, Achtstein. — Zu Räucherungen dient auch der besonders an der preussischen Ostseeküste gewonnene Bernstein, das Harz einer vorweltlichen Conifere, Pinites succinifera Goeppert. Man verwendet die sog. Rasura Succini, Bernsteingrus, den bei Verarbeitung des Bernsteins zu Schmucksachen resultirenden grobpulverigen Abfall.

*Pix liquida, Resina empyreumatica liquida, Oleum empyreumaticum coniferarum; Holztheer.

Unter Theer versteht man das bei der trocknen Destillation verschiedener Holzarten neben flüssigen (Holzessig) und gasförmigen Zersetzungsproducten entstehende dickflüssige Product.

Das am häufigsten benutzte Darstellungsmaterial bildet das Holz von Abietineen, besonders der Kiefer, Pinus sylvestris L., und der Sibirischen Lärche, Larix Sibirica Ledeb. s. Pinus Ledebourii. Neben dem Fichten- oder Kienholztheer, Stockholmer Theer, Archangeler Theer, Goudron de Norvège, kommt der aus dem Holze der Buche, Fagus sylvatica L., gewonnene Buchenholztheer, *Oleum Fagi empyreumaticum s. Pyroleum fagi. der sich durch fast schwarze Farbe und geringere Löslichkeit in fetten Oelen unterscheidet, im Handel vor, der in Oesterreich statt des Kienholztheers officinell ist. Der Theer bildet eine braunschwarze (Fichtentheer) oder fast schwarze (Buchentheer), meist durch mikroskopische Kryställchen von Pyrocatechin etwas krümlige Masse, welche schwerer als Wasser ist und unangenehmen brenzlichen Geruch und bitteren, scharfen Geschmack besitzt. Theer löst sich mehr oder minder in Alkohol, Aether und Oelen und ertheilt damit geschütteltem Wasser gelbe Farbe und saure Reaction. Beim Abdampfen von Theer hinterbleibt das Schiffspech, Pix navalis, als schwarze, undurchsichtige, glänzende, in der Kälte spröde, in der Wärme knetbare Masse, die theerartig schmeckt und riecht und bei längerer Application reizend auf die Haut wirkt. Es dient zur Ableitung, besonders bei Rheumatismus und Gicht, entweder für sich auf Leder oder Papier (Charta resinosa s. antirheumatica s. antarthritica, Gichtpapier) gestrichen oder mit Harzen zusammengeschmolzen in älteren Pflastergemengen (Emplastrum basilicum, Königspflaster, Emplastrum antarthriticum Helgolandi).

Der Theer ist ein Gemenge höchst verschiedener flüchtiger und nichtflüchtiger empyreumatischer Producte, welche theils aus Cellulose und Zucker, theils aus den Harzen durch trockne Destillation gebildet werden. Die wesentlichsten sind verschiedene Kohlenwasserstoffe der Benzolreihe, insbesondere Toluol und Xylol, daneben die unter der Bezeichnung Paraffin zusammengefassten Hydrocarbüre, ferner geringe Mengen Essigsäure (daher die saure Reaction des Theers) und Pyrocatechin (Brenzkatechin). In Buchenholztheer findet sich auch Kreosot.

Auf der äusseren Haut erregt Theer, meist erst bei wiederholter längerer Application, Röthung und Entzündung und steigert daselbst bereits bestehende Entzündungen. Krätzmilben werden in 5 Minuten durch Theer getödtet. Inhalation von Theerdämpfen bedingt Reizung der Luftwege und Vermehrung der Secretion.

Bei einigen Personen tritt schon nach einmaligem Bestreichen Schwellung und Röthung, vermehrte Wärme und Spannung, selbst Bildung von Bläschen und Blasen, sogar Erysipelas vesiculosum ein. In den meisten Fällen wird durch Theer bestehendes Hautjucken vermindert, während bei Einzelnen excessiver Pruritus eintritt. Verschluckt kann Theer in Mengen von 8,0—10,0 Uebelkeit, Erbrechen, Leibschmerzen, Durchfälle, Fiebererscheinungen, Nierenreizung, Kopfschmerz, Apathie und Schwindel erzeugen. Auch bei Einreibung einer sehr grossen Hautfläche treten mitunter Resorptionswirkungen ein, die sich bald in Fieberschauern, bald in Ekel, Erbrechen und Eingenommensein des Kopfes, bald in flüssigen Stühlen manifestiren, sich aber bald verlieren, sobald reichliche Diurese erscheint. Nach allgemeinen Theereinreibungen erfolgt bei einzelnen Personen schon in $^1/_2$ Stunde, bei anderen nach 3—6 Stunden bald Erbrechen schwarzgefärbter Flüssigkeit, bald Abgang schwarzer Stuhlgänge, bald Ausscheidung olivengrünen bis dintenschwarzen Urins von deutlichem Theergeruche, der besonders nach Zusatz einiger Tropfen Schwefelsäure hervortritt. Der während internen Theergebrauches entleerte Harn widersteht der Fäulniss lange.

Die hauptsächlichste medicinische Anwendung des Theers ist die externe oder combinirte innere und äussere bei chronischen Hautaffectionen, wo die Heileffecte des Mittels von einer sog. substitutiven Entzündung abgeleitet werden. Der Theer ist das Hauptmittel bei Behandlung squamöser Hautleiden (Pityriasis, Psoriasis u. s. w.), ist aber auch bei einer grossen Menge von Dermopathien, namentlich bei gewissen Formen des Ekzems (mit mässiger Infiltration und geringer Secretion) und Lichen exsudativus ruber wirksam. Aus der Cur der Krätze ist er durch wohlriechendere Mittel verdrängt. Als antiseptisches Verbandmittel (mit Watteverband) hat er ebenfalls Ersatz durch andere Stoffe gefunden. Zu desinficirenden Räucherungen wird der billigere Steinkohlentheer vorgezogen.

Nicht ohne Erfolg werden Theerdämpfe zur Inhalation bei chronischen Bronchialkatarrhen mit sehr reichlichem Secret benutzt, und auch bei Keuchhusten geben dieselben mitunter auffallende Resultate. Ein zuverlässiges Mittel gegen Tuberculose, wogegen man früher den Theer innerlich und äusserlich empfahl, ist er selbstverständlich nicht; bei etwas gesteigerter Reizbarkeit der Athemwege kann er sogar Verschlimmerung des Hustens hervorbringen.

Aeusserlich wird Theer bei Psoriasis am besten unvermischt eingerieben, bei Ekzem messerrückendick, nach Entfernung von Schuppen und Borken, aufgetragen. Vielfach benutzt man auch Mischungen mit 2—9 Th. Fett oder Oel oder Glycerin oder Eidotter und Glycerin, z. B. im Goudron glyceriné von Adrian (Theer, Eidotter āā 1, Glycerin 2), wodurch sich die Wirksamkeit verringert, wenn auch die Einreibung erleichtert wird. Dass bei Theereinreibungen die Wäsche stark verdirbt, ist Thatsache. Verschiedene Krätzsalben, z. B. *Unguentum sulfuratum compositum, enthalten Pix liquida. — Zu Inhalationen verdampft man Theer über einer Spiritusflamme langsam von einer flachen Schale. Zusatz von etwas Natronlauge soll die im Theer enthaltene Essigsäure binden und Auftreten stärkerer Reizung verhindern.

Innerlich giebt man 0,03—0,15 mehrmals täglich in Pillen (mit Wachs und Pflanzenpulver oder Magnesia) oder Gallertkapseln (Guyots Theerkapseln).

Präparat:

Aqua Picis s. picea: **Theerwasser.** Klare, gelbliche, nach Theer riechende Flüssigkeit von sehr variabler Zusammensetzung; durch 5 Minuten langes Schütteln einer Mischung von 1 Theer und 3 gepulvertem Bimsstein mit 10 Wasser und Filtriren erhalten, bei jedesmaligem Bedarf frisch bereitet. Es galt früher als Specificum der Lungenschwindsucht und eine Zeit lang als Universalheilmittel, dient aber jetzt nur noch verhältnissmässig selten bei chronischem Bronchialkatarrh mit fötidem Secret oder bei chronischen Hautkrankheiten, wo man es tassen- oder becherweise geniesst. Mit 12 Aqua picis gekochter Schwefel bildet die zu 10—20 Tropfen bei Nierensteinkolik verabreichten lithontriptischen Tropfen von Palmieri. Bei chronischen Bronchialkatarrhen ist Theerwasser auch in Verstäubung, bei Blasenkatarrh als Einspritzung, versucht.

Vielfach benutzt bei Hautleiden wird auch die Theerseife des Handels, zu deren Bereitung gewöhnlich Birkenholztheer dient.

*Oleum cadinum s. Oleum Juniperi empyreumaticum. — Das in Südfrankreich durch Schwelen des Stammes von Juniperus Oxycedrus L. (französisch cade) dargestellte *Oleum cadinum s. Oleum Juniperi empyreumaticum ist frisch braungelb, später dunkelbraun und dickflüssig, etwa von der Consistenz des Perubalsams, und hat einen eigenthümlichen, minder unangenehmen Theergeruch als Kienholztheer. Es findet wie Pix liquida allgemeine Anwendung bei Hautaffectionen chronischer Art, besonders Psoriasis, Ekzem, Lichen und papulösen Exanthemen. Vor dem Fichtenholztheer hat es jedenfalls den Vorzug besseren Geruches, während es ihm in der Wirkung mindestens gleichsteht. Auch Scabies lässt sich durch einige Einreibungen beseitigen: dagegen ist es unwirksam bei Favus und oft geradezu schädlich bei Lupus. Man wendet Oleum cadinum nur äusserlich an, am besten unverdünnt, in anderen Fällen in Salbenform (1 : 3—5 Th. Fett) oder als Liniment (mit Glycerin oder Mandelöl oder alkalischen Seifen). Eine Mischung gleicher Theile Sapo viridis und Oleum cadinum mit 2 Th. Spiritus bildet Hebras flüssige Theerseife.

Wie die genannten Theerarten haben auch das aus Birken bereitete Oleum betulinum s. Rusci s. Balsamum Lithavicum und das gegen Krämpfe, Gicht, Schwindsucht und alles Mögliche gepriesene, aus Braunkohlen bereitete Oleum ligni fossilis empyreumaticum bei Hautaffectionen und namentlich Psoriasis Anwendung gefunden. Sie wirken alle ziemlich gleich (Nadelholztheer unbedeutend mehr reizend als die übrigen). Den am wenigsten unangenehmen Geruch hat das wie Juchten riechende Oleum Rusci.

Ichthyolum, Ichthyol. Gewissermassen eine moderne Panacee bilden die Verbindungen einer als Acidum sulfoichthyolicum, Ichthyolsulfonsäure bezeichneten Sulfonsäure, welche durch Behandeln eines bei der trocknen Destillation eines zu Seefeld (Tirol) vorkommenden bituminösen Schiefers, dessen Reichthum an vorweltlichen Fischen (ἰχθύς, Fisch) zur Aufstellung des Namens Ichthyol Veranlassung gegeben hat, entstehenden flüchtigen Oeles, des Ichthyolöls oder Ichthyolrohöls, mit Schwefelsäure resultirt, und der angeblich die Formel $C_{28} H_{36} S_3 O_6$ zukommen soll. Die gebräuchlichsten sind das Ammoniumsulfichthyolat, Ammonium sulfoichthyolicum, jetzt meist Ichthyol genannt, eine rothbraune, syrupdicke Flüssigkeit von nicht angenehmem, brenzlich bituminösem Geruche und Geschmack, und das früher gewöhnlich mit dem Namen Ichthyol belegte Natriumsulfichthyolat, Natrium sulfoichthyolicum, eine braunschwarze, theerartige, bituminös riechende Masse. Beide lösen sich klar in Wasser und sind mit Vaselin und Oelen in jedem Verhältnisse mischbar. Sie finden besonders äusserlich, und zwar vorwaltend bei Hautkrankheiten, wie veralteter Psoriasis und Ekzemen, bei denen Ichthyol in vorzüglicher Weise das Jucken beseitigt, auch bei Favus, Acne rosacea und Seborrhoe der Nasenflügel, ferner zur Abortivcur von Furunkeln, bei Frostbeulen, Verbrennungen und schmerzhaften Affectionen, wie Rheumatismus, Ischias, Gelenkaffectionen Anwendung. Die Wirkung ist hier eine protective und gleichzeitig durch Gefässcontraction entzündungswidrige und secretionsbeschränkende, doch tritt die letztere Wirkung nur bei verdünnten Lösungen hervor, während concentrirte Lösungen geradezu irritiren. Innerlich ist das Ammoniumsalz bei Tympanites in Folge von Magen- und Darmkatarrhen als ein nach physiologischen Versuchen die Oxydation des stickstoffhaltigen und schwefelhaltigen Ernährungsmaterials beschränkendes Medicament, als Reconstituens bei Zehrkrankheiten, z. B. als Ersatz des Leberthrans bei scrophulösen Kindern benutzt. Ebenso ist es gegen chronische Bronchialkatarrhe, Rheumatismus und Gicht intern angewendet. Man giebt es intern zu 0,1—1,0 mehrmals täglich in Pillen und Capseln, oder in alkoholisch-ätherischer Lösung, bei Kindern mit āā Alkohol und Spiritus aethereus zu soviel Tropfen, wie das Kind Jahre zählt. Aeusserlich dient es in den verschiedensten Formen, theils pur, theils in Salben, Pflastern, Seifen. Sehr empfehlenswerth ist bei hartnäckigen Ekzemen eine Salbe aus 10,0 Lithargyrum, mit 30,0 Acetum auf 20,0 eingekocht, Baumöl, Schmalz und Ichthyol āā 10,0.

Thiolum, Thiol. Durch Erhitzen von Gasöl mit Schwefelblumen in einer dem Procentgehalte des Ichthyols entsprechenden Menge und Behandeln mit Schwefelsäure dargestelltes Concurrenzmittel des Ichthyols von weniger unangenehmem Geruche, bei Ekzemen dem Ichthyol völlig gleichwerthig.

Chrysarobinum, *Araroba depurata; **Chrysarobin.**

Als sehr wirksames Mittel gegen verschiedene Hautkrankheiten, insbesondere Psoriasis, Pityriasis versicolor, Herpes tonsurans oder Eczema marginatum, hat sich das Chrysarobin bewährt, welches die Hauptmasse eines seit vielen Jahren in den Tropenländern unter verschiedenen Namen (Goa-Pulver, Bahia-Pulver, Araroba) als Mittel gegen Dermatosen benutzten gelben Pulvers bildet, das in Spalten und anderen Hohlräumen des Holzes eines in der brasilianischen Provinz Bahia sehr häufig vorkommenden Baumes aus der Familie der Leguminosen, Andira Araroba, sich findet. Die Wirkung dieses Stoffes, die sowohl an der Haut als auch auf Schleimhäuten hervortritt, ist eine local irritirende und steht möglicherweise in Beziehung zu der reducirenden Wirkung, welche Chrysarobin in alkalischer Lösung zeigt, indem es unter Anziehung des Sauerstoffes der Luft sich in Chrysophansäure verwandelt.

Die Araroba, welche ihre Entstehung einer Desorganisation des Holzes des in Brasilien Angelim amargoso genannten Baumes zu verdanken scheint, bildet ein dunkelgelbbraunes, erdiges, sehr leichtes, mit wallnussgrossen, ochergelben, im Innern röthlichbraunen, erdigen Stücken, Holzsplittern und Rindenfragmenten gemischtes Pulver, das zum grossen Theile aus mikroskopischen Krystallen besteht. Die daraus mit Benzol extrahirte Masse stellt das officinelle Präparat dar, welches im Wesentlichen aus Chrysarobin, $C_{30}H_{26}O_7$, besteht, das kleine gelbe, in Wasser unlösliche, in concentrirter Schwefelsäure mit gelber Farbe sich auflösende, von verdünnter Kalilauge nicht, von stärkerer mit gelber Farbe gelöste Krystallblättchen bildet. Daneben finden sich noch farblose Krystalle und ein amorphes Harz, welches noch stärker irritirend als Chrysarobin wirkt. Man hielt letzteres anfangs für Chrysophansäure, daher die früher übliche Bezeichnung Acidum chrysophanicum impurum für das Präparat. Das Chrysarobin steht übrigens zur Chrysophansäure in sehr naher Beziehung, indem beide zu den Anthracenderivaten gehören, und beim Schütteln der alkalischen Chrysarobinlösung mit Luft Chrysophansäure, nach der Gleichung: $C_{30}H_{26}O_7 + 4O = 2C_{15}H_{10}O_4 + 3H_2O$, entsteht. Das Chrysarobin geht sowohl bei interner Application als beim Einreiben von Chrysarobinsalbe auf rasirte ausgiebige Flächen der Bauchseite bei Kaninchen in das Blut über und wandelt sich im Organismus theilweise in Chrysophansäure um.

Die irritirende Wirkung des Chrysarobins auf die Haut zeigt sich bei therapeutischer Verwendung stärkerer Salben durch erythematöse Entzündung, welche über die Applicationsstelle hinaus sich erstreckt und sich mit starkem Brennen und Jucken, Schlaflosigkeit und Frösteln verbindet. Oberhaut, Nägel und Haare werden purpurbräunlich, fast kupferroth gefärbt; die Färbung verschwindet in 8—10 Tagen und lässt sich von der Haut durch Waschen mit Benzin beseitigen. Nach Heilung hautkranker Stellen durch Bestreichen mit Chrysarobinsalbe bleibt gewöhnlich ein weisser Fleck zurück. Innerlich gegeben bedingt Chrysarobin Entzündung des Magendarmkanals und Brechdurchfall, auch Nephritis und Albuminurie, beim Menschen schon zu 0,2.

Zur Anwendung kommt Chrysarobin in starken Salben (1:4—5) als Grundlage. Die in England üblichen, nicht irritirenden, schwächeren Salben (3—4 %) sind bei Psoriasis erfolglos. Vor Recidiven schützen auch stärkere Salben nicht. Bei phytoparasitären Hautleiden sind meist 2—3 Bepinselungen mit 25 % Salbe ausreichend, bei Psoriasis 10—12, in leichten Fällen auch weniger. Auch als Collodium (1 : 10) ist es verwendbar.

An Stelle des Chrysarobins ist auch Anthrarobin, die Leukosubstanz des Alizarins im Krapp, benutzt, welches ebenfalls den Sauerstoff der Luft anzieht. Es wirkt zwar auf Thiere weniger giftig, ist aber nicht ohne irritirende Beiwirkung, färbt die Haare roth und die Wäsche dunkelviolett, und hat bei Psoriasis weit schwächere Heileffecte. Im Urin erscheint Anthrarobin als solches wieder.

Pyrogallolum, *Acidum pyrogallicum; **Pyrogallol,** Pyrogallussäure.

Als äusseres Mittel bei verschiedenen Hautkrankheiten hat sich das ebenfalls als kräftiges Reductionsmittel wirkende, durch Erhitzen von Gallussäure auf 215—220° entstehende Pyrogallol einen besonderen Ruf erworben, da es selbst sicherer als Chrysarobin wirkt und nicht so heftig wie dieses die Haut irritirt. Doch hat man sich vor der Anwendung auf zu ausgedehnte Körperstellen zu hüten, da durch solche vermöge Resorption und Einwirkung der resorbirten Substanz auf die rothen Blutkörperchen sehr schwere Störungen hervorgerufen werden können, welche unter dem Bilde der Hämoglobinurie auftreten und mitunter zum Tode führen.

Das Pyrogallol, $C_6 H_3 (OH)_3$, ein Trihydroxylderivat des Benzols, bildet sehr leichte, weisse, glänzende Blättchen oder Nadeln von bitterem Geschmacke, die sich in 3 Th. Wasser zu einer klaren, farblosen, neutralen Flüssigkeit, schwerer in Alkohol und Aether lösen. Wässrige Lösungen färben sich schwarz und zersetzen sich rasch beim Kochen, weshalb das Pyrogallol zum Schwarzfärben der Haare empfohlen ist.

In seinen Wirkungen nähert sich Pyrogallol in mancher Beziehung dem Phenol, namentlich wirkt es schon in diluirten Lösungen (1—$2^1/_2$ %) stark antiseptisch. Bei Thieren wird es in mässigen Gaben unter continuirlichem Zittern, convulsivischem Zucken und Sinken der Temperatur und des Pulses wahrscheinlich durch directe Beeinflussung der Nervencentren tödlich, während bei mittleren letalen Mengen Auflösung der rothen Blutkörperchen offenbar Ursache des Todes ist, dem heftiger Schüttelfrost mit grosser Athembeschleunigung und starker Herabsetzung der Reflexerregbarkeit vorausgehen. In den Nieren finden sich Haemoglobincylinder, im Harn Haemoglobin mit Methämoglobin und Haematin Dass Pyrogallol von krankhaften Hautpartieen aus resorbirt wird, beweist der braun und selbst schwarz gefärbte Harn bei manchen mit Pyrogallolsalbe behandelten Psoriasiskranken. Daneben erscheint Pyrogallol auch als solches im Urin, verschwindet aber ziemlich rasch, beim Menschen nach 0,5 in 12 Stunden. Einzig rationelles Mittel bei Pyrogallolvergiftung ist die Transfusion.

Wie bei Psoriasis wirkt Pyrogallol auch vorzüglich bei Eczema marginatum, bei Lupus und gegen die hypertrophischen Narben bei cauterisirtem Lupus. Auch lässt es sich zum Verbande übelriechender Krebsgeschwüre benutzen. Als allgemeines desinficirendes Verbandmittel hat es nicht durchdringen können.

Als Applicationsform dient vorzugsweise Salbe (1 : 10—20 Unguentum simplex oder Lanolin). Wässrige Lösungen scheinen auf der Haut stärker reizend zu wirken als Mischungen mit Fetten. Bei Psoriasis wird Pyrogallolsalbe 2 mal täglich mittels Borstenpinsels aufgetragen, und die eingeriebene Stelle mit Watte geschützt. Bei Ozaena ist 2 % wässrige Lösung empfohlen. Auch ist das Mittel zu 0,05 mehrmals täglich bei Lungen- und Magenblutung gebraucht.

---

2. Ordnung. Schleimhautreizende Mittel; Phlegmerethistica.

An die wegen ihrer irritirenden Wirkung auf die Haut benutzten Medicamente schliessen sich solche an, welche man vorwaltend zur Ausübung eines Reizes auf Schleimhäute benutzt, sei es um locale Affectionen auf substitutivem Wege zu beseitigen, sei es um reflectorisch zu Heilwirkungen geeignete Veränderungen zu bewirken. Nach der Applicationsstelle und nach den reflectorischen Wirkungen lassen sich verschiedene Unterabtheilungen der Phlegmerethistica unterscheiden. Die wichtigsten Mittel dieser Art sind die auf die verschiedenen Abschnitte der Schleimhaut des Verdauungskanals reizend wirkenden, doch giebt es auch Stoffe, die man auf anderen Schleimhäuten, mit dem Zwecke, einen Reiz hervorzurufen, anwendet.

So applicirt man auf die Nasenschleimhaut sog. Schnupf- oder Niesmittel (Errhina, Sternutatoria, Ptarmica). Dieselben vermehren die Secretion der Schleimdrüsen der Membrana Schneideri und bedingen auf reflectorischem Wege durch Reizung der in der Nasenschleimhaut verlaufenden Trigeminusfasern Niesen. Letzteres kann bei einzelnen Mitteln dieser Art (Nieswurz, Veratrin) nach minimalen Mengen so intensiv werden, dass es geradezu krampfhaft erscheint und stundenlang anhält. Man hat die Sternutatoria medicinisch entweder zu örtlichen Zwecken, z. B. bei chronischen Katarrhen der Nasenschleimhaut und der Schleimhaut der angrenzenden Höhlen, um übelriechende und durch ihre Zersetzungsproducte reizende Secrete zu entfernen, oder um durch die vermöge des Niesens gesetzte Erschütterung auf die Nervencentren bei Darniederliegen ihrer Thätigkeit (bei Schlafsucht, Ohnmacht) belebend einzuwirken, oder um abzuleiten, z. B. bei Augenaffectionen, benutzt, doch ist ihr Gebrauch jetzt ausser Curs. Sie sind nicht mit den vorwaltend als Belebungsmittel bei Ohnmachten verwendeten Riechmitteln, Olfactoria, d. h. Substanzen, welche in Gasform zu Geruchsempfindungen Veranlassung geben, zu verwechseln. Die meisten Niesmittel besitzen auch anderweitige Wirkung, weshalb sie an anderen Stellen abgehandelt werden.

In ganz ähnlicher Weise wie die Errhina auf die Nasenschleimhaut wirken viele Stoffe auf die Augenbindehaut, indem sie Röthe und Schmerz, Anschwellung, vermehrte Schleimsecretion und reflectorisch Thränenfliessen und Pupillenverengung bedingen. Man hat solche Stoffe bei gewissen Augenaffectionen (Pannus) zur Hervorrufung substitutiver Entzündung benutzt, doch ist die Application meist nicht ohne Gefahr, da sich die Wirkung nicht willkürlich beschränken lässt. Ein in dieser Richtung in der Neuzeit benutztes Mittel sind die als Semen Abri, Abrussamen, Paternostererbsen, Jequiritysamen, Jequirity, bezeichneten kugligen, glänzend scharlachrothen, am Nabel schwarzfleckigen, etwa erbsengrossen Samen des Jequirity (Liquiritia), Abrus precatoria L., eines tropischen Strauches aus der Familie der Leguminosen. Diese enthalten zwei Eiweissstoffe (Jequirity-Globulin und Jequirity-Albumose), welche örtlich starke Entzündung und vom Unterhautbindegewebe aus hämorrhagische Darmentzündung und Collaps in Folge von Blutveränderung bedingen. Man benutzt wässrig-kalte Aufgüsse der Jequiritysamen zu Waschungen der Augen bei Pannus, um croupöse, nicht auf die Hornhaut übergreifende Entzündung der Bindehaut (Jequirity-Ophthalmie) hervorzurufen. Am besten wirkt 2% Macerat 3mal täglich 2—3 Tage lang angewendet. Die Wurzel wird in Tropenländern als Süssholz benutzt.

Zu den Phlegmerethistica gehören auch verschiedene irritirende Gase und Dämpfe, welche in den Luftwegen die Schleimsecretion vermehren und gleichzeitig Husten bedingen, durch welchen sowohl der neuproducirte und früher vorhandene Schleim als auch sonstige Fremdkörper aus den Luftwegen entfernt werden können. Diese Hustenmittel, Bechica, im engeren Sinne werden bei den Respirationsmitteln besprochen werden.

a. Stomerethistica; Mundreizende Mittel.

Diese Abtheilung umfasst die als Sialagoga oder Ptyalagoga directa, directe speicheltreibende Mittel, bezeichneten Mittel, welche bei Application in den Mund zunächst Gefühl des Brennens, dann reflectorisch Vermehrung der Mundflüssigkeit und insbesondere der Speichelsecretion erzeugen. Wirken die Stoffe länger ein, so steigert sich das Brennen zum Schmerze, und an die Stelle der vermehrten Speichelabsonderung tritt Hitze und Trockenheit. Es sind vorwaltend ätherisch-ölige oder Harze enthaltende Pflanzentheile, deren Wirkung man durch Kauenlassen derselben unterstützt, weshalb sie auch als Kaumittel, Masticatoria, bezeichnet werden.

Therapeutisch benutzt man Mittel dieser Art als Reizmittel für Geschwüre im Munde (Aphthen, Scorbut), als Sialagoga bei abnormer Trockenheit im Munde, wie solche manche Verdauungsstörungen und die chronische Arsenvergiftung begleitet, und bei Zahnschmerzen, wo sie theils durch die derivative Reizung der Weichtheile, theils direct (bei Caries dentium) durch Wirkung auf die Zahnnerven anästhesirend wirken.

Herba Cochleariae; Löffelkraut. — Das frische Kraut von Cochlearia officinalis L., einer an den Seeküsten der kalten Zone und auf Salzboden wachsenden Crucifere, gilt seit Jahrhunderten für ein Antiscorbuticum ersten Ranges und hat deshalb geradezu den Namen Scorbutkraut erhalten. Die wegen ihrer langgestielten und fast herzförmig runden (löffelartigen), am Rande ausgeschweiften Wurzelblätter als Löffelkraut bezeichnete Pflanze riecht beim Zerquetschen schwach senfartig und schmeckt beim Zerkauen gleichzeitig scharf und salzig bitter. Der scharfe Geschmack rührt von einem sehr flüchtigen, schwefelhaltigen Oele her, welches Schwefelcyanbutyl, $CS = N - CH<^{C_2H_5}_{CH_3}$, ist und wie das verwandte Senföl durch Fermentwirkung entsteht, weshalb auch aus getrocknetem Kraute kein Oel bei der Destillation auftritt. Der salzige Geschmack rührt von den unorganischen Bestandtheilen her; das Löffelkraut giebt 20% Asche, in welcher je nach dem Standorte bald Kali-, bald Natronsalze prävaliren.

Gegen Seescorbut bedient man sich des Löffelkrautes als Gemüse und Salat oder in Form des ausgepressten Saftes des frischen und zur Zeit der Blüthe (April, Mai) gesammelten Krautes. Der Presssaft dient zu Frühlingscuren gegen Hydrops, Rheumatismus und Gicht.

Durch Destillation des frischen Krautes mit Spiritus und Wasser wird der **Löffelkrautspiritus, Spiritus Cochleariae,** als klare, farblose, eigenthümlich riechende, brennend scharf schmeckende Flüssigkeit, gewonnen, die man bei Geschwüren des Zahnfleisches, Mundes und Schlundes zu Collutorien und Gargarismen (1 Esslöffel auf 1 Glas Wasser oder Salbeiaufguss) oder für sich zur Bepinselung des Zahnfleisches benutzt.

Aehnliche, aber minder scharfe, ätherische Oele sind in mehreren anderen Cruciferen enthalten, welche analoge Verwendung wie Löffelkraut finden. Dahin gehören Kresse, Lepidium sativum L., Brunnenkresse, Nasturtium officinale R. Br., und Schaumkresse, Cardamine pratensis und Cardamine amara L. u. a. m., die namentlich zu Frühlingscuren dienen. Hieran reiht sich auch die Herba Bursae pastoris von Capsella bursa pastoris Moench, welche die Rademacher'sche Schule (in Form einer Tinctur zu 15—30 Tropfen 4—6 mal täglich) gegen Blutungen und Harnbeschwerden benutzt.

***Folia Salviae,** Herba Salviae; **Salbeiblätter,** Salbei. — Die dunkelgrünen, weissfilzigen, mit sehr verzweigtem, engmaschigem Adernetze versehenen Blätter von Salvia officinalis L., einem der nördlichen Mittelmeerflora angehörigen, bei uns in Gärten cultivirten Halbstrauche (Fam. Labiatae), sind durch aromatischen Geruch und gewürzhaft adstringirend bitteren Geschmack ausgezeichnet. Sie enthalten ausser einem nicht näher untersuchten adstringirenden Principe ein gelind reizendes ätherisches Oel, das Salbeiöl, wovon aus den frischen Blättern nur $\frac{1}{4}\%$ gewonnen wird. Das aus zwei Terpenen, Salviol, $C_{10}H_{18}O$, und gewöhnlichem Campher bestehende Oel hat zu 1—10 Tropfen bei chronischen Katarrhen der Athmungswerkzeuge Anwendung gefunden. Stärkere Salbeiaufgüsse bewirken nach Art starken Kaffees copiösen Schweiss, fliegende Hitze, Unruhe, Unfähigkeit zu geistiger angestrengter Arbeit, Trockne des Mundes und Schlaflosigkeit, ausserdem Verstopfung.

Die Salbeiblätter haben in älterer Zeit für eines der wirksamsten Medicamente bei einer grossen Anzahl der schwersten Krankheiten gegolten (Salvia Salvatrix Naturae Conservatrix), so dass die Salernitaner Schule fragte: Cur moritur homo, cui crescit Salvia in hortis? Jetzt dienen sie innerlich nur bei Nachtschweissen und als milchvertreibendes Mittel. Verbreitetere Anwendung finden sie äusserlich bei Affectionen des Mundes und Schlundes, wo es sich darum handelt, gleichzeitig zusammenziehend und gelind reizend zu wirken. Sie passen besonders bei schlaffem, zu Blutungen und Exulcerationen geneigtem, sog. scorbutischem Zahnfleisch, bei Speichelfluss oder bei Quecksilbercuren, um das Eintreten von Ptyalismus zu verhüten, ferner bei Angina catarrhalis, wenn das entzündliche Stadium überwunden ist. Man benutzt sie in Form von Aufgüssen (1 : 5—10) zu Mund- und Gurgelwässern und verbindet sie theils mit Honig, um minder reizend zu wirken, theils mit Rothwein, um die zusammenziehende Action zu verstärken.

***Myrrha**, Gummi resina Myrrha; **Myrrhe**. — So heisst der freiwillig ausgeflossene, erhärtete, anfangs blassgelbe, beim Trocknen röthlich oder braun werdende Saft von Balsamodendron (Balsamea) Myrrha Nees, einem im westlichen Südarabien und an der gegenüberliegenden afrikanischen Küste wachsenden Bäumchen aus der Familie der Burseraceen. Die Myrrhe besteht aus Gummi (40—60%), einem Gemenge von Harzen, die sich in Alkohol und Chloroform vollständig lösen, und $3^3/_4$—4% eines an der Luft dunkler und dicker werdenden, sauerstoffhaltigen ätherischen Oels und enthält einen noch nicht genau untersuchten Bitterstoff. Sie bildet gelbliche, röthliche oder braune, bestäubte, spröde Körner oder Stücke mit rauher, löcheriger Oberfläche und gelbem, wachsglänzendem, unebenem Bruche. Sie riecht angenehm balsamisch, schmeckt bitter gewürzhaft und kratzend, giebt ein gelbes Pulver und mit Wasser zerrieben eine Emulsion. Das Mittel erregt in kleinen Dosen leicht Ructus, grössere (2,0—4,0) sollen Magenentzündung und Fiebererscheinungen bedingen. Auch hat man Vermehrung der farblosen Blutkörperchen unter Gebrauch von Myrrha constatirt. Therapeutisch hat die im Alterthume als Räuchermittel sehr geschätzte Myrrha als tonisch-balsamisches Mittel bei übermässiger Secretion der Respirations- und Urogenitalorgane, als Stomachicum bei Indigestion und Magenkatarrh, sowie gegen Amenorrhoe bis in die neueste Zeit Anwendung gefunden. Die günstigen Effecte gegen Phthisis, welche man namentlich in vorigem Jahrhundert der Myrrha und dem Myrrhazucker (Mischung mit 5 Th. Zucker) nachrühmte, finden ihre Erklärung in der antiblennorrhagischen und appetitfördernden Wirkung. Die vorzüglichste und berechtigtste Anwendung der Myrrha ist bei Anginen und scorbutischem Zahnfleische, sowie zum Verbande schlaffer und jauchiger Geschwüre überhaupt. Die ihr zugeschriebene günstige Wirkung auf Caries dentium ist problematisch, ihre Anwendung zu Räucherungen bei Rheumatismus und zu Inhalationen bei chronischem Bronchialkatarrh, wenigstens nicht irrationell. Man giebt die Myrrha innerlich zu 0,03—0,15 in Pulvern, Pillen, Emulsionen und Schüttelmixturen. Zu Räucherungen streut man Myrrha auf Kohlen. Zu Mund- und Gurgelwässern gebraucht man gewöhnlich die mit 5 Weingeist bereitete röthlich gelbe, gewürzhaft und brennend schmeckende, mit Wasser sich milchig trübende ***Tinctura Myrrhae**; **Myrrhentinctur**. Diese wird auch innerlich zu 10—20 Tropfen gereicht und zu Verbandwässern (1 : 10—50) und Verbandsalben (1 : 10 Fett) gebraucht. Bei scorbutischen Geschwüren des Zahnfleisches und anderen schlaffen oder jauchigen Geschwüren trägt man Tinctura Myrrha am besten unverdünnt auf.

Das früher beliebte wässrige Macerationsextract, Extractum Myrrhae, sonst in 5 Wasser gelöst als Liquamen s. Liquor Myrrhae s. Oleum Myrrhae per deliquium officinell, ist, da es nur Gummi und Spuren ätherischen Oeles enthält, unwirksam.

Oleum Cajeputi; Cajeputöl. — Das aus den Zweigen der auf den Molukken einheimischen Myrthaceen Melaleuca minor Sm. und Melaleuca Leucadendron L., dargestellte grüne oder grüngelbliche, eigenthümlich, doch keineswegs angenehm riechende ätherische Oel, ein Gemenge von Cajeputénhydrat, $C_{10} H_{18} O$, mit geringen Mengen von Kohlenwasserstoffen (Cajeputén, $C_{10} H_{16}$,), stand früher als Nervinum, Excitans, Carminativum und Wurmmittel, sowie äusserlich bei Hautleiden und als Derivativum in Ansehen. Man gab es innerlich selbst bei Tetanus und Cholera. Seine Hauptanwendung besteht jetzt nur in der Application in cariöse Zähne nach Art des Nelkenöls. Im Allgemeinen steht es dem Terpenthinöl in seiner Wirkung nahe, wirkt aber äusserlich weniger reizend. Man giebt es innerlich zu 1—10 Tropfen, bei Cholera und Tetanus selbst bis 60 Tropfen als Oelzucker. Aeusserlich wird es für sich oder mit Oleum Olivarum (1 : 3) oder Spiritus (1 : 9) aufgepinselt oder für sich oder im Gemenge mit Anaestheticis (Chloroform, Chloralhydrat) auf Watte in hohle Zähne applicirt.

*Radix Pyrethri: Bertramwurzel. — Als Sialagogum gilt besonders die Deutsche Bertramwurzel, Radix Pyrethri Germanici, Anacyclus officinarum Hayne, eine vermuthlich aus Südeuropa stammende, bei Merseburg cultivirte einjährige Composite. Sie ist schärfer als die meist aus Nordafrika kommende *Römische Bertramwurzel, Radix Pyrethri Romani, von Anacyclus Pyrethrum. Beide entwickeln beim Kauen einen sehr anhaltenden brennenden und ein Gefühl von Abstumpfung hinterlassenden Geschmack, den sie einem Harze oder einem dem Piperin ähnlichen Alkaloide verdanken. Die Bertramwurzel dient als Sialagogum besonders bei cariösem Zahnschmerz (namentlich als Bestandtheil von Zahnwehmitteln), auch bei Trockensein im Munde und Zungenlähmung, ferner als Zusatz von Gargarismen bei Relaxation der Uvula.

*Herba Spilanthis: Parakresse. — Aehnliche Wirkung wie die Bertramwurzel findet das blühende Kraut von Spilanthes oleracea Jacq., einer in Südamerika einheimischen krautigen Composite. In Europa dient es besonders zur Darstellung der *Tinctura Spilanthis composita, Paratinctur, Paraguay-Roux, einer braungrünen, aus Herba Spilanthis und Rad. Pyrethri bereiteten Tinctur, welche als vorzügliches Mittel gegen Zahnschmerz gilt, wenn man einen damit befeuchteten Baumwollpfropf in den hohlen Zahn bringt oder das Mittel in das Zahnfleisch einreibt oder auch in Form von Mundwasser applicirt. Als wirksames Princip wird ein dem Piperin verwandtes Alkaloid angesehen.

b. Emetica, Brechmittel.

Man bezeichnet als Emetica, Vomitiva, Brechmittel, alle diejenigen Mittel, welche durch Erregung einer in unmittelbarer Nähe des Athmungscentrums belegenen Stelle, des Brechcentrums, die unter dem Namen des Erbrechens bekannten Bewegungen erzeugen, durch welche der Inhalt des Magens durch Speiseröhre, Schlund und Mund hindurch nach aussen entleert wird. Diese Bewegungen, welche sämmtlich Muskeln angehören, die bei der Athemthätigkeit betheiligt sind, werden bei den meisten Brechmitteln reflectorisch durch Reizung der an die Oberfläche der Magenwandung bis zwischen die Cylinderzellen der Epithelialschicht tretenden peripherischen Endigungen des Vagus ausgelöst, bei einzelnen dagegen, namentlich beim Apomorphin, ist eine Wirkung des in das Blut aufgenommenen Medicaments auf das Centrum oder Combination eines solchen mit reflectorischer Reizung nachgewiesen. Das reflectorische Erbrechen durch Einwirkung von Brechmitteln steht in einer Linie mit dem durch mechanische Reizung der Magenschleimhaut durch Speiseanhäufung im Magen oder durch Kitzeln des Zäpfchens und der Rachenhöhle hervorgerufenen und kann durch alle kaustischen und erethistischen Substanzen, wenn solche in grösseren Dosen einwirken, herbeigeführt werden. Man gebraucht jedoch nur einige schwache Caustica (Zinkvitriol, Kupfervitriol), um zu therapeutischen Zwecken Emese hervorzurufen, und vorwaltend stärker reizende Stoffe, die z. Th. auch, wie Senf und Brechweinstein, hautreizende Wirkung besitzen. Alle diese Stoffe bewirken bei Einführung in den Magen in weit kleineren Dosen Erbrechen, als wenn man sie unmittelbar in das Blut bringt oder subcutan injicirt; die bei hypodermatischer Application von grossen Dosen resultirende Emesis ist zum Theil bestimmt die Folge der Reizung der Magennerven durch die von der Magenschleimhaut eliminirte Arzneisubstanz.

Von einzelnen Physiologen wird die Existenz eines besonderen Brechcentrums geleugnet und das Erbrechen als Reizung des Athemcentrums aufgefasst. Der sog. Brechact vollzieht sich an der Musculatur von Bauch und Thorax in zwei Abschnitten. Zuerst findet durch die Bauchpresse ein positiver Druck im Magen statt, unterstützt durch das Zwerchfell, welches gleichzeitig und seinerseits mit Unterstützung aller Inspirationsmuskeln bei geschlossener Glottis negativen Druck im Thorax veranlasst, wodurch dann der Mageninhalt in die Speiseröhre theils hinaus gepresst, theils eingesogen wird. Hierauf folgt der zweite Abschnitt, in welchem der Druck in der Bauchhöhle durch die Brusthöhle positiv bleibt, während durch das Thätigwerden der Exspirationsmuskeln auch der Druck im Thorax in einen positiven übergeht und die Masse nach oben treibt. Wesentlich für das Erbrechen ist aber ausser diesen Muskelwirkungen die dem Willen nicht unterworfene Oeffnung der Cardia, sei es durch Erschlaffung der Ringfasern oder durch active Contraction der Längsfasern. Die reflectorische Erregung des Brechcentrums kann auch von anderen Unterleibsorganen (Eierstöcken, Uterus, z. B. beim Vomitus gravidarum) und vom Olfactorius aus erfolgen. Die Bahn der Erregung vom Centrum zu den am Brechacte betheiligten Organen verläuft durch das Rückenmark bis zum sechsten Brustwirbel.

Mit der emetischen Wirkung verbindet sich in geringerem oder höherem Grade das Gefühl des Ekels oder der Nausea, d. h. eines Widerwillens gegen Speisen, welcher in der Regel eine Zeit lang vor der Emese eintritt und nach dem Aufhören des Erbrechens noch eine Weile anhält. Durch angemessene Dosirung gewisser Emetica ist man im Stande, dieses Ekelgefühl für längere Dauer hervorzurufen, ohne dass Erbrechen eintritt, weshalb man diese Stoffe auch als Nauseosa bezeichnet hat. Am intensivsten ist die Nausea bei den hyperämisirend auf die Magenschleimhaut wirkenden Brechmitteln.

Neben den örtlichen Effecten der Brechmittel beobachtet man verschiedene Veränderungen im Verhalten der Herzaction und der Athmung, welche mit der Brechwirkung im innigsten Zusammenhange stehen. Vom Beginne des Ekelstadiums bis zur Höhe des Erbrechens zeigt sich bedeutende Steigerung der Pulsfrequenz ohne gleichzeitiges Steigen des Blutdrucks und in Folge einer Reizung herzbeschleunigender Nerven. Gleichzeitig nimmt auch die Respiration an Frequenz zu. Die Annahme, dass alle Brechmittel eine lähmende Wirkung auf die quergestreiften Muskeln besitzen, ist in ihrer Allgemeinheit unrichtig. Sie trifft weder für alle Emetica noch für alle Thierclassen zu. Beim Menschen zeigt sich, besonders nach Brechweinstein, ein Gefühl von Schwäche und Relaxation der Musculatur. Constant tritt beim Menschen mit dem Ekel, und zwar schon sehr frühzeitig, Schweiss auf.

Manche Emetica befördern auch den Stuhlgang und bedingen starke Beschleunigung der Dickdarmperistaltik. Die Mitbetheiligung des Darms hat nichts Auffälliges, da physiologisch feststeht, dass Reizung der Magennerven auch reflectorisch Beschleunigung der Darmperistaltik bedingt, und umgekehrt vom Dickdarm aus die Bewegung des Magens angeregt werden kann. Auch bei manchen Abführmitteln (Jalape, Senna) kommt es häufig vor Eintritt der Purgirwirkung zu Nausea und Erbrechen. Emetica, welche auch purgirend wirken, heissen Emetocathartica.

Die Anwendung der Brechmittel ist jetzt eine viel geringere als früher, wo man sie meist in der Absicht reichte, um durch den energischen Eingriff eine sog. Umstimmung des gesammten Körpers herbeizuführen. Man sah in den Emetica Vorbeugungsmittel gegen die verschiedensten acuten Krankheitsprocesse und glaubte, Typhus, Erysipelas u. a. durch ein im Anfange gereichtes Brechmittel coupiren zu können. Es dienen die Emetica jetzt vorzugsweise zur Entleerung des Magens, bisweilen auch des Oesophagus, von Stoffen, welche dort schädlich wirken können, z. B. verschluckten Gegenständen, in zu grosser Menge genossenen Speisen, besonders Giften. Auch hier hat die neuerdings viel geübte Magenausspülung verringernd auf die Anwendung gewirkt. Die Muskelanstrengungen, welche der Brechact mit sich führt, und die tiefe Exspiration, welche der Contraction des Zwerchfells und der Bauchmuskeln folgt, können auch aus den Luftwegen angehäuften Schleim, Croupmembranen u. s. w. herausfördern, weshalb Emetica oft in Respirationskrankeiten verordnet werden. Die Anwendung bei Respirationskrankheiten ist bei einzelnen um so mehr angezeigt, als verschiedene derselben in kleinen Dosen vermehrend und verflüssigend auf die Bronchialsecretion wirken.

Verschiedene Anwendungen der Emetica beruhen auf ihren Nebeneffecten. So hat man sie zur Relaxation willkürlicher und unwillkürlicher Muskeln, z. B. zur Erleichterung des Abganges von Gallen- und Nierensteinen, bei Krampfwehen u. s. w. benutzt.

Es liegt auf der Hand, dass, wenn wir Nauseosa wiederholt so einwirken lassen, dass sie nicht Brechen erregen, sondern eine längere Zeit hindurch bestehender Widerwille gegen die Einfuhr von Nahrung entsteht, dadurch ein bedeutender Einfluss auf den Stoffwechsel ausgeübt werden muss, welcher sich in Abmagerung als der nothwendigen Folge der gleichbleibenden oder vermehrten Ausscheidung bei aufgehobener Nahrungszufuhr documentirt. Man suchte dies früher absichtlich durch solche Ekelcuren zu erreichen, in der Absicht, um übermässiger Fettproduction entgegenzuwirken, oder um zu bewirken, dass pathologische Producte zur Aufsaugung und zum Verschwinden gebracht werden, oder auch um zu verhindern, dass pathologische Ablagerungen stattfinden.

Tartarus stibiatus, *Stibium Kalio-tartaricum, Tartarus emeticus; Brechweinstein.

Der Brechweinstein ist chemisch weinsaures Antimonylkalium, $C_4H_4K(SbO)O_6 + \frac{1}{2}H_2O$, das man durch Kochen von Kaliumtartrat mit Wasser und Antimonoxyd bereitet. Er bildet wasserhelle rhombische Octaëder, die an trockener Luft ihr Krystallwasser verlieren, verwittern und undurchsichtig werden. Es löst sich in 17 kaltem und 3 kochendem Wasser zu einer schwach sauer reagirenden, metallisch schmeckenden Flüssigkeit, aus welcher Ammoniak und Kali Antimonoxyd, Gerbsäure Antimontannat fällt. In Weingeist ist er unlöslich. Auf Eiweiss wirkt er nur bei Gegenwart von Säure fällend.

Der 1631 von Adrian von Mynsicht entdeckte Stoff ist nebst einigen Schwefelverbindungen des Antimons der Rest einer im 16. und 17. Jahrhundert ausserordentlich häufig gebrauchten, zahlreichen Suite von Präparaten des von Basilius Valentinus gegen Ende des 15. Jahrhunders entdeckten Spiessglanzmetalls oder Antimons. Die Verbindungen des chemisch dem Arsen nahestehenden und ebenfalls, aber schwächer giftigen Metalls wurden damals von den Anhängern des Paracelsus so gemissbraucht, dass die Pariser Facultät 1566 ein Verbot derselben durch das Parlament erwirkte. Auch in Heidelberg musste lange Zeit beim Promoviren der Nichtgebrauch der Antimonialien eidlich gelobt werden. Früher waren besonders das Antimonoxyd in verschiedenen Formen und das Antimonmetall (Regulus Antimonii) gebräuchlich. Letzteres diente u. a. zur Darstellung von Bechern (Pocula emetica), in denen man Wein über Nacht stehen liess, um ihm emetische Wirkung zu verschaffen, oder man machte Kügelchen (Pilulae aeternae) daraus, die zum Purgiren benutzt und nach der Wirkung aus den Stühlen zu weiterem Gebrauche wieder ausgelesen wurden.

Der Brechweinstein besitzt örtlich reizende und eine besonders auf Herz und Nervencentren, aber auch auf die Athemwerkzeuge und bei längerer Zufuhr auf die gesammte Ernährung gerichtete entfernte Wirkung. Die Resorption des Brechweinsteins erfolgt von allen Schleimhäuten und kann selbst von der äusseren Haut, wenn letztere durch Brechweinstein in entzündeten Zustand versetzt ist, stattfinden. Die Elimination geschieht durch Nieren, Leber und Milchdrüsen, bei subcutaner Application auch durch die Magenschleimhaut. Dieselbe geht nach grossen oder wiederholten kleineren Dosen nur langsam vor sich, indem das Antimon sich in verschiedenen Körpertheilen (Leber, Nieren, Milz, Fettgewebe, Knochen) in einer bisher nicht aufgeklärten chemischen Verbindung 3—4 Wochen, mitunter selbst Monate ablagert.

Im Magen findet Zersetzung des Brechweinsteins unter dem Einflusse der Chlorüre des Magensaftes nicht statt. Im Darme wirken Alkalicarbonate und Bicarbonate, sowie Schwefelwasserstoffgas zum Theil zersetzend, erstere indess nur langsam, da ausserhalb des Körpers Brechweinstein im Contact mit denselben bei Körperwärme erst in einer Stunde vollständig zersetzt wird. Die Resorption des Brechweinsteins als solcher ist daher wahrscheinlich.

Auf die unversehrte Oberhaut applicirt, ruft Brechweinstein in concentrirter Lösung, mit grösserer Sicherheit in Salben- oder Pflasterform, nach 24—48 Std. unter wenig intensiven stechenden Schmerzen einen Hautausschlag hervor, welcher gewöhnlich, und nicht mit Unrecht, mit Pockenpusteln verglichen wird.

Es bilden sich circumscripte Blasen mit eitrigem oder blutigem Inhalte, welche linsen- oder bohnengross werden und, indem ihre Zahl sich mehrt, confluiren. Sie trocknen entweder in braunen Krusten ab, oder platzen und geben zur Entstehung von schmerzhaften, bis tief in das Corium eindringenden Geschwüren Veranlassung. Die zwischen den Pusteln belegenen Hautpartien sind heiss und geröthet und sterben bei längerer Einwirkung ab. Die Vernarbung erfolgt langsam; in der Regel hinterbleiben deutlich sichtbare Narben. Mitunter kommt es auch zum Auftreten von Pusteln an entfernten Körpertheilen, namentlich Genitalien, Armen, Schenkeln und Rücken, meist in Folge directer Uebertragung mittelst der Finger der Patienten, möglicherweise aber auch als Eliminationswirkung, da dasselbe Exanthem, obschon höchst selten, auch nach innerlicher Application grosser Brechweinsteindosen eintritt.

In blutende Einschnitte der Haut eingerieben, erzeugt Brechweinstein (zu 0,2—0,3) keine Pustelbildung. Das Exanthem geht von den Hautfollikeln und Schweissdrüsen aus und steht mit Zersetzung des Brechweinsteins durch das saure Secret der letzteren im Zusammenhange. Wird Brechweinsteinsalbe mit Zusatz von Alkalicarbonat eingerieben, so resultirt keine Pustelbildung, während Zusatz von Essig das Auftreten der Hautirritation befördert. Auf Hautstellen, welche von der Epidermis entblösst sind, kann Brechweinstein, besonders bei wiederholter Application, zu sehr schweren Zerstörungen, z. B. bei Application auf den Schädel zu Nekrose und Perforation der Scheitelknochen, Veranlassung geben.

In ähnlicher Weise entzündungserregend wirkt Brechweinstein auch auf die Schleimhäute; doch kann er nur in sehr grossen Dosen im Magen und Darmcanal hochgradige Entzündung hervorrufen, während nach emetischen Gaben (bei Thieren) weder Gefässerweiterung noch Röthung an der Magenschleimhaut eintritt.

Die Erscheinungen nach innerer Einführung von Brechweinstein sind nach der Grösse der Gabe verschieden. Sehr kleine Dosen (0,002—0,005) bedingen nur etwas Druck in der Magengegend und bei wiederholter Anwendung Vermehrung des Speichels und Magensaftes. Kleine Gaben (0,005—0,01) erregen Druck und Schmerzen in der Magen- und Lebergegend, Uebelkeit, Neigung zum Gähnen, Aufstossen, Brechneigung und häufig wirkliches Erbrechen; daneben Brennen im Halse und Dysphagie, Frösteln, später Schweiss und fast immer reichliche wässrige Durchfälle, constant Mattigkeit und Kopfschmerz, Vermehrung der Pulsfrequenz und Beschleunigung der Respiration. Werden solche Dosen 3- bis 4stündlich längere Zeit fortgegeben, so legt sich allmählig Uebelkeit und Erbrechen, und stellt sich Verlangsamung des Herzschlages mit Verringerung der Intensität des Spitzenstosses und Verminderung des Seitendruckes in den Gefässen, Herabsetzung der Temperatur, Verlangsamung der Athmung und grosse Schwäche der Musculatur ein. Bei Darreichung dieser Mengen in längeren Intervallen kommt es zu Appetitlosigkeit, Zungenbelag, Empfindlichkeit des Abdomen, breiigen oder dünnen Stuhlentleerungen, Muskelschwäche und Abmagerung; das Bronchialsecret nimmt zu; die Diurese wird meist vermindert, seltener vermehrt; auch kann Eiweiss im Urin auftreten. Zu 0,03—0,06 erregt Brechweinstein bald Nausea mit nachfolgendem Erbrechen, welchem in den meisten Fällen flüssige Dejectionen folgen.

Nach brechenerregenden Dosen schwankt der Puls zuerst in kleinen Grenzen bis zum Eintritte der Nausea, steigt dann schnell um ein Bedeutendes und erhält sich unter geringen Steigerungen auf dem Niveau bis zum Eintritte des Erbrechens, erhebt sich mit Auftreten des letzteren sehr bedeutend und noch stärker bei Wiederholung des Erbrechens, fällt einige Minuten später schnell, dann wieder, so lange Ekel besteht, langsamer und nach Beendigung der Nausea schneller bis zur ursprünglichen Höhe. Mit der steigenden Frequenz des Pulses nimmt auch seine Kleinheit zu und umgekehrt. Die Athemfrequenz fällt und steigt gleichzeitig mit der Pulsfrequenz.

Bei Wiederholung emetischer Gaben cessirt das Erbrechen meist schon nach der zweiten Dosis; nur in einzelnen Fällen entwickelt sich heftiges und anhaltendes Erbrechen mit Hyperkatharsis, die zu gefährlichem Collaps führen kann. Bei sehr grossen Dosen kommt es zu wirklicher Vergiftung, wobei die localen Reizungserscheinungen des Tractus entweder in grosser Intensität sich geltend machen und hochgradige Prostration zur Folge haben, oder in einzelnen Fällen vollständig fehlen, indem durch rasche Resorption grösserer Mengen von Brechweinstein schleunige Lähmung des Herzens und der Respiration erfolgt. In beiden Formen der Vergiftung ist die Temperatur herabgesetzt, die Haut kalt, feucht und cyanotisch, die Respiration mühsam, keuchend, anfangs beschleunigt, später auf 10—15, ja selbst auf 6 Athemzüge sinkend, der Puls klein, anfangs beschleunigt, später verlangsamt und unregelmässig: daneben bestehen Kopfschmerz, Schwindel, Delirien, Zittern, Verlust des Bewusstseins und bisweilen klonische und tonische Krämpfe. Zur Behandlung der Brechweinsteinvergiftung bedarf es bei vorwaltendem Ergriffensein der Nervencentren der Entleerung des Magens durch die Magenpumpe, und ausser symptomatischer analeptischer Behandlung auch der Gerbsäure als Antidot. Bei Hyperemese sind Eispillen und Narcotica indicirt.

Versuche an Thieren geben dieselben Erscheinungen wie beim Menschen. Constant ist in allen Stadien der Vergiftung, sowohl bei steigender als bei fallender Frequenz des Pulses und der Athmung, Sinken des Blutdrucks und der Temperatur, Schwäche der Musculatur und Apathie. Bei Fröschen, welche ziemlich unempfindlich gegen das Gift sind, findet sich stets nach sehr grossen Dosen Lähmung der cerebrospinalen Centren und vollständige Reactionslosigkeit gegen äussere Reize. Werden kleinere Dosen von Brechweinstein bei Thieren längere Zeit eingeführt, so bildet sich, wie auch nach anderen Antimonverbindungen, fettige Degeneration der Leber.

In Bezug auf die Theorie der Brechweinsteinwirkung kann es keinem Zweifel unterliegen, dass die durch Brechweinstein bedingte Emese als Reflexerscheinung, hervorgehend aus der Reizung der Magennerven, in specie der Verzweigungen des Vagus, aufzufassen ist, und dass die Wirkung überhaupt auf seinem Gehalte an Antimon, dessen entfernte Wirkung in Folge der Leichtlöslichkeit des Brechweinsteins entschieden stärker als bei minder löslichen Antimonialien hervortritt, nicht aber auf dem Kaligehalte beruht.

Dass bei interner Verabreichung bei der brechenerregenden Action die örtlich reizende Wirkung auf die peripherischen Endigungen des Vagus oder der Darmnerven ausschliesslich im Spiele ist, beweist besonders der Umstand, dass im Erbrochenen so viel Antimon sich wieder findet, dass der Brechweinstein, welcher danach im Magen zurückblieb oder zur Resorption gelangte, nicht genügen würde, um, subcutan applicirt, brechenerregend zu wirken. Es spricht für die locale Action ferner, dass man selbst bei directer Einspritzung von Brechweinsteinlösung in die Venen drei- bis fünfmal mehr Tartarus stibiatus nöthig hat, um Brechen zu erzielen, als bei Einführung per os. Es kann deshalb auch hier recht gut die experimentell feststehende Ausscheidung eines Theiles des circulirenden Mittels durch die Magenschleimhaut Ursache des

Brechens sein. Dass Brechweinstein auch, wenn der Magen exstirpirt wird, Brechbewegungen bedingt, beweist nicht eine centrale Action, sondern nur, dass auch durch Reizung des Darmes oder Pharynx Brechbewegungen ausgelöst werden können.

Die nach wiederholten Gaben sich einstellende Toleranz erklärt sich theils dadurch, dass die ursprüngliche Reizung der Nervenendigungen bei grösseren Gaben sich in das Gegentheil, Lähmung, umwandelt, theils durch die reflexhemmende Wirkung des Brechweinsteins, die von Lähmung der Leitung im Rückenmark, nicht von Reizung reflexhemmender Centren des Gehirns abhängt. Die Wirkung auf das Herz ist eine directe und tritt auch hervor, wenn Gehirn und Rückenmark abgetrennt werden. Die Irritation der Magenschleimhaut kann zum Zustandekommen der Herzverlangsamung reflectorisch beitragen, doch ist sie von nebensächlicher Bedeutung, da die Herzwirkung auch ohne Magenirritation stattfindet. Die Wirkung auf die Temperatur ist auf die Herabsetzung der Muskelthätigkeit zu beziehen. Die Abnahme des Körpergewichts bei längerer Zufuhr von Brechweinstein erklärt sich theils aus der geringen Aufnahme von Speisen, theils aus gesteigertem Verbrauche der Eiweissstoffe, da Antimonialien beim hungernden Hunde die Harnstoffausscheidung steigern.

Dass die entfernten Wirkungen des Brechweinsteins nicht auf Rechnung des darin enthaltenen Kaliums kommen, ergiebt sich daraus, dass die Menge Kalium, welche eine brechenerregende Dosis Tartarus stibiatus enthält, so unerheblich ist, dass sie das Befinden des Organismus in keiner Weise alterirt. Natriumbrechweinstein wirkt auf Rückenmark und Circulation genau wie Kaliumbrechweinstein, auf den Tractus kaum schwächer ein: ebenso Antimontartrat u. a. Spiessglanzverbindungen.

Als Brechmittel kann Brechweinstein in den meisten Fällen, wo die Entleerung des Magens nothwendig ist, benutzt werden. Seine Indicationen sind im Allgemeinen die der Emetica überhaupt.

Im Ganzen ist seine Wirkung ziemlich sicher. Unangenehm erscheint die oft sehr intensive kathartische Wirkung und die Action auf das Herz. Auch erzeugt längere Darreichung leicht Hyperemesis, die man am zweckmässigsten mit Eispillen, Opiumtinctur, Morphinlösung oder Tannin bekämpft. Der zu befürchtende Collaps nach grösseren Dosen contraindicirt das Mittel namentlich bei schwächlichen Individuen, Kindern und Greisen. Bei Croup ist Brechweinstein deshalb auch meist durch Kupfer- oder Zinkvitriol ersetzt.

Als entzündungs- und fieberwidriges Mittel hat der Brechweinstein in kleineren Dosen, oder wie man sich auszudrücken pflegt, refracta dosi, namentlich bei entzündlichen Erkrankungen der Brustorgane (Pneumonie, Pleuritis, Pericarditis), aber auch bei anderen acuten fieberhaften Krankheiten, selbst bei Phlebitis und Febris puerperalis, eine sehr bedeutende Rolle gespielt, ist aber wegen des bei grösseren Mengen eintretenden Collaps und wegen der Nebenerscheinungen seitens des Darmes so gut wie verlassen. Seine Anwendung setzt kräftige Constitution voraus und wird gegenwärtig meist auf Bronchitis acuta in ganz frischen Fällen beschränkt, wo mehr seine expectorirende, als seine antiphlogistische Wirksamkeit in Frage ist. Als Expectorans ist er auch bei chronischen Katarrhen, besonders bei Exacerbationen und sog. Catarrhus siccus von entschiedenem Nutzen, jedoch mehr und mehr durch Apomorphin verdrängt.

Alle übrigen Anwendungen des früher sehr beliebten Mittels, z. B. gegen Lungenblutungen und Wechselfieber oder als Sedativum bei psychischen Aufregungszuständen und krampfhaften Leiden, wo die durch Brechweinstein bewirkte Entspannung der Muskeln von Nutzen sein kann, bei Krampfwehen u. a. m. sind obsolet. Dasselbe gilt von der Verwendung als alterirendes Mittel, wobei man durch längere Darreichung sehr kleiner Dosen die Beseitigung von Hypertrophien und Neubildungen, von Exsudaten u. s. w. in den verschiedensten Organen zu bewirken strebte. Man benutzte ihn hier zu den barbarischen Ekelcuren, wobei täglich 0,03—0,12 in Pillen oder starker Verdünnung und in getheilten Gaben genommen wurden, und die Patienten monatelang sich fortwährend im Zustande der Nausea befanden.

Auch äusserlich wird Brechweinstein in derivirender Absicht heute viel weniger als früher benutzt. Zur Erzielung topischer Effecte ist er auf der äusseren Haut als destruirendes Medicament (bei Naevus) oder behufs Erregung substitutiver Entzündung (bei Psoriasis, Alopecie), auf Schleimhäuten zur Hervorrufung von Entzündung (z. B. bei unterdrücktem Tripper, bei Maculae corneae) gebraucht. Zu gleichem Zwecke hat man ihn in Fistelgänge, Abscesse, neuerdings auch subcutan in kleine Tumoren gespritzt.

Die Dosis des Brechweinsteins ist je nach dem Zwecke, welchen man erreichen will, verschieden. Will man entfernte Wirkungen erzielen, so reicht man in der Regel 0,005—0,02 mehrere Male täglich, wodurch Expectoration und Diaphorese am besten gefördert werden. Will man Nausea ohne Erbrechen erzeugen, so giebt man 0,01—0,03 stündlich oder 2stündlich. Um Brechen zu erregen, verordnet man 0,02—0,03 alle 10—15 Minuten bis zum Eintritte der Wirkung. Die Pharmakopoe gestattet als höchste Einzeldosis 0,2, als höchste Tagesgabe 0,5.

Starke brechenerregende Dosen (0,1—0,2) hat man bei Vergiftungen mit narkotischen Substanzen in Anwendung gezogen; in der Regel genügen auch hier 0,05—0,15 zur Hervorrufung der Wirkung.

Als Brechmittel giebt man Brechweinstein in Pulvern, Pastillen, Solutionen und Schüttelmixturen, häufig in Verbindung mit Ipecacuanha. Soll das Brechmittel gleichzeitig purgirend wirken, so hat die alleinige Verabreichung von Brechweinstein den Vorzug. Als Vehikel für Pulver lässt sich Pulvis Ipecacuanhae oder Amylum verwerthen. Zu Solutionen löst man 0,02—0,2 in 100,0 Wasser auf. Lösung von 1 in 120 Wasser wurde früher als Aqua stibiata gebraucht. Statt Wasser lässt sich auch Wein als Vehikel verwenden.

Für den Brechweinstein als antifebriles und expectorirendes Mittel sind dieselben Arzneiformen gebräuchlich; hier setzt man jedoch gern schleimige Mittel oder geringe Mengen eines Opiumpräparates hinzu, um die kathartische Wirkung zu vermeiden und die Resorption des Tartarus stibiatus möglichst zu befördern.

Zur Application auf die Haut dient die officinelle Brechweinsteinsalbe. Zur Injection in die Urethra zur Hervorrufung unterdrückter Gonorrhöe, ebenso zu emetischen Klystieren rechnet man 0,1—0,3 auf 100,0 Flüssigkeit, zur Infusion in die Venen 0,05 bis höchstens 0,2 auf 50,0—100,0 lauwarmes Wasser.

Der Brechweinstein gehört zu den leicht zersetzlichen Präparaten. Besonders zu vermeiden sind Säuren, Gerbsäure, Haloide, kaustische und kohlensaure Alkalien und alkalische Erden, Schwefelmetalle, saure Salze und Alkaloide. Manche Farbstoffe werden durch Brechweinstein verändert, was bei Verordnung mit gefärbten Syrupen in Mixturen zu berücksichtigen ist, indem z. B. Himbeersyrup violett, Veilchensyrup grün wird.

Präparate:

1. Unguentum Tartari stibiati, Unguentum stibiatum, Unguentum Stibio-Kali tartarici, Unguentum Autenriethii: **Pockensalbe,** Pustelsalbe, Brechweinsteinsalbe. Aus 1 Brechweinstein und 4 Unguentum Paraffini bereitet. Dient als Hautreiz, indem man eine Erbse bis Bohne gross 2mal täglich bis zum Erscheinen des Exanthems einreibt, nach Art der Vesicatore. An

Stellen zu vermeiden, welche unbedeckt getragen werden, da einzelne sichtbare Narben stets zurückbleiben.

2. Vinum stibiatum, *Vinum Stibii Kalio-tartarici, Vinum emeticum, V. Huxhami; **Brechwein**, Spiessglanzwein. Filtrirte Auflösung von 1 Brechweinstein in 250 Xeres (*Malaga). Zu 5—10 Tropfen mehrmals täglich als Expectorans bei Erkältungskrankheiten oder esslöffelweise, bei Kindern theelöffelweise alle 5—10 Min. bis zum erfolgten Erbrechen als Emeticum zu geben.

Verordnungen:

1) ℞
Tartari stibiati 0,01 (cgm. 1)
Amyli 0,5
M. D. S. Brechpulver für ein Kind.

2) ℞
Tartari stibiati 0,15 (cgm. 15)
Tartari depurati 2,0
M. f. pulv. D. S. Auf 2—3mal zu geben, bis Erbrechen erfolgt (Pulvis e Tartaro stibiato s. emeticus Ph. mil.)

3) ℞
Tartari stibiati
Extracti Opii āā 0,05 (cgm. 5)
Tragacanthae 1,0
Aq. florum Aurantii 10.0
Aquae destillatae 200.0
M. D. S. 1—2stündl. 1 Esslöffel voll. (Bei Bronchitis, Intermittens u. s. w.)

***Radix Ipecacuanhae; Brechwurzel**, Brechwurz.

Die Einführung der Wurzel der in Brasilien, Peru und Neu-Granada einheimischen Cephaëlis Ipecacuanha Willd. s. Cephaëlis emetica Persoon, eines Halbstrauches aus der Familie der Rubiaceen, in die Praxis europäischer Aerzte durch Helvetius (um 1680) ist zu den Epoche machenden Daten in der Geschichte der Materia medica zu zählen, da man dadurch nicht bloss, wie man anfangs meinte, ein vortreffliches Mittel bei Ruhren und Durchfällen, sondern auch ein Brechmittel erhielt, das in Hinsicht seiner geringen Beeinflussung des Gesammtorganismus alle bis dahin bekannten Emetica übertraf.

Die Ipecacuanha (d. i. brechenerregendes Unkraut in der Tupi-Sprache), welche meist aus der brasilianischen Provinz Matteo Grosso kommt, besteht aus den verdickten Mitteltheilen der Wurzelfasern und bildet mehrere Zoll lange, 3—5 Mm. dicke, nach oben und unten verschmälerte, wurmförmig gekrümmte, dunkel- oder hellgraue oder braune Stücke, ausgezeichnet durch ringförmige oder halbkreisförmige, in Abständen von etwa 1 Mm. auf einander folgende Wülste, sowie durch feine Längsstreifen. Die allein medicinisch wirksame Rinde (etwa 75 % der Droge) ist weissgrau, hornartig, von dem dünnen, hellgelblichen Holzcylinder leicht trennbar, riecht eigenthümlich widrig und schmeckt ekelhaft bitter.

Der die Brechwirkung bedingende Bestandtheil der Brechwurzel ist ein zu 3 % in der Rinde enthaltenes, stark bitter schmeckendes Alkaloid Emetin. Ausserdem enthält die Brechwurzel eine der Kaffeegerbsäure und Chinagerbsäure nahestehende, glykosidische, ebenfalls stark bittere Gerbsäure, die Ipecacuanhasäure, welche neben dem Stärkmehl für die Wirkung der Droge als Ruhrmittel und für den Umstand, dass die Brechwurzel kein Purgiren bedingt, sondern ein reines Emeticum ist, während das Emetin auch Durchfälle erzeugt, die Erklärung bietet.

Ipecacuanha und das Emetin schliessen sich in ihren Beziehungen zum Organismus dem Brechweinstein an, indem sie bei Application auf die äussere Haut ebenfalls einen Hautausschlag bewirken und bei innerlicher Einführung in nicht zu kleinen Dosen Brechen erregen, welches auch nach subcutaner Application oder nach Infusion in die Venen, jedoch erst nach grösseren Dosen, in Folge von Abscheidung des Emetins durch die Magenschleimhaut, hervortritt. Von der Brechweinsteinwirkung unterscheidet sich die Action der Ipecacuanha durch ihre geringere Intensität und das Fehlen der Katharsis. Auch die Circulation und Herzthätigkeit werden durch die Brechwurzel weniger beeinflusst, und selbst nach relativ grossen Dosen tritt kein solcher Collapsus wie nach Tartarus stibiatus ein.

Brechwurzsalben erzeugen auf der Haut kleine, in Gruppen gestellte, stark brennende und juckende Pusteln, die mit einem grossen Hofe umgeben sind und ohne Narbenbildung heilen; fortgesetztes Einreiben führt zu schmerzhaften Ulcerationen mit Narbenbildung. Werden Brechwurzpulver oder Emetin auf die Conjunctiva gebracht, so resultirt heftige Entzündung der Bindehaut und Hornhaut, erstere mit Oedem verbunden. Auch auf Wundflächen und der Präputialschleimhaut erregt Emetin starke Irritation. Alkoholische Emetinlösung bewirkt stundenlanges heftiges Brennen im Munde und an der Zungenspitze. Auf der irritirenden Einwirkung des Emetins beruhen auch die häufig auf Apotheken beobachteten Erscheinungen von heftiger Bronchitis und Erstickungsanfällen nach dem Pulvern von Ipecacuanha.

Interne kleine Dosen von 0,01—0,05 Pulv Ipecacuanhae haben beim Menschen keine Veränderung des Befindens zur Folge und bedingen nur bei Einzelnen Gefühl von Druck im Magen und etwas Uebelkeit, bisweilen auch Gähnen, Speichelfluss und Vermehrung der Schweisssecretion. Meist steigern solche Gaben den Appetit, und erst nach öfterer Wiederholung kommt es zu Abnahme der Esslust. Sehr reizbare Personen erbrechen schon auf 0,05 Ipecacuanha, während meist 0,3, bei vielen Personen sogar 1,0—1,5 erforderlich sind. Emetin wirkt schon zu 0,004—0,01 emetisch. Das durch Ipecacuanha hervorgerufene Erbrechen wiederholt sich in der Regel nur 1—2 mal und folgt in der Regel auf ein Stadium starker Nausea. Das Steigen der Pulsfrequenz mit dem Eintritt des Ekels ist bedeutender, das mit dem Eintritt des Erbrechens verbundene Steigen weniger bedeutend als beim Brechweinstein. Die Athemzahl wird relativ nie so gesteigert wie der Puls und bleibt wie letzterer in der absoluten Höhe hinter der durch Brechweinstein bedingten Steigerung erheblich zurück.

Bei Hunden und Katzen rufen schon sehr kleine Mengen Emetin (0,002 bis 0,005) Erbrechen hervor; bei durchschnittenen Vagi bleibt das Erbrechen aus. Grössere Dosen (0,025) bedingen bei interner oder subcutaner Application grosse Muskelschwäche, Sinken der Temperatur und Tod im Collaps; der Leichenbefund weist heftige Gastroenteritis auf, bei protrahirter Vergiftung kommt Lungenentzündung vor. Diese Erscheinungen resultiren sowohl nach innerlicher und subcutaner Einführung als nach Einspritzung in die Venen, in die Pleurahöhle und den Mastdarm. Grosse Dosen bewirken steilen Abfall des Blutdrucks ohne Betheiligung des Vagus. Bei Kaltblütern lähmt Emetin das Gehirn und später das Rückenmark, ohne die Muskelirritabilität und die elektrische Reizbarkeit der Nerven zu vernichten. Bei Hunden bedingt Ipecacuanha zu 2,0—4,0 starke und längere Zeit anhaltende Vermehrung der Gallensecretion bei gleichzeitiger Zunahme des Darmschleims.

Auch die therapeutische Anwendung der Ipecacuanha schliesst sich eng an die des Brechweinsteins. Bis in die neueste Zeit war die Brechwurzel das beliebteste aller Emetica, welches auch besonders bei Kindern, Frauen, Greisen und schwächlichen Personen vor dem Brechweinstein entschiedene Vorzüge besitzt, während es bei kräftigen Individuen meist mit Tartarus stibiatus zusammen in Anwendung gebracht wird. Das Ausbleiben von Collapsus und Hyperkatharsis nach gewöhnlichen Dosen Ipecacuanha sichert dem Mittel seine Vorzüge vor dem Brechweinstein. Mit letzterem theilt Brechwurz auch die expectorirende Wirkung und die Anwendung bei Bronchitis acuta im kindlichen Lebensalter und bei schwächlichen Personen, sowie bei verschiedenen anderen Lungenaffectionen.

Ihren alten Ruf als Ruhrwurzel, wie sie geradezu genannt wurde, hat Ipecacuanha noch keineswegs völlig eingebüsst. Man giebt sie besonders in den Tropenländern in grossen, brechenerregenden Dosen (1,2 zweimal täglich), wobei man durch Zusatz von Opium das Brechen selbst verhütet, während bei uns kleine Gaben üblicher sind. Sie ist hier nicht allein in späteren Stadien, sondern auch im Anfange der Krankheit anwendbar und wirkt nicht bloss bei Ruhr, sondern bei Darmkatarrh überhaupt, wo sie am meisten bei der auf Erkältung beruhenden Diarrhöe in Ansehen steht. Auch bei chronischem Magenkatarrh und Dyspepsie sind kleine Dosen oft von eclatantem Nutzen, und gar nicht selten beseitigen dieselben auch Folgeerscheinungen häufiger wiederholter gastrischer Störungen (Kopfschmerz, Hemicranie) gründlich. Die sonstigen Anwendungen sind von geringerer Bedeutung. Bei der herabsetzenden Wirkung des Mittels auf die Reflexerregbarkeit ist es nicht irrationell, es gegen krampfhafte Zustände zu benutzen; doch ist es vorwaltend nur bei Krampfwehen benutzt. Als äusserliches Reizmittel wird es fast gar nicht verwendet.

Die Dosis der Ipecacuanha richtet sich nach dem Zwecke, welchen man zu erreichen beabsichtigt. Will man Brechen erregen, so giebt man 0,5—1,0 bis 2,0 alle 10—15 Minuten; will man nur Nausea bedingen, so genügt 0,06 bis 0,3 in mehrstündlichen Intervallen, zur Erzielung von Diaphorese, Stypsis u. s. w. 0.01—0,06 pro dosi.

Als Brechmittel giebt man Radix Ipecacuanhae am häufigsten in Pulverform oder Schüttelmixtur, seltener im Aufguss (1,0—5,0 : 150,0), meist in Verbindung mit Brechweinstein. Zu Brechpulvern nimmt man zweckmässig gleiche Mengen Amylum. Als Expectorans oder Mittel gegen Diarrhöen dient Brechwurzel im Aufguss (0,5—1,0 : 150,0—200,0, esslöffelweise in mehrstündigen Intervallen); auch hier combinirt man sie gern mit ähnlich wirkenden Mitteln. Bei Diarrhöen dient auch der Aufguss (0,5—1,0 : 100,0) im Klystier.

Emetin ist nicht officinell. Man kann es als Brechmittel zu 0,004 bis 0,008 in Pulverform oder Lösung geben, als Expectorans und Antipyreticum bei Lungenentzündung zu 0,001—0,002.

Präparate:

1. *Tinctura Ipecacuanhae; Brechwurzeltinctur. Macerationstinctur, mit 10 Spiritus dilutus bereitet, röthlich-braun und bitterlich. Ausschliesslich Zusatz zu stopfenden, expectorirenden und krampfstillenden Mixturen.

2. Vinum Ipecacuanhae; Tinctura Ipecacuanhae vinosa: **Brechwurzelwein.** Macerat mit 10 Vinum Xerense. Theelöffelweise bei Kindern als Brechmittel; zu 10—30 Tropfen als Expectorans oder bei Durchfällen. Mit ätherischer

Baldriantinctur, Tr. Opii crocata und Pfefferminzöl bildet Brechwein die Lorenzschen Choleratropfen.

3. ***Syrupus Ipecacuanhae; Ipecacuanhasyrup.** Bereitet durch Lösen von 40 Zucker in 60 wässrig-spirituösem Macerat; 100 Th. entsprechen 1 Th. Ipecacuanha. Esslöffelweise als Emeticum, meist Zusatz zu emetischen, expectorirenden und stopfenden Mixturen.

4. *Trochisci Ipecacuanhae, Brechwurzzeltchen, Ipekaplätzchen. Aus 1 Pulvis Ipecacuanha und 50 Zucker; jedes Zeltchen enthält 0,01 Brechwurz. Als Expectorans zu 1—3 Stück mehrmals täglich.

5. ***Pulvis Ipecacuanhae compositus** vgl. bei Opium.

Verordnungen:

1) ℞
Tartari stibiati 0,06 (cgm. 6)
Pulv. rad. Ipecacuanhae
Amyli Tritici āā 1,0
M. D. S. Auf einmal zu nehmen.

2) ℞
Tartari stibiati 0,04 (cgm. 4)
Pulv. rad. Ipecac. 1,2
Sacchari 2,0
M. f. pulv. Divide in partes aequales no. 4. *S.* Viertelstündlich 1 Pulver. (Brechmittel für Kinder von 5—10 Jahren.)

3) ℞
Tartari stibiati 0,06 (cgm. 6)
Pulv. rad. Ipecacuanhae 1,0
Aq. dest. 75,0
Oxymellis Scillae 15,0
Sacchari albi 10,0
M. D. S. Wohlumgeschüttelt alle 10 Minuten einen Esslöffel, bis Erbrechen erfolgt. **(Linctus emeticus Hufelandi.)**

4) ℞
Rad. Ipecac. grosse pulv. 0,5—1,0
Affunde
Aq. ferv. q. s. ad colat. 150,0
cui adde
Tinct. Opii simpl. 1,0
Syrupi gummosi 25,0
M. D. S. Zweistündlich 1 Esslöffel. (Bei Ruhr und ruhrartigen Durchfällen.)

5) ℞
Infusi rad. Ipecacuanhae (e 0,2) 75,0
Natrii bicarbonici 2,0
Syrupi Althaeae 25,0
M. D. S. Zweistündlich 1 Esslöffel voll. (Bei Bronchitis acuta im kindlichen Lebensalter.)

Flores Violae, Veilchen. Ein dem Emetin ähnliches Alkaloid, Violin, findet sich in der schon zu 2,0 emetokathartisch wirkenden Wurzel und in den früher officinellen Blumen der wohlriechenden Veilchen, Viola odorata L. Man bereitete daraus früher den bei Aphthen im Munde und zur Färbung von Mixturen dienenden, durch schön blaue Farbe ausgezeichneten Veilchensyrup, Syrupus Violarum. Alkalien färben ihn grün, Säuren roth.

Radix Asari, Haselwurzel. Ein Emetokatharticum ist auch (schon in Gaben von 1,0—2,0) das campherartig riechende und pfefferartig schmeckende Rhizom von Asarum europaeum L. (Fam. Asarineae). Es enthält ein Terpen und eine campherähnliche Substanz (Haselwurzelcampher, Asarin, Asaron). Gepulverte Haselwurzel erregt auf der Nasenschleimhaut starke Schleimsecretion, mit Niesen verbunden, und diente früher zu 0,1—0,2 (für sich oder mit Schnupftabak) als Errhinum bei chronischem Kopfweh u. a. Leiden. Man schrieb dem Mittel früher auch abortive Wirkung zu. In Russland wird Asarum benutzt, um Trinkern die Lust am Schnaps zu verleiden.

*Apomorphinum hydrochloricum; Apomorphinhydrochlorid,
salzsaures Apomorphin.

Wir reihen den erethistischen Emetica das 1869 von Matthiessen und Wright entdeckte Apomorphinhydrochlorid an, welches genau in denselben Richtungen wie Brechweinstein und

Ipecacuanha verwendet wird, sich aber von diesen wesentlich dadurch unterscheidet, dass die brechenerregende Wirkung nicht reflectorisch durch Reizung der Magennerven, sondern durch directe Erregung des Brechcentrums zu Stande kommt. Das Apomorphinhydrochlorid wirkt bei subcutaner und intravenöser Application in weit kleineren Mengen rascher und sicherer emetisch als bei interner Einführung und bedingt weder bei Einführung in den Magen noch bei anderen Applicationsweisen locale entzündliche Reizung.

Das Apomorphinhydrochlorid wird durch 2—3stündiges Erhitzen der bekannten Opiumbase Morphin im zugeschmolzenen Rohre mit einem grossen Ueberschusse von wässriger Salzsäure erhalten. Die daraus durch Natriumbicarbonat abgeschiedene krystallinische Base, das Apomorphin, ist ihrer chemischen Zusammensetzung nach $C_{17} H_{17} NO_2$, d. h. Morphin $C_{17} H_{19} NO_3$ weniger Wasser $O H_2$. Das Apomorphinhydrochlorid ist ein weisses oder grauweisses, neutrales, in Wasser lösliches, in Aether oder Chloroform unlösliches Pulver, das, wie die Base, in Lösung an der Luft rasch grün wird. Die emetische Action tritt ausser beim Menschen auch bei Hunden und Katzen, bei Hunden subcutan applicirt schon nach 1—2 Mgm. ein, während vom Magen aus 20, ja selbst 30—40 Mgm., noch mehr bei Application in den Mastdarm erforderlich sind. Beim Menschen genügen 6—7 Mgm. bei Subcutanapplication in der Regel zur Hervorrufung von prompter Emese, während intern 0,06—0,12 in der Regel nur Nausea erregen. Das Erbrechen tritt bei subcutaner Application zwischen 3 und 15 Min. ein, leichtes Hitzegefühl, Schwindel, etwas apathische Stimmung und vermehrte Speichelsecretion gehen demselben in der Regel voraus, während häufig leichter Schlaf nachfolgt. Es kommt bei Thieren nicht zu Stande, die in der Chloroformnarkose sich befinden; Chloralhydrat und Morphin suspendiren das Erbrechen vollständig, während das Athemcentrum erregbar bleibt, Vagusdurchschneidung ist ohne Einfluss. Oertliche Entzündung auf der Haut, auf Schleimhäuten und im Unterhautbindegewebe erzeugt Apomorphin nicht. Es ist nicht ganz frei von einer narkotischen Beiwirkung; beim Menschen kommt auch nach reinen Präparaten mitunter Schwindel, Neigung zum Gähnen und zum Schlafe vor. Bei Thieren, welche nicht brechen können, resultiren nach grossen Dosen heftige convulsivische Bewegungen, theils cerebralen, theils spinalen Ursprungs. Aehnliche Convulsionen, insbesondere auffallende Vor- und Rückwärtsbewegung des Kopfes, Pronation und Supination der Arme, Zucken und krampfhafte Bewegung der Beine, Kaubewegungen und Singultus, mitunter auch starke Steigerung der Reflexaction, kommen bei Kindern als Nebenerscheinungen vor. Apomorphin besitzt auch eine besondere, vom Erbrechen unabhängige, beschleunigende Wirkung auf den Herzschlag, welche Atropin nicht aufhebt. Unabhängig vom Brechen und vom Vagus ist auch die primäre Erhöhung und secundäre Herabsetzung der Athemzahl. Die Reizbarkeit der willkürlichen Muskeln und der glatten Muskeln des Darmes wird durch Apomorphin constant herabgesetzt. Inconstant ist der Einfluss auf die Temperatur. Bei directer Einführung in die Venen resultirt anfänglich Steigen des Blutdrucks durch Erregung des vasomotorischen Centrums, später Herabsetzung durch Schwächung des Herzens.

Eine sehr bemerkenswerthe und für die therapeutische Anwendung wichtige Wirkung des Mittels ist die Vermehrung gewisser Secretionen, so die des Speichels und Magensaftes, besonders aber des Schleimes in der Trachea und den Bronchien, wo die Drüsen knötchenartig aufgetrieben werden. Die Vermehrung des Bronchialsecrets geschieht ohne Veränderung der Gefässfüllung und überhaupt unabhängig von der Blutzufuhr und den Nerven.

Das Apomorphinhydrochlorid hat sich als das einzige Emeticum, welches subcutan angewendet werden kann und bei dieser Applicationsweise örtliche Entzündungserscheinungen nicht bedingt, die Gunst des ärztlichen Publikums erworben und in allen Fällen Verwendung gefunden, in denen man überhaupt Brechmittel zu appliciren pflegt. Es ist dies nicht zu verwundern, da bei richtiger Anwendung der Dosen in der Regel Nebenerscheinungen von Bedeutung nicht resultiren. Als Brechmittel empfiehlt es sich besonders bei croupösen Entzündungen der Luftwege, wo ausser der emetischen Action die ausgezeichnete expectorirende des Mittels in Frage kommt, welche demselben intern bei Bronchitis capillaris, Bronchiolitis und anderen entzündlichen Affectionen der Athemwerkzeuge eine ausgedehnte Verbreitung verschafft haben.

Nimmt man zu geringe Dosen, so kann es zu Agitation, kleinem Pulse, Trübung des Sehens. Gähnen, Salivation, Somnolenz und Schwäche kommen. Bei Kindern treten nicht selten starke Apathie und leichter Collaps ein, sind jedoch unbedenklich, da sie äusserst rasch vorübergehen und mit Eintritt des Erbrechens, in $^1/_2$—3 Minuten, aufhören. Mit Rücksicht auf die physiologische Wirkung des Apomorphinhydrochlorids könnte man eine Contraindication bei narkotischen Vergiftungen annehmen, doch bleibt das Erbrechen nach Apomorphin nur bei wirklich schwerem Sopor aus, wo auch die Emetica erethistica häufig im Stiche lassen. Besonders indicirt ist das Mittel, wo die Unmöglichkeit, ein Emeticum intern zu appliciren, z. B. bei bestehendem Trismus, vorliegt, oder die innerliche Application grossen Schwierigkeiten unterliegt, wie bei Geisteskranken, ferner da, wo Irritationszustand der ersten Wege die Anwendung von Brechweinstein, Kupfersulfat u. s. w. geradezu verbietet. Bei dem nur höchst ausnahmsweise auftretenden Collaps nach emetischen Dosen von Apomorphin ist letzteres bei alten und schwachen Personen gerade so gut indicirt wie Ipecacuanha. Auch der längere Gebrauch ist ohne jede nachtheilige Folge, und namentlich kehrt nach dem Gebrauche Appetit und Digestion sofort wieder zur Norm zurück.

Als Emeticum wird Apomorphinhydrochlorid nur subcutan benutzt. Die Dosis emetica für den Erwachsenen schwankt zwischen 6 und 10 Mgm., bei Frauen zwischen 5 und 8 Mgm., bei Kindern zwischen 0,5 und 4 Mgm. Es ist zweckmässig, die Dosen nicht zu klein zu bemessen, da man sonst unangenehme Nausea als Zugabe erhält. Man verwendet zur Subcutaninjection in der Regel wässrige Lösungen von 1—2 : 200. Zusatz von Zuckersyrup verhindert deren Grünfärbung, welche übrigens die Wirksamkeit nicht beeinträchtigt.

Die innerlich als Expectorans zu benutzenden Dosen sind weit höher und betragen für den Erwachsenen 0,01—0,02(!). Bei Kindern sind die Maximen von Kormann empfehlenswerth, wonach man unter einem Jahre 0,5—1 Mgm. pro dosi giebt und dann mit jedem Jahre bis zum 11. um $^1/_2$ Mgm. und vom 11. Jahre an bis zum 15. um 1 Mgm. steigt. Die interne Maximalgabe beträgt 0,02 pro dosi, 0,1 pro die (in Oesterreich 0,01 resp. 0,05).

c. Abführmittel, Cathartica.

Nach verschiedenen auf den Darm reizend wirkenden Mitteln erfolgt auf reflectorischem Wege Beschleunigung der Peristaltik, wodurch die im Darme enthaltenen Gase und der flüssige Inhalt der oberen Darmpartien rasch zum Abgange gebracht werden können. Die Medicamente, nach denen flüssige Defäcationen eintreten, bezeichnet man als Abführmittel, Cathartica, und bringt sie nach der zur Wirkung erforderlichen Menge in mehrere Ordnungen. Mildwirkende Abführmittel (Eccoprotica, Lenitiva, Aperitiva) nennt man solche, welche erst in Mengen von mehreren Decagrammen raschere, wenig verflüssigte Darmentleerung bedingen, im Gegensatze zu den starkwirkenden (Drastica), die zu einigen Decigrammen (Jalape) oder selbst Centigrammen (Crotonöl) und Milligrammen (Elaterin) flüssige Stühle bedingen. Zwischen beiden stehen die mittleren Abführmittel (Senna, Aloë), die man gewöhnlich als Purgantia oder Laxantia zusammenfasst.

Die vermehrte und verstärkte peristaltische Bewegung, die bei grösserer Intensität mit Schmerzgefühlen (Koliken) einhergeht, macht sich bei einzelnen Stoffen (Aloë, Coloquinthen) nur an den untersten Theilen des Dickdarmes und daher erst in längerer Zeit (in 8—12 Stunden) geltend; bei den meisten betrifft sie die ganze Ausdehnung des Darmes und tritt weit rascher ein. Bei einzelnen Drastica zeigt sie sich sogar an nicht direct berührten Theilen, z. B. nach intern bei unterbundenem Pylorus eingeführtem Crotonöl am Darme. Bei den Carminativa und bei den mildesten Eccoprotica ist die Peristaltik zwar beschleunigt, aber kaum verstärkt. Verschiedene der letzteren, besonders fette Oele, wirken vorwaltend dadurch, dass sie die in den unteren Partien des Tractus angehäuften Kothmassen schlüpfriger machen und so ihren Abgang per anum erleichtern. Sie wirken daher auch bei Einbringung in den Mastdarm gleich oder selbst stärker als bei interner Application.

Viel besprochen ist die Frage, ob neben der Steigerung der Peristaltik auch noch vermehrte Absonderung von Darmsecret oder eine Transudation aus dem Blute stattfinde. Ersteres ist zwar wahrscheinlich, jedoch mit Sicherheit nicht erwiesen und bestimmt nicht in dem Masse vorhanden, dass davon die Gesammtflüssigkeit der Stühle herrührte. Letzteres muss für eine grössere Anzahl von Abführmitteln, insbesondere salinische, nach den neuesten Untersuchungen als festgestellt betrachtet werden.

In der chemischen Beschaffenheit der Stühle liegt durchaus kein Grund zu der Annahme einer Vermehrung des Darmdrüsensecrets noch überhaupt einer Wasseraufnahme vor, indem jene die grösste Analogie mit dem normal in das Colon ascendens fliessenden Darminhalt zeigen. Die vermehrte Peristaltik bedingt selbsverständlich eine Hemmung der Resorption der in den Darm ergossenen Verdauungssäfte, welche somit in den Fäces sich wieder finden. Die Darmentleerungen nach Abführmitteln enthalten vorwaltend unverdaute Stoffe (Muskelbündel) und die eigenthümlichen Producte der Darmabschnitte, so Galle (selten), ein saccharificirendes Ferment, Peptone, Leucin und Tyrosin, während die charakteristischen Eiweisskörper des Blutes (Globulin und Serumalbumin) fehlen. Der für eine Wasseraufnahme aus dem Blute angeblich sprechende starke Na Gehalt gewisser Stühle, z. B. nach Senna, beweist nichts, weil die Steigerung der Peristaltik verhindert, dass der im normalen Zustande sehr reichlich ergossene Pancreas- und Darmsaft, in welchem Natriumsalze überwiegen, resorbirt wird.

Die sog. endosmotische Theorie der Purgirwirkung der sog. salinischen Abführmittel (**Mittelsalze**), zuerst von Poisseuille (1839) aufgestellt. leitet die Action davon ab, dass, wenn eine die Dichtigkeit des Blutserums übertreffende Salzlösung in den Darm gelangt, diese nach den Gesetzen der Endosmose aus dem Blute Flüssigkeit anziehen muss, die den Wassergehalt der Excremente natürlich vermehrt. Als alleinige Erklärung der abführenden Wirkung ist sie unzulässig, da die fragliche Wirkung des Glaubersalzes, Bittersalzes u. s. w. dann nur bei Einführung in Lösungen erfolgen müsste, welche eine grössere Dichtigkeit als das Blutserum besitzen. Dies ist aber nicht der Fall, vielmehr rufen die betreffenden Salze auch Purgiren hervor, wenn sie in schwächeren Lösungen eingeführt werden, vorausgesetzt, dass eine bestimmte Menge derselben in den Darm gelangt. Das beweist aber nicht, dass keine Transsudation stattfindet, sondern nur, dass auch die Salze in schwächeren Concentrationen einen Reiz ausüben können, der zur Beschleunigung der Peristaltik führt. Bei Einführung kleiner Dosen werden diese vollständig oder doch in solchen Mengen resorbirt, dass der zur Erzeugung gesteigerter Peristaltik nothwendige Reiz nicht mehr existirt; es wird dann das Salz vollständig durch den Harn, dessen Menge vermehrt werden kann, eliminirt. Diese Aufnahme und Ausscheidung findet sowohl aus concentrirten als aus sehr diluirten Lösungen statt, und eine gewisse Menge des Salzes findet sich stets im Urin wieder, jedoch nicht so viel, dass diese für die Hervorrufung des Durchfalles ausreicht. Den besten Beweis für die Wasseranziehung aus dem Blute liefert die reichliche Ansammlung von Flüssigkeit, die in abgeschnürten Darmschlingen bei Einführung von 25% Glaubersalz- oder Bittersalzlösungen erfolgt, ohne dass in ihnen gleichzeitig bedeutende Steigerung der Peristaltik eintritt, und auch statt hat, wenn die Darmsecretion durch Atropin aufgehoben ist. Sie wächst mit der Versuchsdauer und mit der Menge der injicirten Mittelsalzlösung. Logische Consequenz der Theorie ist, dass bei directer Einführung der Salzlösungen in die Circulation vermehrte Aufnahme von Darm- und Verdauungssäften in das Blut stattfindet und in Folge davon Trockenheit der Darmschleimhaut und vermehrte Festigkeit der Kothmassen resultiren muss. Dieses Resultat wird auch bei Thierversuchen in der grössten Mehrzahl der Fälle erhalten. Wo es nicht stattfindet, hat dies seinen Grund darin, dass das in das Blut gebrachte Salz in den oberen Theilen des Dünndarms zur Ausscheidung gelangt und hier einen Reiz ausübt, der verstärkte Peristaltik bewirkt.

Im Einklange mit der endosmotischen Theorie steht auch das Factum, dass vorzugsweise Salze, die schwer diffusibel sind und ein hohes endosmotisches Aequivalent besitzen, brauchbare Purgantia darstellen, während leicht diffundirbare Salze sich nicht als solche eignen, weil sie rasch zur Resorption gelangen, und die Concentration, in welcher sie vom Darme aus Wasser dem Blute zu entziehen vermögen, bald verloren geht. In Substanz und in concentrirter Lösung kann auch das stark diffusible Kochsalz Beschleunigung der Peristaltik und Diarrhöe hervorrufen, aber der Effect ist immer geringer als derjenige schwer diffundirender Salze (Natrium- und Magnesiumsulfat, Natriumphosphat), insofern wegen der daraus resultirenden langsameren Resorption des Salzes durch das davon im Darme Zurückbleibende ein stärkerer Reiz auf die Peristaltik ausgeübt wird. Die Langsamkeit der Resorption ist übrigens nicht bloss ein wichtiger Factor für die Effecte der Purgirsalze, sondern auch für diejenige verschiedener Zuckerarten, besonders des Mannits. Eine allgemeine Erklärung der Wirkung der Purgantien giebt sie ebenso wenig wie die endosmotische Theorie überhaupt, da verschiedene drastische Stoffe in so kleinen Mengen wirksam sind, dass die dadurch etwa mögliche Wasserentziehung nur minimal sein kann.

Für die Mehrzahl bleibt die Steigerung der Peristaltik in Folge Erregung der sensibeln Nerven des Darmes die Hauptsache. Betheiligt sind vor Allem die Meissner-Auerbach'schen Ganglienplexus, die sich vom Magen bis in den Dickdarm erstrecken, da diese allein Contractionen des ganzen Darmes auslösen, während die sonst noch für die Darmbewegung wichtigen Nervengebiete (Rückenmark, Sympathicus, Vagus) nur auf einzelne Darmabschnitte wirken. Auf Reizung der sensiblen Nerven beruhen auch die Kolikschmerzen, die nach grösseren Mengen von Purgantien regelmässig auftreten, sich meist auf das ganze Abdomen verbreiten und jeder einzelnen Stuhlentleerung vorauszugehen pflegen, bis Entfernung des Purgans stattgefunden hat. Als Grund betrachtet man theils anhaltende Contractionen des Darmrohres, wie sie bei Thieren nach Laxantien eintreten, oder locale Irritation, wie solche besonders nach grösseren Dosen drastischer Abführmittel, aber auch von Purgirsalzen und in isolirten Darmschlingen hervortritt, die z. B. nach Einbringung von Crotonöl stark entzündete Schleimhaut und pralle Füllung mit blutigem Inhalte zeigen.

Bei den meisten Abführmitteln erfolgt die Wirkung nur bei directer Einführung in den Tractus, bei einzelnen selbst nicht vom Mastdarme aus, sondern nur bei innerlichem Gebrauche, indem die fraglichen Substanzen erst durch die Galle, wie Jalapin und verschiedene Anhydride, oder durch Pankreas- und Darmsaft, wie Ricinus- und Crotonöl, chemisch verändert werden müssen, um Wirkung zu haben. Nur wenige, schon in geringen Mengen abführend wirkende Stoffe rufen auch subcutan applicirt in Folge von Abscheidung durch den Darm Purgiren hervor, doch wird die subcutane Methode für Abführmittel fast gar nicht benutzt. Substanzen, welche an den unteren Partien des Darmcanals die Peristaltik erregen, wirken vom Rectum aus weit rascher als vom Magen.

Therapeutisch verwendet werden Abführmittel vorzugsweise zu localen Zwecken, entweder zur Entfernung im Darme zurückgehaltener Kothmassen und anderer dort befindlicher Schädlichkeiten (Eingeweidewürmer, Gifte, schwer verdaulicher Speisen) oder zur Anregung schwacher Peristaltik bei habitueller Obstruction, theils um entfernte Wirkung zu erzielen und entweder ableitend bei Hyperämien anderer Organe (Gehirn, Augen, Nieren), oder ändernd auf den Stoffwechsel, wie solches bei längerem Gebrauche durch den fortwährenden Verlust an Verdauungssäften bezw. Abgabe von Wasser aus dem Blute nothwendige Folge ist, zu wirken.

Zur Beseitigung von Koprostase, die übrigens bei sonst gesunden Menschen in den meisten Fällen kein Arzneimittel erfordert, kommen die Lenitiva und Laxantien (Manna, Ricinusöl, Mittelsalze, Rhabarber, Rhamnus, Senna) vor Allem in Anwendung. Ist die Obstipation Folge von Darmverschliessung, sind alle Abführmittel contraindicirt, weil sie die Reizung vermehren. Bei habitueller Obstipation werden Stoffe, die besonders die Dickdarmperistaltik anregen, ohne den Magen zu irritiren, z. B. Rheum, Aloë, Rhamnus bevorzugt, doch ist es stets zweckmässig, durch Regulirung der Diät und nicht medicinische Mittel, z. B. Kaltwasserklystiere, Genuss gekochten Obstes die Oeffnung zu bewirken. Man muss im Auge behalten, dass, wie schon auf ein einmal gereichtes kräftiges Purgans constant in den nächsten 24 Stunden der Stuhlgang ausbleibt, bei fortgesetzter Darreichung es zu stärkerer Atonie der Darmmusculatur kommen kann. Zur Entfernung von Fremdkörpern aus dem Darme sind Abführmittel selbst dann indicirt, wenn Durchfälle existiren, die chronische Magenkatarrhe häufig begleiten und oft durch eine Dosis Ricinusöl oder Calomel geheilt werden. Die Ausführung von Wasser aus dem Blute erklärt auch, wie einzelne Abführmittel (Coloquinten, Calomel) seit alter Zeit im Rufe stehen, bei hydropischen Ergüssen, pleuritischen Exsudaten u. s. w. die seröse Ausschwitzung zum Schwinden zu bringen, weshalb man sie als Drastica (Purgantia) hydragoga bezeichnete. Aus dem Verluste an Verdauungssäften erklärt sich die Abnahme des Körpergewichts und das Schwinden des Fettes bei Fettleibigen und Fettsüchtigen nach curmässigem Gebrauche salinischer Purgantien. Solche Curen

wirken, wenn sie zu lange fortgesetzt werden, stark schwächend und sind daher nur mit Vorsicht und mit besonderer Rücksichtnahme auf passende Diät, welche dem Kräfteverfall entgegenwirkt, auszuführen. Besondere Vorsicht erheischen sie bei alten Leuten und Herzkranken.

Wir handeln die Abführmittel in der Weise ab, dass wir, mit den mildesten, den sog. Lenitiva, beginnend und zu den stärker abführenden fortschreitend, sie nach der Intensität ihrer Wirkung gruppiren. Als die mildesten sind ausser den bereits abgehandelten Schwefelpräparaten und dem Glycerin besonders verschiedene Süssstoffe und einzelne fette Oele zu betrachten, an welche sich die sog. Purgirsalze schliessen. Zu den Purgantia gehört auch das bei den Mercurialien abzuhandelnde Calomel.

*Manna; Manna.

Die aus Sicilien stammende Droge ist ein süsses Ausschwitzungsproduct aus künstlich in die Rinde der zum Zwecke der Mannagewinnung cultivirten Mannaesche, Fraxinus Ornus L. s. Ornus Europaea Pers. var. rotundifolia, gemachten Einschnitten und verdankt ihre Wirkung dem Mannazucker oder Mannit, der in der Manna zu 60—80% neben geringen Mengen Traubenzucker sich findet.

Dass gerade der Mannit vor allen anderen Süssstoffen Purgirwirkung zeigt, steht mit seinem geringen Diffusionsvermögen im Zusammenhange, so dass die Manna in dieser Hinsicht den Purgirsalzen sich anschliesst.

Die an der Mannaesche ausgeschwitzte Flüssigkeit erhärtet in Form von Stangen oder Zapfen, welche entweder senkrecht herabhängen oder an der Rinde festkleben. Die frei herabhängenden Zapfen stellen die in Deutschland allein zulässige rein süsse Manna cannulata (cannellata) dar, die an der Rinde herabgeflossenen Massen die schlechtere klebrige und kratzend schmeckende Manna communis s. in sortis. Erstere bildet 7—20 Cm. lange und 2—4 Cm. breite, weisse oder weissgelbliche, lockere, trockne und brüchige Stücke, die in zahlreichen Höhlungen grosse Mengen Krystallsäulchen zeigen. Manna löst sich in 6 Th. kaltem Wasser, ebenso leicht in Alkohol. Der Mannit, $C_6H_{14}O_6$, ein im Pflanzenreiche ausserordentlich verbreiteter Süssstoff, der künstlich aus einigen Zuckerarten durch Reduction gewonnen werden kann, wirkt zu 30,0 bis 50,0 meist in 3—5 Stunden, mitunter schon in $^1/_2$ Stunde abführend. Im Tractus scheint er sich zum Theil in Milchsäure umzuwandeln, in die er auch bei Behandlung mit Milchsäureferment zum Theil zerfällt; ein Theil geht in den Urin über, ein noch geringerer Theil findet sich in den Fäces wieder. Direct in das Blut eingeführt, ruft er kein Purgiren hervor und wird nur zu $^1/_3$ durch den Harn eliminirt.

Man verordnet Manna wegen ihres süssen Geschmackes und ihrer wenig intensiven Einwirkung auf den Organismus besonders bei Kindern. Häufig dient sie zum Versüssen anderer purgirender Mixturen, z. B. Sennesblätteraufgüsse.

Als Laxans genügen 50,0—100,0. Man kann die Manna in Substanz (als Manna tabulata, durch Abdampfen einer mit Zucker versetzten Mannalösung erhalten), verordnen, giebt sie aber meist in Wasser oder aromatischen Wässern gelöst. Man giebt auch Mannit zu 30,0—50,0 in wässriger Lösung (1 : 10), zweckmässig mit Zusatz von Citronensaft. Der in Deutschland officinelle **Mannasyrup, Syrupus mannae,** ist eine filtrirte Auflösung von 1 Manna und 5 Zucker in 4 Wasser und dient für sich (oder bei Neugeborenen mit der doppelten Menge Aqua Foeniculi) $^1/_4$—$^1/_2$stündlich theelöffelweise in der Kinderpraxis als Abführmittel. Mit ãã Syrupus Sennae wird er als Syrupus Sennae cum Manna (auch als Syrupus mannatus bezeichnet) dispensirt.

*Pulpa Cassiae fistulae. — Durch Gehalt an Süssstoff purgirend wirkt auch das früher esslöffelweise als Lenitivum benutzte Fruchtmark der Röhrencassie, der Hülsen einer in Afrika und Ostindien einheimischen Caesalpiniee, Cassia s. Bactyrolobium fistula. Man giebt es esslöffelweise mit Manna oder Tamarindenmus.

*Pulpa Prunorum, Zwetschenmus, Pflaumenmus. — Das durch Kochen von Zwetschen, Entfernen der Steine und Durchgeben durch ein Haarsieb gewonnene Mus ist in verschiedenen Ländern Bestandtheil abführender Latwergen (*Electuarium lenitivum) und dient eingekocht und mit Zucker oder Jalapa versetzt zu purgirenden Conserven.

*Pulpa Tamarindorum; Tamarindenmus.

In ähnlicher Weise wie die genannten Pulpen dient auch das Fruchtmark der Schoten von Tamarindus indica L., einem in den Tropen wachsenden Baume aus der Familie der Leguminosen. Aus dem (ausser dem Fruchtmarke auch Samen, Gefässbündel und Häute einschliessenden) ostindischen Tamarindenmus des Handels (**Pulpa Tamarindorum cruda,** *Fructus Tamarindi, Siliquae indicae, Tamarinden), das eine dunkelrothbraune (nicht gelbrothe) Masse von säuerlichem Weingeruche und saurem Geschmacke bildet, wird das **gereinigte Tamarindenmus, *Pulpa Tamarindorum depurata,** durch Aufweichen in heissem Wasser, Seihen durch ein Haarsieb, Eindampfen zur Extractconsistenz und Zuckerzusatz (1 : 3—6) dargestellt, das ausschliesslich medicinische Verwendung findet. Es enthält Zucker, Citronensäure und Weinsäure, letztere theils frei, theils als Kaliumbitartrat. Man benutzt es als gelind abführendes und kühlendes Mittel besonders bei fieberhaften Zuständen und Congestionen, am meisten in Abkochung (1 : 5—10) oder als Zusatz zu Mixturen (30,0—50,0 pro die), ferner als Constituens für Latwergen und abführende Conserven, in denen häufig, wie im Tamar Indien, Drastica incorporirt sind. Früher diente es auch zur Herstellung von Molken (Serum lactis tamarindinatum).

*Oleum Ricini, Oleum Palmae Christi; Ricinusöl, Castoröl.

Ein ausserordentlich häufig benutztes Abführmittel ist das aus den Samen des gemeinen Wunderbaumes, Ricinus communis L. (Fam. Euphorbiaceae), durch Auspressen gewonnene Ricinusöl. Dieses ist vorwaltend das Glycerid einer eigenthümlichen Fettsäure, $C_{18}H_{34}O_3$, der Ricinölsäure, neben welcher noch Glyceride der Stearin- und Palmitinsäure und Cholesterin (spurweise) vorhanden sind. Es ist ein blassgelbliches, fadenziehendes, durchsichtiges, bei 0° durch Abscheidung krystallinischer Flocken trübes, bei niederer Temperatur butterartiges, mit Spiritus und Aether in allen Verhältnissen mischbares, fettes Oel von 0,96 spec. Gew. und mildem, hinterdrein etwas kratzendem Geschmacke.

Der ursprünglich in Indien und Nordafrika einheimische Wunderbaum wird behufs der Oelgewinnung in Europa, besonders in Italien und Frankreich, cultivirt. Das Oel wird meist durch Auspressen der geschälten Samen erhalten, welche durch ihre mit bräunlichen Bändern und Punkten schön bemalte, glänzende, graue Oberfläche und durch ihre Gestalt an Zecken (Ricinus) erinnern. Sie geben $^1/_3$ (und weniger) ihres Gewichtes an Oel.

Die purgirende Wirkung des Ricinusöls übertrifft diejenige anderer fetter Oele bedeutend. Sie ist nicht durch die Beimengung des scharfen und toxischen Princips zu erklären, welches sich in den vom fetten Oele befreiten Rückständen der Samen, in den sog. Ricinuspresskuchen, als ein eigenthümlicher, Ricin genannter Eiweisskörper nachweisen lässt. Das Ricin ist ausserordentlich giftig, ebenso die Samen, die schon zu 3—4 beim Menschen sehr schwere hämorrhagische Enteritis herbeiführen können, wie solche auch durch Ricin hervorgerufen wird. Durch Auspressen gewonnenes Ricinusöl erregt auch in grossen Gaben keine Darmentzündung, sondern höchstens Darmkatarrh. Da frisches Ricinusöl auf die äussere Haut nicht reizend wirkt, muss der purgirende Effect auf chemischen Veränderungen beruhen, welche das Oel im Darmcanale durch die Einwirkung der Galle und die Alkalien des Darmsaftes erfährt. Die dabei freiwerdende, in dem Samen und im frischen Oele nicht in freiem Zustande vorhandene Ricinölsäure ist nicht ohne scharfe Eigenschaften und bildet mit Natrium ein Salz, das in hohen Gaben (15,0) purgirend wirkt. Ob unter den Verseifungsproducten des Ricinusöls noch andere scharfe Stoffe sind, bedarf noch weiterer Untersuchung.

Die abführende Wirkung, welche auch bei Application in den Mastdarm (stärker als z. B. nach Leinölklystieren) sich äussert, zeigt sich bei verschiedenen Personen nach sehr differenten Gaben; bei einzelnen nach 5,0—10,0, bei den meisten selbst nicht nach 15,0, wenn diese Dosis nicht durch eine nachfolgende gleiche Menge unterstützt wird.

Die Nebenerscheinungen sind gering. Nach kleinen Gaben zeigt sich mitunter Nausea, nach 30,0 (wie bei gleichen Mengen anderer fetter Oele) auch Erbrechen. Der Stuhlgang erfolgt fast immer ohne Kolikschmerzen; bei vollem Darme haben die abgehenden Fäces oft ihre gewöhnliche Form beibehalten: bei verhältnissmässig leerem Darme und grösseren Dosen geht das Oel als solches mit Schleim gemengt, auch in Form käseartiger Flocken oder seifenartigen Schaumes, wieder ab, während man weder das Oel noch Verseifungsproducte bei kleineren Dosen wieder antrifft. In das Blut gespritzt ruft das Oel zu 15,0 beim Menschen Aufstossen, Nausea, Geschmack nach dem Oele (in 25 Min. auftretend), Ohnmachten und Depression, in 3 Stunden vergeblichen Stuhldrang, später Fieber und mehrwöchentliches Unwohlsein hervor.

Die Indicationen des Ricinusöls ergeben sich leicht aus den Wirkungen desselben. Da es keine Darmreizung bedingt, passt es in allen Fällen, wo man überhaupt nur Entleerung stagnirender Darmmassen beabsichtigt, oder wo Obstipation im Verlaufe von entzündlichen Affectionen des Tractus oder anderer Unterleibsorgane (Blase, Prostata, Uterus) zu beseitigen ist. In zweiter Linie indicirt der Umstand, dass Ricinusöl ausserordentlich geringe Nebenerscheinungen bedingt und wenig schwächt, dasselbe als gelegentliches Abführmittel bei schwachen und empfindlichen Personen, z. B. Schwangeren, Wöchnerinnen, Verwundeten und im Verlaufe von Leiden, die in Folge der durch sie erforderten längeren Rückenlage Tendenz zur Obstipation erzeugen.

Ein brauchbares Abführmittel für Kinder ist Ricinusöl nicht, da es ihnen schlecht beizubringen ist. Eine Contraindication giebt der Widerwille einzelner Personen, welche es regelmässig erbrechen. Vor wiederholtem Gebrauche bei Hartleibigkeit ist zu warnen, weil sich leicht Appetitlosigkeit, Verdauungsschwäche, Zungenbeleg, manchmal sogar etwas Fieber, einstellt. Die Hartnäckigkeit der Obstruction darf nicht abschrecken, dieses gelinde Purgans zu versuchen, mit welchem man selbst bei Bleikolik oft Entleerung von Scybala und Beschwichtigung der Schmerzen erreicht. Dagegen ist es bei eingeklemmten Brüchen und Volvulus eher schädlich als nützlich. Cholagoge Wirkung hat Ricinusöl nicht.

Die Dosis des Ricinusöls beträgt 15,0—60,0. Da grössere Dosen oft Erbrechen erregen, führen sie verhältnissmässig weniger gut zum Ziele als kleinere. Von allen Darreichungsweisen ist diejenige in heisser Bouillon die allerbeste. Zusatz von Corrigentien (z. B. Syrupus succi citri, Bittermandelwasser) und Nachspülenlassen des Mundes stehen derselben nach. In England empfiehlt man das Oel mit dem Schaum von Porter und Ale hinunterzuschlucken: auch lässt es sich auf einem Likör nehmen. In Frankreich hat man besonders construirte Löffel für Ricinusöl (und Leberthran), welche directes Einschütten in den Pharynx ermöglichen. Vielfach in Gebrauch ist die Emulsion (mit 1/4 Gummi Arabicum), nicht unzweckmässig die in Oblate zu verschluckende, aber weniger verwerthete Ricinusölgallerte (8 Th. Oel mit 1 Th. Cetaceum zusammengeschmolzen). Zum Klystier rechnet man 30,0—60,0. Pharmaceutisch findet Ricinusöl zur Darstellung von Collodium elasticum und als Vehikel ätherischer Oele in Form von Haarölen und Pomaden, denen man günstigen Einfluss auf den Haarwuchs zuschreibt, Anwendung.

***Magnesium carbonicum,** Magnesia carbonica s. subcarbonica s. hydrico-carbonica, Magnesia alba: **Magnesiumcarbonat,** weisse Magnesia, basischkohlensaure Magnesia. **Magnesia usta,** *Magnesium oxydatum. Magnesia pura s. calcinata: **gebrannte Magnesia,** Magnesia.

Das Magnesiumcarbonat, ein Gemisch von neutralem Magnesiumcarbonat, $MgCO_3$, mit Magnesiumhydroxyd und Wasser, bildet weisse, leichte, lose zusammenhängende, leicht zerreibliche Massen oder ein lockeres, weisses Pulver. Es löst sich sehr wenig in Wasser, leichter in kohlensäurehaltigem Wasser und verwandelt sich beim Glühen unter Abgabe von Wasser und Kohlensäure in Magnesiumoxyd oder Magnesia, MgO, die ebenfalls ein lockeres und sehr weisses Pulver darstellt, das spec. Gew. von 3,07 hat und in Wasser sich noch schwieriger löst. An der Luft zieht sie allmälig Kohlensäure an und mit Wasser verbindet sie sich langsam und ohne Temperaturerhöhung zu Magnesiumhydroxyd, $Mg(OH)_2$, welches schon beim gelinden Erhitzen sein Hydratwasser wieder verliert.

Sowohl Magnesia als Magnesiumcarbonat werden im Contact mit der Säure des Magensaftes in lösliches Chlormagnesium umgewandelt, wobei aus dem Magnesiumcarbonat Kohlensäure frei wird. Diese Metamorphose ist jedoch nur bei kleinen Dosen vollständig, während bei grösseren Mengen beider Verbindungen der beträchtlichste Theil in den Darmcanal als solcher übergeht und sich dort in Magnesiumbicarbonat, $Mg(HCO_3)_2$, verwandelt, welches in den Fäces sich wiederfindet und, da es auch nach Einnehmen von Chlormagnesium und organisch sauren Magnesiumsalzen (Lactat, Tartrat, Citrat, Oxalat) in den Excrementen auftritt, als Ursache der purgirenden Action der meisten Magnesiumsalze zu betrachten ist. Hierdurch erklärt sich das Factum, dass die Wirkung der Magnesia erst sehr spät, oft erst nach 8—10 Stunden, eintritt, während das Bicarbonat, das leichter löslich in Wasser als Magnesia ist, eben so rasch purgirend wie Magnesium- und Natriumsulfat wirkt.

Ein Theil der im Tractus aus Magnesia und Magnesiumcarbonat gebildeten löslichen Verbindungen wird resorbirt und erscheint im Harn als Ammoniummagnesiumphosphat. Die Ausscheidung ist beträchtlicher, wenn kleinere Dosen, welche nicht purgirend wirken, gegeben werden; der Urin wird dabei manchmal alkalisch. Bei längerer Darreichung von Magnesia usta können im Dickdarme Concremente entstehen, welche durch die Bauchdecken hindurch gefühlt werden und hartnäckige Verstopfung und Perityphlitis zur Folge haben können, aber auf reichlichen Genuss von Essig rasch schwinden. Starker Gehalt von Magnesia im Trinkwasser wird als Ursache des Kropfes bezeichnet, während auf Darreichung von Magnesiumcarbonat häufig Warzen verschwinden sollen.

Ueber die Verwendung als Antidot vgl. Magnesiumhydroxyd (S. 108).

Der Gebrauch der Magnesia und des Magnesiumcarbonats als Purgans ist besonders angezeigt, wenn stärkere Reizung des Darmcanals vermieden werden soll, sowie bei Personen, deren Kräftezustand eingreifende Laxantien contraindicirt, weshalb sie auch in der Kinderpraxis, zumal in Form der sog. Kinderpulver, ausserordentlich beliebt sind. Ausserdem dienen beide Präparate ausserordentlich häufig als säuretilgende Mittel bei Affectionen des Magens und Darmcanals, welche durch excessive Säurebildung in Folge abnormer Gährungsprocesse charakterisirt sind (Pyrosis, Durchfälle kleiner Kinder). Sie sind besonders angezeigt, wenn gleichzeitig bestehende Verstopfung gehoben werden soll, doch wirkt, namentlich bei Diarrhoea infantum, Magnesia usta, in nicht zu grossen Dosen geradezu stopfend. Als neutralisirendes Mittel können beide Präparate ferner Anwendung bei allen Vergiftungen mit Säuren finden, wo jedoch, wie bei anderen Vergiftungen, gegen welche Magnesia usta empfohlen wird, das Magnesiumhydroxyd (vgl. S. 108) als gleichzeitig diluirendes Mittel den Vorzug verdient.

Aeusserlich benutzt man Magnesia und Magnesiumcarbonat als Basis für Zahnpulver und wegen ihrer Leichtigkeit auch als Streupulver bei Intertrigo, Ekzem u. s. w. Ferner dient Magnesia usta zur Darstellung von Copaivapillen und mit medicinischer Seife und Pfefferminzöl zu Zahnpasten (Odontine). Magnesiumcarbonat dient zur Darstellung der Brausemagnesia. Man bereitet aus Magnesia usta durch Kochen mit Wasser und Syrup die zum grössten Theile aus Magnesiumhydroxyd und Magnesiumsaccharat bestehende, als Abführmittel bei Kindern sehr geschätzte Magnesiamilch, Lac Magnesiae, und aus Magnesia carbonica durch Lösen in kohlensäurereichem Wasser die als Ersatzmittel von purgirenden Mineralwässern empfohlene Aqua Magnesiae bicarbonicae s. magnesiata. Zu Brausepulvern und Saturationen eignet sich Magnesiumcarbonat nicht gut.

Man giebt beide Magnesiumpräparate als Absorbentien zu 0,1—0,5, als Abführmittel zu 1,0—3,0 mehrmals täglich, am häufigsten in Pulverform, Schüttelmixtur oder Pastillen. Zu vermeiden sind bei Verordnung ausser Säuren und Metallsalzen auch Alkaloid- und Ammoniaksalze, z. B. Chlorammonium, indem sich bei Verordnen des letzteren mit Magnesiumcarbonat neben Chlormagnesium Ammoniumcarbonat bildet, das der Mixtur unangenehmen Geschmack und Geruch und selbst kaustische Eigenschaften verleiht.. Bei der grossen Leichtigkeit der Magnesia und Magnesia carbonica hat man sich vor Verordnung zu grosser Mengen zu hüten. Magnesium carbonicum nimmt ungefähr das achtfache Volumen wie die gleiche Gewichtsmenge Zucker ein. Aus diesem Grunde ist das Einnehmen einer purgirenden Einzeldosis in Pulverform sehr beschwerlich, weshalb man sich in England und Frankreich oft eines comprimirten Präparates, welches als schwere Magnesia, Magnesia ponderosa oder Henry'sche Magnesia, bezeichnet wird, bedient.

Verordnungen:

1) ℞
Magnesiae ustae 10,0
Ebulliant cum
Aquae destillatae 50,0
Adde
Sacchari
Aquae florum Aurantii āā 25,0
M. D. S. Esslöffelweise zu nehmen
(Magnesiamilch von Mialhe.)

2) ℞
Magnesii carbonici 4,0
Aquae florum Aurantii 150,0
Syrupi simplicis 10,0
M. D. S. Wohlumgeschüttelt stündlich ein Esslöffel. (Bei Pyrosis.)

*Magnesium citricum. — Als leichte und angenehme Purgirmittel sind das *Magnesiumcitrat, Citrate de Magnésie, und besonders die **Brausemagnesia, *Magnesia citrica effervescens,** Limonade sèche au citrate de magnésie, besonders für empfindliche und schwächliche Patienten zu empfehlen. Die Brausemagnesia ist ein sehr wohlschmeckendes, aber auch theures, Präparat, das zu 25,0—60,0 in 5—6 Stunden einige, nicht sehr rasch aufeinanderfolgende Stühle hervorruft. Sie wird durch Vermischen von 5 Magnesiumcarbonat, 15 Citronensäure und 2 Wasser, Trocknen und Pulverisiren, Zusatz von 17 Natriumbicarbonat, 8 Citronensäure (nach Ph. Austr. Weinsäure) und 4 Zucker und Verwandeln des Gemenges unter tropfenweisem Zusatze von Weingeist durch sanftes Reiben in eine grobkörnig krümlige Masse, Trocknen bei gelinder Wärme und Absieben dargestellt, wodurch ein sehr weisses, grobkörniges Pulver entsteht. Das Präparat enthält amorphes Magnesiumcitrat mit 4 bis 6 H_2O, welches sich schon in 2 Th. Wasser löst.

Statt Magnesiumcitrat sind auch Magnesiumtartrat, Magnesium tartaricum, Magnesiumacetat, Magnesium aceticum, und Magnesiumlactat, Magnesium lacticum, als angenehme und billigere Purganzen in Gaben von 5,0—15,0 empfohlen. Sie lösen sich schwieriger und verdecken den bitteren Geschmack der Magnesia weniger gut als die Brausemagnesia.

Tartarus depuratus, *Kalium hydrotartaricum, Kalium bitartaricum purum; **Weinstein,** Kaliumbitartrat.

Das Kaliumbitartrat, $KC_4H_5O_6$, findet sich im Safte vieler säuerlichen Früchte, besonders der Weintrauben. Aus letzterem geht es bei der Gährung in den Wein über und scheidet sich bei Zunahme des Alkoholgehaltes, da es in spirituösen Flüssigkeiten weniger als in Wasser löslich ist, im Gemenge mit Calciumtartrat, Farbstoffen und Hefe als sog. roher Weinstein in harten Krystallkrusten aus. Aus diesem wird durch Auflösen und Entfärben mit Kohle der Tartarus depuratus gewonnen, welcher bei langsamer Krystallisation weisse, halbdurchsichtige, klinorrhombische Krystalle (Crystalli tartari) oder bei gestörter Krystallisation ein weisses, krystallinisches Pulver (Cremor tartari, Weinsteinrahm) bildet. Der gereinigte Weinstein schmeckt säuerlich und löst sich in 192 Th. kaltem und 20 Th. siedendem Wasser, nicht in Weingeist.

Das Kaliumbitartrat wird wegen seines geringen Diffusionsvermögens nur langsam resorbirt und hernach im Blute zu Carbonat verbrannt. Als solches findet es sich im Urin, welcher dadurch alkalisch wird; bei Einführung grösserer Mengen geht auch Weinsäure in den Harn über. Im Munde bedingt Weinstein säuerlichen Geschmack und wirkt durstlöschend. Kleinere Mengen haben keine besondere Wirkung auf den Organismus; doch stellt sich bei längerer Zufuhr manchmal Appetitlosigkeit und Digestionsstörung, selbst mit nachfolgender Abnahme des Körpergewichts ein. Grössere Dosen (15,0 und darüber) bedingen wässrige Stuhlentleerungen, meist mit Kolikschmerzen, noch grössere (4—5 Esslöffel) wirken unter gleichzeitiger Darmreizung nach Art der Kalisalze tödlich.

Therapeutisch findet Tartarus depuratus als Purgans vielfach Anwendung, wo es sich darum handelt, bei fieberhaften Zuständen, zu denen Obstipation hinzutritt, zugleich bethätigend auf den Stuhlgang und kühlend zu wirken, wozu sich der Weinstein als Kalisalz in grösseren Gaben besonders empfiehlt. Als Purgans rechnet man in praxi den Weinstein zu den milderen Abführmitteln und braucht ihn häufig zur Verstärkung der Action des Schwefels bei Hämorrhoidariern etc. Als kühlendes Mittel dient er auch bei starken Erhitzungen, Congestionen und besonders Aufregungen. Als Kalisalz wird er ferner als Diureticum gebraucht.

Aeusserlich benutzt man Weinstein bei Angina, indem man in frischen Fällen die Mandeln mit einer kalten Lösung von etwa 4,0 10—20mal in Contact bringt. Die früher übliche Anwendung zu Zahnpulvern ist zu widerrathen, weil die Zähne durch die Säure entschieden leiden.

Als Abführmittel giebt man Weinstein zu 4,0—8,0 mehrmals wiederholt, als Diureticum und durstlöschendes Mittel zu 1,0—2,0, am besten in Pulver oder Latwerge, auch in Solution. Bei Verordnung sind stärkere Säuren, alkalische Salze und Metallsalze zu meiden. Der Umstand, dass in heissem Wasser Weinstein sich leicht löst, bewirkt, dass beim Abkühlen das Salz krystallinisch an den Wänden sich ausscheidet. Dies ist der Grund zu der Benennung Aqua crystallina für eine zum Ersatz purgirender Mineralwässer und als diuretisches Getränk benutzte Solutio Tartari depurati s. Decoctum crystallorum Tartari (Tart. dep. 1, Sacch. 4, Aq. fervid. 60). Borax erhöht die Löslichkeit sehr durch Bildung eines Doppelsalzes.

Der Weinstein dient auch zur Bereitung der sauren Molken, Serum lactis acidum s. Serum lactis tartarisatum (1 Weinstein auf 100 Milch). Unter dem Namen niederschlagendes Pulver, Pulvis temperans s. refrigerans, war früher eine besonders bei Congestionen und Aufregungszuständen theelöffelweise in Wasser genommene Mischung von 3 Th. Weinstein, 1 Th. Salpeter und 6 Th. Zucker gebräuchlich.

Weinstein und Traubenzucker bilden die wesentlichsten wirksamen Bestandtheile der Weintrauben, der Beeren von Vitis vinifera L., die im frischen Zustande zu sog. Traubencuren Anwendung finden, die vorzugsweise bei plethorischen, an Unterleibsstockungen, Hypochondrie, Gicht leidenden Personen, aber auch bei nervösen Individuen, ja selbst bei Tuberculösen Empfehlung gefunden haben. Die besten Erfolge erreicht man bei chronischen Magen- und Darmleiden mit oder ohne Obstipation. Bei dieser Cur werden 3—6 Wochen hindurch täglich entweder Morgens vor dem Frühstück auf einmal oder auf mehrere Portionen von $^1/_2$—1 Pfd. vertheilt 5—6 Pfd. Trauben genossen, wobei die Diät den Verhältnissen des Kranken entsprechend regulirt wird. Zu Traubencuren eignen sich dünnschalige Beeren mit weichem, wenige Kerne enthaltendem Mark. Meist benutzt man grüne Sylvaner oder Muscateller Trauben, auch Gutedel, Burgunder Trauben, Traminer abwechselnd. Traubencuren lassen sich in Folge des jetzt rasch möglichen Traubenversandes an allen Orten veranstalten; doch giebt es eine Menge besonderer Curorte, die sich vorzugsweise am Rhein und am Genfer See finden, z. B. Bingen, Rüdesheim, St. Goar am Rhein, Kreuznach an der Nahe, Dürkheim, Neustadt, Gleisweiler in der Pfalz, Weinheim an der Bergstrasse, Cannstatt am Neckar, Montreux am Genfer See. Auch in Meran und Gries bei Bozen, in Tyrol, sowie in Pressburg in Ungarn werden Traubencuren durchgemacht.

Kalium tartaricum, Tartarus tartarisatus: **Kaliumtartrat,** neutrales weinsaures Kali. — Das Kaliumtartrat, $K_2C_4H_4O_6 + H_2O$, bildet wasserhelle, klinorhombische Säulen oder ein weisses Pulver von salzigbitterlichem Geschmacke, das an der Luft feucht wird, in Alkohol wenig löslich ist, dagegen in 1,4 Th. heissem Wasser sich löst. Es wirkt wie Weinstein in kleinen Gaben diuretisch, in grösseren mild purgirend, schmeckt aber unangenehmer und zersetzt sich sehr leicht. Die laxirende Dosis ist 3,0—10,0; als Diureticum giebt man 1,0—2,0.

Analog wirkt das fast geschmackfreie, in Wasser leicht lösliche Natriumtartrat, Natrium tartaricum.

Tartarus natronatus, *Kalio-Natrium tartaricum, Kali natronato-tartaricum. Kali tartaricum natronatum. Tartras kalico-natricus cum aqua, Sal polychrestum Seignetti: **Kaliumnatriumtartrat,** Seignettesalz, Rochelle Salz, Natron-Weinstein.

Das Salz, $KNaC_4H_4O_6 + 4H_2O$, durch Neutralisation des Weinsteins mit Natriumcarbonat erhalten, bildet grosse, durchsichtige, rhombische Säulen von bitterlich salzigem Geschmacke, welche sich in 1,4 Th. heissem Wasser zu einer neutralen Flüssigkeit lösen, in Alkohol aber unlöslich sind.

Es ist eines der am häufigsten benutzten Abführmittel, welches besonders bei schwächlichen Personen, bei Frauen und Kindern, dann bei entzündlichen und congestiven Zuständen als ableitendes Purgans befürwortet wird.

In kleinen Dosen kann es auch als Diureticum gebraucht werden, da solche zum grossen Theile resorbirt werden. Als Abführmittel reicht man 15,0—30,0 in mehreren Portionen. Das Salz ist sehr leicht zersetzlich, und muss sogar Zusatz von Fruchtsyrupen bei Darreichung in Lösung vermieden werden. Bei Anwendung grösserer Dosen ist Fleischbrühe als Vehikel zu empfehlen.

Präparat:

Pulvis aërophorus laxans, *Pulvis aërophorus Seidlitzensis, P. effervescens laxans; **Abführendes Brausepulver,** Seidlitzpulver. Tartarus natronatus 7.5, Natriumbicarbonat 2,5 in einer blauen, Weinsäure 2,0 in einer weissen Papierkapsel dispensirt. Nach Lösung der Salze in einem Glase Wasser setzt man die Säure zu und trinkt während des Aufbrausens. Ph. Austr. hat 10,0 Tart. natr., 3,0 Natr. bicarb. und 3,0 Weinsäure.

Tartarus boraxatus, Kalium tartaricum boraxatum, Cremor tartari solubilis s. boraxatus, Borax tartarisata: **Borax-Weinstein.** — Der durch Eindampfen einer wässrigen Lösung von 2 Th. Borax und 5 Th. Weinstein bereitete Borax-Weinstein bildet ein weisses, sauer schmeckendes und reagirendes Pulver, welches an der Luft sehr leicht feucht wird und in gleichen Theilen Wasser sich löst. Die wässrige Lösung schimmelt leicht. Er hat vor dem Tartarus natronatus den Vorzug geringerer Zersetzlichkeit, da er von organischen Säuren, mit Ausnahme der Weinsäure, nicht zersetzt wird. Als Abführmittel giebt man 25,0—60,0. Man schreibt ihm besondere litholytische Wirkung zu.

***Natrium phosphoricum,** Sal mirabile perlatum, Soda phosphorata: **Natriumphosphat,** phosphorsaures Natron, Perlsalz.

Das durch Sättigung der Phosphorsäure mit Natriumcarbonat erhaltene Natriumphosphat, $Na_2HPO_4 + 12H_2O$, bildet grosse, durchsichtige Säulen von kühlend salzigem Geschmacke und alkalischer Reaction, verwittert an trockner Luft schnell, ohne zu zerfallen, schmilzt bei 40° zu vollkommen klarer Flüssigkeit und löst sich in 5,8 Th. kaltem und 2 Th. warmem Wasser. Die wässrige Lösung absorbirt viel Kohlensäure.

Das Natriumphosphat ist bei subcutaner und intravenöser Einführung bei Thieren in Mengen, welche 0,5—1,0 Orthophosphorsäure entsprechen, ohne schädliche Wirkung und wird in 4—7 Stunden durch die Nieren eliminirt: 9,0 bis 10,0 bedingen Erbrechen und Entleerung schmierigen Kothes: grössere Mengen bei Infusion Tetanus und Adynamie.

Das Natriumphosphat wird als mildes, wohlschmeckendes Laxans bei Kindern und empfindlicheren Patienten nicht selten benutzt. Früher spielte es bei einer Reihe von Erschöpfungskrankheiten (Rachitis, Diabetes) eine wichtige Rolle als tonisches Medicament, ohne dass sich für seine Wirksamkeit hinreichende Gründe ergeben. Auch ist es bei harnsaurer Diathese und gegen Durchfälle künstlich aufgefütterter oder eben entwöhnter Kinder empfohlen.

Als Laxans wird Natriumphosphat zu 15.0—30.0 in Lösung (Wasser mit Syrupzusatz, ungesalzener Fleischbrühe) gegeben. Als Obstipans bei Kindern giebt man 0,2—0,6 mit der Nahrung.

Natrium sulfovinicum s. aethylosulfuricum, Aethylschwefelsaures Natrium, $C_2H_5NaSO_4 + H_2O$. Es bildet kleine, durchsichtige, süsslich-salzige, in feuchter Luft zerfliessliche, in Wasser ausserordentlich leicht lösliche Krystalle. In wässriger Lösung (mit Zusatz von Fruchtsyrupen) ist es zu 25,0 bei Erwachsenen und zu 10.0 bei Kindern ein vorzügliches mildes Laxans. Es wird zum Theil als schwefelsaures, zum Theil als äthylschwefelsaures Salz im Urin ausgeschieden.

***Natrium sulfuricum,** Natrium sulfuricum depuratum, Sal mirabile s. catharticum s. polychrestum Glauberi, Soda vitriolata: **Natriumsulfat,** Glaubersalz, schwefelsaures Natron.

Das Natriumsulfat, $Na_2SO_4 + 10H_2O$, bildet farblose, leicht schmelzende, lange, schiefrhombische Säulen, welche an der Luft unter Verlust des 56% des Salzes betragenden Krystallwassers zu einem weissen Pulver zerfallen und in 3 Th. kaltem Wasser in 0,3 Th. Wasser von 33° und 0,4 Th. von 100°, aber nicht in Alkohol löslich sind. Bei Auflösung des Salzes wird viel Wärme gebunden. Der Geschmack desselben ist unangenehm bitter, etwas kühlend: in Lösungen schmeckt es nur bitter und etwas salzig. Das bei 25° verwitterte Salz ist als **entwässertes Natriumsulfat, Natrium sulfuricum siccum** s. dilapsum, officinell.

Das Glaubersalz ist das wichtigste aller salinischen Abführmittel. Kleine einmalige Gaben (1,0—5,0) werden im Tractus zum grössten Theile resorbirt und machen keine Befindensstörung; bei Thieren steigern dieselben den Blutdruck. Giebt man 5,0 beim Menschen in Zwischenräumen von 3 Stunden, so dass nicht alles Salz resorbirt wird, so kommt es zu Kollern im Leibe, Stuhldrang und weichen Stühlen. Aehnlichen Effect haben einmalige Gaben von 5,0. 15,0—30,0 erzeugen die erstgenannten Erscheinungen in kurzer Zeit und in 2—3 Stunden eine sehr flüssige Ausleerung, der im Verlaufe von einigen Stunden gewöhnlich noch einige andere folgen; auch bleiben die Fäces am folgenden Tage breiig.

Nebenerscheinungen kommen selten vor, doch bekommen einzelne Personen Ekel und Brechneigung, vielleicht nur in Folge des Geschmackes. Störende Wirkung auf die Verdauung erfolgt nur bei längerer Verabreichung mässiger laxirender Gaben, nicht nach einmaligen grösseren Dosen. Sowohl nach kleineren als nach grösseren Glaubersalzgaben findet Vermehrung der Sulfate im Urin statt. Diese ist am erheblichsten bei kleinen Dosen, am geringsten bei sehr grossen, wo in Folge der vermehrten Peristaltik nicht selten fast die ganze Menge des Mittels mit den Stühlen wieder abgeht. Im Darme findet sich Schwefelwasserstoff in reichlicher Menge, wahrscheinlich in Folge von Reduction vermöge Einwirkung organischer Stoffe. Die Harnmenge variirt nach kleinen oder wenig purgirenden Gaben bei Menschen sehr; der Harnstoff erfährt auch bei längerer Darreichung keine Vermehrung.

Als Purgans benutzt man Glaubersalz sowohl zu einmaliger Entleerung angehäufter Fäcalmassen als bei chronischer Obstipation, wo es besonders gut bei wohlgenährten, kräftigen Personen mit sitzender Lebensweise passt. Sehr günstig wirkt es in kleinen Mengen bei chronischen Darmkatarrhen, methodisch verwendet man es bei chronischem Magengeschwür.

Zur Ableitung auf den Darm bei Entzündung innerer Organe hat es besondere Vorzüge vor drastischen vegetabilischen Mitteln nicht. Die dadurch hervorgerufenen wässrigen Entleerungen erklären die mehrfach beobachteten antihydropischen Effecte des Mittels.

Man giebt Glaubersalz als Purgans zu 15,0—50,0, bei Magengeschwür und Magenkatarrh zu 1,0—5,0—10,0 in Substanz oder Solution. Als Geschmackscorrigens dienen Säuren, z. B. Acidum sulfuricum dilutum (1 : 15—20 des Salzes), Weinsäure, Citronensaft oder kohlensäurehaltige Getränke, oder Succus Liquiritiae, der den Geschmack ziemlich gut verdeckt. Man verwendet es auch im Klystier (zu 10,0—30,0) oder in Suppositorien.

Das Natrium sulfuricum siccum verhält sich in seiner Wirkungsweise dem Glaubersalze gleich, purgirt jedoch in doppelt so kleiner Dosis und wird als Abführmittel zu 5,0—10,0 verordnet. Bei Verordnungen ist zu berücksichtigen, dass in Deutschland Natrium sulfuricum siccum jedesmal dispensirt wird, wenn der Arzt Natrium sulfuricum in pulverförmigen Mischungen verschreibt. Auch zu Suppositorien ist es statt des letzteren zu gebrauchen.

Das Glaubersalz ist der Hauptbestandtheil einer grossen Anzahl Mineralquellen, die zu curmässigem Gebrauche des Mittels beliebter als einfache Glaubersalzlösungen und zum Theil wegen Gehaltes von Natriumcarbonat und Kohlensäure angenehmer zu nehmen sind. Es sind dies die alkalisch-salinischen Quellen, von denen Karlsbad, die einzige Therme dieser Art, mit 12 verschiedenen Quellen (Sprudel, Mühlbrunnen, Schlossbrunnen u. s. w.), Marienbad (Kreuz- und Ferdinandsbrunnen), die Salzquelle in Franzensbad, die Salzquelle in Elster und die Lucius- und Emeritaquelle von Tarasp im Unter-Engadin die bedeutendsten sind. Die betreffenden Quellen enthalten in 1000,0 Flüssigkeit 2,15—6,36 Natriumsulfat.

Als **künstliches Karlsbader Salz, Sal Carolinum factitium** s. Sal thermarum Carolinarum factitium, ist eine Mischung von 22 Natrium sulfuricum siccum, 1 Kaliumsulfat, 9 Natriumchlorid und 18 Natriumbicarbonat officinell. 6,0 in 1000,0 Wasser gelöst geben ein dem Karlsbader ähnliches Wasser. Man giebt es als Abführmittel und bei Ulcus ventriculi zu 8,0 bis 15,0 in 500,0 Wasser Morgens nüchtern (alle 10 Minuten zu 1/4 genommen).

***Magnesium sulfuricum,** Sal amarum, Sal Anglicum; **Magnesiumsulfat, Bittersalz,** Englisches Salz.

Das Bittersalz des Handels, $MgSO_4 + 7H_2O$, bildet kleine, farblose, prismatische Krystalle, besitzt salzig-bittern, kühlenden Geschmack und löst sich in 1 Th. kaltem und 0,3 Th. heissem Wasser, dagegen nicht in Alkohol. Die wässrige Lösung ist neutral. Das im Wasserbade vom Krystallwasser bis zu 35—37% Gewichtsverlust befreite Magnesiumsulfat ist als feines weisses Pulver unter dem Namen **Magnesium sulfuricum siccum, entwässertes Magnesiumsulfat** officinell.

Das Bittersalz gleicht in seiner Wirkung nahezu vollkommen dem Glaubersalz und wird noch häufiger als dasselbe zu 15,0 bis 50,0 als Purgirmittel oder bei chronischem Darmkatarrh verwendet.

Cholagoge Wirkung besitzt Magnesiumsulfat nicht; die dadurch bewirkten Stühle enthalten keine Galle. Bei directer Einführung von Magnesiumsulfat u. a. löslichen Magnesiumsalzen (Acetat, Chlorür), im Verhältnisse von 1:4000 des Körpergewichts in die Venen, resultirt vorübergehendes erhebliches Sinken des Blutdrucks und Stillstand des Herzens durch Einwirkung auf die in der Medulla und im Herzen belegenen nervösen Centra. Die darauf begründete Contraindication des Magnesiumsulfats als Purgans bei Herzkranken ist nicht gerechtfertigt, da bei Einführung purgirender Dosen in den Darm so geringe Mengen Magnesiumsulfat zur Resorption gelangen, dass eine Wirkung auf das Herz nicht stattfindet. Dagegen würde diese zu befürchten sein, wenn man grössere Mengen Magnesiumsulfat unter die Haut einspritzte, da Magnesiumsalze intravenös schon zu 0,5 bei Hunden den Tod herbeiführen können.

Am zweckmässigsten giebt man Magnesiumsulfat in Lösung, wobei man als Geschmackscorrigens aromatische Wässer, z. B. Zimmtwasser, bitter-aromatische Syrupe, wie Syrupus corticis Aurantii, Succus Liquiritae, oder Zusatz von Weinsäure oder Citronensäure benutzt. Auch lässt es sich in kohlensäurehaltigen Wässern angenehmer nehmen. Mit Sennesblätteraufguss bildet es den in England als Purgans sehr gebräuchlichen schwarzen Trank, Black draught, Potio nigra s. Mixtura Sennae composita. In Pulvermischungen findet das entwässerte Magnesiumsulfat zu $^2/_3$ der für Magnesium sulfuricum üblichen Dosis Anwendung.

Bittersalz ist Hauptbestandtheil der natürlichen Bitterwässer, welche meist auch Natriumsulfat, in einzelnen Quellen (Püllna, Ivanda) überwiegend, und Kochsalz enthalten. Der Procentgehalt des Bittersalzes schwankt in den Bitterwässern zwischen 0,3 und 3%, der des Glaubersalzes in ähnlichen Grenzen. Viel benutzt wird das Friedrichshaller Bitterwasser, ein Gemenge von zwei Quellen bei Friedrichshall in Sachsen-Meiningen, welches 0,55% Magnesium- und 0,6% Natriumsulfat enthält. Fast genau dieselbe Zusammensetzung besitzen die Bitterwässer von Kissingen und Mergentheim und der Bitterbrunnen von Rehme. Geschätzt sind auch das Püllnaer Bitterwasser (mit 1,2% Magnesium- und 1,6% Natriumsulfat) und die etwas schwächeren Bitterwässer von Saidschütz und Seidlitz. Die stärksten aller Bitterwässer liefert Ungarn; am bekanntesten ist das der Hunyady János Bittersalzquelle bei Ofen (mit 2% Bittersalz und 2,5% Glaubersalz). England hat Scarborough und Epsom, welches letztere dem Bittersalz den Namen Epsom Salt, Sal Epsomense, verschaffte. Alle diese Wässer lassen sich wie salinische Abführmittel benutzen.

Aehnlich wie Magnesiumsulfat wirkt Magnesium chloratum, Magnesiumchlorid, purgirend, jedoch unter Vermehrung der Gallensecretion.

Kalium sulfuricum, Tartarus vitriolatus depuratus, Arcanum duplicatum depuratum, Specificum purgans Paracelsi, Sal de duobus: **Kaliumsulfat,** schwefelsaures Kali. — Das zur Zeit der Alchymisten vielbenutzte Kaliumsulfat ist als Purgans verwerflich, da seine Wirkung bei Anwendung grösserer Mengen mit gefährlichen Nebenerscheinungen (Collaps, Darmblutung) verbunden sein kann. Es ist nur als Bestandtheil des künstlichen Karlsbader Salzes officinell.

*Radix Rhei, Radix Rhabarbari; Rhabarberwurzel, Rhabarber.

Unter Rhabarber versteht man das Rhizom einer oder mehrerer auf den Hochebenen von Centralchina einheimischer Species der Gattung Rheum (Fam. Polygoneae), vorzugsweise wohl von Rheum officinale Baillon.

Die Rhabarberwurzel kommt fast ganz geschält in Stücken von sehr verschiedener Gestalt vom Umfange einer Wallnus bis zu dem einer Faust, welche häufig mit einem Bohrloche versehen sind, im Handel vor. Das dichte Gewebe besteht aus einer körnigen, glänzend weissen, aus Amylum und Kalkoxalat enthaltenden Zellen gebildeten Grundmasse und braunrothen, in den inneren Theilen regellos verlaufenden, in der Nähe der Oberfläche Strahlenkreise von höchstens 1 Cm. Durchmesser bildenden und nur in der sehr schmalen äussersten Schicht regelmässig radial angeordneten Markstrahlen. Auf der Oberfläche ist der Rhabarber fast gleichmässig gelb, glanzlos. Er giebt ein hochgelbes Pulver, riecht eigenthümlich, schmeckt bitter adstringirend, knirscht beim Kauen und färbt den Speichel intensiv gelb.

Bei dem theueren Preise der asiatischen Waare, deren beste Sorte früher als „Kronrhabarber“ über Russland zu uns gelangte, während jetzt allgemein auf dem Seewege importirter Rhabarber (Canton Rhabarber, englischer Rhabarber) verbreitet ist, hat man wiederholt in Europa den Anbau von Rheumarten versucht, ohne dass jedoch bisher eine Rhabarberwurzel erzielt wurde, die in ihren äusseren Eigenschaften und in ihrem arzneilichen Werthe dem Chinesischen Rhabarber gliche. Man hat meist, z. B. in Mähren (Austerlitz-Rhabarber) und Ungarn, die unrichtige Species angebaut, doch hat auch die Cultur von Rheum officinale in England keine dem chinesischen Rhabarber völlig gleichwerthige Droge geliefert.

Das abführende Princip des Rhabarbers ist mit Sicherheit noch nicht bestimmt; es ist in Wasser und theilweise in Alkohol löslich und steht der als Cathartinsäure bezeichneten wirksamen Substanz der Sennesblätter nahe. Für die tonisirende und selbst stopfende Wirkung kleinerer Dosen ist die in nicht ganz unbedeutenden Mengen vorhandene eisengrünende Gerbsäure (Rhabarbergerbsäure) in Verbindung mit verschiedenen durch bitteren Geschmack ausgezeichneten Farbstoffen, deren Gemenge früher als Rhabarberbitter oder Rharbarbarin bezeichnet wurden, von Bedeutung. Letztere gehen auch bei kleinen Dosen in Harn, Schweiss und Milch über und färben diese gelb (den Harn bei alkalischer Beschaffenheit oft blutroth).

Die früher als abführende Principien betrachteten harzartigen Farbstoffe des Rhabarbers, wie Aporetin, Phaeoretin, Emodin und Erythroretin, wirken mit Ausnahme des Phäoretins, das aber nur in grossen Dosen purgirend wirkt, nicht auf den Tractus. Die ebenfalls als Ursache der Rhabarberwirkung angesehene Chrysophansäure, die auch in Sennesblättern und Faulbaumrinde vorkommt und die Gelbfärbung des Harns veranlasst, welche bei Gebrauch von Rhabarber eintritt, ist in Radix Rhei in zu geringen Mengen vorhanden, um für die Purgirwirkung verantwortlich gemacht zu werden. Dasselbe gilt vom Chrysophan, das mit Salzsäure sich in Zucker und Chrysophansäure spaltet. Der gelbe Rhabarberharn färbt sich bei Zusatz von Kali oder Natron intensiv roth; der gelbe Farbstoff, nicht aber der rothe geht in Amylalkohol über (Unterschied von Santoninharn).

In kleinen Dosen (0,05—0,25) ist Rhabarber bei gesunden Individuen ohne besondere Action. Steigerung des Appetits und Förderung der Digestion tritt weniger bei Gesunden als bei Kranken, welche an Magenkatarrhen leiden, hervor. Mehrmals wiederholte kleine Dosen wirken retardirend auf den Stuhlgang, was auch bei regelmässigem Stuhl, auffallender bei Vorhandensein von Diarrhöe, sich zeigt. Bei längerer Darreichung soll es zur Bildung von Oxalsäuregries im Urin kommen können. Gaben von 2,0—4,0 oder wiederholte Gaben von 0,5—1,5 bedingen Vermehrung der Darmentleerungen ohne Reizungserscheinungen; die nach 6—8 Stunden auftretenden Stühle sind breiig, selten flüssig, gelb (bei Alkalescenz dunkelbraun), was vielleicht zuerst Anlass dazu gegeben hat, dem Rhabarber besondere cholagoge Wirkungen beizulegen, die er in mässigem Grade besitzt, obschon das Colorit der Stühle zum grössten Theile auf Rechnung des Rhabarberfarbstoffes kommt. Gleichzeitig und in den Zwischenpausen gehen übelriechende Darmgase ab. Nach dem Gebrauche kommt es nicht selten zu mehrtägiger, vielleicht von der Gerbsäure herrührender, Verstopfung.

Man giebt Rhabarber als Purgans am zweckmässigsten zu einmaliger Entleerung angehäufter Stercoralmassen, weniger gut bei hartnäckiger Obstipation als dauernd anzuwendendes Abführmittel. Die ausserordentliche Milde seiner Wirkung macht ihn besonders geeignet bei Kindern und anämischen Personen oder Reconvalescenten. Nicht unrationell ist, obschon die directe cholagoge Wirkung des Rhabarbers nur mässig ist, die beliebte Verwendung bei Ikterischen, bei welchen er oft noch purgirt, wenn Aloë und Drastica fehlschlagen, weil letztere zu ihrer Wirkung das Vorhandensein von Galle bedürfen.

Noch häufiger findet Rhabarber in kleinen Dosen Benutzung bei Dyspepsie und chronischen Darmkatarrhen, zumal im kindlichen Lebensalter. Bei acutem Darmkatarrh ist er ganz unzuverlässig.

Die purgirende Dosis ist 1,0—2,0, wenn man wiederholte reichliche Stuhlentleerungen erzielen will 2,5—4,0. Als die Verdauung anregendes Mittel dient Rhabarber zu 0,1—0,5. Man giebt ihn in Substanz, in Pulver, Pillen und im Aufguss. Sowohl Pulver als Aufgüsse haben ihre Schattenseiten, erstere, weil sie sehr schlecht schmecken — die Verdeckung des Geschmackes bei kleinen Dosen geschieht am besten durch Ingwer, Cardamom, Zimmt —, letztere bei beabsichtigter purgirender Wirkung, weil dieselbe danach oft ausbleibt. Pillen werden zweckmässig gelatinisirt. Zu vermeiden sind Metallsalze und Alaun. Zusatz von Mineralsäuren erhöht die purgirende Action; Alkalien mindern sie.

Präparate:

1. ***Extractum Rhei; Rhabarberextract.** Trocknes, wässrig spirituöses Macerationsextract (nach Ph. Austr. wässriges Digestionsextract), gelbbraun, in Wasser trübe löslich. In Folge theilweiser Zersetzung beim Eindampfen nicht wirksamer als die Wurzel, als Tonicum zu 0,1—0,5, als Purgans zu 0,5—1,0 in Pillen oder in Lösung.

2. **Extractum Rhei compositum,** Extr. catholicum s. panchymagogum; **Zusammengesetztes Rhabarberextract.** Extractum Rhei 6, Extr. Aloës 2, Resina Jalapae 1, Sapo medicatus 4. Schwarzbraunes Pulver. Als Abführmittel zu 0,2—1,0 in Pillen verwendet.

3. ***Tinctura Rhei aquosa; Wässrige Rhabarbertinctur.** Rad. Rhei conc. 10, Kalium carbonicum, Borax āā 1 zuerst mit 90 kochendem Wasser für sich, dann unter Zusatz von 9 verdünntem Weingeist extrahirt, hierauf zu 85 Colatur 15 Aqua Cinnamomi zugesetzt. Klare, rothbraune, nach Rhabarber riechende Flüssigkeit. Dient zweckmässig zu 10—15 Tropfen bei Kindern und theelöffelweise bei Erwachsenen als Stomachicum. Esslöffelweise als Abführmittel verwendet, ist sie unsicher in ihrer Wirkung. Ammoniakpräparate und Säuren

sind zu meiden; Eisensalze geben der Tinctur tintenartiges Aussehen. In Oesterreich ist ein heissbereiteter Aufguss aus 10 Rheum, 3 Natrium carbonicum und 150 Wasser (früher als Anima Rhei oder Infusum Rhei salinum bezeichnet) als wässrige Rhabarbertinctur officinell.

4. Tinctura Rhei vinosa; Weinige Rhabartinctur. Rad. Rhei 8, Cortex Aurantii 2, Fructus Cardamomi 1, mit Vinum Xerense 100 digerirt, im Filtrate der siebente Theil Zucker gelöst. Diese auch als Tinctura Rhei dulcis und zweckmässig als Vinum Rhei bezeichnete Tinctur dient niemals als Abführmittel, sondern stets als Stomachicum und Digestivum, zu $^{1}/_{2}$—1 Theelöffel, oft in Verbindung mit bitter-aromatischen Stoffen. Denselben Zweck hat die aus Rhabarber 20, Orangeschalen 5, Cardamomen 2 und mit 200 Malaga bereitete und mit 30 Zucker versüsste *Tinctura Rhei vinosa Darelli (Elixir Rhei Darelii, Vinum Rhei). Neben diesen süssen Tincturen war früher auch noch eine Tinctura Rhei amara (mit Gentiana und Serpentaria) als Stomachicum gebräuchlich.

5. *Syrupus Rhei; Rhabarbersyrup, Rhabarbersaft. Schön rothbrauner Syrup, in Oesterreich durch Auflösen von 40 Zucker in 25 Th. eines unter Kaliumcarbonatzusatz heiss bereiteten Aufgusses von Rad. Rhei (1 : 12), in Deutschland durch Maceration von 10 Rheum, āā 1 Borax und Kaliumcarbonat mit 80 Wasser und Lösen von 120 Zucker in 60 der vorher zum Sieden erhitzten und kalt filtrirten Lösung und 20 Zimmtwasser bereitet. Man giebt ihn theelöffelweise als Abführmittel bei Kindern oder setzt ihn Mixturen zu. Säuren sind zu meiden, weil das im Syrup enthaltene kohlensaure Kali damit aufbraust. Ein versüsster Auszug aus Cichorienwurzeln und Rhabarber, Syrupus Cichorii cum Rheo, galt früher für nothwendig zur Beseitigung des Meconium bei Neugeborenen!

6. Pulvis Magnesiae cum Rheo, Pulvis infantum, Pulvis antacidus; **Kinderpulver.** Magnes. carbon. 12, Rad. Rhei 3, Elaeosaccharum Foeniculi 8. Das sog. Ribke'sche oder Hufeland'sche Kinderpulver, welches man bei Verdauungsstörungen, Magensäure, Durchfällen und Verstopfung in dem ersten Lebensjahre messerspitzenweise, oft sehr überflüssig, reicht, entspricht ziemlich dem englischen Pulvis Rhei compositus oder Gregory Powder (Magnes. carb. 16, Rheum 6, Zingiber 1).

Verordnungen:

1) ℞
Pulv. Rad. Rhei 10,0
F. c. Mucilag. Gi Arab. q. s. pilul. no. 100. *Obd. gelatina. D. S.* Abends 2—5 Stück. (Sog. Rhabarberpillen.)

2) ℞
Rad. Rhei pulv. 3,0
Aloës 2,0
Saponis med.
Myrrhae pulv. āā 1.5
Olei Menth. pip. gtt. 1
Syrupi commun. 4,0
F. pilul. no. 120. *Consp. D. S.* Abends 3—5 Stück. (Compound rhubarb pills s. Pilulae Rhei compositae Ph. Br.)

3) ℞
Rad. Rhei
Corticis Aurantii
Kalii tartarici āā 10,0
M. f. pulv. D. S. Mehrmals täglich 2 Theelöffel voll. (Pulvis Rhei tartarisatus s. lenitivus tartarisatus.)

4) ℞
Tinct. Rhei vinosae
Elixir. Aurantii comp. āā 15,0
M. D. S. Dreimal täglich $^{1}/_{2}$ Theelöffel. (Digestivum.)

*Folia Sennae; Sennesblätter.

Das gebräuchlichste aller Abführmittel bilden die unter dem Namen Sennesblätter bekannten Fiederblättchen von Cassia acutifolia Delil. (Cassia lenitiva Bisch., Senna acutifolia Batka) und Cassia angustifolia Vahl. (C. elongata Lemaire). Die Blättchen der ersten Sorte bilden die Alexandrinische Senna (Tribut- oder Palt-Senna, Séné de la Palte), welche in Oberegypten und Nubien von wildwachsenden Pflanzen gesammelt wird. Diese Sennesblätter sind lederartig, spitz, eiförmig, oben grün, unterseits bläulichgrün, am Grunde ungleich geadert, am Rande gewimpert, an den Blattnerven mehr oder weniger behaart, 1—2, höchstens 3 Cm. lang und 4—13 Mm. breit. Sie werden von wildwachsenden Exemplaren der genannten, fast strauchigen Leguminose gesammelt. Zwischen den Alexandrinischen Sennesblättern finden sich gewöhnlich Blattstiele und Blüthentheile der Pflanze, sowie grössere oder geringere Mengen der graulich-grünen, steifbehaarten, runzligen, einnervigen, nicht purgirenden Blätter und Blüthenköpfchen von Solenostemma Arghel Hayne. Von cultivirten Exemplaren von Cassia angustifolia stammen die Indischen Sennesblätter oder Tinnivelly-Sennesblätter, die unbeschädigten, lanzettlichen, bis 6 Cm. langen und bis gegen 2 Cm. breiten, flachen Fiederblättchen, welche angenehmer schmecken und riechen und ebenso wirksam wie Alexandrinische Senna sind. Die Aufgüsse enthalten mehr Schleim. Von Cassia angustifolia stammt auch die unreine Arabische oder Mecca-Senna. Alte Senna von bräunlicher oder gelblicher Farbe ist nicht zu verwenden. Verwerflich ist auch die aus Fragmenten von Blättern, Blattstielen und allerlei Unreinigkeiten bestehende Senna parva, obschon die ältere Ansicht, dass die Blattstiele mehr Kolikschmerzen erregen, eine irrige ist. Die Sennesfrüchte, sog. Folliculi Sennae, von den Arabern als stärker purgirend bezeichnet sind zu 6 bis 12 Stück ein wirksames Purgirmittel.

Das purgirende Princip der Senna ist eine glykosidische Säure, die Cathartinsäure, die schon zu 0,1 (besonders in Alkali gelöst) flüssige Darmentleerungen bewirkt. Die Wirkung derselben tritt nur bei interner, nicht bei subcutaner oder intravenöser Application ein.

Das sog. Cathartin, welches früher als actives Princip der Senna galt, ist ein ganz unreines alkoholisches Extract, ebensowenig ist ein gelber Farbstoff (vielleicht Spaltungsproduct der Cathartinsäure, und mit Chrysophansäure verwandt, aber nicht damit identisch) der Träger der Wirksamkeit, da auch nach völligem Ausziehen mit Alkohol der Rückstand der Sennesblätter stark purgirend wirkt. Derselbe geht schon in 15 Minuten in den Harn über. Die Cathartinsäure ist ausserordentlich leicht zersetzlich. Bei längerer Aufbewahrung verlieren die Blätter sehr an Wirksamkeit. Dampft man wässrige Aufgüsse an der Luft wiederholt zur Trockne ab, so findet fast totale Zerstörung der Abführwirkung statt; Kochen mit Alkalien und Säuren wirkt ebenso. In Alkohol ist das wirksame Princip nicht löslich, weshalb alkoholische Auszüge schlechte Präparate sind.

Senna wirkt nicht purgirend auf Kameele, welche die grünen Blätter begierig verzehren, afficirt aber sonst Säugethiere (Schweine, Hunde, Katzen, Pferde) in gleicher Weise wie Menschen.

Beim Menschen treten nach Dosen unter 0,5 gar keine Wirkungen ein. Nach 1,0—2,0 erfolgt Abgang von Blähungen und in 5—7 Stunden weicher Stuhl, meist ohne Kolikschmerzen, welche letzteren sich nach 2,0—4,0 fast regelmässig einfinden. Nach 8,0—12,0 tritt weicher oder flüssiger Stuhl schon in 3—4 Stunden ein, worauf meist in den nächsten Stunden weitere diarrhoische Entleerungen folgen; hier kommt es auch zu Aufstossen, Uebelkeit und bisweilen zu Erbrechen; Kolikschmerzen sind manchmal sehr heftig; Kollern im Leibe und dünnflüssige Beschaffenheit der Dejectionen hält auch noch wohl bis zum nächsten Tage an, wo sich nicht selten geringe Störung des Appetits und Zungenbelag findet. Längere Obstipation folgt auch auf grössere Dosen Senna nicht. Die Gallenabsonderung vermehrt Senna nicht.

Stark purgirende Dosen sollen ihren Einfluss auch auf den Uterus ausdehnen und bei bestehender Gravidität zu partieller Lösung der Placenta, Blutungen und Abortus führen können. Bestehende Uterin- und Hämorrhoidalblutungen scheinen dadurch gesteigert zu werden. Die Beobachtung, dass Säuglinge Durchfälle bekommen, wenn die Mutter oder Amme Senna-Aufguss genommen, beweist nicht mit Sicherheit den Uebergang der Cathartinsäure in die Milch, die auch, da das Mittel jedenfalls im kranken Zustande einverleibt wurde, in anderer Weise alterirt sein könnte. Bestimmte Wirkung auf Puls und Körperwärme hat Senna nicht; meist findet zur Zeit der Stühle Herabsetzung, später Erhöhung statt. Die Stühle nach Sennagebrauch enthalten viel Natron.

Die Sennesblätter, auf welche das Volk fast in jedem Fall von Verstopfung recurrirt, sind bei Hartleibigkeit dem Rhabarber vorzuziehen, weil sie weniger Neigung zu Verstopfung hinterlassen; doch macht Rheum sicherer breiige, die Senna leichter flüssige Stühle. Mit Ausnahme von starker Darmentzündung, die durch Sennesblätter gesteigert werden kann, und starkem Widerwillen gegen Geruch und Geschmack der Senna existirt keine Contraindication.

Die Dosis der Folia Sennae ist, wenn man gelind eröffnend wirken will, 1,0—2,0, zu stärker purgirender Wirkung 2,0—5,0. Die Sennesblätter werden, von officinellen Präparaten abgesehen, ausschliesslich im Aufguss (7,5—15,0 auf 150,0 Colatur) verordnet, wovon man 2stündlich 2 Esslöffel giebt. Der Aufguss schmeckt am besten, wenn er kalt bereitet wird, während Abkochung abscheulich schmeckt. Letztere wirkt schwächer, erregt aber keineswegs, wie behauptet wird, heftigere Kolikschmerzen, die man bei einem Mittel, das auf die Peristaltik des Dickdarms so erregend wirkt wie Senna, kaum vermeiden kann. Zur Correction des widrigen Geschmackes sind Kaffee, organische Säuren, z. B. Acidum tartaricum, oder aromatische Substanzen (Zucker mit etwas Bittermandelöl, Elaeosaccharum Citri) empfehlenswerth. Bisweilen giebt man auch Senna-Aufguss im Klystier (10,0 : 100,0).

Angenehmer als die gewöhnlichen Sennesblätter sind die durch längere Maceration in Spiritus vom Harze und von dem unangenehmen Geruchsprincipe befreiten, dann wieder getrockneten Folia Sennae spiritu extracta s. Folia Sennae sine resina, welche rein schleimig schmeckende Aufgüsse liefern und in derselben Gabe wie Folia Sennae verordnet werden. Vor Koliken schützt die Entfernung des Harzes nicht.

Präparate:

1. Species laxantes, abführender Thee. 160 Sennesblätter, 100 Hollunderblüthen, je 50 Fenchel und Anis, mit wässriger Lösung von 25 Kaliumtartrat und 16 Weinsäure befeuchtet und getrocknet. Zum Aufgusse ein Theelöffel auf eine Tasse Wasser. Ersetzt den im vorigen Jahrhundert als Verjüngungsmittel gepriesenen St. Germain-Thee, *Species laxantes St. Germain (aus Folia Sennae sine resina 35, Flor. Tiliae 20, Fructus Foeniculi 10 und Tartarus dep. 5).

2. *Pulvis Liquiritiae compositus, Pulvis Glycyrrhizae compositus, Pulvis pectoralis Kurellae; **Brustpulver.** Fol. Sennae, Rad. Liquiritiae āā 2, Fruct. Foeniculi, Sulfur dep. āā 1, Saccharum 6. Bei Erwachsenen theelöffelweise, bei Kindern messerspitzenweise, 1—3mal täglich. Bei habitueller Verstopfung ersetzt es stärker wirkende Aloëpillen sehr gut. Nimmt sich besser in Kurella's ursprünglicher Form mit $^1/_5$ Th. Wasser.

3. Electuarium e Senna; Senneslatwerge. Fol. Sennae pulv. 1, Syrupus simplex 4, Pulpa Tamarindorum 5, im Dampfbade erwärmt. Dicke, grün-

braune Latwerge, die, für sich theelöffelweise mehrmals täglich genommen, ein beliebtes Abführmittel darstellt. Complicirter ist das *Electuarium lenitivum aus Senna und Weinstein āā 5, Pulpa Prunorum 20, Pulpa Tamarindorum, Roob Sambuci āā 10 und Honig q. s. bereitet.

4. Infusum Sennae compositum; Wiener Trank. Fol. Sennae 1 mit kochendem Wasser 7 infundirt, in der Colatur Tartarus natronatus 1, Manna communis 3 gelöst, so dass die Colatur 10 ausmacht. Klare, braune Flüssigkeit, die man als gelinde eröffnendes Mittel esslöffelweise, als Laxans zu 60,0—100,0 benutzt. Aehnlich, aber ohne Tart. natronatus, ist das *Infusum Sennae cum Manna s. laxativum (7 Manna in 40 Infusum Sennae [1 : 8] gelöst), welches mit $^1/_3$ Syrupus Sennae cum Manna das bei Kindern als Laxans dienende *Hydromel infantum giebt. Infusum Sennae compositum verdirbt leicht und darf nicht auf längere Zeit verordnet werden. In England und Frankreich benutzt man an dessen Stelle oder neben demselben Lösungen von Magnesium oder Natrium sulfuricum in Sennesblätteraufguss mit Manna oder Succus Liquiritiae.

5. Syrupus Sennae; Sennasyrup. Lösung von 13 Zucker in 7 Th. eines kalten Aufgusses von Senna und Fenchel. Eine Mischung des braunen Syrups mit āā Syrupus Mannae giebt den in der Kinderpraxis theelöffelweise für sich oder als purgirender Zusatz zu Mixturen häufig verwendeten ***Syrupus Sennae cum Manna,** der in Oesterreich eine Lösung von 40 Zucker und 10 Manna in 25 Th. eines Aufgusses von Sennesblättern und Sternanis darstellt.

Verordnungen:

1) ℞
Infusi foliorum Sennae Spiritu extractorum (e 8,0) 150,0
Acidi tartarici 2.0
Syrupi Cerasorum 30,0
M. D. S. Stündlich 1 Esslöffel.

2) ℞
Foliorum Sennae 15,0
Affunde
Aq. fervidae q. s. ad colaturam 150,0
cui adde
Natrii sulfurici
Mellis depurati āā 15,0
M. D. S. Alle 2 Std. 2 Esslöffel. (Infusum Sennae salinum Ph. Russ.) Billig.

3) ℞
Infusi foliorum Sennae (e 15,0) 500,0
Natrii sulfurici 15,0
M. D. S. Zu 2 Klystieren. (Lavement purgatif Ph. Gall.)

4) ℞
Fol. Sennae 10,0
Rad. Rhei 15,0
Affunde
Aq. fervidae q. s. ad colaturam 100.0
Natrii sulfurici 15,0
Mannae 60,0
Cola. M. D. S. Morgens auf 2 Mal zu nehmen. (Apozema purgans s. Médecine noire Ph. Gall.)

*Cortex Frangulae, Cortex Rhamni Frangulae; Faulbaumrinde.

Den Sennesblättern in der Wirkung am nächsten steht die von dem Stamme und dickeren Zweigen des bei uns einheimischen Faulbaumes, Rhamnus Frangula L., eines Strauches aus der Familie der Rhamneen, gesammelte Rinde, welche vielfach an Stelle der Senna, sei es als einmaliges Abführmittel, sei es bei habitueller Obstipation, benutzt wird. Ihr wirksames Princip ist eine der Cathartinsäure sehr ähnliche oder mit ihr identische glykosidische, zu 0,5 beim Erwachsenen purgirende Säure (Frangulasäure), welche darin reichlicher als in den Sennesblättern vorkommt und deren mit dem Alizarin isomeres Spaltungsproduct, die Frangulinsäure, ebenfalls abführend wirkt, während der gelbe, schön krystallisirende, glykosidische Farbstoff, das Frangulin oder Rhamnoxanthin, ohne Wirkung auf den Darm ist.

Frische Rinde riecht widerlich, wirkt emetisch und stärker irritirend auf den Darm, weshalb nur mindestens 1 Jahr aufbewahrte in Anwendung kommen sollte. Rinde von jungen Zweigen wirkt weniger stark. Cortex Frangulae färbt den Speichel gelb und bewirkt im Wesentlichen von Seiten des Tractus dieselben Erscheinungen wie Senna; die Stühle erfolgen bei mässigen Gaben ohne Kolikschmerzen, die nach grösseren Dosen nicht minder heftig als bei Senna sind. Der Farbstoff geht in den Harn über, der durch Alkalien gelb gefärbt wird.

Vorzüge besitzt das Mittel vor Senna nicht, wenn man von der Billigkeit absieht. An Sicherheit der Wirkung kommt es ihr gleich. Besonders beliebt ist es bei habitueller Obstipation und Hämorrhoidalleiden.

Man giebt die Faulbaumrinde in Abkochung (8,0—15,0—30,0:150,0—180,0) zweckmässig mit Syrupus corticis Aurantii als Corrigens, nöthigenfalls mit Zusatz von Natriumsulfat, wenn stärkere Wirkung erwartet wird. Der Aufguss ist wenig wirksam. Sehr zweckmässig benutzt man bei habitueller Obstipation das **Faulbaumfluidextract, Extractum Frangulae fluidum**, das man in grösseren Dosen (10,0—20,0) auch als einmaliges Abführmittel gebrauchen kann. Man giebt dasselbe bei beständiger Hartleibigkeit zu 10—25 Tropfen in Wasser mit oder ohne Zusatz von āā Glycerin Mittags vor der Mahlzeit und Abends vor dem Schlafengehen und vermindert die Dosis, sobald mehr als einmal Stuhlgang eintritt.

*Cortex Rhamni Purshianae; Cascara sagrada. — In ähnlicher Weise wie die Faulbaumrinde wird in Nordamerika die Rinde der nahe verwandten Rhamnus Purshiana DC. benutzt. Man bereitet aus ihr ein *Extractum Rhamni Purshianae fluidum, Cascara sagrada-Fluidextract, das man zu 1,0—5,0 als Abführmittel (mit einem bitteren Syrup) bei chronischer Obstipation benutzt. Man ersetzt dasselbe zweckmässig durch Frangulafluidextract, zumal da die Cascararinde nicht selten in ziemlich beschädigter Beschaffenheit in den Handel kommt. Die chemische Zusammensetzung bedarf noch der genaueren Untersuchung.

Fructus Rhamni catharticae, Baccae Spinae cervinae, Baccae Rhamni catharticae; **Kreuzdornbeeren.** — Die reifen Beeren von Rhamnus cathartica L., einem in ganz Europa einheimischen Strauche, sind kugelrund, erbsengross, am Grunde von einer kleinen achtstrahligen Scheibe gestützt, fast schwarz, glatt und enthalten grünlich violetten, sauer reagirenden Saft von widrigem, süsslich bitterem Geschmacke. Schon 20—25 Beeren purgiren ziemlich heftig und 30,0 Saft haben stark drastische Wirkung. Ueber das wirksame Princip sind wir im Unklaren; der als Rhamnocathartin beschriebene Bitterstoff, welcher zu 0,5 spät, aber anhaltend flüssige Stühle bedingt, ist offenbar nicht rein. Nicht mit der Purgirwirkung in Zusammenhang stehen die Farbstoffe. Man gewinnt aus frischen Kreuzdornbeeren durch Lösen von 13 Zucker in 7 Saft den violettrothen **Kreuzdornbeerensyrup, Syrupus Rhamni catharticae** s. Syr. spinae cervinae s. domesticus, der als Volksmittel bei Erwachsenen esslöffel-, bei Kindern theelöffelweise als Purgans gegeben wird. Mannasyrup schmeckt besser.

***Aloë**, Aloë Capensis s. lucida; **Aloë**.

Eine besondere Stellung durch ihre Wirkung auf die untersten Darmabschnitte nimmt die Aloë unter den Abführmitteln ein. Man versteht darunter den zur festen Consistenz eingedickten gelben, safranähnlich riechenden Saft der Blätter verschiedener in tropischen und subtropischen Ländern, besonders Afrikas, wild wachsender, auf einzelnen Westindischen Inseln cultivirter, lilienartiger, strauchiger oder krautiger Gewächse aus der Gattung Aloë L. und den davon durch neuere Botaniker abgetrennten Gattungen Pachydendron und Gasteria. Die bei uns ausschliesslich benutzte Capaloë stammt von Pachydendron Africanum Haw., P. ferox H., Gasteria Lingua, Aloë spicata und vielleicht noch einigen anderen Species.

Durch verschiedenartige Behandlungsweise des Saftes entstehen verschiedene im Aussehen differirende und auch in der Wirkung ungleiche Sorten. Die officinelle Capaloë, in der Capcolonie, besonders in der Herrenhuter Colonie Betheldorp an der Algoabay dargestellt, bildet den Hauptrepräsentanten der als Aloë lucida bezeichneten, durch röthlich gelbe Farbe und ihre an dünneren Schichten hervortretende Durchsichtigkeit sich charakterisirenden Aloësorten, so genannt im Gegensatze zu den dunkleren, undurchsichtigen, bräunlichen und leberähnlichen oder schwärzlichen Sorten, die man als Leberaloë, Aloë hepatica, zusammenfasst. Capaloë bildet kantige, glänzende, in dünnen Splittern braungrün durchscheinende, grünlich dunkelbraune, oft von grünem und gelblichem Staube bedeckte, häufig vermöge Hygroskopicität zusammengeflossene Stücke von grossmuschligem, glasglänzendem Bruche, eigenthümlichem, äusserst bitterem Geschmacke, welche sich in kaltem Wasser theilweise, unter Hinterlassung eines weichen Harzes, lösen, mit heissem Wasser trübe und mit Spiritus fast klare Lösung geben. Ihr Pulver ist grünlichgelb, und mikroskopisch bildet sie eine homogene, amorphe Masse. Zur Aloë lucida gehört die der Capaloë sehr nahestehende, in dünnen Splittern granatroth durchscheinende Aloë Socotorina (von Aloë Perryi). Alle übrigen Aloëarten gehören der Leberaloë an, geben ein braungelbes Pulver, zeigen opake (Arabische oder Bombayaloë) oder wachsglänzende (westindische Aloë, Barbados Aloë) Bruchflächen und unter dem Mikroskope ausserordentlich zahlreiche Krystalle. Derartige Sorten sind in ihrer Wirkung schwächer als Aloë lucida

In den verschiedenen Aloësorten kommen eigenthümliche nicht glykosidische Bitterstoffe vor, welche nach der Aloësorte, aus der sie dargestellt werden, verschiedene Namen (Aloïn oder Barbaloïn, Socaloïn, Nataloïn) erhalten haben und in den opaken Sorten in krystallisirtem Zustande, in Aloë lucida wahrscheinlich in einer amorphen Modification vorhanden sind, ausserdem eine in kaltem Wasser unlösliche Harzmasse (20—40 $^0/_0$) und Spuren eines ätherischen Oeles.

Das in der in England officinellen Barbadosaloë vorhandene Aloïn bildet äusserst bittere und schwer in kaltem, leicht in heissem Wasser oder in Alkohol lösliche, hellgelbe kleine Prismen oder rhombische Blätter. Es gehört zu den Verbindungen des Anthracens, $C_{14}H_{10}$. Zu 0,03 bewirkt es weiche Stühle, zu 0,1—0,15 Abführen, zu 0,3 ist es drastisch. Da Aloïn nicht erheblich stärker als Barbadosaloë und kaum stärker als Aloë lucida wirkt, ist anzunehmen, dass neben den Aloïnen noch ein in Wasser löslicher, nicht krystallinischer Bestandtheil an der Wirkung der Aloësorten betheiligt sei. Auch der in Wasser unlösliche Theil der Aloë ist keineswegs ohne purgirende Wirkung, aber weit schwächer als Aloë selbst. Socaloïn und Nataloïn stehen in ihrer Activität dem Barbaloïn nach. Eine eigenthümliche Wirkung des Aloïns, an Thieren bei subcutaner Einführung constatirt, ist die Erzeugung von Nierenentzündung, indem es Epithelnekrose zuerst in den gewundenen Kanälen hervorruft; die Wirkung tritt sowohl bei grossen als bei wiederholten kleinen Gaben auf. Aloë hat bei interner Einführung diese Wirkung nicht.

In kleinen Dosen (0,05—0,1) wirkt Aloë nach Art der Bitterstoffe, in Gaben von 0,2—0,5 purgirend; bei längerem Gebrauche kleiner Gaben tritt mitunter flüssige Defäcation ein. Die abführende Wirkung der Aloë, welche sich mit einer cholagogen verbindet, hat die Eigenthümlichkeit, dass sie sehr spät erfolgt, meist in 10—12, bisweilen erst nach 16—24 Stunden. Sie ist von dem Vorhandensein von Galle im Darm abhängig, tritt bei Ikterischen nicht ein, so lange die Stühle nicht gallig gefärbt sind, und erfolgt vom Mastdarm aus nur, wenn man Aloëklystieren Ochsengalle beisetzt. Die Aloëstühle sind selten wässrig, meist dünnflüssig oder breiig, in der Regel von dunkler Farbe; Kolikschmerzen gehen nur in leichter Weise vorauf, dagegen besteht gewöhnlich mässiger Tenesmus.

Als eigenthümliche Nachwirkung der Aloë bei wiederholter Darreichung tritt kürzer oder länger dauernde Blutüberfüllung der Mastdarmgefässe ein, als Folge deren sich bei Vorhandensein von Ektasien der Hämorrhoidalvenen Hämorrhoidalblutungen einstellen können. Das Fortschreiten der Hyperämie vom Rectum zu den benachbarten Sexualorganen erklärt die emmenagoge und abortive Wirkung grösserer Aloëdosen, welche den Aloëgebrauch während der Gravidität contraindicirt.

Vielleicht erklärt sich die der Aloë früher vindicirte, jedenfalls inconstante Wirkung als Aphrodisiacum aus der Hyperämie der im kleinen Becken belegenen Organe. Die Anschwellung der Hämorrhoidalvenen in Folge von Aloë beweist, mit der späten Wirkung zusammengenommen, dass die Aloë besonders die unteren Partien des Darmcanals afficirt. Ob auch relativ kleine Dosen Hämorrhoidalblutungen erregen können oder bei sonst gesunden Individuen Hämorrhoiden erzeugen, steht dahin. Jedenfalls ist es zweckmässig, Aloë bei Personen mit Hämorrhoidalknoten zu vermeiden. Allerdings war es in früherer Zeit ein Hauptmittel bei Suppressio mensium und stockenden Hämorrhoiden und von diesen abgeleiteten psychischen Verstimmungen.

Gegenwärtig dient Aloë hauptsächlich als Purgans bei habitueller Obstipation im vorgerückten Lebensalter stehender Personen. Bei diesen ist längerer Gebrauch insofern unbedenklich, als Aloë keine Neigung zu Obstipation erzeugt und die Verdauung nicht beeinträchtigt. In kleinen Mengen kann es geradezu als Amarum und Tonicum bei Anämischen benutzt werden, was am häufigsten in Verbindung mit Eisenpräparaten geschieht, wo man die Absicht hat, die durch stärkere Eisensalze manchmal resultirende Digestionsstörung und Obstipation zu verhüten.

Man giebt Aloë als Amarum zu 0,02—0,05, als Purgans zu 0,2—1,0 stets in Pillen, die man mit etwas Mucilago Gummi Arab., mit Extracten oder Seife machen lässt. Die Pillen werden bei Obstruction am besten Abends genommen, weil zu dieser Zeit die Gallensecretion am reichlichsten functionirt. Bei Ikterischen ist Zusatz von Fel Tauri zweckmässig, im Uebrigen Verbindung mit Rheum oder Jalape sehr gebräuchlich. Auch Aloïn wird in England zu 0,1 bis 0,15 gegeben. Subcutanapplication von Aloïn führt nicht sicher zu Leibesöffnung und ist wegen möglicher übler Nebenwirkung auf die Nieren zu widerrathen.

Präparate:

I. *Extractum Aloës; Aloëextract. Trockenes Heisswasserextract, gelbbraunes Pulver, in Wasser trübe löslich. Es enthält neben Aloïn auch Aloëharz, das sich in dem concentrirten Extracte löst. Dosis und Gebrauchsweise wie bei Aloë. Das früher vielgebrauchte Extractum Aloës acido sulfurico correctum ist schwächer, da die bei der Bereitung benutzte Schwefelsäure die Wirkung der Aloë nicht corrigirt, sondern durch Zersetzung des grössten Theiles des Aloïns theilweise zerstört.

2. Tinctura Aloës composita; Zusammengesetzte Aloëtinctur. Aus Aloë 6, Rad. Gentianae, Rad. Rhei, Rhizoma Zedoariae, Crocus ää 1 mit 200 Spiritus dilutus bereitet, gelbrothbraun, nach Safran riechend, stark bitter, mit Wasser ohne Trübung mischbar. Zu $^{1}/_{2}$—1 Theelöffel. Ersetzt das alte Lebenselixir. Elixirium ad longam vitam, das früher besonders im höheren Alter zur Kräftigung der Digestion und Erhaltung regelmässiger Leibesöffnung und der Gesundheit überhaupt in Ansehen stand, und ähnliche alte Humbugpräparate, wie Elixir proprietatis Paracelsi, Elixir cordiale s. de Garus u. a.

3. *Massa pilularum Ruffi (Species hierae picrae). Aloë 6, **Myrrha** 3, Crocus 1, gepulvert. Zu Abführmittel und zum Ansatze mit Spiritus Juniperi zu purgirenden Elixiren.

4. *Pilulae laxantes. Laxirpillen. Pillen von 0,2 Schwere aus 4 Aloë, 6 Jalape, 2 med. Seife und 1 Anis. Zu 3—5—10 Pillen.

Verordnungen:

1) ℞
Extracti Aloës
Fell. tauri inspiss. ää 3,0
M. f. pilul. no. 50. *Consp. cort. Cinn.*
D. S. Dreimal täglich 3 Stück.

2) ℞
Aloës 1,2
Rad. Rhei pulv.
Sapon. med. ää 2,0
Extracti Taraxaci q. s.
ut f. pilul. no. 60. *Consp. pulv. rhizom.*
Irid. D. S. Morgens und Abends 6—8 Stück.

3) ℞
Extracti Aloës 6,0
— *Rhei comp.* 3,0
— *Colocynthid. comp.*
Ferri pulver ää 1,5
M. f. pilul. no. 100. *Consp. D. S.* Abends 1—2—3 Stück. (Pilulae aperitivae Stahlii.)

Herba Gratiolae, Gottesgnadenkraut. Das Kraut von Gratiola officinalis L. (Fam. Scrophularineae), das ein drastisches Glykosid, Gratiosolin, enthält, diente früher zu 0,15—0,3 und in Form eines spirituösen Extracts (zu 0,05—0,1) als Purgans bei hartnäckiger Verstopfung, besonders bei Geisteskranken. Wegen unangenehmer Nebenwirkungen (Nymphomanie nach Application im Klystier u. a.) ist es verlassen.

***Tubera Jalapae,** *Radix Jalapae: **Jalapenknollen,** Jalapenwurzeln. Jalapa.

Den Uebergang von den eigentlichen Abführmitteln zu den drastischen Stoffen bilden verschiedene Theile harzhaltigen Milchsaft führender Windenarten (Convolvulaceen), unter denen die aus Mexico stammenden, knollig verdickten Wurzeln von Ipomoea Purga Hayne (Convolvulus Purga Wenderoth s. Ipomoea Schiedeana Zucc.) die allgemeinste Anwendung finden.

Die nach der Stadt Xalapa benannte Droge stellt kugelige, birnförmige oder längliche, compacte, schwere Stücke von weniger als 1 Cm. Durchmesser bis über Faustgrösse dar. Sie ist äusserlich grobrunzelig, höckerig, schmutzig graubraun, auf dem Querschnitte schmutzig hellgrau und von zahlreichen dunkleren, concentrischen Zonen, die aus glänzenden Harzzellen bestehen, durchzogen. Sie hat einen an Rauch erinnernden Geruch und faden, später kratzenden Geschmack.

Der wirksame Bestandtheil ist das Harz, von dem gute Jalape mindestens 7 % und darüber enthält und welches auch unter dem Namen **Jalapenharz, *Resina Jalapae**, Extractum Jalapae, als auf dem Bruche glänzende, braune, leicht zerreibliche Masse officinell ist. Dieses Harz enthält neben einem in Aether löslichen, sehr schwach (zu 0,5) purgirenden Harze das in Aether unlösliche Convolvulin (Rhodeoretin, von Buchner Jalapin genannt) als wirksamsten Stoff, der schon in Dosen von 0,18—0,25 beim Menschen abführt, wobei die grösseren Gaben auch heftiges Leibschneiden bedingen.

Bei Thieren können starke Mengen Tod und Gastroenteritis hervorrufen. Andere Effecte wie Purgiren und geringe cholagoge Effecte hat Convolvulin nicht: es wirkt weder diuretisch noch neurotisch, noch auch bei localer Application auf Haut, Membrana Schneideri und Conjunctiva erheblich reizend. Das Convolvulin wird als das Anhydrid einer Säure, die daraus durch Behandeln mit Alkalien entsteht, der Convolvulinsäure, betrachtet, die, wie das Convolvulin selbst, beim Kochen mit verdünnten Säuren in Zucker und Convolvulinol zerfällt, welches letztere wiederum durch Alkalien in eine Säure, die Convolvulinolsäure, sich verwandelt. Alle diese Stoffe wirken nur halb so stark wie Convolvulin oder gar nicht purgirend. In den Harn geht weder Convolvulin noch eines seiner Zersetzungsproducte über; mit den Fäces wird nur wenig Convolvulin fortgeschafft.

Die Wirkung der Jalape und des Convolvulins ist rein örtlich, da 0,5 Convolvulin subcutan oder 0,2 in die Venen gespritzt nicht abführen. Auch die örtliche Wirkung kommt nur zu Stande, wenn Convolvulin im Darme mit Galle in Berührung kommt, wobei letztere nur lösend, nicht aber verändernd auf das Harz wirkt.

Die Wirkung der Jalape soll bei Herbivoren schwächer als bei Carnivoren sein. Beim erwachsenen Menschen zeigt sich die purgirende Wirkung mit Sicherheit nach 1,0—2,0 Jalape und nach der Hälfte des Harzes. Kleinere Gaben (0,2—0,4 Jalape) machen nur breiige Stühle, nach grösseren sind dieselben flüssig und erfolgen unter Kolikschmerzen und Tenesmus. Erbrechen gelbgefärbter Massen ist dabei keine Seltenheit. Der Stuhl erfolgt meist in 2—3 Stunden, nachdem schon $^1/_4$—$^3/_4$ Stunden nach dem Einnehmen sich deutliche Steigerung der peristaltischen Bewegung zu erkennen giebt.

Jalape ist in der Kinderpraxis als Drasticum beliebt, sei es zur Ableitung auf den Darmcanal (bei Hirnerscheinungen, Entzündungen), sei es zur Entfernung von Helminthen nach Santoninanwendung; auch dient sie bei hartnäckiger Hartleibigkeit Erwachsener, weil sie keine Tendenz zu Verstopfung macht. Eine Contraindication der Anwendung bilden entzündliche Zustände des Darmrohrs, da grössere Dosen Gastroenteritis bedingen können.

Die purgirende Dosis der Tubera Jalapae beträgt für den Erwachsenen 1,0—2,0, bei Kindern 0,5—1,0. Man giebt sie auf einmal oder in getheilten Dosen, in kurzen Intervallen, in Pulverform, welche auch bei Kindern, wegen des geringen Geschmackes der Droge wohl angewendet werden kann. Man combinirt Jalape häufig mit Calomel oder mit Tartarus depuratus. Als Corrigentien, deren es kaum bedarf, dienen Gewürze und Zucker oder Oelzucker, auch Brausepulver.

Jalapenharz wird als Drasticum zu 0,3—0,5 gegeben, behufs gelinder Reizung des Darmcanals zu 0,1—0,2. Es lässt sich ebenfalls in Pulverform administriren, besonders mit Gummi Arabicum oder süssen Mandeln (sog. Resina Jalapae praeparata) verrieben, wird aber meist in Pillen gegeben, zu deren Darstellung entweder das Harz selbst oder die daraus durch Abdampfen einer alkoholischen Lösung von Jalapenharz und medicinischer Seife bereitete **Jalapenharzseife, Sapo jalapinus**, dient. Diese wird häufig — wie im officinellen Extractum Rhei compositum — mit anderen drastischen Extracten verbunden und kann für sich zu 0,5—1,5 als Purgans genommen werden. Mit $^1/_3$ Jalapenpulver giebt sie die Abends zu 4—5 Stück gegebenen Jalapenpillen, Pilulae Jalapae. Das in 10 Spiritus gelöste Harz bildet die zu 10—30 Tropfen beim Erwachsenen als Abführmittel brauchbare und zu 2—5 Tropfen zum Befeuchten der Unterfläche auf Oblate gebackener Maccaronen (Abführmaccaronen) als appetitliches Purgans für Kinder verwendbare Jalapenharztinctur, Tinctura resinae Jalapae. Diese diente unter dem Namen Blutreinigungstropfen, wie die in Frankreich officinelle Tinctura Jalapae composita s. Eau-de-vie allemande (!), früher in einzelnen Gegenden als Emmenagogum und selbst als Abortivum.

Die neben der Jalape medicinisch verwendeten Purgirmittel aus der Familie der Convolvulaceen verdanken ihre Wirksamkeit zum grössten Theile einem als Jalapin (Pararhodeoretin) bezeichneten glykosidischen Anhydride, das als Purgirmittel dem Convolvulin an Stärke gleichkommt und seine abführende Action nur zeigt, wenn es im Darme in Contact mit Galle, welche dasselbe in gleichem Masse wie Convolvulin löst, kommt. Dieser Stoff findet sich namentlich in dem Milchsafte der Wurzel von Convolvulus Scammonia L. (Kleinasien, griechische Inseln), der, früher unter dem Namen Scammonium officinell, wegen der häufigen Verfälschungen aus den meisten Arzneibüchern entfernt ist.

Das Jalapin ist auch das wirksame Princip der sog. Stipites Jalapae s. Radix Jalapae levis s. Radix Orizabensis, der nicht knolligen und mehr fasrigen Wurzel einer im Bezirk der Jalapenpflanze wachsenden und dort als Purga macho unterschiedenen Windenart, die als Convolvulus Orizabensis Pell. bezeichnet wird. Da das Pulver besser als das der Jalape schmeckt und 12 % Harz liefert, kann sie wie echte Jalape angewendet werden. Andere exotische Drogen, wie die Tampicojalape (von Ipomoea simulans Hanb.) und die Turpithwurzel, Radix Turpethi (von Ipomoea Turpethum) enthalten ein in Aether unlösliches, dem Convolvulin nahestehendes actives Princip.

Verordnungen:

1) ℞
Tub. Jalap. 2,0
Kalii sulfurici 1,0
M. f. pulv. D. S. In Oblate auf einmal zu nehmen. (Pulvis Jalapae compositus Ph. Dan.)

2) ℞
Tuberum Jalapae 1,0
Tartari depurati
Rhiz. Zingiberis āā 2,0
M. f. pulv. D. S. Auf einmal zu nehmen. (Pulvis Jalapae compositus Ph. Brit.)

Podophyllinum; Podophyllin.

Das in Amerika von den Eklektikern als drastisches Abführmittel viel gebrauchte Podophyllin, ein aus dem Wurzelstocke von Podophyllum peltatum L., einer in den Vereinigten Staaten einheimischen und als Mayapple bezeichneten Berberidee, abgeschiedenes gelbes Pulver, hat auch in Europa Eingang gefunden. Es ist ein variables Gemenge verschiedener Harze, einer unwirksamen Harzsäure (Podophyllinsäure) und zwei starkwirkender krystallisirbarer Körper, Podophyllotoxin und Pikropodophyllin, welche beide in Aether, Chloroform und Alkohol leicht löslich, in Wasser fast unlöslich sind. Das Podophyllin steht in seiner Wirkung dem Convolvulin nahe, unterscheidet sich jedoch dadurch, dass die Galle für seine Wirkung indifferent ist und dass es auch bei subcutaner Application Reizung des Darmcanals verursacht. Hieran ist das Podophyllotoxin schuld, das bei Katzen und Hunden subcutan applicirt schon zu 1—5 Mgm. Gastroenteritis mit nachfolgendem Tode bewirkt, während das 60mal schwächere Pikropodophyllin auf Katzen und Hunde nur bei interner Anwendung in Oellösung emetokathartisch wirkt. Die Hauptvorzüge, welche man dem Podophyllin andern Abführmitteln gegenüber beilegt, sind die gallige Beschaffenheit der Stühle und der Umstand, dass die Wirkung, welche nach medicinalen Dosen meist nach 10—12 Stunden, oft noch später erfolgt, sich nicht leicht abstumpft, so dass Podophyllin bei habitueller Verstopfung sehr brauchbar ist. Cholagoge Wirkung zeigt sich bei purgirenden Dosen weniger als bei kleinen.

Als Nebenerscheinungen treten nach grösseren Dosen (0.25—0.4), bei einzelnen Personen auch nach kleineren, Leibschneiden, Uebelkeit, Schwindel, profuse Schweisse und anhaltende, wässrige Stühle hervor: Schmerzen und Koliken können selbst 1—2 Tage anhalten. Das Podophyllin irritirt beim Verstäuben auch die Augenbindehaut und bewirkt Chemose und Myose. Bei Thieren erzeugt Podophyllotoxin auch Glomerulonephritis.

Man giebt Podophyllin entweder als einmaliges drastisches Purgans oder wiederholt bei habitueller Obstipation, namentlich bei Störungen der Leberfunction, chronischem Erbrechen nach der Mahlzeit und Hypochondrie mit Schlaflosigkeit. Selbst bei Säuglingen wird es nach Art des Calomel bei lettigen Stühlen benutzt.

Als einmaliges drastisches Purgans giebt man 0,06—0,12, bei habitueller Obstipation 0,005—0,08, je nach Bedürfniss alle 12—24 Std. In letzterem Falle ist die Darreichung in Pillenform angezeigt, wodurch auch die beim Einnehmen von Podophyllinpulvern häufig vorkommende Salivation verhindert wird. Bei Neugeborenen sind 0,002—0,003 zulässig. Wegen der bei grossen Dosen leicht entstehenden Koliken ist Verbindung mit Extractum Hyoscyami und Belladonnae zweckmässig.

Verordnung:

℞
Podophyllini 0,45
Extracti Hyoscyami 0,3
Saponis medicati q. s.
ut f. pil. no. 20. *Consp. D. S.* Abends 1 Stück.

An Podophyllin reihen sich verschiedene sog. Resinoide aus nordamerikanischen Pflanzen an, welche gleichzeitig cholagog und purgirend, jedoch weniger drastisch als Podophyllin wirken. Hierher gehören das Iridin aus dem Rhizome von Iris versicolor (Fam. Irideae) und das Evonymin aus der Wurzel von Evonymus atropurpureus. Beide gelten als kräftige Cholagoga, die besonders bei biliösen Zuständen sich eignen und zu 0,1—0,25 intern gegeben werden. Das Evonymin enthält ein glykosidisches Herzgift. Cholagog und purgirend wirken auch das Juglandin, ein Resinoid aus der Wurzel der Butternuss, Juglans cinerea, das in Amerika zu 0,1—0,3 bei Verstopfung und Dysenterie dient, und das Leptandrin von Leptandra Virginica, das wegen seiner ausserordentlich milden Action als Ersatzmittel des Rhabarbers empfohlen wird.

***Fructus Colocynthidis,** Colocynthis, Poma Colocynthidis: **Coloquinthen,** Coloquinten.

Ein besonders wegen der dadurch hervorgerufenen wässrigen Entleerungen geschätztes Drasticum bilden die getrockneten und geschälten, kugeligen, apfelgrossen Beerenfrüchte von Citrullus Colocynthis Arnott (Cucumis Colocynthis L.), der in einem grossen Theile von Vorderasien und Nordafrika wildwachsenden, in Spanien cultivirten Coloquintengurke. Man benutzt nur das weisse, schwammige, äusserst bittere Mark, dessen drastisches Princip das Colocynthin, ein krystallisirendes, weissgelbes, in Wasser und noch leichter in Alkohol lösliches, in Aether unlösliches, äusserst bitteres Glykosid ist, welches durch verdünnte Mineralsäuren in Colocyntheïn und Traubenzucker zerfällt. Colocynthin und Colocyntheïn wirken beide drastisch: ersteres erzeugt beim Menschen zu 0,01 subcutan in $^1/_2$—1 Std. reichliche breiige Stühle, innerlich zu 0,03 Diarrhöe und Kolik. Colocynthin wirkt zu 0,06 bei Hunden purgirend: 0,3—0,5 verursachen bei Kaninchen Gastroenteritis und Tod.

Kleine Dosen Coloquinten (0,06—0,2) machen wässrige und schleimige Stühle ohne Beschwerden, während nach grösseren Dosen nicht selten erhebliche Kolikschmerzen vorkommen. Sehr grosse Dosen können durch erschöpfende Durchfälle oder heftige Reizung und Entzündung des Darmes den Tod herbeiführen; die Stühle werden dann manchmal blutig gefärbt, nicht selten treten Wadenkrämpfe ein, und das tödtliche Ende erfolgt binnen 24 Stunden, oder es tritt nach heftiger drastischer Action fieberhafter Zustand mit enormer Schmerzhaftigkeit des Unterleibes auf. Auf die Gallensecretion wirken Coloquinten in stärkerem Masse vermehrend als Jalape und Crotonöl.

Die Coloquinten sind ein geschätztes Abführmittel, welches manchmal noch Leibesöffnung schafft, wo z. B. bei Geisteskranken oder bei habitueller Obstipation Rhabarber, Aloë oder Jalape unwirksam sind. Doch ist gerade bei letzterer Affection Vorsicht zu empfehlen, da es nicht an Fällen fehlt, wo längerer Gebrauch coloquintenhaltiger Abführmittel, z. B. Morison's Pillen, zu Ulcerationen im Darme führte. Am günstigsten wirken Coloquinten entschieden bei Wassersucht mit oder ohne chronische Nierenaffectionen, wo sie nicht allein reichliche flüssige Stühle bedingen, sondern auch manchmal entschieden zur Vermehrung der Harnmenge führen. Auch in Fällen, wo man ableitend auf den Darmcanal wirken will, z. B. bei Hirnaffectionen, sind Fructus Colocynthidis empfehlenswerth. Vielfach dienen sie auch in Bandwurmcuren zur Entleerung der getödteten Tänien, wozu jedoch mildere Abführmittel ausreichen. Auch schreibt man ihnen emmenagoge Wirkung zu. Contraindicationen bilden entzündliche Zustände des Darmrohres und bestehende Gravidität, sowie bedeutender Schwächezustand bei Hydropischen.

Man verordnet die Fructus Colocynthidis zu 0,03—0,3 (Maximaldose 0,5 pro dosi, 1,5 pro die; in Oesterreich, wo die zahlreichen Samen bei der Dispensation entfernt werden, 0,3 pro dosi, 1,0 pro die) als Drasticum.

Einzelne Individuen zeigen ganz ausserordentliche Empfindlichkeit gegen Coloquinten. Man giebt diese meist in Pulverform, zu welchen man die mit Gummi zu einer Paste verarbeiteten Fructus Colocynthidis praeparati s. Trochisci Alhandal benutzt. Doch ziehen Manche (besonders bei Hydropischen) Abkochungen mit Wasser oder Bier vor, wobei man 1,0—4,0 des Markes auf 200,0 Colatur rechnet, wovon man dreimal täglich 1 Esslöffel nehmen lässt. Solche Coloquintenabkochungen werden auch als Klystier benutzt.

Präparate:

1. *Extractum Colocynthidis; Coloquintenextract. Mit verdünntem Weingeist bereitetes, trockenes Macerationsextract, gelbbraun, in Wasser trübe löslich. Dosis 0,005—0,05 (ad 0,05 pro dosi, ad 0,2 pro die!). Das österreichische Präparat ist stärker, da samenfreies Mark ausgezogen wird. Als Purgans meist in Verbindung mit anderen purgirenden Extracten. Eine Verbindung von Coloquintenextract 3, Aloë 10, Resina Scammoniae 8, Extractum Rhei 5 bildet das zu 0,015—0,1 in Pillenform benutzte, früher officinelle Extractum Colocynthidis compositum. Zur Minderung der Kolikschmerzen dient Zusatz von Extractum Belladonnae oder Hyoscyami (z. B. in den Pilulae Colocynthidis et Hyoscyami Ph. Br.).

2. Tinctura Colocynthidis; Coloquintentinctur. Macerationstinctur der Coloquinten mit den Samen, mit 10 Spiritus bereitet, gelb, sehr bitter. Zu 0,5—2,0 (ad 1,0 pro dosi! ad 5,0 pro die!). Früher auch zu zertheilenden Einreibungen benutzt.

Verordnungen:

1) ℞
Fructuum Colocynthidis a semin. liberatorum 4,0 (gm. 4)
coque c. Aq. font. q. s. ad colaturam 200,0
Sub finem coctionis adde
Fructuum Anisi 4,0
Colaturae refrigeratae adde
Syrupi Sacchari 25,0
M. D. S. Dreimal täglich 1 Esslöffel.

2) ℞
Extracti Colocynthidis 1,0 (gm. 1)
Extracti Aloës 2,0
Extracti Hyoscyami 0,5
M. f. pilul. no. 30. *Consp. D. S.* Abends 1 Pille. (Bei habitueller Obstipation.)

Radix Bryoniae; Zaunrübenwurzel. — Aus der Familie der Cucurbitaceae stammt auch die Radix Bryoniae, von Bryonia alba L., der bei uns in Hecken wachsenden Zaunrübe, welche zwei Glykoside, Bryonin und Bryonidin, enthält, die starke Magendarmentzündung bei Thieren, aber nur geringe Steigerung der Peristaltik bedingen. Früher galt sie besonders als Drasticum hydragogum und diente auch äusserlich bei Rheumatismus und Gicht, in Scheiben geschnitten aufgelegt, weshalb sie auch Gichtrübe heisst.

Elaterium; Elaterium. — Ein weiteres drastisches Medicament aus der Familie der Cucurbitaceen ist der als Elaterium bezeichnete eingedickte Fruchtsaft von Ecbalium officinale Nees (Momordica Elaterium L.). Man unterscheidet zwei Sorten, weisses oder englisches und schwarzes oder Malteser Elaterium. Das erste ist weit wirksamer und offenbar der stärkste aller drastischen Stoffe, welcher nur von dem darin neben verschiedenen anderen Bitterstoffen (Prophetin, Elaterinsäure, Hydroelaterin, Elaterid) enthaltenen und ebenfalls in Anwendung gezogenen krystallinischen, in Wasser unlöslichen, in Aether leicht löslichen Elaterin an Activität übertroffen wird. Es ist aber in Folge des differenten Gehaltes der Früchte an Bitterstoff in den verschiedenen Jahreszeiten in seiner Zusammensetzung sehr schwankend, indem es bald 15—20, bald 40, bald 50 % Elaterin enthält. Die purgirende Dosis zeigt daher

Schwankungen zwischen 3 und 15 **Mgm.** Abgesehen von dieser Unsicherheit der Wirkung ist der Gebrauch des Elateriums auch seiner Gefährlichkeit halber zu widerrathen, insbesondere bei alten Leuten, die schon nach sehr geringen Mengen Elaterin (1 Mgm.) oder Elaterium (0,15) Hyperkatharsis bekommen, collabiren und zu Grunde gehen können. Beim Menschen ist das Purgiren stets mit starken Kolikschmerzen, oft mit Erbrechen und Kopfschmerz verbunden. Das Mittel wirkt nur in Contact mit Galle; bei Thieren treten nach Subcutanapplication oder Injection in die Venen nervöse Erscheinungen, wie Verlust des Bewusstseins und der Sensibilität, auch Tetanus und Dyspnoe, daneben Speichelfluss auf. Elaterin gehört zu den Anhydriden, indem es, mit Kalihydrat behandelt, in einen gelblich-weissen Körper von sauren Eigenschaften, Elaterinsäure, die zu 1,0 nicht purgirend wirkt, übergeht. Die Indicationen für Elaterium sind im Allgemeinen die der Coloquinten. Besonderen Ruf geniesst es in England als Hydragogum. Man giebt dort Elaterium album zu 0,004—0,03 in Pillenform (mit Extractum Gentianae).

Gutti, Gummi Guttae, Cambogia: **Gummigutt.** — Von dem als gelbe Malerfarbe bekannten, in mehreren Sorten vorkommenden Gummigutt ist das sog. Siam-Gutti oder Röhrengutti officinell. Dieses wird von einem in Siam und Ceylon wachsenden Baume aus der Familie der Clusiaceae, Garcinia Morella Desrousseaux (Garcinia Gutta Wight, Garcinia elliptica Wall., Hebradendron cambogioides Graham), von welchem eine Varietät auf Singapore cultivirt wird, abgeleitet. Es stellt bis gegen 7 Cm. dicke, meist walzenförmige, auf der Oberfläche bestäubte, manchmal streifige, solide, selten hohle Stücke von schön rothgelber Farbe dar, welche sehr leicht in flachmuschelige, glänzende Splitter brechen. Zerrieben ist es citronengelb, ohne Geruch und von anfangs kaum bemerkbarem, dann fast süssem, endlich kratzendem Geschmacke. Gutti giebt mit Alkohol und Aether schön rubinrothe Lösungen, mit Wasser eine hellgelbe Emulsion. Es ist ein Gummiharz, welches angeblich 25% Gummi und über 70% eines Farbstoffes mit den Eigenschaften einer Harzsäure, wahrscheinlich aber nicht diese, sondern deren Anhydrid enthält, da die als Gambogiasäure oder Gummiguttgelb bezeichnete Säure und ihre Alkalisalze weniger kräftig als Gummigutt auf die Darmentleerungen wirken. Während Gutti zu 0,1—0,3 beim Menschen mässige, nicht beschwerliche Leibesöffnung und in höheren Dosen Erbrechen herbeiführt, erfolgen Ausleerungen nach Gambogiasäure bei Einzelnen auf 0,3—0,4 in wenigen Stunden, Anderen machen 0,6—0,8 nur Gefühl von Schwere im Abdomen, und selbst nach 1,0—2,0 erfolgen bei verschiedenen Personen von etwas Nausea und Mattigkeit begleitete diarrhoische Stühle erst nach 10—12 Stunden. Der Contact mit Galle ist zum Zustandekommen der purgirenden Wirkung der Gambogiasäure unerlässlich. Cholagog wirkt Gutti nicht. Im Harn und unter normalen Verhältnissen der Gallenabsonderung auch in den Fäces findet sich Gambogiasäure nicht wieder; bei Einspritzung von gambogiasaurem Natrium in das Blut tritt ein harzartiger, von der Gambogiasäure verschiedener Körper im Urin neben kohlensauren Alkalien auf.

Gummigutt wirkt im Wesentlichen den Coloquinten gleich und wird wie diese besonders wegen der flüssigen Stühle, die es bedingt, als Antihydropicum benutzt; doch ist der Wassergehalt der Stühle nach Gutti nicht grösser als nach anderen Drastica. Früher fand es ausserdem bei chronischen Hautaffectionen, Gemüthsverstimmung, auch bei Ruhr und besonders oft zur Entfernung von Bandwürmern Anwendung.

Als Drasticum reicht man Gutti zu 0,1—0,3 pro dosi mehrmals täglich, am besten in Pillen, auch in Pulvern und Emulsion. Als maximale Einzelgabe ist 0,5, als Tagesgabe 1,0 zulässig. Gutti bildete in früherer Zeit den Hauptbestandtheil vieler marktschreierisch angepriesener drastischer Pillen, z. B. Morison's und Moerike's Pillen, ebenso diverser älterer Bandwurmmittel. Als Diureticum wird Gutti mit Scilla, wie in den Heim'schen Pillen, oder mit Alkalien (Tinctura Gutti kalina) in kleineren Dosen allmählig steigend (0,1—0,2) gegeben.

Verordnungen:

℞

Gutti
Bulbi Scillae
Stibii sulfurati aurantiaci
Pulv. fol. Digitalis
Extr. Pimpinellae ää 1,5 (dgm. 15)
F. pilul. no. 60. *Consp. D. S.* 3mal täglich 2—3 Stück. (Heims Pilulae hydragogae.)

*Oleum Crotonis; Crotonöl.

Als das stärkte der officinellen Drastica, welches vor den übrigen sich auch durch stark hautreizende Wirkung auszeichnet, schliesst das Crotonöl, das durch Auspressen der Samen einer auf der Malabarküste und verschiedenen ostasiatischen Inseln einheimischen, in Ostasien mehrfach cultivirten baumartigen Euphorbiacee, Tiglium officinale Klotsch (Croton Tiglium L.), gewonnene fette Oel, die Reihe der darmreizenden Stoffe ab. Alle übrigen Samenöle von Euphorbiaceen, die in verschiedenen tropischen Ländern als Abführmittel dienen, z. B. Oleum Andae, Oleum Aleuritis trilobae und selbst das als Höllenöl, Oleum infernale, bezeichnete Curcasöl, aus dem Samen von Jatropha Curcas, sind weit schwächer. Dasselbe gilt auch von dem Oele der früher in Deutschland als Drasticum benutzten Früchte von Euphorbia Lathyris L., der sog. Semina Cataputiae minoris (Springkörner). Die Samen der genannten Euphorbiaceen sind intensiver scharf als die daraus gepressten Oele, da sie Ricin oder ein diesem verwandtes Toxalbumin enthalten.

Die Crotonsamen (Purgirkörner oder Granatill, Grana Tiglii s. Grana Moluccana), sind den Ricinussamen ähnliche, stumpfeiförmige Nüsschen mit dunkel graubrauner oder gelblicher, wenig und klein gefleckter, zerbrechlicher Schale und weisslichem derbem, ölig und scharf schmeckendem Kerne. In gleicher Weise verhält sich der Geschmack des gelbbraunen oder dunkelbraunen, sauer reagirenden Oeles, das sich in 36 Th. Spiritus und leicht in Aether löst. Der Oelgehalt der Samen schwankt zwischen 30 und 60%. Die frischen Samen sind so giftig, dass ein einziger frischer Samen bedenkliche Gastroenteritis mit choleriformen Erscheinungen, 4 den Tod eines Menschen, 20 den eines Pferdes bewirken. Schon das Auspacken der Samen kann entzündliche Reizung der Augen, Schling- und Athemwerkzeuge bedingen.

Das Crotonöl, welches ein Gemenge verschiedener Glyceride fixer und flüchtiger Fettsäuren darstellt, verdankt seine drastische Wirkung einer eigenthümlichen scharfen Säure, der Crotonolsäure, welche im Crotonöle des Handels theils (zu etwa 4%) frei, theils als Glycerid, aus welcher Verbindung sie durch die Darmsäfte, besonders auch den Pankreassaft, frei gemacht wird, sich findet. Diese Säure wirkt sowohl auf die äussere Haut als auf den Darmtractus in hohem Grade reizend.

Die Crotonolsäure (früher auch Crotonol genannt), welche eine schwach weingelbe, terpenthinähnliche, eigenthümlich riechende Masse bildet, giebt bei trockner Destillation ihres Natriumsalzes Oenanthol und beim Kochen mit Salpetersäure Oenanthylsäure, beim Kochen mit Kalihydrat eine der Korksäure nahestehende Säure (Crotonylsäure). Sie wird äusserst leicht durch überschüssiges Kalihydrat zersetzt und färbt sich dabei dunkel; das dabei gebildete Zersetzungsproduct schmeckt bitter und ist nicht drastisch. Durch Schütteln mit Weingeist lässt sich die freie Crotonolsäure dem käuflichen Oele entziehen; das zurückbleibende, hellere und dem Ricinusöl ähnliche Oel ist zu 1 Tropfen drastisch, weil durch Darm- und Pankreassaft in relativ kurzer Zeit Crotonolsäure frei wird, entbehrt dagegen der irritirenden Wirkung auf die Haut, weil diese nur der freien Crotonolsäure zukommt. Beim Menschen bewirkt Crotonolsäure zu 0,04—0.1 Kratzen im Halse, Nausea, Borborygmen und in 2 Stunden Stuhlentleerung. Auch crotonolsaures Natrium und Magnesium wirken zu 0,04—0,06 purgirend oder emetokathartisch. Ihre Wirkung tritt bei Thieren auch bei Einspritzung in die Venen nach sehr geringen Mengen ein; ebenso bedingt emulgirtes Crotonöl bei Einspritzung in Arterien nach einigen Stunden Darmentleerung und Koliken.

Das Crotonöl äussert irritirende Einwirkung auf die Haut und auf verschiedene Schleimhäute. Nach Einreibung von 1—2 Tropfen auf die Haut kommt es schon nach 5—10 Minuten zu Brennen, Prickeln und Jucken, das stundenlang anhalten kann; die Stelle röthet sich, schwillt an, und auf derselben entstehen kleine Vesikeln, die anfangs mit Serum, später mit Eiter sich füllen und in 3—5 Tagen zu oberflächlichen Schorfen eintrocknen. Wiederholte Application auf dieselbe Stelle steigert den Effect nicht; tiefer gehende Ulcerationen bringt Oleum Crotonis nicht hervor; ebensowenig hinterbleibt nach der Application eine Narbe. Nach Inoculation von Crotonöl entsteht eine enorme Papel, welche in eine grosse Pustel übergeht. Mit einem Tropfen Oel lassen sich mehr als 50 Pusteln hervorbringen.

In kleinen Mengen in den Mund gebracht, erregt Crotonöl brennende Empfindung und stundenlang anhaltendes Kratzen im Halse. In den Magen und Darmcanal gelangt, bedingt es nach Massgabe der Menge Reizungserscheinungen von der verschiedensten Intensität. Bei medicinalen Dosen von 0,03—0,1 beschränken sich die Wirkungen, von Brennen im Magen, Kollern im Leibe und Kolikschmerzen abgesehen, auf 5—10 flüssige Darmentleerungen, welche in vielen Fällen schon $^1/_2$ Stunde und noch früher nach dem Einnehmen, fast immer aber vor Ablauf von 2 Stunden auftreten.

Die Crotonstühle enthalten ebensoviel Wasser wie die Entleerungen nach Gutti; auch Galle, jedoch in nicht erheblicher Menge. Tenesmus und Brennen im Rectum sind nicht bedeutend. Dem ersten Stuhlgange, der in der Regel fester als die späteren ist, geht bisweilen Unruhe, Beschleunigung des Athems und gesteigerte Pulsfrequenz voraus. Am zweiten Tage besteht meist nur noch etwas Appetitlosigkeit. In einzelnen Fällen, wo das Crotonöl in der angegebenen Dosis kein Purgiren verursacht, kommt es zu nervösen Erscheinungen, welche sich durch heftige Präcordialangst, allgemeine Unruhe, Herzklopfen, Kopfschmerz, Schwindel, leichte Ideenverwirrung, Mattigkeit, Schmerzen in den Gliedern und fliegende Hitze zu erkennen geben. Dieselben Erscheinungen treten auch bei grossen vergiftenden Dosen ein, wobei sich gleichzeitig Brechdurchfälle und hochgradiger Collapsus (mit Cyanose, kalten Schweissen, Anaesthesie) einstellen, die den Tod herbeiführen können. Schon durch 20 Tropfen innerlich kann der Tod eines Erwachsenen bedingt werden. Die Erscheinungen bei Thieren sind im Wesentlichen dieselben. Bei der Section mit Crotonöl vergifteter Menschen und Thiere findet sich in der Regel heftige Entzündung im Magen und Darm. Bei Infusion in die Venen ist dieselbe bei Thieren geringer als bei interner Einführung.

Auch gegen Crotonöl bestehen sehr verschiedene Grade der Empfänglichkeit; bei wiederholter Darreichung kann sich sogar eine gewisse Toleranz ausbilden. Andererseits kann auf $^1/_2$ Tropfen Crotonöl bei Erwachsenen sehr heftiger Brechdurchfall mit starkem Collapsus folgen. Aehnliche Differenzen kommen auch bei Thieren vor.

Die purgirende Wirkung erfolgt auch bei Einführung in das Rectum, doch sind grössere Mengen (3—5 Tropfen) erforderlich.

Das Crotonöl wird wegen seiner intensiven irritirenden Wirkung nur zur Erzielung einmaliger Leibesöffnung bei hartnäckiger Obstipation, wenn andere Purgantien nicht zur Beseitigung angehäufter Kothmassen genügen, gegeben. Es empfiehlt sich daher besonders zum Versuche bei mechanischer Darmverengerung (Ileus), bei hartnäckiger Verstopfung im Gefolge von Hirn- und Rückenmarkskrankheiten und bei Colica saturnina. Vielfach im Gebrauch ist es bei Obstipation von Geisteskranken, wo die zuverlässige Wirkung sehr winziger Mengen und die Möglichkeit, solche mit den Speisen beizubringen, das Medicament anzeigt.

Aeusserlich kann es zur Hervorbringung von Hautentzündung überall dienen, wo man Brechweinstein anwendet, vor dem es den Vorzug, keine Ulcerationen zu erzeugen, besitzt; besonders häufig dient es zur Einreibung am Halse (bei chronischer Laryngitis) und hinter die Ohren (bei Ophthalmie und Zahnschmerzen).

Die purgirende Dosis des Crotonöls ist $^1/_6$—1 Tropfen. Als höchste Einzelgabe ist 0,05, als höchste Tagesgabe 0,1 zulässig. Am zweckmässigsten giebt man dasselbe mit Zucker verrieben in Pulverform oder in fetten Oelen gelöst. Eine Lösung von 1 Tropfen in 30,0 Mohnöl bildet das sog. Oleum Ricini arteficiale Ph. paup. Nicht unzweckmässig ist Pillenform (mit Sapo medicatus oder abführenden Extracten mit Pulv. Althaeae).

Aeusserlich gebraucht man Oleum Crotonis zu Klystieren (zu 1—2 Tropfen in Emulsion) oder zu hautreizenden Einreibungen (für sich oder verdünnt mit fetten oder ätherischen Oelen, Spiritus oder Glycerin).

Verordnungen:

1) ℞
Olei Crotonis gtt. 1
Sacchari lactis 3,0
M. f. pulv. Divide in partes aequales no. 3. *D. S.* 2stdl. 1 Pulver.

2) ℞
Olei Crotonis gtt. 2
— *Ricini* 60,0
M. D. S. Zweistündlich 1 Esslöffel voll. (Bei Bleikolik. Tanquerel des Planches.)

3) ℞
Olei Crotonis 1,0
— *Cajeputi*
Spiritus diluti āā 0,35
M. D. S. Zur Einreibung. (Linimentum Crotonis.)

Dritte Abtheilung. Allgemeine Arzneimittel, Pansomatica.

VIII. Classe. Plastische Mittel. Plastica.

Plastica oder Euplastica werden alle Mittel genannt, welche bei längerem Gebrauche die gesunkene Ernährung heben und bestehende Schwächezustände beseitigen. Man nennt sie deshalb auch Tonica oder Roborantia. Sie zerfallen in indirecte Plastica. Plastica indirecta s. peptica. und directe Plastica oder nährende Mittel, Plastica directa s. Nutrientia.

Bekanntlich complicirt sich sehr häufig Sinken der Ernährung mit Organleiden und geht aus letzteren hervor, und so kann man manchmal durch directe Plastica nichts ausrichten, während, wenn durch local auf gewisse Organe wirkende Mittel das Grundübel geheilt ist, die Ernährung bei guter Nahrung auch ohne Medicamente sich hebt. Besondere Bedeutung für die Ernährung besitzen krankhafte Zustände der Verdauungsorgane, indem bei ihnen die Secretion derjenigen Säfte, unter deren Einwirkung die gewöhnlichen Speisen so verändert werden, dass sie zur Aufsaugung gelangen können, verringert wird. Diesem Mangel können wir dadurch abhelfen, dass wir Mittel anwenden, die eine Vermehrung dieser Secrete, insbesondere des wichtigsten unter ihnen, des Magensaftes, bewirken. Diese Wirkung kommt verschiedenen durch Gehalt an ätherischen Oelen ausgezeichneten Substanzen zu, die man seit alter Zeit ihres Geschmackes wegen, aber auch wegen ihres appetitreizenden Effects, als Gewürze, Aromata, benutzt. Zu diesen gehören zum Theil wirkliche Erethistica, welche, wie Senf, Meerrettig, Zwiebeln, Pfeffer, auf die Magenschleimhaut sehr erheblich reizend wirken und neben der Secretionsvermehrung ansehnliche Hyperämie erzeugen können. Bei den hier zu betrachtenden ist dieser Effect geringer, doch tritt auch durch sie Magensaftvermehrung ein, die von directer Reizung der Drüsenelemente abzuhängen scheint. Direct fördernd auf die Verdauung wirken die Gewürze in künstlichen Verdauungsgemischen nicht, ja sie können sogar verzögernd auf dieselbe wirken. Die Secretionsvermehrung beschränkt sich nicht auf die Magendrüsen, sondern äussert sich auch wahrscheinlich reflectorisch bezüglich der Speichelsecretion beim Kauen, was für die Digestion der Amylaceen von Wichtigkeit ist, und wahrscheinlich auch bezüglich des Darmsaftes und Bauchspeichels. Im Darme regen sie auch die Peristaltik an, jedoch nicht so heftig, dass darnach Purgiren erfolgt; dagegen beschleunigen sie den Abgang von Gasen und finden deshalb auch als blähungstreibende Mittel, Carminativa, Anwendung. Abgesehen von der directen Abtreibung der Ructus und Flatus wirken sie auch beschränkend auf die Gasentwicklung im Darme, insoweit diese mit abnormen Gährungsprocessen in Verbindung steht. Alle ätherischen Oele der Gewürze retardiren mehr oder weniger Fäulniss und Gährung (daher ihre Verwendung beim Einmachen).

Ganz in derselben Weise wirken auch diejenigen Stoffe, welche man, weil sie die Geschmacksnerven in eigenthümlicher Weise afficiren, ohne sonst erhebliche Wirkungen zu äussern, als bittere Mittel, Amara, zusammenfasst und denen man von altersher tonisirende Wirkungen beilegt. Als experimentell erwiesen kann beim Menschen, und zwar sowohl bei Gesunden als Magenkranken mit geschwächter Salzsäuresecretion, Vermehrung des Magensaftes und seines Salzsäuregehaltes durch verschiedene Bitterstoffe angesehen werden, obschon solche sich nicht unmittelbar nach der Einführung zeigt, sondern erst nachdem das Mittel aus dem Magen verschwunden ist, ein Umstand, der dafür spricht, dass man die Bittermittel einige Zeit (1/2 Stunde) vor dem Essen geben muss, um diese Wirkung zu bekommen. Für verschiedene Bittermittel ist auch bei Thieren eine Vermehrung der Magensecretion constatirt, für andere auch lebhaftere Bewegung des Darmes. Neben diesen localen Wirkungen ist bei einzelnen Magenaffectionen, die mit abnormer Gährung sich compliciren, auch die bei manchen Bitterstoffen nicht unbedeutende retardirende Wirkung auf Gährungs- und Fäulnissprocesse von Bedeutung. Auf Eiweissverdauung wirken sie nicht férdernd, einzelne retardirend. Neben der Localaction kommt auch den indifferenten Bitterstoffen entfernte Wirkung zu, insofern bei einzelnen Steigerung des Blutdruckes, vom vasomotorischen Centrum abhängig, bei Kranken und Gesunden eintritt, die jedoch nicht so bedeutend und so anhaltend ist, dass man die Vermehrung der Magensaftsecretion davon herleiten dürfte. Unabhängig davon ist die nach einzelnen Bitterstoffen constatirte Vermehrung der rothen und weissen Blutkörperchen, ein Umstand, der namentlich bei Krankheiten, die mit Verminderung der Erythrocyten einhergehen, eine directe günstige Wirkung auf die Ernährung wahrscheinlich und die althergebrachte Verbindung mit Eisenmitteln zu einer rationellen macht, wie auch die in der älteren Pharmakologie hervorgehobene Thatsache, dass Bittermittel die Wirkung der Abführmittel verstärken, mit der physiologisch nachgewiesenen Steigerung der Peristaltik harmonirt. Es erklärt sich durch letzteres auch die oft überraschend günstige Wirkung be-

sonders der gleichzeitig Alkalisalze einschliessenden bitteren Pflanzensäfte bei habitueller Obstipation und Hämorrhoidariern.

Man schliesst aus der Abtheilung der Amara alle diejenigen bitteren Substanzen aus, welche, wie Strychnin, Chinin, Salicin, noch andere erhebliche entfernte Wirkung haben. Der Grad der Bitterkeit, der den einzelnen zukommt, ist für ihre Wirksamkeit nicht massgebend. Am bittersten ist von den reinen Amara Absinthin, dessen Bitterkeit noch in Verdünnungen von 1 : 70000 empfunden wird, darauf folgen Quassiin und Columbin (1 : 60000), danach Cetrarin (1 : 50000); weit bitterer sind Brucin (1 : 220000) und Strychnin (1 : 130000). Ob die secretionsbefördernde Wirkung durch directe Reizung der Drüsenelemente oder reflectorisch erfolgt, bedarf noch des Nachweises. Für ätherische Oele ist Vermehrung der Secretionen, unabhängig vom Nervensystem und der Circulation, an Froschhaut und Froschzunge erwiesen, wo die Wirkung nicht durch Atropin, wohl aber durch Tannin aufgehoben wird. Verschiedenen Amara wird auch cholagoge Wirkung, jedoch ohne genügenden Nachweis, zugeschrieben.

An Stelle der secretionssteigernden Mittel kann man aber auch durch Einführung der Principien der Verdauungssäfte (Pepsin, Salzsäure u. s. w.) die Verdauung der Speisen fördern und plastisch wirken. Diese Abtheilung der Plastica, welche als Plastica peptica bezeichnet werden, bildet den Uebergang zu den directen plastischen Mitteln, insoweit diese aus Stoffen bestehen, welche Bestandtheile des thierischen Organismus bilden, die unter Umständen im Organismus in unzureichender Menge vorhanden sind. So fehlt in manchen Krankheiten (Rachitis, Osteomalacie) der Kalk, in anderen, wie die verminderte Zahl der Erythrocyten und die verminderte Menge des Hämoglobins bei Chlorose beweist, das Eisen. Hier finden Kalksalze und Eisenpräparate nützliche Verwendung. An diese Stoffe schliessen sich dann die sog. Nährsalze (Kochsalz, Alkalicarbonate) an, deren Wirkung zum grossen Theile auch auf günstiger Beeinflussung der Verdauung beruht.

Als directe Plastica sind im weitesten Sinne alle Nährstoffe aufzufassen, und zwar nicht bloss die von Liebig als allein plastisch angesehenen eiweisshaltigen Stoffe, sondern auch die von ihm als respiratorische Mittel bezeichneten Kohlehydrate und Fette. Für den Arzt haben indess nur solche Stoffe als Plastica Interesse, welche durch Leichtverdaulichkeit sich auszeichnen und dadurch Gewähr für ihre Resorption und für das Nichteintreten von Verdauungsstörungen leisten. So wird z. B. Leberthran leichter assimilirt und länger ertragen als andere Pflanzen- und Thierfette. Die Mehrzahl der nutritiven Medicamente sind aber Präparate aus gewöhnlichen Nahrungsstoffen, die entweder die nährenden Bestandtheile der letzteren in concentrirter Form (z. B. Fleischextracte) enthalten oder in einer Weise vorbereitet sind, dass sie der Beihülfe der Verdauungssäfte zu ihrer Resorption nicht mehr bedürfen. So wird oft zum Ersatze der Eiweissstoffe, die, um resorbirt zu werden, im Magen und theilweise auch noch im Darmkanale in Peptone übergeführt werden müssen, bereits ausserhalb des Körpers durch künstliche Verdauung erhaltenes Pepton benutzt, und statt Stärkemehl, das bei seiner Umwandlung im Magen zunächst in Dextrin, dann in Zucker verwandelt wird, giebt man künstlich in Dextrin übergeführte amylumhaltige Nahrungsmittel (Kindermehl u. s. w.). Mit solchen Stoffen kann dann nicht allein bei schwacher Digestion, sondern auch in Fällen, wo die Magenverdauung in Folge von Desorganisation oder Traumen (Gastrostomie) ausfällt, das Leben durch Einführung derartiger künstlicher Nährmittel in den Mastdarm wochenlang erhalten werden.

Man hat noch eine besondere Abtheilung der Plastica construirt und als Sparmittel (Médicaments d'épargne, Antideperditoria) bezeichnet. Verschiedenen Stoffen, besonders gewissen narkotischen Genussmitteln, schreibt man einen verzögernden Einfluss auf die Verbrennung des Eiweiss im Körper zu. In Folge davon sollen dann die Consumenten lange Zeit ohne Nahrung auskommen können. Letztere Thatsache ist bezüglich der in Peru als Kaumittel von den Peruanern benutzten Coca, auch vom Kaffee und der durch dasselbe active Princip (Coffeïn) wirksamen Kola sicher constatirt, aber die Erklärung dafür ist nicht in der Erparniss von Eiweissstoffen. sondern darin zu suchen, dass die betreffenden Stoffe auf das Nervensystem wirken und entweder durch rauschartige Erregung des Gehirns oder auch durch einen anästhesirenden Einfluss auf die Magennerven das Hungergefühl betäuben. Man hat derartigen Stoffen auch geradezu eine „Aufspeicherung von Kraft" beigelegt, weil unter ihrem Einflusse stehende Personen grosse Arbeitsleistungen (Märsche u. s. w.) auszuführen im Stande sind, die sie ohne das Mittel nicht erledigen können. Aber auch hier ist psychische Erregung eine Ursache der Erscheinung. Nichtsdestoweniger giebt es Stoffe, die in medicinischen Gaben beschränkend auf die Eiweisszersetzung im Körper wirken und bei Stickstoffgleichgewicht während einer Fastenperiode die Harnstoffausscheidung vermindern. Nachgewiesen ist dies für Chinin, das schon lange im Rufe eines „Tonicum" steht, wahrscheinlich auch für Arsenik, der mit Bestimmtheit die Verbrennung der Kohlehydrate herabsetzt. Obschon die bei Versuchen gefundene Verringerung der Stickstoffausscheidung eine geringe ist, so dass die Ersparung beim Gesunden durch Vermehrung der Nahrung recht wohl in gleichem Masse zu bewirken sein würde, fällt sie bei Kranken mit schwacher Verdauung doch ins Gewicht. Indessen finden die Mittel dieser Art, da sie für andere Zwecke mehr Verwerthung finden, an anderen Stellen Besprechung.

Für die erfolgreiche Anwendung aller Plastica bei Schwächezuständen ist länger fortgesetzte Verabreichung nothwendige Bedingung.

---

1. Ordnung. Plastica aromatica; Gewürze.

***Fructus Cardamomi**, Cardamomum minus; **Malabarische Cardamomen**, kleine Cardamomen. — Die kugeligen, 1—2 Cm. langen und 1 Cm. dicken Kapselfrüchte von Elettaria Cardamomum, einer besonders auf der Westküste von Vorderindien wild und cultivirt vorkommenden Zingiberacee, zeichnen sich vor verwandten grösseren Früchten anderer Elettariaarten, z. B. den langen Cardamomen von Ceylon, durch feineres Aroma aus, das von einem ätherischen Oele abhängig ist und seinen Sitz nur in den braunen, runzeligen, innen weissen Samen hat. Diese dienen fast ausschliesslich als aromatischer Zusatz zu zusammengesetzten Tincturen.

Rhizoma Galangae, Radix Galangae s. Galangae minoris; **Galgantwurzel**, Galgant. — Das Rhizom der chinesischen Scitaminee Alpinia officinarum

Fletcher, welches 7—8 Cm. lange, fingerdicke, cylindrische, knieförmig gebogene, längsstreifige, aussen braunrothe und innen zimmtfarbige Stücke von zäher Consistenz mit dicker Rinde, aromatischem Geruche und brennend gewürzhaftem Geschmacke bildet und ein cajeputölähnlich riechendes ätherisches Oel enthält, dient theils als Kaumittel, theils als Gewürz und appetitreizendes Mittel. Man verbindet es als letzteres mit anderen Aromatica, z. B. in der aromatischen Tinctur, oder mit Bittermitteln.

Rhizoma Zedoariae, *Radix Zedoariae; Zitwerwurzel. — Der zerschnittene Hauptwurzelstock der in Bengalen und Madagascar einheimischen Scitaminee Curcuma Zedoaria Roscoe (Curcuma Zerumbet Roxb.), von brennendem, etwas bitterlichem Geschmack und campherähnlichem Geruche, wird meist in Verbindung mit den beiden vorigen als Stomachicum benutzt.

Rhizoma Zingiberis, *Radix Zingiberis; **Ingwer**, Ingber. — Die Nebenwurzelstöcke einer ursprünglich in Südasien und China einheimischen, jetzt in verschiedenen tropischen Ländern cultivirten Zingiberacee, Zingiber officinale Rosc. (Amomum Zingiber L.), welche theilweise oder vollständig geschälte, compacte, schwere, zweizeilig und kurz verästelte, abgeplattete, bis 2 Cm. breite Stücke von angenehm aromatischem Geruche und brennend gewürzhaftem Geschmacke bilden, enthalten in zahlreichen braunen Oelbehältern theils ätherisches Oel, theils einen dem Cardol nicht unähnlichen strohgelben Stoff, das Gingerol, dem der Ingwer seine nicht unbedeutende Schärfe verdankt. Dieselbe äussert sich nicht allein beim Kauen, sondern auch bei Application befeuchteter Stücke auf die äussere Haut, wodurch nach einiger Zeit Röthung, Hitze und Stechen resultirt. Das Pulver erregt auch starkes Niesen. Wie andere ätherische ölige Mittel besitzt der Ingwer auch carminative Wirkung, d. h. er regt die peristaltische Bewegung an.

Für sich dient Ingwer als Kaumittel bei Glossoplegie und Zahnweh, in Form eines Aufgusses (1 : 5—10) als Gurgelwasser gegen Erschlaffung der Uvula, chronische Angina und Aphonie und innerlich (1 : 10) bei Colica flatulenta. Seine Hauptverwendung findet er als Gewürz und in manchen zusammengesetzten als magenstärkend und verdauungsbefördernd benutzten Präparaten. Sehr häufig dient Ingwer namentlich in England als aromatischer Zusatz zu Stoffen, welche den Magen belästigen, z. B. Eisen und Eisensalzen, auch zu abführenden Mixturen, in der Absicht, um dem Entstehen von Kolikschmerzen vorzubeugen. Ausserdem benutzt man die mit 5 Th. Spiritus bereitete braungelbe **Tinctura Zingiberis, Ingwertinctur**, zu 15—30 Tropfen als Stomachicum.

Der in Deutschland nicht officinelle Syrupus Zingiberis, Ingwersyrup, ist als gewürzhaftes Corrigens für eine Reihe unangenehm schmeckender Substanzen ausserordentlich geeignet.

Rhizoma s. Radix Curcumae; Kurkuma, Gilbwurzel. Das Rhizom südasiatischer Curcumaarten (Fam. Scitamineae), besonders Curcuma longa L. Enthält einen gelben Farbstoff, Curcumin, der sich mit Alkalien braun färbt, welche Färbung durch Säuren wieder in Gelb zurückverwandelt wird, und ein ätherisches Oel mit einem dem Carvol isomeren Phenol. Dient als Gewürz, besonders in England, und als aromatischer und färbender Zusatz zu Pulvern.

***Crocus**, Stigmata Croci; **Safran**. — Das schon den Alten bekannte Gewürz, die getrockneten Narben der im Mittelmeergebiete einheimischen und cultivirten Iridee Crocus sativus L., enthält gelben Farbstoff, Crocin oder Polychroit, und reichlich (7—9%) ätherisches Oel. Die Droge ist häufig Verfälschungen unterworfen. Sie bildet ein loses Haufwerk der einzelnen oder noch zu drei zusammensitzenden, gesättigt braunrothen Narben, fühlt sich fettig an, schmeckt aromatisch bitterlich, riecht stark und färbt Wasser, Alkohol und Oele schön gelb. Grosse Dosen scheinen narkotisch wirken zu können. Man schreibt solchen auch emmenagoge und selbst abortive Wirkung zu. Kleine Dosen wirken appetitvermehrend. Man gab Crocus früher als Pellens in Form der Tinctura Croci (1:10), die zu 15—60 Tropfen verordnet wurde, benutzt ihn aber gegenwärtig nur als Färbemittel für officinelle Mischungen (Emplastrum oxycroceum,

Tinctura Opii crocata). Zum Färben von Mixturen dient in einzelnen Ländern ein mit Weisswein bereiteter Syrup, Syrupus Croci, der theelöffelweise auch bei Keuchhusten und Eclampsie dient.

***Fructus Vanillae,** Siliqua Vanillae, Vanilla; **Vanille.** — Die unter diesem Namen officinellen, nicht völlig reifen, in eigenthümlicher Weise getrockneten Fruchtkapseln (baniglia, Schötchen) der in Ostmexico heimischen und in vielen Tropenländern cultivirten, an Bäumen schmarotzenden Orchidee Vanilla planifolia Andr. bilden bis 3 Dcm. lange, bis höchstens 1 Cm. breite, etwas gebogene, plattgedrückte, schwarzbraune, biegsame Kapseln. Diese enthalten ein dunkelbraunes Mark mit viel kleinen runden Samen und sind auf der Oberfläche von zahllosen weissen Krystallen wie bereift, die der Vanille ihren ausserordentlich feinen Geruch geben. Sie bestehen aus Vanillin (Vanillacampher), einem neuerdings häufig, besonders aus dem Coniferin der Nadelhölzer künstlich dargestellten Methyläther des Aldehyds der Protocatechusäure, $C_6H_3\left\{\begin{matrix}OCH_3\\OH\\CHO\end{matrix}\right.$, das auch im Innern der Frucht vorhanden ist. Gute Sorten enthalten davon 1,7 bis 2,75 %. Die zu den feinsten Gewürzen gehörende Vanille gilt in grösseren Dosen als Aphrodisiacum und Emmenagogum, dient aber meist als Corrigens für die Receptur. Mit 9 Zucker verrieben bildet sie die nach Art der Oelzucker benutzte Vanilla saccharata s. Elaeosaccharum Vanillae, Vanillezucker. In Oesterreich ist *Tinctura Vanillae, Vanillentinctur (1:10 Spir. conc.) officinell, die man zu 20—30 Tropfen mehrmals täglich als Aphrodisiacum oder (mit Eisentincturen) bei Chlorose und Dysmenorrhoe giebt.

***Semen Myristicae,** Nux moschata: **Muskatnuss.** ***Oleum Macidis; Macisöl.** *Macis; Macis. — Die Muskatnüsse sind die Samen des auf den östlichen Inseln des indischen Archipels einheimischen Muskatnussbaumes, Myristica fragrans Houttouyn (M. moschata Thunb.), welcher besonders auf den Bandainseln (daher die französische Bezeichnung noix de Banda) zur Gewinnung der als Gewürz geschätzten Fruchttheile (Samen und Samenmantel) cultivirt wird. Der nussartige Samen ist von einem zerschlitzten, fleischigen, karminrothen Mantel (arillus) umgeben, der an der Sonne getrocknet die als Macis (Muskatblüthen, Muskatblumen), Arillus Myristicae, bezeichnete Droge bildet, welche hornartige, leicht zerbrechliche, matt fettglänzende, gelbrothe, zerschlitzte Stücke darstellt. Die Muskatnüsse sind fast kugelig oder elliptisch, $1^1/_2$—2 Cm. lang, netzförmig geadert, zimmtfarbig oder bräunlich, mit einem weissen Pulver von Calciumcarbonat (in Folge des Einlegens in Kalk) bestäubt, im Innern eigenthümlich marmorirt.

Der wirksame Bestandtheil der Muskatnüsse ist das in ihnen zu mehr als 6% vorkommende ätherische Oel, welches dem aus der Macis erhaltenen Oleum Macidis sehr nahe steht und wie dieses vorwaltend aus einem Terpen und einem dem Carvol isomeren, sauerstoffhaltigen Körper (Myristicol) besteht. Das Muscatnussöl erzeugt auf der Haut Brennen und in $^1/_2$ Stunde Röthung wie Terpenthinöl. Es tödtet Kaninchen zu 24,0 schon in 12—24 Stunden ohne vorgängige Convulsionen. Der Urin nimmt dabei eigenthümlichen, nicht dem des Oeles entsprechenden Geruch an. Auf Menschen wirken grössere Dosen Muskatnüsse narkotisch. Schon 2 Stück können Summen im Kopfe, 7 Nüsse Uebelkeit, Magenschmerz, Cephalalgie, Pupillenerweiterung, unsichere Sprache, Sinken der Temperatur und der Pulsfrequenz, keuchenden Athem und 4 Tage anhaltende Schlafsucht hervorrufen.

Therapeutisch finden Muskatnüsse zu 0,5—1,0 in Pulver und Pillen bei Magen- und Darmkatarrhen, Dyspepsie u. s. w., meist aber als Adjuvantien und Corrigentien Anwendung. Das Oleum Macidis wird mit Zucker verrieben bei Flatulenz, Hyperemese u. s. w. zu 1—3 Tropfen, sowie als Zahnwehmittel benutzt. Zur Darstellung eines Oelzuckers ist die Verwendung des Oeles weniger gebräuchlich als Verreibung der Macis selbst.

Früher war bei Atrophie und Rachitis das Gölissche Kinderpulver, Pulvis Nucis moschatae compositus s. antiscrophulosus Goelisii (Sem. Myristicae, Cornu Cervi ustum, Fructus Lauri ää 1, Rad. Liquiritiae 6) sehr beliebt.

***Fructus Lauri**, Baccae Lauri; **Lorbeeren.** — Zu den Stomachica gehören auch die Lorbeeren, die Früchte des in den Ländern des Mittelmeeres cultivirten Lorbeerbaumes, Laurus nobilis L. (Fam. Laurineae), welche jedoch, wie die lederartigen, gelbgrünen Lorbeerblätter, Folia Lauri, mehr in der Küche als in der Medicin benutzt werden. Die Lorbeeren enthalten ein stark aromatisch und bitter schmeckendes ätherisches Oel (zu 0,2 bis 0,8 %), das ein Gemenge von Pinen, Cineol und Laurinsäure bildet. Die Lorbeeren wurden früher bei Indigestion und Atrophie der Kinder benutzt.

***Cortex Cinnamomi,** Cortex Cinnamomi Cassiae, Cortex Cinnamomi Chinensis, Cinnamomum Anglicum s. Sinense, Cassia cinnamomea: **Chinesischer Zimmt,** Zimmtcassie. ***Oleum Cinnamomi,** Oleum Cinnamomi Cassiae, Oleum Cassiae: **Zimmtöl,** Zimmtkassienöl. — Mit dem Namen Zimmt oder Kaneel (canella, Röhre) belegt man verschiedene ostasiatische, als Gewürz schon in den ältesten Zeiten benutzte aromatische Rinden, welche von verschiedenen, der Laurineengattung Cinnamomum angehörigen Bäumen stammen. Der Chinesische Zimmt ist die Rinde der Zweige und jungen Stämme cultivirter Exemplare von Cinnamomum Cassia Blume s. Cinnamomum aromaticum Nees und verdankt Geruch und Wirkung dem ätherischen Oele, welches in der Heimat der Zimmtbäume dargestellt wird, neben welchem Zucker, Gummi, Stärkemehl und Gerbsäure in der Droge enthalten sind Feiner, aber theurer ist der Ceylonzimmt, Cortex Cinnamomi Zeylonici s. Cortex Cinnamomi acuti s. Cinnamomum acutum, von Cinnamomum Zeylonicum var. communis Nees. Von Cinnamomum Zeylonicum var. subcordata stammt der Javazimmt, welcher dem Ceylonzimmt am nächsten steht. Von weit geringerem Werthe ist die gerbsäurereichere Holzcassie, Malabarzimmt, Cassia lignea s. Xylocassia s. Cinnamomum occidentale von Cinnamomum Zeylonicum var. Cassia Nees (Laurus Cassia L.).

Die Zimmtcassie bildet fingerdicke, fusslange Röhren, welche bedeutend fester und stärker (1—2 Mm. dick) als die des Ceylonzimmts und nicht wie letzterer in Lagen über einander gerollt sind. Sie ist innen braun, von bräunlich grauem, wenig rissigem Korke bedeckt oder, von letzterem beinahe ganz befreit, von hellbrauner, längsadriger Oberfläche und schmeckt aromatisch ohne schleimigen Beigeschmack. Das Zimmtöl ist frisch hellgelb, dünnflüssig, dunkelt aber und verdickt sich mit der Zeit, wobei es Krystalle von Zimmtsäure absetzt. Es besitzt höchst angenehmen Geruch, schmeckt zuerst süsslich, später gewürzhaft feurig, und löst sich in Weingeist in jedem Verhältnisse. Sein Hauptbestandtheil ist der Zimmtaldehyd, $C_9 H_8 O$, welcher darin zu 72 bis 89 % sich findet und sich an der Luft durch Sauerstoffaufnahme rasch in Zimmtsäure verwandelt. Das Cassiaöl erzeugt auf der gesunden Oberhaut schwaches Prickeln und Röthe und tödtet zu 24,0 Kaninchen in 5 Stunden; der Harn riecht nach dem Oele.

Die Zimmtrinden wirken nach Art anderer Aromatica auf den Appetit und Verdauung anregend. Die dem Zimmt zugeschriebene besondere Heilkraft bei Blutungen (Uterinblutungen) ist nicht erwiesen. Man bringt dieselbe in Zusammenhang mit Gebärmuttercontractionen, welche der Zimmt hervorrufen soll.

Seine hauptsächlichste Verwendung findet Zimmt als Geschmackscorrigens für Species und Pulver (hier besonders auch als Vehikel für Eisenpräparate), ferner zum Bestreuen von Pillen. Zimmtöl dient hauptsächlich zur Darstellung angenehm schmeckender Oelzucker und zum Parfümiren von Zahnpulvern. Zu 5—10 Tropfen $^1/_4$stündlich ist es bei Cholera empfohlen.

Präparate:

1. Aqua Cinnamomi, *Aqua Cinnamomi spirituosa s. vinosa; **Zimmtwasser,** weingeistiges Zimmtwasser. Cort. Cinnamomi 1, Spiritus 1, Aq. q. s.

zu 10 Destillat. Constituens bitterer und aromatischer oder eisenhaltiger Mixturen zum inneren Gebrauche. Zu einem bis mehreren Theelöffeln bei Kolik, Magenkrampf und Darmkatarrhen. Die nur mit Wasser bereitete, zu gleichen Zwecken dienende Aqua Cinnamomi s. *Aqua Cinnamomi simplex ist entbehrlich.

2. ***Syrupus Cinnamomi; Zimmtsyrup.** Aus einem Digest von Zimmtcassie in Zimmtwasser bereitet. Corrigens aromatischer und bitterer flüssiger Mischungen.

3. ***Tinctura Cinnamomi; Zimmttinctur.** Mit 5 Spiritus dilutus bereitet, rothbraun, süsslich gewürzhaft und etwas herbe. Das am häufigsten benutzte Zimmtpräparat. Dient als blutstillendes Mittel bei Metrorrhagie zu 20—60 Tropfen $^1/_4$- bis $^1/_2$ stündlich.

In vielen Ländern sind Mischungen und spirituöse Auszüge verschiedener Gewürze, von denen Zimmtcassia die Hauptmasse bildet, als Pulvis aromaticus und Tinctura aromatica officinell. Man giebt ersteres zu 0,3—1,0, letztere zu 20—30 Tropfen mehrmals täglich als Stomachicum.

*Fructus Coriandri, Semen Coriandri; Coriander. — Die reifen, bräunlich gelben, fast kugelrunden, kaum pfefferkorngrossen, mit dem Griffel gekrönten Doppelachänien der südeuropäischen, in Deutschland cultivirten Umbellifere Coriandrum sativum L. enthalten ein angenehm riechendes ätherisches Oel, das vorwaltend aus Borneol besteht, und dienen medicinisch als gewürziger und die Peristaltik anregender Zusatz zu Laxirmitteln und blähungstreibenden Mixturen, auch als Kern von Dragées.

***Fructus Carvi,** Semen Carvi, Semen Cumini pratensis; **Kümmel.** — Die Frucht des im nördlichen und mittleren Europa einheimischen, in Holland, England und Deutschland angebauten Wiesenkümmels, Carum Carvi L. (Fam. Umbelliferae), braun, an der Seite zusammengedrückt, bis 5 Mm. lang und 2 Mm. dick, dankt ihren aromatisch brennenden Geschmack dem darin enthaltenen ätherischen Oele, das darin zu 5 bis selbst 7% vorhanden ist. Es besteht vorwaltend aus Carvol, $C_{10}H_{14}O$, das in Deutschland unter dem Namen **Oleum Carvi, Karvol,** officinell ist, während Oleum Carvi Pharm. Austr. auch das niedriger siedende Terpen (Carvén, $C_{10}H_{16}$) enthält. Kümmelöl ist in grossen Dosen toxisch und kann beim Menschen Frösteln, Hitze, Congestionen und Delirien, bei Thieren Krämpfe und Tod (schon zu 4,0 bei Kaninchen) bedingen. Die als Gewürz beliebten Fructus Carvi stehen beim Volke im Ruf als Carminativum und Mittel gegen Magenkrampf, auch als Galactagogum. Man benutzt sie zu 0,5—1,0 in Pulvern oder Species (mit krampfstillenden Kräutern), seltener im Aufguss (1 : 5—20) oder in Form des *Spiritus Carvi, den man für sich zu $^1/_2$—1 Theelöffel voll meist in Mixturen innerlich, seltener äusserlich zu irritirenden Einreibungen anwendet. Oleum Carvi giebt man zu 1—3 Tropfen in Oelzucker.

Dem Kümmel verwandt ist der in einigen Gegenden als Gewürz beliebte Mutterkümmel, die Achänien der ägyptischen Umbellifere Cuminum Cyminum L., dem das Volk Beziehungen zum Uterus zuschreibt. Das ätherische Oel (Römisch-Kümmelöl) besteht hauptsächlich aus Cymol, $C_{10}H_{14}$, das beim Menschen zu 2,0—3,0 Kopfschmerzen, Schlaflosigkeit und Erbrechen bewirkt und im Körper zu Cuminsäure oxydirt wird.

***Fructus Foeniculi,** Semen Foeniculi; **Fenchel.** Die Fructus Foeniculi stammen von Foeniculum capillaceum s. vulgare Gaertn. (Anethum Foeniculum L.), einer in Italien und Griechenland wildwachsenden, in Deutschland angebauten gelbblühenden Umbellifere. Die cylindrische, etwa 8 Mm. lange und 3 Mm. dicke, mit den Resten der Griffelbasis gekrönte Zwillingsfrucht, die getrocknet meist in ihre beiden Einzelfrüchte zerfällt, verdankt ihren aromatischen Geruch und Geschmack dem Gehalte von 3—4% ätherischen Oeles, des **Fenchelöls, *Oleum Foeniculi.** Dieses ist farblos oder gelblich, etwas dickflüssig, von 0,97—1,0 spec. Gewicht, und besteht zu $^2/_3$ aus Anethol, $C_{10}H_{12}O$, einem bei $+5^0$ sich ausscheidenden Stearopten, zu $^1/_3$ aus Kohlenwasserstoffen. Es wirkt auf Thiere giftig, doch tödtet es Kaninchen erst in 30 Stunden. Die Dämpfe erzeugen Thränenfluss, Husten und bisweilen Ptyalismus.

Der als Gewürz wenig benutzte Fenchel bildet eins der geschätztesten Carminativa in der Kinderpraxis, das ausserdem als Galactagogum und Expectorans häufig in Anwendung gezogen wird. Die milchsecretionsbefördernde Wirkung zeigt sich bei Stillenden besonders nach schwachen Aufgüssen von Fencheltbee, während starke Aufgüsse Eintreten der Katamenien und Sistiren der Milchabsonderung zur Folge haben. Besondere Wirksamkeit schreibt der Arzneiglaube älterer Zeiten dem Fenchel bei Augenaffectionen zu.

Man giebt die Fructus Foeniculi innerlich zu 0,5—2,0 mehrmals täglich in Pulver, Electuarien oder Aufgüssen (1 : 10—20). Als Galactagogum verwendet man ihn meist in Form von Species (2—3 Theelöffel auf 2 Tassen), oder in Form pulverförmiger Gemische, z. B. Pulvis Foeniculi compositus s. Pulvis galactopoeus Rosensteinii (ää 1 Fenchel und Pomeranzenschalen, 4 Magnesia carbonica, 2 Zucker). Nicht selten dient Fenchel als Geschmackscorrigens für Species, weniger als Conspergens für Pillen. Das Oleum Foeniculi giebt man zu 1—4 Tropfen als Oelzucker.

Man bereitet aus Fenchel das **Fenchelwasser, *Aqua Foeniculi,** eins der gebräuchlichsten aromatischen Wässer, welches theils für sich als Carminativum in der Kinderpraxis theelöffelweise, theils als Vehikel für intern anzuwendende Medicamente und für adstringirende Mittel bei Augenaffectionen in Anwendung kommt. Eine Lösung von Fenchelöl in Fencheltinctur bildet das als Rommershausen'sche Augenessenz bekannte Geheimmittel.

Neben Kümmel und Coriander bildet Fenchel auch einen wesentlichen Theil zu der Bereitung eines zusammengesetzten aromatischen, blähungstreibenden Wassers, der *Aqua carminativa (aus 10 Flor. Anthemidis und ää 3 Fenchel, Coriander, Kümmel, Krauseminze, Orangen- und Citronenschalen destillirt).

Fructus Anethi, Dill. — In England werden Fenchel und Fenchelwasser als Carminativum und Galactagogum häufig durch den bei uns zum Einmachen von Gurken vielbenutzten Dill, die Frucht der Umbellifere Anethum graveolens L., und die daraus bereitete Aqua Anethi ersetzt. Das ätherische Dillöl besteht zu $^1/_3$ aus Carvol, zu $^2/_3$ aus Limonén.

Fructus Anisi, *Fructus Anisi vulgaris, Semen Anisi: **Anis.** — Die Droge stammt von der in Aegypten und auf den griechischen Inseln einheimischen, in Mitteldeutschland cultivirten Umbellifere Pimpinella Anisum L. s. Anisum vulgare Gaertn. Sie bildet ein 5 Mm. langes, 3 Mm. dickes, grünlich graues, an der Oberfläche von kurzen Börstchen rauhes, rundlich eiförmiges, von den Resten der Griffel gekröntes Doppelachänium, und besitzt süsslich gewürzhaften Geruch und Geschmack. Den Hauptbestandtheil bildet ein im Anis bis zu 2 % enthaltenes ätherisches Oel, das ***Oleum Anisi, Anisöl.** Es besteht hauptsächlich aus Anethol und bildet in der Kälte eine weisse Krystallmasse, geschmolzen eine farblose, stark lichtbrechende, sehr aromatische Flüssigkeit von 0,980—0,990 spec. Gew., die sich mit Weingeist klar mischt. Man benutzt Anis als Gewürz und als Carminativum; auch gilt es als Expectorans, als die Milchsecretion befördernd und emmenagog. Als Gift wirkt das Oel bei Säugethieren erheblich schwächer als andere ätherische Oele, dagegen sehr deleter auf Morpionen, Kopfläuse und Krätzmilben, die es in 10 Minuten tödtet. Auf die Haut wirkt es reizend. Man verordnet Fructus Anisi zu 0,5—1,5 in Pulver, Species oder Latwerge, oder im Infus (1 : 5—20), das Oleum Anisi zu 1—5 Tropfen als Oelzucker. Letzteres kann in fetten Oelen gelöst äusserlich gegen Epizoën (auch als Hautreiz) benutzt werden. In Oesterreich ist ein *Spiritus Anisi, Anisgeist, officinell, der wie Spiritus Carvi angewendet wird. Anisöl ist Bestandtheil des Liquor Ammoniaci anisatus und der Tinctura Opii benzoica; die Früchte in Deutschland Bestandtheil des Brustthees.

In letzterem waren sie früher, wie auch noch in Oesterreich, durch den Sternanis, *Fructus Anisi stellati s. Semen Anisi stellati s. Badiani, die Frucht eines in Cochinchina einheimischen und in China cultivirten Baumes aus der Familie der Magnoliaceen, Illicium anisatum L., ersetzt. Diese Droge besteht aus acht sternförmig im Quirl einreihig um eine kurze Centralsäule vereinigten, linsenförmig plattgedrückten, verholzten Karpellen, die der Länge nach an der Bauchnaht aufgesprungen sind, wodurch der in jeder Karpelle befindliche glänzende, dunkelbraune, aufrecht stehende Same sichtbar wird. Sie besitzt an Anis und Fenchel erinnernden Geruch und süssen und aromatischen Geschmack mit säuerlichem Beigeschmacke. Sternanis enthält Anethol, daneben Zucker und fettes Oel. Verwechslung mit den Früchten von Illicium religiosum Sieb., dem sog. Japanischen Sternanis oder den Sikkimifrüchten, in denen ein stickstofffreier, nicht glykosidischer, stark giftiger, heftige Krämpfe erregender Stoff sich findet, hat wiederholt zu Vergiftungen geführt.

---

2. Ordnung. Plastica amara, bittere plastische Mittel.

Als Bittermittel sind bisher keineswegs chemisch reine Stoffe officinell, sondern vegetabilische Rohstoffe, die theilweise neben einem oder mehreren Bitterstoffen auch noch andere active Stoffe einschliessen, die modificirend oder verstärkend für die Wirkung der Amara sind. So wirken schleimige Mittel oder Gerbstoff der Anregung der Peristaltik entgegen, während ätherische Oele oder Salze dieselbe Wirkung fördern.

Die alte Eintheilung der Bittermittel in verschiedene Ordnungen, je nachdem sie ausschliesslich Bitterstoffe oder noch andere wirksame Substanzen enthalten, in Amara mera, rein bittere Mittel (Quassia, Enzian, Fieberklee u. s. w.), Amara mucilaginosa, schleimig bittere Mittel (Colombo, Lichen Islandicus), Amara aromatica s. excitantia, aromatisch-bittere Mittel (Orangenschalen, Kalmus, Hopfen, Cascarilla u. a.), Amara salina s. resolventia, lösende bittere Mittel (Taraxacum, Millefolium) und Amara adstringentia s. tannica, wohin namentlich Chinarinden gerechnet wurden, ist daher pharmakodynamisch nicht ungerechtfertigt. Doch lässt sich leicht ein Amarum merum durch Zusatz eines ätherischen Oeles oder eines purgirenden Salzes oder stärkemehlhaltiger Stoffe bei der Verordnung zu einem Mittel der anderen Ordnungen umgestalten.

*Radix Gentianae, Radix Gentianae rubrae; Enzianwurzel.

Die im Herbste und Frühjahr gesammelten, meist der Länge nach gespaltenen Wurzeläste und Wurzelstöcke von Gentiana lutea L., G. Pannonica Scop., G. punctata L. und G. purpurea L., auf den Alpen und Voralpen wachsenden gelbblühenden Gentianen, bilden schmutzig gelbbraune, aussen längsrunzelige, zähe und biegsame, an der Luft begierig Feuchtigkeit anziehende Stücke von eigenthümlich unangenehmem Geruche und anfangs süsslichem, später bitterem Geschmack. Die Enzianwurzel enthält einen glykosidischen krystallisirbaren Bitterstoff, das Gentiopikrin, welchem besondere erhebliche physiologische Wirkung nicht zukommt, und eine eigenthümliche nicht bittere Säure, Gentiansäure.

Vom therapeutischen Gesichtspunkte ist Enzian das vorzüglichste Amarum, das sich als Stomachicum bei atonischer Dyspepsie und chronischen Digestionsstörungen und ihren Folgezuständen bewährt und fast alle übrigen bitteren Mittel, selbst solche von intensiverer Bitterkeit, wie Lignum Quassiae, ersetzen kann. Er fehlt kaum in einem der zusammengesetzten bitteren Präparate und gilt auch als wirksam bei Malariafieber und Gicht. Seine antiperiodische Wirkung ist indess höchst unbedeutend, dagegen retardirt Enzian Fäulnissprocesse nicht unerheblich, weshalb auch die Wurzel in Anbetracht ihres Vermögens, Flüssigkeiten zu imbibiren und dadurch aufzuquellen, zur Erweiterung des Muttermundes als Ersatz der Laminaria dient; doch ist ihr Quellungsvermögen viel geringer.

Man giebt Radix Gentianae in Pulverform zu 0,25—1,0 oder im Decoct oder Infus (1 : 10—15) esslöffelweise mehrmals täglich, benutzt jedoch vorwaltend ihre

Präparate:

1. ***Extractum Gentianae; Enzianextract.** Wässriges, dickes Extract, braun; klar löslich. Innerlich zu 0,5—2,0 mehrmals täglich, in Pillen oder Lösung.

2. **Tinctura Gentianae; Enziantinctur.** Macerationstinctur, mit 5 Th. Spir. dil. bereitet, gelblich braunroth, stark bitter. Innerlich zu 20—50 Tropfen mehrmals täglich für sich oder mit anderen bitteren Tincturen.

3. ***Tinctura amara**, Tinctura stomachica; bittere Tinctur, Magentropfen. Macerationstinctur aus Enzian, Tausendgüldenkraut āā 3, Pomeranzenschalen 2, Pomeranzen und Zittwerwurzel āā 1 mit 50 Spir. dil. bereitet, grünlichbraun, bitter aromatisch. (In Oesterreich mit 100 Aqua Cinnamomi spirituosa aus āā 2 Enzian, Tausendgüldenkraut, Fieberklee und Orangenschalen mit Hilfe von 1 Natriumcarbonat dargestellt.) Zu 20—50 Tropfen innerlich mehrmals täglich.

***Folia Trifolii fibrini,** Herba Trifolii fibrini. Herba Trifolii, Herba Menyanthis; **Fieberkleeblätter,** Bitterklee. — Das dreitheilige Blatt einer im nördlichen Europa auf Sumpfwiesen wachsenden Gentianee, Menyanthes trifoliata L., enthält einen leicht in kochendem Wasser und Weingeist löslichen krystallinischen Bitterstoff und stellt ein billiges, als Volksmittel bei Intermittens (daher der Name Fieberklee) überschätztes Mittel dar. Ein daraus bereitetes wässriges Extract, ***Extractum Trifolii fibrini,** wird wie Extractum Gentianae benutzt.

Herba Centaurii, *Herba Centaurii minoris; **Tausendgüldenkraut.** — Das fast in ganz Europa verbreitete, mit den rosenrothen Blüthen gesammelte Kraut von Erythraea Centaurium Pers. (Gentiana Centaurium L.), aus der Familie der Gentianeen, besitzt stark bitteren Geschmack und dient besonders als Zusatz zu bitteren Theespecies und Tincturen. Das wässrige Digestionsextract, *Extractum Centaurii minoris, wird wie Extr. Gentianae benutzt.

Stipites Chiratae, Chirayta, Chiretta. — Das Kraut einer Gentianee des Himalaya, Ophelia Chirata Griseb., welche analog dem Enzian eine eigenthümliche Säure, die Opheliasäure, und einen glykosidischen Bitterstoff, Chiratin, enthält, vertritt in England das Tausendgüldenkraut.

Herba Cardui benedicti, Folia Cardui benedicti; **Cardobenedictenkraut.** — Die im Mittelalter als besonders heilkräftig angesehenen und selbst als Specificum bei Pest empfohlenen Blätter und blühenden Zweige der Spinnendistel, Cnicus benedictus Gaertner (Centaurea benedicta L.), einer ursprünglich in Vorderasien und Griechenland einheimischen, bei uns in Gärten cultivirten Composite, werden jetzt nur noch selten bei Verdauungsschwäche benutzt. Sie enthalten einen bei Wechselfieber empfohlenen, in kochendem Wasser löslichen Bitterstoff, Cnicin, daneben auch reichlich Kalium-, Magnesium- und Calciumsalze, so dass die Droge zu den Amara salina gehört. Sie kann im Infus und Decoct, zu 10,0—15,0 pro die, gegeben werden, doch sollen grosse Mengen dieser Auszüge leicht Erbrechen machen. Ein daraus dargestelltes Heisswasserextract, das **Extractum Cardui benedicti, Cardobenedictenextract,** wird zu 0,5—1,0 in Pillen oder in aromatischen Wässern (Aqua Menth. pip., Aq. Amygd. am.) gelöst gegeben.

*Lignum Quassiae; Quassiaholz, Bitterholz.

Unter allen Amara kommt die intensivste Bitterkeit dem wegen seiner deleteren Wirkung auf Fliegen als Fliegenholz bezeichneten Holze zweier in Südamerika und Westindien einheimischen Bäume aus der Familie der Simarubeen zu. Das im Handel als Lignum Quassiae Surinamense s. Lignum Quassiae verum bezeichnete Holz stammt von einem in Surinam und auf den Antillen einheimischen, 3 Meter hohen Baume, Quassia amara L., das Lignum Quassiae Jamaicense s. Lign. Quassiae novae s. Lignum Picraenae von einem 4—8mal so hohen Baume Jamaicas, Picraena excelsa Planch. s. Quassia excelsa Sw.

Das wirksame Princip beider Quassiaarten ist ein als Quassiin bezeichneter indifferenter, aus alkoholischer Lösung krystallisirender Bitterstoff, der zu mehr als 0,12 pro die Gefühl von Schwere im Magen, Nausea und Stirnkopfschmerz bedingt, in kleinen Mengen (0,02—0,1) den Appetit steigert, die Defäcationen regelt, die Zahl der Erythro- und Leucocyten und damit im Zusammenhange die Harnstoffausscheidung vermehrt. Auf die Fäulniss wirkt Quassiin wenig beschränkend.

Die Quassia theilt die Indicationen der bitteren Mittel im Allgemeinen und besitzt trotz ihrer intensiveren Bitterkeit keine Vorzüge vor einheimischen Amara pura. Bei atonischen Zuständen der Verdauungswege wird sie am häufigsten verwendet. Ursprünglich war sie in Surinam Volksmittel gegen Intermittens, doch ist ihre antitypische Wirksamkeit nicht grösser als die von Gentiana. Rationeller ist der Gebrauch des wässrigen Aufgusses zum Klystier gegen Oxyuris, wobei jedoch grössere Mengen bei Kindern zu Collaps führen können, und zur Befeuchtung von Verbandstücken im heissen Sommer, um das Auftreten von Fliegenmaden zu verhüten. Homöopathisch ist Quassia intern gegen Photophobie und Impfung von Quassiaextract als Prophylacticum der Cholera empfohlen.

Lignum Quassiae wird meist in Form flüssiger wässriger Auszüge, namentlich als Maceration (2,5—5,0 auf 150,0—200,0) gegeben. Auch benutzt man ein daraus dargestelltes dickes Heisswasserextract, ***Extractum Quassiae,** zu 0,2—0,5 mehrmals täglich in Pillenform. Die Quassiabecher, aus Quassiaholz gedrechselte Becher, in welchen man Wasser oder Wein stehen lässt, um den Bitterstoff zu extrahiren, der rasch in merklichen Mengen in die Flüssigkeit übergeht, haben kaum medicinische Bedeutung.

Radix Colombo, *Radix Calumbae s. Columbo: Colombowurzel.

Diese Droge, welche ihren Namen von der auf Ceylon belegenen Stadt Calumbo führt, ist die in Scheiben zerschnittene Wurzel eines ursprünglich afrikanischen, später auf den Inseln des ostindischen Archipels und auf der Malabarküste cultivirten Klimmstrauches aus der Familie der Menispermeen, Iateorrhiza Calumbo Miers, und verdankt ihre Heilwirkungen theilweise ihrem reichen Gehalte (33%) von Stärkemehl, theilweise drei darin vorhandenen Bitterstoffen, dem basischen Berberin, dem indifferenten Columbin und der Columbosäure.

Im Handel kommt die Colombowurzel in rundlichen oder elliptischen, in der Mitte vertieften Scheiben von $\frac{1}{4}$—3 Cm. Dicke und 3—6 Cm. Durchmesser vor. Diese zeigen nach aussen eine runzlige Schicht gelblich braunen Korkes, welche die etwa 5 Mm. breite, schön gelbe, nach innen immer heller werdende Rinde bedeckt, die durch eine feine, dunkelbraune Linie von dem tiefgelben, dicken, lockeren Holzkerne getrennt wird. Die Colombo ist mehlig und leicht zu gelbgrauem Pulver zu zerstossen, das schleimigen und stark bitteren Geschmack besitzt. Von den drei wirksamen Bitterstoffen ist das der Colombo nicht ausschliesslich angehörige, sondern in vielen Pflanzen aus den verschiedensten Familien verbreitete, zuerst in der Berberitze (Berberis vulgaris L.) nachgewiesene Alkaloid Berberin, ein gelbes, aus feinen Nadeln bestehendes Krystallpulver, das sich in warmem Wasser und Alkohol ziemlich leicht löst, der hauptsächlichste. Auf Thiere wirkt es toxisch und bei subcutaner Application als Salz schon zu 0,1 unter Erscheinungen von Prostration und Sinken der Temperatur bei Kaninchen tödtlich, während intern grosse Dosen (0,8) keine erheblichen Störungen bedingen. Bei Menschen bedingt das Alkaloid zu 0,5—1,0 in einigen Stunden breiige Stühle ohne Leibschmerzen. Berberinsalze können zu 4,0 und bei längerem Gebrauche selbst bis zu einer Gesammtmenge von 50,0 intern ohne Störungen genommen werden. Nach physiologischen Versuchen wirkt es contrahirend auf Milz und Uterus, bewirkt Gefässverengung durch centrale vasomotorische Reizung und bedingt festere Sauerstoffbindung des Haemoglobins. Das in heissem Wasser sehr wenig lösliche Columbin ist zu 0,1 bis 0,2 ohne toxischen Effect, wirkt in kleinen Dosen erhöhend, in grösseren herabsetzend auf den Blutdruck und bewirkt Zunahme der Leuko- und Erythrocyten.

Die Colombowurzel findet ihre besondere Indication bei Complication von Verdauungsstörungen mit Erbrechen oder mit Diarrhöen und kann auch bei chronischen Durchfällen jeder Art, insbesondere bei solchen nach dem Ablaufe dysenterischer Processe, und selbst bei Durchfällen der Phthisiker nicht ohne Erfolg gegeben werden. Als Stomachicum ist Colombo besonders zu empfehlen, weil der Magen selbst grössere Dosen erträgt. Die günstigen Effecte bei Ruhr, welche der Colombo den Namen Ruhrwurzel eingetragen haben, beruhen z. Th. wohl auf der gefässcontrahirenden Wirkung des Berberins, z. Th. auf der protectiven Action des Amylum.

Man giebt die Colombo zu 0,3—2,0 in Pulver, häufiger im Aufguss (der besonders Berberin enthält) oder in Abkochung (die Berberin und Stärke enthält), wobei 1 auf 10—20 Colatur kommt. Ein wässrig-spirituöses *Extractum Calumbae giebt man zu 0,5—1,0 in Pillen oder in aromatischen Wässern gelöst.

Das Berberin kann als solches zu 0,03—0,05 als bitteres Stomachicum bei atonischer Dyspepsie und chronischen Darmkatarrhen gegeben werden, hat aber neuerdings in Form des in 10 Th. kaltem Wasser löslichen phosphorsauren Salzes, Berberinum phosphoricum, in den nämlichen Dosen bei Metrorrhagien Anwendung gefunden. In Italien ist salzsaures Berberin gegen Milztumoren empfohlen.

*Lichen Islandicus; Isländisches Moos, Isländische Flechte.

Ebenfalls durch gleichzeitigen Gehalt von Bitterstoff und Stärkemehl ausgezeichnet ist die im hohen Norden ausserordentlich häufige, im mittleren Europa auf Gebirgen vorkommende Flechtenart Cetraria Islandica Ach. (Lichen Islandicus L., Physcia Islandica DC.): doch unterscheidet sie sich von Colombo dadurch, dass der Bitterstoff, das Cetrarin (Cetrarsäure), die Eigenschaften einer Säure besitzt, während das Stärkemehl theilweise dem gewöhnlichen Amylum angehört, theilweise eine eigenthümliche Flechtenstärke (Lichenin) bildet.

Die Droge besteht aus dem ganzen, mit oder meistens ohne Früchte (Sporangien) gesammelten Thallus, der unten schmäler, zusammengerollt oder rinnenförmig, weisslich und theilweise blutroth, oben breiter, unregelmässig, fast dichotomisch gelappt, glänzend braungrün oder kastanienbraun, auf der Rückseite blasser und gewöhnlich mit weissen, eingesenkten Punkten gezeichnet ist. Mit Wasser befeuchtet wird Isländisches Moos weich und lederartig; die wässrige Abkochung gelatinisirt beim Erkalten. Die in Nadeln krystallisirende Cetrarsäure ist in kaltem Wasser fast unlöslich, bildet aber mit Alkalien in Wasser leicht lösliche, gelbe, sehr bitter schmeckende Salze. Das Lichenin, welches in kaltem Wasser sich nicht löst, sondern nur aufquillt, ist die Ursache des Gelatinisirens der Abkochungen des Isländischen Mooses. Das Cetrarin bewirkt Vermehrung der Blutkörperchen ohne Erhöhung des Blutdrucks und steigert die Peristaltik.

Das Isländische Moos kann je nach der Form, in der es dargereicht wird, als reines Amarum (bei Anwendung eines Macerats) oder als Mucilaginosum (in künstlich des Bitterstoffes beraubten Präparaten) oder als beides zugleich (in den aus dem Moose direct dargestellten Abkochungen und Gallerten) benutzt werden. Seine Hauptverwendung findet es bei Phthisis oder mit Abmagerung verbundener Bronchoblenorrhoe, wo es besonders indicirt erscheint, wenn gleichzeitig atonische Verdauungsschwäche ein Amarum und vorhandene Diarrhöe ein demulcirendes Mittel indicirt. Auch bei chronischem Durchfall mit Digestionsstörungen ist es verwendbar.

Das in Island und anderen nordischen Ländern häufig als Nahrungsmittel benutzte Mittel ist keineswegs, wie man früher glaubte, ein Specificum gegen Schwindsucht, wohl aber zur Bekämpfung gewisser Symptome geeignet. Der Nährwerth des Flechtenstärkmehls ist nicht grösser als der der Amylaceen überhaupt und geringer als derjenige unserer Cerealien, die es in Zeiten der Noth im Norden ersetzen muss. Da der grösste Theil des Flechtenstärkmehls aus dem nur schwierig in Zucker sich umwandelnden Lichenin besteht, kann aus isländischem Moos nach vorheriger Auslaugung des Bitterstoffs mit Pottasche dargestelltes Brod als diätetisches Mittel bei Diabetikern dienen.

Man verordnet das Isländische Moos zu 15,0—30,0 pro dic in Form von Species, Decoct (1 : 10—15) oder mit Zuckerzusatz zweckmässig dargestellter Gallerte (1 : 3—6), die man theelöffel- bis esslöffelweise giebt. Man combinirt isländisches Moos häufig mit anderen Nutrientien, z. B. Leberthran, meist in Form von Zuckerpasten mit Gummi Arab. und Zucker (sog. Pasta Lichenis Islandici), auch mit Chocolade (Pasta Cacao cum Lichene Islandico).

Angenehmer als Lichen Islandicus schmeckt das entbitterte Isländische Moos, Lichen Islandicus ab amaritie liberatus, Lichen ablutus s. edulcoratus s. praeparatus, das man durch Maceration mit lauwarmem Wasser und Liquor Kalii carbonici, Beseitigung der den Bitterstoff als cetrarsaures Kalium enthaltenden Flüssigkeit und Trocknen des Rückstandes erhält. Es enthält aber nur die amylumartigen Stoffe und kann nur durch diese, nicht aber als Amarum stomachicum wirken. Dasselbe gilt von der daraus dargestellten, mit Zucker zur Trockne verdampften Gallerte, der Gelatina Lichenis Islandici saccharata sicca s. pulverata s. Saccharuretum s. Saccharolatum Lichenis Islandici s. Pulvis pectoralis Trosii, die man thee- und esslöffelweise zur Darstellung von Decocten (mit 10—30 Th. Wasser) oder Gallerten mit 5—8 Th. Wasser verwenden kann.

***Folia Farfarae,** Herba Farfarae vel Tussilaginis; **Huflattigblätter,** Huflattig. — Die rundlich herzförmigen, weissfilzigen, oben hellgrünen, handgrossen Blätter der bei uns allgemein an Ackerrändern wachsenden Composite Tussilago Farfara L. besitzen geringe Bitterkeit und enthalten Pflanzenschleim. Sie sind Bestandtheil des Brustthees und dienen als Hausmittel bei Hustenreiz und Verschleimung.

An Lichen Islandicus und Folia Farfarae schliessen sich wegen der ihnen beigelegten antiphthisischen Wirkung verschiedene einheimische Kräuter, Herba Marrubii albi, weisser Andorn (von Marrubium vulgare, Fam. Labiatae), *Herba Galeopsidis (von der Labiate Galeopsis ochroleuca Lam. s. grandiflora Roth), früher als Lieber'sche Schwindsuchtskräuter (Blankenheimer Thee) en gros vertrieben, Herba Polygalae amarae, Kreuzblumenkraut u. a. m.

Fructus Aurantii immaturi, Aurantia immatura, Poma Aurantii; **Unreife Pomeranzen. Cortex Aurantii fructus,** *Cortex fructus Aurantii; **Pomeranzenschale.** *Folia Aurantii; Pomeranzenblätter.

Diese Drogen sind Theile des aus Ostasien stammenden, im Mittelmeergebiete viel cultivirten Orangenbaumes, Citrus vulgaris Risso s. C. Bigaradia Duhamel (Fam. Aurantiaceae). Die unreifen Pomeranzen sind die besonders in Südfrankreich gesammelten, von selbst abgefallenen, unreifen, etwa kirschengrossen, kugligen, auf der graugrünlichen oder fast bräunlichen Oberfläche durch zahlreiche vertiefte Punkte (Oeldrüschen) unebenen Früchtchen, die aus 8—12 in der Mittelsäule zusammentreffenden Fächern bestehen, welche von zahlreichen, wenig entwickelten Eichen nicht ausgefüllt werden. Die Pomeranzenschalen, die Fruchtschalen der reifen Orangen, kommen im Handel in elliptischen, etwas convexconcaven, bis 5 Mm. dicken, zähen Scheiben vor, die den vierten Theil des Perikarps darstellen, aussen gelbbraun und höckrig, innen weiss und schwammig sind. Zum medicinischen Gebrauche dient ausschliesslich die äussere gelbe, als Flavedo corticis Aurantii s. Cortex Aurantii expulpatus s. mundatus bezeichnete Partie, da sich nur in dieser die zahlreichen Oelräume finden und ihre Bitterkeit grösser als die des weissen Parenchyms (Albedo) ist. Die den Orangenschalen nahe stehenden höchst aromatischen, weniger dicken, schmutziggrünen Curaçaoschalen, Cortex Aurantii Curassaviensis, stammen von einer besonderen Spielart. Die Pomeranzenblätter sind lederartig, weniger aromatisch und durch den blattartig geflügelten Blattstiel kenntlich.

Alle diese Drogen enthalten einen Bitterstoff, Aurantiin (neben einem nicht bitteren Glykoside Hesperidin) und ein ätherisches Oel, das ***Oleum Aurantii corticis** (vgl. S. 198). Das Oel ist in den Blättern nur zu $^1/_3$%, in trocknen Schalen zu 1—2% vorhanden.

Besondere Bedeutung besitzen die bei atonischer Dyspepsie indicirten Drogen vorwaltend durch ihre Präparate. Grössere Dosen können Kopfschmerz und Congestionen bedingen. Die Blätter wurden früher im Thee (2,0—4,0 auf die Tasse) bei Hysterie und Epilepsie, die unreifen Pomeranzen als Fontanellkugeln benutzt.

Präparate:

1. Tinctura Aurantii, *Tinctura Aurantii corticis; **Pomeranzentinctur,** Pomeranzenschalentinctur. Mit 5 Th. Spiritus dilutus bereitet, bräunlich. Für sich zu 20—60 Tropfen, meist als Zusatz zu magenstärkenden Mixturen.

2. *Syrupus Aurantii corticis, Syrupus corticis Aurantii; **Pomeranzenschalensyrup.** Filtrirte Lösung von 12 Zucker in 8 eines Macerats von Orangenschalen in Weisswein (1 : 9); in Oesterreich durch Lösen von 8 Zucker in 5 eines wässrig spirituösen Digests (1 : 10) und Zusatz von Tinctura Aurantii corticis dargestellt. Gelbbrauner, sehr angenehm schmeckender, als Zusatz zu Mixturen beliebter Syrup.

3. Elixir Aurantiorum compositum, Elixir Aurantii compositum, Elixir viscerale Hoffmanni, Elixir stomachicum, E. balsamicum; **Pomeranzenelixir,** Hoffmann'sches Magenelixir. Lösung bitterer Extracte (āā 2 Extr. Absinthii, Cascarillae, Gentianae und Trifolii) in 92 eines Macerates von 20 Cort. Aurant., 4 Cinnamomum und 1 Kaliumcarbonat mit 100 Vinum Xerense. Klar, braun, von eigenthümlichem, aromatischem Geruche und bitterem Geschmacke. Zu 1—2 Theelöffel 2—3mal täglich, bei Dyspepsie, oft mit Tinctura Rhei vinosa.

Rhizoma Calami, *Radix Calami aromatici, Rhizoma Acori; **Kalmuswurzel,** Kalmus. — Die kräftig aromatisch riechende und zugleich scharf und bitter schmeckende Droge ist das ungeschälte Rhizom einer ursprünglich in Mittelasien einheimischen, jetzt bei uns überall in Teichen vorkommenden Aroidee, Acorus Calamus L. Sie bildet bis 2 Dm. lange, fast cylindrische, durchschnittlich 1,5 Cm. dicke, häufig der Länge nach durchschnittene Stöcke. Ihre wirksamen Bestandtheile sind ein als Acorin bezeichneter glykosidischer, stickstoffhaltiger Bitterstoff und das als **Kalmusöl, Oleum Calami,** officinelle gelbe, dickliche, ätherische Oel, das aus mehreren Terpenen besteht.

Kalmus ist eines der bei atonischer Dyspepsie und Magenkatarrhen empfehlenswerthesten Amara, das vorzüglich gut (auch im kindlichen Lebensalter) ertragen wird. Auch wird Kalmus äusserlich zu aromatischen Bädern bei scrophulösen und rachitischen Kindern, Lähmungen u. s. w., als Zusatz zu Zahnpulvern und als Kaumittel bei Zahnschmerz und Fötor oris gegeben. Er scheint auch antitypisch zu wirken.

Man giebt Kalmuswurzel innerlich zu 0,5—2,0 mehrmals täglich in Pulver oder Aufguss (1 : 10), auch in spirituösem oder weinigem Macerat. Bädern setzt man wässrigen Aufguss von $^1/_2$—2 Pfund auf 2 Liter Wasser zu. Oleum Calami ist zur Darstellung von Rotulae Calami, die angenehmer als Rotulae Menthae schmecken, und innerlich zu 3—10 Tropfen in Oelzucker, äusserlich in spirituöser Lösung (1 : 200) gegen Gicht empfohlen.

Präparate:

1. Extractum Calami, *Extractum Calami aromatici, Extr. Acori; **Kalmusextract.** Wässrigspirituöses, dickes Extract, rothbraun, in Wasser trübe löslich. Innerlich bei Dyspepsie zu 0,5—1,0 mehrmals täglich in Pillenform.

2. Tinctura Calami, *Tinctura Calami aromatici; **Kalmustinctur.** Bräunlich gelbe Tinctur (1 : 5 Spir. dil.). Innerlich zu $^1/_2$—1 Theelöffel voll für sich, meist als Zusatz zu Mixturen, Zahntincturen und Collutorien.

***Cortex Cascarillae,** Cortex Elutheriae s. Eleutheriae; **Cascarillrinde.** — Verschiedene der Gattung Croton angehörige strauchartige Euphorbiaceen Westindiens, besonders der Bahama-Inseln, vorzugsweise Croton Elutheria Bennett, liefern eine ursprünglich von den Spaniern zum Parfümiren des Rauchtabaks verwendete bitter aromatische Rinde. Sie bildet aussen von hellgrauem Korke bedeckte, an den entblössten graugelblichen oder braunen Stellen längsstreifige und querrissige, auf der Innenfläche bräunliche und gleichmässig feinkörnige, 1—3 Mm. dicke und nicht über 10 Dm. lange, gerade oder gebogene Röhren und enthält als wirksame Principien einen indifferenten, krystallinischen, in Wasser kaum, dagegen in Alkohol und Aether löslichen Bitterstoff (Cascarillin) und ein zu ca. 1% vorhandenes, aus einem Terpen und einer Sauerstoffverbindung bestehendes ätherisches Oel. Als Stomachicum ist die Droge unzweckmässig, da sie schon in kleinen Mengen (0,5) Erbrechen und Uebelkeit, Insomnie oder unruhigen Schlaf bewirken kann. Man beschränkt daher ihre Anwendung am besten auf Schnupfpulver oder Räucherspecies. Ein daraus dargestelltes, dunkelbraunes, dickes Heisswasserextract, **Extractum Cascarillae, Cascarillextract,** ist Bestandtheil des Elixir Aurantii compositum.

Ein weit angenehmeres exotisches aromatisch-bitteres Mittel ist die südamerikanische Angusturarinde, Cortex Angusturae, von Galipea officinalis Hancock (Fam. Diosmeae), die früher ausgedehnte Verwendung in remittirenden und intermittirenden Fiebern, bei Typhus und Ruhr fand, aber in Folge der durch Beimengung einer ähnlich aussehenden giftigen ostindischen Rinde, der brucinhaltigen Rinde von Strychnos nux vomica, die seitdem als falsche Angusturarinde, Cortex Angusturae spurius, bezeichnet ist, in verschiedenen Ländern vorgekommenen Vergiftungen, zum Theil mit tödtlichem Ausgange, in Misscredit gerathen ist. Die echte Angusturarinde enthält einen in grossen Mengen ungiftigen, indifferenten, krystallinischen, in Wasser schwer, in Alkohol und Aether leicht löslichen Bitterstoff, das Angusturin oder Cusparin von Saladin, und ein nach Liebstöckel riechendes ätherisches Oel. Man gab sie in Abkochung (1 : 10).

*Herba Absinthii, Summitates Absinthii; Wermut, Wermuth.

Die Droge ist das blühende Kraut des Wermuts, Absinthium vulgare Lam. s. Artemisia Absinthium L., einer in fast ganz Europa verbreiteten Composite mit silbergrauen, seidenhaarig filzigen, fiederspaltigen Blättern. Der Wermut, namentlich die wilde Pflanze, ist in allen Theilen intensiv bitter und scharf aromatisch. Sein nicht glykosidischer Bitterstoff, das Absinthiin, löst sich kaum in kaltem, wenig in heissem Wasser, leicht in Weingeist und Aether. Ausserdem enthält Wermut vorzugsweise in den Blättern ein dunkelgrünes, brennend schmeckendes, ätherisches Oel, das Wermutöl, in verschiedenen Mengen (0,5—2 %). Dieses besteht hauptsächlich aus einem dem Campher isomeren Bestandtheile (Absinthol) und einem dem Coeruleïn des Kamillenöls verwandten blauen Oele.

Der Bitterstoff geht in Milch und Fleisch von Kühen über, die Wermut gefressen haben. Er ist ungiftig, befördert die Peristaltik, ohne purgirend zu wirken, regelt zu 0,2 pro die bei Obstipation die Stuhlgänge unter gleichzeitiger Besserung des Appetits und erhöht die Blutkörperchenzahl. Das Absinthöl ist in grossen Dosen stark giftig und erzeugt beim Menschen (zu 15,0) epileptiforme Zustände (Bewusstlosigkeit mit Anästhesie, Trismus und klonischen Krämpfen). Man leitet in Frankreich die durch Berauschung mit dem als Absinth bekannten spirituösen Getränke manchmal beobachteten epileptiformen Krämpfe häufig vom Absinthöl ab, und führt auch einzelne bei chronischem Missbrauche des fraglichen Getränks beobachtete ungewöhnliche Symptome des Alkoholismus (Absinthismus) auf das Oel zurück, neben dem übrigens auch noch andere giftige, ätherische Oele, z. B. Anisöl, in ebenso grosser Menge im Absinth vorhanden sind. Auch bei Thieren (Hunden) kann Wermutöl in colossalen Dosen epilepsieähnliche Zustände hervorbringen, während geringere Quantitäten vorwaltend Depression und Reflexabnahme bedingen. Kleine Dosen steigern den Blutdruck, grosse setzen ihn beträchtlich herab durch Einwirkung auf das vasomotorische Centrum; der Puls wird anfangs beschleunigt, die Respiration gesteigert. Die Körpertemperatur sinkt, am stärksten bei Inhalation. Das Oel ruft keine Durchfälle hervor und wird unverändert durch die Lungen und verharzt durch die Nieren ausgeschieden, die davon wenig afficirt werden.

Therapeutisch wird Wermut bei dyspeptischen Zuständen, Pyrosis und Gastralgie und vielfach mit Eisenpräparaten als digestionsbeförderndes Mittel bei Anämie, Chlorose und Scrophulose benutzt. Auch dient er äusserlich zu aromatischen trocknen und feuchten Umschlägen bei Sugillationen, Exsudaten und Paralysen; im Klystier gegen Oxyuris.

Man giebt das Kraut im Aufguss (7,5—15,0 auf 200,0 Colatur), meist aber in Form der daraus hergestellten Präparate.

Präparate:

1. Extractum Absinthii; Wermutextract. Wässrigspirituöses, dickes, grünbraunes Extract, in Wasser trübe löslich. Innerlich in Pillen oder Mixturen zu 0,5—2,0 mehrmals täglich; häufig Excipiens für Eisenpillen.

2. **Tinctura Absinthii; Wermuttinctur.** Braungrüne, stark bittere Tinctur (1 : 5 Spiritus dilutus). Innerlich mehrmals täglich zu 20—60 Tropfen.

3. *Tinctura Absinthii composita, zusammengesetzte Wermuttinctur. Aus 10 Wermut, 4 Orangenschalen, āā 2 Enzian und Kalmus, 1 Zimmt mit 100 Spir. dil. bereitet. Wie die vorige benutzt.

4. **Elixir amarum; bitteres Elixir.** 2 Wermutextract und 1 Pfefferminzölzucker, mit 5 Wasser verrieben, Tinctura aromatica, Tinctura amara āā 1. Innerlich theelöffelweise 3—4 mal täglich.

5. *Species amaricantes, bittere Kräuter. Absinth, Tausengüldenkraut, Orangenschalen āā 20, Bitterklee, Kalmus, Enzian āā 10, Zimmt 3. Vorwaltend zum Ansetzen mit Weingeist zu „Bittern“.

Dem Wermut nahestehend sind verschiedene alpine Species der Gattung Artemisia, z. B. A. mutellina, A. rupestris u. a., bekannt unter dem Namen Genippkräuter, Herba Genippi, welche wegen ihres den Wermut an Feinheit übertreffenden Aroma zur Bereitung des Extrait d'Absinthe benutzt werden. In ähnlicher Weise dient die ebenfalls in den hohen Alpen wachsende Synantheree Achillea moschata L., die Ivapflanze, in Graubünden zur Darstellung verschiedener geistiger Getränke, in denen theils die Bitterstoffe (Ivaïn, Moschatin), theils das penetrant riechende, blaue Ivaöl praevaliren.

***Herba Millefolii,** Schafgarbe. Zur Gattung Achillea gehört auch die überall verbreitete Schafgarbe Achillea Millefolium L., in welcher ein glykosidischer Bitterstoff, das Achilleïn, und ein blaues ätherisches Oel enthalten ist. Man giebt das trockne Kraut zu 15,0—30,0 im Thee (Schafrippenthee) bei Hämorrhoiden und Amenorrhoe. Das an Kalisalzen (Chlorüren, Phosphaten, Nitraten) im Frühling reiche, frische Kraut dient zu Kräutersäften und Frühlingscuren.

Strobili Lupuli, Hopfen. — Als Amarum aromaticum sind auch die als Bierwürze bekannten Hopfenzapfen, Strobili s. Coni s. Amenta Lupuli, der Fruchtstand von Humulus Lupulus L. (Fam. Cannabineae), zu erwähnen, die man früher innerlich im Aufgusse (zu 8,0—15,0 pro die) bei Indigestion und Dyspepsie gebrauchte. Besondere Anwendung fand früher das Hopfenmehl, *Glandulae Lupuli, auch Lupulin, Lupulinum, genannt, das die in dem Hopfen enthaltenen Harzdrüsen darstellt, indem es zur Beschwichtigung sexueller Aufregung und Bekämpfung schmerzhafter Erectionen im Verlaufe von Gonorrhoe dient. Das durch Absieben gewonnene Lupulin stellt ein aromatisch riechendes und gewürzhaft bitter schmeckendes, braungelbes Pulver dar, welches mikroskopisch sich aus isolirten, eiförmigen, eine dunkelbraune oder rothgelbe, dicke Flüssigkeit einschliessendes Säckchen gebildet erweist, deren Oberhaut quer in zwei Halbkugeln getheilt ist. Es enthält im Wesentlichen dieselben Bestandtheile, wie die Hopfenzapfen, nämlich zwei Bitterstoffe, das amorphe, glykosidische Hopfenbitter oder Lupulit und eine krystallisirbare Säure von der Formel $C_{25}H_{35}O_4$, die Hopfenbittersäure, ferner Harz und ein ätherisches Oel, das scharf und brennend schmeckende Hopfenöl, ein Gemenge mehrerer Kohlenwasserstoffe und sauerstoffhaltiger Körper. Von diesen Stoffen ist die Hopfenbittersäure ein central lähmendes und durch Athemlähmung tödtendes Gift, das vor Eintritt der Lähmung auf das Rückenmark erregend wirkt; doch ist die Giftigkeit nicht gross, da Kranke mitunter 10,0—12,0 Lupulin im Tage, ohne darnach irgend welche Symptome zu zeigen, ertragen.

Man giebt Lupulin in Pulverform bei schmerzhaften Urethral- und Blasenleiden zu 0,5—1,0 Abends vor dem Schlafengehen. Schlafmachende Effecte hat Lupulin selbst zu 15,0 nicht, und der früher gerühmte Effect mit Hopfenzapfen ausgestopfter Kissen bei Insomnie kann nur auf das inhalirte Hopfenöl bezogen werden.

Radix Taraxaci cum herba, Herba Taraxaci; **Löwenzahn.**

Den Hauptrepräsentanten der durch Combination eines Bitterstoffs mit Alkalisalzen wirksamen Arzneimittel bildet die allgemein bekannte und in der nördlichen Hemisphäre in verschiedenen Varietäten verbreitete Synantheree Taraxacum officinale Weber (Leontodon Taraxacum L.), von welcher die frische, mit dem daran sitzenden Erdstamme und den Wurzelblättern im Frühling vor dem Blühen eingesammelte, stark milchsafthaltige Wurzel officinell ist. In Oesterreich ist die im Herbst gesammelte, weit stärker bittere Wurzel als *Radix und das im Frühjahr gesammelte Kraut als *Folia Taraxaci officinell.

Man sammelt die Löwenzahnpflanze im Frühling, weil sie in dieser Zeit die meisten Alkali- und Erdsalze enthält, während die im Herbste gesammelte Wurzel reicher an dem als Taraxacin bezeichneten, in kochendem Wasser leicht löslichen indifferenten Bitterstoffe der Pflanze ist.

Die frische Löwenzahnwurzel verbindet den tonisirenden Einfluss dieses Bitterstoffes mit der leicht abführenden Action der Salze und ist bei sog. Plethora abdominalis bei gleichzeitiger Dyspepsie vorwaltend gebräuchlich. Sie dient in Form eines Presssaftes, meist in Verbindung mit den Säften ähnlich wirkender Pflanzen, zu sog. Frühlingscuren, welche bei Hämorrhoidariern und Hypochondern manchmal von eclatantem Nutzen sind, wenn sie hinlänglich lange gebraucht und mit regelmässiger Diät und angemessener Bewegung im Freien verbunden werden.

Diese Curen passen besonders bei habitueller Obstipation, wenn die letztere mit atonischer Verdauungsschwäche sich verbindet, oder schwächliche Constitution der Patienten eingreifendere Mineralwassercuren nicht thunlich erscheinen lässt. Beim Volke gelten sie als blutreinigend, auch als die Leberthätigkeit und Gallensecretion fördernd, was aber bezüglich des Löwenzahns nicht erwiesen ist. Die jetzt weniger beliebten Frühlingscuren ersetzen die im vorigen Jahrhunderte beliebten Reinigungscuren durch die sog. Visceralklystiere von Kämpf, deren Hauptbestandtheil ebenfalls Taraxacum war.

Von den neben dem letzteren in Form von Presssäften benutzten bitteren Pflanzen ist Schafgarbe die gebräuchlichste. In gleicher Weise dienen auch die Herba Fumariae, Erdrauch, das Kraut von Fumaria officinalis L., einer im grössten Theile der nördlichen Hemisphäre verbreiteten, als Unkraut auf Feldern gemeinen Fumariacee, und die Radix Cichorii, Wegwartwurzel, die sehr bittere Wurzel der in Europa und Asien einheimischen, blaublühenden Composite Cichorium Intybus L., deren cultivirte Wurzel geröstet das als Deutscher oder Cichorienkaffee bekannte Kaffeesurrogat bildet. Auch das frische Kraut des Wermuts wird dazu genommen.

Aus der Löwenzahnwurzel gewinnt man auch ein wässriges Macerationsextract, das **Löwenzahnextract, Extractum Taraxaci,** das besonders als Pillenconstituens für trockne Medicamente dient. Das aus ää Wurzel und Blättern dargestellte *Extractum Taraxaci Ph. Austr. ist ein dünnes Extract.

Orexinum muriaticum; salzsaures Orexin. — Als Orexin (ὄρεξις, Esslust) bezeichnet Penzoldt das salzsaure Phenyldihydrochinazolin, welches farblose, glänzende Nadeln, die sich in heissem Wasser leicht lösen, bitter schmecken und auf der Zunge brennendes Gefühl hinterlassen, bildet. Dasselbe verkürzt in Dosen von 0,25—0,5 beim Gesunden die Dauer der Magenverdauung und bedingt rascheren Eintritt und Vermehrung der Salzsäureabscheidung. Sowohl beim Gesunden als bei Kranken steigert es den Appetit und wirkt bei Personen, welche im Laufe chronischer Affectionen (Anämie), auch bei

Phthisis incipiens und nach schweren Operationen, an Anorexie leiden, auf die Ernährung günstig. Man giebt es als Pulver in Oblaten oder in Gelatinepillen.

---

3. Ordnung. Plastica peptica, verdauende plastische Mittel.

Pepsinum; Pepsin.

Eine nicht unbedeutende Rolle in der Behandlung von Dyspepsien spielen die die Umwandlung der Eiweissstoffe in lösliche Peptone bedingenden Fermente, unter denen das aus dem Magen von Säugethieren isolirte Pepsin am meisten in Anwendung kommt.

Das Pepsin ist ein feines, fast weisses, wenig hygroskopisches, fast geruch- und geschmackfreies, in Wasser nicht klarlösliches Pulver. Von gutem Pepsin muss 0,1, mit 100 Ccm. warmem Wasser und 10 Tropfen Salzsäure gemischt, 10,0 gekochtes und durch ein zur Bereitung groben Pulvers dienendes Sieb gegebenes Eiweiss in 1 Stunde bei 45⁰ bis auf wenige weissgelbliche Häutchen lösen. Die französischen Pepsine sind mit Amylum zur besseren Conservirung versetzt und daher von geringerer Wirksamkeit.

Das Pepsin passt in erster Linie bei solchen Formen der Dyspepsie, die von Mangel an Pepsin oder Unthätigkeit des im festen Zustande in den Pepsindrüsen enthaltenen Ferments oder endlich durch Verdauungsschwäche, so dass die Digestion bei der Bildung von Parapepton oder Syntonin stehen bleibt, bedingt ist; doch lassen sich derartige Formen sehr schlecht praktisch abgrenzen. Am meisten Erfolg hat es bei Verdauungsbeschwerden chlorotischer und tuberculöser Personen, bei Kindern, wo es auch die mit Dyspepsie in Verbindung stehenden Diarrhöen beseitigt, und im höheren Lebensalter, ferner bei chronischem Magenkatarrh von Potatoren, mitunter auch bei Vomitus gravidarum.

Man reicht Pepsin als Digestivum zu 0,3—0,6 kurz vor oder nach der Mahlzeit in Pulver (mit Milchzucker) oder in Gelatinekapseln. Gleichzeitige Application von Salzsäurelösung ist in allen Fällen empfehlenswerth. Zusatz von Amara, Strychnin, Atropin (bei Cardialgie) und ähnlichen Stoffen soll die Wirkung fördern, Pepsin selbst mit Medicamenten, wie Copaivabalsam, Cubeben, Sublimat gegeben, die sonst bei längerer Darreichung eintretenden Verdauungsstörungen verhüten.

Die Anwendung mit Säuren versetzter Pepsinlösung in parenchymatöser Injection zur Zerstörung von Geschwülsten und die Behandlung ulcerirter Krebse und syphilitischer Geschwüre mit künstlicher Verdauungsflüssigkeit (1,0 Pepsin, 5—10 gtt. Salzsäure, 150,0 Wasser) sind wieder aufgegeben.

An Stelle des pulverförmigen Pepsins wird innerlich vielfach der **Pepsinwein, Vinum Pepsini** (Vinum pepticum, Essentia Pepsini) benutzt. Es bildet die mit weissem Syrup versetzte und mit Pomeranzentinctur aromatisirte Lösung eines Macerats von Pepsin, Glycerin, Salzsäure und Wasser in Xereswein, die in 1000 Th. 24 Pepsin und 3 Salzsäure enthält. Man giebt Vinum Pepsini thee- bis esslöffelweise nach der Mahlzeit. Ausserdem existiren im Handel verschiedene Pepsinspecialitäten (Pepsinelixir, Pepsintabletten), deren Effect sehr unzuverlässig ist.

Papaïn. — An Stelle des animalischen Pepsins benutzt man neuerdings häufig das vegetabilische Pepsin oder Papaïn, Papaïnum, Papayotinum, ein Ferment, das aus dem Safte der grünen Früchte von Carica Papaya durch Zusatz von Alkohol direct abgeschieden wird und nicht nur in seiner peptonisirenden Wirkung auf Fleisch und hartgekochtes Eiweiss die besten Pepsinpräparate übertrifft, sondern sich noch dadurch auszeichnet, dass die Wirkung von der sauren oder alkalischen Reaction der Verdauungsflüssigkeit unabhängig ist. Man empfiehlt es innerlich bei einfachen dyspeptischen oder katarrhalischen Magendarmleiden künstlich ernährter kleiner Kinder und äusserlich zur Beseitigung diphteritischer Exsudate auf den Mandeln, da es in 5% Solution Diphtheritismembranen weit rascher als Kalkwasser auflöst. Papaïn wirkt auch auf Helminthen lösend, gegen welche der Saft von Carica Papaya in Brasilien Volksmittel ist. Magen- und Darmcanal werden nicht davon afficirt. Man giebt Papaïn zu 0,1—0.5 intern in Pulver. Pillen. Dragées, Wein und Elixiren.

Pankreatin. Pancreatinum. — Unter diesem Namen sind theils eingedickte und getrocknete wässrige Auszüge der Bauchspeicheldrüse von Säugethieren, theils alkoholische Fällungen aus wässrigen Pankreasauszügen, theils mit Glycerin gemachte flüssige Auszüge desselben Organs (Pancreatinum liquidum) im Handel, welche nicht nur das peptonisirende Ferment des Pankreas (Trypsin). sondern auch dessen saccharificirendes Ferment einschliessen und ausserdem zum Theil das Vermögen des Pankreassaftes, Fette zu emulgiren und resorptionsfähig zu machen, haben. Wie Pepsin hat Pankreatin für sich zu 0,1—0,5 oder in Verbindung mit ersterem Benutzung bei Dyspepsien jeder Art gefunden und ist. obschon Trypsin im Magen unter dem Einflusse der Pepsinverdauung zerstört wird. bei atonischer Dyspepsie und ihren Folgen (Vomitus. Atrophie) von reellem Nutzen.

Acidum hydrochloricum, *Acidum hydrochloricum concentratum. Acidum hydrochloratum. Acidum muriaticum: **Salzsäure,** wässrige Chlorwasserstoffsäure.

Unter diesen Benennungen ist eine wässrige Lösung der gasförmigen Chlorwasserstoffsäure, HCl, officinell. Sie wird durch Destillation der als Nebenproduct bei der Sodafabrikation gewonnenen unreinen Salzsäure des Handels gewonnen und stellt eine klare, farblose Flüssigkeit dar, die das spec. Gewicht von 0.124 (*0.12) hat und 25 (*23,6)% HCl enthält. Sie verflüchtigt sich beim Erhitzen vollständig und giebt mit Silbernitrat weissen, käsigen, in überschüssigem Ammoniak leicht löslichen Niederschlag. Beim Erwärmen mit Manganhyperoxyd entwickelt sie Chlor.

Die Salzsäure schliesst sich in ihrer Wirkung auf Eiweissstoffe und die Körpergewebe den Mineralsäuren an, ist jedoch in der officinellen Concentration kein intensiv wirkendes Aetzmittel.

In Eieralbumin erzeugt Salzsäure erst bei ziemlich reichlichem Zusatze weissliche, in Wasser und verdünnter Salzsäure schwer lösliche Flocken; grosse Mengen kalter Salzsäure von 0,1% Chlorwasserstoffgehalt wandeln Eiereiweiss in Syntonin oder einen syntoninähnlichen Stoff um und wirken bei längerem Contact lösend. Auf der unverletzten Haut ruft Salzsäure mehr Reizungserscheinungen als eigentliche Corrosion hervor. Einmalige Application erzeugt Prickeln und Wärme, wiederholte unter nicht sehr lebhaftem Brennen weisse Knötchen, mit Anschwellung und Röthung der Umgebung, worauf in 1—2 Tagen Induration und bräunliche Verfärbung folgt, die in einigen Wochen schwindet. Auf frischen Wunden, Geschwüren und Schleimhäuten bewirkt Salzsäure lebhaftes Brennen und einen weissen, härtlichen, von einem schmalen, entzündlichen Saume begrenzten Fleck, der sich später als trockner Schorf loslöst.

Ingestion grösserer Mengen in den Magen kann wie die von Schwefelsäure zu Corrosion der mit der Säure in Contact gekommenen Partien und selbst zum Tode führen, doch ist letzteres selten der Fall, und selbst Mengen von 45,0 bis 60,0 können überstanden werden. Die Erscheinungen sind dieselben wie beim Sulfoxysmus: die Schorfe in der Nähe der Lippen, im Munde und Schlunde, sind grau oder grauweiss und bieten Aehnlichkeit mit diphtheritischen Membranen; die Magencontenta sind meist gelblich oder gelblichgrün.

Die vorzüglichste Differenz, welche die Salzsäure anderen Mineralsäuren gegenüber zeigt, ist ihre Beziehung zur Digestion, insofern Chlorwasserstoffsäure die Säure des normalen Magensaftes ist und für sich oder in Verbindung mit Pepsin ein treffliches Medicament bei Dyspepsien verschiedener Art bildet.

Die Thatsache, dass die Digestion der Eiweisskörper durch Neutralisation der Salzsäure des Magensaftes gestört und aufgehoben wird, dass dagegen durch Verstärkung der Säuremenge, jedoch nicht über eine bestimmte Grenze hinaus, die Ueberführung der Eiweisskörper in lösliche Modificationen mit grösserer Energie vor sich geht, erklärt die Effecte bei Dyspepsie in Folge verminderter Abscheidung von Magensaft, zumal da Salzsäure bereits für sich Albuminate zu lösen vermag. Hierauf beschränkt sich ihre Wirksamkeit indessen nicht; besonders indicirt ist sie ausserdem noch bei Pyrosis und Dyspepsien, welche auf abnormen Gährungsprocessen im Magen beruhen, weil sie, wie alle übrigen Säuren, das Vermögen besitzt, Gährungsprocesse zu sistiren, und weil sie dabei gleichzeitig in normaler Weise verdauend auf das gährungsfähige Material wirkt. Prout und Begbie rühmen die Salzsäure auch bei den die oxalsaure Diathese begleitenden Verdauungsstörungen. Man muss übrigens bei Dyspepsien einerseits sich vor zu grossen Dosen, andererseits vor zu ausgedehntem Gebrauche hüten, weil, wenn Salzsäure auch viel besser als Schwefelsäure ertragen wird, doch bei längerem Gebrauche Intoleranz entsteht. Die Furcht, dass sie Albuminurie und Nierenentzündung bedinge, ist unbegründet, da Salzsäure in kleineren Gaben nicht als solche, sondern als Chlornatrium resorbirt wird.

Die übrigen Indicationen zur inneren Anwendung der Salzsäure verhalten sich denen der Schwefelsäure gleich. Ausgedehnteren Gebrauch hat Salzsäure ferner bei Darmkatarrhen, wo sie besonders günstig wirkt, wenn diese auf abnormen Gährungsprocessen beruhen (Cholerine) und theils als durchfallbeschränkendes Mittel, theils als Antipyreticum bei Typhus gefunden. Aeusserlich dient sie mitunter als Aetzmittel (bei Noma und zum Zerstören von Zahnnerven), häufiger in Verdünnung als adstringirendes und etwas reizendes Medicament bei Salivation, Geschwüren im Munde und Rachen und bei Fussschweissen.

Innerlich giebt man Salzsäure zu 0,25—0,5 vorzugsweise in Lösung, stets stark verdünnt, am zweckmässigsten in schleimigem Vehikel (1,0—5,0 auf 100,0 Flüssigkeit). Tropfen lässt man meist mit Syrup anfertigen; zu Limonaden rechnet man 4,0—6,0 auf 1000,0. Pillen oder Bissen (mit Pflanzenpulver q. s.) sind nicht unzweckmässig, da durch Einnehmen flüssiger Säureverdünnungen die Zähne stumpf und bei wiederholtem Gebrauche geschädigt werden. Nachträgliches Ausspülen des Mundes mit Lösung von Natriumcarbonat ist stets empfehlenswerth.

Zur Application in Mund- und Gurgelwässern verordnet man 1,0—3,0 auf 100,0 Wasser mit 25,0 Rosenhonig oder Syr. Rubi Idaei, zu Pinselsäften 1,0 : 20,0—50,0 Syrup oder Honig. Zum Fussbade 25,0—50,0. Zu einmaliger Entfernung des sog. Weinsteins oder Zahnsteins kann 1 Tropfen mit 30,0 Wasser dienen: auch hier ist Nachspülen mit alkalischer Flüssigkeit zweckmässig.

Präparat:

***Acidum hydrochloricum dilutum,** Acidum muriaticum dilutum; **Verdünnte Salzsäure.** Acid. hydrochlor. und Aq. āā (*120 : 111) klar, farblos, von 1.061 (*1,062) spec. Gew. Innerlich wie Acid. hydrochloricum in doppelt so grosser Gabe.

Fel Tauri s. Bilis bovina. — Nur noch geringe Verwendung finden zwei früher viel benutzte Präparate der Ochsengalle, das extractförmige Fel Tauri inspissatum und das pulverförmige Fel Tauri depuratum siccum. Das letztere stellt im Wesentlichen die in der Galle enthaltenen Natriumsalze zweier stickstoffhaltiger organischer Säuren, der Glykochol- und Taurocholsäure, dar und wird daher auch als Natrium choleïnicum bezeichnet. Man benutzt sie besonders als Digestivum in Berücksichtigung der wichtigen physiologischen Rolle, welche die Galle in Bezug auf die Verdauung, speciell der Fette durch deren Emulgirung, spielt. Doch wirken sie im Magen bei grösseren Mengen geradezu verdauungsstörend, und selbst bei längere Zeit fortgesetzter Zufuhr geringer Mengen nimmt der Appetit ab und kommt es zu Uebelkeit und widrigem, fast fauligem Aufstossen. Am besten passt ihre Verwendung wegen der nach grösseren Mengen Galle eintretenden Beschleunigung der Peristaltik bei Dyspepsie mit Obstipation, z. B. bei Bleikolik. Als Ersatz der nicht in den Darm gelangenden Galle bei Ikterus sind Gallenpräparate nur mit Vorsicht zu gebrauchen, weil die Resorption der frisch eingeführten Galle möglicherweise das allgemeine Uebelbefinden steigert; denn die Gallensäuren können im Blute in grösseren Mengen schädlich wirken, da ihnen ein ausgesprochener lösender Effect auf die Blutkörperchen und toxische Wirkung auf das Herz zukommt. Rationell ist der Zusatz zu solchen Purganzen (Aloë, Jalape), welche nur mit Beihülfe der Galle purgirend wirken, zur Beseitigung der Obstipation bei Ikterischen.

Man giebt Fel Tauri inspissatum zu 0,5—1,0 mehrmals täglich in Pillenform oder in einem aromatischen Wasser mit Zusatz von Spiritus aethereus; bei habitueller Obstipation auch in Klystieren (5,0—10,0 auf das Klystier). Statt eingedickter Ochsengalle kann man auch frische Galle, Fel Tauri recens, in 3—5fach grösseren Mengen anwenden. Freie Säuren, saure oder metallische Salze sind zu meiden. Fel Tauri depuratum siccum, welches hauptsächlich wohl wegen des widrigen Aussehens der Ochsengalle als Ersatzmittel derselben in Gebrauch gezogen ist, wird zu 0,3—0,6 mehrmals täglich in Pillen (für sich mit Mucil. Gi. Arab.) gegeben.

4. Ordnung. Plastica directa, direct plastisch wirkende Mittel.

Oxygenium. Sauerstoff. — Das als Bestandtheil der atmosphärischen Luft bekannte, für die Athmung und die Verbrennungsprocesse im Organismus unentbehrliche und daher als Lebensluft bezeichnete Sauerstoffgas wirkt bei Inhalationen in grösseren Mengen weder bei Thieren noch bei Menschen unter gewöhnlichen Verhältnissen toxisch. Thiere sterben unter Glasglocken mit Sauerstoff sogar später als unter solchen, welche mit atmosphärischer Luft gefüllt sind; der etwa eintretende Tod ist stets Folge der ausgeathmeten Kohlensäure. In einer Atmosphäre, welche zu $^2/_3$ Sauerstoff enthält, befinden sich Thiere auch bei mässig verstärktem Drucke vollkommen wohl, während bei höherem Drucke (über 2 Atmosphären) Sinken der Temperatur, Convulsionen und Asphyxie dadurch eintreten, dass der verstärkte Druck die Diffusion der Kohlensäure und flüchtiger stickstoffhaltiger Stoffwechselproducte hindert. Wird das Blut bei Thieren mit Sauerstoff fortwährend gesättigt erhalten, so cessiren bei völliger Euphorie und normaler Körperwärme die Athembewegungen, und es tritt der als Apnoe bezeichnete, mit starker Herabsetzung der Reflexerregbarkeit verbundene Zustand ein. Mit Sauerstoff gesättigtes Wasser wirkt beim Menschen durstlöschend und kühlend, das Gas wird meist rasch absorbirt, und Ructus und Flatus resultiren selten. Rein oder mit etwas atmosphärischer Luft geathmet ist Sauerstoff für Gesunde in mässigen Gaben (15—30 Liter) völlig unschädlich und bedingt höchstens Verlangsamung und Volumszunahme des Pulses und Wärmegefühl im Munde, das über Brust, Hals und Hypogastrium sich ausdehnt und wahrscheinlich mit Ausdehnung der Capillaren zusammenhängt, wie man solche bei Thieren in verschiedenen Organen nach Sauerstoffinhalationen wahrnimmt. Als Folge wiederholter, mit langen Zwischenpausen ausgeführter Einathmungen wird Steigerung des Appetits und der Assimilation mit Tendenz zur Zunahme des Körpergewichts, daneben Vermehrung der rothen Blutkörperchen und Steigen des Hämoglobingehalts derselben angegeben. Nur bei Einzelnen bedingen Sauerstoffinhalationen nervöse Erscheinungen, selbst rauschähnliche Heiterkeit, Gefühl vermehrter Kraft, Hitzegefühl in der Haut, Prickeln in den Fingern und selbst Schmerzen im Verlaufe des Trigeminus. Auf Wunden und Geschwüren wirkt das Gas mässig reizend.

Die physiologischen Versuche lassen keinen Zweifel, dass selbst bei normalem Verhalten bei Sauerstoffinhalationen mehr Sauerstoff in das Blut aufgenommen und von den rothen Blutkörperchen als Sauerstoffträger im Organismus verbreitet und an die Gewebe abgegeben wird. Dieses Mehr an absorbirtem Sauerstoff ist allerdings gering, da bereits in der Norm die Blutkörperchen zu $^{14}/_{15}$ mit respiratorischem Sauerstoff gesättigt sind und da bei der Athmung atmosphärischer Luft von dem in dieser enthaltenen O nur 5% aufgenommen werden, die übrigen 16% aber wieder exspirirt werden. Nichtsdestoweniger ist bei Sauerstoffinhalationen Steigen der ausgeathmeten Kohlensäure auf das Doppelte, auch noch ¼ Stunde über die Dauer der Einathmung hinaus, und Verminderung der Harnsäureausscheidung constatirt worden, wodurch eine Beeinflussung des Stoffwechsels erwiesen wird.

Die schon von Priestley angeregte und in den ersten Decennien ungemein verbreitete Anwendung des Sauerstoffs zu Einathmung bei krankhaften Zuständen gerieth zwar wegen der übertriebenen Erwartungen, welche man von ihrer Wirkung (sie sollten nicht allein Phthisis heilen, sondern auch das Altern verhüten und das Leben verlängern!) hegte, in Misscredit, ist aber in neuerer Zeit in Frankreich und besonders in den Vereinigten Staaten wieder mit Erfolg bei bestimmten Zuständen aufgenommen. Als Hauptindication erscheint wirklicher Stauerstoffmangel im Blute, wie solcher bei asphyktischen Zuständen in Folge verschiedener Vergiftungen (Opium, Kohlensäure, Kohlendunst, Leuchtgas) und namentlich durch Verringerung der Athemfläche entsteht, wo durch Sauerstoffinhalationen rasche Erleichterung der Dyspnoe geschafft wird. Entzündliche Affectionen der Lungen, wie sie bei Pneumonie und capillärer Bronchitis, zum Theil auch bei Lungentuberculose und selbst bei beginnendem Lungenödem vorliegen, contraindiciren den Gebrauch keineswegs, und gerade bei Lungenentzündung sind die Effecte auf Dyspnoe und Cyanose die entschiedensten. In ähnlicher Weise günstig wirkt es bei asthmatischen Beschwerden aus anderen Ursachen (urämischer Athemnoth, Herzleiden u. s. w.). In zweiter Linie dienen Sauerstoffinhalationen als allgemeines Tonicum, wo sie besonders wirksam sind, wenn die bestehende Schwäche mit dyspeptischen Zuständen in Verbindung steht, aber auch namentlich bei langsamer Reconvalescenz, Blutarmuth, Neurasthenie mit Erfolg versucht sind. In dritter Linie werden sie bei Dyskrasien, z. B. bei Gicht (wegen der Verringerung der Harnsäure), Leukämie, Scorbut, auch bei septischen Zuständen (Cystitis putrida, Decubitus), bei Diabetes empfohlen: endlich als Antemeticum bei nervösem Erbrechen, Vomitus gravidarum, wo man die Inhalationen mit der internen Verabreichung gesättigten Sauerstoffwassers, Aqua oxygenata (zu 1—2 Gläsern ad libitum), verbindet.

Zur Inhalation benutzt man am besten frisch bereiteten Sauerstoff. Bei Asphyxie und Dyspnoe in Folge von Lungenaffectionen oder urämischer Dyspnoe muss oft längere Zeit continuirlich geathmet werden. Als Tonicum lässt man ½—3 Stunden lang mit Pausen von 1 Minute zweckmässig Morgens vor dem Frühstücke inhaliren, beginnt mit 10 l. und steigt bis 20 l. Alte Leute ertragen weniger als junge. Man verdünnt das Gas mit atmosphärischer Luft, auch mit Stickoxydul (2 : 1). — Als locales Mittel ist Sauerstoff bei atonischen Geschwüren und Gangraena senilis mit Erfolg benutzt.

Natrium chloratum, Natrum muriaticum purum; **Natriumchlorid**, Chlornatrium.

Das Natriumchlorid, Na Cl, bildet kleine, farblose, durchsichtige, würfelförmige Krystalle oder ein krystallinisches Pulver von salzigem Geschmacke. Es löst sich in 2,7 kaltem oder heissem Wasser, nicht in Weingeist, und verändert sich an der Luft nicht. In der Therapie wird es überall zweckmässig durch das nicht völlig chemisch reine Chlornatrium ersetzt, das im Handel als Sool- oder Siedsalz, Küchensalz, Kochsalz, Sal culinare, als Steinsalz oder Bergsalz, Sal gemmae s. fossile s. montanum, und als Seesalz, Sal marinum, vorkommt. Steinsalz, das in mächtigen Lagern bei Stassfurt, Hall in Tirol, Wieliczka (Galizien) u. s. w. vorkommt, bildet in reinstem Zustande schöne grosse kubische Krystalle. Küchensalz wird aus den natürlichen Salzsoolen oder Salzquellen gewonnen, die dadurch sich bilden, dass unterirdische Süsswasserquellen Steinsalzlager oder natriumchloridhaltiges Gestein durchströmen. Diese variiren in ihrem Gehalte an Natriumchlorid (sog. Löthigkeit der Soolen) zwischen 6 und 26%. Aus starklöthigen Soolen wird Kochsalz direct, aus schwachlöthigen nach Concentration mittelst Verdunstung an der Luft (Gradiren) durch Abdampfen (Versieden) gewonnen. Es enthält bis zu 2—3% Verunreinigungen (Chlormagnesium, welches das Feuchtwerden des Kochsalzes bedingt, Natriumsulfat, Calciumsulfat und Calciumcarbonat). Die nach Gewinnung des Kochsalzes aus Salzsoolen zurückbleibende Flüssigkeit stellt die Mutterlauge dar, ein dickliches, ölig anzufühlendes Liquidum von verschiedener Farbe und sehr hohem spec. Gewicht. Mutterlaugen enthalten 30—40% feste Bestandtheile, vorwaltend Chlornatrium, Chlorcalcium und Chlormagnesium, auch Iodüre und Bromüre. Ihr Kochsalzgehalt schwankt in sehr bedeutenden Grenzen, zwischen 0,34% (Kreuznach) bis 24% (Ischl, Friedrichshall). Die durch Eindickung der Mutterlaugen resultirenden Krystalle oder Krystallkrusten heissen Mutterlaugensalz. Das aus dem Meerwasser gewonnene Seesalz unterscheidet sich vom Kochsalz durch grössere Krystalle und etwas bitterlichen Geschmack. Es kann 3—10% fremde Salze enthalten, darunter spurweise Bromüre.

Das Kochsalz ist ein natürlicher Bestandtheil sämmtlicher Vegetabilien, unter denen von Landpflanzen Gramineen und Cruciferen es am reichlichsten enthalten, und bildet den wichtigsten unorganischen Bestandtheil des Thierkörpers. Die Asche des Blutes enthält mehr Chlornatrium als sonstige Salze zusammengenommen. Für die normale Ernährung des Organismus ist das Kochsalz wichtiger als jedes andere Salz. Seine Hauptwirkung besteht in Vermehrung des Eiweissumsatzes durch Steigerung der Geschwindigkeit des Stoffkreislaufs von Zelle zu Zelle. Wie ausserhalb des Organismus ziehen Kochsalzlösungen auch in demselben Wasser an und steigern auf diese Weise die Geschwindigkeit des Säftestromes und dadurch die Verbrennung, die in der Zeiteinheit um so reichlicher ausfallen muss, je häufiger ein und dasselbe Stofftheilchen unter die Bedingungen der Oxydation gebracht wird. Hieraus resultirt bei Vergrösserung der täglichen Nahrung um 10,0 Kochsalz Zunahme der Harnstoffausscheidung um fast 20% bei sonstigem völligem Normalverhalten des Körpers und gleichzeitiger Steigerung der Temperatur um $^1/_2$ °. Entziehung von Salz führt zu krankhaften Erscheinungen. Schon wenige Tage nach Entziehung der Kochsalzzufuhr tritt Völle des Magens, Eingenommensein des Kopfes und allgemeine Mattigkeit ein. Bei längerer Entziehung kommt es zu Hydrämie und Scorbut, mitunter zu Albuminurie.

Für das Zustandekommen der gesteigerten Verbrennung ist sein Einfluss auf die Blutbestandtheile von entschiedener Bedeutung. Chlornatrium verzögert, wie verschiedene andere Salze, die Coagulation des Blutes und lässt die rothe Farbe intensiver hervortreten. In der Concentration, wie es im Blute vorliegt, hindert es den Zerfall der Blutkörperchen, die in Wasser aufgelöst werden. Bei kochsalzreicher Diät wird die Zahl der rothen Blutkörperchen und der Faserstoff vermehrt, während gleichzeitig Abnahme des Eiweiss- und Wassergehaltes des Blutes stattfindet.

Ein weiteres Moment, welches die plastische Action des Chlornatriums mitbedingt, ist die Vermehrung der Nahrungsaufnahme in die Säftemasse, die zum Theil auf directem Lösungsvermögen nicht zu starker kochsalzhaltiger Lösungen für Eiweissstoffe und auf dem Mitreissen schwierig diffundirender Verbindungen (Eisensalze, phosphorsaurer Kalk) bei der Resorption beruht. Dazu kommt die durch Chlornatrium hervorgebrachte Vermehrung der Secretion peptischer Flüssigkeiten, insbesondere des Magensaftes, dessen Menge und Acidität gesteigert wird. Dadurch gelangt in den Darmcanal ein weit leichter assimilirbarer Chymus, dessen Resorption noch durch die Verstärkung der Endosmose vermöge des in das Blut aufgenommenen Chlornatriums beschleunigt wird. Factisch ist, dass Hausthiere, welche Salz in grösserer Menge verzehren (bei Fütterung mit sog. Viehsalze), Vermehrung der Fresslust in auffälligem Maasse bekommen, wobei dieselben gleichzeitig in ihrem ganzen Verhalten eine erfreuliche Besserung zeigen, die sich am Verhalten des Felles, der Körperkraft und des Fleisches, das bei geschlachteten Thieren sich als weit saftiger herausstellt, zu erkennen giebt. Sogar die Fruchtbarkeit und die Milchsecretion bei Kühen erscheinen unter Fütterung mit Viehsalz vermehrt. Erhebliche Zunahme des Körpergewichtes tritt in Folge der gesteigerten Verbrennung nicht ein, obschon die Möglichkeit vermehrter Anbildung unter gewissen Verhältnissen nicht ausgeschlossen ist.

Das als Wirkung des Kochsalzes bekannte Durstgefühl resultirt theils aus der vermuthlich auf Wasseranziehung beruhenden local reizenden Einwirkung auf die sensiblen Nervenenden im Munde und in den oberen Partien des Tractus, theils aus der Vermehrung der Wasserausscheidung durch die Nieren. Die vermehrende Einwirkung der Kochsalzzufuhr auf die Harnmenge ist erwiesen und resultirt namentlich nach längerer Einführung, wenn Kochsalzgleichgewicht sich eingestellt hat.

In wie weit längere Zeit fortgesetzte starke Vermehrung der Zufuhr von Kochsalz schädliche Folgen hat, ist nicht sicher festgestellt. Man hat das Entstehen des Scorbuts bei Seefahrern dem Genuss des Pökelfleisches zugeschrieben und dabei entweder direct den Ueberschuss der zugeführten Natronmenge oder die Entziehung der Kalisalze als Ursache betont. Man führt für diese Aetiologie auch die Thatsache an, dass bei Fröschen, welche in conc. Kochsalzlösungen gebracht werden, massenhafte Auswanderung der rothen Blutkörperchen durch die unverletzten Gefässe (Blutung per diapedesin), wie solche den Scorbut charakterisirt, stattfindet.

Die günstigen Effecte des Kochsalzes auf Verdauung und Stoffwechsel beziehen sich auf kleinere Quantitäten (1,0—4,0). Grössere Mengen (mehr als 3% in Verdauungsflüssigkeiten) wirken auf Eiweissstoffe nicht mehr lösend, sondern coagulirend. Stärkere Gaben Kochsalzlösung bewirken mitunter wässrigen Durchfall. In Substanz in grösseren Mengen (1/2—1 Pfd.) oder auch in conc. Lösung verabreicht, bewirkt Kochsalz in Folge von Reizung der Magenschleimhaut Erbrechen und manchmal hochgradige Gastritis, die selbst zum Tode führen kann. Aehnliche entzündliche Erscheinungen bedingt Kochsalz auf anderen Schleimhäuten; selbst an zarten Hautstellen erzeugt trocknes Kochsalz Hyperämie und bei längerer Einwirkung Erythem und Bläschenbildung. Bei Thieren sind grössere Mengen toxisch und können durch Lungenödem tödten; bei Warmblütern ist es giftiger als Natriumphosphat. Bei Fröschen tritt nach dessen Einführung Katarakt ein.

Von der äusseren Haut aus findet Resorption des Chlornatriums nicht statt. Conc. Lösungen bedingen Gefühl von Brennen und bei längerer Einwirkung gelinde Röthung. Das bei Kochsalzbädern in das Corium imbibirte, später wieder an die Badeflüssigkeit abgegebene Kochsalz wirkt erregend auf die dort belegenen Nervenfasern, woraus Erhöhung der Tastempfindlichkeit der Haut und Steigerung der Temperatur mit vermehrter Kohlensäureausscheidung resultirt. Bei anhaltendem Gebrauche von Salzbädern bilden sich Hautausschläge, besonders bei zu starker Concentration und bei empfindlicher Haut. Erhebliche Vermehrung der Harnstoffausscheidung findet nach Kochsalzbädern nicht statt.

Das Kochsalz wird sowohl vom Magen als von den Luftwegen aus rasch resorbirt und ist nach wenigen Minuten im Speichel und Urin nachweisbar. Nach Einführung nicht letaler Dosen in die Venen findet sich nach 10 Stunden nicht allein die ganze zugeführte Menge in dem alkalisch reagirenden Harn wieder, sondern noch 8—10% mehr.

Die therapeutische Anwendung des Kochsalzes als Medicament ist viel beschränkter, als die Billigkeit und Wirksamkeit des Mittels verdiente. Fast die häufigste Verwendung findet es als Volksmittel bei Haemoptysis, Lungenblutungen und Nasenbluten. Man bezieht die Effecte auf die nauseöse Beiwirkung des Kochsalzes, die bei der gewöhnlichen Art der Anwendung (1—2 Theelöffel voll pure oder mit wenig Wasser) deutlich hervortritt, oder auf reflectorische Verengerung der Gefässe in Folge des auf die Magennerven gesetzten Reizes. In Nothfällen dient es auch als Emeticum bei Vergiftungen, besser als Antidot des Silbersalpeters (zur Bildung von unlöslichem Silberchlorid). Ferner ist es Volksmittel bei Eingeweidewürmern, die es offenbar durch sein starkes Anziehungsvermögen für Wasser afficirt, in Russland auch bei Intermittens (zu 15.0 bis 25.0 pro die in wässriger Lösung). Die physiologische Wirkung des Kochsalzes macht es vorwaltend geeignet, um durch Vermehrung des Magensaftes die Verdauung zu heben und um die Verbrennung im Blute zu fördern. Hieraus ergeben sich einerseits Indigestion und chronischer Magenkatarrh und damit im Zusammenhange stehende Darmaffectionen, z. B. Diarrhoea infantum, andererseits alle Krankheiten, bei denen Steigerung der Oxydationsvorgänge im Blute nützlich sein kann, als Angriffspunkte für die Kochsalztherapie. So hat Kochsalz bei Phthisis Lobpreisung gefunden, sei es als Seewasser mit Brunnenwasser verdünnt (Lobethal'sche Schwindsuchtsessenz) oder als Syrupus Natrii chlorati (Natr. chlor. 125, Aq. dest. 200, Sacch. 400, Aq. Laurocerasi 30 Th.). Auch bei Diabetes will man Verschwinden des Zuckers durch Steigerung der Oxydation erzielt haben. Berechtigt ist offenbar die Anwendung zur Fortschaffung von Ablagerungen krankhafter Art, z. B. bei Fettsucht, bei Scrophulose und den mit dieser verbundenen chronischen Entzündungen, ferner bei rheumatischen und gichtischen Exsudaten, sowie bei Ausschwitzungen im Gewebe des Uterus und seiner Adnexa und bei chronischer Oophoritis, endlich bei Hautinfiltrationen, z. B. bei inveterirtem Eczema rubrum.

Bei letztgenannten Affectionen gebraucht man Kochsalz meist zu Bädern (3—10 Pfd. Salz auf das Bad), wobei man jedoch statt des Küchensalzes häufiger Mutterlaugen verschiedener natürlicher Salzsoolen oder die letzteren selbst anwendet.

Weitere äusserliche Anwendung findet Kochsalz zur Hervorrufung gelinden Reizes der Haut zum Zwecke der Ableitung, z. B. zu trocknen Umschlägen (abgeknistert und noch heiss in Flanell) bei Croup, Rheumatismus, Oedem, zu reizenden Fussbädern (1/2—1 Pfd. auf das Fussbad) bei Kopfcongestionen, Menostase und zu Waschungen bei Erfrierungen und Rheumatalgien, wobei sich Lösung in Franzbranntwein die Gunst des Publikums erworben hat. Sehr gebräuchlich ist Einspritzung von Kochsalzlösungen (1 Theelöffel bis 2 Esslöffel auf das Klystier) in das Rectum, um Defäcation zu bedingen oder als Belebungsmittel bei Erstickten oder Berauschten zu wirken. Ferner ist es in verstäubter Lösung (1 : 50—500) bei chronischen Bronchialkatarrhen oft von ausserordentlicher Wirkung. Zur Infusion in die Venen ist Kochsalzlösung früher bei Cholera, neuerdings als Ersatz der Transfusion bei Verblutung und zum Auswaschen (Lavatur) bei Vergiftungen empfohlen. Man benutzt in der Regel reine 0,6% Lösung oder eine solche mit Zusatz von Natriumcarbonat (0,1 : 100), wovon man 1000—1500 Gm. im Ganzen einspritzt, bei Cholera stärkere Solutionen. Mit 2 Th. Eis bildet Kochsalz eine vorzügliche Kältemischung.

Kochsalzwässer. Während Kochsalz verhältnissmässig selten als solches medicamentöse Verwendung findet, ist es um so mehr in Form natürlich vorkommender Kochsalzwässer geschätzt, welche entweder ausschliesslich oder vorwaltend zum Trinken (Kochsalztrinkquellen) oder zum Baden (Salzbäder oder Soolbäder), meist gleichzeitig äusserlich und innerlich verwendet werden. Neben Chlornatrium enthalten die Kochsalzquellen noch andere Chloride (Calcium- und Magnesiumchlorid), ferner Sulfate und Carbonate der Alkali- und Erdmetalle, viele auch Ferrocarbonat. Diese Verbindungen üben auf den therapeutischen Effect wenig Einfluss; doch bewirken die Sulfate und das Chlormagnesium, dass derartige Wässer in grösseren Mengen constanter purgiren als einfache Kochsalzlösungen. In einzelnen Wässern finden sich auch Iod und Brom; in manchen Kohlensäure, die den Geschmack wesentlich bessert. Salzquellen, die 2% und darüber an Kochsalz enthalten, pflegt man als Soolen zu bezeichnen.

A. Kochsalztrinkquellen. Die physiologische Wirkung dieser Quellen, die meist kalt oder lau sind, ist im Wesentlichen die des Kochsalzes, welche bei den kohlensäurehaltigen durch die Kohlensäure vermöge ihrer Einwirkung auf die Secretionen und auf das Nervensystem theilweise gesteigert, theilweise modificirt werden. Die Kochsalztrinkquellen gelten als besonders indicirt bei Functionsstörungen im Bereiche der Abdominalorgane und damit im Zusammenhange stehenden Veränderungen der Circulation, Innervation und Ernährung und kommen namentlich bei denjenigen Zuständen in Gebrauch, die man als Abdominalplethora und Hämorrhoidalleiden zu bezeichnen pflegt, und welchen man eine bleibende Ausdehnung des Capillargefässnetzes und der Venen in den oberen oder unteren Partien des Unterleibes, meist hervorgegangen aus dem Drucke angehäufter Darmcontenta, ungenügender Defäcation und gestörtem Gleichgewicht zwischen Nahrungsaufnahme und Ausscheidung, als anatomisches Substrat zuweist. Man benutzt sie besonders in Fällen, wo die allgemeine Ernährung gelitten hat und Neigung zu Schwächezuständen besteht, die eine reconstituirende Cur erfordert, während sie bei sehr robusten Personen nur zur Vorbereitung von Bitterwässercuren dienen. Ferner passen Kochsalztrinkcuren bei chronischen Magen- und Darmkatarrhen. Einzelne haben auch bei chronischen Katarrhen der Respirationsorgane, andere als Unterstützungsmittel der Soolbäder bei Scrophulose und Exsudationsprocessen Ruf.

Die hauptsächlichsten Kochsalztrinkquellen finden sich in Kissingen in Unterfranken (Rakoczy, Pandur und Maxbrunnen, die beiden ersten eisenhaltig, sämmtlich reich an Kohlensäure, neben zwei zu Bädern benutzen erbohrten Quellen). Homburg vor der Höhe (mit fünf eisenhaltigen Quellen, worunter der Elisabethbrunnen die bedeutendste ist), und Soden am Taunus (mit 24 Quellen, vorzüglich bei chronischen Respirationskatarrhen, wobei das ausgezeichnet milde Klima in Anschlag zu bringen ist, bei diversen Affectionen mit krankhaft gesteigerter Erregbarkeit des Gefäss- und Nervensystems und bei chronischen Vaginal- und Cervicalkatarrhen und Uterusinfarcten benutzt). Ferner gehören dahin Cronthal am Taunus, Wiesbaden (Kochbrunnen, warm), Nauheim (Curbrunnen und Salzbrunnen), Rehme (Bülowbrunnen), Mondorff im Luxemburgischen, Niederbronn im Elsass und diverse andere.

Die Art der Anwendung richtet sich nach den einzelnen Fällen; je nachdem man mehr auf Rückbildung oder Anbildung neuen Materials zu wirken nöthig hat, verwendet man grössere oder geringere Mengen.

B. Kochsalzbäder. Die Wirkung der kochsalzhaltigen Bäder ist natürlich nicht durch Resorption von Kochsalz, sondern durch die erregende Wirkung desselben auf die Hautnerven zu erklären. Ausser Kochsalz enthalten sie sämmtlich grössere oder geringere Mengen von Calcium- oder Magnesiumchlorid; in einzelnen findet sich Iod (als Iodmagnesium, Iodcalcium und Iodnatrium) und Brom (als Brommagnesium und Bromnatrium) oder Lithium oder freie Kohlensäure, die durch ihre reizende Wirkung auf die Hautnerven die Effecte des Kochsalzes unterstützt. Man theilt sie in einfache kalte, in Kochsalzthermen, in iod- und bromhaltige kochsalzhaltige Badequellen und in Thermalsoolen mit reichlicher Kohlensäure.

I. Die **einfach kalten Soolen,** welche, um zu Soolbädern Verwendung zu finden, mindestens 2% Kochsalz enthalten müssen, zerfallen in schwache (mit 2—3% Kochsalz) und starke (über 3%), welche Eintheilung jedoch für die

Badepraxis ziemlich gleichgültig ist, da man schwache Soolen durch Zusatz von Salz oder gradirter Soole oder Mutterlauge verstärkt, während sehr starke Soolen mit Wasser zu Bädern verdünnt werden. Alle diese Bäder finden besonders zur Beseitigung von Exsudaten und namentlich bei Scrophulose Anwendung. Zu den hauptsächlichsten kalten Soolquellen gehören Rheinfelden (im Aargau, die stärkste aller Soolquellen), Ischl (im Salzkammergut), Salzungen (Sachsen-Meiningen), Frankenhausen (am Kyffhäuser), Arnstadt (Thüringen), Reichenhall (im bayrischen Hochgebirge), Kreuth (im bayrischen Hochgebirge), Bex (Waad), Juliushall (bei Harzburg), Nenndorf (bei Hannover, neben Schwefelquellen), Rothenfelde (bei Osnabrück), Elmen (bei Schönebeck), Colberg (am Ostseestrande, mit Seebädern), Kösen im Saalthal, Salzuflen (Lippe), Pyrmont (neben Stahlquellen), Wittekind (bei Halle), Hubertusbad (am Fusse der Rosstrappe), Aussee und Gmunden (Steiermark), sowie Salzhausen (bei Giessen).

2. Die **Kochsalzthermen**, zu denen Cannstadt (mit einer Temperatur von 20° C.) den Uebergang macht, zeichnen sich durch relativ geringen Gehalt an Chlornatrium aus, der in Wiesbaden (Kochbrunnen) 0.68%, in Baden-Baden 0.287% beträgt. Die Temperatur schwankt zwischen 50 und 68°. Von diesen Bädern besitzt Wiesbaden allein 23 verschiedene Quellen. Die Kochsalzthermen schliessen sich in ihrer Wirkung den indifferenten Thermen an und dienen vorzugsweise bei Rheumatismus, Gicht und Lähmungen.

3. Zu den **iod- und bromhaltigen Kochsalzquellen** gehören von deutschen Badeörtern Dürkheim (in der Pfalz), Krankenheil bei Tölz (im bayrischen Hochgebirge) und besonders Kreuznach und das demselben benachbarte Münster am Stein, denen vorzügliche Wirkung bei Scrophulose, Lupus und Krankheiten der weiblichen Geschlechtsorgane zukommt.

4. Als **Thermalsoolbäder mit reichlicher freier Kohlensäure** sind Rehme (Oeynhausen), Nauheim (Hessen) und Soden am Taunus zu bezeichnen. Der Kohlensäuregehalt schwankt zwischen 606,5 Cc. (Rehme) und 756 Cc. (Soden) in 1000 Theilen; die Temperatur zwischen 30,5° und 35,3° C. Diese Bäder passen besonders, wo Scrophulose mit Nervenaffectionen und Modification des Kräftezustandes verbunden ist, bei chronischen Affectionen der weiblichen Sexualorgane, mit denen sich Nervenleiden combiniren, auch in der Reconvalescenz von Krankheiten und bei Rheumatismus.

C. Seebäder. Eng an die Soolbäder schliessen sich ihrer chemischen Beschaffenheit nach die Seebäder an, deren therapeutische Effecte im Wesentlichen auf Beschleunigung des Umsatzes (Vermehrung der Harnstoffausscheidung und Verminderung der Ausscheidung von Harnsäure und Phosphaten), in den meisten Fällen mit Gewichtszunahme, beruhen, jedoch durch die niedere Temperatur und die Bewegungen des Wassers, den sog. Wellenschlag, ausserdem aber durch den Aufenthalt am Seestrande, wesentlich mitbedingt werden. Die Mengenverhältnisse der chemischen Bestandtheile des Seewassers (Natriumchlorid, Magnesiumchlorid, Calciumsulfat und Calciumcarbonat) variiren sehr. Den geringsten Gehalt an festen Bestandtheilen besitzt die Ostsee, die Schwankungen von 0,6—2% darbietet, je nachdem die untersuchten Stellen der Nordsee näher oder ferner liegen. Die Nordsee bietet 3—3,9% Salzgehalt und Schwankungen in diesen Breiten selbst an denselben Localitäten zu verschiedenen Zeiten: ähnlich verhält sich der Atlantische Ocean, während im Mittelmeer der Salzgehalt am bedeutendsten (zwischen 3,7—4,8) schwankt. Ausser den erwähnten Salzen findet sich Iod und Brom in relativ geringen Mengen (Brom zu 0,018—0,031%). Die Temperatur der Seebäder schwankt zwischen 16 und 22° C. Sie ist am höchsten im Mittelmeere (22,5—27° C.), am niedrigsten in der Ostsee (16 bis 17° C.); zwischen beiden stehen der Atlantische Ocean (20—23°) und die Nordsee (15,1—18,6°). Das Meer besitzt die Eigenthümlichkeit, im Herbst höhere Temperaturen darzubieten als im Sommer. In den kälteren Meeren beträgt der Unterschied zwischen Luft und Wassertemperatur oft gegen 7° C. zu Gunsten der letzteren; das Wasser ist am Morgen fast immer mehrere Grade kühler als am

Mittag. Der Wellenschlag ist in der Ostsee und im Mittelmeer weit schwächer als in der Nordsee. Die Seeluft enthält eine grössere Menge Ozon, verstäubtes Wasser und Salztheilchen, dagegen weniger Kohlensäure und Verunreinigungen durch Staub und fremde Gase. Anwesenheit von Iod ist mit Sicherheit nicht constatirt. Von wesentlichem Einflusse sind die intensiven Luftströmungen am Strande, indem sie durch gesteigerte Wärmeentziehung ohne anstrengende Selbstthätigkeit des Organismus den Stoffwechsel beschleunigen. Auch diese Luftströmungen sind an der Ostsee und am Mittelmeerstrande viel weniger bedeutend als an der Nordsee.

Die Seebäder finden ihre hauptsächlichsten Indicationen in folgenden Momenten. Zunächst dienen sie zur Abhärtung der Haut bei Neigung zu Schweissen, Erkältungen und Rheumatismus, wo sie besonders zu Nachcuren (12—18 Seebäder 14 Tage nach dem Gebrauche warmer Bäder) passen. Noch häufiger verwendet man sie bei chronischen Nervenkrankheiten, indem sie nicht allein vermöge der starken Reizung der Hautnerven functionelle, sondern auch durch ihren Einfluss auf den Stoffwechsel materielle Veränderungen in der Nervensubstanz zu bewirken vermögen. Endlich kommen sie wegen ihres Einflusses auf den Stoffwechsel bei Scrophulose und Blutkrankheiten, sowie bei Schwächezuständen in Anwendung.

Besondere Vorsicht ist bei Seebädern überall nöthig, namentlich in Hinsicht auf die Dauer des Bades, die bei Kranken nicht über 4—5 Minuten auszudehnen ist. Bei Kindern und bei Personen über 60 Jahre wird in der Regel das Seebad nur als Luftcur (Strandcur) benutzt. Jeder irgendwie höhere Grad von Anämie contraindicirt Seebäder und selbst Strandcuren: ebenso auf Structurveränderungen oder abdominellen Stasen beruhende Digestionsstörungen, chronisch-pneumonische Infiltrate oder Neigung zu Hämoptoë, Tendenz zu Kopfcongestionen, Herzklappenfehler und frische Rheumatismen, wo der exsudative Process noch nicht abgelaufen ist. Für schonungsbedürftige Kranke sind die Ostseebäder vorzuziehen, während bei gutem Kräftezustande den Nordseebädern der erste Rang gebührt.

Die hauptsächlichsten Ostseebäder sind Crantz in Ostpreussen, Zoppot und Westerplatte in der Nähe von Danzig, Rügenwalde, Colberg, Diewenow, Misdroy, Swinemünde, Häringsdorf und Putbus (Rügen) an der pommerschen Küste, Warnemünde und Doberan (heiliger Damm) in Mecklenburg, Travemünde im Lübeck'schen, Düsternbrook bei Kiel, Borbye bei Eckernförde und Marienlyst auf Seeland. Nordseebäder sind Westerland auf Sylt, Wyck auf Föhr, beide zu Schleswig gehörend, Cuxhaven, Helgoland, Wangeroog und Spiekeroog (Oldenburg), Norderney, Borkum und Langeoog an der ostfriesischen Küste, Scheveningen (Holland), Blankenberghe und Ostende (Belgien). Englische Seebäder sind Margate, Ramsgate, Hastings (Sussex), St. Leonards, Eastbourne, Brighton, Torquay, Insel Wight (zum Theil wegen ihres milden Klimas auch Winterstation für Brustkranke); französische Calais und Boulogne am Canal, Dieppe, Fécamp, Havre und Trouville (Normandie), sowie die besonders zu Curen im späten Herbst brauchbaren südlicheren Bäder Biarritz und Arcachon.

Die an den Strandcurorten der schwedischen Küsten (Marstrand, Lysekil u. a.) die Seebäder ersetzenden, jetzt auch mehrfach an den deutschen Küsten verwendeten Bäder von erwärmtem Seewasser (warme Seebäder) sind in ihren Effecten den schwächeren Salzquellen (Ostsee) oder den mittelstarken Soolbädern (Nordsee) völlig gleich.

Natrium carbonicum crudum, Natrum carbonicum crudum s. crystallisatum crudum, Sal Sodae crudus, Soda cruda; **Soda.** ***Natrium carbonicum,** Natrum carbonicum purum s. depuratum, Sal Sodae depuratus, Alkali minerale depuratum; **Natriumcarbonat,** reines krystallisirtes kohlensaures Natron. ***Natrium carbonicum siccum** s. dilapsum, Natrium carbonicum siccum, Natrum carbonicum dilapsum, Carbonas Sodae exsiccata, Soda dilapsa; **entwässertes Natriumcarbonat,** getrocknetes kohlensaures Natron. **Natrium bicarbonicum,** *Natrium hydrocarbonicum, Natrum carbonicum acidulum, Bicarbonas natricus cum aqua; **Natriumbicarbonat,** doppeltkohlensaures Natron, saures kohlensaures Natron.

Die an einigen Seen Aegyptens und Ungarns natürlich vorkommende, durch Verdunsten in heisser Jahreszeit entstehende Soda (Sal alkali minerale, Nitrum der Alten) wurde früher meist aus der Asche von Strandpflanzen (Barilla-Soda) oder Seetangen (Kelp-Soda) dargestellt, wird aber jetzt fast ausschliesslich durch Glühen von Natriumsulfat mit Calciumcarbonat und Kohle oder durch Zersetzen von Chlornatrium mit Ammoniumcarbonat fabrikmässig gewonnen. Sie bildet grosse farblose Krystalle oder Krystallbruchstücke. Von den beigemengten fremden Salzen durch Umkrystallisiren befreit, giebt sie das Natriumcarbonat, $Na_2CO_3 + 10H_2O$, welches farblose, durchscheinende, an der Luft verwitternde Krystalle von alkalischem Geschmacke bildet, die mit 2 Th. kaltem und 1/4 Th. heissem Wasser eine stark alkalische Lösung liefern. Wird das Salz in Form groben Pulvers bei 25° der Verwitterung überlassen und dann bei 40—50° so lange getrocknet, bis es die Hälfte seines Gewichtes verloren hat, so erhält man als trocknes weisses Pulver das noch $2H_2O$ enthaltende Natrium carbonicum siccum. Das Natriumbicarbonat, $NaHCO_3$, das durch Leiten eines Kohlensäurestromes über Natriumcarbonat erhalten wird, bildet weisse, krystallinische Krusten oder kleine, farblose, mild salzig, kaum alkalisch schmeckende, vierseitige Tafeln, die in trockner Luft sich nicht verändern. Es löst sich in etwa 12 Th. kaltem Wasser, nicht in Spiritus, und geht beim Erhitzen in Natriumcarbonat über.

Auf die äussere Haut in concentrirter Solution angewendet, verseift Natriumcarbonat die Fette des Hautsecrets und kann bei längerer Dauer der Application in gelindem Grade kaustisch wirken. In diluirter Lösung ist es ohne erhebliche Wirkung. In Bädern wirkt Natriumcarbonat etwas erregend auf die peripherischen Nerven, jedoch schwächer als Kochsalz.

Bei Einführung kleinerer Mengen von Natriumcarbonat und Natriumbicarbonat in den Magen werden diese unter dem Einflusse der Chlorwasserstoffsäure in Chlornatrium umgewandelt, wobei Kohlensäuregas frei wird, und gehen als solches in das Blut über. Von anderen Schleimhäuten und nach interner Ingestion solcher Mengen, zu deren Sättigung die Säure des Magensaftes nicht ausreicht, sowohl vom Magen als vom Darme aus gehen sie zum grössten Theile als Bicarbonat in das Blut und von da ab in den Urin über, dem sie in kleineren Dosen (1,0) vorübergehend, bei Einführung grösserer Mengen (6,0 im Tage) selbst anhaltend alkalische Reaction verleihen können.

Indem sich im Magen vermöge Einwirkung der Chlorwasserstoffsäure Kochsalz bildet, wirkt dieses durch Vermehrung des Magensaftes und directe lösende Wirkung auf die Albuminate peptisch. Bei gewissen krankhaften Verhältnissen (Magenkatarrh), wo vermöge vermehrter Absonderung der Schleimdrüsen mechanische Hemmung der Labdrüsensecretion besteht, kann Natriumcarbonat aber auch direct vermöge der ihm zukommenden lösenden Wirkung auf Mucin die normale Secretion wieder herstellen. Die bei perversen Gährungsprocessen gebildeten, vorzugsweise fetten Säuren werden durch Natriumcarbonate neutralisirt und dadurch die Umwandlung der Amylaceen durch den verschluckten Speichel, dessen Einwirkung schwache alkalische Beschaffenheit voraussetzt, gefördert. Ein Theil des Alkalicarbonats kann auch ungesättigt in die oberen Partien des Darmes gelangen und hier die Wirkung der Pankreasfermente unterstützen.

Die entfernte Wirkung der Natriumcarbonate beruht zum Theil auf dem im Magen daraus entstehenden Chlornatrium, zum Theil auf den Carbonaten selbst, die ja zu den Constituentien des Organismus und besonders des Blutes, speciell des Blutserums gehören und für die Alkalinität des letzteren, sowie für die Erhaltung des Organismus als Träger der Kohlensäure und als Hauptbedingung für den flüssigen Zustand des Eiweisses und Faserstoffs im Blute physiologisch von höchster Bedeutung sind. Die dem eingeführten Kochsalz zukommende Vermehrung des Umsatzes im Körper wird durch Steigerung der Alkalizufuhr im Blute gefördert. Es findet zwar keine nennenswerthe Steigerung der Harnstoffausscheidung durch grosse Dosen statt, doch wird der Stickstoffgehalt der Darmexcretionen durch solche constant und mitunter auf das Doppelte vermehrt. Eine nie fehlende Erscheinung ist die auf vermehrte Oxydation zu beziehende Abnahme der Harnsäure und des Ammoniaks. Vermehrte Ausführung von Phosphorsäure und Schwefelsäure findet nicht statt, dagegen wird mehr Alkali ausgeschieden als eingeführt wurde.

In grösseren Dosen oder auch in häufiger wiederholten kleinen Gaben wirken Natriumcarbonate schwach abführend. Cholagoge Action besitzen die Natriumcarbonate nicht, dagegen tritt constant, wenigstens nach grösseren Dosen, Vermehrung der Harnmenge ein. Eine auf dem Lösungsvermögen für Mucin beruhende verflüssigende Wirkung auf Secrete der Schleimhäute, in specie der Respirationsschleimhaut, scheint durch Beobachtungen am Krankenbette erwiesen; ausserdem beschränken Alkalien die Schleimsecretion durch directe Wirkung auf die Drüsen der Respirationsorgane.

Von wesentlicher Bedeutung für die Natriumcarbonatanwendung ist der Umstand, dass dieselben in relativ grossen Dosen genommen werden können, in denen die Carbonate anderer Alkalimetalle, namentlich des Kaliums, schädlich wirken. Mittlere Dosen beeinflussen Temperatur und Puls nicht; dagegen kann Einführung sehr grosser Mengen in Substanz oder selbst in concentrirter Lösung in den Magen zu Verätzung und selbst zum Tode führen, wobei eigenthümliche gelatinöse Erweichung beobachtet ist. Schädliche

Folgen, die in Ernährungsstörungen bestehen und namentlich unter Erscheinungen des Scorbuts sich darstellen, können auch bei sehr langem Gebrauche grösserer medicinaler Mengen eintreten.

Die toxische Action grosser Mengen Kalisalze auf Muskeln und Herz geht den Natriumcarbonaten ab. Wie andere Natriumsalze conserviren sie in schwachen Lösungen die Erregbarkeit, die durch Kaliumsalzlösungen von gleicher Concentration vernichtet wird; schwache Solutionen sind sogar im Stande, die in concentrirten Solutionen verloren gegangene Muskelreizbarkeit wieder herzustellen. Die chronischen Vergiftungen können doppelten Grund haben, einmal Digestionsstörungen in Folge anhaltender Neutralisation des Magensaftes, dann auch Veränderung der Blutbeschaffenheit, resultirend aus der physiologisch constatirten Verminderung des Blutfaserstoffs. Sie kommen namentlich bei Nierenkranken, bei denen die Elimination der Alkalisalze gestört ist, in Folge wovon sich diese im Blute anhäufen, vor. Schon 50,0 Bicarbonat in 10 Tagen können Abnahme der Muskelkraft und Anämie bedingen.

Die therapeutische Anwendung des Natriumcarbonats und Natriumbicarbonats ist sehr ausgedehnt. Ganz besonders günstige Effecte erreicht man mit denselben bei Diabetes mellitus, Rheumatismus acutus, Gicht, harnsaurer Diathese, Fettsucht, Dyspepsie und chronischen Katarrhen, zumal der Respirationsorgane, sowie in manchen Fällen von Cholelithiasis.

Die Behandlung des Diabetes mit Alkalien basirt auf der Annahme, dass diese Affection auf ungenügender Alkalinität des Blutes beruhe, in Folge wovon der Zucker im Blute nicht ausreichend verbrannt durch die Nieren ausgeschieden werde. Steigerung der Glykose durch Natriumbicarbonat findet indess bei Thieren nicht statt. Dagegen mindert sich unter dem Einflusse von Alkalien bei Diabetikern die Zuckerproduction in vielen Fällen, und zwar nicht allein in Folge kleiner Dosen, sondern auch nach grösseren Gaben, die namentlich von Diabetikern sehr gut ertragen werden. Manche salinisch-alkalische Quellen, z. B. Karlsbad, scheinen von noch besserer Wirkung zu sein als reine Alkalien. Fälle von Diabetes mit erheblicher Consumption schliessen die Behandlungsweise aus.

Die aus ähnlichen Voraussetzungen hervorgegangene Behandlung der Albuminurie mit grossen Dosen Natriumcarbonat giebt keine so eclatante Erfolge Dagegen wird durch grosse Dosen von Alkalicarbonaten bei acutem Rheumatismus der Verlauf abgekürzt, der Schmerz gelindert und, wie es scheint, Auftreten von Endocarditis seltener gemacht. Man wendet jedoch meist Kaliumcarbonate oder die im Blute sich in diese verwandelnden organisch-sauren Kalisalze an, deren Wirkung auf Herz und Temperatur bei den günstigen Effecten mit in Anschlag zu bringen ist. Auch bei Gicht, wo Alkalicarbonate namentlich bei acuten gichtischen Anfällen von entschiedenem Nutzen sind, aber auch bei chronischer Gicht die Zahl der Anfälle verringern, giebt man dem Kaliumbicarbonat den Vorzug, weil es ein, freilich vom Lithium bedeutend übertroffenes, beträchtlicheres Lösungsvermögen für Urate besitzt und zugleich stärker die Diurese befördert. Möglicherweise ist die neutralisirende Wirkung bei Säurebildung im Magen gleichzeitig von Nutzen.

Rein empirisch ist der Gebrauch bei Cholera, gegen welche man Natriumcarbonat und Bicarbonat in grossen Dosen zu 8,0—15,0 im Tage gab und sogar (wie Kochsalz) direct in die Venen injicirte. Rationell ist die Anwendung bei Säurevergiftungen, sofern nicht die entstehenden Salze, z. B. bei Oxalsäure, selbst als Gifte erscheinen; doch haben die Carbonate keinen Vorzug vor der Magnesia. Von englischen Autoren ist Natriumcarbonat bei gewöhnlichen Fällen von Delirium tremens, unter Vermeidung der Opiumtherapie, empfohlen, nicht um direct auf das Nervensystem zu wirken, sondern um bestehenden acuten Magenkatarrh, auf den man den Ausbruch von Delirien bei Trinkern zurückführte, zu beseitigen. Dass sowohl bei acuten als bei chronischen Magenkatarrhen die Natriumcarbonate und namentlich das Bicarbonat zu den vorzüglichsten Heilmitteln gehören, unterliegt keinem Zweifel. Es gilt dies vorzüglich für Fälle, wo perverse Säurebildung in den ersten Wegen stattfindet und gleichzeitig weder Verstopfung noch Diarrhöe existirt; überhaupt bewährt sich das Salz als Digestivum bei Verdauungsstörungen chronischer Art in vorzüglicher Weise, besonders auch bei dem mit starkem Zungenbeleg einhergehenden Status gastricus, wo Völle im Magen, Aufstossen, selbst Erbrechen bald verschwinden und der Appetit in der Regel sich rasch wieder einstellt. Es ist dabei gleichgültig, ob das Leiden idiopathisch ist oder im Gefolge chronischer Ernährungsstörungen auftritt. Die günstigen Effecte sind hier zum Theil Wirkung des Alkalis und des aus demselben im Magen entstehenden Chlornatriums, zum grossen Theile kommen sie der Kohlensäure zu, welche unter der Einwirkung des sauren Magensaftes freigemacht wird. Namentlich gilt letzteres von der antiemetischen Wirkung des Natriumbicarbonats, das oft sogar bei tieferen Structurerkrankungen des Magens sich bewährt.

Auch bei chronischen Katarrhen anderer Schleimhäute sind die Natriumcarbonate von entschiedenstem Nutzen. So bei Blasenkatarrh und chronischem Bronchialkatarrh. Hierher gehört auch die empirisch festgestellte günstige Action bei Gallensteinen, die vorzüglich unter dem Gebrauche alkalisch-salinischer Mineralquellen hervortritt, indem von Lösung dieser Concremente durch Vermehrung der Galle nicht die Rede sein kann, vielmehr ihr Haupteffect in Heilung chronischer Katarrhe der Gallengänge zu suchen ist. Auch bei chronischen Katarrhen des Uterus und der Vagina wirken Natriumcarbonate, zumal örtlich angewendet, günstig.

Aeusserlich braucht man Natriumcarbonat ähnlich wie Kali hydricum bei Krätze, Favus und manchen chronischen Hautaffectionen, die mit Abschuppung oder vermehrter Absonderung von Hauttalg verbunden sind, doch ist der Nutzen nur palliativ und nicht besser als derjenige der viel billigeren Seife. Auch zur Beseitigung von Oedemen, sowie bei Gicht ist das Salz in Form von Bädern, Kataplasmen und Lotionen empfohlen. Von entschiedenem Nutzen ist die Inhalation verstäubter Lösungen bei Bronchialkatarrhen mit zähem Secrete.

Von Wichtigkeit ist die pharmaceutische Verwendung der Natriumcarbonate zu Brausemischungen (Saturationen, Brausepulver), wozu das Bicarbonat wegen der Leichtigkeit, womit es einen Theil seiner Kohlensäure abgiebt, vorzugsweise brauchbar ist.

Die Natriumcarbonate werden innerlich zu 0,5—1,5 mehrmals täglich gegeben, wobei zu bemerken ist, dass das Bicarbonat im Allgemeinen vom Magen besser als Natrium carbonicum vertragen wird. Soll letzteres angewendet werden, so wird zu Lösungen das krystallisirte, zu Pulvern oder Pillen das entwässerte Salz benutzt. Das Natrium bicarbonicum kann sowohl in Pulver als in Trochisken und Lösungen administrirt werden; Pillen sind unzweckmässig, weil sie sich in Folge von Kohlensäureentwicklung leicht aufblähen. Natriumcarbonate dürfen nicht zu kurze Zeit vor oder nach der Mahlzeit gegeben werden, weil sie sonst durch Neutralisation der Magensäure leicht störend auf die Peptonisation im Magen wirken. Bei ihrer Anwendung als Digestiva verbindet man sie gern mit aromatischen und bittern Mitteln. Zu vermeiden sind Metallsalze und Säuren, wenn man nicht geradezu Zersetzung beabsichtigt.

Aeusserlich dient zu Waschungen und Bädern das billigere Natrium carbonicum crudum. Zu Waschungen gebraucht man Lösungen von 1 : 20—50 Wasser, zum Vollbade rechnet man $^{1}/_{2}$—1 Pfd., zu Fussbädern 100,0—200,0. Zu Inhalationen in verstäubter Lösung sind sowohl das Carbonat als das Bicarbonat in wässriger Solution (1 : 100—500) benutzbar.

Präparate:

1. Pulvis aërophorus, P. effervescens; **Brausepulver.** Natrium bicarbonicum 10, Acidum tartaricum 9, Saccharum 19, mittelfein gepulvert und gut getrocknet gemischt, am zweckmässigsten nur zur Dispensation bereitet, da beim Feuchtwerden leicht Kohlensäure entweicht. Man benutzt es meist theelöffelweise in Wasser geschüttet als kühlendes Genussmittel, auch bei leichtem Status gastricus, wobei ausser der sich reichlich entwickelnden Kohlensäure auch das prävalirende Alkali von Nutzen sein kann. Um den Geschmack zu verbessern, kann man zu 10,0 1—2 Tr. eines ätherischen Oels oder kleine Quantitäten aromatischer Tinctur hinzusetzen. Zweckmässig dient Brausepulver als Excipiens für kleine Gaben unangenehm schmeckender Medicamente (Chinin, Morphin, Opium, Natriumsalicylat, Eisensalze). Will man Brausepulver als ein nach Art der Alkalien wirkendes Medicament verordnen, muss man geringere Menge Säure, z. B. 1,3 auf 2,0 Natriumbicarbonat, wie im französischen Pulvis aërophorus alcalescens, nehmen. Brausepulver mit prävalirender Säure (mit mindestens āā Säure), die man als Brauselimonadenpulver, Pulvis ad potum effervescentem, bezeichnet, sind erfrischender.

2. **Pulvis aërophorus Anglicus,** *Pulvis aërophorus; **Englisches Brausepulver,** Soda powder. Natrium bicarb. pulv. 2,0, in blauer oder rother Kapsel dispensirt, Acidum tartaricum pulv. 1,5 in weisser Kapsel. Beim Gebrauch löst man zuerst das in der farbigen Kapsel enthaltene Pulver in einem zu $^2/_3$ gefüllten Glase Zuckerwasser auf, schüttet dann die Weinsäure hinzu und trinkt während des Aufbrausens.

3. **Potio Riveri** s. Riverii. Citronensäure 4 in Aq. 190 in eine von dieser Quantität fast vollständig angefüllte Flasche gebracht und nach Lösung Natr. carb. 9 hinzugefügt, worauf das Gefäss sofort verschlossen wird. Man giebt die Mischung innerlich esslöffel- bis weinglasweise bei dyspeptischen Zuständen aller Art, namentlich in der Reconvalescenz nach schweren Krankheiten. Die ursprüngliche Potio Riverii enthielt Kaliumcarbonat. Sie wird in Frankreich noch jetzt als Potio antiemetica Riverii in der Weise verordnet, dass man in gesonderten Gläsern Kaliumcarbonat 2,0 in 50,0 Wasser löst und eine Solution von Acidum citricum 2,0 in derselben Menge Wasser administrirt, wovon je 1 Esslöffel in ein Weinglas gebracht und während des Aufbrausens getrunken wird.

Als Trochisci Natrii bicarbonici, Sodapastillen, Vichyplätzchen bezeichnet man mit Zucker bereitete Pastillen, von denen jede 0,1 Bicarbonat enthält. Sie ersetzen die aus den Rückständen natürlicher, Natriumcarbonat reichlich enthaltender Quellen (Bilin, Vichy, Ems) bereiteten Pastillen. Das Sodawasser, Aqua Sodae, ist ein künstlicher Sauerling, den man durch Uebersättigung wässriger Lösungen von Natriumcarbonat mit Kohlensäure unter künstlichem Drucke darstellt und als kühlendes Getränk bei Fieber und bei Digestionsstörungen benutzt. Man rechnet dabei 4,0 auf ein Liter Wasser.

Verordnungen:

1) ℞
Natrii bicarbonici 5,0
Aquae Menth. pip. 175,0
Syrupi Aurantii corticis 25,0
M. D. S. Stündl. 1 Esslöffel. (Bei Dyspepsie u. s. w.)

2) ℞
Natrii carb. sicci
Pulv. rad. Rhei āā 3,0
— *Gentianae* 6,0
Elaeosacchari Foeniculi 3,0
M. f. pulv. D. in vitro. S. Dreimal täglich eine Messerspitze voll. (Bei Dyspepsie.)

Alkalische Quellen. An die Natriumcarbonate reihen sich die alkalischen Quellen, welche sich zum Theil durch grossen Reichthum an freier Kohlensäure auszeichnen und sich dadurch an die eigentlichen Kohlensäurewässer, die sog. Säuerlinge oder einfachen Säuerlinge, schliessen, denen die neben der Kohlensäure durch Alkalicarbonatreichthum ausgezeichneten als alkalische Säuerlinge gegenüber gestellt werden. Der laugenhafte Geschmack alkalischer Wässer wird in denselben durch die Kohlensäure, welche zwischen 460—1520 Ccm. in 1000,0 Wasser schwankt, mehr oder minder verdeckt. Der Gehalt an Natriumbicarbonat variirt bedeutend (zwischen 0,06 bis 0,7 %). In Deutschland sind diese Quellen fast durchgängig kalt, in Frankreich warm. Die alkalischen Säuerlinge benutzt man besonders bei Dyspepsien und Magenkatarrhen, Cholelithiasis, Diabetes, Stasen in den Abdominalorganen und Gicht, einzelne auch bei chronischen Katarrhen der Respirationsorgane. Der wichtigste der hierher gehörigen Curorte ist in Frankreich Vichy im Dép. Allier (mit Quellen von einem Gehalte von mehr als 0,5 % Natriumbicarbonat und verhältnissmässig wenig anderen fixen Bestandtheilen, und Temperatur von 12—45° C.), in Deutschland Neuenahr im Ahrthale (mit nur 0,01 % doppeltkohlensaurem Natrium, viel Kohlensäure, warm). Ferner sind zu nennen Bilin in Böhmen (mit 0,4 % Natr. bic. neben Glaubersalz und Calciumcarbonat), Fachingen und Geilnau im Lahnthal, Obersalzbrunn in Schlesien und Giesshübel bei Carlsbad.

Zu den alkalischen Quellen gehören ferner die sog. alkalisch-muriatischen Säuerlinge, welche neben Natriumbicarbonat und Kohlensäure noch Chlornatrium (zwischen 0,017—0,046 %) enthalten. Dahin gehören Ems im Lahnthal (Therme, mit Fürstenquelle, Kränchen und Kesselbrunnen zu Trinkcuren, Bade- und Bubenquelle u. a. zum Baden, besonders indicirt bei chronischen Schleimhautkatarrhen, Hyperämie und Anschwellung der Leber, bei einfachen Vaginal- und Cervicalkatarrhen, nicht bei Tuberculose), und das als Genussmittel bekannte, bei Respirationskatarrhen, zumal in Verbindung mit Milch, sehr nützliche Selterswasser (aus dem Dorfe Nieder-Selters am Taunus). Zu derselben Kategorie sind zu rechnen die Natron-Lithiumquelle von Weilbach, Gleichenberg in Steiermark, und die auch durch Iod- und Bromgehalt ausgezeichneten Bäder von Luhatschowitz in Mähren. Die günstigen Wirkungen mancher alkalisch salinischer Quellen mit Natriumcarbonat, Natriumsulfat und Kochsalz (S. 299), z. B. Carlsbad bei Cholelithiasis, Leberaffectionen, chronischen Magenkatarrhen, Blasen- und Prostataleiden, Diabetes stehen offenbar mit dem Gehalte an Natriumcarbonat im Zusammenhange.

***Kalium carbonicum crudum**, Kali carbonicum crudum. Cineres clavellati; **Pottasche,** rohes kohlensaures Kali. **Kalium carbonicum,** *Kalium carbonicum purum: **Kaliumcarbonat,** reines kohlensaures Kali. **Kalium bicarbonicum,** Kali bicarbonicum; **Kaliumbicarbonat,** saures oder doppeltkohlensaures Kali.

Das Kaliumcarbonat, K_2CO_3, findet sich neben anderen Kalium-, Magnesium- und Calciumsalzen in der Holzasche und der Asche von Binnenpflanzen überhaupt, deren wässriger Auszug nach Eindampfen und Glühen des Rückstandes die Pottasche bildet. Es ist ein weissliches Salz von ätzend alkalischem Geschmacke, das ein trocknes, körniges, an der Luft zerfliessendes Pulver darstellt. Das rohe Präparat soll 90 % (*80 %) Kaliumcarbonat enthalten, während von dem reinen Kalium carbonicum ein Gehalt von 95 % (*99,5 %) K_2CO_3 gefordert wird. Das deutsche Präparat des letzteren entspricht dem aus der Pottasche bereiteten Kalium carbonicum e cineribus clavellatis, das österreichische dem durch Glühen von Weinstein bereiteten K. carbonicum e tartaro (Sal tartari). Das Kaliumcarbonat löst sich in āā Wasser, nicht in Weingeist, doch zerfliesst es in verdünntem Weingeist, indem es demselben Wasser entzieht. Im Contact mit Säure wird Kohlensäure unter Aufbrausen frei. Das Kaliumbicarbonat, $KHCO_3$, das durch Einwirkung von CO_2 auf K_2CO_3 entsteht, bildet durchscheinende, farblose, luftbeständige, alkalisch reagirende Krystalle, die sich langsam in 4 Wasser, nicht in Weingeist lösen und mit Säuren stark aufbrausen.

Die Kaliumcarbonate stehen im Allgemeinen in Wirkung und Anwendung den Natriumcarbonaten gleich, kommen jedoch weniger in Gebrauch, weil sie viel leichter die Verdauung stören und deshalb für längere Darreichung sich weniger gut eignen. Auf Urate wirken sie besser lösend und werden deshalb bei harnsaurer Diathese bevorzugt. Ferner treten diuretische Wirkungen stärker hervor und endlich wirken die betreffenden Salze in eigenthümlicher Weise auf die Muskeln und insbesondere auf die Herzthätigkeit ein, die sie in kleineren Mengen erregen, in grösseren herabsetzen und selbst lähmen. Auch auf das Gehirn wirken grössere Gaben wenigstens bei Kaltblütern herabsetzend. Hieraus erklärt sich die sedative Wirkung, die grossen Dosen der Kaliumcarbonate im Gegensatze zu den Carbonaten des Natriums bei schmerzhaften fieberhaften Affectionen, z. B. Rheumatismus acutus, zukommt. Auch in ihrem Verhalten gegen das Blut haben die Kaliumcarbonate einiges von den Natriumcarbonaten Abweichende. So tritt bei Mischungen die Ozonreaction deutlicher hervor. Der Umstand, dass die Kaliverbindungen sich vorzugsweise in den rothen Blutkörperchen, die Natronverbindungen im Blutserum finden, legt es nahe, ersteren besondere Beziehung zur Bildung der Blutzellen zuzuschreiben. Man hat deshalb bei Krankheiten, welche mit Auflösung der Blutkörperchen einhergehen, namentlich bei Scorbut, den man von der übermässigen Zufuhr von Natriumverbindungen ableitete, Kaliumbicarbonat u. a. Kalisalze empfohlen. In kleinen Dosen kann Kaliumbicarbonat auch als Stimulans der Herzthätigkeit benutzt werden.

Die äusserliche Anwendung des kohlensauren Kalium stimmt mit der des Natriumcarbonats überein. Wo reizende Wirkung beabsichtigt wird, ist die Kaliverbindung vorzuziehen; so namentlich bei chronischen Hautaffectionen (Pityriasis, Seborrhoe), bei Leukomen u. s. w. Bei leichten Hautkrankheiten (Acne, Chloasma) sind nicht zu verdünnte Lösungen, wozu auch manche im Rufe stehende Schönheitswässer, z. B. Lilionese gehören, nicht ohne Nutzen.

Bezüglich der Verordnung der Kaliumcarbonate gilt das von den Natriumcarbonaten Gesagte. Auch hier verdient zur innern Anwendung das Bicarbonat den Vorzug. Zu Pulvern ist nur dieses zu benutzen, weil Kaliumcarbonat an der Luft zerfliesst. Das letztere giebt man zweckmässig in etwas kleinerer Dosis als das entsprechende Natriumsalz, etwa zu 0,2—1,0 2—4 mal täglich und zwar stets in stark verdünnter Lösung, bei Gicht in Form des früher in England sehr beliebten Constitution Water oder analoger Solutionen (10,0—15,0 per Liter pro die). Zu Bädern kommt ausschliesslich das billigere Kalium carbonicum crudum in Anwendung, wobei man 100,0—200,0 auf Vollbäder und 5,0—20,0 auf 1000,0 Wasser zu örtlichen Bädern rechnet. Noch billiger erreicht man denselben Zweck, wenn man der Pottasche gewöhnliche Holzasche (2 Esslöffel per Liter) substituirt.

Officinell ist auch als **Liquor Kalii carbonici,** *Kalium carb. solutum, Liquor Salis Tartari, Oleum Tartari per deliquium, **Kaliumcarbonatlösung,** kohlensaure Kalilösung, eine wässrige Lösung des reinen Kaliumcarbonats (1:3). Sie wird meist zur Bereitung von Saturationen, auch zu 10—20 Tropfen mehrmals täglich in Tropfen oder Mixturen (mit schleimigem oder aromatischem Vehikel) bei Hydrops, Lithiasis u. s. w. benutzt.

Vielfach ist Kaliumcarbonat als Zusatz zu Eisenpillen für Chlorotische verwendet; doch hat es vor Natriumcarbonat keine Vorzüge.

***Calcium phosphoricum,** Calcaria phosphorica; **Calciumphosphat,** phosphorsaurer Kalk.

Von den verschiedenen Verbindungen des Calciums mit Phosphorsäure ist das secundäre Calciumphosphat, $CaHPO_4 + 2H_2O$, allein officinell, das man durch Vermischen einer mit Phosphorsäure (oder *Essigsäure) angesäuerten Chlorcalciumlösung mit Natriumphosphatlösung darstellt. Es bildet ein weisses, krystallinisches, in Wasser kaum lösliches Pulver, das sich schwer in Essigsäure, leicht in Salzsäure oder Salpetersäure löst. Durch Rothglühen geht es in Calciumpyrophosphat über. Das Salz ist verschieden von dem amorphen Calciumphosphate der Knochen, dem tertiären oder neutralen Calciumphosphat, $Ca_3(PO_4)_2$, das bei Zersetzung löslicher Kalksalze mit ammoniakalischer Natriumphosphatlösung erhalten wird, und von dem an der Luft zerfliesslichen primären Calciumphosphat, $Ca(H_2PO_4)_2$, das aus tertiärem und secundärem Calciumphosphat beim Auflösen in Salzsäure entsteht.

Die grosse Bedeutung der Kalkverbindungen und insbesondere des Calciumphosphats, neben welchen auch noch Calciumcarbonat und Calciumchlorid im Thierkörper vorkommen, für den Organismus erhellt daraus, dass der Mensch täglich etwa 3,0 Calciumphosphat eliminirt. Thiere, denen der Kalk in der Nahrung entzogen wird, nehmen an Gewicht ab, verlieren den Appetit, bekommen auffallend brüchige Knochen und gehen schliesslich zu Grunde. Besondere Bedeutung hat das Calciumphosphat für das Wachsthum, worauf schon der Umstand hindeutet, dass es sich sowohl bei Pflanzen als Thieren besonders reichlich da findet, wo es sich um die Neubildung von Zellen und Geweben handelt (Samenkörner, Sperma, Knospen). Die innige Beziehung der stickstoffhaltigen Materien zu dem Calciumphosphat im Pflanzenreiche, welche stets im bestimmten Gewichtsverhältnisse stehen, spricht ebenfalls dafür. In physiologischer Hinsicht reihen sich die Kalksalze den Kaliverbindungen insofern an, als sie ebenfalls in grossen Mengen auf die quergestreiften Muskeln und die Herzaction, jedoch etwa 4mal schwächer, lähmend wirken.

Calciumphosphat wird im Magen durch die dort vorhandenen Säuren, namentlich die Salzsäure, in primäres Phosphat verwandelt und geht als solches in das Blut über. In grösseren Dosen ist diese Umwandlung nur partiell, während die Hauptmasse mit den Fäces wieder abgeht, welche bei Zufuhr grösserer Mengen trockne Beschaffenheit und weisse Färbung (sog. Album graecum bei mit Knochen gefütterten Hunden) annehmen.

Seine Hauptverwendung findet Calciumphosphat in Krankheiten des Knochensystems, denen ein Mangel von Kalksalzen zu Grunde liegt, namentlich bei Rachitis und Osteomalacie, wo die ungewöhnlich starke Elimination von Kalksalzen durch den Harn eine gesteigerte Zufuhr nothwendig macht, sowie bei Knochenbrüchen im höheren Lebensalter im Falle ungenügender Callusbildung. Auch bei Caries und insbesondere bei Caries der Wirbelsäure (Pottschem Leiden) ist Calciumphosphat sehr gerühmt. In zweiter Linie dient das Mittel bei Schwächezuständen aller Art, insbesondere bei Scrophulose, wo unter seinem Einflusse Hautausschläge und Augenentzündungen nach einiger Zeit verschwinden.

Den gegen seine Anwendung gemachten Einwand, dass das Calciumphosphat im Körper aus dem eingeführten Calciumcarbonat und aus der Oxydation P-haltiger Albuminate entstehe, beseitigt die Erfahrung vom Krankenbette.

Man rühmt das Mittel auch bei acuten Schwächezuständen in fieberhaften Krankheiten, bei Nachtschweissen der Phthisiker und bei Nierenblutung.

Die Darreichung geschieht gewöhnlich in Pulverform zu 1,0—5,0 pro die. Kleinere Dosen sind unnütz. Da Calciumphosphat nur insoweit resorbirt wird, als die im Magen vorhandene Salzsäure dasselbe in Chlorcalcium und lösliches primäres Phosphat verwandelt, und bei den zur Wirkung durchaus nothwendigen grossen Gaben die Salzsäure des Magensaftes oft nicht zur Umwandlung der gesammten Menge hinreicht, verbindet man das Mittel entweder mit Chlornatrium (āā), sog. Calcaria ph. salita, um die Magensaftsecretion zu vermehren, oder setzt Chlorwasserstoffsäure zu, von der wenige Tropfen zur Lösung der nöthigen Mengen Kalkphosphat genügen. Solche Lösungen mit Milch- oder Salzsäure bilden verschiedene französische Specialitäten (Lactophosphate de chaux, Chlorhydrophosphate de chaux).

***Calcium carbonicum praecipitatum**, Calcaria carbonica praecipitata s. pura: **Calciumcarbonat,** gefällter kohlensaurer Kalk.

Das durch Fällen von Chlorcalcium mit Natriumcarbonat erhaltene Calciumcarbonat, $CaCO_3$, ist ein weisses mikrokrystallinisches Pulver, das sich in Wasser äusserst wenig, wohl aber in kohlensäurehaltigem Wasser löst und beim Glühen und bei Contact mit stärkeren organischen und anorganischen Säuren Kohlensäuregas entweichen lässt. Es ersetzt die ganz in gleicher Weise therapeutisch verwendbare, früher als Schlämmkreide, Creta elutriata, officinelle Kreide und die jetzt sämmtlich obsoleten animalischen Kalkpräparate.

Calciumcarbonat stimmt in seiner entfernten Wirkung mit Calciumphosphat überein, indem es sich, wenigstens theilweise, im Blute in letzteres umwandelt, als welches es auch im Urin sich findet. Es unterscheidet sich durch neutralisirende Wirkung auf die im Magen vorhandenen Säuren, die Kohlensäuregas freimachen und sich mit dem Calcium verbinden, wodurch es sich den Carbonaten der Alkalien und der Magnesia anreiht und zu einem als Antacidum bei Säurevergiftung (besonders Oxalsäurevergiftung) und bei Pyrosis, Durchfällen, Meteorismus sehr geschätzten Medicament wird.

Man giebt Calciumcarbonat zu 0,5—2,0 mehrmals täglich in Pulver, Trochisken oder Schüttelmixtur. Der Umstand, dass es ohne Belästigung des Magens wochenlang ertragen wird, lässt seinen Gebrauch sogar dem Kalkwasser vorziehen. Beliebt sind Verbindungen mit Wismutnitrat und Gewürzen. Aeusserlich kann es als Streupulver bei Intertrigo u. s. w. und als Constituens für Zahnpulver dienen.

Verordnungen:

1) ℞
Calcii carbonici 10,0
Magnesii carbonici
Elaeosacchari Anisi
Sacchari āā 5,0
M. f. pulv. D. in scatula. S. Messerspitzenweise. Pulvis antacidus s. pro infantibus.

2) ℞
Calcii carbonici 15,0
Camphorae tritae 1,0
M. f. pulv. D. in scatula. S. Zahnpulver. (Pulvis dentifricius albus camphoratus.)

3) ℞
Calcii carbonici
Gummi Arabici pulv. āā 5,0
Conterantur cum
Aquae 175,0
Aquae Cinnamomi 5,0
Syrupi Sacchari 10,0
M. D. S. Esslöffelweise. (Mixtura alba Ph. Norv., statt ähnlicher als Mixtura cretacea s. Lac perlarum bezeichneter Mixturen.)

Erdige Mineralquellen. — Unter erdigen Mineralquellen versteht man Quellen, welche sich durch grossen Reichthum an Kalk und Magnesia charakterisiren, ohne dass pharmakodynamisch wichtigere Stoffe darin enthalten sind. Manche enthalten geringere Mengen Eisen, Kochsalz, auch Natriumcarbonat, einzelne reichlich Kohlensäure, andere Stickstoff. Von ihnen bilden Leuk (Canton Wallis) und Weissenburg (C. Bern), von denen das erstere vorzugsweise bei Rheumatismus und Gicht, Scrophulose und chronischen Hautkrankheiten, Ulcerationen u. s. w., das letztere bei Phthisikern Anwendung findet, eine besondere Untergruppe, da sie Calciumsulfat enthalten und Thermen sind, während die übrigen den Kalk als Bicarbonat enthalten und kalt, höchstens lau sind. Von letzteren ist Lippspringe (bei Paderborn, mit der Arminiusquelle und Inhalationssalons, in denen zerstäubtes Mineralwasser und das vorwaltend aus Stickstoff bestehende Gasgemenge inhalirt werden) besonders von Lungenleidenden und Bronchialkranken aufgesucht, ebenso das Inselbad bei Paderborn; dagegen ist Wildungen in Waldeck (Helenen- und Thalquelle, mit Calcium-, Magnesium- und Natriumbicarbonat, Kochsalz und reichlicher Kohlensäure, Georg Victor Quelle) vorzugsweise bei Blasenleiden mit Erfolg benutzt, gegen die auch das ähnlich zusammengesetzte Herster Wasser bei Driburg Anwendung findet.

Aqua Calcariae, *Aqua Calcis s. Calcariae, Calcaria soluta; **Kalkwasser.**

Das Kalkwasser ist eine Lösung von Calciumhydroxyd in Wasser und wird in der Weise erhalten, dass man 1 gebrannten Kalk mit 4 Wasser löscht und mit 50 Wasser versetzt, nach einigen Stunden die Flüssigkeit fortgiesst und den Bodensatz mit weiteren 50 Wasser wäscht. Es ist ein klares, farb- und geruchloses Liquidum von schwachalkalischem, herbem, etwas erdigem Geschmack und alkalischer Reaction, das durch Erwärmen oder durch Einblasen von Luft (durch Bildung von Calciumcarbonat) getrübt wird. Der Kalkgehalt der Aqua Calcariae ist ein verhältnissmässig geringer, indem 1 Kalkerde in 800 Wasser bei gewöhnlicher Temperatur (und in 1250 bei Siedhitze) sich löst.

Das Kalkwasser steht bezüglich seiner physiologischen und therapeutischen Wirkung dem Calciumcarbonat ziemlich gleich, unterscheidet sich jedoch dadurch, dass es örtlich auf Geschwürsflächen und Schleimhäuten eine gelind adstringirende Wirkung entfaltet, wodurch es ein Analogon zu der styptischen Action diluirter Caustica darstellt, und gleichzeitig eine schützende Decke erzeugt, die zunächst aus der mit den Fetten des Geschwürsbelags gebildeten Seife besteht, später aber unter dem Einflusse von Kohlensäure durch Präcipitation von fein vertheiltem Calciumcarbonat trockner und fester wird.

In therapeutischer Hinsicht ist Kalkwasser als Antacidum besonders in solchen Fällen geschätzt, wo gleichzeitig Diarrhöen bestehen, und findet ausserdem äusserlich nach Art der zusammenziehenden Mittel bei stark secernirenden Geschwüren und nässenden Hautausschlägen, besonders aber bei Verbrennungen Anwendung. Ausserdem wirkt es in ausgezeichneter Weise lösend auf Mucin und dadurch auch auf Croup- und Diphtheritismembranen und findet daher in Verstäubung, Mund- und Gurgelwässern, selbst Kehlkopfinjectionen, bei Diphtheritis Benutzung, wo es auch vermöge seiner adstringirenden und geschwürsheilenden Eigenschaften günstig wirkt. Auch dient es bei Katarrhen der Bronchien, Blasenkatarrh und Blasenvereiterung und beeinflusst namentlich letztere durch Abstumpfung der freien Säure des Harns.

In Folge seiner styptischen Wirkung macht Kalkwasser bei längerem Gebrauche Indigestion, Erbrechen und Obstipation, weshalb bei chronischen Krankheiten Calciumcarbonat vorzuziehen ist. Als Antidot bei Vergiftungen mit Säuren ist es wegen seines geringen Gehaltes an Kalk unangemessen, da zur Bindung der Säuren ausserordentlich grosse Mengen erforderlich sind. Sehr gut eignet es sich als Zusatz zur Milch bei Säuglingen, die an Darmkatarrh leiden. Auch bei Geschwürsbildungen im Tractus, selbst Magengeschwür, lässt sich der Nutzen des Kalkwassers aus der physiologischen Wirkung leicht ableiten.

Innerlich giebt man Kalkwasser zu 50,0—150,0 mehrmals täglich, die man am zweckmässigsten Morgens geniessen lässt, am besten mit Milch, Molken oder Fleischbrühe verdünnt, bei schwachem Magen mit Zusatz von etwas Bittermandelwasser. Mit Kohlensäure bei künstlichem Drucke gesättigt, entsteht eine in England als Carrara water zu $^1/_2$—2 Liter täglich bei Dyspepsie verordnete Calciumbicarbonatlösung. Aeusserlich dient Kalkwasser pure oder mit 1—5 Th. Wasser verdünnt, bei Brandwunden auch als Stahl'sche Brandsalbe, Linimentum Calcis s. ad ambustionem, mit āā Lein- oder Olivenöl.

Calcium chloratum; Calciumchlorid, Chlorcalcium. — Das Calciumchlorid, $CaCl_2$, ausgezeichnet durch seine Zerfliesslichkeit und durch das colossale Sinken der Temperatur bei Auflösung in Wasser (13 Th. mit 10 Th. Schnee setzen die Temperatur auf —49° herab), ist ein früher sehr häufig bei Scrophulose, Tuberculose, Magenaffectionen und andern Leiden, gegen welche Kalk Verwendung fand, benutztes Präparat, das man zu 0,2—0,6 mehrmals täglich innerlich gab. Im Blute wird es in Calciumphosphat umgewandelt. Grössere Dosen können Brechdurchfälle, Reizung der Nieren, Lähmung und Convulsionen bedingen. Aeusserlich dient es in wässriger Lösung (1 : 25) zur Zertheilung von Furunkeln und Drüsengeschwülsten. Besonders zweckmässig ist, da die meisten Mutterlaugen vorwaltend Chlorcalcium enthalten, dieses als weit billigeres Ersatzmittel für Mutterlaugenbäder zu verwenden. Zu interner Verwendung kommt es in diluirter wässriger Lösung möglichst ohne Zusätze; auch hat man sich beim Verschreiben vor undeutlicher Signatur wegen Verwechslung mit Chlorkalk (Calcaria chlorata) zu hüten.

Von sonstigen Kalkverbindungen ist Calciumlactat theils für sich, theils in Verbindung mit Eisenlactat oder Phosphorsäure als Plasticum nur vorübergehend benutzt. Viel und über Gebühr ist das unterphosphorigsaure Calcium, Calcium hypophosphorosum (Hypophosphit, Kalkhypophosphit) als Mittel bei Schwächezuständen und namentlich bei Phthisis, wo man es zu 0,3—0,5 in wässriger Lösung gab, gerühmt. Grössere Dosen wirken toxisch und bewirken Somnolenz, Schwindel, Collaps, Ohrensausen, Brustschmerzen und Athemnoth. Bei Verordnung muss jeder Zusatz eines leicht sauerstoffabgebenden Stoffes (Kaliumchlorat u. s. w.) wegen Explosionsgefahr vermieden werden.

Martialia, Eisenpräparate.

Die bei Blutarmuth und Schwächezuständen vielgebrauchten Eisenpräparate zerfallen in zwei Hauptgruppen, je nachdem sie ausschliesslich entfernte oder daneben ausgesprochene, auf Affinität zu Eiweissstoffen beruhende, örtliche Wirkung besitzen. Die ersten nennt man milde Eisenmittel, Martialia mitiora, die letzten stark wirkende Eisenmittel, Martialia fortiora. Oertlich wirken letztere in grossen Dosen und stärkerer Concentration kaustisch und rufen, in den Magen eingeführt, Gastritis und selbst Gastroenteritis, manchmal mit heftigen Diarrhöen verbunden, hervor. In mässigen Dosen wirken sie adstringirend, bedingen mitunter Störung der Digestion, Druck und Schmerz im Epigastrium und bei längerem Gebrauche hartnäckige Obstipation. Letztere tritt auch nicht selten als Folge längeren Gebrauches milder Eisenmittel auf und hängt hauptsächlich von dem im Darme sich aus sämmtlichen Eisenverbindungen durch den Einfluss des Schwefelwasserstoffs bildenden Schwefeleisen ab, das nicht nur die Stühle schwarz färbt, sondern auch die Darmwandungen überzieht und theils die Schlüpfrigkeit der Darmschleimhaut mindert, theils direct beschränkend auf die Secretion wirkt. Die örtliche Wirkung der Martialia fortiora beruht auf ihrer Affinität zum Eiweiss, mit dem sie feste Albuminate bilden, und rechtfertigt ihre Verwendung als schwache Aetzmittel, als Medicamente, die krankhafte Absonderungen des Darmes beschränken, als adstringirende Mittel bei Entzündungen der Haut und Schleimhäute und als Haemostatica, als welche manche sich besonderen Ruf erworben haben. Die Heilwirkung bei Blennorrhagien und als Aetzmittel bei infectiösen Geschwüren (Diphtheritis) wird noch durch die nicht unbedeutende antiseptische Wirkung der wichtigsten Martialia fortiora verstärkt.

Ihrem chemischen Verhalten nach entsprechen die Martialia fortiora den Eisenoxydsalzen oder Ferriverbindungen (Ferrichlorid, Ferriacetat u. s. w.), doch sind einzelne in Wasser lösliche Eisenoxydulsalze (Ferroverbindungen) mit starken Säuren, z. B. Ferrosulfat, ebenfalls Caustica (vielleicht durch Uebergang in Ferrisalz). Am deutlichsten zeigt sich der Unterschied der Wirkung bei Einführung von Eisensalzen in das Blut, wobei Eisenchlorid und andere Ferrisalze das Blut coaguliren und durch Bildung von Thromben und Emboli lebensgefährlich werden, während Eisenchlorür und Ferrosalze in Lösung von 1 : 100 die Coagulation des Blutes sowohl bei directem Zusatze als bei Ingestion in die Venen aufheben, ohne die Blutkörperchen zu afficiren, und bei nicht zu rapider Einspritzung, wodurch Herzlähmung hervorgebracht wird, erst in sehr grossen Mengen toxisch wirken.

Einzelne Physiologen haben in neuerer Zeit die entfernten therapeutischen Wirkungen des Eisens als unabhängig von der Resorption betrachtet und auf locale, die Aufnahme der Nährstoffe fördernde (nach Art der Amara) Veränderungen im Darmcanale bezogen, weil sie nach Einführung von Martialien in den Magen keine unmittelbare Ausscheidung durch den Harn beobachteten. Dass subcutan injicirte Eisensalze resorbirt und theilweise durch die Nieren ausgeschieden werden, ist unzweifelhaft; zugleich findet bei dieser Einführungsweise Elimination durch die Galle und die Darmschleimhaut statt. Aber auch nach interner Einführung kleiner Mengen von Eisenverbindungen ist die Ausscheidung von Eisen in organischer Verbindung im Harn und die Zunahme des Fe-Gehaltes der Galle, bei Säugenden auch der Milch, nachgewiesen. Die Ausscheidung erfolgt bei grösseren Mengen weniger gut als bei kleinen und ist mannigfachen Schwankungen unterworfen. Immer aber verlässt nur ein kleiner Theil den Körper wieder (bei subcutaner Injection anorganischer Eisensalze 5 % im Harn und etwa 15 % mit den Fäces), während der grösste Theil in Organen und namentlich in der Leber deponirt wird. Hinsichtlich des Zustandekommens der Aufsaugung und über die Veränderungen der einzelnen Eisenpräparate im Organismus bedarf es noch weiterer aufklärender Versuche.

Für einzelne Verbindungen, namentlich Doppelsalze, z. B. Eisenweinstein, Natriumeisenpyrophosphat, Eisensaccharat und für die Verbindungen mit Eiweiss und Pepton, wird meist angenommen, dass sie direct nach endosmotischen Gesetzen in das Blut übertreten. Es gilt dies jedoch nur für die subcutane Anwendung, während sämmtliche Verbindungen, auch das Eisenalbuminat, bei innerer Einführung Veränderungen unterliegen. Die Diffusion ist am stärksten bei Ferricitrat, Ferrosulfat, Eisenchlorid und den Doppelsalzen des Pyrophosphats, während Ferro-Lactat, Citrat und Valerianat nur unvollständig, Ferro-Carbonat, Phosphat und Pyrophosphat überhaupt nicht diffundiren. Die früher allgemein verbreitete Annahme, dass sämmtliche Eisensalze sich unter dem Einflusse der Salzsäure im Magen in Eisenchlorid verwandelten, das dann entweder direct oder nach Verbindung mit Eiweiss in das Blut übertrete, ist unhaltbar. Im Magen entsteht aus allen Verbindungen nicht Eisenchlorid, Fe_2Cl_6, sondern Eisenchlorür, $FeCl_2$. Eisenmetall wird zunächst in der sauren Flüssigkeit des Magens oxydirt, indem das Wasser zersetzt wird, wobei der in grösseren Mengen frei werdende Wasserstoff lästiges Aufstossen veranlasst. Wird Eisenoxydul, Eisenoxyd oder Eisenhydroxyd in den Magen eingeführt, so findet Gasentwicklung nicht statt; aber die Bildung von Eisenchlorür kommt, wenn auch etwas langsamer, zu Stande. In analoger Weise entsteht Eisenchlorür aus Verbindungen des Eisenoxyduls oder Eisenoxyds mit schwächeren organischen Säuren. Aus Doppelsalzen, wie Eisenweinstein, wird Eisenhydroxyd gefällt, das weiter in Eisenchlorid übergeht. Eisenalbuminat spaltet sich bei der Diffusion in Acidalbumin und Fe, das sich mit Chlor verbindet. Auch Eisensesquichlorid wird im Magen zu Eisenchlorür reducirt. So ist, wenn überhaupt Resorption im Magen stattfindet, nur möglich, dass das Eisen als Eisenchlorür in diluirter Lösung in Gesellschaft von Acidalbumin in die Blutmasse eintritt, wo es sich sogleich mit Beihülfe des Blutalkalis zu einer Alkalieiseneiweissverbindung verändern kann. Neben der Resorption im Magen erscheint dann in den alkalischreagirenden Darmpartien die Resorption als Alkalieisenalbuminat sowohl für das Albuminat selbst als für die Ferriverbindungen möglich, welche mit Eiweiss Verbindungen eingegangen sind.

Die auffälligsten entfernten Wirkungen der Eisenpräparate in nicht toxischen Dosen sind Steigerung der Körpertemperatur, der Pulsfrequenz und des Blutdrucks, sowie Zunahme des Körpergewichts. Steigerung der Stickstoffausscheidung ist nicht sicher erwiesen.

Beim Menschen steigt die Temperatur, in maximo etwa um 1°, sowohl bei normalem Verhalten der Eigenwärme als bei vorher gesunkener Temperatur, und zwar meist erst nach mehrtägiger Eisenzufuhr. Die durch mässige Gaben gesteigerte Körperwärme kann durch eine grössere Dosis weitere Erhöhung erfahren. Nach Aussetzen bleibt die Temperatur, wenn sie vorher normal war, noch längere Zeit abnorm hoch, während bei vorher abnorm gesunkener Temperatur dieselbe rasch nach dem Aussetzen des Eisens wieder abnimmt. Die Pulsfrequenz steigt langsamer und nicht mit gleicher Regelmässigkeit. Das Steigen des Blutdruckes ist zum Theil von einer directen Wirkung auf die peripheren Gefässe abhängig, da Durchleitung von Eisenchlorür durch exstirpirte Organe Contraction der Gefässe bedingt, die bei längerer Dauer des Versuches in das Gegentheil umschlägt.

Grössere Dosen Eisensalze wirken giftig; nicht eiweisscoagulirende Salze (Ferrinatriumtartrat) wirken lähmend auf das Centralnervensystem und die Gefässe und bedingen Kohlensäureabnahme im Blut, sowie starke Hyperämie und entzündliche Schwellung der Magen- und Darmschleimhaut. Wiederholte Darreichung grösserer Dosen weinsaurer und citronensaurer Doppelsalze führt zu Erbrechen, Durchfällen, Leberdegeneration und Nephritis.

Therapeutisch finden sämmtliche Eisensalze ihre Indication bei allen Zuständen, welche als Folge von Blutarmuth oder Verminderung der rothen Blutkörperchen im Blute anzusehen sind, besonders aber bei Chlorose und Leukämie.

Man fasst ziemlich allgemein die Wirkung der Martialia als Blutwirkung auf. Dass nicht die bei Eisencuren gebrauchte roborirende Diät (Fleischkost, Milch, Bewegung in freier Luft) den Curerfolg bedingt, lehrt die tägliche Erfahrung, und wenn Einzelne den Werth der Eisenmittel mit der Behauptung zu schmälern gesucht haben, dass mit der Nahrung allein dem Blute so viel Eisen zugeführt werde, als zur Erhaltung und Bildung der rothen Blutkörperchen nothwendig sei, so spricht dies nicht gegen den praktisch festgestellten Werth der Eisenmittel bei Chlorose. Es ist zwar richtig, dass der (auf 0,06 veranschlagte) Bedarf des gesunden menschlichen Organismus an Eisen durch die Nahrungsmittel gedeckt werden kann, wenn wir eisenreiche Nutrimente, wie Rindfleisch, das einen Eisengehalt von $0,68\,^{00}/_{00}$ besitzt, oder Leguminosen einführen. Bei der Chlorose und noch mehr bei der Leukämie ist das Eisendeficit aber doch zu bedeutend, da die in der Norm beim Weibe in 1000,0 Blut vorhandene Eisenmenge (0,544—0,603) bei Chlorotischen auf 0,319—0,324 und bei Leukämischen gar auf 0,244 sinken kann. Bei dem constanten Verhältnisse des Eisengehalts im Thierkörper zur Blutmenge bezw. zum Haemoglobin und zur Menge der rothen Blutkörperchen liegt es nahe, bei den Heileffecten des Eisens in der Chlorose, deren Wesen ja in Verminderung der rothen Blutkörperchen besteht, zumal da wir nach Eisencuren bei Bleichsucht auf Vermehrung der Blutkörperchen beruhende lebhaftere Färbung des Gesichts bei gleichzeitiger Zunahme der Körperkraft und des Wohlbefindens auftreten sehen und in vielen Fällen direct Vermehrung des Haemoglobins, mitunter selbst um 25—50 $^{0}/_{0}$, mit Zunahme der Zahl der rothen Blutkörperchen oder ihrer Dimensionen, nachweisen können, an eine directe Aufnahme des Eisens in die Blutkörperchen und Förderung der Bildung neuer Blutzellen zu denken. Zunahme der Blutkörperchen findet nur bei Chlorotischen, nicht bei Gesunden statt. Einzelne vindiciren dem Eisen als Hauptwirkung Beschränkung der Zerstörung rother Blutzellen in Folge von Contraction der kleinsten Gefässe, Andere die Bildung neuer, stärker functionirender Erythrocyten, vorwaltend im Knochenmark und in den Lymphdrüsen, oder die Vergrösserung der Blutzellen, noch Andere sehen in den Eisensalzen als Ozonträgern nur Vertreter der Blutkörperchen. Unzulässig ist es, die Wirkung der Martialien durch Besserung der Verdauung zu erklären. Zwar heilt Eisen manche atonische Dyspepsie, die auf der Chlorose selbst beruht, aber ebenso häufig verschlimmert es gleichzeitig bestehende, nicht als Ausdruck des Grundleidens zu betrachtende Verdauungsstörungen, und in sehr vielen Fällen ist man genöthigt, bei Chlorotischen mit Eisen Aromatica und Amara zu verbinden, um Indigestionen zu verhüten.

Wie bei Chlorose leistet Eisen vorzügliche Dienste bei Anämie in Folge von stärkeren Blutverlusten und bei Verminderung der rothen Blutkörperchen in Folge chronischer Kohlenoxydvergiftung (sog. Anémie des cuisiniers), geringere bei Blutmangel in Folge langdauernder acuter Krankheiten und bei diathesischen Anämien. Auf die betreffenden Diathesen selbst ist das Eisen ohne Einfluss: mitunter ist es geradezu schädlich, z. B. bei Tuberculose, wo Martialia wahrscheinlich vermöge Steigerung des Blutdrucks die Tendenz zu Blutspeien vermehren und leichte febrile Erscheinungen steigern, auch bei Syphilis, wo Eisen die Symptome der latenten Krankheit wieder zum Vorschein bringen kann. Bei sog. acuter perniciöser Anämie reichen Martialia nicht aus.

Bei andern Diathesen, z. B. Krebskachexie, Malariakachexie, Diabetes, ist ein Nutzen des Eisens zur Hebung der Kräfte unverkennbar, und bei Scrophulose und Rachitis bildet Eisen wesentliches Unterstützungsmittel der Therapie.

Die Eisenpräparate sind nicht nur im Stande, die Anämie selbst zu heben, sondern auch eine Reihe daraus hervorgehender Störungen, besonders anämische Neuralgien, Digestionsstörungen, Menstruationsanomalien und Hydrops zu beseitigen.

Die günstigen Effecte bei anämischen Neuralgien geben eine Erklärung für die ältere Ansicht, dass die Martialien und namentlich einzelne Präparate Specifica bei Neuralgien überhaupt seien. Neben sog. chronischer Nephritis und kachectischer Wassersucht wird Eisen bei Hydrops in Folge amyloider Entartung der Nieren unter gewissen Verhältnissen gerühmt.

Die physiologischen Wirkungen der Eisenpräparate ergeben bestimmte Contraindicationen. Die dadurch gesteigerte Verbrennung verbietet ihren Gebrauch bei Fieber, die Blutdrucksteigerung überall bei schon bestehendem hohem Drucke. Endlich contraindicirt die störende Einwirkung der Martialia fortiora auf die Verdauung ihre Anwendung bei bestehenden katarrhalischen Affectionen des Magens und des Darmes.

Erhöhte Frequenz des Pulses giebt keine Gegenanzeige, da bei Chlorotischen der abnorm beschleunigte Puls unter Eisengebrauch zur Norm zurückkehrt. Bei robusten Personen mit normaler und abnorm hoher Blutfülle und bei Herzleidenden mit abnorm hoher Spannung der Arterien kann die Steigerung des Blutdrucks zum Auftreten von Blutungen im Gehirne und apoplectischen Anfällen führen. Man vermeidet daher Eisen, wenn Tendenz zu Congestion nach dem Kopfe oder zu Blutungen (Nasenbluten, Blutspeien) vorhanden ist. Im Allgemeinen ertragen ältere Personen Eisenpräparate schlechter als jüngere.

Bei dem Gebrauche der Martialia sind kleine Gaben (0,1 3mal täglich bei den meisten Eisensalzen) den grossen unbedingt vorzuziehen.

Der Umstand, dass von grösseren Dosen nur ein kleiner Theil resorbirt wird, der grössere den Darm passirt, macht grosse Gaben mindestens überflüssig. Es kommt hinzu, dass die Digestion durch solche mehr leidet, Appetit und Verdauung rasch abnehmen und die Obstipation hartnäckiger ist. Die passendste Zeit zur Darreichung ist die Zeit der Mahlzeit (Frühstück, Mittagsessen, Abendessen) oder, insoweit die Salzsäure des Magensaftes mit der Resorption der Eisenpräparate im Zusammenhange steht, die nächsten Stunden nach dem Essen. Nüchtern Eisen zu nehmen, ist unpassend, weil Eisensalze, zumal stärkere, ihre Affinität zu Eiweisstoffen dann an der Schleimhaut selbst geltend machen und Druck im Epigastrium, Magenschmerzen und selbst Erbrechen bedingen können.

Bei der grossen Zahl der Eisenpräparate fällt die Auswahl des richtigen Präparates oft schwer. Im Allgemeinen sind bei längerer Darreichung milde Eisensalze vorzuziehen, wobei ziemlich gleichgültig ist, welche Verbindung man wählt, vorausgesetzt, dass diese eine passende Form der Darreichung zulässt. Die beste Form bilden die Pillen, neben denen Pulver und bei den in Wasser schwerlöslichen Salzen auch Pastillen zulässig sind. Flüssige Formen haben den Uebelstand, dass sich leicht Gelb- oder Braunfärbung der Zähne einstellt, die zwar meist nach dem Aufhören der Eisenzufuhr wieder von selbst verschwindet. Manche Tincturen der stärker wirkenden Eisenmittel können geradezu schädigend auf die Zähne einwirken.

Die Wahl der Eisenpräparate ist vielfach Modesache gewesen, manchmal auch Folge von herrschenden Theorien über die Eisenwirkung. Am beliebtesten sind Ferrum lacticum, das Carbonat und Malat, Eisensaccharat, Eisenalbuminat und Ferrum pyrophosphoricum cum Natrio citrico, das als leicht diffundirendes und local nicht irritirendes Salz auch vorwaltend zu subcutaner Verwendung sich eignet. Die Bevorzugung einzelner Eisensalze bei bestimmten Krankheitszuständen (Neuralgien, Hydrops) hat keine rationelle Begründung. Nicht unbeliebt sind Brausemischungen, die sich noch verhältnissmässig am besten nehmen lassen. Zur Darstellung von Pillen benutzt man in der Regel bittere oder aromatisch bittere Extracte; für manche Eisenverbindungen ist Honig oder Zuckersyrup als Vehikel gebräuchlich, um Oxydation zu verhüten. Zu vermeiden sind überall gerbstoffhaltige Substanzen, weil diese zur Bildung einer sehr widrig schmeckenden Verbindung führen. Auch sind Alkalien und Erdsalze, wenn man nicht direct Zersetzung beabsichtigt, zu meiden. Kochsalz scheint die Assimilation des Eisens zu fördern. Sehr häufig combinirt man Eisensalze mit Chinin.

***Ferrum pulveratum**, Limatura Martis praeparata, Pulvis Ferri alcoholisatus; **Eisenpulver**, Eisenfeile. ***Ferrum reductum; Reducirtes Eisen.** — Das Ferrum pulveratum ist ein durch Pulvern von Eisenspänen erhaltenes, aschgraues, schwach metallisch glänzendes, schweres Pulver, das vom Magnet angezogen wird, beim Auflösen in verdünnter Salzsäure unter Entwickelung von Wasserstoff sich bis auf 2% kohligen Rückstand löst und beim Erhitzen unter Verglimmen in schwarzes Eisenoxyduloxyd, $FeO . Fe_2O_3$, übergeht. Das reducirte Eisen ist ein durch Reduction von Eisenoxyd oder Eisenoxalat im Wasserstoffstrome (Ferrum hydrogenio reductum, Fer de Quevenne) erhaltenes, graues oder schwarzgraues, höchst feines Pulver, das ein Gemisch aus Eisenmetall und Eisenoxyduloxyd darstellt und daher leichter als Ferrum pulveratum ist. Es muss wenigstens 90% metallisches Eisen enthalten und arsenfrei sein.

Beide Präparate sind völlig gleichwerthig. Die Annahme, dass Ferrum pulveratum in Folge von Beimengung von Schwefeleisen mehr Anlass zu schwefelwasserstoffhaltigem Aufstossen gebe, ist unrichtig, da die Bildung von H_2S nicht von der Verunreinigung des Fe mit FeS, sondern von den gleichzeitig im Magen vorhandenen schwefelhaltigen organischen Substanzen abhängt. Die Vortheile beider Präparate vor anderen Martialien sind leichte Umwandlung in Chlorür im Magen und Freisein von tintenartigem Geschmacke, das ihre Darreichung in Form von Pulvern (mit bitteren und aromatischen Mitteln) oder Pastillen gestattet. Pharmaceutisch dient Eisenfeile zur Bereitung von Ferrotartrat enthaltendem Stahlwein, Vinum chalybeatum s. ferratum, der durch Digestion mit weissem Wein (15 : 1000) erhalten und theelöffel- bis esslöffelweise gegeben wird. Zusatz von Gewürzen, China (Vinum Chinae martiatum) oder Amara verstärkt die Wirksamkeit. Aus Ferrum reductum wird Eisenchocolade (1 : 200 Vanillechocolade), wovon man 40,0 zu einer Tasse rechnet, bereitet.

Das Eisenpulver ersetzt die früher vielbenutzten Sauerstoffverbindungen, und zwar sowohl das als Ferrum oxydulatum bezeichnete schwarze, magnetische Eisenoxyduloxyd, $FeO . Fe_2O_3$, als das rothe Eisenoxyd, Fe_2O_3, als das rothbraune Ferrihydrat (Eisenoxydhydrat). Diese lösen sich sämmtlich in Salzsäure schwieriger als Eisen auf. Das Eisenoxydul ist der Eisenmohr, Aethiops martialis, das Eisenoxyd der Crocus Martis adstringens, das Ferrihydrat der Crocus Martis aperitivus der Alchymisten. Die in England übliche Benutzung der beiden letzteren in Grammdosen bei Cardialgie u. a. Magenleiden erklärt sich aus der protectiven Wirkung der schwerlöslichen Mittel. Eisenoxyd dient auch zur Darstellung von Frostsalben (Wahler'sche Salbe).

Liquor Ferri oxychlorati, *Ferrum hydrooxydatum dialysatum, Ferrum dialysatum s. catalyticum, Liquor Ferri dialysati; **flüssiges Eisenoxychlorid,** dialysirte Eisenlösung, dialysirtes Eisen. — Das Präparat bildet eine tiefbraune, klare, neutrale, geruchlose Flüssigkeit von schwach zusammenziehendem, eisenartigem Geschmacke und enthält 3,5% Fe in Form löslicher, sehr basischer Oxychloride, wie solche bei Auflösen von frischgefälltem Eisenhydroxyd in Eisenchloridlösung oder durch Digestion von Salzsäure mit frisch gefälltem Eisenhydroxyd entstehen. Das ursprüngliche dialysirte Eisen ist das bei Anwendung des ersten Verfahrens resultirende, durch Dialyse gereinigte Product. Das sehr leicht zersetzliche Präparat, aus welchem Eisenhydroxyd durch anorganische und organische Säuren mit Ausnahme von Milch- und Essigsäure, durch Ammoniak und fixe Alkalien und durch viele Salze, z. B. Magnesiumsulfat, gefällt wird, dient zu 10—15 Tropfen intern als Tonicum bei Anämie und Chlorose und ist auch als Stypticum bei profusen Diarrhöen und Choleradiarrhöe und als Haemostaticum bei Blutungen empfohlen. Im Magen wird daraus sofort Eisenhydroxyd gefällt, was die Wirkung beeinträchtigt. Die styptische Wirkung ist gering. Arsenige Säure wird davon bei Gegenwart von Pepsin, Salzsäure und Eiweissstoffen nicht gebunden. Oertlich wirkt es mit ää Wasser subcutan injicirt stark irritirend.

Liquor Ferri albuminati, Ferrum albuminatum solutum; **Eisenalbuminatlösung.** — Durch Eingiessen einer wässrigen Lösung von trocknem Eiweiss (35 : 1000) in eine Mischung von 120 flüssigem Eisenoxychlorid und 1000 Wasser, Lösen des Niederschlages in verdünnter Natronlauge (3 : 50) und Zusatz von 150 Weingeist, 100 Zimmtwasser, 2 Tinct. aromatica und Wasser bis zum Gesammtgewichte von 1000 erhalten, bildet das Präparat eine klare, im zurückgeworfenen Lichte wenig trübe, rothbraune, fast gar nicht nach Eisen schmeckende Flüssigkeit, die fast 0,4% Fe enthält. Es ersetzt die früher im Handel befindlichen Eisenalbuminate, die zum Theil stärker eisenhaltige Flüssigkeiten, z. Th. durch Eindampfen erhaltene goldgelbe Lamellen (Ferrum albuminatum siccum) darstellen. Es wird als leicht verdauliches Eisenpräparat (selbst bei Magengeschwür) gut ertragen. Man giebt es zu 1—2 Theelöffeln voll 3 mal täglich. Trocknes Eisenalbuminat wird bei acuter Anämie auch subcutan empfohlen. Eine Combination von Eisenalbuminat mit Natriumcitrat ist der Helfenberger Liquor Ferri albuminati.

Ferrum oxydatum saccharatum solubile; Eisenzucker. — Dieses viel benutzte Eisenpräparat ist ein Gemenge von Zucker und Natriumferrisaccharat, das etwa 3% Eisen enthält. Das Natriumferrisaccharat entsteht bei Zusatz von ätzendem Alkali zu einem Ferrisalze in Gegenwart von Zucker. Das officinelle Präparat wird erhalten, indem man den durch Mischen verdünnter Eisenchloridlösung (30 : 15) und wässriger Natriumcarbonatlösung (26 : 150) erhaltenen und wiederholt ausgewaschenen Niederschlag nach Abtropfen und gelindem Ausdrücken mit Zuckerpulver (50) und Natronlauge (5) im Dampfbade zur Trockne verdampft, zu Pulver zerreibt und diesem so viel Zuckerpulver zusetzt, dass das Gewicht der Gesammtmenge 100 beträgt. Es ist braunröthlich, von mildsüssem, eisenartigem Geschmacke, und löst sich in 20 Wasser zu einer braunröthlichen, alkalisch reagirenden Flüssigkeit auf, in welcher Kaliumferrocyanid erst nach Zusatz von Salzsäure schmutziggrünliche und später tiefblaue Fällung erzeugt.

Ein Vortheil des Eisenzuckers besteht in dem angenehmen Geschmacke und in der milden Wirkung auf die Digestion, so dass er bestehende Dyspepsie nicht steigert. Für die Kinderpraxis ist er ein sehr zweckmässiges Präparat. Dass er als solcher in die Circulation aufgenommen werde, ist zu bezweifeln, da er leicht durch organische und unorganische Säuren, wie solche im Magen sich immer finden, in unlösliches Eisenhydroxyd verwandelt wird. Ebenso verhält er sich gegen Gerbsäure, Galle, sowie concentrirte Lösungen von Neutralsalzen, ferner Cetrarin, Salicin, Digitalin, Aloïn und Alkaloide. Man kann ihn bei Chlorose zu 2,0—3,0 als Beimengung zu den meisten Speisen (Mehlsuppen, Bouillon, Kaffee, Chocolade, Wein), auch in Aufgüssen der meisten Amara

(Quassia, Gentiana, Colombo) administriren. Bei Arsenicismus acutus ist er als Antidot theelöffelweise ($^1/_4$stdl., später seltener) recht brauchbar.

Beliebt ist die als **Syrupus Ferri oxydati solubilis, Eisensyrup,** officinelle, klare, rothbraune, wohlschmeckende Mischung von ää Eisenzucker, Wasser und Syr. simplex, die man zu einem und mehreren Theelöffeln voll nehmen lässt. An Stelle des Eisensaccharats sind auch ähnlich zusammengesetzte Verbindungen mit Mannit, Milchzucker und Dextrin empfohlen.

***Ferrum carbonicum saccharatum; Zuckerhaltiges Ferrocarbonat,** zuckerhaltiges kohlensaures Eisen. — Man erhält das Präparat, indem man mittelst Zersetzung von Ferrosulfat mit Natriumbicarbonat frisch gefälltes Ferrocarbonat, $FeCO_3$, mit Milchzucker und Zucker mischt und die auf dem Dampfbade zur Trockne eingedampfte Mischung fein pulvert. In Oesterreich wird kein Milchzucker benutzt, sondern bei der Fällung der Natriumbicarbonatlösung Honig zugesetzt. Das Präparat ist ein grünlichgraues Pulver von süssem, schwach adstringirendem Eisengeschmack, das sich unter starker Kohlensäureentwicklung in Salzsäure löst und in 100 Th. 10 $^0/_0$ (in Oesterreich 15 $^0/_0$) Fe enthält. In ganz analoger Weise werden die **Eisenpillen, Pilulae Ferri carbonici,** aus frischgefälltem Ferrocarbonat, Zucker, Honig und Eibischpulver gemacht. Jede Pille enthält 0.02 Eisen. Die Leichtzersetzlichkeit des Ferrocarbonats, $FeCO_3$, das rasch und theilweise schon während der Bereitung seine Kohlensäure verliert und sich in Eisenhydroxyd umwandelt, macht die genannten Formen, in denen der Zucker die Verwandlung verhütet, nothwendig. Indess ist selbst im zuckerhaltigen Ferrocarbonat fast ebensoviel Eisenhydroxyd vorhanden als Ferrocarbonat, das sich leichter in Salzsäure löst. Man giebt das Ferrum carbonicum saccharatum zu 0,5—1,0 in Pulvern oder in Pastillen. Eine nicht unzweckmässige Form ist die der aus Eisencarbonat bestehenden Pulveres aërophori martiati. Man kann solche derart darstellen, dass man ein Eisenoxydulsalz, gewöhnlich Ferrum sulfuricum, für sich mit Weinsäure oder Citronensäure versetzt und in Wasser auflöst, dann der Lösung Natrium bicarbonicum zusetzt. Eine solche eisenhaltige Brausemischung bildet auch die als Antiphthisicum und Antichloroticum gepriesene Mixtura tonico-antihectica Griffithi s. Mixtura Ferri composita. Durch Auflösen von Eisencarbonat in kohlensäurehaltigem Wasser lässt sich auch künstliches Stahlwasser darstellen. Die Pilulae Ferri carbonici ersetzen die unter dem Namen der Vallet'schen Pillen bekannten Eisenpillen und die unter Anwendung von Kaliumcarbonat bereiteten Pillen von Blaud.

Anhang. Eisenhaltige Mineralwässer — An das Ferrocarbonat reihen sich die häufig mit günstigem Erfolge bei Chlorose benutzten eisenhaltigen Mineralwässer, indem die Mehrzahl Ferrobicarbonat enthält, das unter dem Einflusse freier Kohlensäure in Lösung erhalten wird. Einzelne Eisenquellen enthalten Ferrosulfat, doch dienen diese hauptsächlich zu Bädern, denen der adstringirenden Wirkung des Eisenvitriols wegen zwar locale heilende Wirkung bei chronischen Schleimhautentzündungen, nicht aber auf ihrem Eisengehalte beruhende entfernte Action zukommt. Man nennt die Eisensulfat enthaltenden Wässer Eisenwässer oder Siderokrenen, die Eisenbicarbonat enthaltenden Stahlwässer oder Chalybokrenen. Auch Stahlwässer werden zu Bädern benutzt, deren günstige Wirkung vorwaltend auf den durch ihren Kohlensäurereichthum bedingten Reiz auf die peripherischen Nerven zu beziehen ist. Die Mehrzahl der Stahlwässer enthält im Pfund 3 Cgm. Eisen oder die doppelte Menge Ferrocarbonat. Einige enthalten auch Mangan, andere Natriumcarbonat, Kochsalz oder Calciumbicarbonat und Calciumsulfat.

Die hauptsächlichsten deutschen Eisenwässer sind Pyrmont (mit 3 Stahlquellen, Kochsalzquelle und Soolbädern), Driburg, Elster (mit kohlensaurem Natrium, Chlornatrium und Lithium), Schwalbach, Reinerz und Cudowa (Schlesien), Alexisbad (mit Eisensulfat), Liebenstein, Bocklet und Brückenau am Rhön, Freienwalde an der Oder, Petersthal, Griesbach, Rippoldsau und Antogast (Baden). In Oesterreich sind Franzensbad und Pyrawarth, in der Schweiz St. Moritz und die Bonifaciusquelle zu Tarasp, in Belgien Spaa zu nennen.

***Ferrum lacticum**, Lactas ferrosus: **Ferrolactat**, milchsaures Eisenoxydul, Eisenlactat. — Das Ferrolactat bildet grünlich weisse, aus nadelförmigen Krystallen bestehende Krusten oder ein krystallinisches Pulver von süsslichem, eisenartigem Geschmacke. Es löst sich langsam in 38 Wasser zu einem grünlichgelben, schwach sauer reagirenden Liquidum, in 12 heissem Wasser, kaum in Weingeist. Es ist eines der mildesten Eisenpräparate, das wegen seiner günstigen Einwirkung auf die Digestion und den Appetit Empfehlung verdient. Man giebt es zu 0,1—0,3 in Pulvern, Pillen oder Dragées, selten in Lösung, in der das Salz leicht in Ferrilactat übergeht.

Extractum Ferri pomatum, *Extractum Malatis Ferri, Extractum Ferri malici: **Eisenextract**, apfelsaures Eisen-Extract. — Dieses einzige extractförmige Eisenpräparat wird in der Weise bereitet, dass man 50 ausgepressten Saft von sauren Aepfeln mit 1 Ferrum pulveratum im Wasserbade erwärmt, bis die Gasentwicklung aufhört, die Lösung nach dem Erkalten mit Wasser zu 50 verdünnt und nach Filtriren zur Consistenz eines dicken Extractes bringt. Es bildet eine schwarzgrüne Masse, die sich in Wasser fast klar auflöst. Je nach der in den Aepfeln vorhandenen Säuremenge enthält es 7—8% metallisches Eisen, theils als Ferro-, theils als Ferrisalz. Es schmeckt süss tintenhaft und in seiner Wirkung steht es dem Eisenlactat ziemlich gleich. Man giebt es in Pillen oder Lösung, früher häufig in 10 Malagawein gelöst und mit 3 Tinctura Aurantii aromatisirt als Tinctura Ferri vinosa cum Aurantiis oder in 9 Zimmtwasser gelöst als ***Tinctura Ferri pomata, apfelsaure Eisentinctur**, zu 20—60 Tropfen mehrmals täglich bei Chlorose.

***Ferrum citricum oxydatum**, Citras ferricus: **Ferricitrat**, citronensaures Eisenoxyd. — Dies Salz wird durch Fällen von Eisenchloridlösung mit Ammoniak und Eintragen des Niederschlages in Citronensäurelösung, Eindampfen des Filtrats und Eintrocknen auf Glasplatten erhalten und bildet dünne, durchscheinende, rubinrothe Blättchen von schwachem Eisengeschmacke, die sich leicht in siedendem Wasser, langsam in kaltem Wasser, besser bei Zusatz von Ammoniak lösen. Man giebt es zu 0,1—0,3 in Pulver, Pillen oder Pastillen bei Chlorose oder bei Hydrops, da es in kleinen Dosen nach Thierversuchen diuretisch wirkt. In kohlensäurehaltigem Wasser gelöst kann es zum Ersatze natürlicher Stahlwässer als Aqua chalybeata cum Ferro citrico dienen.

*Ferrum citricum ammoniatum, Ferrum citricum cum Ammonio citrico, Ferri-Ammonium citricum: Ferri-Ammoniumcitrat. Dieses Doppelsalz stellt eines der am wenigsten styptisch schmeckenden und mildesten Eisenmittel dar, das selbst bei dyspeptischen Zuständen phthisischer Personen und grosser Irritabilität des Magens gegeben werden kann. In Italien gilt es als Specificum bei Cholera. Es bildet amorphe, durchscheinende, rothbraune, dünne, hygroskopische Lamellen, die sich leicht und schnell in Wasser, nicht in Weingeist und Aether lösen. Man giebt es als Tonicum zu 0,2—1,0 in Pulver, Pillen, Pastillen und Solution, bei Cholera zu 0,5—2,0 stündlich oder $^1/_2$stündlich in Zuckerwasser oder im Klystier.

Dieses Salz hat das früher vielfach gebrauchte, in 16 Wasser lösliche analoge Weinsäure-Doppelsalz, den sog. Eisenweinstein, Tartarus ferratus s. martiatus s. chalybeatus, Ferro-Kalium tartaricum, Tartras ferrico-kalicus, verdrängt. Man benutzte es innerlich zu 0,3—0,6 in Pulvern, Pillen, Pastillen oder Solution und äusserlich in Gestalt eines in Kugelform gebrachten unreineren Präparats als Globuli martiales, Stahlkugeln, Eisenkugeln, Boules de Nancy zu 30,0—50,0 zur Bereitung künstlicher Eisenbäder, auch zu Umschlägen (1:10—15) bei atonischen Geschwüren und zu Injectionen (1:50) bei chron. Urethralblennorrhoe.

Ferrum phosphoricum, phosphorsaures Eisen. — Man hat Verbindungen des Eisens mit Phosphorsäure in der Absicht benutzt, um auch die der Phosphorsäure zugeschriebene reconstituirende Wirkung mit derjenigen des Eisens zu combiniren, und empfiehlt sie namentlich bei Scrophulose und Rachitis, sowie bei Zehrungskrankheiten, erschöpfenden Blennorrhöen (Spermatorrhoe) u. s. w. Als Ferrum phosphoricum wird sowohl das Ferrophosphat, $Fe_3(PO_4)_2$, als das Ferriphosphat, $Fe_2(PO_4)_2$, bezeichnet, beides in Wasser unlösliche Salze, die zu 0,1—0,5 in Pillen oder Pulvern gereicht werden. Das in Wasser (1 : 1000) suspendirte, frisch durch Fällung von Eisenchlorid mit Natriumphosphat erhaltene Ferriphosphat bildet die Eisenmilch. Lac ferri, die vielfach auch mit Milchzusatz und pasteurisirt dispensirt wird.

*Ferrum et Natrium pyrophosphoricum, Natrium pyrophosphoricum ferratum; Ferrinatriumpyrophosphat. — Dieses Doppelsalz bildet ein weissliches, amorphes, sich in kaltem Wasser langsam zu einer grünlichen Flüssigkeit lösendes Pulver von nicht adstringirendem, rein salzigem Geschmacke und ist eines der mildesten Eisenpräparate, das wenig obstipirend wirkt. Man giebt es zu 0,2—0,5 in Pulvern oder Pillen. Es lässt sich bequem Suppe, Klössen (Pâtes alimentaires) und andern Speisen, auch kohlensäurehaltigen Getränken (0,3 : 1000,0) zusetzen.

Durch Auflösen von frisch gefälltem Ferripyrophosphat in Lösungen von citronensauren Alkalien lassen sich leicht lösliche, geschmackfreie und vom Magen vorzüglich vertragene Eisenpräparate erhalten, die auch zu Subcutaninjectionen dienen können, da sie örtliche Reizung nicht bedingen. Zu letzterem Zwecke ist das in den Vereinigten Staaten officinelle Ferrum pyrophosphoricum cum Natrio citrico, das 26,6 % Fe enthält, in wässriger Lösung von 1 : 6 am passendsten. Neben diesem wird Ferrum pyrophosphoricum cum Ammoniaco citrico (mit 16 % Fe) innerlich zu 0,2—0,5 in Pulver oder Lösung benutzt und dient ausserdem zur Darstellung eisenhaltiger Nahrungsmittel, z. B. von eisenhaltigem Malzextract, Extractum Malti ferratum (mit 2 % der Verbindung).

Ferrum chloratum, Ferrum muriaticum oxydulatum, Chloretum ferrosum; Eisenchlorür. — Das Eisenchlorür, $FeCl_2 + 4H_2O$, bildet eine feste, blassgrüne, stark hygroskopische Salzmasse von herbem Eisengeschmacke, in 3,5 Th. Weingeist, sowie in gleichen Theilen Wasser unter Zusatz einiger Tropfen Salzsäure klar löslich. Es ist dasjenige Salz, in welches die meisten Eisenverbindungen im Magen verwandelt werden. Eiweiss wird dadurch nicht coagulirt, vielmehr dessen Coagulation (ebenso die des Blutes bei Einspritzung in die Gefässe) verhindert. Bei der Anwendung ist man auf die flüssige Form angewiesen, da bei Pillenform der Tanningehalt der meisten Extracte zu Fällung führen würde. Unangenehm ist der herbe Eisengeschmack der Lösungen und die leichte Zersetzlichkeit beim Stehen an der Luft. Man giebt es in wässriger Lösung oder in schleimigen Vehikeln zu 0,1—0,3 innerlich, auch (besonders in der Kinderpraxis) in Syrup (0,8 in 30,0 Syrupus simplex, kaffeelöffelweise; sog. Syrupus Ferri chlorati). Aeusserlich hat es als Gurgelwasser (1 : 20—30) gegen syphilitische Rachengeschwüre Anwendung gefunden.

Liquor Ferri acetici, Ferrum aceticum solutum s. liquidum, F. oxydatum aceticum solutum; **Ferriacetatlösung,** Essigsaure Eisenoxydflüssigkeit. — Das Präparat wird erhalten, indem man durch Fällen verdünnter Eisenchloridlösung mit Ammoniak dargestelltes Eisenhydroxyd in verdünnter Essigsäure löst und die Solution soweit mit Wasser verdünnt, dass ihr spec. Gew. 1,081—1,083 beträgt. Die Flüssigkeit ist rothbraun, riecht schwach nach Essigsäure und enthält 4,8—5 % Eisen.

Das Ferriacetat gehört zu den Martialia fortiora und findet als Liquor Ferri acetici nur äusserlich als Adstringens in Verdünnung mit 5—15 Wasser zu Umschlägen und Einspritzungen Anwendung. Mit Chlornatriumlösung ist es auch zur Injection in Varicen und Aneurysmen versucht. Zum internen Gebrauche dient die **ätherische Eisenacetattinctur, Tinctura Ferri acetici aetherea,** eine Mischung von 8 Liquor Ferri acetici mit āā 1 Weingeist und Essigäther, die 4 % metallisches Eisen enthält. Die auch als Spiritus acetico-aethereus martiatus oder Tinctura martialis Klaprothi bezeichnete braune Tinctur wird innerlich bei Chlorose zu 20—60 Tropfen mehrmals täglich, unverdünnt oder in Syrup gegeben. Zusatz von Alkali- und Erdsalzen, sowie gerbstoffhaltige Tincturen sind zu vermeiden. Die Tinctura Ferri acetici Rademacheri ist eine spirituöse Tinctur, die in derselben Dosis gegeben werden kann.

***Ferrum sulfuricum,** Ferrum sulfuricum purum, Vitriolum Martis purum; **Ferrosulfat,** reines schwefelsaures Eisenoxydul. — Das Ferrosulfat, $FeSO_4 + 7H_2O$, bildet ein krystallinisches Pulver von hellblaugrüner Farbe und zusammenziehendem, tintenartigem Geschmacke. Es löst sich in 1,8 kaltem Wasser zu einer grünen, an der Luft sich leicht trübenden Flüssigkeit, nicht in Spiritus und verwittert an trockner Luft leicht, wobei es durch Aufnahme von Sauerstoff sich mit gelbem Pulver von Ferrisulfat überzieht. Erhitzt man Ferrosulfat auf 100° bis zum Gewichtsverlust von 35—36 Th., so verwandelt es sich in eine grünlich-weisse Masse, welche, zu Pulver verrieben, das **entwässerte Ferrosulfat, Ferrum sulfuricum siccum,** darstellt, das sich ebenfalls vollkommen, aber langsam in Wasser auflöst.

Eisenvitriol coagulirt Eiweiss und gehört zu den am stärksten local wirkenden Eisensalzen. Schon kleine Gaben rufen bisweilen im Magen Empfindungen von Druck und Schwere hervor und wirken stark verstopfend; grössere können corrosive Vergiftung mit heftigen Leibschmerzen und Blutbrechen und selbst den Tod herbeiführen. Als Antidot dient kohlensaures Natrium, Magnesia, Eiweiss oder Zuckerkalk.

Im Ganzen wird Eisenvitriol bei Chlorose wegen seiner unangenehmen Nebenwirkung auf den Magen seltener verwendet. In einer Anzahl gebräuchlicher Pillen, zu deren Bereitung er benutzt wird, z. B. den Pillen von Blaud, ist er in Ferrocarbonat übergeführt. Häufiger dient er als Adstringens bei Darmkatarrhen und Diarrhöen (auch bei Kindern) zu 0,01—0,02 innerlich und nach Art des Zink- und Kupfervitriols äusserlich als mildes Causticum und Adstringens.

Innerlich giebt man Ferrum sulfuricum zu 0,03 bis 0,2 nur in Pillenform oder in Brausemischungen. Verordnung auf längere Zeit ist unzweckmässig, weil das Salz sich in Ferrisulfat umwandelt; ebenso sind gerbstoffhaltige Extracte zu meiden. Aeusserlich wird Eisenvitriol in Streupulvern, Injectionen und Umschlägen (1:5—10), Einspritzungen (1:50—200), selten in Salben (1:10—20) gegeben.

Nicht selten benutzt bei Chlorose (zu 1—2—4 Stück pro dosi) werden die **eisenhaltigen Aloëpillen** (Italienische Pillen, Rothebackenpillen), **Pilulae aloëticae ferratae,** Pilulae Italicae nigrae, aus Ferrum sulfuricum siccum und Aloë pulv. āā mit Spiritus bereitet.

Ferrum sesquichloratum, *Ferrum sesquichloratum crystallisatum, Ferrum muriaticum oxydatum; **Eisenchlorid,** Eisensesquichlorid, Eisenperchlorid. — Das Eisenchlorid, $Fe_2Cl_6 + 12H_2O$, das wichtigste der Martialia fortiora, stellt eine gelbe, krystallinische, an der Luft zerfliessende, bei gelinder Wärme zu einer Flüssigkeit von tiefbraunrother Farbe schmelzende, in Wasser, Weingeist und Aether lösliche, ausserordentlich herb schmeckende Masse dar. Es giebt in conc. Lösung mit Hühnereiweiss und Blut ein festes Coagulum, welches in Säuren nicht ohne Zersetzung löslich ist. Im Körper wird es durch den Contact mit organischen Substanzen zu Eisenchlorür reducirt.

Auf der coagulirenden Wirkung auf Albuminate beruht die Anwendung als ätzendes und blutstillendes Mittel zur Beschränkung von Secretion und Entzündung bei chronischen Blennorrhöen und stark eiternden Geschwüren, bei offenen und nicht offenen Frostbeulen, und zur Injection in Aneurysmen, Varicen und erectile Geschwülste. Als Causticum dient es, da die Aetzung nicht tief dringt, nur bei unbedeutenden Neubildungen (Condylomen, Pannus fungösen Wucherungen, Caro luxurians). Als Stypticum steht Eisenchlorid in grossem Ansehen, obschon contrahirende Wirkung auf die Gefässe sich nur in Concentrationen, welche coagulirende Wirkung haben, und auch dann weit schwächer als bei Silbernitrat und Bleiacetat geltend macht. Die Injection in Varicen und Aneurysmen kann zwar zu deren Heilung führen, ist aber stets mit Gefahr der Embolie verbunden; indem sich in dem Sacke ein dichtes Blutcoagulum bildet, können Stücke desselben mit dem circulirenden Blute weiter geführt werden und in entfernten Organen Arterien verstopfen. Auch auf die Anwendung gegen Blutungen am Kopfe und bei Uterinblutungen hat man Embolien auftreten gesehen.

Innerlich hat Eisenchlorid, abgesehen von Chlorose, Darmkatarrhen und Cholera, besondere Anwendung bei Blutungen, Scorbut, Intermittens, Erysipelas, als dessen specifisches Mittel man es in England ansieht, Scarlatina, Morbus Brighti, Rheumatismus acutus und Hemicranie gefunden.

Man hüte sich bei interner Anwendung des Mittels vor Verordnung zu hoher Gaben und zu starker Concentrationen, da dadurch heftiger Darmcatarrh und selbst Gastroenteritis entstehen kann. In der Receptur bedient man sich kaum je des Eisensesquichlorides als solchen, da es wegen Hygroskopicität und Zersetzbarkeit in Contact mit den indifferentesten Substanzen, z. B. Cellulose, weder zu Pulvern noch zu Pillen sich eignet, sondern nur der

Präparate:

1. Liquor Ferri sesquichlorati, *Ferrum sesquichloratum solutum, Liquor Ferri muriatici oxydati, Oleum Martis; **Eisenchloridlösung,** flüssiges Eisenchlorid. Das entweder direct durch Erwärmen von Schmiedeeisen mit Salzsäure, Oxydation des gebildeten Eisenchlorürs (durch Zusatz von Salpeter- und Salzsäure) und Verdünnen mit Wasser oder (in Oesterreich) durch Lösen des officinellen Eisenchlorids in āā Wasser erhaltene Präparat ist eine klare, tief gelbbraune Flüssigkeit von 1.28 spec. Gew., welche 10% Fe enthält. Es kann innerlich zu 5—10 Tr. pro dosi in starker Verdünnung gegeben werden, wird aber wegen seines herben unangenehmen Geschmackes nicht gern genommen. Als Stypticum applicirt man den Liquor unverdünnt oder damit getränkte Charpie, welche vor der Application ausgepresst werden muss, oder ein Gemisch mit Collodium. Zu Injectionen verdünnt man ihn mit 40—100 Aqua destillata. Combinationen sind möglichst zu meiden, da organische Substanzen äusserst leicht zersetzend wirken. Eine Mischung des Liquor Ferri sesquichlorati mit 3 Weingeist bildet die zu 10—40 Tropfen in England vielgebrauchte Tinctura Ferri Perchloridi s. Sesquichloridi. In England wird wie Liquor Ferri sesquichlorati auch Lösung von Ferrinitrat (Liquor Ferri Pernitratis) benutzt.

2. Tinctura Ferri chlorati aetherea, *Spiritus Ferri sesquichlorati aethereus, Liquor anodynus martiatus; **ätherische Chloreisentinctur.** Das als Ersatz der Tinctura tonico-nervina Bestuscheffii, der im vorigen Jahrhundert als Verjüngungsmittel gepriesenen Bestuscheff'schen Eisentinctur, dienende Präparat wird erhalten, indem man 1 Eisenchloridlösung mit 2 Aether und 7 Weingeist oder (in Oesterreich) 1 Eisenchlorid mit 12 Spir. aethereus in weissen Flaschen den Sonnenstrahlen aussetzt, bis die Mischung völlig entfärbt ist, und hierauf die Flaschen an einen kühlen Ort bringt und bisweilen öffnet, bis der Inhalt wieder eine gelbe Farbe angenommen hat. Es bildet eine klare, gelbe Flüssigkeit von ätherischem Geruche und brennendem, zugleich eisenartigem Geschmacke und von ca. 1% Fe Gehalt. Es ist nicht reine Eisenchloridlösung, da Eisenchlorid am Sonnenlicht sich theilweise in Chlorür umsetzt, wobei das freiwerdende Chlor die Lösungsmittel gleichzeitig unter Bildung von Aldehyd und Chlorsubstitutionsproducten des Aethyläthers verändert. Man giebt es bei Anämie und dadurch bedingten Nervenleiden zu 10—20 Tropfen, meist in Verbindung mit aromatischen Tincturen oder Wässern.

3. Ammonium chloratum ferratum, Ammoniacum hydrochloricum ferratum, Ammonium muriaticum martiatum s. ferruginosum, Flores salis ammoniaci martiales; **Eisensalmiak.** Durch Eindampfen von 32 Salmiak mit 9 Eisenchloridlösung bereitet; gelbrothes, hygroskopisches, in Wasser leicht lösliches Pulver, das etwa 2,5 % Fe enthält. An der Luft und am Lichte verändert es sich leicht. Man giebt das Mittel bei Anämie in Begleitung von Bronchialkatarrhen oder bei Milztumoren zu 0,3—1,0 in Lösung mit aromatischen Wässern und Succus Liquiritiae als Corrigens saporis, minder zweckmässig in Pillen. In grösseren Dosen stört es die Verdauung und bewirkt selbst Diarrhöe.

Ferrum iodatum; Iodeisen. — Ein vielgebrauchtes Eisenpräparat ist eine als ***Syrupus Ferri iodati, Iodeisensyrup,** officinelle etwa 5% Lösung von Iodeisen in Zuckersyrup. Man benutzt dieses Präparat, weil das Eiseniodür, $FeI_2 + 4H_2O$, sich ausserordentlich leicht an der Luft oxydirt. Selbst der Iodeisensyrup, neben welchem früher auch ein mit Zucker eingedampftes Präparat als zuckerhaltiges Iodeisen, Ferrum iodatum saccharatum (entspr. 20% FeI_2 oder 16,4% I und 3,6 %), angewendet wurde, zersetzt sich leicht unter Gelblichwerden, wenn man ihn nicht in kleinen Gläsern, in denen ein Stück Eisendraht sich befindet, aufbewahrt. Man erhält den Syrup, indem man frisch durch Mischen von Eisenpulver und Iod in Wasser bereitetes Eiseniodür unmittelbar in Zuckerlösung filtrirt. Zur Anwendung von Iodeisen in anderen Formen muss es immer frisch bereitet werden.

Eiseniodür nimmt unter den Martialien eine besondere Stelle ein, indem es die tonisirende Wirkung des Eisens mit der alterirenden des Iods verbindet. Diese Doppelwirkung ist um so erklärlicher, als Iodeisen im Blute oder in den Organen eine Zersetzung erleidet, so dass das Iod rasch durch den Urin wieder ausgeschieden wird, während das Eisen langsamer durch Galle und Darm eliminirt wird. Das Iodeisen ist deshalb bei Complicationen von Dyskrasien und Diathesen, welche den Gebrauch des Iods erheischen, mit Oligämie das rationellste Präparat, das sich vortrefflich bei Combination von Anämie und Scrophulose bewährt. Auch benutzt man es bei Syphilis neonatorum.

Man giebt Iodeisensyrup zu 1,0—5,0 mehrmals täglich, am besten mit der 3—5fachen Menge Syrupus simplex oder einem anderen (jedoch nicht gerbstoffhaltigen oder sauren) Syrup verdünnt. Ferrum iodatum saccharatum findet in Pillen (Blancard'sche Pillen) zu 0,05—0,2 Benutzung; bei Syphilis neonatorum zu 0,2 2mal (bei älteren Kindern 3—6mal) täglich. Grössere Dosen machen Diarrhöe und Appetitlosigkeit.

Aeusserlich kann man Iodeisen zum Verbande atonischer Geschwüre (in Salbe 1 : 5—10 Ungt. Paraffini) oder zur Injection bei Tripper (1 : 100) verordnen.

Verordnungen:

1) ℞
Ferri pulverati 2,5
Pulv. rad. Gentianae
— *cort. Cinnamomi*
Sacchari albi āā 5,0
M. f. pulv. D. in scatula. S. Dreimal täglich eine Messerspitze voll.

2) ℞
Ferri sulfurici
Natrii carbonici
Extracti Gentianae āā 4,0
M. f. l. a. pilul. no. 60. *Consp. pulv. Cinnam. D. S.* Täglich 3—4 Pillen.

3) ℞
Ferri sulfurici
Kalii carbonici āā 15,0
Gummi Tragacanthae 5,0
F. l. a. pilul. no. 100. *Consp. cort. Cinnam. D. S.* Dreimal täglich 3 bis 4 Pillen. (Niemeyers modificirte Blaudsche Pillen.)

4) ℞
Kalii carbonici 1,0
Myrrhae 2,0
Contere in
Aq. Rosae 100,0
In lagenam immissa misce c.
Ferri sulfurici 1,0
Sacchari albi 6,0
antea in
Aq. destillatae 40,0
solutis. M. D. S. Viermal täglich 1 bis 2 Essl. (Mixtura Griffithi Ph. Dan.)

5) ℞
Ferri carbonici saccharati
Natrii bicarbonici āā 5,0
M. f. pulv. Div. in partes aequales no. 8. *D. S.* No. 1.

℞
Acidi tartarici 5,0
Elaeosacchari Citri 2,5
M. f. pulv. Divide in partes aequales no. 8. *D. S.* No. 2. Ein Pulver. No. 1 in Wasser aufzulösen und nach Hinzuschütten eines Pulvers von No. 2 während des Aufbrausens zu trinken.

6) ℞
Ferri sulfurici
Natrii bicarbonici 15,0
Acidi tartarici 25,0
Sacchari albi 30,0
M. f. pulv. D. in scatula. S. Kaffeelöffelweise in Zuckerwasser. (Mialhes Eisenbrausepulver.)

7) ℞
Ferri lactici 25,0
Sacchari albi 300,0
Gummi Arabici q. s.
ut f. pastillae ponderis 0,60. *Obduc Amylo et Vanilla saccharata. D. S.* 1—2 Stück zu nehmen. (Dragées de Lactate de fer, deren jede 0,05 Eisenlactat enthält.)

8) ℞
Ferri lactici
Extracti Gentianae āā 2,0
Pulv. rhizom. Calami q. s.
ut f. pilul. no. 60. *Consp. pulv. Cinnam. D. S.* Dreimal täglich 2—4 Pillen steigend.

9) ℞
Ferri phosphorici 1,0
Calcii phosphorici
Natrii chlorati āā 3,0
M. f. pulv. Divide in partes aequales no. 10. *D. S.* Zweimal täglich ein Pulver.

10) ℞
Extracti Ferri pomati 3,0
Pulv. rhizom. Calami q. s.
ut f. pilul. no. 60. *Consp. pulv. cort. Cinnam. D. S.* Dreimal täglich 2 bis 5 Stück.

11) ℞
Tincturae Ferri pomati 15,0
— *Digitalis*
— *Vanillae* āā 5,0
M. D. S. Dreimal täglich 15—30 Tr. (Bei Chlorose mit heftigen Palpitationen oder Herzklappenfehler.)

12) ℞
Ferri pyrophosphorici cum Ammoniaco citrico 3,0
solve in
Aq. florum Aurantii 120,0
Syrupi simplicis 30,0
M. D. S. 2—3 Mal täglich 1 Esslöffel.

13) ℞
Liquoris Ferri sesquichlorati 2,5—7,0
Aq. dest. 125,0
M. D. S. Zur Einspritzung. (Als blutstillende Injection.)

14) ℞
Liquoris Ferri sesquichlorati 1,5
Aq. dest. 100,0
M. D. S. Zur Inhalation. (Bei Hämoptysis, Bronchorrhoe.)

15) ℞
Syrupi Ferri iodati 10,0
— *Aurantii florum*
— *simpl.* āā 50,0
M. D. S. Dreimal täglich 1 Esslöffel. voll.

16) ℞
Ferri pulverati 2,0
Iodi 4,0
Sacchari 3,5
Rad. Liquirit. pulv. 7,0
Aq. dest. 2,5
M. f. pilul. no. 100. *Consp. D. S.* 1—2 Pillen 2—3 mal täglich. (Pilulae Ferri iodati Ph. Brit. Ersetzt die Blancardschen Pillen.)

Manganpräparate. — Als Mittel bei Chlorose sind verschiedene Mangansalze mit Erfolg versucht worden, doch können die Erfahrungen über ihren Werth bis jetzt als nicht abgeschlossen bezeichet werden. Die Anwendung in Fällen, wo Eisenverbindungen nicht völlig zum Ziele führen, liegt nahe, insofern Mangan ebensogut wie Eisen normaler Bestandtheil des Organismus ist und die nahe chemische Verwandtschaft beider Metalle gleiche physiologische und therapeutische Wirkung voraussetzen lässt. Die bisherigen spärlichen physiologischen Untersuchungen zeigen, dass Verbindungen mit stärkeren Säuren, z. B. Mangansulfat, corrosiv wirken und dass solche, welche Eiweiss nicht coaguliren, bei directer Einführung in die Venen in grösseren Dosen Thiere nach voraufgehender Herzlähmung unter Krämpfen und Mydriasis tödten, während kleinere Dosen allgemeinen Schwächezustand, fettige Degeneration der Leber und Tod nach mehreren Tagen herbeiführen. Bei Fütterung von Thieren mit mildwirkenden Mangansalzen steigt Harn und Harnmenge bei gleichbleibender Temperatur; im Harn findet sich wenig Mangan wieder. Da die stärkeren Mangansalze auch beim Menschen Erbrechen und Durchfälle in relativ geringen Mengen (0,2) herbeiführen können, wählt man zu therapeutischen Versuchen besser Verbindungen mit organischen Säuren, wie Mangancarbonat (Manganum carbonicum), Manganlactat (Manganum lacticum) oder dem Eisensaccharat entsprechende Verbindungen (Mangansaccharat, Mangandextrinat), die in Gaben von 0,1—0,3 lange Zeit ohne Beschwerden genommen werden können. Man kann auch Verbindungen mit Eisen, wie Ferromanganlactat. und verschiedene Specialitäten, wie Liquor Ferro-Mangani saccharati und Extractum Malti ferro-manganatum (mit 0,2 % Fe und 0,1 % Mn) anwenden.

Fleisch und Fleischpräparate. — Die Muskelfasern, welche mit Beimengung von Bindegeweben, Fettzellen, Gefässen und ihrem Inhalt, auch Nervenzellen, das zum Genusse dienende Fleisch bilden, bestehen aus dem Sarkolemma, welches der leimgebenden Substanz nahe steht, und dem flüssigen Inhalte, der contractilen Substanz, in welcher verschiedene Eiweisskörper, namentlich das bei gewöhnlicher Zimmertemperatur gerinnende Myosin, welches sich in 10 % Kochsalzsolution und, indem es sich in Syntonin verwandelt, in verdünnten Säuren löst, Kalialbuminat, Serumeiweiss, ausserdem rother Farbstoff, Salze und Extractivstoffe vorhanden sind. Der ganze Nährwerth des Fleisches kommt dem Körper nur dann zu Gute, wenn wir dasselbe als rohes geschabtes Fleisch, ohne es durch Zubereitung bestimmter Bestandtheile zu berauben, einführen. Nächst dem rohen Fleische ist das gebratene das beste, indem beim Braten im Innern die grössere Partie des Fleischsaftes zurückgehalten wird und weil bei Anwendung nicht zu grosser Hitze das Fleisch selbst leichter im Magensaft löslich wird, während bei längerem Erhitzen auf 100° die Fleischfasern hornartig fest und minder leicht verdaulich werden. Gekochtes Fleisch passt daher für Patienten und Reconvalescenten mit schwacher Verdauung nicht und ist überhaupt ein schlechtes Nahrungsmittel, da durch das Erwärmen und Kochenlassen mit Wasser eine Auslaugung des Fleisches stattfindet, durch welches demselben nicht allein die Nährsalze, von denen über 82 % in das Wasser übergehen, während nur die Erdphosphate zurückbleiben, sondern auch, wenn die Erwärmung langsam stattfindet, ein grosser Theil der Eiweissstoffe des Muskelsaftes, der in Lösung geht und später bei Anwendung stärkerer Hitze sich in Flocken (Fleischschaum) ausscheidet, verloren gehen. Für die Diät von Reconvalescenten und Erschöpften empfiehlt sich die Vermeidung fettreicher Fleischsorten (Gänse-, Schweine- und Hammelfleisch) und der Gebrauch zarter, leicht verdaulicher mit relativ grossem Gehalte an löslichem Albumin und Extract. Auf dem Reichthume an letzteren beruht zum Theil der grosse Nahrungswerth des Wildprets. Von löslichem Albumin enthält das Fleisch des Ochsen fast 2 %, das des Kalbes nur 1,3 %; das Reh steht dem Ochsen nahe, das Huhn hat mehr lösliches Eiweiss (2,27 %), weshalb auch Hühnerbouillon kräftiger ist als Rindfleischbouillon. Fische enthalten viel lösliches Eiweiss; doch belästigen sie oft den Magen. Uebrigens ist die Saftigkeit und Zartheit des Fleisches nicht nur bei einzelnen Individuen derselben Species, sondern auch bei den einzelnen Muskeln desselben Thieres in höchstem Grade verschieden. Die durch Kochen von Fleisch in Wasser erhaltene Flüssigkeit ist als gewöhnliche Fleischbrühe oder Bouillon, Jus, Jusculum, von der Liebig'schen Fleischbrühe, Infusum carnis salitum s. Infusum carnis frigide paratum, Bouillon fortifiante von Verdeil, zu unterscheiden. Diese stellt einen unter Beihülfe von Salzsäure gemachten, kalten wässrigen Auszug von gehacktem Fleisch dar, welcher nicht nur die Salze, sondern auch einen grossen Theil der Eiweissstoffe, noch dazu in gelöster Form, enthält. Dieses vorzügliche Nährmittel, das, um die Fällung der Eiweissstoffe zu verhindern, kalt und ohne Zusatz von Kochsalz genossen wird, hat den Uebelstand, dass es schlecht schmeckt und nur kurze Zeit haltbar ist. Man wird deshalb in der Regel bei Kranken zur gewöhnlichen Fleischbrühe zurückkehren, deren Nährwerth durch Verrühren mit einem Ei, durch Zusatz von Kohlehydraten u. s. w. erhöht werden kann und welche gut bereitet — am besten aus gehacktem Fleisch durch nicht zu intensives Kochen nach Art des Beef-tea der Engländer — ein vortreffliches Restaurationsmittel für Erschöpfte, eine Wohlthat für alle Kranken, welche feste Kost nicht ertragen, das beste Mittel zu künstlicher Ernährung bei Patienten, welche nicht schlingen können oder wollen, darstellt.

Einen Ersatz für die Fleischbrühe bilden die unter dem Namen Fleischextract, Extractum carnis, im Handel vorhandenen, zuerst auf Anregung von Liebig im Grossen zu FrayBentos (Uruguay) dargestellten extractförmigen Präparate, zu deren Bereitung hauptsächlich das Muskelfleisch des Rindes und Büffels dient. Das Liebig'sche Fleischextract stellt eine eingedickte Fleischbrühe, welcher kein Leim beigemischt ist, dar. In demselben schwankt der Gehalt an Wasser zwischen 13 und 29 %, an unorganischen Bestandtheilen (Asche) zwischen 10,53 und 21,45 %, der der organischen Substanz zwischen 49 und 68 % und der Stickstoffgehalt der organischen Substanz zwischen 5 und 9,35 %. In der Asche prävaliren von Alkalien die Kalisalze (32—46,5 %), von Säuren die Phosphorsäure (23—38 %). Von organischen Bestandtheilen enthält Fleischextract Fleischmilchsäure (2,87 %), deren Gegenwart wie diejenige von sauren Phosphaten die saure Reaction des Fleischextractes bedingt, Fett. leimartige Substanz, Kreatin, Kreatinin, Carnin, Inosinsäure, Sarkosin, Inosit und Ameisensäure. Diese letzgenannten sogenannten Extractivstoffe des Fleisches sind weniger für die Wirkung des Fleischextractes als für den am meisten von der Inosinsäure abhängigen Wohlgeschmack der daraus bereiteten Lösungen von Bedeutung. Den wesentlichsten Antheil an der Wirkung auf den Thierkörper haben die Kalisalze und das Kreatinin, und Fleischextract wirkt wie diese in kleinen Mengen pulsbeschleunigend und temperaturerhöhend, in grösseren Dosen dagegen tödtet es durch Lähmung der Herzaction. Man giebt Fleischextract in Form mit Kochsalz versetzter heisser, wässriger Lösung (2,5 auf eine grosse Tasse). Als Tagesgabe sind 5,0 für Erwachsene zulässig, nach 3tägigem Gebrauche von 15,0 tritt Herzklopfen ein.

Peptone. Die im Handel unter dem Namen Peptone vorkommenden Substanzen entsprechen keineswegs dem von den Physiologen als Pepton bezeichneten Endproducte der Einwirkung von Verdauungssäften auf Eiweisskörper, sondern enthalten vorwaltend bis etwa 50 % der bei der Veränderung des Eiweiss entstehenden Zwischenstufen, sog. Albumose, ausserdem bis 20 % lösliches und unlösliches Eiweiss und sehr geringe Mengen (bis 5 %) Pepton. Man gewinnt die Peptone aus verschiedenen Eiweissstoffen (Fleisch, Fibrin, Caseïn) mittelst Magensafts (Pepsinpytone) oder überhitzten Wasserdampfs, Pankreasferments (Tryptone) oder Papaïns (Pytone). Die Pepsinpytone und Pytone sind den Tryptonen vorzuziehen, da diese durch Producte der fäulnissartigen Zersetzung widrigen Geruch und Geschmack besitzen, der den Pepsin- und Papaïnproducten fehlt. Diese schmecken etwas fade, nicht bitter (wie Pepton). Sie besitzen denselben Nährwerth wie Fleischeiweiss und werden in gleicher Weise wie dieses im Darme ausgenutzt Sie dienen nicht nur bei schwacher Verdauung, sondern können auch zur Ernährung vom Mastdarme aus oder durch künstlichen After dienen. Zur Ernährung eines 70—80 Kgm. schweren Erwachsenen lässt man 100,0 Pepton, 300,0 Stärke, 90,0 Fett und 30,0 Kochsalz mit 1 l Fleischbrühe vorsichtig erwärmen und tassenweise verbrauchen oder warm mittelst Irrigators in den Darm oberhalb der Flexura sigmoidea gelangen. Häufig combinirt man Peptone mit Fleischextract, auch mit Chocolade.

Einen Ersatz der Peptone für die Ernährung vom Mastdarm bilden die Pankreasklystiere von Leube, ein Gemisch von 3 Th. höchst fein zerhacktem Rindfleisch mit 1 Th. Pankreas vom Rinde oder Schweine, mit heissem Wasser zu dünnem Brei verrührt.

Ein beachtungswerthes, jedoch vorwaltend Leimpepton enthaltendes und den Fleischpeptonen an Nährwerth nicht ganz gleichkommendes Fleischpräparat bildet Leubes Fleischsolution, Solutio carnis, durch mehrstündiges Kochen von gehacktem Fleisch im Papin'schen Topfe in mit Salzsäure versetztem Wasser erhalten. Sie findet bei organischen Erkrankungen des Magens, namentlich in frischen Fällen von Magengeschwür, als ausschliessliches Nutriens für sich oder in Bouillon (auch mit Extr. carnis), und bei Dyspepsien, wo der Magen der Ruhe bedarf, Anwendung.

Blut, Sanguis. — Die vielfachen Versuche, das Thierblut zu tonisirenden Präparaten besonders im Hinblicke auf den Eisengehalt des Blutes für Erschöpfte, Chlorotische und Blutarme zu benutzen, haben keine Vorzüge vor Fleischpräparaten ergeben. Weder das früher als Extractum sanguinis bovini bei Rachitis, Scrophulose und Atrophie zu 0,5—4,0 3—4mal täglich in Pulverform verordnete eingedickte Ochsenblut, noch das als Haematosin von Tabourin in den Handel gebrachte Haemoglobin u. a. Specialitäten aus Blut besitzen reelle Bedeutung.

Ova gallinacea, Hühnereier, Eier. — Die Eier von Phasianus gallus L. s. Gallus domesticus Temm. bestehen, von der vorzüglich Calciumcarbonat enthaltenden Schale (Testa) und der Schalenhaut (Pellicula) abgesehen, aus dem Eiweiss, Albumen ovi, und dem Eigelb oder Eidotter, Vitellus ovi. Hartgesottene Eier geben 11% Schale, 32% Dotter und 57% Eiweiss. Das Hühnereiweiss enthält 86—87% Wasser und 13—14% feste Bestandtheile; letztere bestehen zum grössten Theile aus löslichem Albumin mit wenig Fett, Zucker und löslichen Chloralkalien. Der Eidotter enthält nur 50% Wasser, ausserdem 16% Eiweiss (sog. Vitellin und Albumin), 30% in Aether lösliches phosphorhaltiges Fett, Farbstoffe und 1½% anorganische Substanzen (überwiegend Phosphate). Die chemische Zusammensetzung der Eier macht sie in rohem oder weichgekochtem Zustande zu einem auch für Kranke, zumal Kinder, geeigneten, jedoch in grösseren Mengen häufig schlecht ertragenen Nährmittel. Rohe Eier sind Volksmittel gegen Ikterus. Das Hühnereiweiss findet Verwendung als Gegengift bei den meisten kaustischen Säuren, Alkalien und Metallsalzen, hier am zweckmässigsten in Form der Aqua albuminata (4—8 Eier auf 1—2 Liter lauwarmes Wasser) und als demulcirendes Mittel bei Ruhr und Durchfällen (zu 10—20 Eiern pro die mit 1 Liter Wasser innerlich und im Klystier), äusserlich bei Verbrennungen, Decubitus u. s. w. (mit Fetten als Liniment oder zu Schaum geschlagen mit etwas Branntwein). Zur Darstellung verschiedener Metallalbuminate (Eisenalbuminat) dient das in Form hornartiger, dem arabischen Gummi ähnlicher, durchscheinender Massen oder eines gelblichen Pulvers im Handel vorkommende, oft nicht aus den frischesten Eiern bereitete **Albumen siccum**. Der Eidotter findet Benutzung als Demulcens bei Anginen und katarrhalischen Affectionen der Luftwege und als Nutriens, mit Zucker, Milch, Wein, Fleischbrühe oder Franzbranntwein und Zimmtwasser (Mixtura Spiritus Vini Gallici, aus āā 120,0 Sp. V. Gall. und Zimmtwasser, 2 Eidottern, 15,0 Zucker und 2 Tropfen Zimmtöl bestehend und esslöffelweise gegeben) verrührt. Da er oft von Kranken tolerirt wird, welche andere Nahrungsmittel nicht ertragen, giebt man ihn bei Magenkrebs, Phthise und heftigen Durchfällen im kindlichen Lebensalter auch mit Wasser und etwas Kochsalz (Potus antatrophicus). Aeusserlich dient Eigelb bei Verbrennungen und Excoriationen für sich oder mit Oelen, z. B. mit āā Baumöl als Linimentum e vitello ovorum, wo man früher auch das aus gekochtem Dotter gepresste dickflüssige Eieröl, Oleum ovorum, benutzte. Pharmaceutisch wird Eidotter zum Emulgiren von Harzen oder Oelen gebraucht, wobei 1 Th. etwa ½ Gummi Arabicum gleichkommt.

Milch, Lac. — Die Milch der Thiere bildet wechselnde Gemenge von Albuminaten, vorzugsweise Caseïn (Kalialbuminat), Fett, Milchzucker und anorganischen Salzen, besonders Kalisalzen und Phosphaten. Die vorzugsweise benutzte Kuhmilch enthält durchschnittlich fast das Doppelte von Albuminaten (5,4 %) und dem entsprechend auch weit mehr Phosphate als Frauenmilch, dagegen weniger Milchzucker (4 % gegen 4,9 % der Frauenmilch und 5 % der Stutenmilch). Durch längeres Stehen scheiden sich die Fette als sog. Rahm, Cremor, ab, welcher als Mittel bei Excoriationen in Ruf steht, meist aber zu Butter verarbeitet wird. Die nach dem Buttern zurückbleibende flüssige Masse ist die Buttermilch, Lac ebutyratum, welche, wenn der Rahm nach dem unter Einfluss von Pilzkeimen, welche den Milchzucker in Milchsäure überführen, geschehenden Sauerwerden der Milch abgehoben wird, eine Lösung von Milchsäure mit Beimengung von etwas Caseïn und Salzen und meist auch kleinen Klümpchen Fett darstellt. Sie führt in grösserer Menge gelinde ab und dient als kühlendes und nährendes Getränk bei Fieberkranken, Reconvalescenten u. s. w. Die saure oder dicke Milch (so genannt wegen der durch die Milchsäure bedingten Coagulation des Caseïns) wird als Schlafmittel gerühmt. Süsse Milch, besonders Kuhmilch, wird vielfach als Nahrungsmittel für Kranke (z. B. sitophobische Geisteskranke) und zu sog. Milchcuren benutzt. Beim Säugling bedarf Kuhmilch wegen ihres reicheren Gehaltes an festen Stoffen eines grösseren Zusatzes von Wasser, und, da ihre Albuminate in viel festeren Klumpen coaguliren als in der Frauenmilch, auch einer geringen Menge von Natrium- oder Kaliumcarbonat.

Methodische Milchcuren kommen bei Phthisis und Bronchoblennorrhoe, bei Lungenemphysem, bei Kachexie in Folge überstandener schwerer Krankheiten, bei Chlorose, ferner bei chronischen Krankheiten des Magens und der Leber, auch bei hartnäckigen Innervationsstörungen (Hysterie, Hypochondrie, Neurasthenie), endlich bei Diabetes und Hydrops in Anwendung. Fieber und Digestionsstörungen contraindiciren Milchcuren keineswegs. Indigestionen im Verlaufe von Milchcuren werden am besten durch das Beginnen mit kleinen Mengen oder durch Anwendung sterilisirter Milch vermieden. Man unterscheidet strenge oder ausschliessliche (bei schweren Magenaffectionen, Hydrops) und leichte oder modificirte Curen (bei Bronchitis u. s. w.). Bei letzteren werden morgens nüchtern und abends zwischen 5 und 6 Uhr 1—2 Gläser oder Tassen Milch (am zweckmässigsten frisch gemolken oder lauwarm, nur bei Magenkrankheiten eiskalt) getrunken. Bei strengen Curen beginnt man immer mit kleinen Mengen abgerahmter Milch (z. B. 3—4mal täglich $^1/_2$—1 Tasse voll oder 2stündlich 1—2 Esslöffel) und steigt mehr oder minder rasch. Die Milchcuren wirken verstopfend, was man, wo diese Wirkung unerwünscht ist, durch Ricinusöl oder durch gekochtes Obst verhütet.

In besonderem Ansehen steht Milch beim Volke als Antidot bei Vergiftungen. Ist sie auch kein Antidotum universale, so kann sie doch dem Eiweisswasser an die Seite gestellt werden, indem ihre Eiweissstoffe so gut wie Hühnereiweiss mit Säuren, Alkalien und Metalloxyden sich zu verbinden vermögen. Sie passt somit vorzugsweise bei ätzenden Giften; aber auch bei Intoxicationen mit scharfen Stoffen, zu denen Caseïn keine chemische Affinität besitzt, ist sie als Diluens und Protectivum von Nutzen. Bei Vergiftung mit Phosphor und Canthariden ist Milch zu meiden oder höchstens abgerahmt zu geben.

Zur Darstellung guter Milch besonders in Städten, wo unverfälschte Kuhmilch schwer zu beschaffen ist, dient die in der Schweiz en gros fabricirte, durch Versetzen mit Zucker und vorsichtiges Abdampfen bereitete condensirte Milch, Extractum lactis.

*Serum lactis, Molken. — Die Molken oder süssen Molken bilden, in ähnlicher Weise wie Fleischextract sich zum Fleische verhält, keinen vollständigen Ersatz für die zu ihrer Darstellung benutzte Milch. Sie enthalten nur die Nährsalze der Milch neben Milchzucker. Kuhmolken enthalten 93,3 % Wasser, 1,08 % Albumin, 5,1 % Milchzucker, 0,1 % Fett und 0,59 % Salze und Extractivstoffe; die Ziegenmolke ist ärmer an Milchzucker, reicher an Fett und an Salzen, die Schafmolke ihrem Salzgehalt nach der Ziegenmolke gleich, von geringerem Fettgehalte und bedeutend reicher an Eiweisstoffen (2,13 %). Molken können ihrer Zusammensetzung entsprechend nur als Unterstützungsmittel der Ernährung bei gleichzeitiger gehöriger Zufuhr von Eiweissstoffen und Kohlehydraten dienen. Bei Gesunden und Kranken haben Mengen unter 100,0 selten ausser Beschleunigung der Peristaltik einen Effect; grössere Mengen (500,0—1000,0—1500,0) rufen oft Störung des Appetits und der Verdauung, mitunter Leibschmerzen und stärkeren Durchfall hervor. Die eingeführte grosse Wassermenge führt zu Vermehrung der Uropoëse und (da Molken warm getrunken werden) auch der Diaphorese. Hauptsächlich finden Molken curmässig bei chronischen Krankheiten der Respirations- und Verdauungsorgane (sog. Molkencuren), seltener bei acuten Leiden der Athemwerkzeuge (Bronchitis, Keuchhusten) oder bei Fieber Verwendung. Bei letzterem verdienen saure Molken (S. 78) und Tamarindenmolken den Vorzug, während zu Molkencuren nur die mit Labessenz aus Kuh-, Ziegen- oder Schafmilch bereiteten süssen Molken oder die als *Serum lactis in Oesterreich officinellen versüssten Molken (aus Kuhmilch mit Essig bereitet und mit Magnesia neutralisirt) dienen. Molkencuren lässt man zweckmässig an Orten durchmachen, wo gleichzeitig günstiger Einfluss des Klimas zu hoffen steht. Man wählt deshalb sog. Sommerfrischen, wie sie die Alpen und Voralpen, aber auch unsere deutschen niedrigen Gebirge bieten. Besucht sind besonders Curorte in dem Canton Appenzell (Gais, Heiden, Weissbad, Wolfshalden) und einige andere Schweizer Molkencurorte (Horn, Rorschach, auch Interlaken), in Oesterreich Ischl, in Deutschland Partenkirchen, Kreuth und Reichenhall, Streitberg, Harzburg, Rehburg, Salzschlirf, Salzbrunn und Reinerz. Bei stark gesunkener Ernährung sind Molkencuren contraindicirt; dagegen geben sie bei knapper Kost manchmal bei Plethora nicht ungünstige Resultate.

Die Anwendung der Molken muss längere Zeit, nicht unter 4—6 Wochen geschehen. Man lässt sie warm und (wie Mineralwasser) des Morgens nüchtern gläserweise auf der Promenade, nicht gut mehr als 100,0 auf einmal, nach $^1/_4$—$^1/_2$stündiger Promenade eine weitere Quantität, anfangs nur 1 Glas, später mehr, selten mehr als 1000,0 im Tage trinken. Den anfangs häufig bei Molkencuren auftretenden Nebenerscheinungen (Uebelkeit, Indigestion und Kopfschmerz) hilft in manchen Fällen Zusatz kohlensäurehaltiger Mineralwässer ab. Man kann die Molke auch direct mit Kohlensäure imprägniren (Serum lactis carbonico-acidulum). Tritt Diarrhöe ein, setzt man aus oder giebt die Molke mit aromatischen Zusätzen (Aq. Cinnamomi) oder Alaunmolken; Obstipation wird durch Bitterwässer oder durch Zusatz von Milchzucker beseitigt.

Als Kumys (Kumiss) und Kefir werden Gährungsproducte aus Milch bezeichnet, welche ursprünglich von russischen Völkerschaften dargestellt und als Berauschungsmittel benutzt, später nachgeahmt und als Schwindsuchtsmittel curmässig benutzt wurden. Der Kumys wurde ursprünglich von Turkmenen und Nogaiern aus Stutenmilch durch Zusatz von Sauerteig dargestellt, der Kefir von kaukasischen Gebirgsvölkern aus Kuhmilch mittelst eines eigenthümlichen Ferments, das aus einem Bacillus (Dispora caucasica), welcher Milchzucker in Milchsäure überführt, und einer eigenthümlichen Hefeart (Cryptococcus Kefir), welche Milchzucker in Traubenzucker und Galaktose umwandelt und diese in alkoholische Gährung versetzt, besteht. Kumys und Kefir bilden weissliche, rahmartige Liquida von säuerlichem Geruche und Geschmacke, welche nach dem Genusse Aufstossen von Kohlensäure erregen. Sie enthalten Alkohol und Kohlensäure, welche im Kefir weniger reichlich als im Kumys vorhanden sind, aber auch im Kumys nach der Dauer der Gährung variiren (Alkohol zwischen 1,2 und 1,9 %). Bei längerer Dauer der Gährung wird auch das Caseïn der Milch theilweise in Parapepton und Pepton übergeführt; stets aber befindet sich dasselbe im Zustande äusserst feiner Vertheilung, so dass es leicht peptonisirt und vollständig assimilirt wird. Kleine Mengen erregen ein Gefühl von Kälte im Magen, dem bald angenehme Wärme folgt, geringe Pulsbeschleunigung und Anregung der geistigen Functionen. Mittlere Gaben steigern den Appetit, bedingen Pulsbeschleunigung und anfangs vermehrtes, später seltneres und tieferes Athmen. Grössere Mengen bedingen ein Gefühl der Sättigung, so dass Bedürfniss nach fester Speise nicht mehr existirt. Ganz frischer Kumys regt den Stuhlgang an und verursacht Aufstossen, über 3 Tage alter wirkt verstopfend. Die Diurese wird erheblich gesteigert, die Temperatur sinkt. Grössere Mengen erzeugen geringe Trunkenheit und Neigung zum Schlaf. Constante Erscheinungen während der Kumyscur sind rasche Zunahme des Körpergewichtes und Ablagerung von Fett im Unterhautzellgewebe. Man benutzt Kumys und Kefir sowohl bei acuten als bei chronischen Schwächezuständen, besonders bei Anämie und Phthisis. Bei letzterer ist die Beschränkung der Secretionen und die vorzügliche nutritive Wirkung des Kumys der Grund der Besserung. Diffuse käsige Infiltrate und Affectionen des Herzens, der Nervencentren, Nieren und Leber contraindiciren die Cur. Diese erfordert Meiden ernster Beschäftigung, vielen Aufenthalt in freier Luft und in der Sonne, leicht verdauliche, nahrhafte Kost und viel Schlaf. Meist beginnt man mit einer Flasche täglich, 1—2stündlich ein Glas voll, und steigt allmälig um $^1/_2$ bis zu 5 Flaschen täglich. Man trinkt Kumys und Kefir warm, jedoch nicht wärmer als 32°. Kumyspepton ist mit Pepsin oder Pankreatin behandelte, später gegohrene Milch.

*Oleum jecoris aselli, Oleum Morrhuae; Leberthran.

Der Leberthran ist das aus den Lebern verschiedener im Atlantischen Ocean lebender Fische aus der Gattung Gadus, vorzüglich des als Fastenspeise in katholischen Ländern vielgebrauchten, als Stockfisch oder Laberdan bekannten Kabliaus, Gadus Morrhua L., und des jetzt als jugendliche Form des Kabliaus erkannten Dorsches, Gadus Callarias L., gewonnene flüssige Fett.

Der bei uns benutzte Leberthran stammt vorzugsweise aus Norwegen, wo die Fische besonders an den Lofodinischen Inseln gefangen werden. Die Bereitung fällt in die Monate Februar bis Mai, wo der torsk, wie Gadus Morrhua (im Gegensatze zu dem kleinen Dorsch, småtorsk, unserm Dorsch) heisst, in beträchtlichen Mengen an den Norwegischen Küsten sich aufhält. Nach der Bereitungsart sind zwei Sorten, der sog. Fabrikthran (Dampfthran) und Bauernthran (Privatindustriethran), zu unterscheiden, von denen ersterer allein anzuwenden ist. Der Fabrikthran wird so gewonnen, dass die gleich nach dem Fangen der Fische herausgenommenen und in frischem Wasser abgewaschenen Lebern in Kessel gebracht werden, die man mit Dampf von bestimmter Temperatur erhitzt; der aus den geborstenen Zellen ausgeflossene Thran wird abgeschöpft, filtrirt und durch Stehenlassen geklärt. Die Klärung des Thrans geschieht namentlich zur Ausscheidung des Stearins, auf welche man besondere Sorgfalt verwendet (Abkühlung auf — 5°), da ein Thran, welcher bei 0° stark sedimentirt, nach der Phkp. unzulässig ist. Der so bereitete Thran ist farblos oder hellgelb und entspricht dem Oleum jecoris album der Nordischen Pharmakopöen, welches sich als klar durchsichtiges, etwas dickflüssiges Liquidum von mildem, im Halse wenig Kratzen hinterlassendem Fettgeschmack, ganz schwachem Fischgeruche und neutraler oder schwachsaurer Reaction charakterisirt, das sich leicht in Aether, wenig ($2^1/_2$ %) in kaltem und etwas mehr (4 %) in heissem Alkohol löst und an der Luft langsam eintrocknet. Der sog. Bauernthran wird in der Art gewonnen, dass die ausgenommenen Lebern auf Tonnen gefüllt, diese verspundet und nach Schluss des Fischfanges, somit erst nach Wochen und Monaten, mit nach Hause genommen werden. Man theilt ihn nach der Färbung in verschiedene Sorten. Die beste ist der freiwillig ausgeflossene gelbe Thran, Oleum jecoris flavum, schlechter ist der durch Kochen auf freiem Feuer gewonnene braune Thran, Oleum jecoris fuscum, am schlechtesten der schwarze oder Gerberthran, Oleum jecoris nigrum. Alle diese Sorten sind von weit unangenehmerem Geschmacke und medicinisch unzulässig.

Der Leberthran bildet hauptsächlich ein Gemenge von Glyceriden verschiedener fetter Säuren, namentlich Oelsäure, Palmitinsäure und etwas Stearinsäure mit Gallenbestandtheilen, welche für die Wirkung von grosser Bedeutung sind; ausserdem finden sich Iod, Brom, Phosphor, Eisen und diverse organische Basen, alle jedoch in so geringer Menge darin, dass sie für die Heilwirkung ohne Bedeutung sind.

Iod ist in Oleum fuscum clarum höchstens zu 0,04 %, meist noch in kleinerer Menge vorhanden, und zwar, wie auch Eisen und Phosphor, in organischer Verbindung. Die Basen (Butylamin, Hexylamin, Amylamin, Hydrolutidin, Morrhuin und Asellin, auch Trimethylamin) entstehen aus dem Zerfalle der Lebersubstanz und sind in schlechten Thransorten weit reicher. Medicinisch wichtig ist in geringem Masse das in grossen Dosen nach Art des Ammoniaks wirkende, eine Zeit lang als Antirheumaticum benutzte Trimethylamin.

Der Leberthran hat im Allgemeinen die Wirkung der Fette (S. 159), unterscheidet sich jedoch von den übrigen Fetten dadurch, dass er bei weitem leichter resorbirt wird. Er ist dasjenige Fett, welches am leichtesten durch thierische Membranen hindurchgeht. Diese leichte Durchdringungsfähigkeit übertrifft die der Pflanzenöle um das 7—8fache, die des Oleum pedum Tauri und der frischen Butter um das 6fache, hört aber auf, sobald man den Leberthran seiner Gallenbestandtheile beraubt, und tritt aufs Neue ein, sobald man ihn wieder mit Galle imprägnirt. Wenn auch mit Galle imbibirtes Pflanzenöl weit rascher thierische Membranen durchdringt als gewöhnliche Pflanzenöle, so erreicht doch die Diffusionsgeschwindigkeit auch nicht annähernd die des Leberthrans. Die Diffusion des braunen Leberthrans ist unbedeutend rascher als die der helleren Sorten. Ein zweites für den Leberthran wichtiges Moment ist die ausserordentlich leichte Mischbarkeit mit den Speisen, indem er nicht wie andere Fette beim Schütteln mit künstlichem Magensaft sich in Oeltropfen abscheidet, sondern emulsionsartig bleibt. Auch die Verseifung des Leberthrans geschieht rascher als die der meisten Thier- und Pflanzenfette. Wesentlich ist ferner für die Wirkung, dass der Leberthran weit leichter oxydirt wird als andere Fette. Kaliumpermanganat oxydirt am raschesten die aus der Leber von Fischen herrührenden flüssigen Fette, nächstdem andere Fischöle und Walfischthran, weit schwieriger sonstige Fette, unter denen Ochsenklauenfett und Butter obenanstehen, und denen sich von Pflanzenfetten Leinöl anschliesst; Leberfette von Gans und Schwein werden leichter oxydirt als sonstiges Gänse- und Schweinefett. Diese Momente genügen zur Erklärung der Wirkungsdifferenzen, welche der Leberthran anderen Fetten gegenüber zeigt. Die Fähigkeit, in Emulsion zu verharren, die rasche Verseifung und die rasche Resorption erklären, dass Leberthran wochenlang zu 15,0—30,0 mehrmals täglich gegeben werden kann, ohne die Verdauung zu stören und ehe das Mittel mit dem Stuhlgang zum grössten Theile wieder abgeht. Die rasche Verbrennung ermöglicht grössere Ersparung von stickstoffhaltigem Material, das zur Zellenbildung verwendet werden kann.

Der Leberthran findet hauptsächlich Anwendung bei Scrophulose, Rachitis, Knochenleiden, Schleimhautaffectionen (Ozaena, Blepharitis) und chronischen Hautaffectionen (Impetigo, Lupus) auf scrophulöser oder rachitischer Basis, Lungenphthisis und sonstigen Affectionen mit Abnahme des Gewichts und der Körperkraft, ausserdem bei chronischem Rheumatismus und Gicht.

Der Leberthran passt weniger bei torpider Scrophulose, wo man mit Iodpräparaten bessere Erfolge erzielt, als bei der erethischen Form. Bei tuberculöser Phthisis fördert er bei angemessenem Gebrauche in ganz vorzüglicher Weise die Ernährung und kann dabei das Körpergewicht erheblich vermehren. Die günstigen Effecte, welche man manchmal durch Leberthrancuren bei scrophulösen Drüsenanschwellungen bedingt sieht, haben auch zu Versuchen bei Hypertrophie und Induration anderer Drüsen (Mamma, Testikel) und selbst bei Neubildungen geführt, doch sind die Wirkungen hier nicht eclatant. Bei einfacher Anämie leistet Eisen entschieden mehr.

Contraindicirt ist Leberthran in den ersten sieben Lebensmonaten, wo er stets die Verdauung beeinträchtigt. Ferner ist er bei allen Individuen mit unüberwindlichem, nicht im Laufe der ersten acht Tage verschwindendem Widerwillen gegen das Mittel, der constant zu Erbrechen des Mittels führt, bei dem Bestehen von Digestionsstörungen und Neigung zu Diarrhöe, bei scrophulösen Kindern mit Tendenz zu Fettleibigkeit, sowie bei allen febrilen Zuständen zu meiden.

Man giebt den Leberthran längere Zeit hindurch curmässig 2—3 Mal täglich thee- bis esslöffelweise je nach dem Alter der Kranken, und zwar am besten ohne jeden geschmacksverbessernden Zusatz. Die Künsteleien zur Verdeckung des Leberthrangeschmacks, an welchen sich die Kranken meistens sehr rasch gewöhnen, wenn man eine helle Sorte auswählt, führen zu Verschlechterung des Geschmackes. Kinder gewöhnen sich sehr leicht an den Leberthran, wenn man etwas Wein nachtrinken und Brodrinde nachkauen lässt. Bei Erwachsenen empfiehlt es sich, vor dem Einnehmen den Mund mit einer stark pfefferminzhaltigen Flüssigkeit auszuspülen oder einen Pfefferminzkuchen vorher zu essen. Grüner Käse entfernt den Geschmack sehr bald. Sehr gut gelingt die Verdeckung des Leberthrangeschmackes, wenn man den Leberthran auf einem Theelöffel voll Arrak oder Rum aus einem Liqueurglase nimmt. Durch Vermischen von 6 Leberthran mit 1 Cetaceum erhält man den solidificirten Leberthran, Oleum jecoris solidificatum s. Gelatina jecoris aselli, den man in Oblate theelöffelweise giebt. Zu Leberthrancuren eignen sich am besten die Wintermonate; im Sommer wird Oleum jecoris leicht ranzig, nauseös und führt leicht zu Magen- und Darmkatarrh. Man vermeidet sorgfältig Alles, was zu Störung der Digestion Veranlassung geben kann. Man reicht ihn daher niemals nüchtern und sieht überhaupt zweckmässig von der Darreichung am Morgen ab.

Extracte aus Leberthran, wie das sog. Morrhuol, sind irrationell, da das Fett die Hauptsache ist. Zahlreiche Surrogate, wie der Rochenleberthran, Oleum Rajae (von Raja clavata u. a.), und andere flüssige Fette von Cetaceen (Döglingthran, Oleum Hyperoodontis, Walfischthran, Delphinleberthran u. s. w.), Seefischen (Oulachan Oil) oder anderen Thieren, z. B. das aus Ochsenfüssen bereitete Ochsenklauenfett oder Klauenöl, Axungia s. Oleum pedum Tauri, stehen alle als Plastica dem Leberthran nach. Als Combination mit Iod und Eisen existiren mannigfache pharmaceutische Specialitäten (Iodleberthran, Eisenleberthran, Iodeisenleberthran).

Cerealien. — Zu den Plastica gehören auch die verschiedenen Getreidearten, unter denen der Weizen, die Früchte von Triticum sativum Lam. (T. vulgare Vill), an Proteïnstoffen (22 % auf 56 % Stärkmehl und 2—3 %

Mineralstoffe) am reichsten ist. Bedeutender als im Weizenmehl, Farina Tritici, ist der Stickstoffgehalt in den Fruchthüllen, der Weizenkleie, Furfur tritici, welche in Substanz genommen vermöge mechanischen Reizes auf die Darmschleimhaut die Defäcation fördert und deshalb in England und Amerika als mildes Purgans benutzt wird. Sie dient ferner als Hausmittel in Abkochung bei Atrophie und Bronchialkatarrhen innerlich und wird als Zusatz zu tonisirenden oder demulcirenden Bädern (zu 1—2 Pfd. in einem Beutel zugesetzt) gebraucht. Weizenkleie und Weizenmehl dienen nicht selten zu Fomenten und Kataplasmen, z. B. in Beuteln eingeschlagen bei Erysipelas (Volksmittel) und mit Wasser zu Teig gemacht (sog. Cataplasma Fermenti) bei Panaritien und Furunkeln. Brodteig von ungesäuertem Brode (sog. Euazyme) ist zum Ueberziehen von Pillen statt Gelatine, die Krume des aus Weizenmehl dargestellten Weissbrodes, Mica panis albi, als Pillenconstituens brauchbar. Statt Weizenmehl kann äusserlich überall das aus den Früchten des Roggen, Secale cereale L.. bereitete Roggenmehl, Farina Secalis, benutzt werden. In gleicher Richtung dient der Hafer, die Früchte von Avena sativa L., welche im geschälten Zustande die bei der Krankendiät zu Krankensuppen und schleimigen Getränken (Haferschleim) unentbehrliche Hafergrütze, Avena excorticata, bilden. Die Existenz eines erregend wirkenden Alkaloids im Hafer ist noch nicht sicher gestellt, dagegen kommt Hafergrütze leicht abführende Wirkung zu. Reichlicher Genuss der Hafergrütze soll Entstehung von Darmconcrementen veranlassen können.

Zu den modernen Nahrungsmitteln, mit denen der Name Liebigs sich verknüpft, gehört das aus den zur Bereitung des Bieres gekeimten Früchten von Hordeum, namentlich H. vulgare L. und H. hexastichum L. (Fam. Gramineae), dem sog. Malz, Maltum, dargestellte Malzextract, Extractum Malti, dessen Werth als Plasticum theils in seinen stickstoffhaltigen Bestandtheilen, Kohlehydraten und Erdphosphaten, theils in dem Gehalte an Diastase (Maltin) beruht, deren Vermögen, das Stärkemehl in Dextrin und dieses in Zucker umzusetzen, die Assimilation der Amylaceen auf das Kräftigste fördert. Die Früchte der Gerste (Gerstenkörner, Gerste), seit alter Zeit als Nährmittel bei Volk und Aerzten geschätzt, obschon sie unter allen Cerealien fast den geringsten Gehalt an Proteïnverbindungen (10—13 % bei 50—60 % Amylum) besitzen, dienten früher namentlich zur Darstellung einer schleimigen Abkochung, der πτισάνη des Hippokrates, die als Getränk in fieberhaften und katarrhalischen Krankheiten verordnet werden kann. Vom Fruchtgehäuse befreit und abgerundet bilden sie die vorzugsweise Stärkemehl enthaltenden Graupen, Perlgraupen, Hordeum perlatum. Aus gemahlener Gerste (Gerstenmehl, Farina Hordei) wird durch längeres Erhitzen im Dampfbade die Farina Hordei praeparata dargestellt, in welcher das Stärkemehl theilweise in Dextrin übergegangen ist. Das präparirte Gerstenmehl ist der Vorgänger der Kindermehle, meist aus dem Mehle anderer Getreidearten mittelst Rösten oder Einwirkung von Kohlensäure oder Malzauszug bereiteter dextrinhaltiger Specialitäten. Die besten enthalten etwa 30 % Dextrin, 30 bis 35 % Stärkezucker und 25—30 % Eiweissstoffe nebst mineralischen Bestandtheilen. Sie dienen theils zum Ersatz der Muttermilch, theils bei Verdauungsstörungen im kindlichen Lebensalter, theils bei Rachitis und Scrophulose, wo früher auch das Malz, freilich in wenig passender Form (Malzbäder), sehr beliebt war. Man gab letzteres auch zu 60,0—100,0 in Abkochung bei Scorbut und chronischem Magenkatarrh. Besonderen Werth hat Malz zur Bereitung des zur Auffütterung von Säuglingen vielbenutzten Liebigs Nahrungsmittels für Kinder und Altersschwache, Pulvis nutritivus Liebig (feines Weizenmehl, auf der Kaffeemühle gemahlenes Malz āā 17,5, Lösung von Kaliumcarbonat (1 : 8) 30 Tropfen, Milch 175,0, Wasser 20,0). Das Mehl wird mit der Milch gar gekocht und dem heissen Brei das mit kaltem Wasser angerührte Malz zugesetzt, wo dann bei Stehen an mässig warmem Orte Zuckerbildung reichlich erfolgt und der Brei dünnflüssiger und süsser wird, worauf man ihn aufkocht und durch ein feines Haarsieb giebt.

Das Malzextract bildet eine gelbbraune, in Wasser mehr oder weniger klar lösliche Masse von süsslichem Geschmacke, welche durchschnittlich 8 % Proteïnsubstanzen, 25 % Dextrin, 30 % Glykose und 3,5 % Aschenbestandtheile und bei Vermeidung der Siedhitze auch reichlich Diastase enthält. Man giebt das Malzextract theelöffelweise mehrmals täglich in Milch, Wein oder Bier. Da Diastasewirkung an einer mit Magensaft imprägnirten amylumreichen Nahrung nicht zu Stande kommt, geschieht die Darreichung während der Mahlzeit, zweckmässig als Versüssungsmittel zu stärkemehlhaltigen Gerichten (nach Abkühlung auf 60° und darunter!). Häufig benutzt man das Malzextract als Excipiens von Arzneimitteln, insbesondere von Eisensalzen, Chininsalzen, Iodpräparaten und Leberthran. Die Malzbonbons des Handels (gegen Husten und Brustleiden) enthalten in der Regel kein Malzextract. Mit dem wirklichen Malzextract sind nicht die als „Malzextract" bezeichneten Biersorten identisch, z. B. Malzextract von Hoff. Diese Bezeichnung ist insofern nicht ungerechtfertigt, als Bier einen durch Einwirkung von Bierhefe gegohrenen, mit Hopfenextract versetzten Malzaufguss darstellt. Es verhält sich zum Malz wie Kefir zur Milch, schliesst jedoch nicht die gesammte Menge der Eiweissstoffe des Malzes ein. Man benutzt es in der Krankendiät als excitirendes Nutriens bei Schwachen und Reconvalescenten. Hierzu passen bittere Braunbiere weniger als die süssen oder wenig gehopften Biere (Mumme, Weissbier), da der Alkoholgehalt der ersteren (bei gewöhnlichem Bier 1—3 %, bei Bock, Salvator 4—5 % und bei Englischem Porter und Ale oft bis 8 %) zu gross ist und leicht Congestionen zum Kopfe macht. Kohlensäurereiche Biere können die Diastasewirkung im Magen fördern, während die Eiweissverdauung, wahrscheinlich durch Bindung der Salzsäure mittelst der Phosphate, durch grössere Mengen Bier constant beeinträchtigt wird.

Von exotischen Getreidearten werden die Früchte der vorzugsweise im östlichen Asien und in Amerika gebauten Oryza sativa, der sog. Reis, Semen s Fructus Oryzae, als diätetisches Arzneimittel, welches für sich oder mit Zusatz von Gewürzen (sog. Reiscontent, Pulvis Content), besonders mit Milch oder Wasser abgekocht, bei Schwächezuständen mit gleichzeitigen Diarrhöen passt, viel benutzt. Sein Nahrungswerth ist, soweit solcher von den Proteïnstoffen abhängt, gering, da er 85 % (in geschältem Zustande sogar 96 %) Stärke auf etwa 7 % Proteïnstoffe enthält. Das durch Absieben von Reis erhaltene Reismehl, Pulvis Oryzae, Poudre de riz, ist vorzugsweise Toiletteartikel.

Leguminosen. — Durch grossen Gehalt von Eiweissstoffen, vorzugsweise Legumin (Pflanzencaseïn) zeichnen sich die als Hülsenfrüchte bezeichneten Samen verschiedener Leguminosen aus, die in fein vertheiltem Zustande, z. B. in der vielverbreiteten Leguminose von Hartenstein und Vogler, auch für die Diät von Kranken und Reconvalescenten verwendbar sind. Das Geheimmittel Revalenta (Revalescière) ist nichts wie Leguminosenmehl. Ein den Kindermehlen ähnliches Präparat, in dem das in Hülsenfrüchten reichlich vorhandene Amylum zum grössten Theile in Dextrin verwandelt ist, bildet die 21—25 % Eiweiss enthaltende Maltoleguminose von H. von Liebig, die als besonders leicht verdaulich, z. B. bei entzündlichen oder ulcerativen Vorgängen im Magen und Darmcanal, bei Anämie, Chlorose, Scrophulose und Rachitis empfohlen wird. Man giebt bei künstlich ernährten Kindern $^1/_2$ Theelöffel auf die Trinkportion von gleichen Theilen Milch und Wasser, bei Erwachsenen mehr mit Fleischbrühe als Suppe. Mit Fetten verwendet man sie als Maltoleguminosenchocolade. Man hat aus Erbsenmehl auch Peptone sowohl zum inneren Gebrauche als zu Nahrungsklystieren (aus 250,0 Erbsenmehl durch mehrstündige Maceration mit 500,0 Wasser, 1,0 Salicylsäure und 10 Tr. oder mehr Pankreatinglycerin bereitet) dargestellt.

In Deutschland sind wohl nur im veterinärärztlichen Interesse als **Semen Faenugraeci,** Semen Foeni Graeci s. Foenum Graecum, **Bockshornsamen,** Kuhhorn-, Hornkleesamen die flachrautenförmigen oder unregelmässig gerundeten, graugelblichen, stark aromatisch, etwas urinös riechenden, schleimigen und bitteren Samen der im Mittelmeergebiete wilden Leguminose Trigonella Foenum

Graecum officinell. . Die neben Eiweiss vorzugsweise Bassorin, dagegen kein Amylum enthaltende Droge dient medicinisch höchstens noch zu zertheilenden Umschlägen oder in Abkochung zu erweichenden Klystieren.

Semina Cacao, Nuclei s. Fabae Cacao, Cacaobohnen, Cacao. Die Samen von Theobroma Cacao L. und verschiedenen anderen Arten der ursprünglich in Centralamerika einheimischen, jetzt in vielen Tropenländern cultivirten Büttneriaceengattung Theobroma bilden das Material zu dem unter dem Namen Chocolade bekannten Getränke. Die Semina Cacao sind vermöge ihres Gehaltes an Proteïnsubstanzen (13%), Kohlenhydraten (10—18% Stärkemehl) und Nährsalzen (Kalium- und Calciumphosphat) ein wirkliches Nahrungsmittel, das allerdings wegen seines Fettreichthums (43—53%) nicht immer leicht vom Magen ertragen wird. Man bedient sich deshalb auch sehr oft der ihres Fettes theilweise beraubten Bohnen, der entölten Cacao. Man benutzt die Cacao stets geröstet, und zwar theils zur Darstellung von wässrigen Decocten (1 : 8—20) als Surrogat des Kaffee und Thee diätetisch, theils zur Darstellung der verschiedenen Chocoladen, die man durch Zerstossen der enthülsten Semina Cacao im erwärmten Mörser gewinnt. Ohne weiteren Zusatz bildet der beim Erkalten festgewordene Teig die als Constituens für Trochisken und als pulverförmiges Vehikel für bittere Stoffe äusserst empfehlenswerthe Cacaomasse, Pasta Cacao s. cacaotina; mit Zusatz von Zucker die (meist aus entöltem Cacao bereitete) Gesundheitschocolade, P. C. saccharata s. Chocolata medica s. simplex; mit Zimmt u. a. Gewürzen die Gewürzchocolade, P. C. aromatica, von der die Vanillechocolade am meisten geschätzt wird; mit verschiedenen Heilmitteln (z. B. Lichen Islandicus, Salep, Chinaextract, Eisen) die medicamentösen Chocoladen. Die bei der Chocoladebereitung abfallenden Cacaoschalen, Cortex Cacao tostus, sind Surrogat des Kaffee und bilden die Grundlage mancher im Handel befindlicher Nährmittel (Cocoa u. a.). Ueber das im Cacao enthaltene Alkaloid Theobromin vgl. Nervenmittel.

Stärkemehlhaltige Plastica. — Verschiedenen Stärkemehlarten, besonders tropischen Ursprunges, hat man besonderen Nährwerth zugeschrieben und sie deshalb besonders bei atrophischen und rachitischen Kindern angewendet. Vorzügliches Ansehen genoss früher das *Amylum Marantae, s. Amylum arrow (Marantastärke, Arrow root, Pfeilwurzelmehl, Westindischer Salep) aus den Wurzelstöcken diverser in tropischen Ländern der alten und neuen Welt theils einheimischer, theils cultivirter Arten der Gattung Maranta (Fam. Marantaceae), besonders Maranta arundinacea L. Das Arrow root kommt zum grössten Theile aus Westindien und bildet ein sehr feines, mattweisses Pulver, welches die chemischen Charaktere des Stärkemehls (S. 167) besitzt und mikroskopisch aus eiförmigen, einfachen Körnern besteht, welche am stumpfen Ende oder seltener in der Mitte einen Querriss und ausserdem deutliche, feine, excentrische Schichten darbieten. Im Handel kommen unter dem Namen Arrow root eine Menge anderer Stärkemehlarten vor, von denen das Ostindische Arrow root, von Curcuma angustifolia Roxb. und C. leucorrhiza Roxb., und das Brasilianische Pfeilmehl, Tapiocamehl, Mandiocamehl, Cassavemehl, Amylum Manihot, aus den Wurzelknollen von Manihot utilissima Pohl (Fam. Euphorbiaceae) die bekanntesten sind. Häufig wird Arrow root mit Kartoffelstärkemehl, dessen weit grössere Körner schon bei 40° (Arrow root erst bei 70°) im Wasser aufquellen, in verdünnter Salzsäure bei 40° sich auflösen, was diejenigen von Arrow root nicht thun, und einen dicken, schwach nach unreifen Vitsbohnen riechenden Kleister geben, verfälscht. Arrow root reicht wie Stärkemehl überhaupt allein gebraucht nicht zur Ernährung aus. Man muss es daher stets gleichzeitig mit wirklichen Plastica (Milch, Bouillon) einführen, und nicht in zu grossen Mengen, höchstens zu 1 Theelöffel im Tage, verbrauchen lassen. Vorzugsweise passt es bei Kindern, welche an Diarrhöen leiden, indem das Medicament nach Art aller Amylacea stopfend wirkt. Seine exclusive Stellung lässt sich nur aus dem reinen und angenehmen Geschmacke erklären, der es auch für Erwachsene unter manchen Verhältnissen empfiehlt.

Indicirt ist es z. B. in der Diät von Fieberkranken, indem es hier als Ersatzmittel für Albuminate, die bei der verminderten Absonderung von Salzsäure im Magen nicht peptonisirt werden, dienen kann.

Ein Gemenge von Arrow root u. a. Amylumarten mit Cacaopulver und Gewürzen bildet das in Frankreich als Nährmittel angepriesene Racahout de l'Orient (R. des Arabes, R. du serail). Das im Orient geschätzte, als Racahout bezeichnete Mittel, ebenfalls für Kinder empfohlen, ist das Satzmehl der Samen der südeuropäischen Eichenart Quercus Ballota L. Dieselben schliessen sich an den früher bei uns vielgebrauchten Eichelkaffee, Glandes Quercus tostae, die von der lederartigen Fruchtschale befreiten und gerösteten Samen unserer einheimischen Eichen (S. 241). Die Eicheln enthalten 38 % Stärkemehl, welches beim Rösten theilweise in Dextrin übergeht, 9 % Gerbsäure, und ausser 7 % nicht krystallisirenden Zuckers einen mannitähnlichen Zucker (Quercit oder Eichelzucker), auch 4 % fetten und geringe Mengen ätherischen Oeles. Der Eichelkaffee, welchen man meist als Decoct, besser als Aufguss bereitet, wozu man 4,0—8,0 auf die Tasse rechnet, ist bei scrophulösen Kindern, die sich an den Genuss sehr bald gewöhnen, als diätetisches Hausmittel empfehlenswerth, namentlich wenn Tendenz zu Darmkatarrh besteht. Auch Eichelchocolade, welche besser schmeckt, findet Verwendung.

Dem Amylum Marantae am nächsten verwandt und ökonomisch als Diäteticum fast noch häufiger benutzt ist das theils in Form von Mehl (Sagomehl), theils in Körnern (Sago, Perlsago), vorkommende Mark der besonders auf den Holländisch-Ostindischen Inseln wachsenden Sagopalme (Metroxylon Rumphii Koen. s. Sagus Rumphii W.), welches sich dadurch auszeichnet, dass es in siedendem Wasser bloss aufquillt, nicht zergeht.

IX. Classe. Antidyscratica, antidyscratische Arzneimittel.

Antidyscratica heissen Stoffe, welche gegen Dyscrasien, d. h. Krankheiten, als deren Ursache man früher eine fehlerhafte Mischung der Säfte ansah, die dadurch verändert werden sollte, therapeutisch in Betracht kommen. Sie fallen zusammen mit den früher als umstimmende Mittel, Alterantia (Metasyncritica), bezeichneten Medicamenten. Nach den Krankheiten, die in Frage kommen, hat man unter ihnen Antisyphilitica, Antiscrophulosa, Antituberculosa, Antileprosa, Antisquamosa (Flechtenmittel), Antirheumatica u. a. m. unterschieden; doch wird die Mehrzahl der Antidyscratica gegen verschiedene Dyscrasien in Anwendung gezogen. Grund ihrer therapeutischen Wirksamkeit ist in erster Linie eine Wirkung auf die Erreger der in Rede stehenden Affectionen, als welche uns die moderne Forschung verschiedene Mikroorganismen (Bacillen u. s. w.) enthüllt hat, und aus deren specifischer Beeinflussung durch einzelne Mittel sich auch erklärt, weshalb einzelne Mittel z. B. bei Syphilis besser als bei Scropheln oder Dermatosen wirken. Die Antidyscratica stehen somit in engster Beziehung zu den Antiseptica, und von den hauptsächlichsten hier in Betracht kommenden unorganischen Mitteln (Quecksilber, Iod, Arsen) ist eine hervorragende antiseptische Wirkung im Allgemeinen nachgewiesen. Für die meisten der als Antidyscratica benutzten organischen Substanzen fehlt sowohl dieser Nachweis, als derjenige einer specifischen Action auf pathogene Schizomyceten.

Zu der deleteren Action auf die Krankheitserreger tritt in zweiter Linie bei einzelnen eine irritirende Wirkung auf die nächste Umgebung der Schizomyceten hervor, wodurch die dadurch bedingten Exsudationen zur Aufsaugung gebracht werden. Diese Wirkungsweise kann auch isolirt vorkommen, ohne dass die Schizomyceten afficirt werden, wie beim Tuberculin, und erklärt wahrscheinlich den Heileffect mancher vegetabilischer Antidyscratica, die scharfe Stoffe (Smilacin, Safrol) einschliessen. Ihre Wirkung beschränkt sich nicht allein auf die nachweisbar specifischen (syphilitischen, tuberculösen) Ablagerungen, sondern auch auf entzündliche Exsudationen, gegen die man seit längerer Zeit Quecksilber, Iod u. a. benutzt. Man nennt darum die antidyscratischen Mittel gradezu Resolventia.

Auf eine weitere Wirkung der meisten Antidyscratica deutet die Bezeichnung Antiplastica, wodurch jene als die Ernährung und den Stoffansatz beeinträchtigende Stoffe in Gegensatz zu den beide fördernden Plastica gesetzt werden. Die Bezeichnung passt für die meisten unorganischen Antidyscratica, insofern diese in grösseren Mengen und bei wiederholter Einführung die Ernährung stören und nicht nur einen Zustand allgemeiner Schwäche, sondern auch Degenerationen einzelner Organe bedingen. Die unorganischen Antidyscratica sind durchgängig Gifte, welche die zuerst bei Phosphorvergiftung beobachtete, später bei vielen chronischen Metallvergiftungen nachgewiesene fettige Degeneration der Leberzellen, der Nierenepithelien, der Muskelfasern und anderer Gewebsbestandtheile hervorbringen. Der dadurch erwiesene mächtige Einfluss auf den Stoffwechsel der Zellen findet weitere Bestätigung darin, dass, wie dies ebenfalls zuerst bei der Phosphorvergiftung constatirt wurde, bei ihrer toxischen Wirkung sehr erhebliche Vermehrung der Stickstoffausscheidung im Harn als Folge gesteigerten Eiweisszerfalls stattfindet, die nach Versuchen an Thieren das Dreifache der normalen Ausscheidung betragen kann. Diese Erscheinung, verbunden mit Abnahme des Körpergewichts, findet sich indess nur nach toxischen Mengen, während bei Einführung medicinaler Dosen keine namhafte Vermehrung des Stickstoffwechsels, bei einzelnen Stoffen (z. B. Arsen) sogar Verminderung eintritt, die auch mit Zunahme des Körpergewichts, vermehrtem Fettansatze und selbst mit Vermehrung der Zahl der rothen Blutkörperchen einhergehen kann. Es ist somit irrig, den gesteigerten Eiweisszerfall als wesentliche Ursache der Heilwirkung dieser Stoffe bei Dyskrasien anzusehen.

Dagegen ist bei den vegetabilischen Antidyscratica ein steigernder Einfluss auf die Verbrennung als mitwirkender Factor zu betrachten. Die Wirkung kommt dabei jedoch keineswegs dem Mittel, sondern der Art seiner Anwendung zu. Man führt derartige Medicamente meist mit grösseren Mengen Wasser ein, indem man aus den Drogen bereitete dünne Decocte oder Aufgüsse (Tisanen) in grösseren Mengen nehmen lässt. Diese grossen Wassermengen fördern nicht nur die Wasserausfuhr durch die Nieren, sondern vermehren namentlich die Ausscheidung des Harnstoffs, während die Ausscheidung der Harnsäure vermindert wird. Die Steigerung der Oxydation durch Trinken grosser Wassermengen überragt diejenige, welche man durch medicinale Gaben antidyskratischer Mittel bewirken kann, und wenn sie auch, da sie nur bis 15 % beträgt, nicht diejenige Grenze überschreitet, welche man durch Aenderung der Quantität und Qualität der Nahrung erreichen kann, so tritt der Effect doch selbst im Hungerzustande deutlich hervor.

Die althergebrachte curmässige Verwendung vegetabilischer Tisanen, namentlich der sog. Holzträn ke (d. h. aus verschiedenen Hölzern bereiteter Abkochungen) gegen Syphilis combinirt mit deren Trinken auch noch die unzureichende Nahrungszufuhr. wodurch natürlich der diuretische Effect grösser wird. Zu der harntreibenden Wirkung kommt bei der im Laufe solcher Curen zweckmässig angeordneten Bettlage noch eine stark diaphoretische. Mit den auszuziehenden Antidyscratica werden auch Purganzen verbunden, um das Blut noch weiter zu reinigen. Man glaubte nämlich, auf diese Manier die sog. Materies peccans aus dem Blute entfernen zu können. Ob der Körper auf diese Weise von pathogenen Schizomyceten befreit werden kann, steht dahin; dagegen ist es allerdings möglich, bei gewissen Diathesen durch reichliches Wassertrinken Ablagerung von Salzen zur Lösung zu bringen und mit dem Harne zu eliminiren. Hierauf beruht wesentlich die antarthritische Wirkung einzelner Mittel, welche die abgelagerten Urate lösen und eliminiren und gleichzeitig die Bildung der Harnsäure durch Steigerung der Oxydation beschränken.

Quecksilberpräparate; Mercurialia.

Die Gleichheit der Erscheinungen, die nach längerem Gebrauche des Quecksilbers und seiner Verbindungen sich geltend machen, und die Anwendung aller Mercurialien bei denselben pathologischen Vorgängen machen es zweckmässig, zur Vermeidung von Wiederholungen der Besprechung der einzelnen Präparate eine Darstellung der für alle gemeinsamen Verhältnisse vorauszuschicken. Unterschiede zeigen die Mecurialien besonders in ihrer örtlichen Wirkung, indem einzelne in Folge des Umstandes, dass sie sich unmittelbar mit Eiweiss zu Quecksilberalbuminat verbinden, starke Caustica darstellen, während die übrigen keine corrosive Wirkung, dagegen aber purgirende Action, welche nicht der Verbindung als solcher, sondern chemischen Veränderungen zukommt, die sie im Tractus erleidet, besitzen. Der Repräsentant der kaustischen Mercurialien ist das Quecksilberchlorid, dem sich eine grosse Anzahl von Verbindungen, in denen das Quecksilber zweiwerthig auftritt (Oxydverbindungen, Mercurireihe), anreiht, während der Hauptvertreter der nicht kaustischen Mercurialien das Quecksilberchlorür ist, dem sich das Quecksilbermetall und die meisten Verbindungen der Mercuroreihe (Oxydulverbindungen), in denen Hg einwerthig auftritt, anschliessen. Für die örtliche Wirkung der Mercurialien ist die Löslichkeit in Wasser keineswegs bestimmend. Auch in Wasser unlösliche Verbindungen, z. B. Quecksilberoxyd, können ätzend wirken, vermuthlich indem sie sich im Contacte mit Eiweissstoffen durch deren unorganische Salze in eine lösliche Verbindung umwandeln. Für die Resorption und das Zustandekommen der entfernten Wirkungen ist die Löslichkeit in Wasser nur dann massgebend, wenn die fraglichen Materialien an der Applicationsstelle nicht mit Stoffen zusammenkommen, welche sie zur Resorption geeigneter machen. So bleibt z. B. Quecksilbersulfid im Tractus und unter der Haut unwirksam, während Quecksilbermetall und Quecksilberchlorür sowohl bei interner als bei subcutaner Einführung entfernte Erscheinungen hervorrufen können. Die wesentlichste Rolle bei der Resorption spielen offenbar einerseits das Eiweiss, andererseits die Chloride der Alkalien, insbesondere das überall vorhandene Chlornatrium. Seit Mialhe ist die Annahme allgemein, dass die Quecksilberverbindungen in der Form des Quecksilberalbuminats, das Sublimat in Eiweisslösungen erzeugt, in das Blut übergehen. Diese Aufnahme ist indess nur möglich unter Beihülfe der Chloride; Sublimatalbuminat giebt bei der Diffusion nur Eiweiss, kein Quecksilber ab, und erst durch Zusatz von Kochsalz oder Salmiak wird das Albuminat diffusionsfähig. Es bilden sich dabei auch Doppelsalze, wie Quecksilberchloridnatrium u. s. w., welche Eiweiss nicht fällen, und deren Resorption als solcher kein Hinderniss entgegensteht, so dass Aufsaugung in doppelter Art möglich erscheint. Die Bedeutung der Alkalichloride für die Resorption der Mercurialien ist aber noch viel grösser. Wie Voit darthat, setzen sämmtliche Mercurisalze und die Haloidsalze mit zweiwerthigem Hg (Iodid, Bromid) sich mit Leichtigkeit in $Hg\,Cl_2$ und die Alkaliverbindung ihrer Säure bez. ihres Halogens um. Es ist also bei diesen sowohl bei Einführung in den Magen als bei subcutaner Injection Bildung von Quecksilberchlorid durch das Chlornatrium des Magensaftes und der Gewebssäfte höchst wahrscheinlich. Auch bei der Aufsaugung des Calomels und der Mercuroverbindungen (mit einwerthigem Hg) spielen Eiweiss und Chloride bestimmt eine grosse Rolle. Im Contacte mit Eiweiss zerfällt Calomel in Quecksilber und Quecksilberchlorid, und beim Schütteln mit Kochsalzlösungen (allerdings nur bei stärkerer Concentration, als solche im Magen vorhanden ist), tritt Sublimatbildung ein. Das gebildete und das in das Blut aufgenommene Chlorid kann dann entfernte therapeutische und toxische Wirkungen entfalten, aber auch das metallische Quecksilber wird resorbirt und bleibt nicht unwirksam, wenn es in das Blut gelangt, da es, in emulgirtem Zustande in die Gefässe gebracht, ebenfalls zur Bildung löslicher Verbindungen führt. Wie diese zu Stande kommen, ob es dabei zunächst durch den Sauerstoff des Blutes zu Quecksilberoxyd wird oder ob unter dem Einflusse der Chloralkalien des Blutes Sublimatbildung eintritt, da in der That beim Schütteln von Hg mit Kochsalzlösung Bildung von Calomel und Sublimat statthat, ist zweifelhaft. Als sicher aber kann trotz des Widerspruchs Einzelner angesehen werden, dass das in niederen Temperaturen sich in Dampfform verflüchtigende Quecksilbermetall theilweise auch als Dampf von der Haut und theilweise von den Lungenalveolen aus aufgenommen wird (siehe graue Salbe). Von allen Mercurialien, besonders aber den schwerlöslichen, welche purgirend wirken, gelangt im Darme nur ein Theil zur Resorption, indem der Schwefelwasserstoff zu einer Bildung von nicht durch Eiweissstoffe sich veränderndem Schwefelquecksilber führt.

Das resorbirte Quecksilber ist sowohl im Blute als in den verschiedensten Organen längere Zeit nachweisbar und wird hauptsächlich durch Leber und Darmdrüsen, theilweise auch durch Nieren, Speichel- und Milchdrüsen und wahrscheinlich auch durch die Perspiration ausgeschieden.

Im Urin misslingt der Nachweis nur selten, häufiger im Speichel: im Darm und Koth findet sich Quecksilber in grossen Mengen constant auch bei externer Application. Die Verhältnisse der Ausscheidung variiren nach den gebrauchten Präparaten und nach der Art ihrer Einführung. Beim Menschen tritt Quecksilber nach Einreibung grauer Salbe weit später als nach subcutaner Einführung von Sublimat im Harne und in den Faeces auf. Der Nachweis gelingt im Harn nach zweimaliger Subcutaninjection von 0,01 Sublimat und gestattet bei einer Tagesgabe von 0,01 vom 3. bis 8. Tage an quantitative Bestimmung. Bei Einreibungscuren mit grauer Salbe bleibt die Abscheidung bei Benutzung von 0,2—0,4 lange unter den Werthen, welche 0,01 Sublimat entsprechen; bei sehr langer Inunctionscur kommt oft starke Quecksilberausscheidung im Harne vor. Bei Sublimatcuren können sogar 14,1 % wieder durch den Harn ausgeschieden werden. In allen Fällen persistirt nach Quecksilbercuren die Ausscheidung durch den Urin noch mehrere Wochen nach dem Aufhören der Quecksilberzufuhr, und in dem von mehreren Tagen gesammelten Urin lassen sich constant wägbare Hg-Mengen auffinden. Die Ausscheidung ist nicht an das Auftreten von Eiweiss im Harne gebunden. Die Deposition ist im Allgemeinen nicht so andauernd wie beim Silber oder Blei; doch wiesen v. Vajda und Paschkis Quecksilber im Harne noch 13 Jahre nach einer Schmiercur nach. Bei chronischem Mercurialismus hat man noch mehrere Jahre, nachdem die Patienten nicht mehr mit Quecksilber in Berührung gekommen waren, goldene Ringe durch Q. sich weiss färben gesehen. Bei tödlich verlaufenen Vergiftungen enthalten Darm, Nieren und Leber das meiste Quecksilber, darauf folgen Milz und Schilddrüse, geringe Mengen finden sich in Lungen und Muskeln, Spuren im Gehirne und in den Knochen.

Die löslichen Quecksilbersalze sind die heftigsten Protoplasmagifte. Sublimat, Cyanid und ähnliche eiweisscoagulirende Salze tödten Mikroorganismen in weit stärker verdünnten Lösungen als jedes andere Metallsalz und als alle organischen Antiseptica. Auch die Entwicklung der Sporen wird höchst intensiv dadurch beeinflusst. Hierauf beruht ihr Werth als antiseptisches Heilmittel und vermuthlich auch ihr Heilwerth bei verschiedenen ansteckenden Krankheiten; doch bedarf hier, wie überhaupt, der Gebrauch der Mercurialien besondere Vorsicht, da sie auch auf höher entwickelte Thiere in sehr kleinen Mengen giftig und selbst tödlich zu wirken vermögen und da bei längerer Einführung kleiner Mengen ebenfalls Vergiftungserscheinungen vermöge cumulativer Wirkung sich einstellen.

Auch auf Milben und Insecten, Helminthen u. a. kleine Thiere ist Hg in kleinsten Mengen tödliches Gift. Die darauf basirende früher übliche Anwendung gegen Morpionen und Spulwürmer hat anderen ebenso sicheren, aber gefahrloseren Mitteln Platz gemacht.

Die durch Quecksilberverbindungen bedingte acute schwere Vergiftung charakterisirt sich vor allem durch heftige Entzündung des Mundes, des Dickdarms und der Nieren. Sowohl die innere Einführung zu hoher Gaben als die externe Anwendung corrosiver Quecksilberpräparate auf die Haut, die Bespülung von grösseren Schleimhaut- und Geschwürsflächen, z. B. des Uterus post partum, können zu gleichen gastroenteritischen Erscheinungen führen, die offenbar, wie die entzündlichen Erscheinungen der Nieren, als Eliminationswirkung zu betrachten sind. Dieselben Symptome können auch nach der subcutanen oder parenchymatösen Einführung grösserer Mengen unlöslicher, aber mit der Zeit in resorbirbare Quecksilberverbindungen übergehender Präparate erfolgen. In sehr vielen Fällen tritt der Tod im Laufe mehrerer Tage ein, worauf sich bei der Section ausgeprägte Dickdarmdiphtherie und ausgedehnte Epithelnekrose in den Harnkanälchen und Infarcte von Kalk in diesen finden.

Unter den Symptomen der allgemeinen Quecksilberwirkung allmälig resorbirter Mengen von Mercurialien nehmen — gleichgültig bei welcher Einführungsweise — entzündliche Erscheinungen im Munde und Vermehrung der Speichelsecretion als die zuerst und am häufigsten zu beobachtenden die oberste Stelle ein. Auch diese stehen mit der Elimination des Quecksilbers durch die Schleimhaut in offenbarem Zusammenhange.

Die Stomatitis mercurialis ist die häufigste aller Formen der chronischen Quecksilbervergiftung (Hydrargyrose, Mercurialismus s. Hydrargyrismus chronicus), mag diese durch Einwirkung von Mercurdämpfen u. s. w. oder durch Anwendung des Quecksilbers als Medicament entstehen. Die ersten Erscheinungen sind Hitzegefühl im Munde und metallischer Geschmack, und dazu gesellen sich bei weiterer Zufuhr von Mercurialien Schwellung, Röthung und Empfindlichkeit des Zahnfleisches, das Gefühl, als ob die Zähne länger würden oder wackelten, zugleich eigenthümlicher fötider Geruch aus dem Munde (Halitus mercurialis), meist auch deutliche Vermehrung der Speichelsecretion. Hört die Einführung nicht auf, so bildet sich bald ein schleimiger weisser Belag an den Zahnfleischrändern, wirkliches Lockerwerden der Zähne, dann Geschwüre am Zahnfleische und an anderen Stellen der Mundschleimhaut, Anschwellung der Zunge, ausserordentlich intensiver Foetor oris, von flüchtigen Fettsäuren im Speichel abhängig, und wirklicher Speichelfluss (Salivatio, Ptyalismus). Sprache, Kauen und Schlucken sind in Folge der Anschwellung, an welcher Lippen, Wangen, Uvula, Gaumensegel, Tonsillen und die benachbarten Lymphdrüsen participiren, stark behindert. Die Geschwüre sind gezackt, mit unregelmässigen Rändern, oft livid, sondern ein dünnes Secret ab und bluten leicht; die Zähne schwärzen sich und fallen schliesslich aus. Die Menge des secernirten Speichels kann bei ausgebildeter

Stomatitis mercurialis bis zu 16 Pfd. im Tage betragen. Der Speichel ist anfangs mehr schleimig, später mehr wasserhell, manchmal mit Eiter oder Blut gemengt; sein spec. Gew. wird anfangs durch vermehrten Gehalt an Eiweiss etwas gesteigert, sinkt aber später. Die Reaction ist meist alkalisch, sehr selten sauer, das Ptyalin vermehrt. Der Speichel enthält dabei stets Quecksilber. Die Dauer des Speichelflusses beträgt bei Aussetzen der Quecksilberzufuhr und passender Behandlung in der Regel 14—20 Tage. In sehr schlimmen Fällen kann die Stomatitis zu Gangrän der Weichtheile führen, ja die Entzündung auf den Kiefer sich fortpflanzen und nekrotische Zerstörung der Processus alveolares oder selbst des Körpers der Kieferknochen bewirken, oder es kann durch Verwachsung des Zahnfleisches und der Wangenschleimhaut Pseudankylose des Unterkiefers entstehen. Der Speichelfluss erscheint selten vor Ablauf von 24 Stunden nach Einführung von Mercurialien als Medicament. Metallisches Quecksilber und Calomel sollen leichter Speichelfluss herbeiführen als andere Mercurialien, indessen ist die Vergleichung der einzelnen Präparate misslich; von Quecksilber und Calomel werden stets viel grössere Dosen gegeben als von Sublimat, und wenn durch erstere eher Ptyalismus eintritt, so sind nichtsdestoweniger grössere Mengen Hg wirksam gewesen als bei der Sublimatcur, da Sublimat weit weniger Hg als Calomel enthält. Im Allgemeinen lässt sich aber sagen, dass die subcutane Einführung leicht löslicher Quecksilbersalze in ihren kleinen Gaben weniger leicht Speichelfluss und Symptome von Mercurialismus macht als die in grossen Gaben innerlich dargereichten schwer löslichen Präparate. Die Thatsache, dass kleine nicht purgirende Dosen Calomel leichter Ptyalismus erregen als grosse purgirende, bedarf keiner Erklärung. Die Empfindlichkeit gegen Quecksilberpräparate variirt sehr. Bei einzelnen Personen kann Quecksilberchlorür schon zu 0,2 Ptyalismus und mehrwöchentliche Stomatitis bedingen. Gutgenährte Personen werden weit weniger leicht afficirt als durch Hunger heruntergekommene.

Bei vorsichtiger Anwendung des Quecksilbers lassen sich sowohl der Speichelfluss als sonstige schädliche Beeinflussung des Gesammtorganismus oder einzelner Organe vermeiden. Die Gegner des Quecksilbergebrauches (Antimercurialisten) haben dem Quecksilber eine Anzahl von Organleiden imputirt, welche offenbar nicht ihm, sondern der Krankheit (Syphilis) angehören, gegen welche das Quecksilber benutzt wurde. Dass aber die Mercurialien ausser der Intestinalschleimhaut und den Nieren, die bei der Elimination afficirt werden, noch andere Theile des Körpers und die Gesammternährung beeinflusst, zeigen die eigenthümlichen Affectionen der den Quecksilberdämpfen längere Zeit ausgesetzten Arbeiter in Spiegelfabriken, bei denen namentlich auch Leiden beobachtet werden, die auf Beeinträchtigung der Nervencentren zu beziehen sind.

Die häufigste Form von Neuropathieen bei dem sog. gewerblichen Mercurialismus bildet das Quecksilberzittern, Tremor mercurialis, welches in seinen schlimmeren Formen neben Zittern auch klonische Krämpfe zeigt und sich der Chorea minor nähert, meist zuerst an Händen und Armen, seltener an den Beinen, recht früh an den Gesichtsmuskeln auftritt und bisweilen auch die Muskeln des Kehlkopfes und Zungenbeins ergreift. Häufig sind daneben Kopfschmerzen, Herzpalpitationen (Erethismus mercurialis) und intercurrente Schmerzen in den Muskeln der Extremitäten (Arthralgia mercurialis) vorhanden. Bisweilen entwickelt sich Paralyse der ergriffenen Muskeln. Selten kommt es zu schweren Formen von Neurosen, Epilepsie, Delirien, Manie, Blödsinn, Asthma. Dass den Mercurialien eine besondere Wirkung auf das Nervensystem zukommt, beweisen auch Versuche an Thieren mit nicht ätzenden Verbindungen. So wirkt Glykokollquecksilber lähmend auf das Gehirn und später auch auf die übrigen Centren. Toxische Dosen derartiger Quecksilbersalze bedingen auch rasches und starkes Sinken des Blutdruckes in Folge von Abschwächung der systolischen Contractionen des Herzens, dessen Schlagzahl erheblich herabgesetzt wird, sowie Irregularität der Athmung mit Steigerung der Athemzahl. Auch bei mit kleinen Dosen chronisch vergifteten Thieren kommt exquisiter Tremor vor.

Als häufige Erscheinung der chronischen und Folge der acuten Quecksilbervergiftung tritt ein Zustand allgemeiner Kachexie und Anämie (Mercurialkachexie) ein, den man wahrscheinlich als secundäre Wirkung örtlicher Leiden (Darmkatarrh) und nicht, wie es früher allgemein geschah, auf directe Beeinflussung des Blutes und der Blutkörperchen zu beziehen hat. Allerdings wirkt ausserhalb des Organismus Quecksilberalbuminat auf die Erythrocyten zerstörend und auf die Sauerstoffaufnahme beschränkend, doch nur in solchen Mengen, wie sie im Blute selbst bei Vergiftung nicht existiren. In sehr kleinen Mengen kann Quecksilber bei einzelnen Thierarten mit dem Effecte gegeben werden, dass diese unter reichlicher Anhäufung von Fett in verschiedenen Organen, welche auch in der Norm mehr oder weniger Fett enthalten, bedeutend an Körpergewicht zunehmen, und dass gleichzeitig auffallende Vermehrung der rothen Blutkörperchen eintritt.

Diese nur bei interner, nicht bei subcutaner Application, wo die entstehende locale Entzündung zu erheblicher Abnahme führt, zu beobachtende Action darf nicht als eine eigentlich tonisirende Wirkung aufgefasst werden, da Zunahme der Harnstoffausscheidung nicht stattfindet, was auf einen die Oxydationsvorgänge hemmenden Einfluss hinzudeuten scheint. wobei der normale Zerfall der rothen Blutkörperchen beim Gesunden retardirt wird. Zunahme der rothen Blutkörperchen ist wiederholt nach verschiedenen Quecksilberpräparaten zum Theil mit Zunahme des Körpergewichts beobachtet worden und steht vermuthlich mit der nämlichen Einwirkung des Metalls, vielleicht aber auch mit der Heilung der Syphilis selbst im Zusammenhange. Dass bei grösseren Dosen eingreifendere Veränderungen des Stoffwechsels stattfinden, beweist die bei chronischer Quecksilbervergiftung von Thieren constant herabgesetzte Körpertemperatur und die fettige Degeneration der Leber. Bei solchen kann auch Ausscheidung beträchtlicher Mengen von Zucker durch den Harn stattfinden, während bei sehr kleinen Mengen weder Eiweiss noch Zucker im Harn auftreten.

Die Mercurialien besitzen sämmtlich eine vermehrende Wirkung auf gewisse Absonderungen. Ausser der bereits besprochenen Steigerung der Speichelsecretion bedingen sie insbesondere Zunahme der Harnsecretion, während die ihnen imputirte cholagoge Wirkung bezüglich des am meisten in dieser Richtung therapeutisch verwendeten Quecksilberpräparats (Calomel) sich physiologisch nicht nachweisen lässt.

Die diuretische Wirkung der Mercurialien zeigt sich sehr prägnant bei Durchleitung nicht irritirender Quecksilberverbindungen an der überlebenden Niere, jedoch nur bei grossen Dosen, wo sie selbst auf das 17fache steigen kann, und scheint theils von directer Wirkung auf die Nierenepithelien, theils von sehr bedeutender Beschleunigung der Blutgeschwindigkeit abgängig.

Die hauptsächlichste Anwendung findet Quecksilber zur Beseitigung der Syphilis, für welche es, kunstgerecht und methodisch angewandt, das wichtigste Antidot ist. Misserfolge liegen meist an der Gebrauchsweise, seltener an der Individualität, am seltensten an einer Unbezwinglichkeit der syphilitischen Dyskrasie. Vor allen anderen Medicamenten hat Quecksilber den Vorzug, am sichersten, am schnellsten und meist auch am gründlichsten die Syphilis zu tilgen. Die Behauptung, dass es dieselbe verschlimmert und dass viele schwerere Erscheinungen der constitutionellen Syphilis Folge der Quecksilbercur seien, ist absurd, weil diese Phänomene auch bei anderen Behandlungsweisen auftreten können. Andererseits können bei nicht gehöriger Vorsicht Quecksilbercuren die Gesundheit der Patienten schädigen. Namentlich die früher herrschende Ansicht, dass der durch Quecksilber hervorgebrachte Speichelfluss kritische Bedeutung habe, als ob das syphilitische Gift dadurch aus dem Körper herausgeschafft werde, und dass man also das Quecksilber zur Erzielung eines solchen zu verabreichen habe, hat zu langwierigen Ulcerationen im Munde und zum Verluste der Zähne geführt. Ebenso hinterbleibt bei manchen Kranken grosse Neigung zu schmerzhaften Affectionen der Muskeln (sog. Rheumatismus mercurialis). Alle diese Nachtheile lassen sich bei Anwendung sorgsamer Kautelen vermeiden oder auf ein sehr geringes Mass beschränken. Die Anwendung geschieht vorwaltend bei Secundärsyphilis; Hautaffectionen und breite Condylome weichen der Einwirkung der Mercurialien am leichtesten. Tertiäre Syphilis verbietet an sich den Quecksilbergebrauch nicht, doch contraindicirt in den meisten Fällen der gesunkene Kräftezustand der Kranken jede stark eingreifende Cur, weshalb hier Iodkalium und Schwitzcuren sich mehr empfehlen. Ueberhaupt ist jeder höhere Grad von Schwäche des Kranken als Contraindication der Mercurbehandlung der Syphilis anzusehen. Man vermeidet sie bei bestehender A n ä m i e und bei Complication mit irgend welcher Kachexie (Tuberculose, Scrophulose), auch mit starkem Fieber und heftigem Magen- und Darmkatarrh. Scorbutischer Zustand des Zahnfleisches oder gangränöse und diphtheritische Beschaffenheit syphilitischer Geschwüre verbieten Mercurialien unbedingt.

In Hinsicht auf die Quecksilbercuren unterscheidet man S a l i v a t i o n s c u r e n, wobei es sich darum handelt, Speichelfluss hervorzurufen und zum Theil auch längere Zeit zu unterhalten, und sog. E x t i n c t i o n s c u r e n, wobei die Absicht vorliegt, den Ptyalismus so viel als möglich zu verhüten, und nach Eintreten desselben die Darreichung des Quecksilbers sofort ausgesetzt wird. Die Quecksilberpräparate können dabei intern, epidermatisch und subcutan applicirt werden. Die Curen mit Subcutaninjection löslicher Quecksilberverbindungen sind die am wenigsten mit Nebenerscheinungen verbundenen. An ihre Stelle hat man neuerdings vielfach sog. p r o l o n g i r t e C u r e n gesetzt, indem man an sich unlösliche Mercurialien, welche allmählig mit Eiweiss Verbindungen eingehen, subcutan oder parenchymatös applicirt. Dieselben sind indess gefährlich, da die Bildung löslicher Verbindungen mitunter in verstärktem Masse geschieht und durch Aufsaugen grösserer Mengen selbst tödtliche Vergiftung eintreten kann.

Andere Dyskrasien und Diathesen werden weit weniger häufig mit Quecksilber behandelt und theilweise sogar unter dem Gebrauche des Mittels verschlimmert. Letzteres gilt von der Tuberculose und überhaupt allen Diathesen, mit denen erhebliche Abnahme der Körperkräfte verbunden ist. Bei Scrophulose sind manche milder wirkende Quecksilberpräparate nicht ganz ohne Nutzen, doch dürfen sie nur in kleinen Mengen gereicht werden und niemals ist Sättigung des Körpers mit Mercur erlaubt. Sehr dubiös ist der Nutzen bei Rheumatismus und chronischen Exanthemen. Völlig zu vermeiden ist epidermatische Application auf einen grösseren Theil der Körperoberfläche bei Ausschlägen, die mit theilweiser Entblössung der Cutis oder des Coriums verbunden sind, weil leicht Aufsaugung toxisch wirkender Mengen von Quecksilber stattfindet.

Sehr gebräuchlich ist in einzelnen Ländern, namentlich in England, die Behandlung acuter inflammatorischer Krankheiten. und zwar insbesondere von Entzündung seröser Häute und Schleimhäute, mit Mercurialien. Wenn sich auch ein Erfolg bei manchen dieser Affectionen, z. B. bei Pericarditis, Peritonitis, in specie P. puerperalis, und Meningitis, in frischen Fällen, wo massenhafte Exsudation nicht stattgefunden hat, nicht bestreiten lässt, so sind doch die Quecksilberpräparate stets zu meiden, wo die Inflammation mit grösserem Kräfteverlust verbunden ist oder auf tuberculöser Basis beruht. Weniger gebräuchlich ist Quecksilber bei parenchymatösen Entzündungen, doch giebt es einzelne Affectionen, bei denen namentlich die graue Salbe Vorzügliches leistet. So kann entzündliche Affection des Auges und namentlich der Iris nach Staaroperation durch starke Einreibung beseitigt werden, und insbesondere scheint die örtliche Application bei Entzündung der Lymphgefässe und Lymphdrüsen, bei Phlegmone, Myositis, bei Mastitis und Orchitis kaum entbehrt werden zu können. Besondere Erfolge schreibt man dem Quecksilber bei Entzündung der Leber zu.

Wie gegen chronische Dyskrasien sind die Mercurialien auch gegen acute Erkrankungen des Blutes, wie solche bei den zymotischen Krankheiten vorausgesetzt werden müssen, verschiedentlich in Anwendung gebracht; doch sind die Erfolge nicht gross.

Obschon den Mercurialien directe Wirkung auf das Nervensystem nicht abgesprochen werden darf, sind die mit denselben erzielten Erfolge bei Neurosen doch keineswegs befriedigend, und Heilwirkung ist nur dann zu erwarten, wenn derartige Leiden auf syphilitischer oder entzündlicher Affection in den Centralorganen des Nervensystems beruhen. Dagegen sind die Effecte auf die Secretionen für die Therapie von besonderer Bedeutung, namentlich die diuretische bei Wassersuchten, um so mehr, als die Grösse der Harnausfuhr bei Hydropischen nach Mercurialien entschieden beträchtlicher als bei Gesunden ist. Weniger zuverlässig ist die Verwendung von Mercurialien als Cholagogum bei Ikterus und Biliosität.

***Hydrargyrum,** Hydrargyrum depuratum, Mercurius vivus; **Quecksilber.**

Das von fremden Beimengungen, besonders Amalgamen verschiedener Metalle, befreite Quecksilber des Handels bildet bei gewöhnlicher Temperatur eine zinnweisse, stark metallisch glänzende, geruch- und geschmackfreie, sehr bewegliche Flüssigkeit von 13,56 spec. Gew., die bei —40° in regelmässigen Oktaëdern krystallisirt, bei 360° siedet, aber auch bei gewöhnlicher Temperatur verdunstet und mit Dämpfen kochenden Wassers sich völlig verflüchtigt. Durch Schütteln mit Flüssigkeiten oder Verreiben mit dickflüssigen (Fett, Terpenthin u. s. w.) oder pulverigen Stoffen (Magnesia, Kreide etc.) lässt sich Quecksilber zu einem mattgrauen Pulver (Aethiops) zertheilen, an welchem mit blossen Augen keine Kügelchen mehr wahrgenommen werden können. Derartiges fein zertheiltes Quecksilber, wie es in officinellen Präparaten sich findet, wird alchimistischer Nomenclatur gemäss als getödtetes oder extinguirtes Quecksilber, Mercurius extinctus, bezeichnet.

Das metallische Quecksilber wird in feiner Zertheilung bei Einführung in den Magen, bei epidermatischer Application und vom Mastdarm aus resorbirt und kann bei längerem Gebrauche zu den Erscheinungen des chronischen Mercurialismus führen. Wird flüssiges metallisches Quecksilber in grösseren Mengen intern eingeführt, so passirt es in der Regel den Darm rasch, ohne entfernte Erscheinungen zu veranlassen. In extinguirtem Zustande bedingt es in kleinen Mengen gelind purgirende Wirkung.

Sowohl bei Menschen als bei Thieren (Orfila, Gaspard) kann Mercurius vivus zu $^1/_2$—1 Pfund in den Magen gebracht werden, ohne Vergiftungserscheinungen zu bedingen, selbst wenn ein Theil des Quecksilbers geraume Zeit im Körper verweilt. Nur selten wird bei Anwendung grösserer Quecksilberdosen gegen Ileus Speichelfluss beobachtet. Bei der Resorption des Quecksilbers von der äusseren Haut aus, die durch unzählige Fälle von Speichelfluss und Syphilisheilung durch Einreibung mit der grauen Quecksilbersalbe feststeht, sind mehrere Factoren betheiligt. Offenbar ist der dabei durch Verdunstung in die Luft übergehende Quecksilberdampf von wesentlicher Bedeutung. Durch Beobachtungen in Quecksilberbergwerken und besonders in Spiegelfabriken ist längst erwiesen, dass Einathmung von Quecksilberdampf zu chronischer Vergiftung führt. Es kann sogar vorkommen, dass in einem Zimmer, wo ein Kranker mit Quecksilbersalbe im Bette eingerieben wird, andere in dem Raume fortwährend anwesende Personen, welche nicht mit der Salbe direct in Berührung gekommen sind, früher am Speichelfluss erkranken als der eingeriebene Patient. Je günstiger die Umstände bei Einreibungscuren für die Aufnahme von Quecksilber per os sind, um so leichter stellt sich Speichelfluss ein. Zu der Aufnahme durch die Lungenschleimhaut kommt aber mit Bestimmtheit eine solche durch die Haut selbst. Die bei Krankheiten benutzte Quecksilbersalbe, wie sie die meisten Pharmakopöen vorschreiben, ist kein einfaches Gemenge von Quecksilber und Fett, sondern enthält, indem zur Darstellung alte Salbe verwerthet wird, auch fettsaures Quecksilberoxydul und bei sehr langer Aufbewahrung fettsaures Quecksilberoxyd. Wird derartige alte Salbe auf dieselbe Hautstelle applicirt, so stellt sich Entzündung ein, und auf geröthetem Grunde entwickeln sich unter lebhaftem Brennen und Schmerz kleine Bläschen (sog. Eczema mercuriale), welche beim Aussetzen der Einreibung eintrocknen, worauf die Epidermis sich in Fetzen ablöst. Von derartig veränderten Hautpartien können selbstverständlich die fettsauren Salze resorbirt werden. Meist aber kommt es bei Einreibungscuren zum Speichelfluss, ohne dass sich Dermatitis entwickelt. Es dringen nämlich bei Einreibungen, und zwar nicht bloss bei forcirten, mikroskopisch nachweisbare Quecksilberkügelchen in die Talg- und Schweissdrüsen der Haut und in die Haarfollikel ein. Diese Kügelchen nehmen unter gleichzeitigem Entstehen einer löslichen Quecksilberverbindung

(Quecksilberoxydulsalz), deren Resorption nichts im Wege steht, und unter deutlicher Vergrösserung der Talgdrüsen neben fettigkörnigem Zerfalle der dem Quecksilber am nächsten liegenden Zellen, allmählig an Menge ab. Abgesehen von dieser Resorptionsweise, lässt sich bei der grossen Flüchtigkeit des Quecksilbers und bei dem Umstande, dass Quecksilberdampf Goldschlägerhäutchen und andere Membranen mit grosser Leichtigkeit durchdringt, ungeachtet einzelner negativer Versuchsresultate, die Möglichkeit nicht bestreiten, dass Aufnahme in Dampfform stattfindet. Es spricht hierfür besonders der Umstand, dass die Beschaffenheit der Haut selbst von wesentlichem Einfluss auf das Zustandekommen entfernter Quecksilberwirkungen ist, die nach Einreiben der Salbe auf zarte Hautpartien weit rascher hervortreten. Es ist hier auch auf das Vorkommen von regulinischem Quecksilber in Knochen von Individuen hinzuweisen, welche Einreibungscuren unterworfen waren. Dasselbe gehört zwar zu den Seltenheiten, ist jedoch durch eine Anzahl exacter Forscher (Lobstein, Hyrtl, Bochdalek) beobachtet und kann nicht als Leichenerscheinung angesehen werden, da es auch an cariösen Knochenstücken bei Lebzeiten wahrgenommen ist. Uebrigens können sich Quecksilberkügelchen nur bei Anwendung von Quecksilbermetall im Organismus finden, da eine Reduction der Quecksilbersalze im Körper zu Metall unwahrscheinlich ist. Während bei Einführung von Quecksilberkügelchen in die Circulation Verstopfung der Lungencapillaren und Pneumonie erfolgt, wird emulgirtes Quecksilber im Blute binnen 24 Stunden bis 6 Tagen in eine lösliche Verbindung verwandelt. Dass Quecksilber von Schleimhäuten resorbirt wird, erweist der Uebergang in Harn und Milch nach Anwendung von Quecksilbersuppositorien.

Das Quecksilbermetall findet innerlich besondere Anwendung als ultimum refugium bei Ileus, wo man es als durch seine Masse und Schwere wirkend betrachtet und deshalb zu 100,0—300,0 auf einmal nehmen lässt, dient aber vorzugsweise äusserlich als Antiplasticum und Antisyphiliticum in Form der grauen Salbe. In England und Amerika benutzt man das extinguirte Quecksilber in Form der blauen Pillen als gallentreibendes Laxans und, jedoch selten, einzelne Verreibungen in Pulverform bei Syphilis.

Man giebt die Blue pills, Pilulae coeruleae s. Hydrargyri (aus 2 Th. Quecksilber, 3 Th. Rosenconserve und 1 Th. Süssholzpulver), zu 2—5—8 Stück, von denen jedes 0,06 Quecksilber enthält. Von den pulverförmigen Verreibungen ist diejenige mit Gummi (Mercurius gummosus Plenkii) bei Syphilis in leichteren Fällen nicht unzweckmässig, wobei man mit 0,2—0,4 pro dosi beginnt und allmälig auf 1,0—2,0 steigt.

Präparate:

1. Unguentum Hydrargyri cinereum, *Unguentum Hydrargyri, Ungt. mercuriale, U. neapolitanum; **Graue Quecksilbersalbe,** graue Salbe, Quecksilbersalbe, Franzosensalbe, Reitersalbe. Dieselbe wird durch intimes Verreiben von 10 Quecksilber mit einer Schmelze von 13 Schweineschmalz und 7 Hammeltalg als bläulichgraue Salbe, in welcher Quecksilberkügelchen mit blossem Auge nicht mehr zu erkennen sind, erhalten. Die Salbe der Ph. Austr. ist schwächer, indem āā 1 Quecksilber und Lanolin fein verrieben und 2 Ungt. cereum zugesetzt werden. Der in mehreren Ländern übliche Zusatz alter Salbe ist für die entfernte Wirkung völlig indifferent, bedingt aber leicht örtliche Reizung der Haut. Die Salbe ist das zur Behandlung der Syphilis am meisten verwendete Mercurpräparat. Man benutzt sie jetzt allgemein in Form der sog. kleinen Schmiercuren, wie sie bei uns meist nach den sehr zweckmässigen Angaben von Sigmund in Benutzung sind. Die Einreibungen, von denen 20—30 zur Cur gehören, werden mit 1,2, höchstens 2,5 Gm. grauer Salbe in den späten Abendstunden, am besten von den Kranken selbst, vorgenommen, wobei jede Einreibung mindestens 10 Min. dauert. Die in der Nacht in ein leinenes oder wollenes Tuch eingeschlagenen Theile werden Morgens mit lauwarmem Wasser abgewaschen, das Zimmer auf 20—23° C. gehalten und regelmässig gelüftet Die Diät wird während dieser Cur beschränkt, jedoch nicht so, dass starke Schwächung der Kranken erfolgt, die Wäsche häufig gewechselt, dem Auftreten von Speichelfluss durch adstringirende Mundwässer und sorgfältiges Reinigen der Zähne mit Kohlenpulver entgegengewirkt, Mund- und Rachengeschwüre durch Mundwässer von Sublimat (1 : 3000) oder Liquor Natri chlorati (mit 25—50 Th. Aqua destillata verdünnt) beseitigt. Die Cur wird am besten im Frühling oder Sommer vorgenommen; im Winter sind die Patienten nach Beendigung noch eine Zeit lang vor den Einflüssen rauher Witterung zu schützen. Als Einreibungsstellen dienen der Reihe nach die beiden Unterschenkel, Oberschenkel, beide Brust- und Bauchhälften, Rückenfläche, Vorder- und Oberarm. Will man dem Speichelfluss sicherer vorbeugen, so sind die dem Mund und der Nase näherliegenden Partien mit Einreibungen zu verschonen und die eingeriebenen Stellen mit Leder dicht zu bedecken. Die älteren grossen Schmiercuren (nach Louvrier und Rust), aus 8—9 Einreibungen von 4,0—6,0, später 8,0 Ungt. cinereum bestehend und mit starker Diätbeschränkung verbunden, sind wegen ihrer Gefährlichkeit verlassen.

Man hat die graue Salbe auch innerlich in Pillenform und in verschiedener Weise extern gegen Syphilis gebraucht. So in Form von Suppositorien (Ung. Hydrarg. 0,05—0,3, Ol. Cacao 1,5), die Abends eingeführt und von denen 25—30 zu einer gewöhnlichen Cur verbraucht werden.

Zur Erzielung allgemeiner Wirkungen bei nichtsyphilitischen Affectionen, insbesondere Entzündungskrankheiten, reicht man meist mit 2—3 täglich gemachten Einreibungen von 2,0—3,0 aus. Will man nur örtliche Antiphlogose bewirken, z. B. bei Drüsenentzündungen oder Inflammationen der Luftwege, Panaritien, Phlegmone u. s. w., so genügt mehrmals täglich eine Linse bis eine Bohne gross. Bei Peritonitis benutzt man 4—6 mal täglich 2,0—4,0. Behandlung der Scabies mit grauer Salbe ist zu widerrathen, da sehr häufig acute Hydrargyrose dadurch bedingt wird. Als Mittel gegen Morpionen und andere Epizoën ist die früher allgemein benutzte graue Salbe durch Perubalsam zu ersetzen. Ueberall aber ist, wo man Quecksilbersalbe epidermatisch anwendet, mit grösster Vorsicht auf das Auftreten der Vorboten von Stomatitis zu achten, zumal da bei einzelnen Personen schon minimale Quantitäten Wackeln der Zähne herbeiführen; besonders leicht tritt dies bei Einreibung am Halse in der Nähe des Mundes ein, wo man in der Regel Iodtinctur zweckmässiger anwendet.

2. *Emplastrum Hydrargyri, Empl. mercuriale; **Quecksilberpflaster.** Die Bereitung geschieht durch genaue Verreibung von 2 Quecksilber mit 1 Terpenthin und etwas Terpenthinöl, Zumischen von 6 Bleipflaster und 1 gelbem Wachs und Ausrollen in Stangenform. Das Pflaster ist von grauer Farbe und lässt bei Besichtigung mit blossem Auge keine Quecksilberkügelchen erkennen. Zur Bereitung des in Oesterreich officinellen, dem in Frankreich üblichen Sparadrap de Vigo ähnlichen Pflasters werden 2 Quecksilber und 1 Lanolin verrieben und mit 7 geschmolzenem Emplastrum adhaesivum vermischt. Man benutzt Quecksilberpflaster als zertheilendes Pflaster bei Drüsenentzündungen, sowie, in geschmolzenem Zustande aufgestrichen und mehrere Tage liegen gelassen, als Mittel, um papulöse und pustulöse Hautausschläge (Variola, Herpes, Zoster) zur Rückbildung zu veranlassen, in derselben Absicht auch bei varioloser Augen- und Augenlidentzündung, seltener bei gichtischen Gelenkentzündungen, syphilitischen Geschwüren und Exostosen.

In Frankreich dient statt der grauen Salbe Quecksilberseife, Savon napolitain (du Docteur Vincent), von der jedes Stück 4,0 Quecksilber enthält, vielfach zu Inunctionscuren.

Zu subcutanen und parenchymatösen Injectionen bei Syphilis kann eine als Oleum cinereum bezeichnete Mischung von 6 mit ää Lanolin extinguirtem Quecksilber und 4 Mandelöl, die man vor der Anwendung bis zum Dickflüssigwerden erwärmt, dienen. Man wendet davon wöchentlich anfangs 0,2, später

0,1 Ccm. an. Da die Resorption des Quecksilbers nicht gleichmässig stattfindet, können heftige Darmaffectionen und andere Vergiftungserscheinungen, selbst der Tod die Folge der Cur sein.

*Hydrargyrum oxydatum; Quecksilberoxyd.

Das Quecksilberoxyd, Hg O, ist unter zwei Formen officinell, nämlich als das unter dem Namen Mercurius praecipitatus ruber, rother Quecksilberpräcipitat, längst bekannte, durch Erhitzen von Quecksilberoxydnitrat erhaltene **rothe Quecksilberoxyd, Hydrargyrum oxydatum** s. H. oxydatum rubrum, und als das in Oesterreich ausschliesslich officinelle **gelbe Quecksilberoxyd,** *Hydrargyrum oxydatum flavum s. **Hydrargyrum oxydatum via humida paratum,** welches durch Fällen von Quecksilberoxydsalzen mit Alkalien entsteht. Ersteres ist krystallinisch, roth. gepulvert rothgelb, letzteres amorph. Es hat das spec. Gew. von 11,0, wird beim Erhitzen dunkelzinnoberroth, fast schwarz und zerfällt in der Glühhitze in metallisches Quecksilber und Sauerstoff. Von Wasser wird es in geringer Menge gelöst, in Salzsäure und Salpetersäure ist es völlig löslich. Das gelbe Oxyd ist bei weitem chemisch wirksamer als das rothe, verbindet sich rascher mit Eiweiss und Säuren und ist daher sowohl zu örtlichen als zu entfernten Arzneiwirkungen vorzuziehen. Auch wird gelbes Oxyd am Tageslicht weit rascher zu Quecksilberoxydul oder Metall reducirt. Man bereitet das gelbe Oxyd durch Mischen einer Lösung von 2 Th. Sublimat in 20 Th. warmem Wasser mit einer kalten Mischung von 6 Th. Liquor Natri caustici und 10 Th. Wasser, so dass die Temperatur 30° nicht übersteigt, und Trocknen des mit lauwarmem Wasser ausgewaschenen Präcipitats.

Das Quecksilberoxyd gehört zu den milderen Aetzmitteln; die Wirkung beschränkt sich auf die Applicationsstelle und dringt nicht tief ein. Grössere Dosen können Gastroenteritis erzeugen. Gegenwärtig dient es fast ausschliesslich äusserlich, und zwar entweder zur Aetzung oder Reizung von torpiden Geschwüren, oder noch häufiger in der Augenheilkunde bei Blepharitis ciliaris und chronischer Keratitis.

Intern ist es eines der ältesten gegen Syphilis benutzten Mercurialien, das bei den jetzt nicht mehr üblichen Curen von Berg und Blasius in Pulver oder Pillen in steigenden und später wieder abnehmenden Dosen gegeben wurde. Die Maximalgabe beträgt 0,02 (*0,03) pro dosi, 0,1 pro die. Aeusserlich wird Präcipitat in Pulvern (auch als Schnupfpulver bei Ozaena) oder in Salben und Augensalben (1 : 10—100 Paraffinsalbe) benutzt.

Officinell ist die bei schlechteiternden Geschwüren und bei Pannus benutzte, aus 1 rothem Quecksilberoxyd und 9 Paraffinsalbe bereitete **rothe Quecksilbersalbe, Unguentum Hydrargyri rubrum.** Weit gebräuchlicher sind in der Augenheilkunde schwächere Salben von 1 : 50—100, die früher auch als Unguentum ophthalmicum oder Balsamum ophthalmicum officinell waren. Das gelbe Quecksilberoxyd ist auch der wirksame Bestandtheil der zum Verbande syphilitischer und torpider Geschwüre und zu reizenden Injectionen in Fistelgänge benutzten Aqua phagedaenica s. Lotio flava, Altschädenwasser, yellow wash, einer Mischung von 1 Sublimat mit 300 Kalkwasser, in der ein orangegelbes Präcipitat von Hg O entsteht.

Hydrargyrum chloratum, *H. chloratum mite, H. muriaticum mite, Calomelas, Mercurius dulcis; **Quecksilberchlorür,** Calomel.

Das Quecksilberchlorür, $Hg_2 Cl_2$, kommt in mehreren Formen vor. Durch Sublimation eines innigen Gemenges gleicher Aequivalente Sublimat und Quecksilber entsteht das gewöhnliche Quecksilberchlorür, **Hydrargyrum chloratum** s.

*Hydrargyrum chloratum mite sublimatione paratum, welches strahlig krystallinische Stücken von 7,17 spec. Gew. oder ein etwas gelbliches Pulver bildet. Wird der Quecksilberchlorürdampf rasch abgekühlt, so entsteht ein sehr feines, nach starkem Reiben gelbliches Pulver, das bei 100facher Vergrösserung nur einzelne Krystalle zeigt. Dieses ist das **Hydrargyrum chloratum vapore paratum, Dampfcalomel,** Calomel à vapeur, welches vorwaltend in der Augenheilkunde benutzt wird. Es wird in Oesterreich durch das *Calomel via humida s. *Hydrargyrum chloratum mite praecipitatione paratum ersetzt, welches ein völlig amorphes, weisses Pulver bildet und durch Einleiten von Schwefligsäuredämpfen in Sublimatlösung gewonnen wird. Alle drei Calomelsorten besitzen weder Geruch noch Geschmack, sind in Wasser, Alkohol und Aether unlöslich, schmelzen beim Erhitzen nicht und verflüchtigen sich ohne Rückstand, wobei ein Theil in Quecksilberchlorid und Quecksilbermetall zerfällt. Am Lichte wird Quecksilberchlorür unter Ausscheidung von Quecksilbermetall grau, ebenso durch manche reducirend wirkende Stoffe: beim Kochen mit Salzsäure und selbst mit Wasser und in geringem Grade auch durch Einwirkung löslicher Chlormetalle — mehr durch Chlorammonium als durch Chlornatrium — bei niederer Temperatur erleidet es partielle Zersetzung in Quecksilber und Quecksilberchlorid. Alkalien und Erden zersetzen Calomel unter Bildung von Quecksilberoxydul.

Ausser den noch in der Receptur vorkommenden Namen Calomel und Mercurius dulcis, welche aus der Zeit der Alchymisten stammen, finden sich in jener Epoche verschiedene, jetzt ungebräuchliche, wie Draco mitigatus, Aquila alba, Panchymagogum Quercetani.

Das Quecksilberchlorür bildet den Hauptrepräsentanten der purgirenden Mercurialien, indem es in etwas grösseren Dosen (zu 0,06 und mehr einige Male dreistündlich gegeben) häufige Stuhlentleerungen von eigenthümlicher Beschaffenheit (sog. Calomelstühle) hervorruft, während wiederholte Darreichung kleinerer Mengen in kürzeren Intervallen Speichelfluss und Hydrargyrose bedingt, welche nach grösseren Dosen nur eintreten, wenn diese keinen Durchfall bewirken und das Calomel im Darmcanal längere Zeit verweilt. Als Ursache der purgirenden Wirkung ist der Reiz anzusehen, den das im Tractus aus Calomel sich bildende Quecksilberchlorid auf die Darmschleimhaut und deren Nerven ausübt.

Charakteristisch für die Calomelstühle ist die grüne, manchmal ganz grasgrüne Farbe derselben und ihre dünne, wässrige oder eigenthümlich gehackte Consistenz. Sie erfolgen meist ohne voraufgehende Leibschmerzen. Man sah in der grünen Farbe früher einen Beweis für die gallenvermehrende Wirkung, welche man den Mercurialien überhaupt und besonders dem Calomel mit Unrecht zuschrieb. Irrig ist auch die Ableitung der Farbe von dem im Darme entstehenden Schwefelquecksilber. Es handelt sich dabei wohl um Einwirkung des aus Calomel im Darme entstehenden Sublimats, nach welchem gleichfalls die fragliche Grünfärbung eintritt. Dieselbe entsteht, wenn man gewöhnliche Excremente mit Calomel mischt, auch färbt dieses Galle rasch und andauernd grün. Offenbar verhindert Calomel die Umwandlung der Gallenfarbstoffe in Hydrobilirubin, auf welchem die braungelbe Färbung der Excremente beruht. In den Stühlen findet sich unveränderte Galle, Schwefelquecksilber und selbst metallisches Quecksilber, auch Leucin und Tyrosin; dagegen, vermuthlich in Folge der antiseptischen Action des aus Calomel entstehenden Sublimats, weder Indol noch Scatol.

Verhältnissmässig wenig bei Syphilis in Gebrauch, hat Quecksilberchlorür namentlich in tropischen Ländern als Antiphlogisticum (in Verbindung mit grauer Salbe) Benutzung gefunden, wird aber am häufigsten als mildes Laxans verwerthet.

Bei Syphilis sind interne kleine Dosen, von 0,05—0,1 beginnend und allmälig bis 0,3—0.5 steigend, in Pillen oder Gelatinekapseln, am zweckmässigsten. Grosse Dosen (Weinhold's Cur) führen oft zu Hydrargyrose. Sehr schwere Vergiftungserscheinungen sind auch bei der neuerdings üblichen Subcutaninjection vorgekommen. Als Antiphlogisticum reicht man Calomel gewöhnlich in einzelnen grösseren Dosen, seltener zu 0,05—0,1 in kurzen Zwischenräumen.

Als Laxans steht Calomel dem Ricinusöl nahe und kann wie dieses selbst bei entzündlichen Zuständen des Darmcanals ohne Schaden gegeben werden, ja es wirkt sogar auf die Digestion weit weniger störend ein. Die meisten curativen Erfolge, welche dem Calomel bei entzündlichen Affectionen innerer Organe, sowie bei zymotischen Krankheiten nachgerühmt werden, gründen sich auf dessen abführende Wirkung, so dass es hier nicht als Specificum, sondern als symptomatisch wirksames Mittel anzusehen ist. Als solches kann es nicht nur bei bestehender Obstipation, sondern auch bei Diarrhöe von Nutzen sein. So erklärt sich seine günstige Wirkung in manchen Fällen von Ruhr durch Fortschaffung putriden Secrets der Darmgeschwüre, in analoger Weise auch die Heilung mancher Fälle von Diarrhöe und Cholera nostras im kindlichen Lebensalter, selbst bei Säuglingen, durch eine kleine Dosis, deren Gebrauch sich wegen der Leichtigkeit, mit der das geschmackfreie Medicament auch kleinen Kindern beigebracht werden kann, besonders empfiehlt. Betheiligt ist dabei ausserdem das im Darm sich abspaltende Chlorid vermöge seiner intensiven antiseptischen Wirkung in kleinen Mengen, wodurch die Bildung darmreizender Fäulnissproducte gehemmt wird. Auch die Effecte des Calomels bei Biliosität und Ikterus finden weniger in einer physiologisch nicht nachweisbaren cholagogen Wirkung, als in der local antiseptischen Wirkung auf den Darmcanal ihre Erklärung.

Das Calomel ist dasjenige Quecksilberpräparat, welches vorwaltend bei Wassersuchten als Diureticum angewendet wird.

Es entfaltet seine antihydropischen Effecte am besten bei cardialem Hydrops, weniger gut bei rein nephritischem Hydrops und Lebercirrhose; bei Pleuritis, Peritonitis und Hydrops ovarii ist es ohne Effect. In vielen Fällen ist die Abnahme der Oedeme ausschliesslich Folge der oft enormen Polyurie, in anderen auch solche der vermehrten Wasserausfuhr durch den Darm. Der diuretische Effect tritt erst am 2. oder 3. Tage ein.

Aeusserlich benutzt man Calomel, und zwar ausschliesslich Calomel à vapeur und Calomel via humida, als reizendes Streupulver, wo es theils mechanisch, theils durch das bei Berührung mit Eiweissstoffen in geringen Mengen sich bildende Sublimat wirkt. Besonders günstigen Erfolg hat es als Augenstreupulver bei Conjunctivitis pustulosa, so wie bei Condylomen, welche vorher mit Salzlösung bestrichen worden sind.

Weniger häufig dient Calomel zu Injectionen in die Urethra oder Vagina, bei Stockschnupfen und syphilitischen Geschwüren in der Nase (als Schnupfpulver mit $^1/_4$—$^1/_2$ rothem Präcipitat), bei Anginen verschiedener Art, bei Mastdarmfisteln, bei Pruritus pudendorum (in Salbenform, 1 : 4—8 Th. Fett), bei schuppenförmigen Hautaffectionen und Eczema mammae, bei ägyptischer Augenentzündung und Trübungen der Hornhaut.

Innerlich wird nur das gewöhnliche Calomel benutzt. Man giebt 0,1 bis höchstens 1,0, meist in Pulverform. Zur Erzielung constitutioneller Effecte reicht man 0,004 (z. B. bei Croup) bis 0,2 in Pulver, Pillen oder Trochisken. Die höchsten laxirenden Gaben wurden früher zur Abortivcur bei Typhus gebraucht. Bei Kindern ist die purgirende Dosis (0,03—0,06) wenig geringer, da sonst leicht Resorption erfolgt. Oft verbindet man Calomel als Laxans mit Rheum oder Jalape und als Antidyscraticum, um die Resorption nicht durch Purgirwirkung zu stören, mit Opium. So namentlich auch bei der Anwendung als Hydragogum, wo man das Calomel zu 0,2 in den ersten beiden Tagen 3—5mal, in den folgenden 2mal geben muss, um Effect zu haben. In früherer Zeit war eine sehr beliebte Verbindung das wie Calomel benutzte Pulvis Plummeri s. alterans Plummeri, Plummers Pulver, aus āā Calomel und Goldschwefel, auch mit Zusatz von 2 Guajak. Calomel à vapeur wirkt in der Hälfte, Calomel via humida in $^1/_3$ der Dosis purgirend.

Zu Streupulvern nimmt man Calomel à vapeur rein, zu Kehlkopfpulvern 1 auf 2—10 Zucker. Zu Subcutaninjectionen nimmt man ebenfalls Calomel à vapeur (via humida) zu 0,02—0,1 in Oel, Gummischleim oder Glycerin und Wasser suspendirt.

Bei innerlicher Anwendung des Calomel ist gleichzeitige Darreichung aller Substanzen (auch in gesonderten Mixturen) zu meiden, welche dessen Ueberführung in Sublimat oder in ein leicht lösliches und daher entweder ätzendes oder leichter in die Circulation übergehendes Quecksilbersalz veranlassen können. Es gehören dahin von häufiger verordneten Medicamenten namentlich Chlorammonium, Chlorwasser und Präparate, welche Blausäure enthalten (Aqua Amygdalarum amararum, Aqua Laurocerasi). Auch vor Darreichung von organisch sauren Flüssigkeiten und Zukost (Apfelmus, Stachelbeerencompot), die heftige Entzündung im Darm, selbst mit tödtlichem Ausgange, beim Gebrauch von Calomel erzeugen können, ist zu warnen. Desgleichen sind Alkalicarbonate und namentlich Ammoniak und organisch saure Ammoniaksalze zu meiden, weil sie aus Calomel Quecksilberoxydul fällen, das im Darm in Quecksilberoxyd verwandelt wird. Schwefelwasserstoffhaltige Mixturen machen Calomel unwirksam durch Bildung von Quecksilbersulfür und sind deshalb verwerflich.

Beim Gebrauch von Calomel als Augenstreupulver hat man sich vor gleichzeitiger interner Anwendung von Iod- und Bromverbindungen zu hüten, weil durch die Elimination des Iods oder Broms durch die Thränen diese in Contact mit Calomel kommen und zur Bildung kaustischer Verbindungen führen, wodurch äusserst hochgradige Conjunctivitis wiederholt eingetreten ist. Aehnliche Entzündung entsteht, wenn Calomel auf Geschwüre gestreut und gleichzeitig innerlich Iod- oder Bromkalium applicirt wird.

Aufbewahren von Calomelpulvern für längere Zeit kann wegen Zersetzung unter dem Einflusse des Lichtes nicht gebilligt werden. Aufbewahrung von Calomel mit Zuckerpulver hat wiederholt zu Vergiftungen geführt, als deren Ursache Sublimatbildung nachgewiesen wurde.

Für die Receptur ist die Bezeichnung Hydrargyrum chloratum mite, um Verwechslung mit Hydrargyrum bichloratum zu verhüten, zweckmässig.

Verordnungen:

1) ℞
Hydrargyri chlorati mitis 0,05
Pulv. gummosi 0,5
M. f. pulv. Dispensa tal. dos no. 5.
D. S. Dreistündlich ein Pulver.
(Bei Diarrhoea infantilis.)

2) ℞
Hydrargyri chlorati mitis 0,1
Extracti Opii 0,02
Pulveris gummosi 0,5
M. f. pulv. D. tal. dos. no. 5. *D. S.* Alle 3 Stunden ein Pulver. (Bei Ruhr, Bleikolik u. a.)

3) ℞
Hydr. chlor. mit. 0,1—0,2
Tuberum Ialapae 0,5
Sacchari albi 1.0
M. f. pulv. D. S. Auf einmal zu nehmen.
(Calomel als Abführmittel.)

4) ℞
Hydr. chlor. mit. 0,6
Pulv. rad. Alth.
Extracti Conii āā 2,0
Opii puri 0,1
M. f. l. a. pilul. no. 36. *Consp. D. S.* Abends mit 4 Pillen anzufangen und täglich um 1 zu steigen. (Bei Syphilis.)

Hydrargyrum bichloratum, *Hydrargyrum bichloratum corrosivum, Mercurius sublimatus corrosivus, Hydrargyrum perchloratum; **Quecksilberchlorid**, Aetzsublimat, Sublimat.

Diese schon den Arabern bekannte Quecksilberverbindung, $HgCl_2$, welche meist durch Destillation von Mercurisulfat mit Kochsalz fabrikmässig dargestellt wird, bildet weisse, durchscheinende, krystallinisch strahlige Massen von 5,3 sp. Gew., die sich in 3 kochendem und 16 kaltem Wasser, 2½ kaltem Weingeist und 3 Aether lösen. Das Quecksilberchlorid ist ohne Geruch und von widrig scharfem Metallgeschmacke. Die wässrige Auflösung reagirt schwach sauer, wird aber bei Zusatz von Kochsalz neutral. Schweflige Säure. Zinnchlorür u. a. Reducentien scheiden daraus Quecksilberchlorür oder metallisches Quecksilber; Natron, Kali, Kalk fällen daraus Quecksilberoxyd, Ammoniak fällt Mercuriammoniumchlorid.

Das Sublimat bildet mit dem Quecksilberoxyd die Hauptrepräsentanten der in Folge von Affinität zu Eiweissstoffen kaustischen Mercurialien, welche bei interner Einführung in grösseren Dosen zu Corrosion im Magen Veranlassung geben können.

Quecksilberchlorid fällt wässriges Eiweiss weiss, selbst bei sehr starker Verdünnung. Der Niederschlag entsteht nicht in alkalischen Eiweisslösungen bei überschüssigem Kochsalz, in sauren Lösungen nur bei Gegenwart von Natriumchlorid. Der im Eiweissüberschuss, nicht aber in überschüssigem Sublimat lösliche Niederschlag ist eine Verbindung von Sublimat mit Eiweiss und wird beim Trocknen gelblich durchscheinend hornartig, wobei er alles Cl verliert und in Quecksilberoxydalbuminat sich verwandelt. Das chlorhaltende Albuminat löst sich in feuchtem Zustande rasch in wässrigen Solutionen von Haloidsalzen (Kochsalz, Iodkalium, Bromkalium), ebenso in verschiedenen Säuren, jedoch nicht in Salzsäure, ferner unter rascher Abscheidung von metallischem Quecksilber in Kalilauge und Kalkwasser. Das chlorfreie Quecksilberalbuminat löst sich nicht in Solutionen von Haloidsalzen, wohl aber in Salz- und Essigsäure.

In kleinen Dosen wird Sublimat sehr gut ertragen und steigert sogar den Appetit; Verdauungsstörungen resultiren nur durch grössere Mengen, da Peptone im Magensafte erst durch mehr als 1% Lösungen gefällt werden. Doch wird die Verdauung schon durch sehr geringe Mengen retardirt, besonders bei stärkerem Chlornatriumzusatze. Mehrtägiger Gebrauch kleiner Sublimatdosen bedingt Auftreten von Schleim, Epithel und Sediment im Urin, bisweilen grüne diarrhoische Stühle, sowie Metallgeschmack, Brennen und Stechen im Munde mit Anschwellung der Speicheldrüsen. Etwas grössere Gaben als die medicinisch zulässigen können Reizung und Katarrh der Verdauungsorgane, selbst Magen- und Leibschmerzen, choleriforme Erscheinungen und Gastroenteritis bewirken; dazu Bronchialkatarrh mit schleimig eitrigem und oft blutigem Auswurfe, selbst Pneumonie.

Das Bild der durch toxische Dosen Sublimat bedingten Vergiftung ist das der Gastroenteritis; brennend scharfer, abscheulicher Metallgeschmack, krampfhafte Contractionen im Schlunde, blutige Stühle mit Tenesmus sind meist vorhanden; häufig wird die Urinsecretion stark vermindert oder unterdrückt, in ersterem Falle enthält der Harn oft Eiweiss und Fibrincylinder als Zeichen von Nephritis. Bei acut verlaufenden Fällen kommt es zu Respirationsbeschwerden, Singultus und Collapsus; in protrahirten Fällen der Intoxication auch zu Stomatitis und Speichelfluss. Auch bei Vergiftungen durch die Aufnahme von Sublimat von Schleimhäuten, z. B. vom Uterus nach Ausspülung mit starken Sublimatlösungen post partum, sind die Erscheinungen der Enteritis und Nephritis ausgesprochen.

Antidot bei acuter interner Sublimatvergiftung ist Eiweiss, und zwar am besten unvermischt oder höchstens mit Milch verdünnt, da Dilution mit Wasser die Wirksamkeit des Gegengiftes verringert. Man rechnet auf 0,2—0,3 Sublimat das Weisse von einem Ei.

Der Sublimat ist bei Behandlung von Syphilis ein beliebtes Präparat, welches früher durch die sog. Dzondische Cur und neuerdings durch die subcutanen Sublimatinjectionen von G. Lewin besonderen Ruf sich erworben hat.

Sublimat dämpft sehr rasch die sichtlichen Symptome der Lues, wird aber bei längerem Gebrauche steigender Dosen auf die Dauer nicht gut ertragen, so dass die Cur oft zum Nachtheile der gründlichen Heilung unterbrochen werden muss. Speichelfluss kommt dabei nicht häufig vor, doch schützt Sublimat weder bei interner noch bei subcutaner Anwendung vor Recidiven gleich gut wie die Schmiercur. Für die Subcutanbehandlung passen am besten die einfacheren Formen der zweiten Periode.

Aeusserlich kommt Sublimat als Aetzmittel und irritirendes Medicament in Anwendung und zwar besonders bei leichteren Hautaffectionen, z. B. bei Sommersprossen und Mitessern, bei Pityriasis simplex und versicolor, Prurigo, syphilitischen Geschwüren oder Condylomen. Man beschränkt die Anwendung als Causticum zweckmässig auf kleinere Flächen, da bei Anwendung auf grösseren Flächen wiederholt Resorption und Vergiftung beobachtet ist, auch hinterlässt Sublimat oft tiefe hartnäckige Geschwüre.

Verbreitete Verwendung hat Sublimat wegen seiner antiseptischen Wirkung gefunden, seitdem durch Koch der Nachweis geliefert wurde, dass das Mittel schon in äusserst stark verdünnten Lösungen Bakterienentwicklung zu hemmen im Stande ist. Dieser Umstand, auf welchen man die bald getäuschte Erwartung gründete, es werde der Sublimat bei allen möglichen Infectionskrankheiten ein infallibles Medicament werden, führte besonders zum Gebrauche in der Wundbehandlung und in der Prophylaxis puerperaler Erkrankungen, daneben auch zur curativen Behandlung der verschiedensten entzündlichen Schleimhautaffectionen, namentlich bei putridem oder virulentem Charakter derselben. Wenn sich nicht in Abrede stellen lässt, dass in Entbindungsanstalten durch die Einführung intrauteriner Sublimatirrigationen enorme Beschränkung bezw. Sistirung des Puerperalfiebers erzielt wurde, so sind doch auch manche Entbundene der Giftwirkung des dabei zur Resorption gelangenden Sublimats zum Opfer gefallen, und auch in der chirurgischen Antiseptik ist in Folge der intensiven Giftigkeit und wegen der Zerstörung von Metall- u. a. Geräthen durch Sublimat die Anwendung beschränkt worden. Bei putriden und virulenten Schleimhautaffectionen leistet Sublimat nicht mehr als sonstige metallische, weniger giftige Adstringentien, und namentlich in der Therapie von Urethralaffectionen ist er wegen der auch bei diluirten Lösungen hervortretender Urethritis zu meiden. Die antiseptische Wirkung wird durch Zusatz von Kochsalz (angeblich auch von Weinsäure) erhöht.

Das Keimen von Milzbrandsporen in Rinderblutserum verhindert Sublimat in Lösungen von 1 : 10000 (entspr. 1 : 13000), 1 Sublimat + 10 Kochsalz in solchen von 1 : 15000 (entspr. 1 : 20000 Hg.). Die Entwickelung von Cholerabacillen wird schon bei 1 : 300000 sistirt. Es ist nicht zu übersehen, dass Sublimat im Körper und auch besonders auf Wundflächen mit Verbindungen zusammentrifft, welche dasselbe zersetzen. Wesentlich störend sind auf Wundflächen die Eiweissstoffe, welche damit Quecksilberchloridalbuminat bilden, das nicht besser als Phenol desinficirt.

Zur innerlichen Darreichung bei Syphilis, wo man Sublimat zu 0,003 bis 0,03 verordnet, eignet sich am besten die Pillenform (mit Bolus alba oder in Form der früher sehr gebräuchlichen Dzondischen Pillen mit Mica panis) oder Mischungen mit Eiweiss, wie Bärensprungs Quecksilberalbuminatmixtur (0,1 Sublimat auf 1 Ei, 150,0 Wasser und 3,0 Salmiak, von welcher Mischung 2stündl. 1 Esslöffel voll gereicht wird). Unzweckmässig ist Lösung in verdünntem Alkohol (sog. Liquor van Swieten: 0,6 in 1 Lit. Kornbranntwein), da sie abscheulich schmeckt und leicht die Verdauung stört. Lösung von Sublimat in Aether (Aether mercurialis) kann tropfenweise in schleimigem Vehikel gegeben werden. Bei curmässigem Gebrauche des Sublimats steigt man allmälig mit der Dosis, indem man mit 0,003 beginnt, bis zu 0,1; die Darreichung geschieht am zweckmässigsten etwa 1/4 Stunde nach dem Mittagsessen. Tritt Reizung des Magens oder des Darmcanals ein, so wird Opiumtinctur zu einigen Tropfen gegeben. Die Diät ist wie bei den kleinen Schmiercuren. Man vermeide gleichzeitige Verabreichung grösserer Mengen von Kochsalz, da dadurch die Verdauung beeinträchtigt wird. Die höchste Einzelgabe beträgt 0,02 (in Oesterreich 0,03), die höchste Tagesgabe 0,1.

Zur subcutanen Injection kann 1procentige wässrige Lösung dienen. Die Dosis beträgt dabei 0,005—0,01. Wegen nicht selten auftretender heftiger Schmerzen und localer Entzündung und Verätzung bevorzugt man allgemein Verbindungen des Sublimats mit Chlornatrium oder Pepton. Man erhält erstere, indem man der Lösung 10 Kochsalz auf 1 Sublimat zusetzt. Quecksilberpeptonat, welches das anfangs neben ihm von Bamberger empfohlene Quecksilberalbuminat ganz verdrängt hat, leistet, wie letzteres, in Bezug auf die Verhütung örtlicher Reizung weniger als die Kochsalzverbindung und fast nicht mehr als Sublimat selbst. Die bei uns gebräuchliche, durch Fällen von im Wasser gelösten $HgCl_2$ mit Fleischpeptonlösung und Lösen des Niederschlages in NaCl-haltigem Wasser dargestellte Quecksilberpeptonatlösung, Liquor Hydrargyri peptonati, enthält in 1 Ccm. 0,03 Sublimat. Auf alle Fälle muss man, mag man die letztgenannten Präparate oder wässrige Sublimatsolution benutzen, die Cur als unnütz betrachten, wenn nach 15 Einspritzungen Besserung der syphilitischen Erscheinungen nicht eintritt.

Auch epidermatisch ist Sublimat bei Syphilis benutzt, theils in Salbenform (am besten 1 : 25 Wachssalbe), theils in Allgemeinbädern (1,0—5,0 zum Bade bei Syphilis neonatorum, 10,0—20,0 bei Hautsyphiliden Erwachsener, mit Zusatz von Kochsalz oder Salmiak). Zur epidermatischen Anwendung als Causticum oder Irritativum dienen vorzugsweise Lösungen in Wasser, welche nach dem zu erreichenden Zwecke verschiedene Concentration besitzen, zum Aetzen auch Lösung in Collodium, sog. Collodium causticum, und zum Zerstören von Condylomen und syphilitischen Geschwüren solche in Spiritus, wie die modificirte Plencksche Solution oder der Liquor corrosivus camphoratus s. Solutio Freibergi (1 Sublimat und 1/2 Campher auf 8 Spiritus). Ein anderes älteres Präparat zum Aetzen ist der Liquor Hydrargyri corrosivi s. Aqua phagedaenica decolor, eine Lösung von Salmiak und Sublimat in dest. Wasser, wobei ein leicht zersetzliches Doppelsalz (Alembrothsalz) entsteht, welches auch in dem bei Epheliden, Pityriasis u. a. Hautaffectionen in England benutzten Liquor Gowlandi (Sublimat und Salmiak āā 1 : 200 Bittermandelemulsion oder Aq. dest.) vorhanden ist. Als Streupulver ist Sublimat bei Pustula maligna empfohlen.

Zur Antiseptik wird Sublimat theils in wässrigen Lösungen, theils in Form verschiedener damit imprägnirter Verbandstoffe angewendet. Zu desinficirenden Waschungen dienen wässrige Lösungen von 1 Sublimat, 1—10 Kochsalz und 1000 Wasser, auch Sublimatseife (1 : 100 Seife, welche überschüssige Fettsäure enthält) und Sublimatlanolin (1 $HgCl_2$ in 1000—5000 Wasser gelöst, mit Lanolin. anhydr.), welches besser als wässrige Lösungen adhärirt. Zur raschen Darstellung von desinficirenden Waschungen sind Sublimatpastillen (aus āā 1 Sublimat und Kochsalz, mit Fuchsin gefärbt) im Handel. Färbung mit Fuchsin wird auch bei Bereitung von Sublimatmull, den man durch Tränken von Baumwollmull mit einer Lösung von 1 : 10 Glycerin und 150 Aq. darstellt, angewendet. Im Handel sind verschiedene Arten von Sublimatgaze (Sublimatkochsalzgaze, Sublimatweinsäuregaze), ferner Sublimatwatte, Sublimatholzwolle u. a. m.

In der Geburtshülfe verwendet man wässrige Lösungen (0,025—0,1 : 1000,0) in intravaginalen und intrauterinen Irrigationen zu prophylaktischen oder Heilzwecken (bei puerperaler Endometritis). Die stärkeren Lösungen dienen nur bei ausgesprochener Infection. Das Verfahren erheischt die grösste Vorsicht wegen der Gefahr der Resorption toxischer Mengen Sublimat, und namentlich hat man für geringe Druckhöhen bei der Einführung und für vollständigen Abfluss zu sorgen. Zu Augentropfen (bei Ophthalmia neonatorum, Hornhautgeschwüren), Ohrentropfwässern, die jedoch leicht zu Furunkeln des äusseren Gehörganges Anlass werden, Injectionen in die Nase (bei Ozaena) dienen Lösungen von 1—2 : 1000, zu Ueberschlägen stärkere Verdünnungen (0,1—0,2 : 1000).

Eine besondere Form der Sublimatanwendung bilden die in Frankreich bei syphilitischen Nasen- und Rachengeschwüren benutzten, aus mit Sublimatlösung getränkten und mit Kalilösung (zur Bildung von HgO, welches später reducirt wird) bestrichenen Tabaksblättern bereiteten Sublimatcigarren.

Bei Verordnung des Sublimats hat man so einfach wie möglich zu verfahren, da fast alle organischen Stoffe, Schwefel-, Brom- und Iodverbindungen, Alkalien, auch die meisten Metallsalze zersetzend einwirken. Lösungen werden durch Zusatz von Chlornatrium oder Citronensäure haltbarer.

Verordnungen:

1) ℞
Hydrargyri bichlorati corrosivi 0,1 (dgm. 1)
Argillae 5,0
F. c. Aq. dest. pilul. no. 50. *Consp. D. S.* Tägl. 2 Stück, allmälig steigend. (Statt der Dzondi'schen Pillen.)

2) ℞
Hydr. bichlor. corros.
Extracti Opii āā 0,2 (dgm. 2)
Extracti Guajaci 3,0
F. pilul. no. 20. *Consp. D. S.* Mit 1 Pille zu beginnen und allmälig auf 3 im Tage zu steigen. (Pilules de Dupuytren. Gegen Syphilis.)

3) ℞
Hydr. bichlor. corrosivi 1,0
Natrii chlorati 10,0
Aq. destill. 200,0
M. D. S. Aeusserlich. (Verbandwasser für syphilitische Ulcerationen.)

4) ℞
Hydr. bichlor. corros. 0,05
Natrii chlorati 0,5
Aq. dest. 5,0
M. D. S. Zu subcutanen Injectionen. (Zu 5 Injectionen.)

5) ℞
Hydr. bichlor. corros. 0,03
Aq. destill. 200,0
M. D. S. Zu lauwarmen Umschlägen. (Bei Ophthalmia neonatorum.)

6) ℞

Hydr. bichlor. corros. 0,05
Emulsionis Amygdalarum amar. 300,0
Tincturae Benzoës 1,5
M. D. S. Waschwasser. (Bei Sommersprossen, Akne etc. Aqua orientalis nach Hebra.)

Hydrargyrum praecipitatum album, *Hydrargyrum bichloratum ammoniatum, H. amidato-bichloratum, Mercurius praecipitatus albus; **Weisser Quecksilberpräcipitat.** — Diese Verbindung, NH_2HgCl, Mercuriammoniumchlorid, welche durch Fällen von Quecksilberchloridlösung (2 : 20) mit überschüssigem Ammoniak (3) bereitet wird, bildet ein weisses, lockeres Pulver und giebt beim Erhitzen, ohne zu schmelzen, ein Sublimat von Hg_2Cl_2, daneben Stickstoff und Ammoniakgas. Er führt daher auch den Namen unschmelzbarer Präcipitat im Gegensatze zu dem beim Erhitzen schmelzenden, früher gebräuchlichen schmelzbaren weissen Präcipitat, einer Doppelverbindung des ersteren mit Chlorammonium, $NH_2HgCl + NH_4Cl$ (Mercuridiammoniumchlorid). Der weisse Präcipitat ist ein ziemlich entbehrliches Präparat, welches früher bei Hautausschlägen, besonders Krätze (Zeller'sche Krätzsalbe), Epizoën, Augenblennorrhoe und Blepharitis, Photophobie und Iritis (A. v. Graefe's Stirnsalbe), auch bei syphilitischen Geschwüren, Anwendung fand. Man benutzt ihn in Salben, besonders in Form der aus 1 Hydrarg. praecip. alb. und 9 Paraffinsalbe bereiteten **weissen Quecksilbersalbe, Unguentum Hydrargyri album,** U. Hydrargyri praecipitati albi s. amidato-bichlorati.

*Hydrargyrum iodatum flavum, Protoioduretum Hydrargyri. H. iodatum s. subiodatum, Iodetum hydrargyrosum: **Quecksilberiodür,** Gelbes Iodquecksilber. — Das Quecksilberiodür, Hg_2I_2, bildet, durch vorsichtiges, inniges Verreiben von 8 Quecksilber und 5 Iod erhalten, ein feines, grünlich gelbes Pulver von 7,6 spec. Gew., das am Lichte braun wird und sich beim Erhitzen völlig verflüchtigt. In den gewöhnlichen Lösungsmitteln (Wasser, Weingeist, Aether) ist es fast unlöslich. Chemisch ist es dem Calomel verwandt, verhält sich aber im Thierkörper etwas verschieden. Es giebt bei Contact mit Eiweiss unter theilweiser Reduction zu Quecksilbermetall eine lösliche Quecksilberverbindung und zersetzt sich in conc. Kochsalzlösung in Quecksilberiodid und Quecksilber, welches erstere sich in einer den Kochsalzmengen in Blut und Magensaft entsprechenden Chlornatriumlösung unter Bildung eines Doppelsalzes löst. Es liefert auch beim Schütteln mit Salzsäure eine geringe Menge einer löslichen Mercurverbindung, ebenso im Contact mit Alkalicarbonaten und mit Leim. Im Urin findet sich sehr rasch Iod. Bei Thieren bewirkt Quecksilberiodür Durchfall, jedoch keine Anätzung im Darme.

Therapeutisch ist es von Ricord in die Syphilisbehandlung eingeführt, ursprünglich in der Absicht, gleichzeitig Iod- und Quecksilberwirkung zu erhalten; doch wirkt es weder rascher noch sicherer als andere Mercurialien. Man benutzt es in Frankreich sehr häufig bei Syphilis in Pillen von 0,05, wovon zuerst 1, dann 2 täglich gegeben werden. Auch ist es zum Coupiren des Typhus und bei Linsentrübungen innerlich empfohlen. Die Maximalgabe ist pro dosi 0,05, pro die 0,2. Bei der Darreichung sind alle Substanzen, welche eine rasche Ueberführung in Quecksilberiodid bedingen, namentlich Iodkalium, Natrium- und Ammoniumchlorid, zu meiden. Aeusserlich dient Quecksilberiodür in Salbe (1 : 5—25) oder Pflaster gegen Drüsenverhärtungen syphilitischer oder nichtsyphilitischer Natur.

Verordnungen:

1) ℞

Hydrargyri iodati flavi 5,0
Extracti Opii 2,0
Conservae rosarum 10,0
Pulv. rad. Liquiritiae q. s.

ut f. pilul. no. 100. *Consp. D. S.* Abends nach dem Essen 1 Pille. (Pilules de protoiodure de mercure Cod. Franc.)

2) ℞

Hydrargyri iodati flavi 0,3
Empl. saponati 6,0
M. f. empl. (Bei chronischer Entzündung und Verhärtung der Mamma.)

Hydrargyrum biiodatum, *Hydrargyrum biiodatum rubrum, Mercurius iodatus ruber, Deutoioduretum Hydrargyri; **Quecksilberiodid**, rothes Quecksilberiodid, Rothes Iodquecksilber. — Das durch Ausfällen von Sublimatlösung mit Iodkaliumlösung erhaltene Quecksilberiodid, $Hg\,I_2$, ist ein lebhaft scharlachrothes Pulver und löst sich in 6000—7000 Th. Wasser, in 20 Th. siedendem und 130 Th. kaltem Alkohol. Im Magen wird es wahrscheinlich unter dem Einflusse der Chloride in ein lösliches Doppelsalz übergeführt, welchem coagulirende Wirkung auf das Eiweiss zukommt. Es steht daher chemisch und physiologisch dem Sublimat nahe und besitzt stark irritirende und selbst kaustische Wirkung. Innerlich wurde es bei Syphilis scrophulöser Individuen, bei Epilepsie und Taubheit, äusserlich in Salbenform (1 : 10—100) bei dyskrasischen Geschwüren, Lupus, Struma, Blepharitis chronica und Neuralgien angewendet. Man giebt es am besten in Pillen. Die Maximalgabe beträgt 0,02 (in Oesterreich 0,03) pro dosi, 0,1 pro die.

Mehr benutzt als Quecksilberiodid ist das durch Lösen desselben in Iodkaliumsolution sich bildende Doppelsalz von Quecksilberiodid und Iodkalium, Hydrargyrum biiodatum cum Kalio iodato s. Iodo-Hydrargyras Potassii, das namentlich bei Syphiliden und Iritis syphilitica innerlich verwendet wird. Zur Subcutaninjection ist es wegen starker Irritation ungeeignet. Es giebt auch ein Doppelsalz des Quecksilberiodids mit Quecksilberchlorid, das als Chloroioduretum Hydrargyri bei Syphilis in Frankreich benutzt wurde, doch ist es jetzt obsolet.

Verordnung:

℞
Hydrargyri biiodati rubri 0,25 (cgm. 25)
Kalii iodati 3,0
Aq. destill. 10,0
Syrupi Sacchari 50,0
M. D. S. Mit einem Theelöffel voll beginnend, allmälig zu steigern. (Bei Iritis.)

Hydrargyrum cyanatum, Hydrargyrum bicyanatum, Bicyanetum Mercurii; **Quecksilbercyanid**, Cyanquecksilber. — Das Quecksilbercyanid, $Hg\,(CN)_2$, bildet farblose, durchscheinende, säulenförmige Krystalle, welche sich in 6 Th. kaltem und 3 Th. warmem Wasser, in 6,8 Th. Weingeist, schwierig in Aether lösen. Es wirkt in medicinalen Dosen nach Art des Sublimats. Bringt man dagegen mehrere Dgm. in den Magen kleiner Säugethiere, so entwickelt sich unter dem Einflusse der Salzsäure soviel Cyanwasserstoff, um sofort letale Blausäurevergiftung zu bedingen. Bei dem hohen Atomgewichte des Quecksilbers müssen jedoch mindestens 0,4 Cyanquecksilber genommen werden, um tödtliche Blausäurevergiftung beim Menschen zu verursachen, während die Erscheinungen des Mercurialismus subacutus schon durch weit kleinere Mengen entstehen.

Früher innerlich zu 0,004—0,008, allmälig bis 0,012 steigend, bei Syphilis und besonders Neuralgien auf syphilitischer Basis gegeben, ist das Cyanquecksilber neuerdings vielfach zur Subcutaninjection empfohlen, wozu es sich wegen seiner Leichtlöslichkeit in Wasser und relativ geringer Irritation eignet, indem es zwar regelmässig zu Schmerzen von 1—2 Stunden Dauer, dagegen selten zu hartnäckiger Infiltration oder Abscedirung führt. Man injicirt das Präparat in wässriger Lösung (1 : 100), zu 0,01, bei ausgebreiteten Sclerosen in der Nähe grosser Drüsenpaquete auch wohl 0,02—0,03. Zweckmässig ist es, die Lösung in verschiedene Fläschchen zu vertheilen und aus jedem nur 2—3 mal zu injiciren, da leicht Zersetzung unter Blausäureentwicklung und Trübung statt hat. Man rühmt Quecksilbercyanid zu 0,00125 mehrmals täglich (bei Kindern unter einem Jahre zu 0,0006) gegen Diphtherie. Die Maximaldose für Erwachsene beträgt 0,02, die Tagesgabe 0,1.

Als bakterientödtendes Mittel steht Quecksilbercyanid über dem Sublimat; noch stärker wirkt Kaliumquecksilbercyanid, das schon zu 1 : 24000 (entspr. 1 : 32000 Hg) die Entwicklung von Milzbrandsporen im Blutserum verhindert. Auch Quecksilberoxycyanid, $Hg_2\,O\,Cy_2$, das neuerdings von Lister als Antisepticum benutzt wird, steht in seiner sporentödtenden Wirkung dem Cyanid nahe.

*Hydrargyrum tannicum oxydulatum; gerbsaures Quecksilberoxydul, Mercurotannat. — Das ein grünbraunes, in Wasser unlösliches Pulver bildende Präparat ist als milde wirkendes Quecksilbersalz zu 0.1 dreimal täglich $^1/_2$—1 Stunde nach den Mahlzeiten in Oblate empfohlen, doch ist die Angabe, dass es weniger leicht Durchfall und Stomatitis als andere Mercurialien mache, wegen der leichten Zersetzlichkeit durch Alkalien bezw. den alkalischen Darminhalt, wobei Hg frei wird, unwahrscheinlich und in praxi bedarf es oft des Zusatzes von Opium oder Tannin zur Beschränkung des Durchfalls. Das Mercurotannat enthält etwa 50% Hg. Alkalien und Alkalicarbonate, auch alkalireiche Mineralwässer sind zu vermeiden.

Ausser den abgehandelten, in Deutschland und Oesterreich officinellen Quecksilberpräparaten sind noch eine Menge anderer Verbindungen zu gleichen Zwecken benutzt, die entweder älteren Datums und aus der Praxis ganz verschwunden oder erst in neuerer Zeit namentlich behufs der Anwendung zu Subcutaninjectionen in Vorschlag gebracht sind. Zu ersteren gehört in erster Linie das Quecksilberoxydul, Hydrargyrum oxydulatum nigrum, das früher rein (Mercurius niger Moscati) oder mit Mercuro-Ammoniumnitrat gemengt als Mercurius solubilis Hahnemanni benutzt wurde. Beide stellen schwarze, in Wasser und Weingeist unlösliche Pulver dar, welche zu 0,05—0,2 bei Syphilis und Variola und äusserlich federmesserspitzenweise bei Ophthalmia neonatorum gebraucht wurden. Quecksilberoxydul ist auch in der früher zu Umschlägen auf syphilitische Geschwüre und Hautaffectionen benutzten Aqua phagedaenica nigra, Aqua nigra oder Aqua mercurialis nigra, schwarzes Wasser, Grey lotion, Black wash, einer Mischung von 1 Calomel und 60 Kalkwasser, als Niederschlag vorhanden.

Das in Essigsäure und concentrirten Säuren lösliche Hahnemann'sche Quecksilber erhält man durch Fällen mit Ammoniak aus einer Lösung des Quecksilberoxydulnitrats (Hydrargyronitrat, salpetersaures Quecksilberoxydul), Hydrargyrum nitricum oxydulatum. $Hg_2(NO_3)_2$, dessen 10% Lösung in salpetersäurehaltigem Wasser, welche jedoch durch Aufnahme von O theilweise oder ganz in eine Lösung von Quecksilberoxydnitrat, $Hg(NO_3)_2$, verwandelt wird, die als Liquor Bellostii bekannte Aetzflüssigkeit darstellt. Diese erzeugt im Contact mit Proteïnverbindungen rothe Färbung, welche sich auch beim Befeuchten der Haut einstellt, jedoch durch Reduction zu Quecksilbermetall bald in Schwarz übergeht. Der Liquor Bellostii wurde früher als Aetzmittel bei vergifteten Wunden, Schanker, Erosionen des Muttermundes, Furunkeln, Carbunkeln, Acne rosacea, phagedänischen Geschwüren, Muttermälern, Carcinomen u. s. w. benutzt und dient in Frankreich noch jetzt in Form einer Salbe (10 Tropfen auf 30,0 Ungt. flavum) gegen parasitäre Hautkrankheiten, Prurigo und rebellische Syphiliden, auch bei Blepharitis ciliaris. Die Salbe entspricht der früher bei uns in derselben Richtung und als reizende Verbandsalbe gebräuchlichen gelben Quecksilbersalbe, Unguentum mercuriale citrinum s. Balsamum mercuriale.

Obsolet ist auch das als gelber Präcipitat, Mercurius praecipitatus flavus oder Turpethum minerale bezeichnete basisch schwefelsaure Quecksilberoxyd, $HgSO_4 + 2HgO$, ein Präparat von erheblicher Schärfe, das schon zu 0,1—0,2 heftiges Erbrechen bewirkt und früher als Brech- und Niesmittel und innerlich als Alterans zu 0,01—0,03 pro dosi, äusserlich in Salbenform mit Schwefel bei chronischem Ekzem diente.

Zu den obsoleten, früher aber viel benutzten Mercurialien gehört ferner das Quecksilbersulfid, HgS, das ehedem unter der Form des schwarzen Schwefelquecksilbers, Hydrargyrum sulfuratum nigrum, auch Quecksilbermohr, Aethiops mineralis genannt, für sich oder im Gemenge mit āā Schwefelantimon als Hydrargyrum stibiato-sulfuratum s. Aethiops antimonialis bei Scrophulose, chronischen Hautausschlägen, Photophobie und Arthritis zu 0,1—0,2 gegeben wurde, aber im Magen und Darme völlig unlöslich ist. Auch die scharlachrothe krystallinische Modification des Schwefelquecksilbers, wie sie natürlich als Zinnober, Cinnabaris, vorkommt, fand ähnliche Verwendung. Diese verhält sich Wasser und Säuren gegenüber wie Quecksilbermohr und geht deshalb bei interner Einverleibung mit den Faeces unverändert ab. Die medicinische Verwendung beschränkt sich deshalb jetzt auf Fumigationen, bei denen durch theilweises Verbrennen des Zinnobers Quecksilberdampf frei wird. Man hat diese als örtliches Mittel bei syphilitischen Geschwüren der Haut, der Nase, des Mundes und des Rachens bis in die neuere Zeit hinein empfohlen. Die davon befürchteten schweren Salivationen sind bei Reinhalten des Mundes u. s. w. keineswegs häufig; dagegen ist der Mund mittels eines Schwammes vor Dämpfen der schwefligen Säure zu schützen. Die Menge des zu einer Räucherung dienenden Zinnobers ist 5,0 bis 15.0, die Dauer der Räucherung 10—25 Minuten. Man lässt auch die Dämpfe von Zinnobercigarren, jede 0,18—0,36 Zinnober enthaltend, bei Ozaena syphilitica durch die Nase streichen, und in Persien raucht man Zinnober und Arsenik mit Tabak bei Syphilis mit grossem Erfolge. Chirurgisch hat man Zinnober zum Tätowiren der Lippen nach Cheiloplastik benutzt.

Unter den neuerdings zum Zwecke der Subcutaninjection bei Syphilis benutzten löslichen Präparaten nimmt das von Liebreich empfohlene Quecksilberformamid, Hydrargyrum formamidatum solutum, eine hervorragende Stellung ein. Es ist eine 1% Lösung von frisch gefälltem Quecksilberoxyd in verdünntem Formamid, $CHO(NH_2)$, von der man subcutan 1 Spritze (entsprechend 0,01 HgO) täglich injicirt. Die Injectionen sind weniger schmerzhaft als die des Sublimats, 20—30 reichen bei Syphilis in der Regel aus. Weniger in Gebrauch gekommen sind die ebenfalls wegen unbedeutenderer örtlicher Reizung zum Ersatz des Sublimats bei Subcutaninjectionen empfohlenen Verbindungen des Quecksilbers mit Amidoverbindungen, z. B. Amidoessigsäure (Glycocollquecksilber), und der Quecksilberchloridharnstoff, dessen wässrige Lösung, Hydrargyrum bichloratum carbamidatum solutum, täglich zu einer Spritze voll, da annähernd·1,0 0,01 Quecksilberchlorid entspricht, injicirt werden kann. In der allerneuesten Zeit sind die Verbindungen des Quecksilbers mit Körpern aus der aromatischen Reihe vielfach in Betracht gezogen, obschon dieselben in Wasser schwieriger löslich sind und deshalb vorwaltend zum Ersatze des Sublimats bei internen Curen oder zu Prolongationscuren dienen. Zu internen Curen dient namentlich das Diphenylquecksilber, Hydrargyrum diphenylicum, das zu 0,02—0,03 3mal tägl. in Pillen, bei Kindern zu 4—5 Mgm. 2mal tägl. gegeben werden kann. Das Quecksilbersalicylat, Hydrargyrum salicylicum, das 59% Hg einschliesst, ist in Wasser ebenfalls schwierig löslich, doch lässt es sich in wässriger Kochsalzlösung im Verhältniss von 0,4 : 100 in eine stabile Lösung bringen. Man benutzt das Präparat vielfach in 10 Paraffinum liquidum suspendirt zu Einspritzungen in die Glutaeen, wobei man zur Verhütung von Intoxicationen nicht mehr als 0,05 alle 3—4 Tage einspritzt. Die Injectionen sind durchaus reizlos. Analog verhält sich Thymolquecksilber, Hydrargyrum thymolatum.

Das durch sehr intensive antibacilläre Wirkung ausgezeichnete Sozoiodolquecksilber ist bisher nur als Aetzmittel in der Nase versucht. Eine isolirte Stellung unter den neueingeführten Mercurialien nimmt das Quecksilberoxydoleat, Hydrargyrum oleïnicum oxydatum, ein, das durch Auflösen von frischgefälltem Quecksilberoxyd in heisser Oelsäure erhalten wird. Man reibt 5—10% HgO entsprechende Präparate an Stelle grauer Salbe zu 1,0 bis 2,0 8—10 Min. lang ein, wonach meist schon in 3—4 Tagen leichte Stomatitis eintritt. Besonders gerühmt wird das Mittel bei örtlicher Application auf papulöse oder maculöse Syphiliden, bei Alopecia areata und Acne indurata, bei Onychia, auch in Form einer Salbe aus 2 10% Mercuroleat und 1 Vaselin als Ersatz der rothen Präcipitatsalbe bei Augenaffectionen.

An Stelle der Chlor- und Iodverbindungen des Quecksilbers sind auch das Hydrargyrum bromatum, Quecksilberbromür und Hydrargyrum bibromatum, Quecksilberbromid, benutzt. Beide Verbindungen sind weiss, das Quecksilberbromür in Wasser unlöslich und dem Calomel, das Quecksilberbromid schwer in Wasser, leicht in Alkohol und Aether löslich und dem Sublimat in seiner Wirkung entsprechend, mit denen sie auch die Dosirung gemein haben. Man hat das Bromid in Pillen oder ätherischer Solution innerlich bei Syphilis benutzt, auch örtlich wie Sublimat bei Favus und Hautkrankheiten.

Auro-Natrium chloratum, Aurum chloratum s. muriaticum natronatum; **Natriumgoldchlorid,** Chlorgoldnatrium.

Von den in früherer Zeit als mit ausserordentlicher Wirksamkeit begabt und von den Alchymisten als Verjüngungsmittel für Körper und Geist angesehenen Verbindungen des Goldes wird gegenwärtig ausschliesslich das Goldnatriumchlorid, $NaAuCl_4 + 2H_2O$, benutzt. Es bildet ein goldgelbes, an der Luft kaum feucht werdendes, in 25 Th. Wasser vollständig lösliches Pulver von unangenehmem, metallischem, scharfem und styptischem Salzgeschmack. Das Präparat der Pharmakopoe entspricht nicht dem reinen krystallinischen Natriumgoldchlorid, sondern ist ein Gemenge, in welchem 30% Gold enthalten sind und Kochsalz im Ueberschuss sich findet.

Das Natriumgoldchlorid entbehrt nicht vollständig der kaustischen Wirkung und kann in grossen Dosen Gastritis erzeugen. Es färbt in Folge von Reduction die Haut gelb und später violett oder schwärzlich. Analoge Reduction erfolgt auch nach der wahrscheinlich als Albuminat stattfindenden Resorption. Im Harn ist Gold nachweisbar, doch scheint die Ausscheidung nur sehr langsam und keineswegs vollständig zu geschehen. Kleine Mengen können monatelang ohne Beschwerden genommen werden. Bei allmähliger Einführung einer grösseren Menge kann es zu starker Vermehrung der Secretionen und namentlich zu Ptyalismus kommen, der von dem Quecksilberspeichelfluss sich durch viel späteres Auftreten und Mangel von Mund- und Zahnfleischentzündung unterscheiden soll. Auch resultiren mitunter Fieber, Kopfschmerz und Reizung des Magens und Darmkanals, und bei Kranken mit Knochen- oder Drüsenanschwellungen kann Entzündung in den kranken Theilen auftreten.

Man benutzt das Natriumgoldchlorid bei Syphilis, chronischen Hautaffectionen, chronischer Entzündung des Uterus und Drüsenanschwellungen, sogar bei Krebs. Bei Syphilis ist es ohne sicheren Nutzen und kann sogar die primären Affectionen steigern.

Es wird in der Regel zu 0,003—0,006 1—2mal tägl. verordnet. Höchste Einzelgabe ist bei Skirrhen 0,05, höchste Tagesgabe 0,2. Bei der leichten Reduction im Contact mit organischen Substanzen ist jeder Zusatz von letzteren zu meiden. Am rationellsten geschieht die Darreichung in Pillen mit Bolus oder in wässriger Lösung (1 : 250), welche in schwarzem Glase verordnet werden muss.

Wie Chlorgoldnatrium ist auch die entsprechende Verbindung des Platins, Platino-Natrium chloratum, Natriumplatinchlorid, gegen Syphilis, Epilepsie und Skirrhen in Anwendung gezogen. Länger fortgesetzte kleine Gaben sollen ähnlichen Speichelfluss bedingen wie Goldsalze. Bei Thieren wirkt Natriumplatinchlorid ebenso giftig wie Arsenik, lähmt bei Fröschen die Centren der Willkürbewegung bei gleichzeitiger Reizung der Krampfcentren und Herabsetzung der Erregbarkeit der willkürlichen Muskeln (nicht des Herzmuskels) und erzeugt bei Warmblütern Erbrechen, einfache und blutige Durchfälle, Hyperämie der Abdominalorgane, Ecchymosen der Magen- und Darmschleimhaut sowie der Blase neben cerebraler Depression. Die Wirksamkeit bei Syphilis, wo man auch das dem Sublimat an kaustischer Wirkung nicht nachstehende Platinchlorid, innerlich in wässriger Lösung (0,025 in 180,0 Wasser gelöst pro die) oder in Pillen (zu 0,025—0,05 pro die) benutzt, ist keineswegs sicher.

***Iodum; Iod. *Kalium iodatum,** Kali hydroiodicum, Ioduretum kalicum, Potassii Iodidum; **Kaliumiodid,** Iodkalium.

Der Häufigkeit ihrer Anwendung nach nehmen unter den Antidyscratica nächst den Mercurialien die Iodverbindungen, und unter diesen Iod und Iodkalium, die erste Stelle ein. Beide Präparate stimmen bezüglich ihrer Wirkung auf den Körper im Wesentlichen überein und unterscheiden sich nur dadurch, dass das Iod wie Chlor und Brom eine auf Affinität zum Wasserstoff und Bildung von Iodwasserstoffsäure beruhende örtliche kaustische Wirkung hat, welche dem Iodkalium, das sich zur Haut und Schleimhaut ähnlich dem Chlornatrium verhält und in Substanz oder conc. Lösung entzündungserregend wirkt, fehlt, und dass bei sehr grosser Gabe das Iodkalium auch die Wirkung der Kaliverbindungen auf Muskeln und Herz entfaltet.

Das Iod ist das 1812 von Courtois in der Asche der Seepflanzen entdeckte, zur Gruppe der Halogene gehörige Element, das, an Alkali- und Erdmetalle gebunden, im Meerwasser und, daraus abstammend, in Seepflanzen und Seethieren, ausserdem in manchem Steinsalz, den meisten Salzsoolen und Mineralwässern vorkommt. Es bildet schwarzgraue, metallglänzende, trockne und zerreibliche, krystallinische Tafeln oder Blättchen, welche das spec. Gew. 4,948 besitzen, unangenehm chlorähnlich riechen und scharf schmecken. Es löst sich in etwa 4000 Wasser und in 10 Alkohol mit rothbrauner Farbe, leicht in Glycerin, sehr leicht in Aether (braun), Chloroform und Schwefelkohlenstoff (röthlich violett). Es verdunstet schon bei gewöhnlicher Temperatur sehr lebhaft. schmilzt bei 107° und siedet bei 186°; sein Dampf ist veilchenblau. Die tiefblaue Färbung, welche Stärkemehl durch Iod annimmt, ist die empfindlichste Reaction desselben.

Das Kaliumiodid, KI, bildet farblose, an trockner Luft nicht feucht werdende, kubische Krystalle von scharfsalzigem, bitterlichem Geschmack, welche mit 0,75 Wasser und mit 12 Spiritus neutrale oder doch kaum alkalische Lösung geben. Feuchte Iodkaliumkrystalle werden allmälig an der Luft durch die Kohlensäure zersetzt unter Bildung von Iodwasserstoff, welcher sich mit dem Sauerstoff der atmosphärischen Luft in Iod und Wasser umsetzt.

Lösungen von Iodkalium vermögen eine grosse Menge Iod aufzulösen, wobei sich eine dunkelbraune Flüssigkeit bildet, die Kaliumtriiodid, KI_3, das bei 100° in KI und 2I zerfällt, enthält. Solche Lösungen werden als Lugol'sche Lösung bezeichnet.

Die örtliche Wirkung des Iods bei Application auf die äussere Haut hat etwas Charakteristisches durch die gelbe und bei intensiverer und wiederholter Einwirkung kastanienbraune Färbung, welche die Epidermis dadurch annimmt und bis zu der in der Regel bald erfolgenden Abstossung beibehält. Die fragliche Färbung, welche auch durch Iodwasserstoffsäure hervorgebracht wird, lässt sich durch Ammoniak beseitigen. Sie kommt auch bei Application auf Schleimhäute, Wunden und Geschwürsflächen vor. An allen diesen Stellen erzeugt Iod nur bei Application in Substanz oder in sehr concentrirten Lösungen Verätzung, während grössere Mengen diluirter Lösungen nur Entzündung erregen.

Bringt man Iod in Substanz auf die äussere Haut, indem man dessen Verdunstung nach aussen hindert, so ist das Resultat die Bildung mehrerer kleiner oder einer grösseren Blase mit theilweise geronnenem, theils flüssigem und rothe und weisse Blutkörperchen enthaltendem Exsudate und dunkelbraun gefärbter Oberfläche; die Wirkung ist in einigen Stunden beendet und nicht ohne Schmerzen. Werden diluirte Iodlösungen, z. B. Iodtinctur, auf die äussere Haut eingerieben, so bedingt die erste Application keinerlei schmerzhafte Empfindung; bei wiederholter Bestreichung derselben Stelle entwickelt sich unter intensiverer Bräunung starke Empfindlichkeit, Prickeln, Stechen und Hitze; dabei wird die Oberhaut pergamentartig und spröde und stösst sich allmälig, oft in grösseren Lamellen, ab. Auch Ioddämpfe wirken gelbfärbend und irritirend auf die Haut und erzeugen selbst kurzdauerndes Erythem und papulösen Ausschlag.

Auf Wunden und Geschwüren bildet sich bei Application von Iodtinctur eine schützende Decke durch Coagulation der Eiweissstoffe der Secrete, welche theilweise wohl vom Alkohol herrührt. Bei Einführung per os tritt beim Menschen nach kleinen Dosen (0.05—0,1) ausser scharfem Geschmacke und Kratzen im Halse höchstens etwas Uebelkeit ein, bei grösseren (0,2) Erbrechen und leichtes Gefühl von Oppression, nach weiterer Dosensteigerung (0,3) Durchfall, Kolik, Durst, Salivation, Steigerung der Pulsfrequenz und Gefühl von Hitze im Kopfe. Bei acuten Vergiftungen mit grösseren Mengen Iod in Form der Iodtinctur zeigt sich das bekannte Bild der Gastroenteritis toxica neben Schwindel, Kopfschmerzen, heftiger Agitation und bisweilen Convulsionen: charakteristisch ist die braungelbe oder bei Gegenwart von stärkemehlhaltigen Nahrungsmitteln blaue Färbung des Erbrochenen. Als Gegengift des Iods ist Abkochung von Stärkemehl, auch Eiweiss brauchbar.

Auch Ioddämpfe bewirken Entzündung der Schleimhäute, mit denen sie in Contact kommen, so Conjunctivitis mit starker Thränenabsonderung. Bei Einathmung erfolgt selbst bei starker Verdünnung leicht Niesen, Hustenreiz, Schnupfen und Bronchialkatarrh; concentrirtere Dämpfe können Brustschmerzen. Athemnoth, selbst Betäubung und rauschähnliche Zufälle (vielleicht in Folge insufficienter Blutlüftung) bedingen.

Die örtlichen Wirkungen des Iods stehen offenbar im Zusammenhange mit dessen Verhalten zu den Eiweissstoffen. Ob ein Albuminiodid von constanter Zusammensetzung existirt, ist freilich zweifelhaft, da die Bindung des Iods durch Eiweiss, wie solche sich sofort dadurch zu erkennen giebt, dass beim Eintropfen von Iodsolutionen in Eiweisslösungen die gelbe oder braune Farbe beim Schütteln verschwindet, eine sehr lockere ist und sowohl durch Coagulation als durch Dialyse aufgehoben wird. Man kann dem geronnenen Iodalbumin durch Kochen mit Alkohol und fortgesetztes Auswaschen sämmtliches Iod wieder entziehen. Mit Iod behandelte Albuminlösung reagirt alkalisch und dialysirt, ein Verhalten, welches die Annahme, dass das Iod von dem Alkali des Eiweiss gebunden sei, oder dass Iodwasserstoffsäure entstehe, als irrig erscheinen lässt, indem Iod, zu neutralisirten Eiweisslösungen gesetzt, dieselben sofort coagulirt und Iodwasserstoffsäure dem Eiweiss sofort saure Reaction ertheilt. Auch Leim bindet beträchtliche Mengen Iod, ebenso Lösung von krystallisirtem Hämoglobin, wobei die gebildete Verbindung das Verhalten des Oxyhämoglobins beibehält, dagegen keine Iodreaction zeigt.

Reines Kaliumiodid wirkt durchaus dem Kaliumchlorid analog und tödtet, wie dieses, Kaninchen zu 2,0—8,0 intern, während es bei Hunden in dieser Dosis nur Erbrechen bedingt; der Tod ist nicht Folge örtlicher Verätzung, sondern der auf Herz und verlängertes Mark gerichteten Kaliwirkung. Die als Befund der Iodkaliumvergiftung bei Thieren bezeichneten Ekchymosen und Erweichungen sind vielleicht Folge von Beimengung von iodsaurem Kalium. Während Kaliumiodid und Kaliumiodat allein bei Einführung in den Magen nur als Kalisalze wirken, ruft gemeinsame Einführung beider in sonst nicht toxischen Mengen in weniger als $^1/_4$ Stunde Gastroenteritis hervor, und zwar mit Blaufärbung des Mageninhalts, weil Salzsäure nicht aus jedem einzelnen dieser Salze für sich, wohl aber aus einem Gemenge beider Iod frei macht, das in statu nascendi kaustisch und irritirend wirkt. Dasselbe geschieht bei gleichzeitiger Einführung von Iodkalium und Kaliumchlorat durch die dabei resultirende Bildung von Kaliumiodat. Mit Kaliumcarbonat vermischtes Iodid wird dagegen leichter als reines Iodkalium von Hunden tolerirt.

Iod wird sowohl von der äusseren Haut (vermöge seiner leichten Verflüchtigung) als von den serösen und Schleimhäuten resorbirt. Iodkalium wird aus Lösungen oder Salben von der äusseren Haut nicht resorbirt, dagegen kann daraus durch die Säuren des Schweisses (namentlich in der Achselhöhle) oder aus Lösungen, besonders verstäubten, durch Dissociation Iod frei werden, dessen Resorption erfolgen kann. Von serösen Häuten, Schleimhäuten und vom Unterhautbindegewebe aus gelangt Iodkalium rascher als Iod zur Aufsaugung.

Das mitunter constatirte Vorkommen von Iod im Harn nach Iodkaliumbädern beweist natürlich niemals die Resorption desselben als solches durch die unversehrte Haut; bei sorgfältiger Ausschliessung aller Fehlerquellen, namentlich auch der Einathmung von Dämpfen, sind die Resultate in der Regel negativ. Nach Bepinseln der Haut mit Iodtinctur ist nicht nur I im Harn nachweisbar, sondern es kann danach auch Albuminurie erfolgen. Auf die Haut gestreutes Iodkalium oder auf ihr eingetrocknete Lösung wird allmälig partiell zersetzt, wobei Iod frei und resorbirt wird. Vom Mastdarm aus erfolgt die Resorption (und Elimination) ebenso rasch wie vom Magen aus, desgleichen von der Respirations- und Vaginalschleimhaut, nur unsicher von der Blasenschleimhaut.

Im Blute scheint das resorbirte Iod als Iodnatrium zu existiren und als solches aus ihm auch in den Harn überzutreten. Die Elimination findet durch Urin, Speichel, Milch, Galle, Thränen, Nasenschleim und Bronchialschleim, bei nicht interner Application auch auf der Magen- und Darmschleimhaut statt, beginnt sehr rasch und ist je nach der Dosis und anderen Verhältnissen in verschiedenen, jedoch im Allgemeinen kurzen Fristen beendet.

Uebergang in den Schweiss wird bestritten; bestimmt findet beim Frosche Ausscheidung durch die Haut statt. Auf Spaltung des Iodkalium weist der Umstand hin, dass bei andauerndem Iodkaliumgebrauche regelmässig $^2/_3$ der eingeführten Ioddosis im Urin erscheint, dagegen die Mehrausscheidung von Kali anfangs hinter dem Aequivalente der Iodausscheidung zurück bleibt und erst später dessen Höhe erreicht. Wiederholt fand man nach Verabreichung von Iodkalium bei Schwangern dieses im Fruchtwasser und im Meconium wieder. Der Uebergang in die Milch ist mitunter so bedeutend, dass man Iod im Harn der Säuglinge nachweisen kann und dass bei letzteren Ioderscheinungen (Iodschnupfen) eintreten. Die Elimination beginnt in der Regel 10—15 Minuten nach interner Einführung in Harn und Speichel. Selbst bei grossen Dosen (3,5—4,0) ist die Elimination in 2 Tagen vollendet, und der grösste Theil der eingeführten Iodverbindung (70—75 $^0/_0$) verlässt in den ersten 24 Stunden den Körper wieder. Vorhandene Albuminurie stört den Uebergang in den Harn. Diarrhöe steigert die Iodabgabe im Darme. Bei Fiebernden erfolgt Ausscheidung im Harn constant etwas später als bei Nichtfiebernden.

In Bezug auf das Verhalten des Iods im Harn ist die Thatsache zu erwähnen, dass Harnsäure und harnsaure Salze (nicht Harnstoff) grosse Mengen Iod binden, wodurch bei Zusatz von Iodtinctur zum Harn die dadurch bedingte Färbung völlig verschwindet.

Nach Einführung einer einmaligen grossen Dosis oder wiederholter kleiner Gaben tritt eine Reihe entfernter Erscheinungen auf, die man (im Gegensatz zu der als Iodismus acutus bezeichneten Gastroenteritis durch Verschlucken von Iodtinctur) als chronische Iodvergiftung, Iodismus chronicus, bezeichnet. Man betrachtet diese, soweit es sich um Veränderungen des Kreislaufes handelt, als Folge der eingeführten Kaliverbindung, während man die nach Iodpräparaten vorkommenden Reizungserscheinungen der Haut und verschiedener Schleimhäute, besonders der Respirationsschleimhaut, als Folge ihrer Elimination und der dabei vor sich gehenden Abspaltung von Iod ansieht.

Die Vergiftungserscheinungen nach grossen Dosen sind beim Menschen namentlich durch die früher übliche Behandlung von Ovariencysten durch Einspritzung grosser Mengen Lugol'scher Lösung bekannt geworden. Als Kaliwirkung macht sich dabei Cyanose mit Collaps bei kleinem und hartem Pulse und irregulärem Herzschlage geltend, als Ausscheidungswirkung heftiges Erbrechen, wobei das Erbrochene sich durch den Gehalt von ganzen Haufen Labdrüsenklumpen characterisirt, die oft bis zu ihrem Grunde abgestossen werden, wodurch natürlich anhaltende Verdauungsstörung resultirt, die zur Inanition führt. Diese Gastritis ex iodio findet sich bei längerem innerem Gebrauche von Iodkalium nicht, obschon hier beim Menschen nach einiger Zeit Verschlechterung des Appetits eintritt und circumscripte Atrophien der Drüsenpartie der Magenschleimhaut bei Thieren resultiren. Unter den Erscheinungen des Iodismus nach interner Darreichung von Iodpräparaten ist die häufigste der Iodschnupfen, Coryza ex iodio, mit welchem meistens auch Röthung und Anschwellung des Gesichtes und der Augenlider, Thränenfluss und Schmerz in den Stirnhöhlen, auch ein geringer Grad von Angina sich verbinden. Nicht selten kommt es auch zu Katarrh der Bronchien, Schmerzen in der Brust und Hustenreiz, in einzelnen Fällen selbst zu Oedem der Kehlkopfschleimhaut mit Erstickungsanfällen oder zu Bronchopneumonie und Pleuritis, die den Tod zur Folge haben können. Nächst dem Iodschnupfen sind Iodexantheme am häufigsten, besonders Akne und Iodroseola, mitunter auch Purpura und andere Formen. Mit den sog. idiosyncratischen Arzneiexanthemen haben diese Exantheme und der Iodschnupfen in vielen Fällen nichts zu thun, obschon allerdings einzelne Individuen dazu prädisponirt sind, so dass Iodschnupfen, Gesichtsgeschwulst und asthmatische Beschwerden schon nach geringen Mengen Iodkalium (0,6 auf einmal, oder 3mal täglich 0,12 nach einigen Tagen) auftreten. Etwa die Hälfte aller Kranken bekommt bei längerem Gebrauche Iodschnupfen. Prädisponirend wirkt gestörte Ausscheidung des Iods durch den Harn.

Dass bei den örtlichen Irritationsphänomenen das freiwerdende Iod die Ursache ist, kann keinem Zweifel unterliegen. Bei Vergiftung durch Lugol'sche Lösung von Ovarialcysten aus ist im Magen, in den über die Hälfte des retinirten Iods zur Abscheidung gelangt, in den ersten Tagen der Vergiftung freies Iod nachgewiesen (E. Rose). Ebenso findet man bei Iodakne Iod in den Hautdrüsen. Auch der Umstand, dass die Iodverbindungen, aus denen am leichtesten I frei wird, am leichtesten Hautausschläge bedingen, weist auf Iodabspaltung als Grund der Iodexantheme hin, die allerdings nicht immer als directe Reizung aufzufassen, sondern auch mitunter Folge circumscripter Gefässerkrankung sind. An der Abspaltung des Iods auf den Schleimhäuten und den davon herrührenden Katarrhen der Respirationsschleimhaut sind in erster Linie die Nitrite schuld, aus denen bei Gegenwart von CO_2 salpetrige Säure frei wird, die ihrerseits das Iod frei macht, daneben auch reducirende Stoffe im Speichel und in stagnirenden Secreten, die unter Mitwirkung des inspirirten Sauerstoffs die Iodverbindungen zersetzen. Starke Iodsymptome können durch grosse Dosen (5,0—6,0) Sulfanilsäure coupirt werden, welche salpetrige Säuren unter Bildung von Diazoverbindungen bindet; ähnlich wirken grosse Dosen Natriumbicarbonat.

Dass auch bei der Wirkung des Iodkaliums in grossen Dosen der Iodcomponent eine Rolle spielt, beweist die Giftigkeit des Iodnatriums, das zu 0,7—0,8 per Kilo in die Venen von Hunden injicirt Tod in 12—36 Stunden bedingt, während 2,0 Chlornatrium per Kilo gar keine Erscheinungen macht. Dieselben Erscheinungen wie Iodnatrium (Erbrechen, zunehmende Schwäche, Lungenödem und Hydrothorax) bedingt auch Natriumtriiodid bei Infusion, wenn die injicirte Menge nicht mehr als 0,4 Iod per Kilo enthält; doch treten nach letzterem auch starkblutige Färbung der bei Vergiftung mit Iodnatrium hellgelben und klaren pleuritischen Ausschwitzungen und Blutungen in der Markschicht der Nieren auf. Ein Gegensatz der Effecte des Kalium- und Natriumiodids ergiebt sich besonders in der Wirkung auf den Blutdruck; ersteres wirkt in kleinen Dosen anregend auf die Gefässe und dadurch steigernd auf den Blutdruck unter gleichzeitiger Beschleunigung des Herzschlages, worauf später Herabsetzung des Blutdruckes und Gefässerweiterung folgt. Das Stadium der Gefässcontraction fehlt bei dem Natriumiodid. Ein Unterschied der Iodwirkung und Iodkaliumwirkung ergiebt sich auch bezüglich der Einwirkung grosser Dosen auf die Nervencentra. Während Iodkalium von den Centren ausgehende Paralyse hervorbringt und die Respiration früher als das Herz lähmt, das später als die quergestreiften Muskeln abstirbt, bedingt Iodtinctur gleichzeitiges Absterben der Herzaction, Respiration und Muskelreizbarkeit.

Von sonstigen Veränderungen unter Gebrauch von Iod ist hervorzuheben, dass man wiederholt Atrophie gewisser drüsiger Organe, namentlich der Brustdrüse und der Hoden, danach gesehen haben will. Bei kleinen Dosen Iodkalium kommen bei Gesunden weder locale noch allgemeine Atrophie vor, ja es wird sogar nicht selten sowohl bei Kranken als bei Gesunden danach Abnahme der Harnstoffausscheidung um 4—15 und selbst 40 %, vermehrter Fettansatz und Zunahme des Gewichts constatirt. Nach Iodwasserstoffsäure findet wesentliche Veränderung der Harnstoffausscheidung nicht statt.

Die Empfänglichkeit der einzelnen Individuen gegen Iod und Iodkalium ist eine äusserst verschiedene. Selbst bei colossalen Dosen, wie sie von Einzelnen für die Behandlung der Psoriasis empfohlen werden, z. B. 25,0 Iodkalium pro die 70 Tage hindurch, kommt es oft zu keinerlei Symptomen von Iodismus.

Das freie Iod ist starkes Gift für niedere Organismen, und zwar sowohl für Fäulnissbakterien als für pathogene Schizomyceten. Auf dem Freiwerden von Iod beruht die antiseptische Action des Iodoforms (S. 124), Iodols (S. 127), Aristols (S. 147) u. a.

Weder die beim Menschen nach grossen und kleinen Dosen beobachteten Phänomene, noch die physiologischen Versuche lassen eine Erklärung der vielfachen therapeutischen Erfolge, welche man mit Iod und Iodkalium erzielt und derentwegen man die Iodmittel als die hervorragendsten Resolventien des Arzneischatzes erklärt hat, zu.

Bei dieser Wirkung des Iodkaliums und anderer Iodsalze ist die Abspaltung des Iods im Blute und in den Organen, mag sie nun durch Kohlensäure und Nitrite oder durch Sauerstoff bewirkt werden, offenbar die Hauptsache. Man kann dann die stark deletere Wirkung des Iods auf Mikrozymen als ersten Factor der Heileffecte ansehen, woran sich dann später Veränderungen der Eiweisskörper selbst schliessen. Beim Iodkalium kommt noch seine Natur als Salz offenbar in Frage, insofern es als solches leicht in den Chemismus der Gewebselemente eingehen und durch seine diffundirende Kraft die Thätigkeit der Gewebe und in zweiter Linie die der Lymphgefässe erhöhen kann.

Zunächst gegen die als Kropf bezeichnete Hypertrophie der Schilddrüse mit Erfolg in Anwendung gebracht, sind die Iodverbindungen später gegen Anschwellungen und Hypertrophien von Drüsen überhaupt und, da solche in der Regel auf scrophulöser Basis sich ausbilden, auch gegen die ihnen zu Grunde liegende Constitutionsanomalie, die Scrophulose, und andere von dieser abhängige Localkrankheiten gebraucht.

Bei Struma standen schon früher iodhaltige Mittel, namentlich der gebrannte Badeschwamm (Spongia usta, Pulvis strumalis) in Ansehen. Iod passt nur bei der einfachen Hypertrophie der Schilddrüse, wo man das Mittel innerlich (Iodkalium) oder äusserlich (Bepinselung mit Iodtinctur) benutzt oder parenchymatös (Iodtinctur) injicirt. Aneurysmatische Kröpfe, Cystenkröpfe und skirrhöse Entartung der Schilddrüse werden nicht durch Iod geheilt. Bei scrophulösen Leiden gehören Iodpräparate entschieden zu den besten Mitteln, und zwar vor Allem bei Drüsenaffectionen, wo man sie innerlich (Iodkalium, Iodeisen, Iodblei u. a.) oder epidermatisch (Iodtinctur, Iodkaliumsalbe), selten subcutan anwendet. Wenn die Iodmittel auch bei sonstigen scrophulösen Localaffectionen (Augenentzündung, Hautausschlägen, Periostitis u. s. w.) nicht immer gleich brillante Erfolge bedingen, so ist ihre Wirksamkeit doch nicht in Abrede zu stellen, und namentlich zeigt sich günstiger Einfluss bei sog. torpider Scrophulose, während bei erethischen Scropheln Leberthran günstigere Effecte hat.

Die heilsamen Wirkungen bei Scrophulose und scrophulösen Drüsengeschwülsten führten zu Versuchen bei Tuberculose und bei Geschwülsten, doch erwiesen sich die Iodpräparate hier theils unnütz, theils schädlich. Von Geschwülsten sind wohl einfache Hypertrophien drüsiger Organe, z. B. der Brustdrüse, der Testikel, auch der Prostata (durch Einbringung von Iodsalbe oder Iodlösungen in das Rectum), doch keine maligne Form von Geschwülsten durch Iod zu heilen.

Die Erfolge bei manchen chronisch-entzündlichen Affectionen auf scrophulösem Boden führten zu der Anwendung der Iodverbindungen bei chronischen Entzündungen der verschiedensten Organe überhaupt und lässt sich ein sehr entschiedener Effect bei solchen und bei ihren Residuen (Verdickung und Congestion) nicht in Abrede stellen.

Besondere Wichtigkeit hat Iod für chronische Entzündung und Entzündungsresiduen in den Eierstöcken, der Gebärmutter und ihrer Adnexa. Minder wesentlich ist der Gebrauch bei Periostitis, Hydrocephalus, pleuritischem Exsudat, Iritis chronica, bei chronischem Magenleiden, z. B. Erbrechen der Säufer und bei Cardialgie in Folge ulcerativer Processe im Magen, bei Orchitis und Induration der Nebenhoden u. s. w. Ueberall ist der Gebrauch auf chronische Entzündungen zu beschränken, nicht auf suppurative auszudehnen.

Eine der hauptsächlichsten Anwendungen des Iods und besonders des Iodkaliums ist bei Syphilis, gegen welche die letztgenannte Verbindung nächst den Quecksilberpräparaten das wichtigste und wirksamste Medicament bildet.

Die Beschränkung des Iods auf die sog. tertiäre Syphilis (Knochensyphilis, Hirnsyphilis, Sarcocele syphilitica, syphilitische Leber, Iritis und Neuralgien), wo Iodkalium die vorzüglichsten Dienste leistet, wie sich dies namentlich durch das rapide Schwinden selbst alter Tophi und syphilitischer Knochenschmerzen zu erkennen giebt, ist zwar keineswegs gerechtfertigt, doch bleibt die Iodbehandlung der Syphilis häufiger erfolglos als die der Mercurialien. Die Heilwirkung späterer Quecksilbercuren beeinträchtigt Iod nicht. Besonders indicirt sind Iodcuren bei starkem Gesunkensein der Kräfte, da Iodkalium niemals so tief eingreifend auf den Organismus wirkt wie die Mercurialien, ferner in allen Fällen bei Syphilitischen, welche vorher erfolglos mit Quecksilber behandelt wurden. Endlich passt Iodkalium, und zwar in grossen Dosen, vermöge seiner raschen Resorption und Durchtränkung der Gewebe bei Syphilitischen besonders da, wo es sich um Abwendung der Zerstörung eines Organs, z. B. der Nase, handelt.

Der Gebrauch des Iods bei andern Dyskrasien und Diathesen ist ziemlich irrelevant. Bei zymotischen Krankheiten (acuten Exanthemen, Typhus, Cholera) hat es sich nicht eingebürgert. Bisweilen sieht man gute Wirkung bei chronischen Exanthemen, namentlich Psoriasis, jedoch nur nach grossen Gaben. Man vindicirt dem Iod besonders günstige Action bei Infiltration und Verdickung der Haut, auch bei Hautgeschwüren mit hypertrophischem, verdicktem Grunde (Fussgeschwüren). Bei Rachitis, Morbus Brightii und Diabetes leisten Iodpräparate nichts Wesentliches. Die Anwendung bei Fettsucht, gegen die auch ein iodhaltiges Seegewächs, der Blasentang, Fucus vesiculosus, benutzt wird, hat einzelne Erfolge aufzuweisen.

Entschieden günstigen Erfolg hat der interne Gebrauch von Iodkalium bei chronischem Muskelrheumatismus, wo es mitunter die Muskelschmerzen rapide beseitigt.

Minder ausgesprochen ist Nutzen bei acutem Gelenkrheumatismus, dagegen kann Arthritis deformans durch innerlichen Gebrauch von Iodtinctur (in Sherry zu 8—16 Tropfen genommen) geheilt werden.

Von besonderer Bedeutung erscheint die jetzt viel gebräuchliche Behandlung des Asthma mit Iodkalium.

Iodkalium macht bei asthmatischen Beschwerden die Respiration in 1 bis 2 Std. frei. Die Anfälle werden unterdrückt, und das Athemgeräusch wird an den Stellen wieder hörbar, wo es verschwunden war. Frisches Emphysem verschwindet und die pfeifenden Rasselgeräusche cessiren. Auch wo das Asthma von Herzaffectionen abhängt, wird die Dyspnoe erleichtert. Die antasthmatische Wirkung des Iodkalium erklärt sich aus der Gefässerweiterung, welche Iodkalium bedingt, und aus der daraus hervorgehenden grösseren Blutfülle der Lungen, die ihrerseits zu vermehrter Secretion der Bronchien und Erleichterung des Auswurfes führt und Förderung des Gasaustausches in den Lungen, wodurch der Ueberladung der Medulla oblongata mit Kohlensäure vorgebeugt wird, zur Folge hat. Die Effecte bei Herzleiden, die nur dem Kaliumiodid, nicht dem Natriumiodid zukommen, beruhen theils auf der Verstärkung der Herzaction, theils auf der Erweiterung der Kranzgefässe und daraus hervorgehender Verbesserung der Ernährung des Herzens. Bei Fettherz kann Iodkalium die Aufsaugung des Fettes fördern.

Die Anwendung der Iodpräparate bei Nervenaffectionen kann als rationell nur da gelten, wo diese in chronischer Entzündung oder Exsudaten oder in einer durch Iod heilbaren Dyskrasie (Syphilis, Scrophulose) ihren Grund haben. Die gerühmten Erfolge des Iods bei chronischem Erbrechen, besonders bei Vomitus gravidarum, lassen häufig im Stiche.

Rationell und practisch bewährt ist Iodkalium bei chronischen Metallvergiftungen, namentlich Hydrargyrose und Saturnismus, indem es das giftige Metall aus seiner organischen Verbindung freimacht und damit ein sehr leicht lösliches Doppelsalz bildet. Sowohl bei mercurialisirten als bei bleikranken Personen vermag Iodkalium lange Zeit nach Aufhören spontaner Ausscheidung der

Metalle im Harne diese wieder hervorzurufen. Auch kann man bei Thieren das Auftreten chronischer Blei- und Zinkvergiftung durch gleichzeitige Darreichung von Iodkalium verhüten. Mit Bleisalzen gefütterte Thiere scheiden bei Iodkaliumzufuhr 4mal so viel Blei aus wie ohne diese.

Ferner benutzt man Iodkalium bei mercuriellem Speichelfluss, wo es, in Form von Mundwässern gebraucht, dem Kalium chloricum in seiner Wirkung nahesteht. Die Benutzung zur Beschränkung anderer Secretionen ist rationell und durch die Erfahrung bei Hypergalaktie festgestellt, während bei übermässiger Harnabsonderung das Iodkalium seinen Dienst in der Regel versagt. Bei Wöchnerinnen, deren Kinder bei der Geburt verstorben sind oder deren eigner Gesundheitszustand das Stillen verbietet, kann man mit einer einzigen grossen Gabe oder durch wiederholte kleinere Dosen die Milchsecretion sistiren.

Als Antidot bei Vergiftung mit Alkaloiden (Strychnin, Brucin, Curarin, Veratrin, Colchicin u. a.) wird Iod in Form der Lugol'schen Solution benutzt. Mit der Mehrzahl der Pflanzenbasen bildet Iod schwer lösliche Verbindungen, die aus iodwasserstoffsaurem Alkaloid und Iodsubstitutionsproducten bestehen; vollständig unlöslich sind diese in den Darmsäften indessen nicht und ist daher stets für schleunige Entfernung aus dem Magen zu sorgen. Vorzüge vor Tannin besitzt Iod nicht.

In der Mehrzahl der geschilderten Krankheiten findet Iod, wenn es sich um die Beseitigung localer Leiden (chronischer Entzündungen, Exsudate, Hypertrophien) handelt, auch örtlich in der Nähe der afficirten Partien in Form von Iodtinctur oder Iodsalbe Anwendung, häufig sogar ausschliesslich. Obschon bei Krankheitsprocessen, die dicht unter der Haut belegen sind, ein Theil des Iods direct zu den pathologisch veränderten Geweben gelangen und dort wirken kann, beruht die Hauptaction unzweifelhaft auf der durch die vom Iod gesetzte Hautentzündung bedingten Derivation. Die hauptsächlichste weitere äussere Anwendung, wobei man sich entweder der mit Wasser verdünnten Iodtinctur oder der Lugol'schen Lösung bedient, ist die Einspritzung in hydropische Cysten (Hygroma, Ranula) und Abscesshöhlen, sowie in die verschiedensten Körperhöhlen beim Bestehen eitriger oder seröser Ergüsse, wohin namentlich die Hydrocele gehört, bei welcher Iodeinspritzung das gebräuchlichste Verfahren darstellt.

Bei Ascites und Eierstockscysten ist das Verfahren wegen der Gefahren der Retention von Iod verlassen. Auch in der Behandlung von Empyem, Hydrarthros und ähnlichen Leiden ist Iod durch Antiseptica (Borsäure, Carbolsäure) verdrängt.

Von der irritirenden und kaustischen Wirkung des Iods macht man auch noch Gebrauch bei Behandlung alter Geschwüre und Fistelgänge, bei chronischen blennorrhagischen Affectionen der Schleimhäute, bei Verbrennungen, bei verschiedenen Hautaffectionen, namentlich Lupus, wo Bepinselung mit Iodtinctur zur Beseitigung junger Lupusknoten sich empfiehlt. Bei allen diesen Affectionen kommt auch der antibacilläre und antiseptische Effect des Iods gleichzeitig in Betracht, der ausserdem der Verwendung bei Erysipelas, Furunkeln, Carbunkeln und Milzbrand zu Grunde liegt. Auch ist gasförmiges Iod als Desinfectionsmittel mehrfach vorgeschlagen.

Bezüglich der Anwendungsweise des Iods und Iodkaliums ist hervorzuheben, dass ersteres vorzugsweise, ja fast ausschliesslich äusserlich, letzteres vorwaltend innerlich benutzt wird.

Die Dosis des Iods zum internen Gebrauche beträgt 0,01—0,03 2 bis 3mal täglich. Man gab es früher häufig in Pulver (mit 200 Th. Zucker als Saccharure d'iode) oder Pillen, die nicht versilbert oder vergoldet werden dürfen. Besser sind Lösungen, die möglichst einfach zu machen sind, da Iod im Contact mit den meisten unorganischen und organischen Substanzen sich zersetzt. Am gebräuchlichsten sind die Auflösungen von Iod in Iodkaliumsolutionen (Kaliumpolyiodid); doch dienen auch Aether, Alkohol, Mandelöl (Oleum iodatum, 1 : 15—20), Baumöl, Leberthran und Glycerin als Vehikel. Lösungen dürfen nicht aus metallenen, sondern nur aus gläsernen oder porcellanenen Löffeln genommen werden. Intern wird es zweckmässig während der Mahlzeit, um nicht zu intensiv auf die Magenschleimhaut zu wirken, gegeben; Amylaceen sind zu meiden, weil sie die Resorption des Iods verhindern.

Iodkalium wird in der Regel zu 0,1—1,0—2,0 mehrmals täglich verordnet, doch werden diese Dosen häufig und sehr stark überschritten, so dass z. B. in schweren Fällen von Psoriasis und bei drohender rascher syphilitischer Zerstörung von Organen 20,0—30,0 pro die gegeben werden. Bei Asthma giebt man anfangs 1,25 und steigt im Verlaufe von 2—3 Wochen allmälig auf 2,0 bis 3,0 und geht dann wieder, ohne jemals mehr als einen Tag auszusetzen, auf 1,5 herunter. Man giebt Iodkalium innerlich selten in Pulver, Pillen und Trochisken, meist in Solution, am besten in Aqua destillata, Selterswasser oder Syrup (Syr. simpl., Syr. cort. Aurantii). Zur Verhütung der Nebenerscheinungen giebt man Lösungen in Milch (zur Beförderung der Diurese und Iodelimination) oder lässt nach jeder Gabe 4,0 Natriumbicarbonat nehmen.

Als externes Medicament dient Iod meist in Form der Präparate. In Substanz benutzt man es als Vesicans zu 0,5—1,0 in Baumwolle eingefaltet und mit Wachstaffet oder Guttapercha bedeckt. Aehnlich wirkt iodirte Baumwolle, Gossypium iodatum, bereitet durch Tränken von 16 Baumwolle mit einer Lösung von 1 Iod und 2 Iodkalium in 16 Glycerin und 4 Spiritus. Auch Lösungen sind äusserlich in Gebrauch, namentlich solche in Iodkaliumlösung von verschiedener Concentration je nach dem Zwecke, z. B. als Causticum (āā 1 Iod und Iodkalium in 2 Wasser), als Derivans (1 Iod, 2 Iodkalium in 12 Wasser), ferner in Glycerin (zum Aetzen von Lupus). Zu Iodbädern rechnet man 10,0—15,0 Iod und 20,0—30,0 Kalium iodatum für den Erwachsenen; statt Iodkalium lässt sich dabei auch Chlornatrium anwenden. Nicht ungebräuchlich ist Combination von Iod und Tannin oder mit Carbolsäure (zur Ausspülung).

Iodkalium wird epidermatisch in Salben (vgl. Präparate), spirituösen Einreibungen (1—3 : 20), Waschungen (1 : 50—100 Wasser) oder Bädern (50,0 bis 120,0 auf das Vollbad) benutzt und dient ausserdem äusserlich in Lösungen von 1—5 : 100 zu Mund- und Gurgelwässern und zu Klystieren, in noch concentrirterer Lösung (selbst 1 : 3) zu parenchymatösen Injectionen (bei hypertrophischen Tonsillen).

Präparate:

I. *Tinctura Iodi, Solutio Iodi spirituosa; **Iodtinctur.** 1 Iod in 10 (*15) Spiritus ohne Erwärmen gelöst und decanthirt. Dunkelrothbraune Flüssigkeit von 0,895—0,898 spec. Gew., die nicht auf längere Zeit verordnet werden darf, weil, namentlich unter Einfluss von Licht, Iodwasserstoff und Iodsubstitutionsproducte des Alkohols entstehen. Dieses am häufigsten äusserlich benutzte Iodpräparat, das selten innerlich (bei Magenkatarrh, Typhus u. s. w.) zu 2—5 Tr. pro dosi (meist im schleimigen Vehikel) 2—3mal täglich verordnet wird, dient besonders zu Einpinselung der Haut, und zwar um direct destruirend zu wirken, wie bei Lupus, Panaritien, Blattern, Chloasma, Sykosis, Warzen, Hühneraugen und Muttermälern, oder um entzündliche Producte in der Nachbarschaft zur Aufsaugung zu bringen, wie bei Drüsenentzündungen und Bubonen, sowie bei schmerzhaften rheumatischen Affectionen, oder als ableitendes Mittel bei inneren Entzündungen, z. B. Croup, Pleuritis, Bronchitis, Tuberculose, Gelenkentzündung. Auch auf Schleimhäute bringt man Iodtinctur in Form von Bepinselungen, z. B. mit āā Glycerin verdünnt bei Hypertrophie der Mandeln, folliculärer und granulöser Entzündung des Pharynx und chronischer Kehlkopfentzündung, von Collutorien und Gargarismen (bei mercurieller und syphilitischer Mund- und Halsentzündung, sowie zur Verhütung des Speichelflusses), Ohrtropfen (mit āā Laudanum bei Verdickung des Trommelfells), ferner Klystieren (bei Cholera, Ruhr, Hepatitis, Ikterus) und Injectionen, die theils zur Erzielung adhäsiver Entzündung bei Wassersucht seröser Häute (Hydrocele, Ranula), Abscessen, Fistelgängen, theils (subcutan und parenchymatös) zur Zertheilung von Drüsengeschwülsten, Kropf u. s. w. dienen. Inhalationen lassen sich mit Iodtinctur bewerkstelligen, indem man ein gläsernes Inhalationsröhrchen mit Watte füllt, auf welche einige Tropfen Iodtinctur gebracht werden.

2. **Unguentum Kalii iodati; Kaliumiodidsalbe,** Iodkaliumsalbe. Kaliumiodid 20, Natriumthiosulfat 0,25, in 15 Wasser gelöst, 165 Schweineschmalz. Das Natriumthiosulfat verhindert das Ranzigwerden und die durch Freiwerden von Iod auftretende Gelbfärbung. Weisse Salbe, welche namentlich zu Einreibungen bei Drüsengeschwülsten (1 Linse bis eine Bohne gross 2—3mal täglich) verordnet wird. Mit 5 Th. Iod versetzt (ohne Natriumthiosulfatzusatz) bildet die Salbe das früher in gleicher Weise gebrauchte Unguentum Iodi compositum s. Ung. Kalii hydroiodici iodatum. In gleicher Weise dient eine Mischung von Seife, Weingeist und Iodkalium (Sapo iodatus s. Balsamum iodatum s. Linimentum saponatum iodatum).

An Stelle des Iods und Iodkaliums sind eine grössere Anzahl anderer Iodverbindungen empfohlen worden, ohne jene jedoch verdrängen zu können. Wenig Bedeutung hat die Iodwasserstoffsäure, Acidum hydroiodicum, die man innerlich zu 4,0—10,0 starker Verdünnung bei Syphilis gab. Bei einzelnen Hautleiden (Lupus, Lepra, Ekzem) dient der leicht zersetzliche, an der Luft Ioddämpfe abgebende Iodschwefel, Sulfur iodatum, in Salben (1 : 10 bis 20) oder Seifen. Als antiseptisches Iodmittel empfiehlt sich die Iodsäure, HIO_3, die in wässriger Lösung ein starkes Oxydationsmittel ist. In analoger Weise wirken die Alkaliverbindungen (Iodate) der Säure, von denen das iodsaure Kalium, Kalium iodicum, in wässriger Lösung als Mundwasser bei Speichelfluss und Diphtherie dienen kann.

Von den Verbindungen des Iods mit Alkalimetallen ist das in Oesterreich officinelle *Natrium iodatum, Natriumiodid, Iodnatrium, das ein krystallinisches, weisses, an der Luft feucht werdendes, in 0,2 Wasser und 3 Weingeist lösliches Salz bildet, besonders zu subcutaner und parenchymatöser Injection geeignet (zu 0,3—0,4 in 1,0 Wasser). Innerlich ist es, obschon es mehr Iod als Kaliumiodid enthält und leichter als dieses Salz Iod abgiebt, und obschon seine Wirkung auf den Magen milder zu sein scheint, so dass grössere Dosen gegeben werden können, als Antisyphiliticum wenig im Gebrauche, wird sogar von Einzelnen als unwirksam bezeichnet. Längerer Gebrauch scheint Herzklopfen hervorzurufen. Auch andere Alkali- und Erdmetalliodide (Lithiumiodid, Calciumiodid) sind wenig in Gebrauch. Manche Aerzte geben dem Ammoniumiodid (Iodammonium), Ammonium iodatum, besonders bei tertiärer Syphilis, wegen rascherer und energischerer Wirkung und wegen der erforderlichen kleineren Dosen (0,5—5,0 gegen 1,0—10,0 Iodkalium) den Vorzug, obschon es stärker irritirend wirkt und wegen seiner Leichtzersetzlichkeit wahrscheinlich auch leichter Iodismus erzeugt. In grösseren Dosen wirkt es nach

Art der Ammoniakalien auf Thiere und Menschen giftig. Bei Menschen bedingen Tagesgaben von 5,0 leichte Mattigkeit, Insomnie und geringe dyspeptische Erscheinungen, solche von 7,0 daneben Zittern der Finger, heftigen Kopfschmerz, Pulsbeschleunigung, Temperatursteigerung und vermehrte Diurese. Im Harne und Speichel erscheint es als Iodnatrium. Man giebt es innerlich in Lösung (zu 0,5 per Esslöffel) oder Pillen mit Gummischleim, äusserlich (bei Geschwülsten) als Salbe oder Liniment. Iodammonium enthält auch die aus Iod, Natriumhyposulfit, Aetzammoniakflüssigkeit und Weingeist bereitete, als die Haut nicht braunfärbender Ersatz der Iodtinctur empfohlene farblose Iodtinctur, Tinctura Iodi decolorata.

Verbindungen von Iod mit Schwermetallen haben, wie auch Calciumiodid und Lithiumiodid, die Eigenthümlichkeit, dass nach eingetretener Spaltung das Iod sehr rasch eliminirt wird, während der Metallcomponent noch längere Zeit im Organismus zurückgehalten wird. Therapeutische Bedeutung besitzt ausser dem bereits unter den Eisenpräparaten abgehandelten ***Eiseniodid, Ferrum iodatum,** nur das Iodblei, Plumbum iodatum, ein pomeranzengelbes Pulver, das wegen seiner Schwerlöslichkeit selbst in grossen Dosen tolerirt wird. Man benutzt es bei Scrophulose, chronischen Entzündungen und Anschwellungen, innerlich zu 0,1—0,3 mehrmals täglich in Pulver, Pillen oder in Iodkaliumsolution gelöst; äusserlich in Salben (1 : 5—10, mit Zusatz von Opiumtinctur oder Belladonnaextract) und Pflastern (1 : 2—10).

Von organischen Verbindungen des Iods, die als Ersatz des Iodkaliums empfohlen sind, wurden die antiseptischen Iodverbindungen (**Iodoform**, Iodol) bereits besprochen. Die blaue Verbindung des Iods mit Amylum, Amylum iodatum, die durch längeres Kochen in eine lösliche Verbindung, das Dextrinum iodatum s. Amylum iodatum solubile übergeht, ist äusserlich bei Lupus, innerlich bei Vergiftungen (mit Alkali- und Erdsulfiden, Alkaloiden) und bei Saturnismus und Mercurialismus chronicus empfohlen. Mit Iodtinctur vorsichtig gemischtes Hühnereiweiss, auf flachen Schalen sorgfältig getrocknet, ist als Iodeiweiss, Albumen iodatum, vereinzelt zu 0,5—1,0 benutzt. Es bewirkt bei Thieren Iodoformerscheinungen, Schläfrigkeit, fettige Degeneration und lässt im Organismus Iod frei werden, das durch die Nieren eliminirt wird. Zur Darreichung bei syphilitischen Kindern eignet sich das durch Versetzen von 90 erwärmter Milch mit 10 Iodtinctur bis zur Entfärbung dargestellte Lac iodatum, Iodmilch, die ein Iodcaseat enthält und zu $^1/_2$—1 Esslöffel beim Erwachsenen 2—3mal täglich gegeben werden kann.

Der Iodgehalt verschiedener Mineralwässer wurde bereits betont. Iod findet sich als Iodmagnesium, Iodnatrium oder Iodcalcium besonders in kochsalzhaltigen Quellen, die, zu Trinkcuren benutzt, wirksame Iodmittel sind, nicht aber bei ausschliesslichem Gebrauche zu Bädern. Am bekanntesten ist von iodhaltigen Soolen Kreuznach, das jedoch der Stärke nach (in 1000 Th. 0,0039 in der Elisenquelle) erst die 17. Stelle unter diesen einnimmt. Reicher sind Saxons-les-Bains (mit 0,11 $^0/_{00}$ Iodcalcium), Hall in Oberösterreich (0,042 $^0/_{00}$ Iodmagnesium), die Adelheidsquelle bei Heilbronn (0,028 $^0/_{00}$ Iodnatrium), Wildegg (Canton Aargau), Salzbrunn, Dürkheim, Krankenheil u. a. m. Weit mehr Iod enthalten die Mutterlaugen der Soolen. So Kreuznacher Mutterlauge 3,89 $^0/_{00}$ Bromkalium und 0,80 $^0/_{00}$ Iodkalium.

Verordnungen:

1) ℞
Iodi 0,5 (dgm. 5)
Kalii iodati 0,75
Aq. dest. 50,0
M. D. S. 2 Mal täglich 5—10—15 Tr. (steigend). (Liquor Iodi Ph. Br. s. Solution of iodine.)

2) ℞
Iodi 0,05—0,08
Kalii iodati 0,1--0,15
Aq. dest. 250,0
M. D. S. Anfangs $^2/_3$, später die ganze Solution tagsüber weingläserweise zu verbrauchen. (Lugols Iodsolution zum inneren Gebrauche.)

3) ℞
Iodi
Kalii iodati āā 5,0
Spiritus 50,0
Aq. destill. 150,0
M. D. S. Aeusserlich. (Injectionsflüssigkeit von Guibourt.)

4) ℞
Iodi
Kalii iodati āā 5,0
Glycerini 10,0
M. D. S. Aeusserlich. (Max Richters kaustische Iodlösung: bei Lupus u. s. w.)

5) ℞
Kalii iodati 5,0
Aquae destill. 175,0
Syrupi simpl. 25,0
M. D. S. Dreimal täglich ½—1 Esslöffel. (Bei Dyskrasien, Syphilis etc.)

6) ℞
Kalii iodati 2,0
Syrupi Aurantii corticis 100,0
M. D. S. Mehrmals täglich ½ Esslöffel voll. (Syrupus Kalii iodati nach Ricord.)

7) ℞
Kalii iodati 2,0
Aqua Selteranae 250,0
M. D. S. Tagsüber zu verbrauchen. (Aqua Selterana iodata.)

8) ℞
Kalii iodati 5,0
Infusi foliorum Salviae 200,0
M. D. S. Gurgelwasser. (Bei Ptyalismus mercurialis.)

9) ℞
Kalii iodati 3,0
— *bromati* 2,5
Tincturae Iodi 1,0
Aq. destillatae 200,0
M. D. S. Zweimal täglich den vierten Theil mit der gleichen Menge warmen Wassers verdünnt als Klystier zu verwenden.

10) ℞
Tincturae Iodi 10,0
Iodi 0,5
Tincturae Gallarum 5,0
M. D. S. Zum Bepinseln. (Bei Condylomen.)

Barium chloratum, Baryta muriatica, Terra ponderosa salita: Bariumchlorid, Chlorbarium, salzsaure Schwererde. — Das in 2½ Th. kaltem Wasser lösliche Salz galt früher als vorzügliches Antiscrophulosum und fand auch gegen Syphilis und Hautkrankheiten, Struma, Caries, Gonorrhoe, Tumor albus, auch bei exaltirtem Geschlechtstriebe Anwendung. In grösseren Dosen ist dasselbe ein intensives Gift, welches auf Nervensystem und Gefässe in eigenthümlicher Weise einwirkt. Es erhöht in grossen Dosen die Erregbarkeit krampferregender Centren im verlängerten Mark und in den oberen Theilen des Rückenmarks nach Art des Pikrotoxins, bewirkt hochgradige Steigerung der Peristaltik und flüssige Defäcationen und bedingt enorme Steigerung des Blutdrucks durch Contraction der peripheren Gefässe, mit gleichzeitiger starker Pulsbeschleunigung, daneben Athemnoth, bedeutende Prostration und Schwäche, manchmal sehr rasch eintretenden Tod. Das bei Menschen schon zu 15,0 und weniger tödlich wirkende Salz bewirkt schon zu 0,2 mehrmals täglich bei sehr vielen Personen Druck im Magen, Uebelkeit, Erbrechen und bedenklichen Schwächezustand. Die Anwendung geschieht in Wasser oder aromatischen Wässern gelöst in Tropfenform zu 0,05—0,12 pro dosi und 0,3—0,5 pro die.

***Acidum arsenicosum,** Arsenicum album; **Arsenige Säure,** weisser Arsenik. **Liquor Kalii arsenicosi,** *Solutio arsenicalis Fowleri, Solutio s. Tinctura Fowleri, Kali arsenicosum solutum; **Fowler'sche Lösung.**

Zu den wichtigeren antidyscratischen Mitteln gehören die Arsenverbindungen, von denen nur die als gefährliches Gift lange bekannte arsenige Säure und eine Verbindung dieser Säure mit Kalium, letztere in Lösung, verbreitete Anwendung finden.

Die arsenige Säure (Arsenigsäureanhydrid, As_2O_3), die meist durch Rösten von Arsenkies gewonnen wird, stellt weisse, porzellanartige oder durchsichtige Stücke dar, welche auf Kohle erhitzt, sich unter Verbreitung knoblauchartigen Geruches vollständig verflüchtigen. Sie löst sich langsam in 15 Th. kochendem Wasser, leichter in Alkohol, verdünnten Mineralsäuren, namentlich Salzsäure, oder wässrigem Ammoniak.

Die Darstellung des Liquor Kalii arsenicosi geschieht durch Kochen von āā 1 arseniger Säure und Kaliumcarbonat mit Wasser bis zu vollständiger Lösung, und Verdünnen auf 100 Th., meist unter Zusatz eines aromatischen Spiritus, um die in einfacher wässriger Lösung mögliche Entwickelung von Algen zu verhüten, wozu in Deutschland und Oesterreich Spiritus Melissae comp. dient. Dies Präparat, welches somit in 100 Th. 1 Th. arsenige Säure enthält, bildet eine häufig etwas trübe Flüssigkeit, in welcher Schwefelwasserstoff reichliche Fällung von Schwefelarsen hervorbringt. An Stelle der ursprünglich von dem englischen Arzte Fowler gegen Wechselfieber empfohlenen Kaliumarseniklösung wurden früher auch ähnliche mit Natriumcarbonat (Solutio arsenicalis Pearsoni) und Ammoniak (Solutio arsenicalis Bietti) bereitete Lösungen benutzt.

Alle Arsenikverbindungen, mit Ausnahme der unlöslichen und daher unwirksamen Schwefelverbindungen, besitzen gleichartige entfernte physiologische, therapeutische und toxische Wirkung. Bei der arsenigen Säure tritt zu der entfernten Action noch eine örtliche kaustische, welche nicht auf Eiweisscoagulation beruht. Sie charakterisirt sich durch hochgradige Entzündung mit bedeutender Anschwellung und raschem Absterben der betreffenden Partien. Hierauf beruht ihr früher beliebter, aber wegen der Möglichkeit der Resorption giftiger Mengen unzweckmässiger Gebrauch als Aetzmittel.

Die toxische Wirkung der Arsenikalien und insbesondere der arsenigen Säure erstreckt sich auf sämmtliche Thierclassen und auch auf Angehörige des Pflanzenreiches. Die arsenige Säure ist ein Protoplasmagift, das durch directe Vernichtung niederer Organismen den Fäulnissprocess und verschiedene Gährungsprocesse zu sistiren vermag. Hierauf beruht die Conservirung von Leichnamen durch Einspritzung von Arseniklösungen in die Adern, und die Verwendung von Arsenikalien zum Aufbewahren von Thierhäuten u. s. w. Auch auf pathogene Schizomyceten wirken arsenige Säure und arsenigsaures Kali deleter, doch steht der Effect dem des Sublimats bedeutend nach. Auf nicht organisirte Fermente (Emulsin, Myrosin, Pepsin, Trypsin) wirken Arsenikalien nicht.

Die fäulnisswidrige Wirkung ist, wie man an Leichen mit As_2O_3 Vergifteter leicht erkennt, keineswegs infallibel, häufig verläuft diese Fäulniss nicht abweichend, während in anderen Fällen anfangs ebenfalls keine Abweichung stattfindet, aber später sistirt dieselbe und eigenthümliche constante Mumification tritt ein. Zusatz von Arsenlösung zu faulendem Material hemmt die Fäulniss nicht. Auf Bildung von Schimmelpilzen und von Bacterium Termo hat arsenige Säure anscheinend geradezu begünstigenden Einfluss. Milzbrandsporen werden erst durch 10tägige Einwirkung von Arsenlösung (1 : 1000) getödtet. Die Hemmung der Entwickelung des Bacillus erfolgt erst durch 10 bis 30 mal stärkere Lösungen als bei Sublimat.

Die Resorption der arsenigen Säure und des arsenigsauren Kalium erfolgt von allen Schleimhäuten, von Wunden, Geschwüren und excoriirten Stellen. Die Elimination geschieht vorzugsweise durch die Nieren, ausserdem durch Darmschleimhaut, durch Leber und Lungen, selbst durch die Haut. Deposition in innern Organen scheint nur auf kürzere Zeit stattzufinden und die Elimination der gesammten eingeführten Arsenmenge meist in 14 bis 25 Tagen vollendet.

Im Blute ist Arsen rasch nachweisbar, dagegen nicht in der Lymphe. Arsenik geht in alle Organe, selbst in die Knochen, bei Vögeln in Schnäbel und Klauen, sowie in die Eier über; constatirt ist es auch in der Placenta, im Fötus, nicht aber in der Amniosflüssigkeit. Die Angabe, dass das Gehirn vorzugsweise zur Deposition diene, ist widerlegt; nach E. Ludwig enthalten bei acutem Arsenicismus die Muskeln 3mal, die Leber 89mal und die Nieren sogar 135mal so viel Arsenik wie das Gehirn. Die Elimination durch die Nieren beginnt bei arseniger Säure in der Regel nach 6—8 Std., bei Kaliumarsenit schon nach einer Stunde. Sehr bedeutend ist die Ausscheidung durch die Milchdrüsen, so dass die Milch stillender Frauen bei medicinalen Gaben Solutio Fowleri für den Säugling giftig werden kann.

Im Darmcanal geht die arsenige Säure in arsenigsaures Natrium über, das als solches zur Resorption gelangt. Ein Theil wird durch den Schwefelwasserstoff in gelbes Schwefelarsen verwandelt, welches sich häufig bei acuter Arsenvergiftung in den Eingeweiden findet. Das zur Resorption gelangende arsenigsaure Kalium oder Natrium wird z. Th. als solches, z. Th. aber auch als organische Verbindung in Gestalt von Arsinen ausgeschieden. Eine Oxydation der arsenigen Säure, As_2O_3, und ihrer Salze (Arsenite) zu Arsensäure, As_2O_5, bezw. arsensauren Salzen (Arseniaten) ist nicht erwiesen.

Die Symptome des acuten Arsenicismus beschränken sich nach Vergiftung mit weissem Arsenik in Substanz oft auf die der Gastroenteritis toxica mit heftigem Durst, Trockenheit im Halse, intensiven Schmerzen im Magen und Abdomen, womit in der Regel Nephritis mit verminderter Harnsecretion, nicht selten als weiterer Ausdruck entfernter Wirkung Schmerzen in den Extremitäten, häufig Ameisenkriechen und Abnahme des Gefühls in den Extremitäten, Schwindel, Eingenommensein des Kopfes, Delirien, Lähmungserscheinungen sich compliciren. Solche nervöse Symptome können auch nach Beseitigung der Darmerscheinungen eintreten und bei Vergiftung mit nicht ätzenden Arsenikalien, selten bei Intoxication mit arseniger Säure, ohne Symptome von Entzündung des Tractus vorkommen (sog. Arsenicismus cerebrospinalis). Bei der Section findet sich bei Menschen und Thieren ausser dunkelblutrother Färbung, Ekchymosirung und Schwellung der Schleimhaut des Magens und des Darms bei nicht allzukurzer Dauer der Intoxication auch fettige Degeneration der Leber, der Nieren und des Epithels der Harncanälchen, des Herzfleisches, der quergestreiften Muskeln und selbst des Epithels der Magendrüsen. Sehr auffallend ist die mumienhafte Verschrumpfung und Vertrocknung einzelner Leichname mit Arsen vergifteter Menschen und Thiere, welche sich Jahre lang in diesem Zustande erhalten.

Bezüglich der Behandlung des acuten Arsenicismus muss auf Antidotum Arsenici und Magnesia verwiesen werden. Leichtere Intoxicationserscheinungen treten nach 0,02—0,03 stets hervor; Kaliumarsenit ist seiner leichteren Löslichkeit wegen giftiger als ungelöste arsenige Säure. Vom gepulverten Arsen können 2,0, vom gelösten Arsen schon 0,1—0,2 den Tod herbeiführen. Symptome und Leichenbefund decken sich vollständig bei interner Einführung und bei Infusion gelöster arseniger Säure. Vom Magen aus wirkt letztere deleterer als bei Subcutanapplication oder Infusion.

Durch Einführung kleiner medicinaler Dosen von Arsenikalien kann ein Zustand chronischer Vergiftung herbeigeführt werden, welcher mit Röthung der Bindehaut des unteren Augenlides, Trockenheit des Auges, der Nase und des Schlundes und leichter Heiserkeit, bisweilen mit Magenschmerzen und Diarrhöe beginnt, und wenn das Mittel fortgebraucht wird, zu einem ähnlichen Bilde von chronischem Arsenicismus führen soll, wie es bei Hüttenarbeitern beobachtet ist.

Bei Arbeitern in Arsenhütten entwickeln sich zunächst durch die verstäubte arsenige Säure juckende pustulöse Hautausschläge (früher unzweckmässig als Eczema arsenicale bezeichnet), Anschwellungen der Haut am Scrotum und in den Achselhöhlen, sowie Geschwüre an den Fingern und Kahlköpfigkeit; dann Verdauungsbeschwerden, Dysurie und selbst Ischurie, Neuralgien (Ischias, Prosopalgie), Paralyse der Extremitäten mit Ameisenkriechen, Verminderung der Sensibilität und Kältegefühl, endlich hektisches Fieber und Hydrops. Aehnliche Symptome sind nach dem Gebrauche mit arseniger Säure versetzten Weines und nach Bewohnen von Zimmern, welche mit arsenhaltigem Anstriche oder arsenhaltigen Tapeten bekleidet sind, beobachtet. Bei Behandlung von Lymphomen mit steigenden Dosen Fowler'scher Solution kommt es zu Schlaflosigkeit, Unruhe, Aufgeregtheit oder melancholischer Gemüthsstimmung und zu fieberhaften Erscheinungen (Arsenfieber). Bei längerem Gebrauche von Fowler'scher Lösung kommt auch mitunter Melanosis der Haut vor.

Gewissermassen paradox erscheint diesen chronischen Intoxicationen gegenüber die Thatsache, dass durch allmälig gesteigerte Dosen von Arsenikalien eine Toleranz des Organismus selbst gegen Gaben, die unter gewöhnlichen Verhältnissen letal wirken würden, acquirirt werden kann, wie dies besonders die in Steiermark herrschende Unsitte der Arsenophagie beweist, wobei der Consum des Arseniks in kleinen Mengen in manchen Fällen zu Zunahme des Körpergewichts und der Körperfülle, zu vorzüglichem Aussehen der Haut und Haare, ja selbst zu Erleichterung der Respiration und beschwerlicher körperlicher Arbeiten führen kann.

Die Arsenikesser fangen mit der Dosis von der Grösse eines Hirsekorns an und steigen allmälig bis 0,2—0,4, ja selbst 1,0 und 1,5, welche Mengen entweder täglich oder ein um den andern Tag oder 1—2 mal wöchentlich genommen werden. Gleich nach dem Genusse vermeiden sie das Trinken; besondere Diät wird meist nicht eingehalten, nur ist in einzelnen Bezirken Sitte, zeitweise auszusetzen und zwischendurch Aloë zu nehmen, wodurch vielleicht Befreiung des Organismus vom Arsen bewirkt wird. Frauen geniessen selten Arsen in der Absicht, sich eine grössere Körperfülle zu verschaffen. Beim Aussetzen fühlen die Arsenikesser häufig Schwäche, die sie zu erneutem Genusse antreibt. Auch die Pferde werden in Steiermark, wie übrigens auch in manchen andern Ländern, mit Arsen gefüttert, um ihnen eine bessere Ernährung und besseres Aussehen zu verschaffen. Dass auch bei Thieren Gewöhnung an Arsen stattfindet, ist nicht nur bei Pferden, sondern auch bei Kaninchen nachgewiesen.

Die bei dem Gebrauche des Arseniks in nicht toxischen und gesteigerten Dosen nach den Beobachtungen in Steiermark und manchen Einzelbeobachtungen von Aerzten feststehende Vermehrung des Fettansatzes deutet auf eine Hemmung des Stoffumsatzes, wofür auch manche andere Thatsachen sprechen. Die physiologischen Versuche ergeben allerdings Abnahme des Harnstoffs und der Kohlensäure bei kleinen Dosen, jedoch nur in geringem Masse, dagegen wird bei toxischen Dosen zwar die Ausscheidung der Kohlensäure vermindert, aber der Harnstoff in der Regel vermehrt.

Die Vermehrung des Harnstoff ist nicht so bedeutend wie beim Phosphor, offenbar aber, wie bei letzterem durch Spaltung von Eiweiss bedingt, die gemäss der Kohlensäureverminderung mit unvollständiger Verbrennung zusammenfällt. In der Concurrenz dieser beiden Effecte liegt die Erklärung für die fettigen Degenerationen der Organe beim Arsenicismus acutus, die jedoch nicht so hochgradig wie diejenige des acuten Phosphorismus sind. Die Herabsetzung des Kohlenstoffwechsels kann auch als Ursache des Fettansatzes durch kleine Arsenmengen betrachtet werden. Man erklärt aus der Herabsetzung der Oxydation ferner die Leichtigkeit der Bewegungen und die ausserordentliche Arbeitsfähigkeit der Arsenikesser, indem bekanntlich die Oxydationsprocesse vorzugsweise in den Muskeln stattfinden und in Folge einer Herabsetzung derselben weniger Fleischmilchsäure gebildet wird, die man als Ursache der Ermüdung betrachtet. Möglicherweise ist auch die durch kleine Gaben Arsen bedingte Leichtigkeit des Athmens, welche von Einzelnen auf Wirkung auf den Vagus bezogen wird, der Ausdruck einer Hemmung der Oxydationsvorgänge in der Muskulatur der Brust, wozu vielleicht der das Athmungsbedürfniss herabsetzende Einfluss der Kohlensäureverminderung im Blute als zweites Moment hinzukommt.

Die Beschränkung der Kohlensäureausscheidung steht ohne Zweifel auch im Zusammenhange mit einer bedeutenden Herabsetzung der Absorptionsfähigkeit des Blutes für Sauerstoff. Beeinflussung der rothen Blutkörperchen findet bestimmt statt, wenn auch der lösende Einfluss auf das Hämoglobin und die Umwandlung desselben in Methämoglobin, welche der giftigsten Arsenverbindung, dem Arsenwasserstoffgas, zukommt, für arsenige Säure und Arsenite nicht nachweisbar ist und Hämoglobinurie bei Arsenikvergiftung nur höchst ausnahmsweise vorkommt.

Schon der Umstand, dass die resorbirte arsenige Säure nur im Blutkuchen, nicht aber im Serum sich findet, spricht für eine Beziehung der Erythrocyten zu Arsen. Wie bei directem Zusatze grösserer Mengen zu Blut die rothen Blutkörperchen aufgelöst werden, während bei kleinen Mengen Farbe und Form lange unverändert bleibt, so tritt auch bei steigenden medicamentösen Dosen Abnahme der Zahl der rothen Blutkörperchen ein, wobei jedoch der Hämoglobingehalt der einzelnen Körperchen entschieden steigt.

Ausser der Wirkung auf das Blut und die Eiweissbestandtheile besitzen die Arsenikalien auch solche auf das Nervensystem, wie dies theils die verschiedenen Nervenstörungen, die als consecutive Erscheinungen des acuten Arsenicismus oder bei chronischer Arsenintoxication auftreten und, wenn sie auch z. Th. mit nutritiven Störungen zusammenhängen, doch theilweise als directe Wirkung auf das Nervensystem anzusehen sind, theils die an Thieren angestellten physiologischen Experimente erweisen. Arsen beeinflusst alle Nervengebiete, ohne dass eine besondere Region als vorwaltend afficirt betrachtet werden kann. Es scheint dabei, so weit es sich aus therapeutischen Erfahrungen schliessen lässt, ein starker Gegensatz zwischen grossen und kleinen Dosen obzuwalten, indem erstere erregend, letztere vorwaltend lähmend wirken, doch geht auch hier in einzelnen Nervengebieten der Lähmung Erregung voran.

Die Nervenstörungen bei acutem Arsenicismus entsprechen häufig dem Bilde der Neuritis peripherica, doch bleiben auch die Centren nicht unafficirt. Centralen Ursprunges ist die durch toxische Dosen bei Fröschen als erste Vergiftungserscheinung beobachtete Lähmung, in welcher Muskeln und periphere Nerven intact sind; dann wird die Sensibilität beeinträchtigt und bei intactem Muskelgefühl die Empfindung gegen kaustische und chemische Reize herabgesetzt, und zwar ebenfalls vom Centrum (graue Substanz des Rückenmarks) aus. Mit dem Fortschreiten der Vergiftung werden die verschiedensten Nervengebiete (Vagi, vasomotorisches Centrum) weniger erregbar. Sehr ausgesprochen ist in der acuten Arsenvergiftung die mit wechselnden Veränderungen der Herzschlagzahl einhergehende Herabsetzung des Blutdruckes, welche, vom vasomotorischen Centrum unabhängig, ihren Hauptgrund in verringerter Herzenergie und in der starken Ausdehnung der Gefässe des Unterleibs hat. Kleine Dosen beschleunigen, grosse verlangsamen den Blutstrom nach primärer Acceleration. Das Athemcentrum wird unabhängig von der Circulation durch arsenige Säure anfangs erregt, später herabgesetzt.

Als eigenthümliche Wirkung der Arsenikalien wird die Zerstörung des Glykogens in der Leber bezeichnet. Polyurie ist bei chronischer Arsenvergiftung von Thieren nicht selten: auch kommt Zucker im Harn bei acuter Arsenvergiftung vor.

Der Grund der Arsenwirkung wird von Binz und Schulz nicht in einer Einwirkung des Elements As auf die Organbestandtheile, sondern in derjenigen nascirenden Sauerstoffs gesucht. Indem die arsenige Säure sich zunächst zu Arsensäure oxydire, dann diese wieder Sauerstoff abgebe, und sich dieser Process im Organismus ad libitum wiederhole, solle fortwährendes Hin- und Herschwingen des O von Molekül zu Molekül stattfinden und durch die gesteigerte Action in den Geweben einerseits der Symptomencomplex des Arsenicismus, andererseits die kaustische Wirkung und der therapeutische Effect überhaupt bedingt werden. Diese Hypothese wird dadurch widerlegt, dass die Arsensäure, welche danach mindestens eben so giftig wie arsenige Säure sein müsste, ganz bedeutend weniger giftig ist als diese. Auch tritt die Wirkung des As an organischen Arsenverbindungen hervor, bei denen As fester als in den beiden Säuren gebunden ist.

Als Medicament haben die Arsenikalien die grösste Bedeutung bei Dermatosen, unter denen besonders die Psoriasis am häufigsten in günstiger Weise beeinflusst wird.

Obgleich das Mittel manche Fälle nicht heilt, sondern nur temporäres Verschwinden des Ausschlages bedingt, ist doch in den meisten Verminderung der Schuppen, Abblassen der Flecke und Abnahme des Juckens nach etwa 14tägiger Behandlung bemerkbar. Die Anwendung bei andern Hautaffectionen, z. B. Elephantiasis, wogegen Arsenik seit Alters her in Indien Anwendung findet, Alopecie, Prurigo, ist in der Regel von minder günstigem Erfolge. Auch bei Eczema chronicum universale lässt sie meist im Stich. Ist der günstige Erfolg bei Dermatosen auf Eliminationswirkung und nicht etwa auf Beseitigung einer herpetischen Krase zu beziehen, wie man früher glaubte, so erklärt sich sehr leicht, dass bei bestehender stärkerer Hautentzündung dieselbe gesteigert wird und daher die Arsenikalien bei solchen geradezu contraindicirt sind.

In zweiter Linie erweisen sich die Arsenikalien wirksam gegen Intermittens, wo sie jedoch unbedingt dem Chinin nachstehen und nur dann Anwendung verdienen, wenn das Wechselfieber durch letzteres nicht geheilt wird.

In frischen Fällen von Intermittens ist Arsenik überflüssig, dagegen kommen inveterirte Formen, besonders mit quartanem Typus vor, wo nach erprobter Unwirksamkeit des Chinins Arsenik curativ wirkt. Die Befürchtung, dass das Mittel Vergiftung bedinge, fällt weg, wenn man die Dosis zweckmässig einrichtet, da nicht, wie beim Chinin, Coupiren der Anfälle durch grosse Dosen Zweck der Medication sein darf. Bei perniciösem Wechselfieber ist Arsenik unzulässig.

Besondere Bedeutung haben die Arsenikalien in der Behandlung maligner Lymphome und Lymphosarkome, wo man die Fowlersche Solution theils curmässig intern verabreicht, theils parenchymatös injicirt. Auch liegen nicht wenige Fälle vor, wo sich Arsen in langsam steigenden Dosen bei Leukämie und perniciöser Anämie bewährte.

Bei allen übrigen Dyskrasien und Diathesen, wo Arsenikalien versucht wurden, ist man von dem Gebrauche derselben fast vollständig zurückgekommen, und die neueren Versuche, Arsen als allgemeines Mittel bei Infectionskrankheiten hinzustellen, sind mit den praktischen Erfolgen nicht im Einklange. Auch bei Diabetes, wo man durch Arsen die Zuckermenge im Harn (nicht ohne Störung des Allgemeinbefindens) herabdrücken kann, verdient er keine Anwendung.

Sehr guten Erfolg hat Arsenik in manchen Fällen von Neuralgien, und zwar nicht nur bei frischen oder inveterirten periodischen, sondern auch bei atypischen Formen, gleichviel in welchen Nerven dieselben ihren Sitz haben. Am wenigsten nützt es bei Ischias. Auch bei Neurosen, zumal Chorea, bei asthmatischen Beschwerden (nicht bei Emphysem) geben Arsenikalien häufig gute Resultate.

In Frankreich betrachten einzelne Aerzte die arsenige Säure in kleinen Dosen geradezu als stärkendes und erregendes Mittel. So rühmt Isnard den Arsenik in allen Fällen von Nervosismus (nach schweren Krankheiten, während der Gravidität und Lactation, in der Pubertätsperiode und während und nach der Menopause), ferner bei Chlorose, wo er bei Recidiven und Complicationen mit Neurosen dem Arsen den Vorzug vor dem Eisen giebt, selbst bei Adynamie, in der Reconvalescenz von acuten Krankheiten, bei Delirien und Collaps auf der Höhe oder gegen das Ende schwerer febriler Affectionen, endlich bei allen Kachexien.

Die mannigfache Opposition, welche die Arsenotherapie jeder Zeit gefunden hat, nicht weil sie unwirksam ist, sondern weil sie Leben und Gesundheit der Kranken bedrohe, ist jetzt ziemlich verstummt und es giebt sogar mehr Arsenenthusiasten als Arsenophoben. Sicher ist, dass bei zweckmässiger Anwendungsweise das Mittel gar keine Gefahren bedingt. Beschränkung der Dosen und Darreichung bei gefülltem Magen verhütet acute Vergiftung; ebenso ist man im Stande, chronischer Intoxication vorzubeugen, wenn man das Mittel aussetzt, sobald sich Conjunctivitis, meist das erste Phänomen der Vergiftung, oder gastrische Störungen einstellen. Von Wichtigkeit ist es, für Leibesöffnung zu sorgen, um das im Darm eliminirte Gift fortzuschaffen. Im Uebrigen giebt es, von bestehenden Magen- und Darmkatarrhen und von stillenden Frauen abgesehen, kaum eine Contraindication. Dagegen bietet die externe Anwendung als Aetzmittel bei Geschwülsten und Geschwüren und als Reizmittel bei verschiedenen Hautaffectionen, Gefahren durch die Möglichkeit einer Resorption grösserer Mengen arseniger Säure.

Was die Verordnung der Arsenikalien anlangt, so wird zum inneren Gebrauche der Liquor Kalii arsenicosi der arsenigen Säure vorgezogen, da diese leicht Druck im Magen und gastrische Reizungserscheinungen bedingt. Man giebt den Liquor, am zweckmässigsten mit 3—4 Th. eines aromatischen Wassers verdünnt, in Tropfenform, und je nach der Affection, gegen welche man ihn gebraucht, zu 0,01—0,5 pro dosi. Die maximale Einzelgabe beträgt 0,5, die höchst zulässige Tagesgabe 2,0. Von der arsenigen Säure giebt man 0,001—0,005. Letzteres ist die zulässige maximale Einzelgabe, 0,02 die Maximaldosis pro die. Unter Berücksichtigung der Gewöhnung des Organismus an Arsenikalien ist man in praxi gewohnt, dieselben in steigender Dosis zu reichen. Bei den meisten Affectionen ist es ganz unnöthig, bei dieser Steigerung über die erlaubten Maximaldosen hinauszugehen, auch bei Malariafieber, wo man mit weit kleineren Dosen zu beginnen hat, kommt man damit in Fiebergegenden aus. Bei Psoriasis genügt die Anwendung von 3mal täglich 3—6 Tropfen Fowler'scher Solution. Als Neurotonicum wird Acidum arsenicosum bei rein chronischen Leiden zu 0,01, bei acut verlaufenden Affectionen zu 0,02 pro die (auf 3—4mal vertheilt) angewendet. Bei starker Empfindlichkeit beginnt man mit 0,002 und steigt höchstens bis 0,008 (!) pro die. Natürlich muss bei so hohen Dosen stete genaue Beaufsichtigung des Patienten stattfinden, um nöthigenfalls die bei acuter Arsenikvergiftung nothwendigen Mittel ungesäumt anzuwenden. Bei malignen Lymphomen giebt man Fowler'sche Solution mit āā apfelsaurer Eisentinctur nach dem Frühstück und Abendessen, beginnt mit 5 Tropfen der Mischung pro dosi und steigt alle 2—3 Tage um einen Tropfen, bis Vergiftungssymptome eintreten, was meist nach 25—30, bisweilen erst nach 40 Tropfen eintritt. Auch bei perniciöser Anämie wird die Maximaltagesgabe meist überschritten, so dass man in Einzeldosen von 4 Tr. im Tage selbst bis 3,0 verabreicht.

Ob Arsenik oder Kaliumarsenit besser helfe, ist streitig; wahrscheinlich ist die Wirksamkeit beider nicht eben verschieden. Unverdünnte Solutio Fowleri wirkt manchmal irritirend auf den Magen. Arsenige Säure giebt man meist in Pillen, denen man, um örtliche Affection des Magens zu verhüten, häufig Opium zusetzt. Zweckmässiger vermeidet man solche dadurch, dass man sie $^1/_4$ bis $^1/_2$ Stunde nach dem Genusse von Speise nehmen lässt. Dasselbe gilt für den Liquor Kalii arsenicosi. Die bei Neurosen versuchte hypodermatische Application der Solutio Fowleri (mit 2 Th. Aq. dest. verdünnt, zu 1—2 Tropfen), ist wegen irritirender Wirkung wenig im Gebrauch. Zur parenchymatösen Injection bei malignen Lymphomen injicirt man unverdünnte Solutio Fowleri zu einem Theilstrich der Pravaz'schen Spritze. Bei Asthma lässt man auch mit Arsenik imprägnirte Cigarren oder Cigarettenpapier rauchen.

Die an Stelle des Liquor Fowleri mehrfach empfohlenen Mischungen mit anderen Medicamenten, z. B. Brom (sog. Solutio bromo-arsenicalis, zu 2—5 Tr. 2—3mal täglich bei Dermatosen) oder Iod und Quecksilber (Donovan'sche Lösung) haben keine Vorzüge.

Aeusserlich wird arsenige Säure als Aetzmittel in Pulver-, Pasten- oder Salbenform, selten in Lösung (z. B. zu Waschungen bei inveterirten Condylomen, zu Injectionen bei Uteruscarcinom) gebraucht. Die Aetzung ist sehr schmerzhaft und wegen der möglichen Resorption gefährlich Vor letzterer schützen auch die alten abenteuerlichen Mischungen mit Zinnober, Kohle und Drachenblut (Pulvis arsenicalis Cosmi, Unguentum arsenicale Hellmundi) nicht.

Als Aetzmittel sind auch verschiedene andere Arsenverbindungen, besonders Arsenchlorid, $AsCl_3$, und Arseniodid, AsI_3, vorübergehend benutzt, ohne besonderen Nutzen zu gewähren. Verwerflich als Aetzmittel ist auch das in gleicher Weise gebrauchte gelbe Schwefelarsen, As_2S_3, früher als Auripigmentum oder Arsenicum sulfuratum s. citrinum officinell, da die natürlich vorkommende Verbindung völlig unlöslich und unwirksam ist, während künstliches allerdings durch die constant beigemengte arsenige Säure ätzend wirkt, aber auch deren Gefahren besitzt. Schwefelarsen diente früher mit Aetzkalk oder Kalkschwefelleber (sog. Rusma) als Depilatorium. Andere hie und da benutzte Arsenverbindungen sind arsenigsaures Antimon, Stibium arsenicosum (bei Herzkrankheiten und Asthma in Form der sog. Granules d'antimoine zu $^1/_2$—2 Mgm. 2—3 mal täglich) und arsensaures Eisenoxydul, Ferrum oxydulatum arsenicicum (zu 3—6 Mgm. intern bei Chlorose benutzt). Die letztere Verbindung findet sich auch in einigen Mineralwässern, z. B. Roncegno in Tirol. Da letzteres mehr als 0,06 As im Liter enthält, ist es nur zu 1—3 Esslöffel im Tage bei Erwachsenen anwendbar; Kinder können schon durch 1 Esslöffel voll schwer erkranken.

Man hat auch eine organische As Verbindung, die als Kakodylsäure bekannte Dimethylarsinsäure, $(CH_3)_2AsO_2H$, als gut zu ertragendes Arsenpräparat gerühmt, doch kommen nach ihrem Gebrauche (zu 0,06 in wässrig spirituöser Lösung) lästige Nebenerscheinungen, besonders Schlaflosigkeit, Knoblauchgeruch des Athems, widriges Aufstossen u. s. w. vor.

Verordnungen:

1) ℞
Liquoris Kali arsenicosi 5,0 (gm. 5)
Aquae Menthae piperitae 15,0
M. D. S. Dreimal täglich 8 Tropfen und allmälig auf 16 zu steigen. (Bei Psoriasis. Romberg.)

2) ℞
Acidi arsenicosi 0,25 (cgm. 25)
Piperis nigri 2,5
Mucilaginis Gi. Arabici q. s.
ut f. pilul. no. 50. *Consp. D. S.* 2 mal täglich 1 Pille. (Pilulae Asiaticae nach Hebra modificirt. Jede Pille enthält 0,005 arsenige Säure.)

3) ℞
Acidi arsenicosi 0,05 (cgm. 5)
Opii 0,25 (cgm. 25)
Saponis med. q. s.
ut f. l. a. pil. no. 15. *Consp. D. S.* Täglich 1 Pille. (Bei Psoriasis. Hebra.)

***Stibium sulfuratum nigrum**, Antimonium crudum; **Spiessglanz.** — Von dem grossen Heere der Antimonialien, welches man nach Paracelsus' Vorgange im 16. und 17. Jahrhundert gegen alle möglichen Krankheiten des Blutes und der Organe ins Feld führte, ist als ausschliessliches Antidyscraticum nur das seiner Unlöslichkeit wegen am wenigsten wirksame, freilich auch am mindesten gefährliche Antimontrisulfid, Sb_2S_3, übrig geblieben, während alle übrigen Antimonialien vorzugsweise als Emetica oder Expectorantia Anwendung finden. Es bildet grauschwarze, strahligkrystallinische Massen von 4,6—4,7 spec. Gew. und ist in Wasser völlig unlöslich, dagegen in heisser Salzsäure löslich. Es wird daher vom Magen aus nur in winzigen Mengen resorbirt, so dass die Annahme, dass die dem Antimonium crudum zugeschriebenen Heileffecte auf dessen Verunreinigungen (Arsen) zu beziehen seien, nicht ganz zu beseitigen ist. Früher waren Abkochungen von Antimonium crudum mit Holztränken (Decoctum Lusitanicum u. a.), welche selbstverständlich nur geringe Mengen Antimon enthalten können, bei Syphiliden und chronischen Exanthemen gebräuchlich. Ein ursprünglich durch Glühen von Antimonium crudum mit Hirschhorn erhaltenes Antimonpräparat ist das Jamespulver, James powder, Antimonial powder, welches in England zu 0,1 bis 0,4 in Pulver oder Bissen bei Rheumatismus, Gicht, chronischen Hautausschlägen und als Diaphoreticum bei Bronchialkatarrhen in Ansehen steht.

Phosphorus; Phosphor.

Verhältnissmässig geringe therapeutische Bedeutung besitzt der für die Toxikologie so ausserordentlich wichtige Phosphor. Officinell ist der sog. gewöhnliche Phosphor, nicht die als rother oder amorpher Phosphor bezeichnete ungiftige Modification. Ersterer bildet weisse oder gelbliche, wachsglänzende, durchscheinende, in der Kälte spröde, cylindrische Stücke, welche bei längerer Aufbewahrung roth oder schwarz werden, im Dunkeln leuchten und an der Luft weissen, knoblauchartig riechenden Dampf verbreiten. Der Phosphor schmilzt unter Wasser bei 44° und entzündet sich bei Luftzutritt schon bei 60°. In Wasser ist er fast unlöslich, obschon dasselbe Phosphordampf absorbirt. In Weingeist, Aether, fetten und ätherischen Oelen löst er sich schwierig, leicht und reichlich in Schwefelkohlenstoff.

In den Magen eingeführt wird Phosphor theilweise als solcher in das Blut aufgenommen, theilweise auch vielleicht als nicht selbstentzündlicher Phosphorwasserstoff; ein Theil wird im Magen unter dem Einflusse des Sauerstoffs oxydirt und in Form verschiedener Säuren des Phosphors (unterphosphorige Säure, phosphorige Säure, Phosphorsäure) resorbirt. Im Blute wird der Phosphor oxydirt, doch sind die gebildeten Säuren nicht Grund der giftigen Wirkung, da sämmtliche Oxydationsstufen des Phosphors weniger giftig als Phosphor sind.

Schon in sehr geringen Mengen vermag Phosphor acute Vergiftung und selbst den Tod herbeizuführen. Der Phosphorismus acutus stellt sich unter verschiedenen Formen dar, indem bald heftige Entzündungserscheinungen im Magen mit Erbrechen und den übrigen Folgen der Gastritis sich einstellen, bald ohne örtliche Veränderungen Symptome einer Allgemeinerkrankung sich geltend machen. Charakteristisch ist das Auftreten von Ikterus, vielleicht von Duodenalkatarrh abhängig, und fettiger Degeneration der Leber und verschiedener Organe (Nieren, Herzfleisch, Muskeln des Stammes, Drüsen des Magens, selbst Uterus und Gefässe). Letztere ist der Ausdruck einer tieferen Störung des Stoffwechsels, bedingt durch eigenthümliche Action des Phosphors auf die Eiweissstoffe und die Zellenthätigkeit, die sich auch durch ausserordentliche Vermehrung der Stickstoffausfuhr und das Auftreten von Fleischmilchsäure, Leucin, Tyrosin und flüchtigen und festen phosphorhaltigen Basen im Harn kundgiebt. Gleichzeitig wird das Blut dunkel und lackfarben und zeigt grosse Tendenz zu Extravasationen; die Kohlensäurebildung und Ausscheidung und der Blutdruck werden herabgesetzt. Als Antidot sind Kupfersulfat und nicht rectificirtes Terpenthinöl combinirt zu empfehlen. Zu vermeiden sind Alkalien und Fette, da erstere Bildung von Phosphorwasserstoff, letztere die Resorption des Phosphors als solchen befördern.

Neben der acuten Phosphorvergiftung kommt auch chronische bei Arbeitern in Zündholzfabriken in Form von Nekrose der Kiefer mit auffallend starker Osteophytbildung vor.

Länger fortgesetzte interne Einführung sehr kleiner nicht toxischer Gaben Phosphor bei Warmblütern bedingt durch einen eigenthümlichen directen und formativen Reiz auf das osteogene Gewebe Veränderungen der Knochenbildung, so dass an Stelle spongiöser Substanz überall compacter Knochen auftritt. Die Wirkung gehört nur dem gewöhnlichen Phosphor an, nicht der als amorpher oder rother Phosphor bekannten Modification, noch dem Calciumphosphat, in geringerer Weise auch den Oxydationsstufen des Phosphors.

Die auf den Phosphorgehalt der Nervencentra begründete ältere therapeutische Anwendung des Phosphors als Excitans für Hirn und Rückenmark bei Collaps und adynamischen Zuständen in febrilen Affectionen, bei Lähmungen, Amaurose, Hirnerweichung, Abnahme der Geisteskraft durch Ueberanstrengung, Spermatorrhoe und Impotenz, Dysmenorrhoe und Amenorrhoe, sowie bei Schwefelkohlenstoffvergiftung, ist ganz ausser Curs. Neuerdings benutzt man Phosphor bei Leukämie und perniciöser Anämie und bei Neuralgien, namentlich auf anämischer Basis, Mercurialzittern, Arsenlähmung und Alcoholismus chronicus.

Rationell ist die Anwendung bei schwächlicher Entwickelung des Knochensystems bei Kindern, bei Fracturen mit mangelhafter Callusbildung, bei Transplantationen von Periost und bei subcutanen Resectionen, sowie bei Rachitis und Osteomalacie.

Bei interner Anwendung des Phosphors muss selbstverständlich die grösste Vorsicht beobachtet werden. Einzelne Personen reagiren schon gegen ausserordentlich kleine Mengen, sodass z. B. 0,004 Schmerzen im Epigastrium, Nausea, Erbrechen, Purgiren und Depression veranlassen. Für Erwachsene ist 0,001 höchste Einzelgabe, 0,005 maximale Tagesgabe; doch werden in Frankreich und England bei Adynamie weit höhere Dosen verordnet.

Die Darreichung geschieht in Pillen oder in Lösung. Lösungen in Aether und Alkohol werden besser vertragen als die früher unter dem Namen Oleum phosphoratum officinelle und in Kapseln oder in Emulsion verabreichte Lösung in Mandelöl. Der Geruch wird durch Zusatz von Oleum Citri oder Oleum Menthae beseitigt. Bei Kindern ist eine Lösung in Leberthran als Oleum jecoris aselli phosphoratum (0,01 : 100,0) zu täglich 2mal einen Theelöffel zur Cur der Rachitis benutzt Lösung in Schwefelkohlenstoff und Wasser (sog. Hasterlik'sche Lösung) ist unzweckmässig, da sich Phosphor beim Oeffnen der Flaschen durch Verdunstung des Schwefelkohlenstoffs ausscheidet. Bei längerer Verabreichung beginne man mit sehr kleinen Dosen und lasse die einzelnen Gaben bei gefülltem Magen nehmen.

Das in Frankreich und Amerika statt des Phosphors benutzte Phosphorzink, Zincum phosphoratum, das im Magen sich unter Bildung von Phosphorwasserstoff zersetzt und in grösseren Mengen Magenschmerzen und Icterus bedingt, wird zu 0,004—0,008 in Granules oder Pillen gegeben.

*Kalium sulfuratum, Schwefelleber.

Dieses Präparat verdankt Wirksamkeit und Anwendung dem Schwefelwasserstoffgase, das sich daraus unter Einfluss schwacher Säuren, selbst der Kohlensäure der Luft, entwickelt.

Die Schwefelleber bildet leberbraune, später gelbgrüne Stücke, die schwach nach Schwefelwasserstoff riechen, den sie auf Zusatz verdünnter Säuren reichlich unter Schwefelabscheidung in Gasform entwickeln. Man erhält sie durch Erhitzen von 1 Th. Schwefel und 2 Th. Pottasche in einem geräumigen, bedeckten, eisernen oder irdenen Gefässe über gelindem Feuer, bis eine Probe der Masse ohne Abscheidung von Schwefel in Wasser sich löst, und Zerstossen der auf eine Eisenplatte oder in einen eisernen Mörser ausgegossenen und erkalteten Masse. Schwefelleber zerfliesst an feuchter Luft und löst sich in 2 Th. Wasser bis auf geringen Rückstand zu einer alkalischen, gelbgrünen, opalisirenden Flüssigkeit. Auch in Weingeist ist sie löslich. Neben der aus Pottasche bereiteten, vorwaltend zu Bädern dienenden Schwefelleber (Kalium sulfuratum pro balneo) war früher als Kalium sulfuratum s. Hepar sulfuris ad usum internum zum innerlichen Gebrauche ein aus Kaliumcarbonat bereitetes Präparat officinell. Beide Schwefellebern sind keine constante Schwefelverbindung des Kaliums, sondern Gemenge verschiedener Kaliumpolysulfide, insbesondere $K_2 S_3$ (Kaliumtrisulfid).

Der Schwefelwasserstoff (Hydrothionsäure, Wasserstoffsulfid), $H_2 S$, ist das bekannte, an allen Faulstätten organischer Stoffe sich bildende, nach faulen Eiern riechende und widerlich herbe schmeckende, farblose, durchsichtige Gas. Es löst sich in Wasser, das bei 0° 4,37, bei 20° 2,90 Vol. absorbirt; die als Schwefelwasserstoffwasser bezeichnete Lösung riecht und schmeckt wie das Gas und setzt an der Luft Schwefel ab.

Das Schwefelwasserstoffgas wird von den verschiedensten Applicationsstellen, auch von der unverletzten Oberhaut aus, resorbirt und zum Theil durch die Lungen und Haut, mitunter auch durch den Urin, zum Theil oxydirt (als Sulfate) ausgeschieden. Die Elimination durch die Lungen beginnt sehr rasch, bei Einleiten in das Unterhautzellgewebe nach 25 Secunden.

Schwefelwasserstoffgas ist, in grösseren Mengen eingeathmet oder auf andere Weise in den Körper eingeführt, ein heftig wirkendes Gift, welches unter Athemnoth und Paralyse, zuweilen nach Convulsionen, zum Tode führt. Gleiche Vergiftungserscheinungen treten auch auf, wenn grössere Mengen Schwefelkalium in den Magen gelangen, indem unter Einfluss der Salzsäure reichliche Entwickelung von Schwefelwasserstoff stattfindet. Der Grund der schädlichen Wirkung des letzteren beruht auf Veränderungen des Hämoglobins und directer Wirkung auf Herz und Nervencentren.

Das Blut in Schwefelwasserstoff erstickter Thiere ist dunkelroth bis dunkelbraun und dunkelt an der Luft (in Folge der Einwirkung der sich durch den Sauerstoff der Luft bildenden Oxydationsstufen) nach; durch Aspiration lässt sich Schwefelwasserstoff nur unvollständig daraus entfernen. Der grösste Theil verbindet sich mit Hämoglobin, und zwar im arteriellen Blute nach Austreibung des Sauerstoffs, zu einer eigenthümlichen, in dünnen Schichten olivengrünen, in dicken braunrothen Substanz von dem Eisengehalte des Hämoglobins, aber 4mal so grossem Schwefelgehalte, unter Abscheidung von Eiweisskörpern und Schwefel. Die respiratorischen Störungen erklären sich aus einer anfänglichen starken Erregung, welche später einer Lähmung Platz macht. Bei der Vergiftung mit Schwefelkalium kommen neben den Veränderungen des Blutes noch Erscheinungen von Corrosion oder Irritation des Magens und der Eingeweide (Erbrechen, Durchfall) vor. Alle alkalischen Sulfurete wirken im Darme kaustisch und üben in starker Concentration kaustischen Einfluss sogar auf die äussere Haut aus. Bei den mit Schwefelkalium vergifteten Thieren wird dieses im Harn unverändert ausgeschieden. Als Antidote sind Natriumhypochlorit, Chlorkalk, auch Eisenhydroxyd oder Eisensaccharat zu empfehlen.

Die Einwirkung kleinerer Dosen Schwefelkalium bedarf einer weiteren gründlichen Untersuchung, namentlich in Bezug auf die Alterationen des Stoffwechsels durch Schwefelwasserstoff. Kleine Gaben bedingen Wärmegefühl im Magen, übelriechende Ructus, bei längerem Gebrauche Störung der Verdauung. Bei Inhalation der Gase an Schwefelquellen, die aber meist ausser Schwefelwasserstoff Kohlensäure enthalten, wird Abnahme der Pulsfrequenz, Verlangsamung der Athemzüge, Eingenommenheit des Kopfes, Schwindel und Muskelschwäche beobachtet. Aeltere physiologische Versuche constatiren Vermehrung der Ausscheidung der Kohlensäure durch die Lungen, sowie des Harnstoffs und der Harnsäure, die auch bei Anwendung in Bädern hervortreten soll. Man schreibt dem Schwefelwasserstoffe irritirende Wirkung auf die äussere Haut, die sich in Schwefelbädern durch lebhaftes Stechen, Brennen und Hitze kundgiebt, und gelind reizende Action auf die Bronchialschleimhaut, welche auch bei Inhalation des Gases auftritt, sowie Vermehrung der Diurese und des Schweisses zu.

Die therapeutische Anwendung des Schwefelkaliums als internes Medicament ist jetzt sehr beschränkt, höchstens giebt man es noch bei chronischer Laryngitis und Heiserkeit. Sehr verbreitet ist der äusserliche Gebrauch bei Gicht, chronischem Rheumatismus, Hautkrankheiten (Prurigo, Acne), Tuberculose, Scrophulose, Metallkachexien (Mercurialismus, Saturnismus). Der Nutzen

künstlicher Schwefelbäder, wie man die mit Kalium sulfuratum bereiteten Bäder gewöhnlich zu nennen pflegt, ist bei diesen Affectionen nicht zu bezweifeln.

Für die Anwendung bei Saturnismus (besonders bei Arthralgie, Tremor und Paralyse) sprechen zahlreiche Erfahrungen; das dabei nicht selten vorkommende Schwarzwerden der Haut durch Bildung von Schwefelblei auf der Epidermis ist wohl nur bei Arbeitern, welche durch Bleistaub erkranken (Arbeiter in Bleiweissfabriken, Maler), beobachtet.

Zur Herstellung künstlicher Schwefelbäder rechnet man 50,0—150,0 Schwefelleber auf ein Vollbad. Um die Entwickelung des Schwefelwasserstoffs zu fördern, verordnet man gleichzeitig 15,0—20,0 rohe Schwefelsäure. Beliebt ist zur Milderung der Wirkung der Zusatz von 120,0—200,0 Gelatina animalis zum Bade. Von Bädern abgesehen wird Schwefelkalium bei Hautaffectionen auch noch in 1—5% Lösung zu Waschungen, ausserdem in Form von Salben (1 : 5—10) und als Schwefelleberseife, Sapo Kalii sulfurati, benutzt. Innerlich giebt man Schwefelkalium zu 0,05—0,3 2—3 mal täglich in wässriger Lösung ohne Zusatz und lässt zur Beseitigung des Geschmacks nach faulen Eiern einen Esslöffel voll eines aromatischen Wassers nachtrinken. Man benutzt wässrige Lösung auch zu Inhalationen (bei Phthise).

Das Schwefelwasserstoffwasser, Aqua hydrosulfurata s. hydrothionica s. hepatica, kommt medicinisch wenig in Betracht. Man benutzt es stark verdünnt bei Vergiftung mit Metallsalzen, auch zur Inhalation. Die Verwendung von Schwefelwasserstoff (und Kohlensäure) im Klystier bei Phthisis ist ohne Nutzen.

Schwefelquellen. — An die Schwefelalkalien reihen sich die als Schwefelwässer (Thiokrenen) bezeichneten natürlichen Mineralwässer, deren hauptsächlichster wirksamer Bestandtheil der Schwefelwasserstoff ist. Sie stellen Lösungen entweder des Gases, mitunter auch von Kohlenoxysulfid (Kohlensäure, in welcher 1 At. O durch S vertreten ist), oder von Schwefelverbindungen der Alkali- oder Erdmetalle oder gleichzeitig von beiden dar. Sie sind theils kalt (Thiopegen), theils warm oder heiss (Thiothermen). Ihr Schwefelgehalt liegt in den Grenzen von 0,01 (Burtscheid) und 0,09 (Nenndorf) in 1000 Theilen. Neben Schwefelwasserstoff kommt in ihnen meist Kohlensäure und reichlich Stickstoff vor, daneben Chlornatrium, Kaliumcarbonat, Erdsalze, und — zumeist in den warmen — eine als Barégine bezeichnete stickstoffhaltige, aus Algen gebildete organische Substanz. In den meisten findet in Folge der Einwirkung des Sauerstoffs der Luft fortwährend Abscheidung von Schwefel statt. Die therapeutische Verwerthung ist im Wesentlichen dieselbe wie die des Schwefelkaliums: bei chronischem Rheumatismus, chronischen Hautaffectionen, chronischen Metallvergiftungen und chronischem Katarrh der Respirationswerkzeuge. Häufig dienen sie bei Syphilis, besonders bei Complicationen mit Hydrargyrose und als Vorbereitungscur für andere antisyphilitische Heilmethoden. Einzelne hierher gehörige Quellen finden auch bei anderen Leiden, z. B bei progressiver Muskelatrophie (Aachen), bei Sexualkrankheiten und verschiedenen Neurosen (Landeck) Anwendung. Ausserdem vindicirt man ihnen heilsamen Einfluss auf Plethora abdominalis, und zwar gestützt auf die noch beweisbedürftige cholagoge Wirkung des Schwefelwasserstoffs.

Für Trinkcuren lassen sich bei der Divergenz des Schwefelgehalts der einzelnen Quellen keine allgemeinen Regeln aufstellen. Bei Bädern beträgt die Temperatur in der Regel zwischen 33 und 36°, in manchen selbst 41°; als mittlere Dauer rechnet man $^1/_2$ Stunde (in Schinznach 3 Stunden). Verschiedene Schwefelwässer dienen auch zu Dampfbädern; ebenso wird, zumal bei respiratorischen Leiden, das Gas der Quellen oder das verstäubte Wasser inhalirt. Wesentliche Unterstützung der Curen bilden in manchen Orten (in Deutschland besonders Nenndorf, Eilsen und Meinberg) die Schwefelschlammbäder bei rheumatischen Affectionen (Gelenkexsudaten, Neuralgien, Contracturen, Paralysen), sowie bei torpiden chronischen Exanthemen und atonischen Fussgeschwüren.

Verschiedene Thiokrenen sind Schwefelkochsalzquellen mit reichlicherem Gehalte von Kochsalz, wohin von deutschen Quellen die Thiothermen Aachen (mit verschiedenen Quellen, von denen die 55° heisse Kaiserquelle auch den Trinkbrunnen [Elisenbrunnen] mit Wasser versorgt), und Burtscheid (mit Thermen von 59—74°) und die Theopege Weilbach (vorzugsweise zu Trinkcuren verwendet) gehören; ferner Baden (Aargau), Mehadia (Ungarn) und Uriage (Frankreich). Aachen, Burtscheid und Weilbach enthalten auch beträchtliche Mengen Natriumcarbonat. Als Schwefelkalkwässer, mit reichlicherem Gehalt an Kalksalzen, charakterisirt sich die Mehrzahl der kalten deutschen Schwefelquellen, wie Nenndorf, Eilsen, Meinberg, Wipfeld (Unterfranken) und Langenbrücken (Baden); ebenso die Therme Baden bei Wien, von schweizer Curorten die Therme Schinznach und die Pegen Gurnigel und Alveneu. Lösungen von Schwefelnatrium, Schwefelnatriumwässer, stellen die sehr zahlreichen Schwefelthermen der Pyrenäen (Barèges, Luchon u. a. m.) und von sonstigen französischen Quellen St. Honoré und Aix-les-Bains dar. In ihrer Wirkung nahestehend sind die Thermen von Landeck in der Grafschaft Glaz und die Thiopege Stachelberg (Glarus).

Aqua; Wasser.

Die Wirkung des Wassers auf den Körper ist ausserordentlich abhängig von seiner Temperatur, und zwar sowohl bei Application auf die äussere Haut als bei interner Darreichung. Bringt man Wasser von 37—40° auf die äussere Haut, so tritt keine veränderte Empfindung ein, wie solche in bekannter Weise bei höherer und bei niederer Temperatur des Wassers sich kundgiebt. Die erfrischende, kühlende Wirkung kalten und namentlich kohlensäurereichen Quellwassers zeigt sich nicht bei Anwendung lauen oder warmen Wassers, durch das im Gegentheil Uebelsein, Aufstossen und selbst Erbrechen hervorgerufen wird. Man benutzt deshalb lauwarmes Wasser als Emeticum. Bei länger fortgesetzter Einführung grösserer Mengen Wassers resultirt allmälig Verdauungsstörung, Durchfall und bedeutende Vermehrung aller Ausscheidungen, besonders des Urins und des Schweisses. Mit der Zunahme der Wassermenge in den Secreten (Harn, Galle, Milch) steigt auch die Quantität ihrer festen Bestandtheile, und zwar parallel mit der des ausgeschiedenen Wassers. Das Maximum der Wasserausfuhr erfolgt in 1—2—3 Stunden, von da an findet allmäliges Sinken statt. Die Vermehrung der festen Harnbestandtheile betrifft besonders Harnstoff und Salze (Kali, Chlor, Schwefel- und Phosphorsäure); dagegen sinkt die Harnsäuremenge des Urins. Warmes Wasser fördert die Harnstoffausscheidung mehr als kaltes. Alle diese Veränderungen der Secretionen beruhen auf Vermehrung der Oxydation im Organismus, unter deren Einflusse auch das Körpergewicht sinkt. Therapeutisch ist Wasser zu Trinkcuren überall indicirt, wo gesteigerter Stoffumsatz erwünscht erscheint oder Anregung der Secretionen und Verflüssigung der Secrete Nutzen verspricht. Es gehört dahin der Gebrauch bei Gicht, Lithiasis, chronischen Metallvergiftungen, ferner bei Magenleiden und trägem Stuhlgang, Bronchitis und Bronchialkatarrhen.

In den meisten Fällen, wo Wasser für sich als Medicament angewendet wird, wird Quellwasser, das sich zu Trinkcuren am besten eignet, benutzt. Man giebt weichem, d. h. nicht stark kalkhaltigem Wasser den Vorzug vor hartem, viele Kalksalze führendem. Selbstverständlich muss bei Kranken anzuwendendes Trinkwasser von organischen Beimengungen oder deren Zersetzungsproducten möglichst frei sein. Als Lösungs- und Auszugsmittel für verschiedene Arzneiformen dient das durch Destillation von fremden Verunreinigungen gereinigte Wasser, ***Aqua destillata, destillirtes Wasser.** Die früher officinelle Aqua communis, d. h. möglichst reines Brunnen-, Fluss- oder Regenwasser ist für die in der Apotheke anzufertigenden Mixturen verwerflich. Selbst das von Abfallstoffen unbeeinflusste Quellwasser, Aqua fontana, eignet sich wegen der darin enthaltenen Salze als Lösungsmittel für viele wirksame Substanzen, die dadurch zersetzt werden, nicht.

Wildbäder. — Dem destillirten Wasser pflegt man in der Regel die als Wildbäder oder Akratothermen oder indifferente Thermen benannten, meist in bergigwaldigen Gegenden belegenen warmen Quellen zu vergleichen, in denen wirksame Salze fehlen. Man benutzt die Wildbäder vorzugsweise zum Baden, jedoch auch zu gleichzeitigen Trinkcuren. Im Wesentlichen haben sie die Wirkung warmer und heisser Bäder. Man kann die über 37° warmen Akratothermen (wärmesteigernde Akratothermen) mehr als umstimmend, die unter 37° warmen (indifferent warme Akratothermen) als tonisirende Curmittel betrachten, wobei die Wirkung der letzteren durch die Lage in hohen waldigen Gegenden kräftig unterstützt wird. Ihre hauptsächlichste Anwendung finden Wildbäder bei erethischen Schwächezuständen, Altersschwäche, schleppender Reconvalescenz, Residuen von Entzündungen oder traumatischen Einflüssen, psychischen Hyperästhesien, Lähmungen, zumal auch tabetischen, Gicht, Rheumatismus, Acne, Pruritus, Prurigo und verschiedenen anderen Hautaffectionen. Die über 37° warmen Wildbäder sind: Gastein (im Salzburgischen, zugleich die höchst belegene), Ragaz-Pfäfers (St. Gallen), Teplitz-Schönau (Böhmen), Römerbad und Tüffer (Steiermark), Luxeuil und Plombières. Wildbäder unter 37° sind Badenweiler und Liebenzell im Schwarzwalde, Warmbrunn (Schlesien), Johannisbad im böhmischen Riesengebirge, Wildbad im Enzthal (Württemberg), Schlangenbad im Taunus, Neuhaus und Tobelbad (Steiermark).

***Radix Sarsaparillae,** Rad. Sassaparillae vel Salsaparillae, Rad. Sarsae; **Sarsaparille,** Sassaparillwurzel.

Die noch vielfach als Alterans benutzte, obschon allerdings im Credit gesunkene Sarsaparille ist die Wurzel mehrerer, strauchige Schlinggewächse bildender, mexikanischer Arten der zur Familie der Asparageen (Smilaceen) gehörigen Gattung Smilax, die ausser Amylum und einer Spur ätherischen Oeles ein kratzend schmeckendes Glykosid Smilacin (Parillin) enthält, dessen Beziehung zur Wirksamkeit der Sarsaparille nicht feststeht.

Der Name Sarsaparilla stammt aus dem Spanischen, wo zarza (Portugiesisch salsa) einen stachligen Strauch (Brombeerstrauch) bedeutet und parilla das Deminutiv von para, Rebe, ist. Im Handel unterscheidet man nach der Herkunft mehrere Sorten, deren Differenzen zum grossen Theil durch die verschiedene Art des Trocknens bedingt sind. Die am meisten benutzte Honduras-Sassaparille, deren Abstammung von einer bestimmten Species noch nicht festgestellt ist, enthält von allen am meisten Stärkemehl. Sie wird in mehreren Fuss langen und 3—10 cm dicken Bündeln verschickt, welche neben den allein zu medicinischem Gebrauche zulässigen Wurzeln auch den Wurzelstock enthalten. Die Wurzeln sind bis 7 dm lang und 4 mm dick, ziemlich gleichmässig cylindrisch, z. Th. mässig längsfurchig, aussen bräunlichgrau bis gelbröthlich. Das Smilacin, welches zu 0,5 beim Menschen höchstens etwas Nausea erregt, wirkt weder diaphoretisch noch diuretisch.

Die Sarsaparille ist der wichtigste Bestandtheil der meisten sog. Holztränke und wird besonders bei Syphilis, bei chronischen Exanthemen (Psoriasis, Furunculosis und multiplen Abscessen), bei Gicht und chronischem Rheumatismus benutzt.

Man giebt sie zu täglich 30,0—60,0 in Abkochung (1 : 12—25), wobei man meist die zerschnittene Wurzel vorher mit dem Wasser mehrere Stunden maceriren lässt. Zu vollständigerer Extraction wird Zusatz von Alkalien empfohlen. Meist verbindet man andere vegetabilische Antidyscratica mit der Sarsaparille und setzt den verordneten Species Süssholz und Gewürze (Coriander und Anis) als Corrigentien oder kleine Mengen von Senna, um die Darmsecretion zu mehren, zu.

Bei Syphilis wird statt einfacher Sarsaparillabkochung meist curmässig das ***Decoctum Sarsaparillae compositum** s. *Decoctum Sarsaparillae compositum fortius, **Sarsaparillabkochung**, angewendet, das eine Modification des früher ungemein geschätzten Zittmann'schen Decocts bildet. Es wird in der Weise bereitet, dass man 20 mittelfein zerschnittene Sarsaparillwurzel mit 520 Wasser 24 Std. lang digerirt und nach Zusatz von āā 1 Zucker und Alaun kocht und gegen Ende des Kochens āā 1 (*0,8) Anis und Fenchel, 5 Sennesblätter und 2 (*2,5) Süssholz zusetzt, darauf die Colatur auf 500 bringt. Das ältere Decoctum Zittmanni enthielt Spuren von Quecksilber (etwa $^1/_2$ mgm. im Liter), davon herrührend, dass man während des Kochens mit dem Alaun und Zucker eine kleine Menge Calomel und Quecksilbersulfid in einem leinenen Beutel in der Flüssigkeit einschloss. Die ältere Zittmann'sche Cur benutzte ausser diesem „starken" Decoct noch ein schwaches. *Decoctum Sarsaparillae compositum mitius, das aus halbsoviel (10) Sarsaparille mit derselben Wassermenge (500) und unter Zusatz von āā 0,5 Citronenschalen, Zimmt, Cardamomen und Süssholz bereitet wurde. Man liess dabei 2—4 Wochen lang bei reizloser Diät abwechselnd starkes und schwaches Decoct trinken, und zwar Morgens 300,0—500,0 starkes Decoct (Morgens warm, Abends kalt) und im Laufe des Tages die doppelte Menge schwaches Decoct.

In früherer Zeit war auch ein zusammengesetzter Sarsaparillsyrup, Syrupus Sarsaparillae compositus, aus Sarsaparille, Chinawurzel, Sassafras, Guajakholz, Chinarinde und Anis bereitet, bei Syphilis in Gebrauch, entweder für sich esslöffelweise oder als Vehikel für Iodkalium. Aehnliche Zusammensetzung haben verschiedene in Frankreich benutzte Syrupe (Sirop de Cuisinier, Sirop sudorifique, Roob Laffecteur).

Rhizoma Chinae. — Aehnlich wie Sarsaparille wird unter dem Namen Chinawurzel, Rhizoma s. Radix Chinae, das knollige Rhizom von Smilax glabra und von anderen in China einheimischen Smilaxarten benutzt. Die schleimig schmeckende Droge enthält vorzugsweise Amylum und nur geringe Mengen Smilacin. Man kann sie in Tisanen (1 : 25—50) zu 15,0—30,0 pro die geben.

Als ostindische Sarsaparille, Radix Sarsaparillae Indicae s. Nanari, wird die bei Syphilis und Hautkrankheiten nach Art der Chinawurzel benutzte Wurzel der ostindischen Asclepiadee Hemidesmus Indicus bezeichnet.

Lignum Sassafras; Sassafras, Fenchelholz. — Das mit graubrauner Rinde bedeckte, fahlröthliche, schwammige Holz der Wurzel von Sassafras officinale Nees (Laurus Sassafras L.), einem in den mittleren und südlichen atlantischen Staaten der nordamerikanischen Union einheimischen schönen Baume aus der Familie der Laurineen, zeichnet sich durch eigenthümlich angenehmen, aromatisch süsslichen, fenchelartigen Geruch und Geschmack aus, der von dem besonders der Rinde angehörigen ätherischen Sassafrasöl, Oleum Sassafras aethereum, herrührt. Das Oel ist frisch farblos, meist gelb, schmeckt brennend, löst sich in 5 Th. Weingeist und ist ein Gemenge von Sassafrascampher, der sich in der Kälte absetzt, dem diesem isomeren, bei 231—233° siedenden Safrol und dem rechtsdrehenden, bei 155—157° siedenden Camphene Safren. Man hat es bei Blennorrhoe der Bronchien und des Darmcanals, bei Intoxicationen mit Bilsenkraut und Tabak, sowie bei Klapperschlangenbiss und Insectenstich benutzt.

Sassafrasholz findet als Diaphoreticum und Antisyphiliticum Anwendung in Form von Tisanen. Wegen seines Gehaltes an ätherischem Oele ist es im Aufguss (1 : 25—50) und bei Verordnung mit Sassaparille und ähnlichen Mitteln im Decocto-Infusum zu verordnen.

***Lignum Guajaci**, Lignum sanctum s. vitae s. benedictum; **Guajakholz**.

Die von den Spaniern als palo santo (heiliges Holz) 1508 von Domingo nach Europa gebrachte Droge, welche ihren Ruf als Antisyphiliticum, der ihr den Namen Franzosenholz verschaffte, zum grossen Theil der 1519 erschienenen Schrift Ulrichs von Hutten de Guajaci medicina et de morbo gallico verdankt, ist das von einem auf den Antillen wachsenden Baume aus der Familie der Zygophylleen, Guajacum officinale L., stammende, ausserordentlich schwere und dichte Holz, das unter dem Namen Pockholz oder Bockholz (corrumpirt aus Pockenholz) vielfach zu Drechslerarbeiten benutzt wird. Es wird von Westindien in centnerschweren Stücken verschickt, kommt aber für den medicinischen Gebrauch im Handel meist in Form von Drehspänen (Rasura ligni Guajaci) vor. Es hat ein spec. Gew. von 1,3 und besteht aus dem dunkel olivengrünen Kernholze, das als Träger der Wirksamkeit angesehen wird, und dem gelbweissen, an der Grenze des Kernholzes grün gestreiften Splinte. Es schmeckt gewürzhaft, schwach kratzend und entwickelt beim Reiben einen angenehmen, an Benzoë erinnernden Geruch.

Als wirksames Princip der Droge wird das besonders im Kernholze vorhandene Harzgemenge betrachtet, welches in einzelnen Ländern als Resina Guajaci officinell ist und sich durch die Eigenschaft, durch Ozon und oxydirende Einflüsse überhaupt prächtig blaue oder grüne Färbung anzunehmen, die durch Reducentien wieder in die ursprüngliche gelbe zurückverwandelt wird, auszeichnet. Das aus Einschnitten des Baums ausgeflossene oder durch Auskochen des Holzes mit Salzwasser oder Erhitzen dünner Holzstückchen am Feuer in Westindien gewonnene Harz bildet dunkelgrüne bis braunschwarze Körner oder Klumpen mit glasartigem Bruche, eigenthümlichem angenehmem Geruche und scharf kratzendem Geschmacke. Es besteht aus drei Säuren, der Guajakonsäure (70%), Guajakharzsäure und Guajaksäure, welche der Benzoësäure sehr ähnlich ist, indifferentem Harze, Guajakbetaharz und einem krystallisirbaren bitterschmeckenden Farbstoffe (Guajakgelb). Weder von einem der Componenten des Guajakharzes noch von diesem selbst existirt befriedigende physiologische Prüfung. Ausser Secundärsyphilis, chronischem Rheumatismus, gichtischen Leiden und chronischen Hautkrankheiten hat man Guajak auch bei Menstrualstockungen und bei Angina tonsillaris nach vorausgeschicktem Brechmittel empfohlen. Man verordnet Lignum Guajaci in schwacher Abkochung (1 : 20), meist in Verbindung mit ähnlich wirkenden Mitteln, besonders in der Form des officinellen Holzthees (s. Präparate). Resina Guajaci wird zu 0,3—1,0 3—4 mal täglich in Pulver, Pillen oder Emulsion gegeben. Die Emulsion nimmt blaue Farbe an, welche bei Zusatz oxydirender Mittel intensiver hervortritt. Eine weingeistige Lösung des Harzes (1 : 5) ist die früher oft bei Rheumatismus zu 20—60 Tr. mehrmals täglich, meist in Verbindung mit Tinctura Colchici und anderen Rheumatica, verordnete Guajaktinktur, Tinctura Guajaci. Neben dieser braunen Tinctur war in gleicher Richtung eine mit Spiritus und Liquor Ammonii caustici bereitete olivengrüne Macerationstinctur, die Tinctura Guajaci ammoniata, die man zu 10—30 Tr. in schleimigen Vehikeln gab, in Gebrauch. Das mit Kalihydrat verseifte Harz wurde als Sapo guajacinus zu 0,1—0,4 in Pillenform verwendet.

Präparat:

***Species Lignorum,** Species ad decoctum lignorum, Species sudorificae, Espèces sudorifiques; **Holzthee.** In Deutschland: Guajakholz 5 Th., Hauhechelwurzel 3 Th., Sassafrasholz, Russisches Süssholz āā 1 Th., Ph. Austr.: Sarsaparilla, Bardana āā 2, Liquiritia, Santalum rubrum āā 1, Guajacum, Lignum Juniperi āā 4. Dient zu schweisstreibenden Curen bei Hautkrankheiten, Syphilis u. s. w. zu 50,0—60,0 pro die, indem man 2 Esslöffel davon mit 6 Tassen Wasser auf 4 Tassen einkochen und Abends oder im Laufe des Tages verbrauchen lässt. Mit Sennesblättern versetzt kann man den Holzthee auch zum Ersatz des Zittmann'schen Decocts anwenden. Fast alle Pharmakopöen haben verschiedene Vorschriften zum Holzthee.

Verordnungen:

1) ℞

Ligni Guajaci rasp.
Rhiz. Graminis āā 40,0
Rad. Liquirit. mund. 10,0

C. c. m. f. species. D. S. Zwei Esslöffel mit 6 Tassen Wasser auf 4 Tassen einzukochen und Abends zu trinken. (Species lignorum Ph. milit.)

2) ℞
Ligni Guajaci 40,0
— *Sassafras*
Rad. Bardanae āā 20,0
— *Liquiritiae mund.* 5,0
Stipitum Dulcamarae 10,0
Fructuum Foeniculi 2,0
C. c. m. f. species. D. S. Nach Bericht.
(Species decocti lignorum. Ph. Norv.)

3) ℞
Ligni Guajaci 50,0
— *Juniperi* 35,0
Rad. Saponariae 10,0
— *Liquiritiae* 5,0
C. c. m. f. species. D. S. Holzthee.
(Species ad Decoct. lignorum. Ph. Suec.)

Tayuya. — Brasilianisches Antisyphiliticum, die Wurzel oder Knolle einer Cucurbitacee, vermuthlich Trianosperma ficifolia, bei Syphilis und Scrophulose in Italien vielfach in Form einer starken Tinktur zu 10—20 Tr. mehrmals täglich benutzt.

Rhizoma s. Radix Caricis: Sandriedgraswurzel, rothe Quecke. — Das Rhizom von Carex arenaria L., einer in Sandgegenden Europas häufigen Cyperacee, war früher als blutreinigendes Mittel so geschätzt, dass man es als Deutsche Sassaparillwurzel bezeichnete. Es wird in dünnen Abkochungen (1 : 25—50) zu 15,0—30,0 pro die bei Flechten und Secundärsyphilis, meist in Verbindung mit andern antidyscratisch wirkenden Drogen verordnet.

*Rhizoma s. Radix s. Stolones Graminis; Queckenwurzel, Graswurzel. — Durch grossen Gehalt (bis 22%) an Zucker (Glykose und Mannit) zeichnet sich der kriechende Wurzelstock der als Unkraut in der alten und neuen Welt verbreiteten Quecke, Agropyrum repens Palisot s. Triticum repens L. (Fam. Gramineae), aus. Derselbe diente früher häufig zu blutreinigenden Tisanen, auch als lösendes Mittel bei Unterleibsaffectionen und wurde innerlich (in Abkochung zu 10,0—15,0 auf 1 Pfd. Wasser pro die, oder als ausgepresster Saft) und in Klystierform applicirt. Ein daraus dargestelltes wässriges Extract von gewöhnlicher Consistenz diente früher als indifferentes Pillenconstituens. Ein dünnes wässriges Extract der Queckenwurzel ist als *Extractum Graminis in Oesterreich officinell. Früher kam auch der eingedickte Presssaft als Mellago Graminis in Anwendung.

Folia Juglandis; Walnussblätter. — Die Blätter des aus Asien stammenden Walnussbaums, Juglans regia L., sind unpaarig gefiedert und bestehen aus 3—9—15 cm langen und über 5 cm breiten, ganzrandigen, zugespitzten Blättchen von balsamischem Geruche und bitterem, etwas herbem Geschmacke. Sie werden vor völliger Entwicklung gesammelt. Ausser eisengrünender Gerbsäure scheinen sie keinen besondern Bestandtheil zu enthalten. Die Walnussblätter werden hauptsächlich bei Scrophulose innerlich und äusserlich verwendet, selten (nach Art der früher officinellen unreifen Fruchtschalen (Cortex viridis s. Putamen nucum Juglandis) in Abkochung zu 10,0—15,0 pro die bei Syphilis.

*Radix Bardanae; Klettenwurzel. — Die Wurzel der in Europa überall einheimischen Klette, Lappa vulgaris Neilr. (Familie Synanthereae), enthält Inulin, etwas Gerbstoff und Zucker. Sie ist in Oesterreich Bestandtheil der Species lignorum und findet wie diese im Decoct (1 : 25—50) bei chronischen Hautkrankheiten und Syphilis secundaria hier und da Benutzung. Beim Volke gelten concentrirtes Decoct und ein Digest mit Provenceröl (Klettenwurzelöl) als das Ausfallen der Haare verhütende Mittel.

Radix Carlinae s. Cardopatiae; Eberwurzel, Rosswurzel. — Die scharfe und starkriechende Wurzel der auf den Gebirgen des mittleren Europa heimischen, schönen Eberdistel, Carlina acaulis L., enthält ätherisches Oel, Harz und Inulin und wurde früher gegen Hautkrankheiten (äusserlich und innerlich), Unterleibsstockungen und gastrische Fieber benutzt.

Radix Saponariae, Rad. Saponariae rubrae; Seifenwurzel. — Die Wurzel des bei uns an Ufern und Hecken wachsenden Seifenkrautes, Saponaria officinalis L. (Fam. Caryophylleae), enthält einen durch seine Eigenschaft, mit Wasser eine schäumende Lösung zu geben, ausgezeichneten, meist als Saponin bezeichneten Körper, der auch in vielen andern Caryophylleen, z. B. der levantischen oder weissen Seifenwurzel (von Gypsophila Rokejeka Del.) vorkommt. Sie ist ohne Geruch, schmeckt anfangs süsslich bitter, später anhaltend scharf und kratzend und bewirkt Zusammenlaufen von Speichel im Munde (daher die Benennung Speichelwurzel). Das Saponin wirkt, in grösseren Mengen in das Blut gebracht, auflösend auf die rothen Blutkörperchen, wird aber im Tractus zersetzt und nur in geringen Mengen resorbirt. Die empirisch ganz nach Art der Sarsaparille medicinisch benutzte Droge findet meist in Verbindung mit andern vegetabilischen Antidyscratica innerlich im Decoct (1 : 15—20, zu 10,0—15,0 pro die) Anwendung und wird gewöhnlich in Speciesform verordnet.

*Caules Dulcamarae, Stipites Dulcamarae; Bittersüssstengel. — Die anfangs bitter, später süss schmeckenden, im Herbst nach Abfallen der Blätter gesammelten Stengel der in ganz Europa verbreiteten strauchartigen Solanee Solanum Dulcamara L. enthalten ein auch in anderen Solanumarten, z. B. in den grünen Theilen und Keimen der Kartoffel, Solanum tuberosum L., in Blättern und Früchten des schwarzen Nachtschatten, Solanum nigrum L., vorkommendes, in toxischen Dosen die Nervencentren lähmendes und gleichzeitig nach Art des Saponins auf die Blutkörperchen und das Hämoglobin wirkendes glykosidisches Alkaloid, das Solanin. Sie finden (zu 0,5—2,0 pro dosi in Pulverform oder im Decoct) namentlich bei chronischen Hautkrankheiten, aber auch bei allen Dyskrasien, wo Holztränke in Gebrauch kommen, ferner bei Hydrops und Ikterus Anwendung. Solanin wird als Solaninum hydrochloricum in Einzelgaben von 0,03—0,1 als ein die Reflexthätigkeit und das Athemcentrum herabsetzendes Mittel bei Asthma, auch als Antineuralgicum gegeben.

***Herba Violae tricoloris**, Herba Jaceae; **Stiefmütterchen**, Freisamkraut. — Das blühende Kraut des in ganz Europa einheimischen Stiefmütterchen, Viola tricolor L., von wilden Exemplaren gesammelt. Es enthält ein brechenerregendes Alkaloid, Violin, und Salicylsäure und ist Volksmittel bei Ekzem, Impetigo und anderen chronischen Hautleiden der Kinder, das zu 1,0—5,0 mehrmals täglich in Pulvern, oder in Abkochung mit Milch oder Wasser (1 : 10) gegeben wird.

Oleum Gynocardiae; Chaulmugra Oel. — Das fette Oel der Samen der ostindischen Bixacee Gynocardia odorata, das eine eigenthümliche Säure (Gynocardsäure) enthält, wird innerlich zu 5 Tr. gegen Phthisis und Dermatosen und extern bei Alopecie, Lepra, Favus u. a. phytoparasitären Hautaffectionen verwerthet.

Folia Toxicodendri, Herba Rhois toxicodendri; Giftsumachblätter. — Ziemlich obsolet sind die früher gegen chronische Hautausschläge, Gicht und Nervenleiden zu 0,03—0,12 in Pulverform oder in Aufguss benutzten Blätter des Giftsumachs, Rhus toxicodendron Mich. Dieser in Nordamerika einheimische Strauch aus der Familie der Terebinthaceen ist besonders dadurch interessant, dass die Berührung der frischen Blätter und des in ihnen, wie in der ganzen Pflanze enthaltenen, an der Luft sich schwärzenden Milchsafts mit der blossen Haut einen eigenthümlichen Hautausschlag hervorruft, welcher eine Combination von Ekzem und Erysipel darstellt und die Besonderheit zeigt, dass er durch Berührung mit den Händen auf andere Körperstellen übertragen werden kann, ja selbst auf andere gesunde Personen durch Berührung transmissibel ist. Die getrockneten Blätter haben derartige Wirkung nicht.

Herba Pulsatillae s. Pulsatillae nigricantis; Küchenschelle. — Das mit der Blüthe gesammelte Kraut der bei uns einheimischen Ranunculaceen Anemone pratensis L. (Herba Pulsatillae minoris) und Anemone Pulsatilla L. (Herba Pulsatillae majoris) wird nur im frischen Zustande zur Darstellung von Präparaten benutzt, weil es beim Trocknen seine ausgesprochene

Schärfe theilweise verliert. Sie enthält eigenthümliche stickstofffreie Stoffe, das Anemonin (Anemonencampher, Pulsatillencampher) und die Anemonsäure, von welchen der erstgenannte das active Princip ist, brennend scharf schmeckt und auf Schleimhäute irritirend, daneben auch auf die Nervencentren herabsetzend wirkt. Man hat die Pulsatilla früher bei Gicht, Rheumatismus, schuppigen Hautkrankheiten und secundärer Syphilis benutzt, doch fand sie ihre hauptsächlichste Anwendung als Specificum bei den unter dem Namen Staar zusammengefassten Augenaffectionen (Amblyopie und Amaurose, Katarakt und Glaukom), daneben auch bei Krämpfen, Hemikranie, Asthma und Hustenreiz. Man gebrauchte entweder das getrocknete Kraut zu 0,1—0,4 in Pulver, Pillen oder im Aufguss (1 : 20—50), oder ein Saftextract, Extractum Pulsatillae, das mitunter bei Hemikranie von vorzüglicher Wirksamkeit ist, zu 0,06—0,2 in Pulvern, Pillen oder Lösung.

Herba Chelidonii; Schöllkraut. — Das in toto gesammelte Schöllkraut, Chelidonium majus L., eine bei uns auf Schutthaufen und an Hecken häufige Papaveracee mit reichlichem, safrangelbem, bitterem und scharfem Milchsaft, welcher mehrere eigenthümliche Körper enthält. Von diesen ist das wichtigste das in toxischen Mengen die Nervencentren, besonders auch das Athem- und vasomotorische Centrum herabsetzende Chelerythrin (Sanguinarin oder Pyrropin). Das Schöllkraut gehört zu den als Lebermittel geschätzten Medicamenten, das namentlich bei Ikterus und bei Druck im rechten Hypochondrium Empfehlung gefunden hat. Mit Löwenzahn und ähnlichen Pflanzen dient der Saft zu Frühlingscuren. Eine aus Schöllkraut dargestellte Tinctura Chelidonii ist ein Hauptlebermittel der Rademacher'schen Schule und wird zu 5—20 Tropfen 3—4mal täglich verabreicht.

Radix Sanguinariae; Blutwurzel. — Die Wurzel der amerikanischen Papaveraceae Sanguinaria Canadensis L. enthält ebenfalls Chelerythrin und scheint mit dem Schöllkraute in ihren Wirkungen ziemlich übereinzustimmen. Das Pulver wirkt niesenerregend und reizt bei directer Application Wunden und Geschwürsflächen. Die Radix Sanguinariae gilt als Specificum gegen Krebs und dient ausserdem innerlich zu 0,03—0,3 bei chronischer Dyspepsie und Bronchitis, Menostase und scrophulösen Affectionen, zu 0,4—0,8 als Antipyreticum bei Rheumatismus acutus und Croup: äusserlich in Pulverform gegen Nasenpolypen, Impetigo und bei schlaffen Geschwüren.

Cortex Condurango; Condurangorinde.

Aehnlich wie Radix Sanguinariae hat die Rinde einer Asclepiadee des tropischen Amerikas, Gonolobus Condurango Triana, als Krebsmittel Anwendung gefunden. Obschon eine specifische Wirkung bei carcinomatösen Processen dem Mittel offenbar nicht zukommt, lässt sich doch nicht verkennen, dass die Droge in einzelnen Fällen von Magenkrebs erhebliche Minderung des Erbrechens und der Schmerzen und durch Hebung des Appetits und der Verdauung Besserung des Allgemeinbefindens bewirkt.

Die Droge stellt dicke verbogene Röhren oder rinnenförmige Stücke mit bräunlicher, längsrunzliger und höckriger, hellgrauer und derb längsstreifiger Aussen- und Innenfläche dar. Sie enthält mehrere ausgesprochen giftige Glykoside, die vorzugsweise auf das verlängerte Mark und das Gehirn wirken und in toxischen Mengen klonische und tonische Krämpfe bedingen.

Man giebt die Condurangorinde gewöhnlich in Abkochung (1 : 10—20), am besten als **Condurangowein, Vinum Condurango,** ein Macerat mit 10 Th. Xeres. Die Dosis beträgt 3 Kaffeelöffel bis 3 Esslöffel 3mal täglich.

Mit der Canadischen Blutwurzel und der Condurango ist die Zahl der Krebsmittel keineswegs erschöpft. Da der Werth der hierher gehörigen Medicamente aber gleich Null ist, abstrahiren wir von einer Aufzählung und erwähnen nur die Flores Calendulae, die unangenehm riechenden Blüthen der bei uns einheimischen Synantheree Calendula officinalis L., Ringelblume, die in Form von Aufgüssen oder von frisch ausgepresstem Safte (zu 30,0—60,0 pro dosi) oder auch als Extract bei Krebs der Mamma und des Uterus den Ruf eines Specificum hatten.

Ebenso zahlreich wie die Krebsmittel sind die als Mittel gegen die Vergiftung durch den Biss von Schlangen benutzten Pflanzenstoffe. Ein Hauptrepräsentant der Specifica gegen den Schlangenbiss, von welchen in tropischen Ländern Hunderte existiren, von denen jedoch bei exacter Prüfung stets die Werthlosigkeit sich erweist, ist der Guako, das Kraut der im tropischen Amerika verbreiteten Composite Mikania Guaco, die auch in Europa bei syphilitischen Affectionen Anwendung gefunden hat. Die Stelle dieser Schlangenmittel vertreten bei uns Serien von sog. Antilyssa, wie man die gegen die Bissverletzungen wüthender Hunde in Anwendung gebrachten Vegetabilien nennt, deren Werth gleich Null ist und welche zum Theil, wie der neuerdings aus Cochinchina zu uns importirte Hoang-nan, die strychninhaltige Rinde von Strychnos Gautheriana, höchst giftige Drogen darstellen. Der Glaube an diese Mittel hat Manchem das Leben gekostet, der durch rationelle Behandlung der Wunde zu retten gewesen wäre.

*Semen Colchici; Zeitlosensamen, Herbstzeitlosensamen.

Die Samen der in Europa auf Wiesen nicht seltenen Liliacee Colchicum autumnale L., Zeitlose, Herbstzeitlose, werden im Frühsommer im fast reifen Zustande gesammelt, sind fast kuglig, bis 3 Mm. dick, punktirt. innen blassgrau, besitzen keinen Geruch und schmecken widrig bitter und scharf. Von der im Herbst unbeblätterte Blüthen und im Frühjahr Früchte und Blätter tragenden, daher als „nackte Jungfer“ oder „filius ante patrem“ benannten Pflanze war früher auch die Zwiebel, Bulbus Colchici. officinell, welche jedoch nur halb so stark wie die Samen wirkt. Noch geringer ist der Alkaloidgehalt der Blätter und Blüthen.

Als das active Princip der Zeitlosensamen erscheint eine krystallisirte Base, das Colchicin, $C_{22}H_{25}NO_6$, die als heftiges Drasticum wirkt und in grösseren Gaben Gastroenteritis und unter Collaps oder Erstickungskrämpfen durch respiratorische Lähmung Tod herbeiführt und diese Wirkung auch von Wunden aus zu Wege bringt. Daneben wirkt es herabsetzend auf die Nervencentra und führt in toxischen Dosen schliesslich nach längerem Bestehen von Enteritis zu einem Stadium completer Anaesthesie, in welchem selbst starke Reize keine spinalen oder vasomotorischen Reflexe bedingen. Auf Herz und Blutdruck ist es ohne Einfluss, ebenso verändert es Blutkörperchen nicht.

Im Organismus der Warmblüter geht Colchicin in Oxydicolchicin, $(C_{22}H_{25}NO_6)_2$, über, das sich durch amorphe Beschaffenheit, rothbraune Farbe und geringere Löslichkeit in Chloroform unterscheidet, sonst aber in gleicher Weise drastisch wirkt.

Physiologisch unterscheidet sich Oxydicolchicin dadurch, dass es auch bei Kaltblütern eigenthümliche Verlängerung der Muskelcontractionen (sog. Veratrinwirkung) veranlasst, während Colchicin bei Fröschen nur paralysirend wirkt. Die drastische Wirkung beider Körper geht mit starker Steigerung der Peristaltik einher, die durch Atropin nicht immer gehemmt wird.

Die drastische Wirkung des Colchicins macht sich manchmal nach Einführung kleiner Dosen in cumulativer Weise geltend, so dass nach Gebrauch spirituöser Colchicumauszüge oft erst nach einiger Zeit profuse Diarrhöen eintreten.

Selbst tödtliche Vergiftungen können durch fortgesetzten Gebrauch von Zeitlosentinctur herbeigeführt werden. Colchicumvergiftung hat das Eigenthümliche, dass sie in der Regel erst mehrere Stunden nach Ingestion des Giftes sich geltend macht. Als chemisches Antidot ist Gerbsäure, die auch symptomatisch (gegen die Durchfälle) passt, indicirt; daneben Excitantien.

Früher gegen Hydrops als Drasticum hydragogum und bei habitueller Obstipation benutzt, wird Colchicum noch heute in Folge der falschen Voraussetzung, dass es vermehrte Absonderung von Harnsäure bewirke, bei Rheumatismus und rheumatischen schmerzhaften und entzündlichen Affectionen, sowie bei Gicht benutzt.

Die Wirkungen bei Gicht sind indessen problematisch. Man betrachtet Colchicum besonders indicirt bei jungen, kräftigen Individuen, nicht zu lange bestehender Arthritis und bei acuten Gichtanfällen oder Exacerbationen im Verlaufe chronischer Gicht. Die purgirende Wirkung ist für die Heileffecte bei Gicht unnöthig. Jedenfalls ist Colchicum in allen Fällen zu meiden, wo Reizung oder Entzündung im Magen oder Darme besteht, ebenso bei stark geschwächter Constitution, da hier leicht in Folge der Diarrhöen Collapsus sich einstellt. Das längere Zeit hindurch ununterbrochene Darreichen von Colchicumpräparaten ist jedenfalls zu widerrathen und beim Eintreten von Uebelsein, Erbrechen oder Brechdurchfällen Aussetzen des Mittels sofort geboten. Ueberhaupt erfordert Colchicum wegen grosser Häufigkeit der Idiosynkrasie gegen das Mittel sehr grosse Vorsicht.

Die Semina Colchici finden nur in Form zweier officineller flüssiger Präparate Verwendung. Es sind dies die **Tinctura Colchici**, *Tinctura Colchici seminis; **Zeitlosentinctur**, und das **Vinum Colchici**, *Vinum Colchici seminis: **Zeitlosenwein.** Erstere wird mit 10 Spir. dil., letztere mit Xereswein (*Malaga) bereitet. Beide werden innerlich zu 10—20—30 Tr. 1—3mal täglich für sich oder häufig in Verbindung mit Opiumtinctur (zur Vermeidung der drastischen Wirkung) gegeben. Maximaldose 2,0 (*1,5) pro dosi, 5,0 pro die.

Auch das Colchicin hat man bei Gichtanfällen und Rheumatismus zu 0,001 3mal täglich in Pillen oder Lösung benutzt. Subcutaninjection bedingt sehr starke örtliche Irritation. Das gelblich weisse, in Wasser und Alkohol lösliche Colchicin des Handels ist ein Gemenge von Colchicin und Oxydicolchicin.

An Colchicum schliesst sich noch eine grössere Zahl von Antirheumatica vegetabilia. So die Folia Rhododendri chrysanthi, die Blätter der sibirischen Schneerose oder Gichtrose, Rhododendron chrysanthum L., die man zu 0,5—1,0 als Pulver oder im Aufguss als Specificum gegen Gicht rühmt, die auch als Emmenagoga benutzten Wurzeln verschiedener südeuropäischer Species von Aristolochia, Radix Aristolochiae longae et rotundae, und das Kraut des Sumpfporsts oder wilden Rosmarins, Ledum palustre L., das stark excitirend und selbst narkotisch wirkt und in nördlichen Ländern bei Keuchhusten und als Diureticum und Diaphoreticum bei Rheumatismus, Dermatosen u. s. w., innerlich in Aufgüssen (2,0—3,0 zu 100,0 Col.), äusserlich in Umschlägen und Bädern gegeben wird.

Tuberculinum Kochii; Tuberculin. Mit diesem Namen wird ein Glycerinextract aus Tuberkelbacillenculturen, dessen actives Princip ein Stoffwechselproduct der genannten Bakterien ist, belegt. Der Effect des von Robert Koch eingeführten Mittels besteht nicht in Ertödtung der Bacillen, sondern in parenchymatöser entzündlicher Infiltration in der unmittelbaren Nähe tuberculöser Heerde und dem sich, jedoch keineswegs in allen Fällen, daran schliessenden Zerfalle des tuberculösen Gewebes. Da die dadurch bedingte Entzündung sich leicht über das gewünschte Mass ausdehnt, mitunter in colossaler Weise, und der Gewebszerfall in einzelnen Organen schlimme Nebenwirkungen, z. B. Blutungen im Gehirn, Perforationen im Darm bedingen kann, da es heftiges Fieber, Schüttelfröste, Mattigkeit und sonstiges Uebelbefinden erzeugt, ferner Tuberculin auch die Verbreitung der Bacillen während des curmässigen Gebrauches nicht verhütet, muss es als ein bei Darm- und Hirntuberculose unbrauchbares und überhaupt für die Privatpraxis unverwendbares gefährliches Mittel bezeichnet werden. Die unzweifelhaft danach auftretenden Besserungen bei Lupus und Gelenktuberculose sind nicht von Dauer; bei Lungentuberculose ist die Anwendung nur in frischen Fällen erlaubt. Man benutzt Tuberculin, das eine bräunliche, klare Flüssigkeit bildet, ausschliesslich subcutan in sterilisirter Verdünnung mit 100 Wasser, bei Lupus zu 0,01 Ccm. in 8—14 tägigen Pausen, bei Lungentuberculose mit 0,001—0,002 beginnend und allmählig steigend.

IX. Classe. Antipyretica, Fiebermittel.

Stoffe, die bei fieberhaften Krankheiten die Körpertemperatur herabsetzen können, heissen Antipyretica. Die abkühlende Wirkung dieser Substanzen beschränkt sich nicht bloss auf die febrile Temperatur und kann deshalb nicht auf die den meisten Antipyretica zukommende antiseptische und antibacterielle Wirkung bezogen werden; denn auch die von Mikroorganismen unabhängige hohe Temperatur nach heissen Bädern, Sommermärschen (Hitzeschlag) wird durch Antipyretica herabgesetzt. Selbst bei normaler Temperatur können diese Wärmeabfall bedingen, jedoch in nicht toxischen Dosen stets nur um einige Decigrade und kaum über das Bereich der normalen Schwankungen hinausgehend.

Ertödtung pathogener Mikroorganismen ist allerdings als Ursache der Heileffecte des Chinins und einzelner anderer Stoffe, die man früher als Antitypica zusammenfasste, bei dem in regelmässigen Intervallen verlaufenden (sog. typischen) Malariafieber zu betrachten, doch kann man die einzelnen fieberhaften Anfälle durch eine Reihe antipyretischer Stoffe unterdrücken, ohne jedoch ihre Wiederkehr zu verhüten.

Man war in früherer Zeit gewohnt, die Wirkung der Antipyretica ausschliesslich als Folge directer Verminderung der Oxydation, der Wärmebildung und des Stoffwechsels zu betrachten, und in Bezug auf einzelne Substanzen (Chinin, Alkohol, Antipyrin) ist eine solche erwiesen. Andere sehr stark temperaturherabsetzende Mittel, z. B. Antifebrin, haben auf den Stoffumsatz keinen oder (in hohen Dosen) selbst einen steigernden Einfluss. Man muss deshalb für solche Stoffe Erhöhung der Wärmeabgabe durch vermehrte Strahlung von der Körperoberfläche als die Ursache der Temperaturabnahme betrachten. In der That kommt bei den meisten Antipyretica bei vermehrter Spannung der Arterien und beschleunigtem Pulse starke Erweiterung der Hautarterien (heisse, rothe Haut) und vermehrte, oft profuse Schweisssecretion im

Beginne der antipyretischen Wirkung vor. Diese Effecte sind indess nicht von directer Wirkung auf die Gefässe oder die Schweissdrüsen abhängig, sondern, wie man allgemein annimmt, von verschiedenen im Gehirn belegenen Partien, welche die Körperwärme reguliren (Wärmeregulationscentren), die durch die fiebererregenden Organismen bezw. deren Stoffwechselproducte in ihrer Function, die Temperatur durch vermehrte oder verminderte Wärmeabgabe normal zu erhalten, gestört sind und durch die Antipyretica wieder zur normalen Thätigkeit zurückgeführt werden.

Der Grad des Effects ist nach den verschiedenen Mitteln und nach den Dosen verschieden. Grössere Dosen wirken rascher entfiebernd als kleine, können aber auch zu subnormalen Temperaturen (Collapstemperaturen) führen. Einzelne Substanzen, wie Chinin, Salicylsäure, Antipyrin, Antifebrin, bewirken den Temperaturabfall nur langsam in einigen Stunden, aber auch für längere Zeit, so dass eine einzige Dosis für 15—24 Stunden ausreicht; bei anderen dagegen, z. B. Kairin, Resorcin, Hydrochinon, erfolgt die entfiebernde Wirkung in $^1/_4$—$^1/_2$ Stunde, hält aber nur wenige Stunden an, wenn man nicht durch Darreichung kleiner Mengen die im Organismus vorhandene Menge auf einer Höhe hält, dass sich deren Wirkung nicht völlig erschöpft. Man kann bei richtiger Dosirung nach erzielter Entfieberung durch eine grössere Gabe den Körper vermittelst kleiner in kurzen Zwischenräumen gereichter Mengen fieberfrei erhalten. Reicht man aber keine nachträglichen kleinen Dosen, so steigt die Innentemperatur rasch wieder zur Fieberhöhe unter gleichzeitigem Auftreten von Frösteln, Gesichtsblässe, Gänsehaut und selbst intensivem Schüttelfrost. Je mehr diese Phänomene sich geltend machen, um so weniger zweckmässig ist natürlich das Antipyreticum.

Bei verschiedenen Antipyretica hat man auch eine sog. conträre Wirkung in der Weise constatirt, dass statt der gewünschten Entfieberung Steigen der Temperatur eintritt. Die Mehrzahl der dahin gezählten Fälle steht mit dem Auftreten von Exanthemen im Zusammenhange, die namentlich Chinin und Antipyrin verhältnissmässig häufig hervorrufen.

Einen Einfluss auf die Krankheitsprocesse, welche die Fieber bedingen, haben die Antipyretica im Allgemeinen nicht. Nur einzelne (Chinin bei Malariafieber, Salicylsäure und einzelne andere bei Gelenkrheumatismus) machen eine Ausnahme. Bei der Mehrzahl tritt dagegen mit der Herabsetzung der Fiebertemperatur auch eine solche der gesteigerten Puls- und Athemfrequenz, soweit diese nicht besondere locale Ursache haben, und eine auffällige Euphorie mit Besserung des Appetits und der Verdauung, nicht selten auch während der Apyrexie mit gutem Schlafe ein.

Von der eine Zeit lang geübten vollständigen Entfieberung der an febrilen Infectionskrankheiten, z. B. Typhus Leidenden, ist man wieder zurückgekommen, da die Heilresultate keine günstigen waren. Man beschränkt die Anwendung auf Fälle, wo das Fieber ohne Zweifel für den Organismus bedenklich ist. Vor allem sind Antipyretica bei Temperaturen über 40° (Hyperpyrexien), die an sich dem Leben gefährlich sind, und bei langdauernden fieberhaften Krankheiten (z. B. bei Phthisis), wo die in Folge des Fiebers gestörte Verdauung den Verfall beschleunigt, indicirt. In letzterem Falle sind, da es sich um bereits geschwächte Individuen handelt, die Dosen mit besonderer Vorsicht zu wählen.

Die ältere Medicin benutzte als fieberwidrige Mittel besonders Stoffe, die durch einen eigenthümlichen erfrischenden und kühlenden Geschmack sich auszeichnen. Zu diesen als Refrigerantia oder Temperantia bezeichneten Mitteln gehören vor allem verschiedene Säuren, deren entfernte Wirkung mit derjenigen der kaustischen Mineralsäuren (S. 204) übereinstimmt, während ihnen die Aetzwirkung abgeht. Allen diesen Säuren kommt ausser herabsetzender Wirkung auf Temperatur und Herzaction der Effect zu, ein sehr unangenehmes Fiebersymptom, den Durst, zu beseitigen. Auf dieser Action beruht auch die Verwendung einer Anzahl säuerlich süsser Früchte, welche gewöhnlich unter der Bezeichnung Obst zusammengefasst werden, zur Darstellung angenehm schmeckender, süsssäuerlicher Syrupe und kühlender Getränke für Fieberkranke.

Die drei hauptsächlich in den verschiedenen Obstarten vertretenen Säuren, Weinsäure, Citronensäure und Apfelsäure. finden sich theils an Basen gebunden, theils frei. Neben denselben enthält das Obst Pectinkörper, auf deren Vorhandensein die Verwendung verschiedener Früchte zur Darstellung von Gelées beruht, Traubenzucker und Fruchtzucker, Proteïnverbindungen und flüchtige Bestandtheile, welche das Aroma der einzelnen Fruchtsorten bedingen. Der Proteïngehalt des Obstes ist so gering, dass, wenn wir danach seinen Nahrungswerth bemessen, etwa 1 Pfd. Kirschen, 2 Pfd. Erdbeeren und $2^1/_4$ Pfd. Aepfel den Nährwerth eines Hühnereies repräsentiren. Auch der Gehalt an löslichen Kohlehydraten ist gering, so dass 1 Pfd. Stärkemehl, das etwa in $5^1/_2$ Pfd. Kartoffeln enthalten ist, seinen Ersatz in 5,4 Pfd. Trauben, 6,7 Pfd. Kirschen oder Aepfel, 7,8 Pfd. Zwetschen, 10,8 Pfd. Johannisbeeren, 12,3 Pfd. Erdbeeren und 12,0 Pfd. Himbeeren findet. Dieser geringe Nährwerth des Obstes erklärt die günstige Wirkung des curmässigen Gebrauchs (Obstcuren) bei Plethora abdominalis, wobei die organischsauren Salze durch gelinde Bethätigung des Stuhlgangs die Wirkung unterstützen. Reichlicher Genuss derbfleischiger Früchte kann Magenbeschwerden und Kolik hervorbringen, weshalb bei reizbarem Magen der Gebrauch rohen Obstes zu widerrathen ist. Bei manchen Personen geben Erdbeeren, Himbeeren und schwarze Johannisbeeren in auffallender Weise zum Entstehen von Urticaria Veranlassung.

In ähnlicher Weise werden auch verschiedene, ebenfalls säuerlich oder kühlend schmeckende Salze seit längerer Zeit als Mittel bei Fieber benutzt, von denen verschiedene, z. B. Kaliumbitartrat, bereits bei den Abführmitteln erwähnt wurden, am meisten aber salpetersaure Verbindungen in Ansehen gestanden haben. Unter diesen war namentlich der Kalisalpeter geschätzt, weil man längere Zeit die Beschleunigung des Pulses für die Hauptsache des Fiebers hielt und diese durch Salpeter zu beseitigen im Stande war. Auf dieser Anschauung beruhte auch die Anwendung anderer früher viel gebräuchlicher Mittel, wie Brechweinstein, Digitalis, Veratrin, durch welche die Fiebertemperatur nur bei Dosen, die unangenehme Nebenwirkungen zur Folge haben, herabgesetzt wird. Ein grosser Fortschritt in unserer Kenntniss der antipyretischen Mittel wurde dadurch gegeben, dass man das ursprünglich nur empirisch bei Wechselfieber gebrauchte Chinin als ein die Fiebertemperatur allgemein herabsetzendes Mittel erkannte. Analog wirkende Stoffe wurden dann später in der Salicylsäure, Carbolsäure und verschiedenen aromatischen Verbindungen gefunden, die z. Th. wegen der geringeren Nebenwirkungen Vorzüge bieten. Ganz analog den antipyretischen Arzneimitteln wirken abkühlende Bäder, die in der Therapie der fieberhaften Krankheiten nicht nur durch Erniedrigung der Temperatur, sondern auch als kräftiges Reizmittel für das gesammte Nervensystem wirken, indem sie die Inspiration beschleunigen, die Blutlüftung und den Kreislauf bessern und dadurch dem Entstehen von Hypostase, Decubitus u. s. w. vorbeugen. Man combinirt sie deshalb oft mit der arzneilichen antipyretischen Behandlung.

Viele Antipyretica (Veratrin, Antipyrin, Antifebrin, Phenacetin) besitzen eine z. Th. auf periphere, z. Th. auf centrale Action zurückzuführende schmerzstillende Wirkung, die sie besonders zur Anwendung bei Neuralgien geeignet macht.

*Acidum tartaricum, Acidum Tartari, Sal essentiale Tartari; Weinsäure, Weinsteinsäure, Rechtsweinsäure.

Die im Pflanzenreiche ausserordentlich verbreitete Weinsteinsäure, $C_4H_6O_6$ oder

$$\begin{array}{l} CH(OH)-COOH \\ | \\ CH(OH)-COOH \end{array}$$

, die in chemischen Fabriken aus gereinigtem Weinstein dargestellt wird, bildet grosse, wasserhelle, häufig zu Krusten vereinigte Krystalle ohne Geruch und von starkem, angenehm saurem Geschmacke. Sie ist luftbeständig, verbrennt an der Luft mit hellleuchtender Flamme unter Caramelgeruch, löst sich in 0,8 kaltem und noch weniger kochendem Wasser, in 2,5 Weingeist, nicht in Aether.

Auf der äussern Haut erzeugt concentrirte Weinsäurelösung in $^1/_4$ Stunde leichtes, nicht lange dauerndes Brennen. Sehr grosse Gaben (24,0—30,0 beim Menschen) wirken toxisch nach Art anderer organischer Säuren, doch steht die Giftigkeit hinter derjenigen der Citronen- und Oxalsäure zurück. Kalk und Magnesia sind die rationellsten Gegengifte. Nichttoxische grössere Gaben bewirken Purgiren, sowie Schwäche und Verlangsamung der Herzaction, wobei der Vagus unbetheiligt ist. Der Harn wird nach Weinsäuregenuss stärker sauer und enthält Calciumtartrat, doch treten immer nur wenige Procente der eingeführten Weinsäure im Urin wieder auf, während der Rest im Blute oxydirt wird.

Als kühlendes und erfrischendes Mittel wird Weinsäure zu 0,2—1,0 mehrmals täglich in Pulverform (mit 20—40 Zucker oder Citronenölzucker) oder in Form der Trochisci Acidi tartarici (1 Weinsäure, $^1/_{10}$ Citronenöl, 30 Zucker), welche die sog. Drops der Zuckerwaarenfabrikanten ersetzen, gegeben. Auch dient sie zur Darstellung der Brausepulver und zu Saturationen. Nicht gesättigte Lösung schimmelt leicht an der Luft unter Zersetzung. Bei fötiden Fussschweissen streut man Weinsäure in die Strümpfe oder tränkt letztere mit Weinsäurelösung.

***Acidum citricum**, Acidum citricum crystallisatum. Acidum Citri; **Citronensäure.**

Die aus dem Citronensafte dargestellte Citronensäure, $C_6H_8O_7$, findet sich ausser in den Früchten von Citrus Limonum und andern Citrusarten noch in den verschiedensten süsssäuerlichen Früchten (Kirschen, Heidelbeeren, Preisselbeeren, Moosbeeren, Stachelbeeren, Johannisbeeren, Vogelbeeren, Erdbeeren, Rosenäpfeln). Sie bildet grosse, farb- und geruchlose, wasserhelle Säulen von stark angenehm saurem Geschmacke, welche in sehr feuchter Luft zerfliessen und sich unter beträchtlicher Kälteerzeugung in 0,54 Wasser, in 1 Weingeist und 50 Aether auflösen. Die Citronensäure ist eine dreibasische Säure, deren Alkalisalze in Wasser sich leicht lösen. Sie verwittert in der Wärme und schmilzt bei etwa 165°. Concentrirte Lösung hält sich unverändert, verdünnte Lösungen zersetzen sich unter Schimmelbildung selbst in verschlossenen Gefässen.

Die Citronensäure wird im Magen und Darm leicht resorbirt und im Blute vollständig zu Kohlensäure und Wasser verbrannt. Epidermatisch wirkt concentrirte Citronensäurelösung weder ätzend noch reizend. Erst sehr hohe Dosen (mehr als 30,0 beim Menschen) scheinen toxische Wirkung zu besitzen, doch übertrifft sie bei Thieren die Weinsäure an Giftigkeit. Auf die Herzaction wirkt sie wie Weinsäure verlangsamend und schwächend.

Die Citronensäure dient als kühlendes Mittel zu 0,5—1,0 pro dosi in Pulver oder Pastillen (0,05 mit 1,25 Zucker); auch kann sie zu Brausepulvern und Saturationen wie Weinsäure benutzt werden. Aeusserlich ist Citronensäurelösung zu schmerzlindernden Umschlägen bei Krebsgeschwüren, zu Bepinselungen (1 : 10) und Gurgelwässern (1 : 50—100) bei Diphteritis benutzt.

Als Pulvis ad Limonadam, Limonadepulver, war früher eine theelöffelweise verwendete, ex tempore zu bereitende Mischung von 10,0 Citronensäure, 120,0 Zucker und 1 Tr. Citronenöl officinell.

*Succus Citri; Citronensaft. — Der als Surrogat der Citronensäure nicht selten verwendete Saft aus den länglich ovalen, hochgelben, dünnschaligen, als Citronen oder Limonen, Fructus s. Poma Citri s. citrea, bezeichneten sauren Früchten von Citrus Limonum Risso enthält ausser citronensauren Salzen eine Menge freier Citronensäure (im Ganzen etwa 5,5%). Man gebraucht ihn zur Stillung des Durstes und als kühlendes Mittel, indem man entweder mit Zucker bestreute Citronenschalen in den Mund nehmen lässt oder Succus Citri in Zuckerwasser oder Kohlensäurewasser verordnet. Ausserdem hat man ihn bei Rheumatismus acutus (zu 30,0 pro dosi) und bei Hydrops curmässig verwendet (manchmal in enormen Quantitäten, von einer Citrone pro die allmälig auf 15—20 steigend), doch ist vor excessivem und zu langem Gebrauche zu warnen, da danach bedenklicher Collapsus, Haemoptysis und Darmblutung vorkommen können. Besonderen Ruf hat der Citronensaft sowohl prophylaktisch wie als Heilmittel beim Scorbut, weshalb man bis in die neueste Zeit hinein in England und in Amerika fast jedes Schiff damit verproviantirt. Günstige Wirkung sieht man sehr häufig vom Citronensaft beim Erbrechen; auch lässt er sich wie Essig bei Vergiftung mit ätzenden Alkalien als Antidot verwenden. Aeusserlich dient Citronensaft als Adstringens, z. B. bei lockerem, leicht blutendem Zahnfleische, sowie bei Pernionen, als Mittel zur Verhütung von Decubitus, gegen Ausfallen der Haare, bei Epheliden u. a. Affectionen; pharmaceutisch als Geschmackscorrigens bei manchen schlechtschmeckenden Mixturen

(Glaubersalz-, Senna-, Rheummixturen, Oelemulsionen) und zur Bereitung von Saturationen. Lösung von 8 Zucker in 5 frisch ausgepresstem und filtrirtem Citronensaft bildet den *Syrupus Citri, Syrupus acetositatis Citri, Citronensyrup, ein angenehmes, aber theures Corrigens, das sich zum Getränk mit Wasser (1 : 100—150) verwenden lässt.

Syrupus cerasorum, Syrupus Cerasi; **Kirschensyrup,** Kirschsyrup. — Der nur als Corrigens für Mixturen verwendete filtrirte und mit Zucker (13:7) versetzte Saft der mit den Kernen zerstampften sauren Kirschen oder Morellen, Cerasa acida, Fructus Cerasi, der Früchte von Prunus Cerasus var. austera L. und var. acida Koch (Cerasus acida Gaertn.), enthält reichlich Apfelsäure und Citronensäure. Da die Kirschkerne kleine Mengen von Amygdalin einschliessen, enthält der Syrup geringe Mengen Blausäure und Bittermandelöl, welche auf die Wirkung ohne Einfluss sind, dagegen ihm ein angenehmes Aroma verleihen.

***Syrupus Rubi Idaei; Himbeersyrup.** — Die unter dem Namen Himbeeren, Fructus Rubi Idaei, wohlbekannten Früchte des in ganz Europa einheimischen Himbeerstrauches, Rubus Idaeus L. (Fam. Rosaceae), dienen frisch im reifen Zustande, wo sie Apfelsäure, Citronensäure, Zucker, Pektinstoffe, ein eigenthümliches ätherisches Oel und ein Stearopten (Himbeercampher) enthalten, zur Darstellung des als Zusatz zu kühlenden flüssigen Mixturen sehr gebräuchlichen Himbeersyrups. Der Himbeersyrup ist von rother Farbe, die durch Zusatz von $^1/_2$ Vol. Salpetersäure nicht in Gelb übergeht. Alkalien färben denselben blau. Mit 2 Th. Acetum purum ex tempore gemischt, bildet er den als kühlendes Getränk (mit Wasser vermischt) beliebten Himbeeressig, Acetum Rubi Idaei. Der bei Darstellung des Himbeersaftes resultirende Presskuchen diente früher zur Bereitung aromatischer Wässer, Aqua Rubi Idaei und Aqua Rubi Idaei concentrata, die ein angenehmes Vehikel für Mixturen bilden.

Ausser Sauerkirschen und Himbeeren sind noch verschiedene andere saure Früchte zur Bereitung von Syrupen benutzt. Am reichlichsten findet sich freie Säure (vorwaltend Citronensäure) in den Johannisbeeren, den Früchten von Ribes rubrum L. (zu 1,84—2,31 %), welche den aus rothen Johannisbeeren bereiteten *Syrupus ribium liefern. In Oesterreich ist auch der Maulbeersyrup, *Syrupus mororum, aus den Früchten des Maulbeerbaumes, Morus nigra L., officinell. Nur in einzelnen Ländern gebräuchlich sind Syrupe aus Gichtbeeren (Syrupus ribium nigrorum), Brombeeren (Syrupus Rubi fruticosi), Erdbeeren (Syrupus fragarum), Aepfeln (Syrupus pomorum), Pfirsichen (Syrupus persicorum), Berberitzen (Syrupus Berberidis), Moosbeeren (Syrupus Oxycocci) u. a.

*Acidum phosphoricum; Phosphorsäure.

Mit dem Namen Phosphorsäure belegt man wässrige Lösungen der Orthophosphorsäure (oder der gewöhnlichen Phosphorsäure) von verschiedener Stärke. Dieselben bilden klare, farb- und geruchlose, sauer schmeckende Flüssigkeiten. Das deutsche Präparat hat ein spec. Gew. von 1,154 und enthält 25 % Phosphorsäure, das österreichische hat das spec. Gew. 1,094 und enthält 16,6 % Säure. Die Orthophosphorsäure (dreibasische oder c-Phosphorsäure), PO_4H_3, stellt eine farblose, syrupdicke, stark saure, in allen Verhältnissen in Wasser lösliche Flüssigkeit dar, die beim ruhigen Stehen in vier- und sechsseitigen Säulen krystallisirt. Neben derselben war früher als Acidum phosphoricum siccum s. glaciale ein Gemenge von Metaphosphorsäure und Pyrophosphorsäure officinell, welches besonders da benutzt wurde, wo Phosphorsäure in Pillen zur Verordnung kam.

Die Phosphorsäure schliesst sich in ihrer Wirkung und Anwendung den unorganischen Säuren an, nur gehen ihr kaustische Wirkungen ab, indem wässrige Lösungen von Orthophosphorsäure Eiweiss nicht direct, sondern erst nach Zusatz von Kochsalz oder andern Neutralsalzen fällen. In Folge davon wirkt sie verhältnissmässig wenig irritirend auf die Magenschleimhaut und stört die Verdauung minder stark als Schwefelsäure und Salpetersäure, ein Umstand, der sie in allen Fällen indicirt, wo es sich um Erzielung entfernter Wirkungen der Säure durch längere Darreichung handelt. Hieraus und aus dem angenehmeren Geschmacke erklärt sich der Vorzug, welcher der Phosphorsäure namentlich bei Behandlung fieberhafter Affectionen gegeben wird. Schon relativ geringe Mengen (2,0 in Zuckerwasser) bedingen bei gesunden und kranken Menschen Pulsverlangsamung und geringen Temperaturabfall unter Zunahme der Acidität des Harns und ohne sonstige Nebenwirkungen. Auf Thiere wirken grössere Dosen toxisch. Bei Warmblütern tritt nach subcutaner Application (zu etwa 8,0) oder Einführung in die Venen Verlangsamung, Schwäche und Irregularität des Herzschlages, Abnahme der Respirationsfrequenz, Sinken des Blutdruckes und der Körpertemperatur, Mattigkeit und Tod ein. Bei Einführung diluirterer Lösungen in das Gefässsystem bewirkt Phosphorsäure zuerst durch Reizung des Vaguscentrums, des vasomotorischen Centrums und der grossen motorischen Ganglien Pulsverlangsamung, Steigen des Blutdrucks und klonische und tonische Krämpfe; später erfolgt Lähmung dieser Centren und Tod durch Athemstillstand, während die automatischen Herzganglien zuletzt gelähmt werden; im Harn treten Eiweiss und Epithelialcylinder, mitunter auch Hämoglobin auf. Die Section ergiebt bei Phosphorsäurevergiftung fast constant Ekchymosen in den Lungen, fettige Degeneration in Leber, Nieren und Muskeln und Veränderung des Blutes, das durch Phosphorsäure dunkel, dünnflüssig, lackfarben und schwer coagulabel erscheint; bei interner Vergiftung finden sich Erosionen, Röthung und Schleimhautablösung durch starke blutige Ergüsse im Magen und Duodenum. Die Orthophosphorsäure ist weit weniger giftig als Meta- und Pyrophosphorsäure.

Abgesehen von der Anwendung als Antipyreticum hat die Phosphorsäure noch bei einer Reihe von Affectionen der verschiedensten Art Benutzung gefunden, ohne dass jedoch ein reeller Werth des Mittels bis jetzt irgendwie nachgewiesen wäre. So bei Schwächezuständen und Knochenleiden, als Lösungsmittel für Oxalatsteine, als blutstillendes und secretionsbeschränkendes Mittel, bei Spermatorrhoe, Diabetes u. a. m.

Man giebt Phosphorsäure innerlich zu 0,5—1,5 mehrmals täglich, meist in starker Verdünnung mit wässrigen Flüssigkeiten (in Mixturen 1 : 25—50, im Getränk 1 : 100—250), zweckmässig unter Zusatz schleimiger Substanzen, selten in Tropfen oder (die officinelle Säure eingedampft als Acidum phosphoricum siccum) in Pillen.

***Kalium nitricum**, Kali nitricum, Nitrum depuratum, Nitras kalicus depuratus; **Kaliumnitrat**, Salpeter, Kalisalpeter.

Das Kaliumnitrat, KNO_3, bildet durchsichtige, farblose, luftbeständige, längsstreifige, prismatische Krystalle oder ein weisses Krystallpulver von kühlendem, scharfsalzigem Geschmacke. Es löst sich in 4 kaltem und in weniger als $1^1/_2$ kochendem Wasser, nicht in Weingeist. Bei 350° schmilzt es zu einer dünnen Flüssigkeit; in stärkerer Hitze entwickelt es Sauerstoff und wird zu Kaliumnitrit, KNO_2, das bei sehr hoher Temperatur in Kali, Sauerstoff und Stickstoff zerfällt. Salpeter ist bei höheren Hitzegraden ein äusserst kräftiges Oxydationsmittel und verpufft beim Erhitzen mit Schwefel, Kohle und andern brennbaren Körpern auf das heftigste (Anwendung zu Schiesspulver).

Die Wirkung des Salpeters setzt sich zusammen aus einer örtlichen Action, wobei das Salz den Alkalisulfaten sich analog verhält, indem es in kleinen Gaben nicht oder wenig irritirend, in mittleren purgirend, in grossen (besonders in Substanz oder sehr concentrirer Lösung) irritirend wirkt, und aus einer entfernten, auf Herz, Muskeln und Nervencentra gerichteten, vom Kaliumgehalte abhängigen Action, in Folge deren es in nicht zu kleiner Dosis Verlangsamung des Pulsschlages und der Temperatur, in sehr grossen selbst tödtlichen Collapsus bedingt. Die Elimination erfolgt sehr rasch durch Harn und Speichel. Die Harnmenge wird schon durch kleine Salpetermengen vermehrt; bei mittleren Dosen tritt ebenfalls Vermehrung der Diurese bei Herabsetzung der Harnstoffausfuhr ein.

Bei grösseren Dosen geht die grösste Menge des Salzes in Folge beschleunigter Peristaltik mit dem Stuhle wieder ab. Bei Vergiftungen findet sich Kaliumnitrat im Blut, Milz und Leber; partielle Umwandlung in das weit giftigere Kaliumnitrit ist nicht sicher gestellt. Die Salpetervergiftung verläuft in einzelnen Fällen als intensive Gastroenteritis mit Blutbrechen, blutiger Diarrhöe und heftigen Leibschmerzen, in andern unter Erscheinungen entfernter Wirkung, wie Frostschauer, Mattigkeit, Verlangsamung des Pulses und der Athemzüge, allgemeiner Apathie, bisweilen Zittern, Hallucinationen, Verlust des Sehvermögens und der Sprache, selbst Convulsionen. In einzelnen Fällen findet sich Mischung entfernter und örtlicher Symptome, anfangs starker Collapsus, später ein mit der Gastroenteritis in Zusammenhang zu bringender febriler Zustand. In den meisten Fällen erfolgt bei angemessener symptomatischer Behandlung Genesung. Bisweilen bleiben Magenkrampf, Dysurie, Kältegefühl in den Händen und Füssen und längs des Rückens, Zittern und Lähmung der Extremitäten längere Zeit zurück. Bei längerem Gebrauche grösserer Gaben Kalisalpeter (1,0—3,0) kommt es zu Blässe, Schläfrigkeit, Unlust zu Anstrengungen und ähnlichen Phänomenen, wie sie beim Bromkalium als Folge längeren Gebrauches bekannt sind. Bei Thieren erfolgt der Tod nach toxischen Dosen bei Injection in die Vene unmittelbar, bei Subcutanapplication in 20 Min. unter rapidem Sinken der Herzthätigkeit und dadurch bedingtem vermindertem Gaswechsel im Blute unter epileptiformen Krämpfen. Man hat vielfach angenommen, dass der Tod die Folge von Einwirkung auf den Herzmuskel sei, und das Kaliumnitrat besonders mit Digitalis verglichen; doch zeigt das durch directe Infusion in das Blut zum Stillstande gebrachte Herz noch unvollkommen rhythmische Contractionen, und durch fortgesetzte künstliche Respiration und mechanische Reizung des Herzens ist der definitive Tod selbst bei solchen Thieren abzuwenden, die schon 36 Std. im Scheintod sich befinden. Ist aber der Tod auch kein Herztod, sondern Folge der Lähmung des respiratorischen Centrums, das durch Kaliumnitrat anfangs erregt, dann herabgesetzt wird, und des vasomotorischen Centrums, so ist doch eine directe Wirkung auf den Herzmuskel nicht zu bezweifeln, da auch das völlig isolirte Herz durch grosse Mengen Kaliumnitrat zum Stillstande gebracht wird und bei Infusion von Salpeter das Herz stets früher als die Muskeln afficirt wird, während bei Injection in eine Arterie die von dieser versorgten Muskeln ebenso früh betroffen werden.

Die Anwendung des Kalisalpeters als antifebriles Mittel beschränkt sich auf acute entzündliche, fieberhafte Affectionen, wie Angina, Pneumonie, Pleuritis, Peri- und Endocarditis, Poliarthritis rheumatica und auch hier ist er durch andere Mittel verdrängt.

Contraindicirt ist Salpeter bei acutentzündlichen Affectionen des Magens und Darmcanals, sowie bei entzündlichen Zuständen der Nieren, da grosse Dosen Albuminurie herbeiführen können. Man vindicirte ihm früher besondere antiphlogistische Wirksamkeit durch Veränderung des Blutfaserstoffs. Unter Einwirkung medicinaler Dosen Salpeters sollte bei Fiebernden das Aderlassblut einen kleineren und weniger dichten Blutkuchen geben. Bei Vergiftungen mit Salpeter ist das Blut dünnflüssig und schwer coagulabel. Blutfibrin wird in Salpeterlösung (1 : 10) in einigen Stunden gelöst; dasselbe Lösungsvermögen besitzen aber verschiedene andere Kalium-, Natrium-, Ammonium- und Bariumverbindungen. Ebenso tritt die hellrothe Farbe, welche Blut bei Zusatz von Kaliumnitrat zeigt, auch durch verschiedene Neutralsalze (Chlornatrium, Chlormagnesium) ein.

Auch die früher verbreitete Anwendung als Diureticum, bei pleuritischen und pericarditischen Exsudaten, gegen Scorbut, Hämorrhagien, Polydipsie u. a. ist bedeutend zurückgegangen.

Die diuretische Wirkung des Salpeters zeigt sich bei kleineren Dosen eben so gut wie bei grösseren und ist unabhängig von Steigerung des Blutdruckes. Von Bedeutung ist hier wie bei anderen Kaliverbindungen deren bedeutende Diffusionsgeschwindigkeit. Bei Gonorrhoe, wo Salpeter früher als Antiphlogisticum viel Ruf hatte, wirken grosse Gaben entschieden reizend.

Man reicht Salpeter innerlich zu 0,2—1,2 1—2stündlich (2,0—8,0—10,0 im Tage), selten als Pulver, z. B. mit 3 Weinstein und 6 Zucker als Pulvis temperans, oder, geschmolzen und auf eine kalte Platte geträufelt, als sog. Nitrum tabulatum oder Sal Prunellae, meist in Solution stark verdünnt in Wasser, schleimigen Decocten und nöthigenfalls Emulsionen.

Aeusserlich dient Salpeter wegen der Eigenschaft, bei Auflösung in Wasser Wärme zu binden, als kühlendes Mittel. Viel gebraucht wurden früher, besonders bei Kopfwunden, die Schmucker'schen Fomentationen, Fomentationes Schmuckeri s. frigidae, ursprünglich meist aus ää 1 Salpeter und Salmiak, 12 Essig und 40 Wasser bereitet, die man jetzt durch Eisblasen ersetzt. Sollen dieselben wirken, muss die Auflösung der Salze bei der Application und nicht vorher in der Apotheke geschehen.

Noch am meisten gebräuchlich ist Salpeter in Form von **Salpeterpapier, Charta nitrata** s. nitrosa. Das als Antiasthmaticum nicht ohne Nutzen verwendete Präparat wird durch Tränken von Fliesspapier mit wässriger Salpeterlösung (1 : 5) und Trocknen erhalten. Man benutzt es in der Weise, dass man die aus dem verglimmenden Salpeterpapier aufsteigenden Dämpfe im Beginne eines asthmatischen Anfalls oder Abends vor dem Schlafengehen einathmen lässt. Man lässt zu diesem Zwecke $^1/_4$—$^1/_2$ Quartblatt auf einem Teller verbrennen. Man sucht die vermuthlich auf der O Entwickelung beruhende Wirksamkeit des Salpeterpapiers noch dadurch zu erhöhen, dass man den zur Tränkung des Fliesspapiers bestimmten Salpeter in Stechapfelblätter-Aufguss löst oder statt Papier Folia Belladonnae, Nicotianae oder Digitalis benutzt.

Natrium nitricum, Natrium nitricum depuratum, Nitrum cubicum; **Natriumnitrat,** Natronsalpeter. — Das Salz, $NaNO_3$, das durch Reinigen und Umkrystallisiren des aus Südamerika als Dungmaterial in grossen Quantitäten eingeführten Chilisalpeters gewonnen wird, stellt farblose, durchscheinende, rautenförmige, salzig kühlend bitter schmeckende, sich in trockner Luft nicht verändernde, in 1,5 Th. Wasser oder 50 Th. Weingeist lösliche Krystalle dar. Es wird wie Kaliumnitrat verwendet, dem man es früher wegen der danach seltener auftretenden Verdauungstörungen vorzog; doch ist es als Natriumsalz kein Antipyreticum von Bedeutung und setzt auch in grossen Dosen Frequenz und Energie der Herzcontractionen und die Temperatur nicht herab. In grösseren Mengen wirkt es purgirend. Auf Croup- und Diphtheritismembranen wirkt wässrige Solution fast ebenso lösend wie Kalkwasser. Bei den Rademacherianern gilt es als Specificum bei Ruhr.

Der im Handel vorkommende Chilisalpeter hat mitunter Vergiftungen bei Thieren, insbesondere Kühen, welche ihn in Substanz oder Lösung verschlungen hatten, herbeigeführt. Diese rührt vorzugsweise von Entzündung der ersten Wege her, welche Chilisalpeter wie Kalisalpeter in conc. Form hervorbringt; daneben ist möglicherweise Uebergang in stark giftiges salpetrigsaures Natrium, welches sich, ähnlich wie ausserhalb des Körpers im Contact mit Muskelsubstanz und anderen organischen Stoffen, auch im Organismus und theilweise schon im Darm aus Natriumnitrat bilden kann, im Spiele. Das Nitrit fehlt übrigens beim Menschen im frischen Harn, selbst bei wochenlanger Darreichung von 0,5 bis 1,0 mit Natriumnitrit verunreinigtem Natronsalpeter, tritt aber beim Stehen des Harns in Folge Einwirkung organischer Keime auf.

Man verordnet Natriumnitrat wie Kalisalpeter, aber in grösseren Dosen. Bei Ruhr giebt man sogar 25,0 in 200,0 Wasser gelöst pro die. Auch äusserlich (1 : 2 Wasser) kann es wie Kalisalpeter als kühlendes örtliches Antiphlogisticum benutzt werden.

In ähnlicher Weise ist auch Ammonium nitricum, Nitras Ammoniae s. Nitrum flammans, zu 0,5—1,5 pro dosi innerlich gebraucht. Besonders gut dient dieses Salz zu Kältemischungen; bei Application von 150,0 in einem Eisbeutel mit dem gleichen Volumen Wasser sinkt die Temperatur von 16° auf 1,5° und erhält sich noch nach einer Stunde unter 8°.

***Veratrinum; Veratrin. Rhizoma Veratri,** Radix Veratri albi, Radix Hellebori albi; **weisse Nieswurzel.**

Das in verschiedenen Arten der Gattung Veratrum und verwandter Genera der Familie der Melanthaceen vorhandene Alkaloid Veratrin, $C_{37}H_{55}NO_{11}$, bildet ein weisses oder graulichweisses, lockeres, geruchloses Pulver, das sich in kaltem Wasser fast gar nicht, in kochendem Wasser schwierig, in 4 Th. Weingeist und 2 Th. Chloroform, weniger in Spiritus dil. und Aether, auch, unter Bildung von meistens gummiartigen Salzen, in verdünnten Säuren löst. Mit kochender Salzsäure giebt Veratrin rothe Lösung. Es wird aus den Fructus Sabadillae (S. 92) dargestellt und ist in den Pflanzen, welche es enthalten, meist von anderen ähnlich wirkenden Alkaloiden begleitet.

Das Rhizoma Veratri stammt von der auf den Alpen und Pyrenäen wachsenden Melanthacee Veratrum album L. Die Droge stellt das dunkelbraune, aufrechte, bis 8 cm lange und 2—5 cm. breite, bis 25 mm dicke Rhizom mit den gelblichen, höchstens 3 dm langen und etwa 3 mm dicken Wurzeln dar. Beim Kauen erregen Rhizom und Nebenwurzeln starkes Brennen und beim Einathmen in Pulverform heftiges Niesen. Das Rhizom von Veratrum album enthält kein Veratrin, sondern vorwaltend Jervin, daneben noch drei Alkaloide, Veratralbin, Pseudojervin und Rubijervin, deren physiologische Verhältnisse bisher experimentell nicht feststehen.

In Salbenform oder spirituöser Lösung auf die äussere Haut gebracht, erregt Veratrin Gefühl von Wärme und Prickeln, dass sich manchmal bis zu Schmerzempfindung steigert und meist mit Gefühl von Kälte und Pelzigsein endigt; Veränderung der Hautfarbe resultirt dabei nicht, nur bei längere Zeit hindurch fortgesetztem Einreiben kann juckender, frieselähnlicher Ausschlag entstehen. Minimale Mengen bewirken, auf die Zunge gebracht, Kratzen im Halse und Vermehrung der Speichelsecretion. Besonders intensiv ist die Wirkung auf die Nasenschleimhaut,. indem die geringsten Mengen Veratrin oder Pulvis Veratri mit anhaltendem Kitzel verbundenes heftiges Niesen (daher der Name Nieswurz) erregt, das selbst mehrere Stunden persistirt.

Schon das unvorsichtige Oeffnen mit Veratrin gefüllter Gläser ist im Stande, 4 Stunden dauernden Nieskrampf hervorzubringen. Nasenbluten und intensive Coryza, Ptyalismus, trockner Husten, Brennen im Schlunde können als Residuen der Irritation dem Niesen folgen.

In den Magen gebracht, ruft Veratrin in etwas grösseren Mengen leicht Brechneigung und Erbrechen, sogar Blutbrechen, sowie Durchfälle hervor. Brechenerregende und kathartische Wirkung erfolgt auch bei subcutaner und endermatischer Application. Die Resorption geschieht von der Magenschleimhaut, von der Pleura und Tunica vaginalis, bei angesäuerter Lösung auch vom Unterhautzellgewebe aus. Das Alkaloid geht in den Harn über.

Die entfernte Wirkung giebt sich bei Menschen und Thieren theils durch eigenthümliche Veränderung der Muskulatur, theils durch Beeinflussung der Temperatur und des Pulses zu erkennen. Die erstere zeigt sich besonders an Thieren bei Vergiftung mit nicht zu grossen Mengen als Steigerung der Erregbarkeit der quergestreiften Muskeln in der Weise, dass auf einen einfachen Reiz des Muskelnerven oder des Muskels nicht eine kurze Zuckung, sondern eine sich nur langsam wieder lösende tetanische Contraction erfolgt. Bei grossen Dosen folgt auf die Steigerung der Erregbarkeit Lähmung der Muskeln.

Im Stadium der gesteigerten Erregbarkeit entwickelt der Muskel bei seiner Contraction mehr Wärme als unter normalen Verhältnissen. Die Hubhöhe wird bei kleinen Dosen um das Doppelte gesteigert. Rückenmarksdurchschneidung oder Lähmung der Nervenendigungen durch Curare modificirt die Muskelwirkung nicht.

Die Wirkung des Veratrins auf die Circulation beruht theils auf der verminderten Function des Herzmuskels, den das Gift in gleicher Weise wie die willkürlichen Muskeln afficirt, theils auf Nervenwirkungen des Mittels. Kleine Dosen wirken zuerst beschleunigend auf den Puls, dann verlangsamend, grosse sofort verlangsamend und schliesslich lähmend. Vagus und vasomotorisches Centrum werden durch Veratrin zuerst gereizt, dann herabgesetzt; der Blutdruck sinkt rasch und bedeutend. Auch andere Theile des Nervensystems werden beeinflusst. So die peripherischen Nervenendigungen, die Vagusendigungen in den Lungen und das Athmungscentrum, welche Veratrin zuerst erregt, später lähmt. Grosse Dosen führen zu asphyktischem Tode, bei welchem das Herz in Diastole stillsteht. Auf das Gehirn wirkt Veratrin nicht oder erst sehr spät, da beim Menschen das Sensorium nur bei schwerem Collaps getrübt wird. Die Temperatur sinkt mitunter schon nach kleinen Gaben (beim Menschen nach 2 Dosen von 6 Mgm.) um mehrere Grade.

Bei den Vergiftungen sind Excitantia (Liquor Ammonii anisatus, schwarzer Kaffee) indicirt.

Therapeutisch kommt Veratrin in erster Linie wegen seiner irritirenden Wirkung auf die Haut als Ableitungsmittel bei schmerzhaften, namentlich neuralgischen Leiden, wo es sich als vortreffliches Palliativum, nicht selten auch als wirkliches Heilmittel bewährt, in Betracht. Bei chronischen Hautkrankheiten wirken Stoffe, welche stärkere Hyperämie der Haut bedingen, günstiger.

Die entfernten Wirkungen des Veratrins auf Puls und Körpertemperatur haben die Verwendung als Antipyreticum, namentlich bei acutem Gelenkrheumatismus und Lungenentzündung, veranlasst, doch ist der Gebrauch durch minder eingreifende Mittel (Salicylsäure, Antipyrin) verdrängt. In Fällen, wo der Eintritt von Collapsus zu befürchten steht, ist Veratrin immer verwerflich.

Die eigenthümliche Steigerung des Muskeltonus durch Veratrin liesse von der innern Application sehr kleiner Dosen bei manchen Lähmungen Günstiges erwarten, doch ist bisher das Mittel bei Paralysen nur äusserlich mit nicht besonders prägnantem Erfolge benutzt. Die Nieswurz wurde in älterer Zeit als vorzügliches Sedativum bei Geisteskrankheiten betrachtet und kann hier durch Herbeiführung des mit Nausea verbundenen Zustandes allgemeiner Schwäche allerdings beruhigend wirken; directe sedirende Wirkung auf das Gehirn fehlt dem Mittel dagegen ganz.

Das Veratrin wird als Antipyreticum in Pillen mit einem bitteren Extracte zu 0,005—0,008 in stündlichen Intervallen gegeben, bis starker Ekel und Erbrechen oder erheblicher Temperaturabfall eintritt. Die maximale Einzelgabe ist 0,005, die höchste Tagesgabe 0,02.

Zur Hervorrufung örtlicher Wirkungen dient meist die Salbenform, im Gesichte alkoholische Lösung (1 : 20—100). Zur Salbe nimmt man 0,2—0,5 auf 25,0 Fett. Die Einreibung ist stets so lange fortzusetzen, bis Wärmegefühl und Prickeln in ziemlich hohem Grade sich manifestiren.

Das Rhizoma Veratri wird am zweckmässigsten zum innerlichen Gebrauche gar nicht verwendet. Schon 0,2 können heftiges Erbrechen und Purgiren herbeiführen. Officinell ist **Tinctura Veratri albi, Nieswurztinctur,** die zu 5—10 Tropfen als Antipyreticum gebraucht werden kann und äusserlich bei phytoparasitären Hautaffectionen, z. B. Pityriasis versicolor, vorzüglich wirkt.

An Stelle der weissen Nieswurz benutzt man in N. Am. häufig bei fieberhaften Zuständen das Rhizom von Veratrum viride L. Dieses enthält kein Veratrin, sondern ein als Viridin bezeichnetes, mit Jervin vermuthlich identisches, die Herzaction und den Blutdruck herabsetzendes Alkaloid, eine Brechdurchfall erzeugende Base (Veratroidin) und ein ebenfalls auf den Tractus wirkendes Harz. Man benutzt eine daraus bereitete Tinctur, Tinctura Veratri viridis, zu 5—10—25 Tropfen stündlich oder mehrstündlich, bis Herabsetzung des Fiebers eintritt.

Zu den Antipyretica gehört auch die als Radix Christophorae Americanae bezeichnete Wurzel von Cimicifuga racemosa Bart. (Fam. Ranunculaceae), welche die Herzaction in bedeutendem Maasse beschränkt, Schwindel, Uebelkeit und Erbrechen, jedoch keine Beeinträchtigung des Sensoriums erregt. Sie wird zu 1,0—4,0 in Substanz oder in Form einer Tinctur (zu 30—60 Tropfen) bei acutem und chronischem Rheumatismus, nervösem Kopfschmerz, Hysterie und Epilepsie empfohlen.

*Cortex Chinae; Chinarinde. *Chinini salia; Chininsalze.

Unter den antipyretischen Stoffen nehmen die Chinarinde und Chininsalze eine Sonderstellung ein, insofern sie nicht nur bei gewöhnlichen febrilen Affectionen, sondern auch bei typischen Fiebern Vorzügliches leisten und bei letzteren das einzige sichere Heilmittel darstellen. Ihre Wichtigkeit für den Arzt wird noch dadurch erhöht, dass sie einerseits nach Art der Bitterstoffe stärkend, andererseits in hohem Grade antiseptisch und antiphlogistisch wirken.

Als Chinarinde sind gegenwärtig die Zweig- und Stammrinden cultivirter Cinchonen, namentlich von Cinchona succirubra Pav., officinell, insoweit diese mindestens 5 (in Oesterreich 3,5) % Alkaloide enthalten.

Die officinellen Culturrinden bilden Röhren von etwa 6 cm Länge und 1—4 cm Durchmesser bei einer Dicke bis 4 mm und Halbröhren von entsprechender Stärke. Die mürben und kurzfaserig brechenden Rinden sind aussen mit dünnem, graubräunlichem Kork mit groben Längsrunzeln und kurzen Querrissen bekleidet und haben eine braunrothe und faserige Innenfläche. Die Culturrinden vertreten jetzt die früher in verschiedenen Sorten officinellen südamerikanischen Chinarinden, von denen man nach der Farbe hauptsächlich drei Sorten unterschied, die man als braune oder graue Chinarinde, Cortex Chinae fuscus s. griseus, rothe Chinarinde, Cortex Chinae ruber, und gelbe Chinarinde, Cortex Chinae flavus, bezeichnete, zu welcher letzteren auch die am meisten geschätzte Calisaya- oder Königschinarinde, Cortex Chinae Calisaya s. Chinae regiae, gehört. Die ursprüngliche Heimat der Rubiaceengattung Cinchona, deren auf mehrere Dutzend sich belaufende Species stattliche, immergrüne Bäume von 20—40 Meter Höhe und 1—2 Meter Dicke bilden, ist die Chinazone von Südamerika, welche sich von Chuquisaca in Bolivia durch Peru und Columbien bis Caracas erstreckt, wo die Chinabäume in einer Seehöhe von 1200—3500 m auf den Anden, besonders deren östlichen Abhängen, wachsen. Der ausserordentlich verbreitete Gebrauch der China und ihrer Alkaloide liess nicht verkennen, dass bei der Sorglosigkeit, mit welcher bei dem Einsammeln der Rinden in Südamerika verfahren wird, die Cinchonabäume, welche nur kleinere Gruppen in Wäldern von anderen Baumarten bilden, völliger Ausrottung verfielen, und führte zu den von den Holländern (1854) zuerst auf Java, später von den Engländern in verschiedenen Theilen Ostindiens mit Erfolg unternommenen Culturversuchen. Gegenwärtig werden besonders Cinchona succirubra, welche am besten gedeiht, und Cinchona Calisaya in verschiedenen Formen, namentlich als die alkaloidreichste C. Ledgeriana, cultivirt. Die Chinarinde ist als Mittel gegen Wechselfieber 1638 durch die Gräfin Chinchon, die Gemahlin des Vicekönigs von Peru, nach Spanien gekommen. Nach ihr erhielt das in Pulver angewandte neue Medicament den Namen Pulvis comitissae (Gräfinnenpulver). Erst spät fand es allgemeinen Eingang, besonders durch die Jesuiten (daher der Name Pulvis patrum s. jesuiticus).

Sämmtliche Chinarinden schmecken bitter und liefern, im Glasröhrchen geglüht, schön carminrothen Theer. Anatomisch charakterisiren sie sich durch das Vorhandensein eigenthümlicher, zu 3—5—7 in Bündel vereinigter, länglicher, meist spindelförmiger, gerader oder schwach gekrümmter, niemals verästelter Baströhren oder Bastzellen von nicht über 3 mm Länge und $^1/_4$—$^1/_3$ mm Dicke und mit stark verdickten Wandungen, so dass ihre Höhlung einen schmalen Spalt bildet.

Als active Principien sind verschiedene Pflanzenbasen anzusehen, unter denen das 1820 von Pelletier und Caventou isolirte Chinin das heilkräftigste ist, neben welchem aber in allen Chinarinden eine amorphe Modification, amorphes Chinin, eine isomere Base, das Chinidin oder Conchinin, und zwei vom Chinin und Conchinin in ihrer Zusammensetzung verschiedene, unter einander isomere Alkaloide, das Cinchonin und Cinchonidin, sich finden.

Die übrigen eigenthümlichen Stoffe der Chinarinde, ein als Chinovin oder Chinovasäure bezeichneter glykosidischer Körper, eine eigenthümliche, auch bei Oxydation von Chinin entstehende Gerbsäure, die Chinagerbsäure, und ein daraus entstehendes Oxydationsproduct, das Chinaroth, endlich eine organische Säure, die Chinasäure, sind für die Wirkung von untergeordneter Bedeutung. Das nur in Form verschiedener Salze officinelle Chinin, $C_{20}H_{24}N_2O_2$, ist eine starke Base, welche Ammoniak aus heissen Lösungen von Ammoniaksalzen austreibt und mit Säuren neutrale und saure Salze bildet. Die wässrigen Lösungen fluoresciren blau, drehen die Ebene des polarisirten Lichts stark nach links und besitzen einen intensiv bittern, noch in sehr diluirter Lösung (1:50000) deutlichen Geschmack. Mit Chlorwasser und kaustischem Ammoniak im Ueberschuss vermischt, färben sie sich grün (Thalleiochin-Reaction). Dieselbe Reaction giebt auch das Chinidin, welches sich von allen Chinaalkaloiden durch sein sehr schwer lösliches iodwasserstoffsaures Salz unterscheidet. Das früher officinelle Cinchonin, $C_{19}H_{22}N_2O$, und dessen isomere Verbindung Cinchonidin bilden kein krystallinisches Hydrat, geben rechtsdrehende, nicht fluorescirende und keine Thalleiochinreaction liefernde Solutionen; Cinchonin ist in Aether fast unlöslich, Cinchonidin in demselben schwer löslich.

Das in kleinen Mengen in allen echten Chinarinden vorhandene amorphe Chinin ist ein Hauptbestandtheil des als billiges Wechselfiebermittel empfohlenen Chinoidin (s. u.). Sowohl der Gesammtgehalt als der Gehalt an einzelnen Alkaloiden schwankt bei den Chinarinden ausserordentlich. Die Culturrinden, besonders die gut gedüngter Bäume, sind weit chininreicher als die Cinchonen des amerikanischen Urwaldes. Gute indische rothe Röhrenchinarinde kann 5—10 % Alkaloide liefern, von denen nicht ganz $^1/_3$ auf Chinin kommt, $^1/_4$ ist Cinchonidin, der Rest Cinchonin, während sich Chinidin nur spurweise findet; Wurzelrinden sind reicher an Chinabasen als Stammrinden.

Die physiologische Wirkung des Chinins und seiner Nebenalkaloide ist qualitativ dieselbe. Letztere sind aber in den meisten Beziehungen schwächer, und zwar das Cinchonin am schwächsten, während amorphes Chinin dem Chinin am nächsten steht. Dasselbe gilt von der therapeutischen Wirkung der Nebenalkaloide.

Chinin wirkt in auffallend kleinen Mengen deleter auf die niedrigsten thierischen Organismen (Protozoën und Infusorien) und wird darin nicht von den stärksten Pflanzengiften (Strychnin und Morphin), denen es in Bezug auf giftige Wirkung höheren Thieren gegenüber weit nachsteht, übertroffen. Auf verschiedene Gährungsprocesse und das Auftreten und Fortschreiten der Fäulniss vegetabilischer und animalischer Substanzen (Eiweiss, Blut) wirkt Chinin ebenfalls in geringen Mengen beschränkend und hemmend.

Aehnliche Hemmungswirkung wie auf organisirte Fermente äussert Chinin auch auf Enzyme (Emulsinwirkung) und auf einige rein chemische Processe, z. B. die Einwirkung von Säuren auf Rohrzucker, Stärkemehl und Salicin, dagegen nicht auf Diastasewirkung. Vollständige Sistirung von Schimmelbildung findet durch Chinin nicht statt, vielmehr tritt namentlich in Chininsulfatlösungen Bildung von Penicillium glaucum ein.

Von besonderem Interesse ist das Verhalten des Chinins zu gewissen pathologischen Fermenten. Dem Secrete der diphtheritischen Conjunctivitis benimmt es die Fähigkeit, bei Impfung auf der gesunden Hornhaut specifische Entzündung zu erregen. Die energische peptonisirende Wirkung fauliger Sputa des Lungenbrandes wird dadurch gehemmt. Auf Milzbrandsporen wirkt es wie Arsenik.

Als intensives Protoplasmagift beeinflusst Chinin nicht allein die Bewegungen von Amöben und anderen Protozoën, sondern hebt auch die Bewegungen der weissen Blutkörperchen auf. Desgleichen beschränkt es sowohl bei directer Application als bei indirecter, durch den Kreislauf vermittelter Zufuhr die Auswanderung farbloser Blutzellen an örtlich irritirten Geweben, und zwar in solchen Mengen, welche, wie 1 : 4000 des Körpergewichts, wesentliche Alteration der Circulation nicht bedingen.

Auch auf andere Blutbestandtheile scheint Chinin einen Einfluss auszuüben, als dessen Wesen eine Hemmung der Oxydation anzusehen ist, wie solche auch an anderem Materiale eintritt. Rothe Blutkörperchen werden durch Chinin bei toxischer Einwirkung verkleinert; die Säurebildung und die Uebertragung des activen Sauerstoffs durch Blut und krystallinisches Hämoglobin werden durch minimale Mengen gehemmt. Die Gerinnung des Blutes wird bei directem Zusatz von Chinin und bei Vergiftungen mit demselben verringert.

Hemmung der Ozonreaction tritt auch beim Zerreiben von Salat oder Löwenzahnblättern bei Zusatz von Chininhydrochlorid auf, gleichzeitig erfolgt Hemmung der molecularen Bewegung, wie solche auch an Kohlenpulver, Pigmentkörnchen und andern unbelebten Partikelchen sich zeigt, und zwar stärker als unter dem Einflusse anderer neutraler Chlorverbindungen. Die Affinität des Eiweiss zum Ozon wird durch Zusatz von Chinin bei 30—40° aufgehoben. Chinin hemmt auch bei künstlicher Circulation die Umwandlung von Benzoësäure zu Hippursäure in den Nieren und die Phosphorescenz lebender Organismen; dagegen beschleunigt es die Oxydation von Eisenoxydullösung.

Allen Chinaalkaloiden kommt schwache örtlich reizende Wirkung zu, die besonders bei endermatischer Application in Pulverform oder subcutaner Injection grösserer Mengen concentrirter Lösungen sich durch Brennen, Hyperämie und selbst Entzündung geltend macht. Auf Schleimhäuten tritt Irritation nach kleinen Mengen nur in sehr geringem Grade hervor. Kleine interne Dosen wirken nach Art der bitteren Mittel und fördern die Verdauungsthätigkeit. Längere interne Darreichung kann zu einem gelinden katarrhalischen Zustande des Magens mit Hitze und Druck im Epigastrium, Empfindlichkeit desselben gegen äusseren Druck, Uebelkeit, Brechreiz, manchmal sogar mit Fieber und Durst, bei einzelnen Personen auch zu Diarrhöe führen. Grosse Dosen stören leicht die Verdauung und bewirken Erbrechen, mitunter auch starke Vermehrung der Speichelsecretion.

Die Wirkung auf den Magen hängt sehr von der Form der Darreichung und dem angewandten Salze ab. Chininsulfat erzeugt leichter gastrische Störungen als das salzsaure Salz oder die Verbindungen mit organischen Säuren. Häufig macht sich eine derartige Störung, vielleicht im Zusammenhange mit der verminderten Absonderung von Magensaft, bei Fiebernden geltend. Einzelne Individuen bekommen auch nach kleinen Dosen Chininhydrochlorid regelmässig leichten Magenkatarrh. Man hat auf das Auftreten eines solchen auch das gar nicht seltene Vorkommen von Hautausschlägen, besonders Urticaria, nach einer einzigen Chinindosis als Reflexerscheinung bezogen.

Die Resorption des Chinins erfolgt von den verschiedensten Schleimhäuten, unter Umständen auch von der äusseren Haut aus. Die Elimination findet vorzugsweise durch die Nieren statt, theilweise in unverändertem Zustande, theils als amorphes Chinin, theilweise nach Oxydation zu physiologisch unwirksamem Dihydroxylchinin.

Die Elimination des Chinins geschieht im Schweiss, in den Thränen, im Speichel und in der Milch säugender Frauen in geringen Quantitäten. Es geht bei interner Einführung rasch in die Galle über und localisirt sich in Milz und Leber, welche weit länger als Herz und Gehirn chininhaltig bleiben. Die Oxydation im Organismus ist bei grösseren Dosen sehr beschränkt, da Chinin als solches allein im Harn zu 95—96% ausgeschieden wird. Ein dem Dihydroxylchinin ähnliches Oxydationsproduct wird im Thierkörper aus Cinchonin gebildet. Sowohl die Menge des als solches wieder ausgeschiedenen Chinins als die Schnelligkeit des Eintritts in den Harn sind bei schwerlöslichen Salzen (Tannat) geringer als bei leicht löslichen (Hydrochlorid, Citrat). Bei Subcutaninjection löslicher

Salze ist Chinin schon in 10—15 Min., bei interner Einführung in $^1/_2$ Std. (bei gleichzeitiger Einführung von Selterswasser früher) im Harn nachweisbar. Bei kleinen Dosen ist die Elimination schon in 9 Std., nach grösseren (1,0) bei den leicht löslichsten Salzen in 48, bei allen löslichen Salzen, mit Ausnahme des Tannats, in 72 Std. beendet. Verschiedene Krankheiten (chronische Milzanschwellung, Albuminurie, Emphysem) retardiren die Chininausscheidung; Typhuskranke scheiden in den ersten 24 und 36 Stunden mehr Chinin aus als Gesunde.

Die entfernten Wirkungen des Chinins betreffen namentlich Kreislauf und Körperwärme. Die Wirkung auf ersteren zeigt sich nach kleinen Dosen als geringe Vermehrung der Herzschläge und entsprechende Steigerung des Blutdrucks, nach grossen (1,0 bis 1,25 beim Menschen) als Verringerung der Herzschlagzahl und des arteriellen Blutdrucks, die prägnanter an fiebernden Kranken eintritt. Auf die Temperatur wirkt es herabsetzend.

Die Pulsbeschleunigung kleiner Dosen beim Warmblüter beruht auf Erregung der motorischen Herzapparate, die Herzverlangsamung ist vom Vagus unabhängig und resultirt entweder aus Lähmung der automatischen Erregungsganglien im Herzen oder aus Schwächung des Herzmuskels oder aus beiden zugleich. Von der Schwächung des Herzschlages hängt theilweise auch die Blutdruckssenkung ab, doch ist auch das vasomotorische Centrum in seiner Reflexerregbarkeit erheblich herabgesetzt. Die Herabsetzung der Temperatur zeigt sich bei gesunden Menschen ebenfalls in geringerer Weise als bei Fieberkranken; nach nicht zu kleinen Dosen ist sie auch bei Hunden und Kaninchen deutlich. Sie ist nicht abhängig von der Herzaction. Bei Thieren kommt sie sowohl bei Steigerung als bei Herabsetzung des Blutdrucks vor, bei gesunden und fiebernden Menschen hält sie nicht immer gleichen Schritt mit der Veränderung der Circulation. Auch die postmortale Steigerung der Temperatur wird durch Chinin aufgehoben, wie auch bei Durchschneidung des Halsmarks Chinin Ansteigen der Temperatur verhindert. Auf Abkühlung durch Verdunstung ist das Sinken nicht zu beziehen, da die Schweisssecretion unterdrückt ist. Cinchonin wirkt auf die Temperatur noch stärker herabsetzend als Chinin, dagegen weniger auf das Herz.

Ausser der Wirkung auf Kreislauf und Körperwärme macht sich nach grossen Dosen eine solche auf das Gehirn geltend. Diese ist am ausgesprochensten beim Menschen, wo als Folge grösserer Gaben sich am häufigsten Ohrensausen einstellt, das als eine charakteristische Wirkung der Chinaalkaloide zu betrachten ist. Dazu gesellen sich Schwere des Kopfes, Schwindel und Verwirrung der Ideen, welche das Bild des sog. Cinchonismus oder Chininrausches, Ivresse à la Quinquina, vervollständigen.

Die Analogie mit einem Rausche wird noch ausgesprochener, wenn, wie in einzelnen Fällen, gesteigertes Wohlbehagen und grosser Hang zur Fröhlichkeit vorausgehen. Während des Chininrausches findet sich Abnahme der Tastempfindlichkeit und Dumpfheit der Schallwahrnehmungen, häufig auch Erbrechen. Die Beeinträchtigung der Gehörschärfe fällt mit starker Hyperämie der Paukenhöhle und der Labyrinthschleimhaut zusammen, während Hyperämie des äusseren Gehörganges und des Trommelfells nicht zu beobachten ist. Sehr hohe Dosen (8,0—10,0) können beim Menschen und Warmblütern Sopor und Collapsus mit nachfolgendem Tode herbeiführen.

Bei Fröschen bedingen letale Gaben Aufhören der spontanen Bewegung, Abnahme der Empfindlichkeit der Extremitäten und Paralyse der Hinterbeine; die Reflexerregbarkeit wird stets vor den übrigen Functionen des Nervensystems herabgesetzt. Muskelreizbarkeit und Erregbarkeit der Nervenstämme und

Nervenendigungen werden durch Chinin nicht afficirt, dagegen wird die Stromgeschwindigkeit in den motorischen Nerven stark beeinträchtigt. Von den Chinaalkaloiden ist amorphes Chinin giftiger als krystallisirtes, während die übrigen Nebenalkaloide weniger toxisch sind. Bei Warmblütern bewirken sowohl Cinchonin als Cinchonidin epileptiforme Krämpfe in Folge von Reizung cerebraler Centren.

Von sonstigen Organen erfährt besonders die Milz durch Chinin und amorphes Chinin (nicht durch Cinchonin) unter normalen Verhältnissen und namentlich bei pathologischer Vergrösserung starke Volumabnahme. In neuerer Zeit sind dem Chinin wiederholt wehentreibende Wirkungen vindicirt, die man, wie die Milzverkleinerung, für Folge einer Wirkung des Alkaloids auf die glatten Muskelfasern, die auch an der Darmmusculatur und an den Gefässen sich manifestirt, hält.

Auf den Stoffwechsel wirken Chinin und Cinchonin sowohl in kleinen als bei grossen Dosen retardirend. Die Harnmenge wird bei Gesunden vermehrt.

Bedeutend herabgesetzt wird durch Chinin die Harnsäureausscheidung, und zwar proportional der Höhe der Dosis, in zweiter Linie die Schwefelsäureausscheidung; bei grossen Gaben ist auch die Gesammtstickstoffmenge vermindert (selbst um 11%). Die herabsetzende Wirkung auf die N Ausscheidung ist stärker als die des Morphins. Auf die Kohlensäureausscheidung hat Chinin weit geringere oder keine retardirende Wirkung.

Unter den mannigfachen Verwendungen der Chinarinde und Chinaalkaloide steht obenan diejenige als Tonicum, da in dieser Richtung auch die Rinde und daraus dargestellte Präparate in gleicher Weise benutzt werden, während sonst die Chinabasen bevorzugt werden. Sie dienen nicht nur bei chronischen Kachexien, sondern auch in der Reconvalescenz von acuten Krankheiten.

Es ist nicht zu verkennen, dass dem Chinin vermöge seiner Wirkung auf den Stoffwechsel und den Blutdruck (in kleinen Dosen), sowie als bitterem Medicamente überhaupt die Eigenschaft eines Plasticums zukommt, und dass auch die Nebenalkaloide, ja das Cinchonin vielleicht in Folge stärkerer Beschränkung des Stickstoffumsatzes in höherem Grade dasselbe Prädicat in Anspruch nehmen können. Manche tonisirende Effecte der Chinapräparate sind nicht Folge directer plastischer Wirkung, sondern als indirecte Wirkung aufzufassen, indem die Besserung nicht selten, z. B. bei Tuberculose, auf Herabsetzung des Fiebers oder auf Beschränkung der Diarrhöe, z. B. bei Verwendung von Chininum tannicum, bezogen werden muss.

Auch als reines Stomachicum stehen die Chininpräparate im hohen Ansehen und verdienen in der That in Fällen atonischer Verdauungsschwäche Anwendung, während sie bei dem Bestehen eines acut entzündlichen Magenkatarrhs oder eines mit starker Schleimsecretion und bedeutendem Zungenbelag verbundenen chronischen Magenkatarrhs contraindicirt erscheinen. Man giebt bei Dyspepsien gewöhnlich den aus der Chinarinde dargestellten Tincturen, Weinen und Extracten den Vorzug.

Die vorzüglichste Anwendung finden die Chinapräparate und besonders das Chinin bei Wechselfiebern, sowohl einfachen als perniciösen, sowie bei Sumpffiebern mit leicht ausgesprochenem

Typus (Febris remittens), ferner bei intermittirenden Krankheitsformen jeder Art, namentlich Neuralgien und Neurosen mit bestimmtem Typus.

An Stelle des ursprünglich gegen Intermittenten gebrauchten Chinapulvers, aus welchem die Alkaloide nur sehr langsam und höchst unvollständig (nur 28 % des Chinins) resorbirt werden und das zur Heilwirkung so ausserordentlich grosse Mengen erfordert, dass sie mit Mühe beigebracht werden können und immer stark belästigend auf die Digestion wirken, sind jetzt — von Nachkrankheiten der Malariaintoxication abgesehen, wo man wohl Decocte, Tincturen und Extracte der Rinden trotz ihres geringen Alkaloidgehaltes benutzt — ausschliesslich die Chinaalkaloide resp. deren Salze gebräuchlich. Unter den Chinabasen ist Chinin das wirksamste und zuverlässigste Antitypicum; ihm zunächst folgen Chinidin und Cinchonidin, in vierter Linie Cinchonin, das zur Erzielung derselben Heilwirkungen bei Intermittens die doppelte Menge bedarf. Anderen Antitypica gegenüber nimmt das Chinin unbestritten den ersten Rang ein. Zur Heilung einer gewöhnlichen Tertiana von nicht zu langer Dauer reicht die Gabe von 0,5—1,0 Chininsulfat oder Chininhydrochlorid aus, wenn man diese 6 Std. vor dem zu erwartenden Anfalle auf einmal (oder in zwei Hälften, die erste 6, die zweite 3 Std. vor dem Anfalle) nehmen lässt. Dasselbe gilt von frischer Quotidiana, nur ist das Chininpulver zweckmässiger 9—12 Std. vor dem Anfalle zu reichen. Giebt man das Medicament kürzere Zeit vor dem Anfalle, so wird er nicht vollständig unterdrückt oder postponirt. Zweckmässig ist es, zur sicheren Verhütung der Wiederkehr der Anfälle dieselbe Chinindosis einige Stunden vor dem zweiten zu erwartenden Anfalle zu wiederholen. Bei Quartana lässt man sofort nach dem Coupiren des Anfalls mittelst einer grossen Chiningabe (1,0—1,5) kleinere, jedoch nicht unter 0,2—0,3, während der Apyrexie fortnehmen. Unter dem Einflusse grosser Dosen ist Volumverminderung der bei Intermittens oft hochgradig angeschwollenen Milz unverkennbar, und häufig gelingt es, sowohl die nach Ablauf der Fieberanfälle zurückgebliebenen Fieberkuchen als den von Milzvergrösserung abhängigen Hydrops mit einem Schlage zu beseitigen. Regelmässiges Einnehmen von Chinin in Fiebergegenden wirkt auch prophylactisch. Neuralgien mit ausgesprochenem Typus, wie solche insbesondere an den verschiedenen Zweigen des Trigeminus vorkommen, werden durch stündliche Darreichung von 0,1—0,2 Chininsulfat oder durch 3mal tägliche Application von 0,3—0,4 eines Chininsalzes rasch und sicher geheilt.

Nicht minder wirksam erweist sich Chinin als Temperatur und Pulsfrequenz herabsetzendes Mittel bei continuirlich fieberhaften Affectionen, und zwar sowohl bei Infectionskrankheiten (Typhus, Polyarthritis, Erysipelas, Variola, Puerperalfieber) als bei dem mit acut entzündlichen Localprocessen (Pneumonie, Pleuritis) zusammenhängenden Fieber. Besonders günstig wirkt es bei Typhus und hektischem Fieber.

Die Herabsetzung der Temperatur erfolgt constant nur nach grossen Gaben (1,2) und schwankt zwischen wenigen Zehntelgraden bis zu 3 Grad; am stärksten ist sie bei Darreichung in den Abendstunden, am ausgesprochensten bei Typhus. Dadurch, dass die antipyretischen Effecte sich gewöhnlich noch 24—28 Stunden geltend machen, wobei der Hauptabfall sich in derselben Zeit zeigt, wo die Chininausscheidung durch den Harn am grössten ist, und dadurch, dass Chinin nur selten Collaps bedingt, empfiehlt es sich den modernen Antipyretica gegenüber, obschon es ebenso wenig wie diese auf die Infectionsprocesse oder auf die Entzündungen direct günstig wirkt. Factisch ist, dass von fiebernden Kranken durchschnittlich grössere Dosen ertragen werden als von Gesunden, indessen treten bei Einzelnen auch nach 1,2 Ohrensausen und leichte cerebrale Störungen ein.

Nicht selten zeigt Chinin auch günstige Wirkung bei Fiebern, die anfallsweise auftreten, ohne an einen bestimmten Typus gebunden zu sein, wie bei Eiterungen innerer Organe (Leberabscess, Empyem) oder bei Septicämie. Im Allgemeinen ist jedoch die antipyretische Wirkung bei eigentlichem septischem Fieber geringer als bei Infectionskrankheiten und entzündlichen Fiebern, doch werden mitunter gerade die intercurrenten Fieberexacerbationen durch Aufsaugung putrider Exsudate im Verlaufe zymotischer Krankheiten ganz vorzüglich beeinflusst.

Die hemmende Wirkung des Chinins auf die Emigration rother Blutkörperchen bildet eine rationelle Grundlage für die vielfach versuchte interne Anwendung als Antiphlogisticum bei Pneumonie, Cystitis, Pyelitis, Croup und Ophthalmien. Noch mehr gebraucht werden die Chinapräparate in antiseptischer Richtung, wozu sie vermöge der intensiv deleteren Wirkung der Chinabasen auf Mikroorganismen sich besonders qualificiren; doch ist hier der Effect nur da bedeutend, wo die Chinamittel bei örtlicher Anwendung in wirklich wirksamen Mengen mit Mikrophyten zusammentreffen.

Sehr günstige Resultate giebt z. B. örtliche Anwendung der Chinarinde in Substanz oder in Abkochungen und Auszügen bei brandigen oder scorbutischen Geschwüren, während die Heilwirkung des Chinins oder der Chinarindenabkochungen bei putriden Fiebern oder Tendenz zur Blutdissolution (bei Scorbut und Morbus maculosus) als directe Folge einer auf das Blut oder den septischen Process direct gerichteten Action problematisch ist. Besonders beliebt sind Zahnpulver aus Chinarinde bei leicht blutendem (scorbutischem) Zahnfleische, wo die Chininwirkung noch durch das Tannin unterstützt wird. Man benutzt Chininlösung zu Bepinselungen und Gurgelwässern bei Angina diphtheritica, Heuasthma, Keuchhusten, zu Collyrien bei septischer Keratitis, zu Irrigationen bei Cystitis putrida, zu Klystieren als Prophylacticum der Cholera und zur Heilung von Enteritis, die mit massenhafter Bildung von Monaden oder Vibrionen in Verbindung steht (Sommerdiarrhöe, Balantidium coli).

Die unzweifelhafte Wirkung des Chinins auf die Nervencentra macht auch den Gebrauch des Chinins bei manchen Nervenkrankheiten indicirt, und in vielen Fällen von Sensibilitätsneurosen (atypischen Neuralgien, Hemicranie, Hyperästhesie der Ciliarnerven) und Motilitätsneurosen (Chorea magna, Singultus, Innervationsstörungen des Herzens mit und ohne Klappenfehler, selbst idiopathischem und traumatischem Tetanus) giebt das Alkaloid ausserordentlich günstige Erfolge.

Von ganz besonderem Werthe ist Chinin in der Behandlung der Leukämie, wo die Effecte sowohl in Bezug auf die Verringerung der Leucocyten als hinsichtlich der Verkleinerung des Milztumors überraschend sind. Nicht völlig zweifellos ist die Berechtigung der Verwendung als Ersatzmittel des Mutterkorns, sei es als wehentreibendes Mittel bei Inertia uteri und zur Austreibung der Placenta oder zur Stillung von Metrorrhagien und zur Einleitung künstlicher Frühgeburt.

Die Chinarinde dient jetzt fast nie mehr als Antitypicum, sondern entweder zur Nachcur bei Intermittenten oder als Tonicum, Adstringens und Antisepticum. Als Form der Anwendung kommen Pulver und Abkochung (1:10—20) in Betracht. In Pulverform dient Chinarinde als Streupulver bei putriden Geschwüren und als Zahnpulver. Abkochungen müssen heiss colirt und beim Einnehmen umgeschüttelt werden, weil sie in der Kälte alkaloidhaltigen Niederschlag geben; Zusatz von etwas Salmiak gegen Ende des Kochens (1:25 Rinde) macht das Decoct klarer. Zur vollständigeren Lösung der Alkaloide ist Zusatz von etwas Säure (etwa 3 Th. Acidum hydrochlor. dil. auf 25 Th. Rinde) anzurathen, da ohne solchen Zusatz nur 42, mit demselben 74% der Alkaloide in das Decoct aufgenommen werden. Chinaabkochungen können sowohl innerlich als zu verschiedenen äusseren Formen (Injectionen, Verbandwässern, Klystieren, Gurgelwässern, Mundwässern) verwendet werden.

Die bei den Präparaten zu erwähnenden einzelnen Chininsalze zeigen grosse Differenzen in der Wirkung nicht, doch verdienen die löslicheren und am meisten Chinin einschliessenden Salze Bevorzugung, wenn rasche Resorptionswirkung gewünscht wird. Aus diesem Grunde ist Chininum hydrochloricum, das ausserdem vermöge seines niedrigen endosmotischen Aequivalents weniger leicht Irritation des Magens bedingt, dem meist benutzten Chininsulfat vorzuziehen.

Präparate:

1. **Tinctura Chinae,** Tr. Chinae simplex; **Chinatinctur.** Mit 5 Th. Spiritus dilutus bereitet, rothbraun, stark bitter. Als Tonicum und zur Nachcur von Intermittens zu 20—60 Tropfen mehrmals täglich.

2. ***Tinctura Chinae composita,** Elixir roborans Whyttii; **Zusammengesetzte Chinatinctur,** Whytts Magenelixir. Wässrig spirituöser Auszug aus Chinarinde, Pomeranzenschale, Enzian und Zimmt; rothbraun, bitter aromatisch. Als Tonicum zu 10—60 Tropfen.

3. *Vinum Chinae; Chinawein. Mit 20 Malaga und 1 Spiritus e vino bereitet. Braunroth, klar. Esslöffelweise oder weinglasweise mehrmals täglich als Tonicum.

4. **Extractum Chinae spirituosum; weingeistiges Chinaextract.** Trocknes spirituöses Macerationsextract; rothbraun, in Wasser trübe löslich. Zu 0,5—1,0 mehrmals täglich als Tonicum, in Pillen oder Lösung; Zusatz zu angeblich den Haarwuchs befördernden Pomaden (1 : 10).

5. **Extractum Chinae aquosum,** *Extractum Chinae; **wässriges Chinaextract.** Mit Wasser bereitetes, in Deutschland dünnes, in Oesterreich trocknes Macerationsextract, rothbraun, in Wasser trübe löslich. Ersetzt das früher officinelle Extractum Chinae frigide paratum. Das Präparat wurde früher ungemein geschätzt, enthält aber nur $^1/_3$ der ausziehbaren Alkaloide, dagegen Chinagerbsäure und chinovasaures Calcium. Nur als Tonicum wie spirituöses Chinaextract.

6. ***Chininum sulfuricum,** Ch. sulfuricum basicum, Ch. sulf. neutrale; **Chininsulfat,** schwefelsaures Chinin, neutrales schwefelsaures Chinin. Dieses von allen Chininsalzen am meisten medicinisch verwendete Salz, $2 C_{20}H_{24}N_2O_2$, $SH_2O_4 + 7 H_2O$, bildet zarte, seideglänzende, etwas biegsame, schneeweisse Krystallnadeln von äusserst bitterem Geschmacke, welche sich in etwa 800 kaltem und 25 heissem Wasser, sowie in 60 heissemAlkohol lösen. Als Tonicum oder Stomachicum zu 0,05—0,15, als Mittel gegen Intermittens zu 0,6—1,2 vor dem Anfalle, als Antipyreticum zu 1,2 auf 2 Mal in Zwischenräumen von mehreren Stunden oder bei empfindlichen Personen zu 0,6 auf einmal, worauf man weitere 0,6 in 2stündlichen Dosen von 0,2—0,3 folgen lässt. Bei typischen Neuralgien und beim hektischen Fieber ist der continuirliche Gebrauch von 0,1—0,2 in stündigen oder mehrstündigen Intervallen beliebt und (bei Febris hectica) vorzuziehen. Vor zu hohen Dosen ist zu warnen, da dadurch schwere Gesundheitsstörungen (Taubheit, Haematurie, vorübergehende Manie) eintreten können. Man giebt Chininsulfat intern meist in Pulver am zweckmässigsten mit Chocolade oder Saccharin, die die Bitterkeit am besten verdecken. Chinintrochisken aus Cho-

koladenmasse sind für die Verabreichung im kindlichen Lebensalter sehr geeignet. Zur Beförderung der Resorption kann man Chininpulver in Selterswasser nehmen lassen (sog. Aqua carbonica febrifuga). Wässrige Lösungen führen wegen der rascheren Resorption leichter zu Ohrensausen und cerebralen Erscheinungen. Gewöhnlich werden derartige Solutionen unter Beihülfe von Säuren (Schwefelsäure, Salzsäure, Weinsäure, Citronensäure) gemacht. Alkoholische Lösungen haben keine Vorzüge. Häufig verbindet man Chinin mit Medicamenten, denen man Steigerung der Wirkung zuschreibt, z. B. bei continuirlichem und hektischem Fieber mit Digitalis, als Tonicum mit Eisen, als Stomachicum mit aromatischen und bitteraromatischen Mitteln. Bei Personen, welche leicht nach Chinin erbrechen, werden Opium und Kaliumacetat als Corrigentien empfohlen. Zu vermeiden sind Metallsalze, Alkalien, Salzbildner und Tannin, weil dadurch Zersetzung oder Bildung weniger löslicher Niederschläge resultirt. Glauber- und Bittersalz, Natriumphosphat und Natriumbicarbonat stören die Lösungswirkung des Wassers sehr. Application in Klystierform (besonders bei Kindern, bestehender Brechneigung und perniciöser Intermittens) erfordert dieselben Chininmengen wie die interne. Zur hypodermatischen Anwendung ist Chininsulfat nur mit Zusatz von Salzsäure verwendbar. Man benutzt Chininsulfat auch in Schnupfpulvern und Augenwässern (1 : 500) und Einspritzungen in die Blase (1 : 250—1250).

7. *Chininum bisulfuricum, Chininum sulfuricum neutrale, Ch. sulf. acidum; Chininbisulfat. Das beim Auflösen von Chininsulfat in schwefelsäurehaltigem Wasser entstehende Salz bildet wasserhelle, an der Luft verwitternde Prismen mit saurer Reaction und bitterem Geschmacke, welche sich bei 13° in 11 Th., bei 22° in 8 Th. Wasser, sowie in 2 Th. Spiritus lösen. Besonders zur Subcutaninjection empfohlen. Für den inneren Gebrauch wird es billiger durch Lösen von Chininsulfat in mit Schwefelsäure angesäuertem Wasser dargestellt.

8. ***Chininum hydrochloricum**, Ch. hydrochloratum s. muriaticum; **Chininhydrochlorid**, neutrales chlorwasserstoffsaures Chinin, salzsaures Chinin. Das in weissen, glänzenden Prismen krystallisirende leichtlösliche und vom Magen besonders gut tolerirte Chininsalz giebt mit 3 Weingeist und 34 Wasser neutrale, nicht fluorescirende Lösungen. Als Protoplasmagift und Antisepticum ist es selbst dem Chininbisulfat überlegen. Indicirt ist es besonders bei bestehendem hohem Fieber, wo Chininsulfat vom Magen schlecht ertragen wird; doch sind auch hier grosse Dosen zweckmässiger im Klystier zu appliciren. Zur Subcutaninjection dient Lösung in 16 Wasser und 4 Salzsäure, zu Collyrien (bei septischer Conjunctivitis und Keratitis) wässrige Lösung (1 : 100).

9. ***Chininum ferro-citricum**, Citras Ferri et Chinini; **Eisenchinincitrat.** Dieses Doppelsalz, das in 100 Th. 9—10 Chinin enthält, bildet glänzende, durchscheinende, dunkelrothbraune Lamellen von bitterem und eisenartigem Geschmacke, die sich langsam in Wasser, aber in jedem Verhältnisse, schwierig in Alkohol lösen. Es ist eine vorzügliche Combination von Chinin und Eisen, welche zu 0,1—0,3 in Pillen, Pulver oder Lösung gegeben bei chlorotischen Zuständen und besonders Neurosen auf anämischer Basis sich bewährt.

10. ***Chininum tannicum; Chinintannat,** gerbsaures Chinin. — Das officinelle Chinintannat ist ein gelblich weisses, amorphes, geruchloses, mässig bitteres und styptisch schmeckendes Pulver von 30—32 % Chiningehalt. Trotz seiner Schwerlöslichkeit (1 : 800 kaltem Wasser) wird das Präparat im Darme resorbirt und durch die Nieren eliminirt, doch beginnt die Elimination erst später als die des Chininhydrochlorids. Es bewährt sich als treffliches Tonicum besonders da, wo es sich um Beschränkung der Darmsecretion und colliquativer Schweisse handelt, z. B. bei Diarrhöe der Phthisiker. Auch dient es bei Keuchhusten, wo man soviel Dgm., wie das Kind Jahre zählt, giebt. Empfehlend für das

Chinintannat als Antipyreticum ist der Umstand, dass es in Folge der langsamen Resorption selbst in Dosen von 3,0 kein Ohrensausen hervorruft.

Neben diesen Chininsalzen ist noch eine grosse Zahl Verbindungen mit anorganischen und organischen Säuren oder mit beiden zugleich benutzt, doch existiren besondere Vorzüge derselben vor den officinellen Salzen und namentlich dem Chininhydrochlorid nicht. Am meisten Verwendung haben Chininum hydrobromicum und Chininum valerianicum bei Neuralgien und Neurosen, Ch. carbolicum bei septischem Fieber, namentlich Puerperalfieber (in Pillen zu 0,05 mehrmals täglich) und Ch. salicylicum (zu 2,0 intern oder im Clysma als Antipyreticum) gefunden. Ein vielbesprochenes modernes Salz ist das Chininum amidato-bichloratum (Chininum bimuriaticum carbamidatum), Chininharnstoff, das sich namentlich zur Subcutaninjection eignet und zu 1,0 keine Nebenerscheinungen macht.

Ausser Chininsalzen sind früher auch in Folge des damals äusserst hohen, jetzt sehr gesunkenen Preises verschiedene Nebenalkaloide und deren Salze besonders bei Wechselfieber und anderen Fiebern versucht. Am nächsten in der Heilwirkung steht das Chinidin, das auch in grossen Mengen nicht leicht Ohrensausen, dagegen häufig Erbrechen und bei Kindern Collaps macht. Von Cinchonidin und seinen Salzen entsprechen 6 Th. etwa 4 Th. Chinin; die Salze wirken bei Subcutanapplication stark irritirend. Cinchoninsalze schmecken zwar weniger bitter als Chinin, erfordern aber die doppelte Dosis.

Vielfach hat man auch aus Sparsamkeitsrücksichten Gemenge von Chinaalkaloiden an Stelle von Chinin verwandt. In Ostindien gebraucht man unter dem Namen Cinchona febrifuga den in nicht völlig reinem Zustande abgeschiedenen Complex der Basen der cultivirten Cinchonen, der in etwas grösseren Gaben als Chininsulfat bei Malariafieber gegeben wird. Früher wurde in Deutschland unter dem Namen Chinoidinum eine bei der Chininbereitung als Nebenproduct resultirende, braune oder schwarzbraune, harzige, sehr bittere Masse, welche viel (zu 29—41%) amorphes Chinin einschliesst, bei Wechselfieber, besonders zur Nachcur bei Milztumoren, in Form einer mit Zuhilfenahme von Salzsäure bereiteten alkoholischen Lösung, der Tinctura Chinoidini (zu 2—4mal täglich 1 Theelöffel voll in Rothwein), häufig verordnet. Später hat man auch das dem krystallisirten Chinin physiologisch völlig gleiche amorphe Alkaloid in reinerer Form als Chininum amorphum oder Chinoidinum purissimum, und dessen löslichste Salze, Chinoidinum citricum und Chinoidinum hydrochloricum, benutzt. 10 Th. Chinoidin entsprechen 6 Chinin als Antitypicum. Vom Chinoidincitrat genügt in leichten Fällen 1,0—2,0 pro die, in älteren 2,0—3,0 zum Coupiren der Wechselfieberanfälle. Im Keuchhusten hat sich sowohl Hydrochlorid als Tannat bewährt. Chinoidinum purissimum lässt sich in Pulverform mit Zusatz der Hälfte Weinsäure geben; die stark hygroskopischen Salze müssen in Pillen oder in Lösung gereicht werden. Zur Subcutaninjection eignen sie sich trotz ihrer grossen Löslichkeit in Wasser nicht, da die Einstichstellen sich leicht entzünden und selbst brandig werden.

Verordnungen:

1) ℞
Corticis Chinae
Carbonis pulverati ää 100,0
M. f. pulv. D. S. Streupulver. (Bei putriden und brandigen Geschwüren.)

2) ℞
Corticis Chinae 20,0
Carbonis pulverati 5,0
M. f. pulv. D. in scatula. S. Zahnpulver. (Pulvis dentifricius niger.)

3) ℞
Corticis Chinae 10,0
Ligni Santali rubri 15,0
Olei Caryophyllorum
— *Bergamottae* ää gtt. 6
M. f. pulv. D. in scatula. S. Zahnpulver. (Pulvis dentifricius Hufelandi.)

℞
Corticis Chinae 25,0
Acidi hydrochlorici diluti 5,0
Coque c. Aq. comm. q. s. ad colat. 200,0, *cui adde*
Syrupi Cinnamomi 25,0
M. D. S. Dreistündlich 1—2 Esslöffel voll. (Zur Nachcur bei Intermittens, als Tonicum.)

5) ℞
Extracti Chinae spirituosi 3,0
Aquae Aurantii florum
— *Cinnamomi*
Syrupi Aurantii corticis ãã 30,0
M. D. S. Esslöffelweise halbstündlich. (Bei Wehenschwäche.)

6) ℞
Chinini sulfurici
Pastae Cacao saccharatae ãã 1,0
M. f. pulv. D. S. Die Hälfte 6, die andere Hälfte 3 Stunden vor dem Anfalle zu nehmen. (Bei Intermittens.)

7) ℞
Chinini sulfurici
Acidi tartarici ãã 0,5
Aq. Foeniculi 120,0
Syrupi Cinnamomi 30,0
M. D. S. Stündlich 1 Esslöffel voll. (Bei Quartana in der Apyrexie.)

8) ℞
Chinini tannici 2,0
Pulv. Cacao tost.
Sacchari ãã 10,0
M. f. pulv. Div. in partes aequales no. 20. *S.* Dreimal täglich ein Pulver. (Als Tonicum.)

9) ℞
Chinini ferro-citrici 3,0
Extracti Valerianae 5,0
Pulv. rhizom. Calami q. s.
ut f. pilul. no. 60. *Consp. pulv. Cinnamomi. D.* S. Dreimal täglich 3 Stück zu nehmen. (Bei Neuralgien auf anämischer Grundlage.)

10) ℞
Chinini hydrochlorici 2,0
Tincturae Chinoidini 20,0
M. D. S. Viermal täglich 50 Tropfen. (Als Nachcur bei Intermittens.)

Cortex Salicis; Weidenrinde. Salicinum; Salicin. — Als Surrogat des Chinins bei Intermittens, bei Fieber überhaupt und als Amarum ist das aus verschiedenen Rinden bei uns einheimischer Weidenarten dargestellte Glykosid Salicin, $C_{13}H_{18}O_7$, empfohlen. Der stark bittere Stoff steht in seinem deleteren Einflusse auf Infusorien und in Bezug auf Hemmung von Gährung und Fäulniss weit unter dem Chinin. Vor dem Chinin hat es den Vortheil grösserer Ungiftigkeit, doch können mehrere stündliche Gaben von 2,0 bei Kindern ausser Ohrensausen und Schwerhörigkeit auch Muskelschwäche, Tremor, leichte spasmodische Zuckungen, grosse Irritabilität bei Berührung, Dyspnoe und Pulsbeschleunigung hervorrufen. Physiologisch-chemisch ist es dadurch von Interesse, dass es im Organismus in mannigfacher Weise verändert wird, so dass, während bei kleinen Dosen im Harn gepaarte Schwefelsäure auftritt, nach grossen Gaben in diesem neben unzersetztem Salicin sich Saligenin, salicylige Säure, Salicylsäure und vielleicht auch Salicylursäure finden. Beim Menschen ist Salicylsäure nach 1,5—2,0 schon in 15—20 Min. im Harn nachweisbar. In England wird es bei Gelenkrheumatismus benutzt, steht aber dem Natriumsalicylat nach. Da es weder Erbrechen noch Collaps bewirkt, eignet es sich besonders gut für fiebernde Phthisiker, bei denen es häufig auch bestehende Durchfälle günstig beeinflusst. Zur Erzielung antipyretischer Effecte sind meist 8,0—10,0 pro die erforderlich. Als Amarum giebt man 0,1—0,3 pro dosi in Pulver oder Pillen; auch bläst man es zu 0,2—0,5 als Kehlkopfpulver bei Diphtheritis ein. Die salicinhaltigen Rinden verschiedener einheimischer Weidenbäume, Salix fragilis L., S. pentandra L., waren früher als Cortex Salicis officinell und dienten wegen ihres Gehaltes an Gerbsäure und Salicin besonders äusserlich in Abkochung bei Geschwüren nach Art der Chinarinde.

Antipyrinum, Phenyldimethylpyrazolonum, Analgesinum; **Antipyrin.**

Das 1884 von Knoll entdeckte, durch Erwärmen von Phenylhydrazin mit Acetessigester auf 100° und Einwirkung von Iodmethyl auf den dabei entstehenden Körper (Pyrazolon) gewonnene Antipyrin ist chemisch als Phenyldimethylpyrazolon zu betrachten, dem man die Structurformel

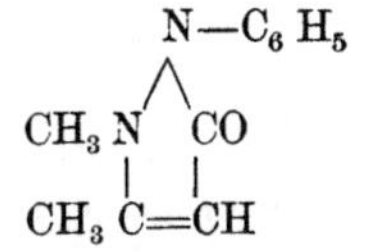

giebt. Es ist eine Base und bildet weisse, bitter schmeckende Krystalle, die sich in weniger als 1 Gewichtstheile Wasser und in 1 Alkohol und Chloroform lösen.

Das Antipyrin ist unter den modernen Antipyretica wegen der geringen Nebenerscheinungen, die sein Gebrauch mit sich führt, das gebräuchlichste und liefert sowohl als Antipyreticum wie als schmerzlinderndes Mittel vorzügliche Resultate.

Oertlich wirkt Antipyrin bei Subcutaninjection in concentrirter Lösung anfangs schmerzerregend, doch erfolgt rasch Abnahme der Sensibilität. Von Magen- und Mastdarmschleimhaut, sowie vom Unterhautbindegewebe aus wird es rasch resorbirt und tritt (nach 1,0 beim Menschen schon in 1 Std.) in den Harn über, in welchem es durch Iodiodkalium (reichlicher rother Niederschlag), Eisenchlorid (dunkelrothe Färbung) und salpetrige Säure (Grünfärbung) leicht nachweisbar ist. Es wird im Organismus nicht verändert; die Ausscheidung durch den Harn dauert 12—24 Stunden. Antipyrin ist nur schwach giftig, doch erzeugen grosse Dosen bei Thieren Sopor, Verminderung der Sensibilität und epileptiforme und tetaniforme Krämpfe und tödten durch Athemlähmung. Eine zerstörende Wirkung auf die Blutkörperchen besitzt Antipyrin auch in toxischen Dosen nicht. Ueberhaupt ist es ein nur schwaches Protoplasmagift, und Gährungs- und Fäulnissprocesse werden dadurch nur sehr unbedeutend beeinflusst. Ein herabsetzender Einfluss auf den Gefässtonus und die Vasomotoren kommt dem Mittel nicht zu; bei hohen Gaben werden die Pulsfrequenz und die Spannung der Arterien erhöht. Die Gesammtstickstoffausscheidung wird durch Antipyrin herabgesetzt; ebenso der Zuckerverbrauch im Thierkörper. Gesunde (nicht fiebernde) erwachsene Menschen können im Tage selbst 25,0 ohne Störung consumiren.

Die herabsetzende Wirkung auf die Körperwärme zeigt sich sowohl bei der Fieberwärme als bei der durch Dampfbäder gesteigerten Temperatur. Sie fehlt beim gesunden Erwachsenen oder ist bei diesem doch nur ganz unbedeutend, bei Kindern grösser.

Bei Fieberkranken sinkt die Temperatur auf 1,0 in 1 Stunde um 1—2°. Wird die Dosis dann wiederholt und eine Stunde darauf entweder ganz oder halb zum dritten Male dargereicht, so bleibt die Temperaturerniedrigung eine geraume Zeit (15—24 Stunden) bestehen, und der dann folgende Wiederanstieg der Körperwärme geht nur allmählig vor sich.

In dem allmähligen Anstiege und dem Fehlen jeden Schüttelfrostes beim Temperaturanstieg und in der langen Dauer der Wirkung liegt der Vortheil, den das Antipyrin vor den meisten neueren Antipyretica (Dihydroxybenzolen, Kairin, Thallin) darbietet; in der Abwesenheit von Ohrensausen und sonstigen intensiveren Nebenerscheinungen besteht der Vorzug vor dem Chinin und der Salicylsäure. Ganz ohne Nebenerscheinungen ist aber Antipyrin auch nicht.

Mitunter kommt es zu sehr profusen Schweissen, in anderen Fällen zu Erbrechen, wodurch die ganze Wirkung in Frage gestellt wird. Ein verhältnissmässig häufiges Nebensymptom, das jedoch meist erst nach einigen Tagen des Gebrauchs eintritt, ist ein meist als etwas prominirendes Erythem sich darstellendes Exanthem, das mitunter mit gleichzeitigem Fieber verläuft, in einzelnen Fällen auch bei Fortgabe des Mittels abblasst und desquamirt. Vereinzelt ist conträre Wirkung (manchmal offenbar mit rudimentärem Exanthem). Collaps ist selten, aber bei sehr geschwächten Individuen nach etwas höheren Dosen mehrfach constatirt. Von fieberhaften Affectionen wird die Polyarthritis rheumatica in eben derselben günstigen Weise wie von Acidum salicylicum beeinflusst. Manchmal hilft Antipyrin noch, wo letztere ihren Dienst versagt. Auch bei anderen fieberhaften Krankheiten ist die Periode der Apyrexie in der Regel mit grosser Euphorie verbunden. Auf Malariafieber wirkt Antipyrin nicht. Die antipyretische Wirksamkeit des Antipyrins beruht zweifellos in erster Linie auf einer Einwirkung auf die thermischen Centren, die vorwaltend auf den trophischen, in zweiter Linie auf den vasomotorischen Theil gerichtet ist. Mit ersterem hängt offenbar die Herabsetzung derVerbrennung der Albuminate und Kohlehydrate zusammen; die Verringerung der Stickstoffausscheidung tritt, ganz parallel dem Sinken der Temperatur, beim Fiebernden stärker zu Tage als beim Nichtfiebernden. Protoplasmawirkung ist dabei ausser Spiele, da Antipyrin nicht postmortale Temperatursteigerung wie Chinin verhindert und bei Pneumonie in Dosen gut fieberwidrig wirkt, welche den Pneumococcus zu afficiren ausser Stande sind. Die Wärmestrahlung ist nicht oder wenig betheiligt, da bei completer Aufhebung derselben Temperaturabnahme doch erfolgt. Der beim Menschen meist sehr intensive Schweiss hat mit der Defervescenz nichts zu thun, da man ihn durch Anthidrotica verhindern kann, ohne den Einfluss des Antipyrins auf die Temperatur zu stören.

Als schmerzstillendes Mittel hat sich Antipyrin bei allen möglichen Schmerzen, namentlich neuralgischen, besonders auch bei Hemicranie, sowie bei Schmerzen der Tabetiker bewährt. Der Effect ist bei Subcutaninjection oft so prompt, dass er theilweise auf periphere Wirkung bezogen werden muss; bei interner Darreichung ist die Schmerzlinderung selbstverständlich Folge centraler Herabsetzung. Weitere Empfehlung hat Antipyrin bei Chorea und Keuchhusten, bei Hemeralopie und Polyurie, äusserlich auch als blutstillendes Medicament und zu Verbandwässern für Unterschenkelgeschwüre gefunden.

Die antipyretische Gabe des Antipyrins schwankt sehr. Man verordnet bei Erwachsenen am besten 2—3 in stündlichen Intervallen zu nehmende Gaben von 0,5—2,0, bis die Entfieberung eintritt, und wiederholt die Medication bei Wiederanstieg der Temperatur. Bei hektischem Fieber sind die Dosen kleiner zu nehmen. Mehr als 6,0 pro die für den Erwachsenen und 0,6 für Kinder in dem 1. Lebensjahre wird meist nicht gegeben. Verzettelte kleine Dosen sind zu meiden. Als Antalgicum giebt man innerlich 0,75—1,0, subcutan 0,25—0,5. Man hat auch bei Schmerzen neuerdings die subcutane und intramusculäre Injection wieder mit der internen vertauscht. Bei Personen, welche auf Antipyrin leicht erbrechen, giebt man es in gleichen Dosen in Halbklystier.

Innerlich giebt man es in wässriger Lösung mit Zusatz eines aromatischen Syrups.

Acetanilidum, *Antifebrinum; **Antifebrin,** Acetanilid. — Das Acetanilid, $C_6H_5NH(CH_3CO)$, ist ein neutraler Körper, der durch mehrstündiges Erhitzen von Anilin und Eisessig gewonnen wird und farb- und geruchlose

Blättchen bildet, die sich schwer in kaltem Wasser (1 : 189 Wasser von 6^0), leichter in heissem Wasser, leicht in Alkohol und Aether lösen.

Antifebrin reiht sich in seiner therapeutischen Wirkung dem Antipyrin nahe an, nicht bloss als Antipyreticum und als heilkräftiges Mittel bei Rheumatismus acutus, sondern auch als Antalgicum, als welches es sogar sicherer zu wirken scheint. Vor dem Antipyrin hat es den Vorzug, dass es völlig geschmackfrei, weit billiger und in weit kleineren Mengen wirksam ist, dass es weniger leicht Brechen erregt und weit seltener Arzneiexantheme hervorruft; dagegen hat es den Nachtheil, dass die Apyrexie nicht so lange dauert und der Wiederanstieg der Temperatur mitunter mit Schüttelfrost sich einleitet, der aber auf eine neue Dosis Antifebrin sofort verschwindet, ferner dass die Wirkung nicht selten mit leichter Cyanose einhergeht, die allerdings an sich nicht als gefährlich betrachtet werden kann.

Die Anwendung bei Fiebernden erfordert Vorsicht, da mitunter schon nach kleinen Dosen Collaps eintritt. Ein wesentlicher Wirkungsunterschied gegenüber dem Antipyrin besteht darin, dass Antifebrin in grösseren Dosen und bei längerer Darreichung Methämoglobinbildung im Blute veranlasst. Auf Mikroorganismen wirkt es zwar etwas stärker als Antipyrin, jedoch im Ganzen wenig deleter. Als Gift für höhere Thiere steht es über Antipyrin, aber unter Thallin. Im Harn erscheint nach Antifebrin Paramidophenol-Aetherschwefelsäure und Glycuronsäure. Die Stickstoffausscheidung beschränkt Antifebrin wie Antipyrin.

Mit der Dosirung bei Fieberkranken muss man vorsichtig sein; im Typhus beginnt man am besten mit 0,1 und steigt auf 0,25 (höchstens 0,5). Bei Neuralgien und schmerzhaften Leiden überhaupt wirkt es zu 0,5—1,0 brillant. Man verordnet es in Pulverform.

Antisepsinum, Antisepsin, Paramonobromacetanilid, ein Bromsubstitutionsproduct des Acetanilids, wirkt wie dieses antipyretisch und antalgisch, aber stärker antiseptisch. Innerlich zu 0,02—0,05 (alle 3 Stunden bei Fieber) in Pulverform, äusserlich als antiseptisches, geruchloses und die Granulation förderndes Streupulver, auch bei Hämorrhoiden in Suppositorien (0,2—0,4 : 3,0 bis 4,0 Oleum Cacao).

Exalginum, Exalgin, Orthomethylacetanilid, ist Acetanilid, in welchem das zweite Atom H durch Methyl ersetzt ist, $C_6H_5N<^{CH_3}_{CH_3CO}$. Es wirkt wie Antifebrin, doch soll die antalgische Wirkung die fieberherabsetzende übersteigen. Cyanose scheint seltener vorzukommen, andere Nebenerscheinungen des Antifebrins theilt auch das Exalgin. Auf Thiere wirkt es stärker giftig. Bei schmerzhaften Affectionen giebt man eine Dosis von 0,25—0,3 in Pulverform oder eine Mixtur aus 2,0 Exalgin, 15,0 Tinct. Menthae, 150,0 Aq. und 30,0 Syr. simpl. zu 1—3 Esslöffel tagsüber.

Phenacetinum; Phenacetin. — So heisst die dem Antifebrin entsprechende Acetylverbindung des Phenetidins, d. h. des Aethyläthers des Paramidophenols, das Acetphenetidin, dessen Zusammensetzung $C_6H_4<^{O\,.\,C_2H_5}_{NH\,.\,(C_2O\,.\,H_3)}$ ist. Es bildet ein schwach röthliches, geruch- und geschmackfreies, in Wasser kaum lösliches Pulver. Im Organismus wird es zu Phenetidin und Paramidophenol, das als gepaarte Schwefelsäure und Glycuronsäure in den Urin übergeht. Fäulniss, Gährung und Mikrozymen beeinflusst es nicht. Bei Thieren bewirkt es in toxischen Dosen Schrumpfung der rothen Blutkörperchen und Methämoglobinbildung. Es vermindert die Ausscheidung der Kohlensäure und des Harnstoffs. Es theilt mit dem Antipyrin und Antifebrin sowohl die antipyretischen als die antalgischen Effecte und hat, von profusen Schweissen abgesehen, wenig Nebenwirkungen. Nur selten kommen Collaps und Cyanose bei medicinalen antipyretischen Gaben vor. Das Mittel wirkt auch entschieden sedativ bei Keuchhusten und hypnotisch bei Neurasthenikern. Man giebt es hier zu 0,3—1,0; mehr als 3,0 pro die sind indess zu vermeiden. Die Darreichung geschieht in Pulvern.

Pyrodinum, Pyrodin, auch Hydracetinum, Hydracetin, heisst die dem Antifebrin und Phenacetin entsprechende Acetylverbindung des Phenylhydrazins, das Phenacethydrazin, $C_6H_5N_2 — NHC_2OH_3$, ein stark antipyretisch wirkendes Mittel, das aber auf Blutkörperchen so auflösend wirkt, dass es bei mehrmaliger Darreichung constant bedeutende Anämie macht. Man benutzt es wegen seiner reducirenden Wirkung in 10% Salbe bei Psoriasis.

Methacetinum, Methacetin, ist Acetparaanisidin, das zum Anisidin (Methyläther des Paramidophenols) sich wie das Phenacetin zum Phenetidin (Aethyläther des Paramidophenols) verhält, $C_6H_4<{OCH_3 \atop NH \,.\, CH_3CO}$. Es bildet schwachröthliche, geruchlose, salzig bitter schmeckende Tafeln, die sich schwer in kaltem Wasser, sehr leicht in Alkohol lösen. Der Harn damit behandelter Kranker giebt Paramidophenolreaction und enthält Glycuronsäure. Es wirkt zu 0,2—0,4 antipyretisch und antalgisch, auch sehr günstig bei acutem Rheumatismus. Auf die rothen Blutkörperchen wirkt es nicht lösend. Man giebt es innerlich in Pulverform.

Kairinum; Kairin. Unter diesem Namen sind Tetrahydroxymethylchinolin und Tetrahydroxyäthylchinolin eine Zeit lang als Antipyretica in Gebrauch gewesen, jedoch wegen der intensiven Fröste beim Wiederanstieg der Temperatur und sonstiger Nebenwirkungen (epileptiformer Krämpfe) wieder ganz verlassen.

Thallinum sulfuricum; Thallin. Dieses neue Antipyreticum, welches seinen Namen daher bekommen hat, dass es mit Eisenchlorid und anderen Oxydationsmitteln sich tief smaragdgrün färbt, ist ein basisches Chinolinderivat, der Methyläther des Tetrahydroparaoxychinolins, Tetrahydroparachinanisol, $C_9H_{10}N(OCH_3)$. Man verwendet nicht das flüssige, nach Cumarin riechende Thallin selbst, sondern die schwefelsauren und weinsauren Salze. Beide bilden gelbweise krystallinische Pulver, die sich in 7 (Sulfat) bezw. 10 (Tartrat) Th. kalten Wassers und schwierig in Alkohol lösen. Auf Mikrozymen wirkt Thallin weniger stark als Antipyrin. Bei Thieren bedingt es in toxischen Gaben Auflösung der rothen Blutkörperchen. Im Harn wird Thallin zum Theil als solches, zum Theil als ein saurer Körper, der von Eisenchlorid purpurroth gefärbt wird, ausgeschieden. Der Urin ist gelbbraun, in dünner Schicht grün. Ein Theil des Thallins wird bei längerer Zufuhr im Organismus, besonders in fettreichem Gewebe aufgespeichert. Als Antipyreticum steht das Thallin wegen der kurzen Dauer der Entfieberung durch einzelne grössere Dosen (0,25—0,5) und wegen des fast unvermeidlichen Schüttelfrostes beim Wiederanstiege entschieden unter dem Antipyrin und Antifebrin. Zwar kann man durch kleine in kurzen Intervallen ($^1/_2$—1 stündlich) dargereichte Gaben (0,25—0,5) auch in länger anhaltenden schweren Fiebern einen fieberfreien, meist durch Euphorie und Freisein des Sensoriums charakterisirten Zustand herbeiführen, doch wirkt eine solche Behandlungsweise z. B. beim Typhus entschieden stark schwächend. Sehr oft kommen nach Thallin auch profuse Schweisse vor. Der antipyretische Effect ist theils Folge einer Herabsetzung der Oxydationsprocesse (Verringerung der Harnstoff- und Kohlensäureausscheidung), theils Folge der Abnahme der Respirationsfähigkeit des Blutes, theils Steigerung des Wärmeverlustes durch die Haut, die auch beim Gesunden statthat. Besondere Wirkung auf Rheumatismus acutus findet nicht statt. Aeusserlich findet Thallinsulfat in $^1/_2$—2% Lösungen injicirt oder mit Fettstiften (Thallin-Antrophore) bei acuten und chronischen Trippern Benutzung.

Vierte Abtheilung. Auf entfernte Organe wirkende Arzneimittel, Medicamenta teledynamica.

XI. Classe. Neurotica, Nervenmittel.

Diese Classe umfasst alle auf das Nervensystem wirkenden Mittel, die auf die hauptsächlichsten und integrirenden Functionen des Nervensystems, Bewegung, Empfindung, Reflexthätigkeit und psychische Thätigkeit, einwirken und vorzugsweise bei krankhaften Störungen der nervösen Apparate in Anwendung gebracht werden.

Die früher für die hierhergehörigen Mittel übliche Bezeichnung Narkotika, betäubende Mittel, ist dem Wortsinn entsprechend auf die die Function des Gehirns herabsetzenden und wirklich Betäubung erzeugenden Mittel zu beschränken. Im weiteren Sinne gehören zu den Nervenmitteln auch eine Menge von Stoffen, welche durch einen Einfluss auf gewisse Nervengebiete die Function bestimmter Organe ändern. Viele die Secretionen anregende oder beschränkende Mittel thun dies vermöge ihrer Einwirkung auf bestimmte centrale oder periphere Nervengebiete; ebenso viele der die Functionen des Herzens, der Respirationsorgane und des Uterus beeinflussenden Medicamente.

Kein Nervenmittel, vielleicht mit Ausnahme des Strychnins, wirkt auf sämmtliche Theile des Nervensystems. Einzelne beeinflussen nur ganz abgegrenzte Gebiete, andere verschiedene Partien gleichzeitig oder nach einander. Nach ihrem hauptsächlichsten Angriffspunkte bestimmt sich die Stellung der Neurotica in den einzelnen Abtheilungen, der Peripherica, Cerebralia, Spinalia, Cerebrospinalia und Vasomotoria, die nach den Hauptgebieten des Nervensystems unterschieden werden.

Man hat die Nervenmittel (Nervengifte) vielfach in Gegensatz zu den Protoplasmamitteln (Protoplasmagiften) gebraucht, worunter man Substanzen verstand, welche in intensiver Weise auf das Protoplasma einzuwirken im Stande seien. Ein principieller Unterschied zwischen beiden existirt aber nicht, vielmehr sind die meisten und wichtigsten Neurotica in ganz entschiedener Weise Protoplasmagifte, und wenn auch die Gründe der Wirkung neurotischer Mittel noch keineswegs vollkommen aufgeklärt sind, ist es doch höchst wahrscheinlich, dass die Eiweissstoffe der Nervenzellen und Axencylinder den Angriffspunkt für jene bilden. Für diese Ansicht spricht namentlich der Umstand, dass alle Stoffe, welche auf die Muskeln influiren, wo doch nur von eiweissartigen Körpern die Rede sein kann, auch die Nerven afficiren. Eine weitere Stütze dieser Theorie gewährt die Thatsache, dass Hühnereiweiss, Blutserum und Muskelflüssigkeit nach Zusatz minimaler Mengen auf das Nervensystem stark wirkender Stoffe (Chinin, Veratrin, Strychnin, Atropin, Morphin) Erhöhung ihrer Gerinnbarkeit zeigen. Man führt ferner dafür an, dass an frischer

Hirnrindensubstanz unter Einwirkung verschiedener schlafmachender Mittel (Morphin, Chloroform, Aether, Chloralhydrat) eigenthümliche Dunklung der Zwischensubstanz hervortrete, die von erregenden Alkaloiden, wie Atropin, Coffeïn und von Campher nicht hervorgebracht wird, und parallelisirt damit die Wirkung der durch Injection anaesthesirender Stoffe in Arterien erzeugten eigenthümlichen Muskelstarre, welche weder durch Metallsalze noch durch Adstringentien hervorgebracht werde. Die fraglichen Verbindungen können allerdings nur lockere sein, da die auf ihrer Bildung beruhenden Effecte auch bei Anwendung grösserer Mengen vorübergehende sind. Weshalb einzelne Stoffe nur auf bestimmte Gebiete des Nervensystems wirken, ist bisher nicht sicher ermittelt.

Im Allgemeinen lässt sich eine doppelte Reihe der Wirkung auf die verschiedenen Nervengebiete unterscheiden, indem einerseits Steigerung ihrer Thätigkeit (Excitation), andererseits Herabsetzung (Depression oder Parese) und schliesslich Lähmung (Paralyse) durch Medicamente resultirt. Diese doppelte Weise der Functionsveränderung kann durch denselben Stoff hervorgebracht werden; je nachdem eine kleinere oder grössere Menge auf den Organismus einwirkt oder je nachdem die Dauer der Einwirkung kürzer oder länger ist, resultirt bei den meisten entweder nur Erregung oder ein dem Stadium der Erregung nachfolgendes Stadium der Depression. Bei manchen Stoffen ist indess das Excitationsstadium äusserst kurz, so dass es oft übersehen wird; bei manchen Wirkungen einzelner Stoffe (Atropin) ist es bisher nicht erwiesen.

---

1. Ordnung. Neurotica peripherica, vorzugsweise auf das peripherische Nervensystem wirkende Mittel.

Verschiedene Stoffe lähmen in grossen Dosen die intramusculären Nervenendigungen und rufen dadurch complete Paralyse hervor, die anfangs die Muskeln der Extremitäten, später auch die Athemmuskeln ergreift und bei Warmblütern den Tod durch Erstickung zur Folge hat. Da andere Theile des Nervensystems durch das Gift primär nicht alterirt werden (mit Ausnahme des Vagus, dessen Endigungen ebenfalls an der Lähmung participiren, woraus Beschleunigung des Herzschlages hervorgeht, der bei Kaltblütern in regelmässiger Weise während der Paralyse fortdauert), ist auch bei schweren Vergiftungen bei Warmblütern complete Wiederherstellung durch künstliche Athmung möglich, und bei Kaltblütern erfolgt solche in Folge der fortbestehenden starken Hautathmung spontan. Man pflegt eine solche Lähmung, die zuerst an dem amerikanischen Pfeilgifte Curare nachgewiesen wurde, nach diesem als Curarelähmung oder Curarewirkung zu bezeichnen und weist sie physiologisch bei Fröschen dadurch nach, dass bei Ausschluss der Blutzufuhr zu einer Extremität durch

Unterbindung der Arteria iliaca das betreffende Glied von der Lähmung nicht betroffen wird.

Die Frage, ob der lähmenden Action der lähmenden Neurotica peripherica immer erregende Wirkung auf die peripheren Nerven vorangeht, oder ob die Paralyse auf convulsivische Erscheinungen folgt, ist unentschieden; doch finden sich z. B. nach Coniin bei Warmblütern in der Regel fibrilläre Muskelzuckungen. Bei grösseren Dosen resultirt in der Regel ausschliesslich Lähmung. Einen Gegensatz zur Curarewirkung bildet die für die Therapie irrelevante Action des Guanidins und Methylguanidins, die durch Reizung der peripherischen Nervenendigungen nicht allein fibrilläre Muskelzuckungen, sondern geradezu klonische Krämpfe der gesammten Musculatur erzeugen, welche durch Abschliessung der Blutzufuhr, nicht aber nach Durchschneidung des Rückenmarks oder des Hüftgeflechts oder Zerstörung des Gehirns beseitigt werden, in abgetrennten Extremitäten persistiren und auch in solchen bei directer Einführung hervortreten. In tödtlichen Dosen bewirkt Guanidin nicht allein Lähmung der peripheren Nervenendigungen, sondern auch des Gehirns und Rückenmarks. Aehnliche Wirkung haben Physostigmin, Pilocarpin, Pyridin,. Nicotin und Campher.

Dem Curare und allen curareartig wirkenden Stoffen kommt bei colossalen Dosen oder bei directer Einführung in Hirnarterien eine herabsetzende Wirkung auf das Grosshirn (narkotische Action) zu. Manche zur Gruppe des Curarins gerechneten Stoffe gehören zur Abtheilung der eigentlichen Cerebralia, so z. B. das Kraut von Cynoglossum officinale und das Guachamacaextract von Venezuela, ein Extract aus der Rinde von Malouetia nitida (Fam. Apocyneae), das zwar mit dem Curare die Eigenthümlichkeit theilt, dass vom Magen aus erst unverhältnissmässig grössere Mengen als bei Subcutaninjection toxisch wirken, welches aber beim Menschen zu 0,1 hypodermatisch mehrstündigen Schlaf bedingt, ohne lähmend zu wirken. Dagegen sind Methyl- und Aethylstrychnin und verschiedene andere Alkylbasen Neurotica peripherica, ebenso ein früher bei Intermittens benutztes Alkaloid aus der als Ditarinde bezeichneten Rinde von Echites scholaris, einer niederländisch-ostindischen Apocynee, das aber in giftigen Dosen auch spinale Paralyse und starke Herabsetzung des Blutdruckes bewirkt. Ausserdem ist Lähmung der peripheren Nervenendigungen noch bei verschiedenen Verbindungen des Ammoniums, wie Aethyl-, Amyl-, Trimethyl- und Tetramethylammonium, ferner bei Lobelin und Sparteïn nachgewiesen worden.

Auch hinsichtlich der Empfindungsnerven der Haut lassen sich erregende und herabsetzende Mittel unterscheiden, von denen ebenfalls die letzteren die Mehrzahl und ausschliesslich therapeutisch wichtig sind. Sowohl die herabsetzende als die erregende Wirkung tritt indess vorwaltend bei örtlicher Application auf. Erstere äussert sich durch eigenthümliche Gefühle des Brennens, Kriebelns und Eingeschlafenseins, wie sie z. B. nach Veratrin, Aconitoxin und Pseudaconitin bei Einreibung auf die Haut eintreten, aber auch durch dieselben Stoffe bei innerlicher Application hervorgerufen werden. Die Herabsetzung giebt sich bei örtlicher Application, namentlich bei gesteigerter Empfindlichkeit und Schmerzen kund, ist aber bei einzelnen Mitteln auch auf der normalen Haut und auf normalen Schleimhäuten durch vollständige Empfindungslosigkeit charakterisirt, so dass an der betreffenden Stelle operative Eingriffe nicht empfunden werden. Solche Stoffe hat man Anaesthetica localia, local anästhesirende Mittel genannt. Ihr Hauptrepräsentant ist das Cocaïn, dessen Wirkung nur nach sehr geringer Excitation der peripheren sensibeln Nerven sich geltend macht, während bei den meisten ähnlich wirkenden Stoffen erst nach dem Vorausgehen intensiver Schmerzen Analgesie und Anästhesie eintritt. So, abgesehen von den genannten Aconitbasen und Veratrin, bei Kawahin, Erythrophloein, Helleboreïn, Menthol, Thymol, Terpentinöl, Carbolsäure, Chloralhydrat, Antipyrin, Homatropin, Benzoyltropin u. a. m., die man wegen der stärkeren Schmerzhaftigkeit dem Cocaïn als Anaesthetica dolorosa gegenüber gestellt hat. Es ist übrigens bis jetzt kein Stoff bekannt, der ausschliesslich die sensibeln Nerven unempfindlich macht und sozusagen ein Curare der sensibeln Nervenendigungen darstellte, und sämmtliche Anaesthetica localia haben noch andere Wirkungen, derentwegen sie an anderen Orten abzuhandeln sind.

Die Wirkung der Neurotica peripherica erstreckt sich zum Theil in gleicher Weise auf Gehirn- und Rückenmarksnerven. Einzelne wirken mit besonderer Energie auf bestimmte Nerven. Namentlich werden die peripheren Endigungen des Vagus durch einzelne Stoffe theils stark erregt, wodurch es, wie durch Muscarin, Physostigmin, Nicotin zu Verlangsamung des Herzschlages und selbst zu Herzstillstand kommt, theils schon bei Einwirkung kleiner Mengen herabgesetzt und gelähmt, wodurch es, wie namentlich beim Atropin und Curarin, zu gesteigerter Pulsfrequenz kommt. Ein ähnlicher Gegensatz wie in Bezug auf die Beeinflussung des Herzvagus macht sich auch bei localer Application auf das Auge bezüglich der Wirkung auf die Nerven der Regenbogenhaut geltend, woraus Pupillenerweiterung (Mydriasis) oder Pupillenverengerung (Myosis) resultirt. Stoffe, welche die Pupille erweitern, heissen Mydriatica und solche, welche Verengung der Pupille durch directe Einwirkung auf die Innervation der Iris (d. h. ohne einen intensiven Reiz der Bindehaut, der reflectorisch Pupillenverengung erzeugt, zu verursachen) bedingen, Myotica. Die Wirkung ist in erster Linie auf die Oculomotoriusendigungen gerichtet, doch ist auch eine solche auf die in der Iris vorhandenen Sympathicusfasern und auf die glatten Muskeln der Iris bei einzelnen nicht ausgeschlossen. Die hauptsächlichsten Mydriatica sind Atropin, Hyoscyamin, Hyoscin und die diese enthaltenden Solaneen; ausserdem gehören dahin verschiedene künstliche, dem Atropin homologe Basen, wie Homatropin, ferner von Pflanzenstoffen Cocaïn, Solanin, Gelsemin, Jaborin und Ephedrin. Myotisch wirken Physostigmin, Pilocarpin und das therapeutisch nicht benutzte Muscarin. Die erwähnten Stoffe haben sämmtlich noch andere zum Theil wichtigere Effecte, weshalb sie an anderen Orten abgehandelt werden.

***Herba Conii**, Herba Conii maculati, Herba Cicutae; **Schierlingskraut.**

Durch den Gehalt an einem sehr giftigen, flüchtigen, sauerstofffreien Alkaloide, dem Coniin, neben welchem noch einige ziemlich gleichartig wirkende, basische Pflanzenstoffe sich finden, sind die verschiedenen Pflanzentheile des in ganz Europa an Wegen, Schutthaufen und bebauten Stellen häufigen Fleckschierlings, Conium maculatum L. (Fam. Umbelliferae), wirksam.

Der Fleckschierling, dessen Saft im alten Griechenland zur Hinrichtung von Verbrechern angewandt wurde, wie dies aus der Geschichte des Sokrates bekannt ist, darf nicht mit zwei andern, als Schierling bezeichneten Doldengewächsen verwechselt werden. Es sind dies die Hundspetersilie oder der Gartenschierling, Aethusa cynapium L., deren früher viel gefürchtete Giftigkeit sich als Illusion erwiesen hat, und der Wasserschierling oder Wütherich, Cicuta virosa L., dessen giftiges Princip, ein indifferenter, harzartiger Körper, das Cicutoxin, durch Erregung cerebraler und spinaler Krampfcentren klonische und tonische Krämpfe und Trismus bewirkt. Conium maculatum ist ein zweijähriges, selten einjähriges, mattgrünes Kraut mit etwas bereiftem, am untern Theile rothgeflecktem und gestreiftem, nach oben zu gefurchtem Stengel und überall glatten, dreifach fiederspaltigen Blättern mit eirunden Fiederblättern, von denen die der dritten Ordnung ungestielt sind und stark gesägte Lappen zeigen, deren Sägezähne in eine weisse, trockenhäutige

Spitze endigen, mit weissen, kleinen, in Dolden gestellten Blüthen und glatten, im reifen Zustande grünlichbräunlichen, eirunden Theilfrüchtchen, die auf jeder Fruchthälfte mit fünf starken, blassen, gekerbten Längsrippen besetzt sind.

Das Coniin, $C_8H_{17}N$, oder $C_5H_{10}N.CH_2.CH_2.CH_3$ (Propylpiperidin), ein aus Picolin künstlich darstellbares Alkaloid, ist eine wasserhelle ölartige Flüssigkeit von 0,87—0,89 spec. Gew., höchst durchdringendem, widrigem, an Mäuseharn erinnerndem Geruche und scharfem, tabaksähnlichem Geschmacke. Es siedet bei 163°. In Wasser löst es sich wenig, in kaltem reichlicher als in warmem, dagegen äusserst leicht in Weingeist, Aether, Amylalkohol, Chloroform, Benzol und ätherischen Oelen. Mit Säuren bildet es schwierig krystallisirbare, leicht zerfliessliche, meist sich rasch zersetzende Salze; auch das Coniin verändert sich bei Luftzutritt rasch, wird gelb, später braun und dickflüssig und geht schliesslich unter Entwicklung von Ammoniak in eine harzartige, bitter schmeckende Masse über, die an feuchter Luft nach Buttersäure riecht. In der Schierlingspflanze findet sich Coniin am reichlichsten (1 %) in den nicht völlig reifen Früchten der zweijährigen Pflanze, minder reichlich (0,14 %) in den Blättern des blühenden Schierlings. Die Blätter büssen sehr viel Coniin beim Trocknen ein, sodass aus nicht frischem Kraute dargestellte Schierlingspräparate oft nahezu unwirksam sind.

Das Coniin enthält stets Methylconiin, $C_8H_{16}(CH_3)N$, das auch in der Pflanze präformirt vorkommt. In den Schierlingsfrüchten kommt ausserdem eine krystallinische Base, das Conydrin, $C_{18}H_{19}NO$, die in analoger Weise, jedoch weit schwächer giftig als Coniin wirkt, vor.

Das Coniin, welches als wirksamer Bestandtheil der Herba Conii zu betrachten ist, hat örtlich kaustische, auf Eiweisscoagulation beruhende Wirkung, die am ausgeprägtesten an Schleimhäuten mit dünner Epithelschicht bei Anwendung unverdünnten Coniins sich zeigt. Das resorbirte Coniin wird theilweise durch Nieren und Lungen eliminirt. Die entfernte Wirkung des Coniins, das in toxischen Dosen eines der gefährlichsten und ein sehr rasch zum Tode führendes Gift ist, charakterisirt sich als allgemeine periphere Lähmung (siehe oben). Beim Menschen findet primäre Einwirkung auf das Gehirn nicht statt, da selbst bei letalen Dosen das Bewusstsein intact bleibt.

Die Angabe, dass reines Coniin die Gehirnthätigkeit herabsetze und die periphere Lähmung durch ein demselben beigemengtes harziges Product bedingt werde, ist irrig. Möglicherweise ist dem Coniin eine besondere Wirkung auf das Rückenmark eigen, da bei Kaltblütern mitunter die Reflexaction vor der Reizbarkeit der peripherischen Nerven erlischt. Die physiologische Wirkung und die toxische und letale Dosis des Coniin, das für alle Wirbelthierclassen (die manchen Vögeln zugeschriebene Immunität gegen Schierling ist wohl nur darin begründet, dass Schierlingssamen häufig unverdaut wieder abgeht), auch für Würmer und Insecten ein heftiges Gift ist, lassen sich schwer feststellen, da das Coniin des Handels stets Methylconiin und Ammoniak beigemengt enthält und da, schon durch blossen Contact mit der äussern Luft, die Wirkung des Coniins so modificirt werden kann, dass das im frischen Zustande bei Application auf das Auge Kaninchen in 7 Minuten tödtende Alkaloid später in derselben Menge nur örtlich entzündungserregend wirkt. Ein Einfluss des Coniins auf die Nervencentren ist kaum in Abrede zu stellen, da auch Ligatur sämmtlicher Gefässe der Extremitäten die Abnahme der Reflexerregbarkeit nicht hindert, dagegen scheint auch bei Thieren Beeinträchtigung der psychomotorischen Centren nur secundär in Folge der mangelhaften Blutlüftung oder des veränderten Blutdrucks stattzufinden. Ebenso wenig wirkt Coniin direct auf die sensiblen oder die secretorischen Nerven. Blutdruck- und Körpertemperatur steigen (letztere auch beim Menschen nach medicinalen Gaben).

Beim Menschen kann schon $^1/_4$ Tropfen Coniin Brennen im Munde, Kratzen im Halse, Speichelfluss, Brechneigung und Erbrechen, sowie Eingenommenheit und Hitze im Kopfe bewirken. Nach 1 Tropfen kommt es rasch zu Schwindel, Unvermögen zu denken und die Aufmerksamkeit auf einen Gegenstand zu fixiren, Schlaftrunkenheit, grosser Verstimmung des Gemeingefühls, Undeutlichsehen, Pupillenerweiterung, Ptosis, Abnahme der Gehörsperception und des Tastgefühls, Ameisenkriechen in der Haut, Schwäche und Hinfälligkeit, Unsicherheit und Wanken des Ganges, Cyanose und kaltem Schweiss, endlich zu Krämpfen in verschiedenen Muskelgruppen bei forcirten Bewegungen. Bei subcutaner Application kann schon nach 0,001 Schwäche und Schwindelgefühl entstehen.

Das Schierlingskraut findet nur geringe therapeutische Verwendung, meist auch nur in Zuständen, welche in der physiologischen Wirkung des Coniins keine Stütze finden, wie z. B. bei Scrophulose und Krebs. Rationell ist die Verwendung gegen Krämpfe verschiedener Art, wo man indess stets Coniin oder Coniinsalze an Stelle des Schierlingskrautes benutzt. Als Antispasmodicum hat Coniin sich besonders bei Krämpfen der Respirationsorgane, namentlich Keuchhusten, Asthma, sowie bei Hustenreiz im letzten Stadium der Tuberculose Eingang verschafft und ist in Folge davon auch bei verschiedenen entzündlichen Leiden der Respirationsorgane, z. B. bei Pneumonie, versucht. Bei Wundstarrkrampf, Hydrophobie und als Antidot krampferregender Gifte ist Coniin unzuverlässig. Vielfach werden Schierlingspräparate gegen Chorea benutzt. Minder rationell ist die Benutzung als schmerzstillendes Mittel, z. B. bei Cardialgie, Angina pectoris, doch ist nicht zu verkennen, dass Coniin bei äusserlicher Application exquisite locale Analgesie hervorrufen kann. Was Coniin bei Angstzufällen Seelengestörter oder bei Dentitionsstörungen leisten soll, ist nicht ersichtlich.

Die Alten betrachteten Schierling als vorzügliches auflösendes und zertheilendes Mittel und wandten ihn vorzugsweise in kleinen Dosen bei Drüsengeschwülsten und Vergrösserung verschiedener Organe, besonders der Leber und des Uterus, an. Man behauptete sogar, dass Brustdrüsen dadurch atrophiren könnten. Wirklich eclatanten Nutzen gewähren Schierlingspräparate bei scrophulösen Augenentzündungen, wo das Coniin der Lichtscheu in ausgezeichneter Weise entgegenwirkt und in verhältnissmässig kurzer Zeit den Blepharospasmus beseitigt. In älterer Zeit kam Schierling vielfach gegen chronische Hautausschläge in Anwendung, auch galt er als Anaphrodisiacum und Lebermittel.

Die äussere Anwendung von Schierlingspräparaten als Resolvens ist nicht ganz ohne Grund, da Coniin ein Reizmittel für die Haut darstellt und vermöge seiner Flüchtigkeit auch die Haut durchdringt. Coniinsalben verursachen in Folge davon stark juckenden Papelausschlag. Bezüglich der Verwendung von Schierlingspräparaten bei entzündlichen Affectionen ist auch zu berücksichtigen, dass Coniin ein starkes Protoplasmagift ist und namentlich energisch auf Leucocyten wirkt.

Contraindicationen des Coniingebrauches bilden hochgradige Kachexie und Neigung zu Lähmung. Blühende, vollsaftige oder erethische Personen werden am leichtesten nach Coniin von Schwindel befallen. Gewisse pathologische Zustände des Nervensystems (Tetanus, Hydrophobie) setzen die Empfänglichkeit für Coniin sehr herab.

Man verordnet Herba Conii innerlich zu 0,05—0,3 mehrmals täglich in Pulvern und Pillen (höchste Einzelgabe 0,5 (*0,3), höchste Tagesgabe 2,0); meist äusserlich mit narkotischen Pflanzentheilen (Bilsenkraut) oder Leinkuchen zu schmerzstillenden oder zertheilenden Umschlägen, auch im Infus oder Decoct zu schmerzstillenden Injectionen, Mund- und Gurgelwässern, Klystieren.

Präparate:

1. *Extractum Conii herbae s. Cicutae; Schierlingsextract. Mit verdünntem Weingeist aus dem trocknen Kraute bereitetes dickes Extract. Maximale Einzelgabe 0,2, maximale Tagesgabe 0,6. Man giebt es zur Verhütung von Mastitis bei Wöchnerinnen zu täglich 0,01—0,06. Aeusserlich kann das in Wasser trübe lösliche Extract zu Augenwässern (2—4 : 100), Augentropfwässern (4 : 100), Augensalben (1 : 5—10), Pinselsäften, Verbandsalben (1 : 10) und Pflastern magistral verordnet werden.

2. *Emplastrum Conii; Schierlingspflaster. 20 Herba Conii, 25 Adeps, 50 Cera flava, 5 Terebinthina Veneta. Resolvirendes Pflaster bei Drüsengeschwülsten, Knoten in der Mamma u. s. w.

An Stelle des früher zu 0,001—0,003 in wässriger oder wässrig spirituöser Lösung in Tropfenform gegebenen, leicht zersetzlichen Coniins dient besser das bromwasserstoffsaure Coniin, Coniinum hydrobromicum, das in etwas grösserer Dosis (2—5 mgm) gegeben werden kann. In Frankreich reicht man weit höhere Dosen, 0,01 mehrmals täglich, bis 0,1 und selbst 0,2 pro die intern in Syrup (1 : 1000) oder in wässriger Lösung. Keuchhustenkranke Säuglinge ertragen 0,002 ohne Nebenerscheinungen oder bei vorsichtiger Steigerung selbst 0,012—0,015. Zum externen Gebrauche ist mit Ausnahme der Subcutanapplication, wo das bromwasserstoffsaure Salz in 2 % Lösung gar nicht irritirend wirkt, das Coniin selbst vorzuziehen. So zu Einreibungen (1 Tr. in 5,0 bis 15,0 Weingeist gelöst), Collyrien (1—3 Tr. mit 25,0 Aqua dest. und 5,0 Mucilago), Augensalben, Salben und Linimenten (1 : 100 Mandelöl), Zahnwehtropfen (1 Tr. mit 5 Tr. Zimmtöl und 5,0 Weingeist).

Venenum Americanum; Curare. — Dieser Name wird gewöhnlich allen aus Südamerika zu uns gelangenden Arten von Pfeilgift beigelegt, die in tödtlichen Dosen Paralyse der Respirationsmuskeln und Erstickungstod veranlassen. Das Curare ist von den Pfeilgiften anderer Erdtheile, die entweder (durch Strychningehalt), wie das asiatische Upas Radja oder Tieuté, die Reflexerregbarkeit steigern oder, wie das asiatische Antjar und verschiedene afrikanische (Iné, Kombi, Wabaï) Herzgifte nach Art des Digitalins sind, in seiner Wirkungsweise verschieden. Das auch Urari, Woorara, Woorali genannte Pfeilgift wird von den am Orinoko, Rio Negro und Amazonenstrome wohnenden Völkerschaften in eigenthümlicher, mit allerlei Ceremonien verbundener Weise bereitet und stellt einen wässrigen Auszug verschiedener Strychnosspecies, namentlich Strychnos toxifera, St. Castelnoeana und Strychnos Crevauxii, dar, doch werden bei der Bereitung stets noch andere, für die Giftwirkung irrelevante Lianen benutzt und mitunter auch Schlangenzähne beigefügt. Die Intensität der Action ist grossen Schwankungen unterworfen. Das wirksame Princip, Curarin, ist eine sauerstofffreie, amorphe, stark hygroskopische, in wässriger Lösung grün fluorescirende Base von höchst bitterem Geschmacke, die sich in Wasser und Alkohol in allen Verhältnissen, nicht in Aether löst und Kaninchen zu $^1/_3$ mgm pr. Kilo tödtet. Eine zweite Base, Curin, ist wenig giftig.

Das Curare bietet die merkwürdige Erscheinung, dass es von der Magenschleimhaut aus colossaler Quantitäten (bei manchen Thierspecies der 50 bis 80fachen Menge der bei Application in das Unterhautbindegewebe nöthigen Giftdosis) bedarf, um den Tod herbeizuführen, während es von der Mastdarm- und Scheidenschleimhaut schnell Vergiftung erzeugt. Das Curarin wird durch Harn und Galle theilweise unverändert ausgeschieden.

Beim Menschen bewirkt Subcutanapplication selbst gut filtrirter wässriger Curarelösung starke entzündliche Reizung an der Applicationsstelle, manchmal mit Anschwellung der benachbarten Lymphdrüsen; auch bei endermatischer Application von Curarepulver resultirt lebhafter, stechender Schmerz, Erhöhung der Temperatur und manchmal Erythem der Umgebung. Bei kleineren Dosen wird der Puls etwas kräftiger und frequenter, einige Stunden doppelschlägig, bei Steigerung der Athemzahl und Temperatur; bei grösseren Dosen kommt es zu heftigem Schüttelfrost mit Gänsehaut, Zähneklappern und Zittern des ganzen Körpers, Angstgefühl, Athemnoth, kleinem, sehr beschleunigtem Pulse und erhöhter Temperatur, Abnahme der Motilität der unteren Extremitäten, starkem Durst, heftigem Kopfweh und Schlafneigung. Auf den Schüttelfrost folgt nach einigen Stunden Steigen der Hautwärme, Beschleunigung und Dikrotismus des Pulses, Hautröthe, namentlich im Gesicht und an den Ohren, Injection der Conjunctiva und schliesslich profuser Schweiss.

In seiner Wirkung auf Thiere gleicht Curare dem Coniin. Bei Fröschen bedingen höchst minimale Mengen ($^1/_{30}$ mgm) Lähmung aller willkürlichen Bewegungen und Stillstand der Athmung; die anfangs mitunter gesteigerte Reflexerregbarkeit erlischt später als die willkürliche Bewegung. Von der allgemeinen Lähmung ist nur das Herz ausgenommen, welches unverändert tagelang fortpulsirt, während die Lymphherzen stillstehen. Mit nicht zu hohen Dosen vergiftete Frösche erholen sich bei passender Behandlung auch aus vollständiger Paralyse nach 3—4, ja selbst nach 11 Tagen; der von ihnen ausgeschiedene Urin wirkt auf andere Frösche paralysirend. Bei Säugethieren sind ebenfalls Lähmungserscheinungen die Hauptsache; der asphyktische Tod kann durch Einleiten der künstlichen Respiration verhütet werden, wenn man gleichzeitig oberhalb der Applicationsstelle mittelst einer Ligatur den Eintritt des Giftes in die Circulation verhindert

Die physiologischen Versuche über die Wirkungsweise des Curares lassen keinen Zweifel darüber, dass bei höheren Thieren die lähmende Wirkung primär auf die peripherischen Endigungen der motorischen Nerven und in zweiter Linie auf die Nervenstämme gerichtet ist, und dass erst später Lähmung anderer Nerven und der Nervencentren erfolgt. Grosse Dosen bewirken Lähmung der Herzvagusendigungen. Bei Einspritzung solcher Curarelösung in die Drosselader erfolgt rapides Sinken des Drucks im Aortensystem bei ausserordentlicher Beschleunigung der Pulsfrequenz, später Wiederansteigen mit Abnahme der Herzschlagzahl. Im Harn curarisirter Thiere findet sich Zucker. Ausserhalb des Körpers zerstört Curare die weissen Blutkörperchen; auch lähmt es Amoeben, doch erfolgt durch Ausspülung Wiederherstellung.

Einzelne Sorten Curare bewirken auch starke Vermehrung des Harns und anderer Secrete (Speichel, Schweiss, Thränen, Nasenschleim), die auch bei leichter Vergiftung mit Curarin am Menschen hervortreten.

Therapeutisch ist Curare besonders gegen Tetanus traumaticus angewendet; doch spricht die Statistik der damit behandelten Fälle nicht zu Gunsten des Medicaments. Bei Strychninvergiftung ist es ohne gleichzeitige Anwendung von künstlicher Respiration nicht zu gebrauchen. Bei Lyssa humana und bei Epilepsie hat es sich als erfolglos erwiesen.

Das Mittel wird subcutan in filtrirter wässriger Lösung (1 : 100) benutzt. Man beginnt mit 0,005—0,006 und steigt vorsichtig, bis man die Dosis erreicht, welche Muskelerschlaffung bedingt. Cumulative Action ist nicht zu befürchten, und schwerere Erscheinungen treten erst nach einigen Dgm. ein. Endermatisch kann viel mehr (0,1—0,5—1,0) gebraucht werden. Man darf wässrige Curarelösungen nicht lange aufbewahren, da sehr rasch unter Bildung von Pilzen Zersetzung und Sedimentirung eintritt. Trocken aufbewahrt hält sich Curare selbst 100 Jahre.

2. Ordnung. Neurotica spinalia, besonders auf das Rückenmark wirkende Mittel.

Die Wirkung von Medicamenten auf das Rückenmark ist theils erregend, theils lähmend. Die erregende Wirkung zeigt sich durch starke Steigerung der Reflexaction, die bei grösseren Mengen so hochgradig wird, dass durch die geringsten Reize statt einfacher Bewegungen Reflexkrämpfe entstehen, die sich unter der Form des Tetanus, d. h. als tonische Contraction der sämmtlichen Skeletmuskeln darstellen. Man nennt diese Stoffe, zu denen ausser den medicinisch verwendeten Alkaloiden Strychnin und Brucin noch einige Opiumalkaloide (Thebaïn, Laudanin) gehören, daher auch Tetanica.

In der Regel beschränkt sich die erregende Wirkung nicht auf das Rückenmark, sondern betrifft auch das Gehirn und das verlängerte Mark. Zu dem Tetanus der Muskeln des Rumpfes und der Extremitäten, der sich bei Warmblütern als Streckkrampf (Orthotonos) oder mit Krümmung nach hinten (Opisthotonos), selten mit Beugung nach vorn (Emprosthotonos) darstellt, kommt noch Kinnbackenkrampf (Trismus) hinzu.

Gegenüber den die Reflexthätigkeit steigernden Tetanica stehen die als Sedativa spinalia bezeichneten Mittel, welche die Leitungsfähigkeit des Rückenmarkes beeinträchtigen, und zwar sowohl die aufsteigende, wodurch Sinneseindrücke zum Gehirn, als diejenige, wodurch Bewegungsimpulse vom Gehirn zu den Nerven geleitet werden. Es kann dies anscheinend ohne vorausgehende Erregung, wie beim Physostigmin, dem sich Emetin, Methylconiin und Blausäure, sowie verschiedene Metalle anreihen, geschehen, während die meisten das Rückenmark lähmenden Stoffe (Morphin, Nicotin, Campher, Carbolsäure, Bromverbindungen) zuerst vorübergehend erregend wirken. Bei den letztgenannten Stoffen ist die Wirkung auf das Gehirn mehr oder ebenso prägnant wie diejenige auf das Rückenmark, so dass sie zur Abtheilung der Cerebralia gehören.

***Semen Strychni,** Nux vomica; **Strychnossamen,** Krähenaugen, Brechnuss.
***Strychninum nitricum; Strychninnitrat,** salpetersaures Strychnin.

Der hauptsächlichste Repräsentant der die Reflexerregbarkeit steigernden Medicamente ist das in den Brechnüssen, den Samen eines ostindischen Baumes aus der Familie der Loganiaceen, Strychnos nux vomica L., enthaltene und als salpetersaures Salz officinelle Alkaloid Strychnin.

Die schon den Arabern bekannten Brechnüsse sind scheibenförmige, 2,5 cm Durchmesser und höchstens 5 mm Dicke erreichende, in der Mitte etwas dünnere, auf der einen Seite etwas vertiefte, auf der andern Seite erhabene, häufig verbogene Samen, deren graugelbe Oberfläche mit weichen, glänzenden, einfachen Haaren dicht besetzt ist. Nach Einweichen in Wasser lassen sie sich längs der oft etwas zugeschärften Randlinie in die beiden Hälften des hornartigen, stärkemehlfreien Sameneiweisses, die die zwei zarten Keimblättchen und das keulenförmige Würzelchen einschliessen, zerlegen. Das Strychnin findet sich ausser in den Brechnüssen auch in verschiedenen Theilen ostasiatischer Strychnosarten und daraus dargestellten Präparaten, in den Ignazbohnen, Fabae St. Ignatii, den Samen von Ignatia amara L. fil., in der als falsche Angusturarinde bezeichneten Rinde von Strychnos nux vomica L., in dem Schlangenholze, der holzigen Wurzel von Strychnos colubrina L., in einer als Hoangnan bezeichneten Cochinchinesischen Strychnosrinde (Str. Gautheriana), welche als Specificum gegen Bisse toller Hunde und giftiger Schlangen gilt, endlich in dem auf den Molukken und den Sundainseln von den Eingeborenen aus der Wurzelrinde von Strychnos Tieuté Lesch. bereiteten Pfeilgifte Upas Radja oder Tieuté. Das Alkaloid ist fast überall von einer zweiten Base, dem Brucin, begleitet, das in den Brechnüssen das Strychnin, dessen Gehalt zwischen 0,28 und 0,63 % beträgt, überwiegt.

Das Strychnin, $C_{21}H_{22}N_2O_2$, bildet kleine, weisse Prismen von ausserordentlich bitterem, hintennach etwas metallischem Geschmacke und alkalischer Reaction. Das officinelle Strychninnitrat stellt farblose Krystallnadeln, die sich in 90 kaltem und 3 siedendem Wasser, so wie in 70 kaltem und 5 siedendem Weingeist auflösen und damit neutrale Solutionen von intensiv bitterem Geschmacke geben, dar. Ein Stückchen Strychninnitrat, welches in kochende Salzsäure fällt, ruft darin dauernd rothe Farbe hervor. Mit Salpetersäure zerrieben, färbt sich Strychninnitrat geblich; aus der gesättigten wässrigen Auflösung des Salzes fällt Kaliumchromat rothgelbe Kryställchen, die in Berührung mit Schwefelsäure blaue bis violette Farbe annehmen.

Das Brucin, $C_{23}H_{26}N_2O_4$, ist schwer in Wasser, leicht in absolutem und wässrigem Alkohol, sowie in Chloroform löslich und noch bitterer als Strychnin. Käufliches Brucin ist in der Regel mit Strychnin verunreinigt und zeigt wesentlich dessen tetanisirende Action. Reines Brucin wirkt allerdings ebenfalls steigernd auf die Reflexerregbarkeit, zugleich aber stark herabsetzend und lähmend auf die peripherischen Nervenendigungen. Die Giftigkeit des salpetersauren Brucins ist $38\frac{1}{2}$mal so schwach wie die des entsprechenden Strychninsalzes.

Die Wirkung des Strychnins ist hauptsächlich eine entfernte, obschon ihm gelinde örtliche Reizung nicht abgeht, welche zusammen mit der grossen Bitterkeit als Ursache der durch sehr kleine Mengen bedingten Beförderung des Appetits erscheint. Die Resorption geschieht von der Cutis, dem Unterhautzellgewebe und wohl von sämmtlichen Schleimhäuten aus. Es wird bei toxischen Gaben durch die Nieren und vielleicht auch durch die Speicheldrüsen eliminirt.

Die Resorption erfolgt am raschesten bei subcutaner, langsamer bei interner und endermatischer Application. Der Mastdarm ist für Strychnin eine gefährlichere Applicationsstelle als der Magen; selbst vom Thränencanal aus hat man intensive Vergiftungserscheinungen nach Dosen, welche vom Magen aus diese nicht bedingen, beobachtet. Am schwierigsten wird Strychnin von der Blasenschleimhaut aus resorbirt. Die Elimination durch die Nieren lässt sich schon nach geringen internen oder subcutanen Dosen in 9—30 Minuten nachweisen und hält bei wiederholter Darreichung 3—4 Tage an. Das Alkaloid scheint bei Thieren kurze Zeit in den Organen und namentlich in der Leber zu verweilen. Man findet es bei Vergiftungen ausser in der Leber auch in den Muskeln, Nieren, Milz und Pankreas, in verschiedenen Theilen des Centralnervensystems (Rückenmark, Medulla oblongata) und im Speichel.

Die hauptsächlichste Wirkung des Strychnins ist, abgesehen von seinem hemmenden Einfluss auf Gährungsprocesse, worin es in mancher Beziehung, z. B. in Bezug auf alkoholische Gährung, jedoch nicht im Verhältnisse zur Intensität seiner Bitterkeit, selbst das Chinin übertrifft, Steigerung der Reflexaction und Erzeugung tetanischer Anfälle in toxischen Dosen, in Folge directer Wirkung auf die Medulla spinalis. Die Steigerung der Reflexe bezieht sich gleichmässig auf thermische, elektrische und mechanische Reize.

Ausserdem ruft Strychnin durch erregende Wirkung auf das vasomotorische Centrum enorme Steigerung des Blutdruckes hervor, die manchmal mit Beschleunigung, in der Regel mit Retardation (in Folge centraler Reizung des Vagus), häufig mit keiner wesentlichen Veränderung des Herzschlages einhergeht. Ausserdem besitzt Strychnin stark erregende Wirkung auf das respiratorische Centrum, das es in sehr grossen Dosen rasch lähmt. Auf das Gehirn wirkt Strychnin primär nicht, höchstens indirect in kleinen Gaben durch die Blutdrucksteigerung und die Erregung sensorieller Nerven auf die Gemüthsstimmung bessernd; bei Vergiftung bleibt das Sensorium fast ausnahmslos bis zum Tode ungetrübt. Die Erregbarkeit der Hirnrinde wird durch Strychnin herabgesetzt. Auf die motorischen Nerven wirken nur sehr hohe Dosen lähmend. Dagegen verschärft Strychnin die Perception sensorieller Nerven, insbesondere die des Olfactorius und des Opticus; die Sehschärfe wird dadurch vergrössert und das Sehfeld für mehrere Tage erweitert. Ebenso wird die Tastempfindlichkeit erhöht. Einfluss auf die Pupille kommt dem Strychnin als solchem nicht zu; in den tetanischen Anfällen ist die Pupille meist erweitert, in den Pausen normal, seltener verengt. Die peristaltische Darmbewegung wird durch kleine Dosen Strychnin nicht, wohl aber durch letale gesteigert. In den tetanischen Anfällen steigt die Temperatur erheblich.

Die tetanischen Erscheinungen nach Strychnin in toxischer Dosis zeigen sich sowohl bei Menschen als bei den verschiedensten Thierklassen. Unter letzteren ist die Receptivität und die damit nicht immer im Einklange stehende Resistenz gegen das Gift eine äusserst verschiedene; so werden Frösche schon durch ganz minimale Strychninmengen in Tetanus versetzt, während der Tod nur durch relativ hohe Gaben eintritt; die stärkste Resistenz haben Schnecken und Hühner. Nach längerer Darreichung kleiner Mengen Strychnin kommt es zur Abschwächung der Wirkung, doch hat die Gewöhnung entschieden ihre Grenzen, und nicht selten führt Steigerung der Dosen zu heftigen Vergiftungen, selbst mit tödlichem Ausgange.

Manche äussere Verhältnisse können modificirend auf die Strychninaction wirken. So werden die tetanischen Krämpfe durch Anwendung des constanten Stroms auf die Medulla spinalis, gleichviel ob in aufsteigender oder in absteigender Richtung, durch künstliche Athmung (Apnoe) und durch eine grosse Anzahl Neurotica (Chloroform, Aether, Chloral, Curare) unterdrückt. Vergiftete Thiere genesen in erhöhter Temperatur leichter.

Das Bild der Einwirkung des Strychnins in toxischen Mengen gestaltet sich bei Menschen und Thieren in derselben Weise. Die leichteren, meist von selbst vorübergehenden Erscheinungen nach physiologischen Dosen bestehen in Vibrationen in den Extremitäten wie beim Fieberfrost, Ziehen in den Kaumuskeln, Nacken- und Brustmuskeln, Ameisenkriechen und analogen Sensationen verschiedener Art in der Haut und erhöhter Empfindlichkeit gegen äussere Reize. In den leichtesten Fällen der Intoxication kommt es zu Steifigkeit einzelner Muskeln, die sich nach kurzer Zeit zurückbildet, in schwereren Fällen zu meist mehreren, durch deutliche Intervalle von einander geschiedenen Anfällen von tonischen Krämpfen, welche den Tod mitunter schon in 5—10 Minuten durch Erstickung im Anfalle oder durch Erschöpfung herbeiführen. In den Intervallen befinden sich die Muskeln meist nicht in rigidem Zustande und ist das Bewusstsein völlig intact, dagegen besteht enorm gesteigerte Reflexerregbarkeit, so dass der geringste äussere Reiz (Berührung, Luftzug, Geräusch) aufs Neue Tetanus erzeugen kann. Nicht immer participiren alle Muskeln gleichmässig an dem Krampfe; tonischer Krampf der Kiefermuskeln (Trismus) kann in einzelnen Fällen fehlen und geht nicht immer, wie beim Wundstarrkrampf, dem Tetanus der Extremitäten voraus. In den Anfällen besteht in Folge der Steifigkeit der Brustmuskeln hochgradige Dyspnoe und Erstickungsgefühl oder vollständiges Sistiren der Athmung, Cyanose des Gesichts und der ganzen Haut, Anschwellung der Venen, Protrusion der Augäpfel und Mydriasis; bei längerer Dauer des Anfalls folgt Erstickungstod nach. Bei der Section finden sich die Zeichen des Erstickungstodes, dunkle Blutfärbung und Hyperämie in verschiedenen Körperhöhlen. Todtenstarre tritt meist äusserst rasch auf und dauert lange Zeit. Die Behandlung der Strychninvergiftung erfordert, so lange Möglichkeit dazu vorhanden, schleunigste Entfernung des Giftes durch Magenpumpe oder Brechmittel. Als chemisches Antidot giebt man Tannin in der 20—25fachen Menge des ingerirten Strychnins oder ein Galläpfeldecoct (zu 20,0 auf 0,1 Strychnin), doch muss man das dabei entstehende, keineswegs völlig unlösliche Strychnintannat durch Brechmittel oder Magenpumpe entfernen. Da in der Regel Einführen von Medicamenten in den Magen durch bestehenden Trismus unmöglich gemacht wird, haben chemische Antidote geringere Bedeutung als dynamische. Von letzteren sind Chloralhydrat und Paraldehyd die wesentlichsten, indem sie bei Thieren den tödtlichen Effect einer 5—6fachen letalen Strychningabe abhalten. Ihre Wirkung besteht darin, dass sie die Sensibilität vermindern und durch Herabsetzung der Hirnthätigkeit die Perception äusserer Eindrücke beschränken oder aufheben und in dieser Weise der Wiederholung der für das Leben besonders gefährlichen Krampfanfälle vorbeugen. Directe Herabsetzungsmittel der Reflexaction (Campher, Chinin, Bromkalium) oder lähmende Stoffe (Curare, Coniin) geben weniger gute Resultate.

Das exquisite Bild des Strychnintetanus tritt bei Thieren nicht ein, wenn sehr grosse Mengen auf einmal in die Circulation gelangen. Es kommt dann nicht zu Tetanus, dagegen zu heftigen klonischen Krämpfen der gesammten Musculatur, selbst der Augenlider und des Bulbus, bei plötzlich cessirendem Athem. Noch grössere Dosen erzeugen Resolution mit Aufhebung der Athmung und der Reflexerregbarkeit, Lähmung der Nervenendigungen, enormes Sinken des Blutdrucks und der Körpertemperatur bei Fortdauer des Herzschlages.

Therapeutische Anwendung finden die Krähenaugen und das Strychnin gegen motorische Lähmungen verschiedener Art, wo sie sich namentlich bei Paralysen peripherischen Ursprungs, daher bei Lähmungen in Folge von Vergiftungen (Saturnismus, Alkoholismus, Mercurialismus), ferner bei Lähmung der Sphinkteren, sowie bei Prolapsus ani und Enuresis nocturna bewähren.

Die durch die Elektrotherapie etwas bei Seite geschobene Strychninbehandlung von Lähmungen hat die Unbequemlichkeit, dass bei längerem Gebrauche, namentlich steigender Dosen, in den gelähmten Gliedern das Gefühl von Ameisenkriechen im Verlaufe der Nerven, manchmal mit schmerzhaften Sensationen verbunden, und heftige Zuckungen der gelähmten Muskeln eintreten. Die Symptome steigern sich meistens Abends und verbinden sich mit Schlaflosigkeit, Ohrentönen und Nebelsehen. Bei der stärksten Einwirkung verspüren die Kranken lebhafte Schmerzen in den Gliedern, sind keiner Bewegung fähig, da bei jedem Bewegungsversuche die Muskeln steif werden, leiden an Empfindlichkeit des Gehörs und Gesichts, an Kopfweh und fieberähnlichen Symptomen. Bei cerebralen Paralysen oder Rückenmarkslähmungen, die mit Structurveränderung der Medulla spinalis verbunden sind, nützt Strychnin nichts. Geradezu contraindicirt ist es bei frischen cerebralen (apoplectischen) Lähmungen, weil es leicht Reizungserscheinungen hervorruft. Die Wirksamkeit des Mittels beschränkt sich nicht auf Lähmungen von Rückenmarksnerven, sondern zeigt sich mitunter exquisit an gelähmten Hirnnerven (Facialislähmung, Aphonie in Folge von Stimmbandlähmung). Die vortreffliche Wirkung bei Prolapsus ani erfolgt ebensowohl bei interner Darreichung als bei epidermatischer Application in der Nähe des Anus; Heilungen von Incontinentia urinae kommen besonders im kindlichen Lebensalter vor, in späteren Lebensperioden, z. B. bei Harnincontinenz Geisteskranker, ist der Erfolg meist ungenügend.

In zweiter Linie steht die Anwendung des Strychnins bei Lähmung sensibler und sensorieller Nerven, insbesondere gegen Amblyopie und Amaurose aus verschiedenen Ursachen, wo mitunter schon in einer Stunde Besserung eintritt, sowie gegen Ohrentönen und nervöse Taubheit.

Die günstigsten Erfolge liefern Amblyopie und Amaurose in Folge chronischer Vergiftung durch Tabak, Alkohol und Blei, doch wirkt das Mittel auch bei hyperämischen Zuständen, Torpor der Netzhaut, traumatischer Amblyopie und Amblyopie aus Nichtgebrauch. Bei bedeutenden materiellen Veränderungen des Opticus und der Retina sind die Erfolge minder günstig. Günstige Effecte giebt Strychnin auch bei Hemeralopie, sowie in leichteren Fällen von Hyperästhesie der Netzhaut, bei paretischen Zuständen der Accomodation und der Augenmuskeln, weniger bei Lähmungen, gar nicht bei Mydriasis und Accomodationslähmung.

Ziemlich ausgedehnte Verwendung finden die Brechnusspräparate (weniger das wegen seiner intensiven Giftigkeit bei geringfügigen Leiden minder gebräuchliche Strychnin) nach Art der Amara bei atonischer Dyspepsie und chronischen Magenkatarrhen, ferner bei Diarrhöen, wo die Brechnuss in der That manchmal mit Vortheil gereicht werden kann.

Auch subcutan applicirtes Strychnin steigert mitunter (offenbar durch Erhöhung des Blutdruckes) Appetit und Verdauung. Gewissermassen im Gegensatze zu der hemmenden Wirkung auf die Peristaltik steht die manchmal eclatante Wirkung bei Obstipation, zumal nach vorangegangenen Durchfällen.

Alle übrigen der Nux vomica und dem Strychnin zugeschriebenen Heileffecte, z. B. bei Alkoholismus, Diabetes, hektischen Schweissen, Chloralismus acutus, sind problematisch oder stehen denjenigen anderer Mittel nach; doch ist die Anwendung im Collaps rationell. Bemerkenswerth sind die von guten Beobachtern verbürgten Effecte bei Chorea und Paralysis agitans, die vielleicht mit der Herabsetzung der Erregbarkeit der Hirnrinde zusammenhängen.

Die Strychnossamen finden selten als solche Anwendung; die maximale Einzelgabe beträgt 0,1, die maximale Tagesgabe 0,2. Von Strychninnitrat ist 0,01 (*0,007) als höchste Einzeldosis und 0,02 für den Tag zulässig. Zweckmässig ist, die Maximalgabe nicht zu überschreiten, sondern unter derselben zu bleiben, da schon bei geringeren Mengen Vergiftungserscheinungen vorkommen. Man beginne vorsichtig mit 0,002—0,003 und steige allmälig um $^1/_2$—1 Mgm. Man reicht Strychninnitrat am zweckmässigsten in Pillenform, wobei man es mit Aqua dest. oder Spir. dil. verrieben der Pillenmasse zusetzen lässt, oder applicirt es in Lösung hypodermatisch in etwas geringeren Dosen (bis 0,005). Lösungen zu internem Gebrauche lassen sich mit Wasser (mit oder ohne Zusatz von Säure), verdünntem Alkohol oder Glycerin bewerkstelligen, sind aber ihrer Bitterkeit wegen nicht angenehm. Man hüte sich vor Anwendung zu geringer Mengen des Vehikels, und vor Zusätzen, welche, wie Iodmetalle und gerbstoffhaltige Syrupe, Alkalien und Alkalicarbonate, die Bildung giftiger Praecipitate veranlassen. Epidermatisch benutzt man Salben oder Lösungen in Glycerin oder fetten Oelen (1 : 50—100) bei Paralysen. Bei Amaurose hat man auch

Strychninnitrat am unteren Augenlide eingeimpft oder in Form von Augenwässern administrirt.

An Stelle des Strychninnitrats dient in Frankreich das Strychninsulfat. Strychninum sulfuricum, in England das in wässriger Lösung als Liquor Strychniae gebräuchliche salzsaure Strychnin, Strychninum hydrochloricum, welche sich durch grössere Löslichkeit besser zur Subcutaninjection eignen. Man hat auch zum Ersatz des Strychnins das Brucin, theils als reines Alkaloid, theils in Gestalt verschiedener Salze (Sulfat, Hydrochlorid, Nitrat) bei Lähmungen in steigenden Dosen, mit 0,02 2—3mal täglich beginnend und bis 0,18 3mal täglich steigend. benutzt.

Präparate der Strychnossamen:

1. ***Extractum Strychni,** Extractum Strychni s. nucum vomicarum spirituosum; **Strychnossamenextract.** Trocknes (in Oesterreich dickes) Digestionsextract, mit verdünntem Weingeist bereitet; braun, in Wasser trübe löslich, äusserst bitter. Zu 0,01—0,05, meist in Pillen, auch epidermatisch in Spir. dil. gelöst oder in Salbenform und endermatisch. Maximale Einzelgabe 0,05, höchste zulässige Tagesdose 0,15.

2. ***Tinctura Strychni,** Tinctura Nucis vomicae; **Strychnossamentinctur,** Krähenaugentinctur, Strychnostinctur. Mit 10 Th. Spir. dil. bereitet, gelb und sehr bitter, innerlich zu 2—6 Tropfen mehrmals täglich, auch äusserlich zu Einreibungen, z. B. mit Seifenspiritus bei Rheumatismus. Maximaldose 1,0 pro dosi, 2,0 (*3,0) pro die.

Verordnungen:

1) ℞
Extracti Strychni 0,01
— *Ratanhae* 0,5
Aq. dest. 100,0
M. D. S. Wohl umgeschüttelt dreimal täglich 2—3 Tropfen (bei Säuglingen, bei älteren Kindern 10—12 Tropfen). (Bei Prolapsus ani.)

2) ℞
Extracti Strychni 5,0
Pulv. Liquiritiae q. s.
ut f. pilul. no. 100. *Consp. D. S.* Zweimal täglich 1—2 Stück, allmählich bis auf 9 zu steigern. (Bei Paralysen.)

3) ℞
Strychnini sulfurici 0,04
Aq. destill. 10,0
M. D. S. Zur subcutanen Injection. (Zu 1/4—1 Spritze, entspr. 0,001 bis 0,004 Strychnin.)

***Physostigminum salicylicum,** Eserinum salicylicum; **Physostigminsalicylat. Physostigminum sulfuricum,** Eserinum sulfuricum; **Physostigminsulfat,** Eserinsulfat.

Ein mit interessanten Wirkungen auf das Nervensystem ausgestattetes Alkaloid ist das aus der Gottesgerichtsbohne oder Calabarbohne, Faba calabarica s. Semen Physostigmatis, dem reifen Samen der in Oberguinea an der Mündung des Niger und des Flusses Old Calabar wachsenden Leguminose Physostigma venenosum Balfour, dargestellte Alkaloid Physostigmin oder Eserin, von welchem verschiedene Salze, namentlich das durch Haltbarkeit ausgezeichnete Physostigminsalicylat, medicinische Verwendung finden.

Die Gattung Physostigma steht unsern Vitsbohnen nahe und bildet einen kletternden Halbstrauch mit fleischfarbenen, ins Purpurrothe spielenden Blumen. Die Calabarbohnen, auch Eserenüsse oder Spaltnüsse genannt, sind elliptische, eirunde oder oblonge, mehr oder weniger nierenförmige, etwas zusammengedrückte, etwa 4 cm. lange, 2 cm. breite und 11 mm. dicke Samen mit gewölbter, fein höckerig unebener, schwachglänzender, dunkelbrauner Oberfläche; der eine Rand ist convex, dunkelbraun, der andere concav und von einem schwarzgrauen Nabel über die ganze Länge des Samens tief gefurcht. Das giftige Princip hat seinen Sitz fast ausschliesslich in den dicken weissen Cotyledonen. Der Name Gottesgerichtsbohne (Ordeal bean) rührt davon her, dass man in Oberguinea die Samen zur Ueberführung der Zauberei Angeklagter, die eine bestimmte Menge davon essen müssen, benutzt. Das Physostigmin, $C_{15} H_{21} N_3 O_2$, hat die Eigenschaft, dass es in Lösung an der Luft sehr rasch, unter Bildung eines als Rubreserin bezeichneten Körpers, rothe Färbung annimmt. Dasselbe gilt von seinen Salzen, welche zum grössten Theil sogar im trocknen Zustande rasch roth werden. Letzteres ist nicht der Fall bei dem Physostigminsalicylat, das farblose oder schwach gelbliche Krystalle bildet, die in 150 Wasser und in 12 Weingeist sich lösen. Das neben dem Salicylat noch officinelle Physostigminsulfat ist ein weisses, krystallinisches, an feuchter Luft zerfliessendes Pulver, das sich sehr leicht in Wasser und Weingeist löst. Mit dem Physostigmin findet sich in der Calabarbohne ein in Aether unlösliches Alkaloid, Calabarin, das strychninähnlich wirkt und aus Physostigmin künstlich dargestellt werden kann.

Das Physostigmin, welches von allen Schleimhäuten und noch rascher vom Unterhautbindegewebe und von serösen Häuten resorbirt wird und in Galle und Speichel übergeht, zeigt die eigenthümliche Wirkung, dass es diejenigen Nervengebiete, welche durch Atropin gelähmt werden, in starke Erregung versetzt, so dass es bis zu einem gewissen Grade die Wirkungen des Atropins aufhebt, während andererseits Atropin die Erregungserscheinungen des Physostigmins aufhebt. Dieser beschränkte Antagonismus macht sich namentlich bezüglich der vorwaltend die medicinische Verwendung bedingenden Applicationswirkungen, welche am Auge als hochgradige Pupillenverengerung und am Darm als Verstärkung der Peristaltik (bei sehr grossen Gaben selbst als Tetanus des Darmes) hervortreten, geltend, betrifft aber auch die durch Physostigmin als entfernte Wirkung auftretende Steigerung der Speichelsecretion. Auch die Wirkungen auf Pupille und Darm, welche das Mittel dem Muscarin und Pilocarpin nahestellen, treten als entfernte Wirkungen, jedoch weniger prägnant und constant, auf.

Schon 1 Tr. einer $^1/_2$ % Lösung Physostigminsalicylat erzeugt bei Application auf das Katzenauge den höchsten Grad von Myose. Bei Menschen stellt sich Myosis durchschnittlich in 8—14 Min. ein, erreicht schnell das Maximum und bleibt auf diesem 6—8 Stdn. stehen, um in 2—3 Tagen zu verschwinden. Mit der Myose tritt krampfhafte Zusammenziehung des Accomodationsmuskels, Vergrösserung der Hornhautwölbung und vorübergehende Myopie ein, welche meist in 20—30 Min. ihren Höhepunkt erreicht und in $1^1/_2$—2 Stdn. verschwindet. Die myotische Wirkung fehlt bei Fischen und Amphibien, ist bei Vögeln gering und bei Katzen und Kaninchen intensiver als bei Hunden. Die Wirkung des Physostigmins auf die Peristaltik erklärt die bei Intoxicationen mit Calabarpräparaten regelmässige Vermehrung der Defäcation. Die Action erstreckt sich auch auf Milz, Harnblase und Uterus, die Physostigmin in Contractionen versetzt.

Der beschränkte Antagonismus des Physostigmins und Atropins lässt sich einfach dadurch erklären, dass das Physostigmin ein starker erregender Reiz für die peripherischen Endigungen gewisser Nerven ist, welche Atropin lähmt. Wie Physostigmin die Endigungen des Oculomotorius, die Speichelnerven und die Darmganglien (der Splanchnicus ist unbetheiligt) direct erregt, so reizt es auch die intramusculären Nervenendigungen und erzeugt bei Vergiftungen sehr heftige, oft vollständig rhythmische Muskelzuckungen, die durch Curare aufgehoben werden. Das lähmende Gift überwiegt auch hier das erregende, was sich bezüglich des Atropins besonders daraus ergiebt, dass Physostigmin Speichelsecretion zwar bei directer Einspritzung in die Arterien an Drüsen erregt, welche durch Atropin so weit gelähmt sind, dass elektrische Reizung der Chorda tympani keine Speichelabsonderung veranlasst, dagegen nicht, wenn die Speichelsecretion durch directe Atropininjection in die Speichelarterie gelähmt wurde. Man hat die erwähnten Wirkungen darauf zurückgeführt, dass das Physostigmin direct auf glatte und quergestreifte Muskeln erregend wirke, doch ist dies keineswegs erwiesen.

Auch die interessanten Erscheinungen, welche Physostigmin am Herzen hervorbringt, können auf Nervenaction bezogen werden. Dieselben bestehen bei kleinen toxischen Dosen in Herabsetzung der Herzschlagzahl und bedeutender Verstärkung der Herzsystolen, welche Steigen des Blutdrucks im Gefolge hat. Die erstere ist offenbar Folge von Reizung der Vagusendigungen im Herzen, und wenn Physostigmin den auf derselben Ursache beruhenden Herzstillstand durch Muscarin aufhebt und die Contractionen wieder regelmässig macht, so kann dies Folge der Erregung der motorischen Ganglien im Herzen sein, ebenso wie derselbe Effect auch durch das bestimmt auf periphere Nervenendigungen wirkende Guanidin bewirkt wird. Der Antagonismus des Atropins ist hier nicht so ausgesprochen, doch hebt Atropin die Pulsverlangsamung auf.

Auffällig ist, dass gegenüber diesen erregenden Wirkungen auf periphere Nervengebiete das Physostigmin auf die Nervencentra vorwaltend lähmend wirkt. Die Erscheinungen der Vergiftung bei Menschen sind neben Nausea und Erbrechen, die mit der verstärkten Peristaltik zusammenhängen, und neben Myose und damit in Verbindung stehender Sehstörungen vorwaltend allgemeine Lähmungserscheinungen, welche vom Rückenmark ausgehen. Das Sensorium wird beim Menschen auch durch grössere Dosen nicht beeinträchtigt. Auch bei warmblütigen Thieren ist spinale Lähmung bei toxischen Dosen Hauptwirkung. Immer aber wird die Motilität vor der Sensibilität herabgesetzt. Bei Fröschen geht die Willkürbewegung vor der Reflexbewegung verloren. Ganz ohne Excitation der Nervencentra verläuft übrigens die Physostigminvergiftung nicht, wenigstens sind Erregungsphänomene bei einzelnen Thierspecies (Katzen) sehr ausgesprochen, und bei Thieren, welche durch physiologische Vorbereitung zu Krämpfen prädisponirt sind, erzeugt Physostigmin exquisite epileptische Anfälle. Auch das Athemcentrum, auf dessen Lähmung der tödliche Ausgang der Vergiftung in der Regel (ausnahmsweise bei sehr grossen Dosen auf raschem diastolischem Herzstillstand) beruht, wird primär erregt. Künstliche Athmung wirkt bei Warmblütern lebensverlängernd und sogar lebensrettend.

Was die Anwendung des Physostigmins und der Calabarbohne in krankhaften Zuständen des Nervensystems anlangt, so lässt sich nicht verkennen, dass ihre physiologische Wirksamkeit sie vor Allem beim Tetanus indicirt erscheinen lässt, wo sie durch directe Herabsetzung der Motilität, Sensibilität und Reflexaction nützen und wo Calabarextract in grossen Dosen sich in zahlreichen Fällen von Wundstarrkrampf und Trismus neonatorum bewährt hat.

Indicirt ist das Mittel auch bei spastischen Contracturen, während die Empfehlung gegen Chorea, Neuralgien und Epilepsie wenig begründet ist. Bei Tetanus toxicus (Strychninvergiftung) ist Physostigmin nicht zu empfehlen. Bei Fröschen hebt es in grosen Dosen die durch Strychnin stark gesteigerte Reflexerregbarkeit auf, doch gehen Kaninchen und Hunde, welche Strychnin und Calabarextract in toxischen Mengen erhalten, rascher als bei Vergiftung mit jedem der einzelnen Gifte asphyktisch zu Grunde. Umgekehrt sind die Verhältnisse beim Atropin und Physostigmin, deren Antagonismus sich nicht bloss auf gewisse Nervengebiete erstreckt, sondern sich auch darin zeigt, dass bei Hunden die gleichzeitige Einführung colossaler tödtlicher Gaben von beiden Giften nicht tödtlich wirkt. Jedenfalls erscheint die Anwendung von Atropin neben künstlicher Respiration bei Calabarvergiftung gerechtfertigt.

In neuerer Zeit hat Physostigmin bei Darmatonie mit Flatulenz und Verstopfung mehrfach Anwendung gefunden. Häufiger noch dient es bei verschiedenen Affectionen des Auges, theils zur Beseitigung übermässiger Erweiterung der Pupille durch Atropin oder in Folge von Oculomotoriuslähmung, theils abwechselnd mit letzterem zur Zerreissung von hinteren Synechien, theils als den Druck herabsetzendes Mittel bei Glaucom, wo bei 8 bis 10tägiger Instillation ansehnliche Verbesserung der Sehschärfe resultiren kann, auch zur Verminderung des Drucks in der vorderen Kammer bei Keratocele, Cornea conica und tiefgreifenden Hornhautulcerationen, ferner bei staphylomatösen Processen und Prolapsus iridis, endlich bei traumatischen, diphtheritischen und toxischen Accomodationsstörungen.

Für das Physostigminsalicylat und Physostigminsulfat gilt 0,001 als maximale Einzelgabe und 0,003 als maximale Tagesgabe. Zweckmässig beginnt man bei Darmatonie mit 0,0005 pro dosi und wählt für die interne Darreichung Pillen- oder Tropfenform. Zu ophthalmiatrischen Zwecken benutzt man $^1/_3$—$^1/_2$ % Lösungen, bei Glaucom zu 3—4 Tropfen täglich.

Neben den Physostigminsalzen kommt auch wässrig spirituöses Extract der Calabarbohne, Extractum Physostigmatis s. Calabar, zu 0,005 bis 0,02 innerlich in Glycerinlösung (bei Tetanus in weit höheren Gaben!) in Anwendung. Auch in der Ophthalmiatrik bringt man Glycerinlösungen des Extracts (1 : 5—15) mit einem Pinsel ins Auge, oder benutzt mit Calabarextract getränktes Filtrirpapier (Charta calabarina, Papier calabarisé) oder Calabartabletten.

3. Ordnung. Neurotica encephalica, vorzugsweise auf das Gehirn wirkende Nervenmittel.

Die auf das Gehirn wirkenden Mittel fasste man früher unter dem Namen Narkotica, betäubende Mittel, zusammen, doch passt diese Bezeichnung nur für solche, welche die hauptsächlichste Function des Gehirns, die Seelenthätigkeit, herabzusetzen und vorübergehend aufzuheben vermögen. Die Wirkung der Neurotica cerebralia ist aber weit complicirter, indem sie einerseits neben der psychischen Thätigkeit auch noch andere Gehirnfunctionen afficiren und nicht allein die Bewegung und Empfindung im Allgemeinen alteriren, sondern auch einzelne grössere Abtheilungen des Gehirns (Grosshirn, Kleinhirn, verlängertes Mark) oder sogar einzelne bestimmte Stellen, welche Centren für besondere Verrichtungen darstellen, in hervorragender Weise beeinflussen können. Hierzu kommt noch, dass neben der herabsetzenden Wirkung, die den betäubenden Mitteln eigen ist, auch eine erregende existirt, die bei einzelnen Stoffen geradezu die vorwaltende ist. Aus der Verschiedenheit der Qualität der Wirkung und aus dem Umstande, dass die Abtheilungen und Centren des Gehirns, welche den Angriffspunkt für Cerebralia bilden, keineswegs durch alle hierher gehörigen Stoffe in gleicher Weise beeinflusst werden, ergeben sich verschiedene Unterabtheilungen in dieser Classe. Bei allen hierher gehörigen Stoffen aber ist die Wirkung als directe aufzufassen, keineswegs, wie früher mehrfach geschah, auf Veränderung der Blutbeschaffenheit oder der Blutmenge und des Blutdruckes zu beziehen.

Für manche Stoffe (Chloroform, Aether) hat man Auflösung der Blutkörperchen, für andere (z. B. das therapeutisch nicht in Betracht kommende Kohlenoxyd, die Cyanverbindungen) Bildung stabiler Verbindungen mit Haemoglobin als Ursache der Gehirnwirkung angesehen; doch führen Stoffe, die weit prägnanter Blutkörperchen lösen (z. B. Chlorate, Thallin) nicht zu der Aufhebung der Hirnfunctionen, welche die genannten Stoffe bedingen. Hirnanämie und Hirnhyperämie sind bei Vergiftungen mit sog. narkotischen Stoffen häufig zu beobachten, aber eher Folge der Hirnwirkung als deren Ursache, wobei erstere von der aufgehobenen Function des ganzen Organs, letztere von der Lähmung des die Gefässverengung bedingenden Centrums im verlängerten Mark abhängt.

Auch bei den Gehirnmitteln ist die erregende Wirkung keineswegs der deprimirenden entgegengesetzt, sondern häufig folgt auch hier auf die Steigerung eine Depression, bei einzelnen sehr rasch und ohne dass die Excitation erheblich war, während sie bei anderen heftig ist und lange anhält.

Die Mehrzahl der Encephalica wirkt in medicinischen Gaben auf die Function des Grosshirns erregend oder herabsetzend, und greift erst in grösseren Gaben auf den Hirnstamm über, indem sie theils Coordinationsstörungen veranlassen, theils die in dem verlängerten Marke belegenen Centren, insbesondere das Centrum der Athmung und das vasomotorische Centrum, afficiren. In sehr starken Dosen vernichten sie die Thätigkeit des Athemcentrums und tödten durch respiratorische Lähmung. Im Gegensatze dazu giebt es Stoffe, die das Grosshirn wenig afficiren, dagegen vorwaltend auf den Hirnstamm wirken, indem sie entweder cerebrale Krämpfe hervorrufen oder indem das Athemcentrum oder das vasomotorische Centrum vorzugsweise ihren Angriffspunkt darstellen.

a. Encephalica analeptica, belebende Hirnmittel.

Der Name Analeptica (*ἀναλαμβάνω,* wiederaufrichten) bezeichnet alle Mittel, durch welche das bei acuten Schwächezuständen aufgehobene Bewusstsein wieder hergestellt wird, gleichviel ob die Bewusstlosigkeit Folge von directer Herabsetzung der Thätigkeit des Grosshirns durch narkotische Gifte (Morphin, Chloroform u. s. w.) ist oder mit plötzlicher Herzschwäche (Ohnmacht, Syncope, Choc, Collaps in Folge von Verletzungen oder von zu starken Dosen antipyretischer Mittel oder auch in Folge von anhaltendem hohen Fieber) im Zusammenhange steht. Die Mehrzahl der hier angewandten Mittel, die häufig auch Excitantia genannt werden, sind Erregungsmittel der Rindensubstanz des Grosshirns, Encephalica analeptica s. Stimulantia cerebralia s. Exhilarantia, und geben diese Wirkung beim gesunden Menschen durch ein Gefühl von Wohlbehagen (Euphorie) mit erhöhter Lebendigkeit kund. Von einzelnen dieser Substanzen (Cocaïn, Coffeïn) lässt sich experimentell erweisen, dass gleichzeitig mit der Euphorie auch Beschleunigung der Aufnahme von Sinneswahrnehmungen und deren Beurtheilung eintritt; bei den meisten Exhilarantia, namentlich dem Alkohol und analogen Verbindungen, ist diese Erscheinung jedoch nicht constant und geht rasch vorüber, ja es kann geradezu Verlangsamung der Perception stattfinden. Bei Steigerung der Dosen der Exhilarantia reiht sich an das Stadium der Erregung der Hirnfunction ein solches an, in welchem zwar auch noch Steigerung der Phantasie und der Willensthätigkeit stattfindet, aber zugleich die Gedanken nicht den gehörigen Zusammenhang zeigen, die Perception der Sinneseindrücke sich abstumpft und die Anfänge einer Störung des Hirnstammes durch Irregularität der Coordination der Bewegungen, namentlich durch schwankenden Gang und schwere Sprache sich manifestirt. Stoffe, die mit Leichtigkeit diesen als Rausch bezeichneten Zustand herbeiführen, werden auch berauschende Mittel, Inebriantia, genannt. Sehr starke Mengen können auch zu weiterer Schwächung der Grosshirnfunctionen und zu temporärer Aufhebung des Bewusstseins und der Empfindung führen, wodurch ein Uebergang zu den als Hypnotica und Anaesthetica bezeichneten Encephalica hergestellt wird.

Bei vielen Encephalica analeptica wird die Wirkung noch wesentlich dadurch verstärkt, dass ihnen neben der erregenden

Wirkung auf das Grosshirn noch eine solche auf andere Theile des Gehirns, auf das Athemcentrum und das vasomotorische Centrum, sowie auf das Herz zukommt.

Synkoptische und Collapszustände sind in der Regel mit Sinken des Blutdruckes und Anämie des Gehirns verbunden, welche durch blutdrucksteigernde und das Herz zu kräftiger Contraction anregende Mittel beseitigt werden können. In manchen Fällen kommt es auch unter dem Einflusse von Stoffen, welche den Blutdruck durch Erregung des vasomotorischen Centrums stark erhöhen, ohne auf das Grosshirn an sich erregend zu wirken, und gleichzeitig durch Erregung des Athemcentrums die Sauerstoffaufnahme steigern, wodurch Verbesserung der im Collaps vorhandenen fehlerhaften Blutlüftung resultirt, zu rascher Wiederherstellung, z. B. durch Strychnin oder Ammoniakalien.

Einzelnen Cerebralia analeptica, z. B. dem Coffeïn und dem Campher, kommt eine so ausgeprägte kräftigende Wirkung auf das Herz zu, dass man sie geradezu als Cardiaca analeptica bezeichnet hat, doch ist bei ihren Effecten auch die Erregung des vasomotorischen Centrums und des Athemcentrums, wie nicht weniger ihr Effect auf das Grosshirn von Bedeutung.

Eine Anzahl der in Frage stehenden Mittel (Moschus, Asa foetida, Valeriana u. a.) zeigt eine besonders günstige Wirkung bei gewissen krampfhaften Erscheinungen, namentlich denen, die man als hysterische zu bezeichnen pflegt, weil man sie früher als von der Gebärmutter (ὑστέρα) abhängig betrachtete, und wurden deshalb früher als krampfstillende Mittel, Antispasmodica, zu einer besonderen Abtheilung der Nervina vereinigt. Die Art ihres Heileffects bedarf noch der Aufklärung.

Es ist unstatthaft, eine besondere Abtheilung der Antispasmodica aufzustellen, da die verschiedensten neurotischen Heilmittel Krämpfe beseitigen können. Die meisten Hypnotica (Opium, Chloral etc.) sind im Stande, Tetanus zu beseitigen; Bromkalium heilt Epilepsie; auch die Neurotica peripherica (Curare, Coniin) und das Physostigmin wirken antitetanisch.

Ihren äusseren und chemischen Eigenschaften nach gehören zu den Encephalica analeptica vorzugsweise stark riechende Stoffe und besonders ätherische Oele, ohne dass man eine besondere Abtheilung der letzteren als wesentlich analeptisch bezeichnen kann, da sowohl sauerstoffhaltige, wie der hier abgehandelte Campher, als Terpene (z. B. das bei den Pneumatica zu besprechende Terpentinöl) gleichen Effect haben. Ausserdem gehören hierher verschiedene vom Xanthin, $C_5H_4N_4O_2$, sich ableitende organische Basen (Coffeïn, Theobromin), denen sich das durch seine örtlich anästhesirende Wirkung den Uebergang zu den allgemeinen Anästhetica bildende Cocaïn anreiht. Endlich bildet der Aethylalkohol mit verschiedenen seiner, theilweise, wie der Aether, bei den Anaesthetica abgehandelten Derivate eine wichtige Gruppe dieser Abtheilung.

Moschus, Moschus Tunquinensis; **Moschus,** Bisam.

Der Moschus ist ein durch höchst intensiven Geruch und stark excitirende Wirkung ausgezeichnetes Secret von in der Nähe der Genitalien des männlichen Moschusthieres, Moschus moschiferus L., eines zu den Wiederkäuern gehörenden, auf den mittelasiatischen Hochgebirgen lebenden Thieres, belegenen Drüsen. Officinell ist der aus Tibet und China stammende, auch als Moschus Tunquinensis bezeichnete Moschus. Derselbe wird so gewonnen, dass man die unterhalb des Nabels zwischen der dichtbehaarten Haut und den Bauchmuskeln befindlichen Säcke, welche denselben einschliessen, nebst der sie bekleidenden Bauchhaut ausschneidet und an der Luft oder auf heissen Platten trocknet. Der Moschus bildet eine krümlige oder etwas weiche, dunkelrothbraune Masse von bitterem Geschmack und penetrantem Moschusgeruch. Wegen seines überaus hohen Preises unterliegt das Medicament mannigfachen Verfälschungen. Sein eigenthümlicher Riechstoff, welcher als Träger der Wirkung betrachtet werden muss, ist bisher nicht isolirt. Der Moschusgeruch, der mit dem von Mimulus moschatus u. a. Pflanzen übereinstimmt, hält sich unter günstigen Umständen in Aufbewahrungsräumen viele Jahre lang. Einzelne Stoffe, z. B. Campher, Mandelsyrup, Goldschwefel, sind im Stande, ihn bedeutend abzuschwächen oder ganz zu zerstören. Ganz trockner Moschus ist fast geruchlos und entwickelt erst beim Befeuchten den eigenthümlichen Geruch.

Versuche über die Wirkung des Moschus lassen Verwandtschaft mit derjenigen mancher ätherischen Oele und excitirende Action auf das Nervensystem nicht verkennen.

Nach activen Dosen (0,2—1,0) entsteht Druck und Völle im Epigastrium, Kopfschmerz, Schwindel, Schläfrigkeit mit darauf folgender allgemeiner Abspannung, bei Einzelnen Muskelzittern. Steigerung der Pulsfrequenz, Hauttemperatur und Ausdünstung: diese Erscheinungen können 6—8, selbst 16 Stunden anhalten. Grössere Gaben (1,2) erzeugen die Gefühle eines leichten Weinrausches bei vollem Pulse und duftender Haut. Bei einzelnen Individuen soll Moschus Erbrechen und Durchfall veranlassen. 0,3, mit Wasser in die Schenkelvene eines Hundes injicirt, bewirken Betäubung, Convulsionen, blutige Diarrhöe und Tod. Von Moschusauszügen sind nur der wässrige des eingedampften Alkoholextracts und ein mit schwach angesäuertem Wasser gemachter Moschusauszug wirksam; nach Einspritzung von 0,05—0,1 Moschus treten bei Fröschen Zuckungen sämmtlicher Muskeln ein, die nach Durchschneidung der motorischen Nerven nicht cessiren und nur durch starken Nervenreiz aufgehoben werden.

Als Medicament hat Moschus einen nicht zu unterschätzenden Werth in der Behandlung des Collapsus nach schweren Verletzungen oder im Verlaufe intensiver acuter Krankheiten.

Der unverdiente Misscredit, in welchen das Medicament gekommen ist, erklärt sich theilweise aus den ungenügenden Dosen, in welchen man den Moschus wegen seines hohen Preises zu verordnen pflegte, theilweise dadurch, dass man ihn zur Unzeit gab, d. h. in Agone, wo günstiger Ausgang unmöglich mehr erwartet werden kann. Im Allgemeinen ist Moschus anderen Excitantien vorzuziehen, wenn der Collaps im Verlaufe acuter Affectionen sich sehr rasch entwickelt und steigert, wo es also darauf ankommt, auch ein möglichst rasch wirkendes Mittel in Anwendung zu bringen. Die physiologischen Versuche zeigen, dass Moschus nicht allein erregend auf die Nervencentra und in specie auf das respiratorische Centrum, sondern auch auf das Herz wirkt. Er passt daher nicht blos für solche Fälle, wo es sich um Belebung der gesunkenen Erregbarkeit der Centralnervenapparate handelt. Die Veränderungen, welche eine einzige Dosis Moschus im Aussehen und Verhalten collabirter Kinder herbeizuführen vermag, sind oft höchst überraschend. Auch am Moschus documentirt sich die an allen excitirenden Mitteln zu beobachtende Abnahme der Wirkung bei Darreichung in derselben Dosis; man erzielt selten bei Wiederkehr des Collaps durch die nämliche Gabe gleiche Erfolge, während manchmal Erhöhung der Gabe lebensrettend wirken kann. Die Krankheiten, wo Moschus im Collaps vorzugsweise in Anwendung kommt, sind Typhus (Febris nervosa versatilis) und Pneumonie, ferner acute Exantheme im kindlichen Lebensalter, Herzkrankheiten (Fettherz, Klappenfehler im Stadium der Compensationsstörung), acute Hämorrhagien u. a. m.

Erst in zweiter Linie steht die Bedeutung des Moschus als Antispasmodicum, wo billigere Mittel (Asa foetida, Valeriana) ihn vollkommen zu ersetzen vermögen. Am meisten wird er bei Krämpfen im kindlichen Lebensalter (Spasmus glottidis, Keuchhusten, bei letzterem auch prophylaktisch, selbst bei Trismus) angewendet.

Man gibt Moschus in der Regel in Pulvern oder in Emulsion zu 0,05 bis 0,1 pro dosi 2—4stündlich, doch ist bei Erwachsenen die doppelte bis dreifache Dosis angemessener, wenn es sich um Beseitigung von Collaps handelt. Bei Säuglingen verordnet man 0,01—0,02.

In Pulvern giebt man Moschus am zweckmässigsten mit Zucker in Charta cerata. Zur Verdeckung des Geruches kommen Elaeosaccharum Cinnamomi oder Amygd. amar., auch Pulvis aromaticus und Goldschwefel in Gebrauch, doch wird vielleicht dadurch die Wirkung abgeschwächt. Statt Moschusemulsion kann man auch das Mittel mit Zimmtsyrup oder Syrupus emulsivus verrieben anwenden.

Die aus Moschus (1 : ää 25 Spiritus dilutus und Aqua) bereitete rothbraune, intensiv riechende **Moschustinctur, Tinctura Moschi,** dient besonders als Parfum, selten innerlich als Nervinum zu 20—50 Tropfen.

Als Julapium moschatum wird eine durch Verreiben von 1 Moschus und 5 Zucker mit 250 Rosenwasser erhaltene Mixtur, wovon ein Esslöffel 0,05 Moschus enthält, bezeichnet.

*Castoreum; Bibergeil.

Ein altes Antihystericum bildet der eigenthümlich riechende Inhalt der als Bibergeilen (Geilen d. i. Hoden) oder Castoreumbeutel bezeichneten birnförmigen, an den Geschlechtstheilen des männlichen und weiblichen Bibers, Castor Fiber L., befindlichen Säcke.

Man unterschied früher Canadisches Bibergeil, Castoreum Canadense s. Anglicum s. Americanum, und Sibirisches oder Russisches Bibergeil, Castoreum Sibiricum s. Moscoviticum s. Rossicum; doch scheint gegenwärtig in Sibirien nur ausnahmsweise Castoreum gewonnen zu werden und die weit theurer bezahlte sibirische Waare gerade so gut aus Canada zu stammen wie Castoreum Canadense. Der amerikanische Biber, Castor Americanus Cuv., ist eine vorzugsweise am Mississippi, Ohio, Huronensee und an der Hudsonsbay lebende Spielart von Castor Fiber. Die Castoreumbeutel sind keine besonderen Drüsen, sondern taschenförmige Einstülpungen der Präputialschleimhaut und scheinen als Reservoir von Smegma praeputii zu dienen. Sie werden zu medicinischem Gebrauch vollständig und unversehrt aus den getödteten Bibern herausgenommen und meistens im Rauche getrocknet. Wie Moschus unterliegt auch Bibergeil zahlreichen Verfälschungen durch künstliche Entleerung des Beutelinhalts und theilweisen Ersatz desselben durch Harz.

Ueber das wirksame Princip des Castoreums befinden wir uns bis jetzt im Unklaren. Das Castoreum enthält ausser Fettarten (Castorin, Cholesterin), Salicin (wahrscheinlich aus der zur Nahrung dienenden Weidenrinde abstammend) u. a. Stoffen Castoreumharz von brauner Farbe und scharf bitterem Geschmacke, und ein stark riechendes und bitter schmeckendes, blassgelbes flüchtiges Oel. Ausserdem ist Carbolsäure, vielleicht vom Räuchern der Castoreumbeutel herrührend, und eine den Ptomaïnen ähnliche Substanz darin aufgefunden.

Ausreichende physiologische Versuche über Castoreum liegen nicht vor. Nach grösseren Dosen (1,5—8,0) scheint ausser Aufstossen keine constante Erscheinung, bisweilen Hitze des Gesichts und etwas Schwindel aufzutreten.

Die Anwendung des Medicaments beschränkt sich vorzugsweise auf hysterische Krämpfe, die es oft in wunderbarer Weise mildert, doch wird es auch in einer Reihe anderer nervöser Zustände (Asthma laryngeum, Krampfwehen, Dysmenorrhöe, Cardialgie, Kolik, nervösem Erbrechen, Insomnie), auch als Beruhigungsmittel im Typhus oft mit Nutzen verwendet. Inwieweit es vor ähnlich wirkenden billigeren Mitteln (Asa foetida, Baldrian) Vorzüge besitzt, steht dahin.

Man verordnet Castoreum zu 0,2—1,0 in Pulvern oder Pillen, Boli oder Latwergen, meist in Verbindung mit billigeren Antispasmodica; selten im Klystier (1,0—4,0) oder in Suppositorien.

Meist wird an Stelle des Bibergeils die durch Maceration mit 5 verdünntem Weingeist bereitete, dunkelbraunrothe, nach Castoreum riechende Bibergeiltinctur, *Tinctura Castorei benutzt, die mit dem 4—5fachen Volumen Wasser eine milchartige, lehmfarbige Flüssigkeit giebt, aus der sich beim Durchschütteln reichlich Harz abscheidet. Man giebt sie zu 15—60 Tr. bei hysterischen Anfällen, auch als Riechmittel, in Klystieren und in Collyrien (bei Blepharospasmus mit 30 Th. Kamillenthee).

Hyraceum. — Das vom Cap importirte schwarzbraune, harzglänzende, feste, thierische Product, welches erwärmt dem Bibergeil ähnlich riecht und die Excremente oder den eingedickten Harn des Klippdachses, Hyrax capensis L., darstellt, dient als billiger Ersatz des Castoreum in Form der Tinctura Hyracei s. Dasjespis (Dachsharn) zu 20—60 Tr. pro dosi.

***Camphora; Campher,** Camphor, Camphol, Laurineencampher, Japanischer oder Chinesischer Campher, Gemeiner Campher.

Der Campher, $C_{10}H_{16}O$, ist ein Stearopten, das von Cinnamomum Camphora Nees (Laurus Camphora L., Camphora officinarum Bauh.), einem der Familie der Laurineen zugehörigen, in Cochinchina, China und besonders auf Japan verbreiteten und cultivirten Baume stammt, in dessen Holze es oft in grösseren Mengen krystallisirt vorkommt.

Der japanische Campher (Camphol) ist zu unterscheiden von dem in Sumatra und Borneo bereiteten, härteren, weniger flüchtigen Borneo-Campher oder Baros-Campher (Borneol) von Dryobalanops Camphora Colebr. Dieser hat die Formel $C_{10}H_{18}O$ und wird beim Erwärmen mit mässig concentrirter Salpetersäure in gewöhnlichen Campher übergeführt. Der durch Raffiniren gereinigte japanische Campher bildet weisse, körnig krystallinische, mürbe Massen von glänzendem Bruche, eigenthümlich starkem Geruche und brennendem, bitterem, nachher kühlendem Geschmacke. Die Ebene des polarisirten Lichtes dreht er in Lösungen nach rechts. An der Luft verflüchtigt er sich nach und nach. Er lässt sich leicht entzünden und brennt mit russender Flamme. In Wasser löst er sich äusserst wenig (in 1000 Th. kaltem Wasser), leicht in Weingeist, Aether, Chloroform, Holzgeist, Eisessig, Benzin, ätherischen und fetten Oelen.

Der Campher, der als Medicament seit der Zeit der arabischen Aerzte eine bedeutende Rolle gespielt hat und auch jetzt noch verbreitete Anwendung findet, besitzt örtliche und entfernte Wirkung, von denen erstere bei Application in Substanz oder concentrirterer Lösung als ziemlich starke Reizung an Haut und Schleimhäuten und an der blossgelegten Cutis hervortritt.

Bei Einreibung auf die äussere Haut resultirt Stechen und Brennen, bei zarter Haut Erythem, bei subcutaner Injection Röthung und Schmerzhaftigkeit der Injectionsstelle, bei Application auf die Cutis heftiger Schmerz. Im Munde und auf der Zunge erregt Campher bei kürzerer Anwesenheit brennenden Geschmack, dann nicht lange anhaltendes Gefühl von Kälte und reichliche Absonderung von Speichel und Schleim; dauert der Contact etwa 1/2 Std., so kommt es zu intensiver Hitze und Entzündung. Schmerz und Kältegefühl können auch bei Ingestion grösserer Dosen im Magen auftreten. Bei Thieren, die mit Campher vergiftet wurden, kommen sogar Ulcerationen im Magen vor.

Campher wird von den Schleimhäuten als solcher resorbirt und theilweise unverändert durch Athmung und Schweiss, theilweise in Gestalt verschiedener Camphoglykuronsäuren durch den Harn ausgeschieden.

In grösseren Dosen ist Campher ein Gift für Thiere und Menschen. Auffallend stark werden von demselben in Dampfform niedere Thiere von dem Typus der Articulaten afficirt, Entozoën nur sehr wenig. Das Bild der Vergiftung bei Säugethieren zeigt grössere Differenzen, indem sich manchmal ein rauschähnlicher Zustand, der bisweilen an Hydrophobie erinnert, bald Zittern und epileptiforme Convulsionen, bald mehr Betäubung und Sopor, bald abwechselnd Paralyse und paroxystische klonische und tonische Krämpfe einstellen. Die Convulsionen tragen nicht selten den Charakter der Drehbewegungen. Puls- und Athemfrequenz variiren, dagegen sinkt constant und bedeutend die Temperatur. Auch das Bild der Vergiftung beim Menschen zeigt die nämlichen Variationen. In einer Reihe von Fällen kommt es zu ausserordentlich stark ausgeprägten Excitationsphänomenen, die nicht selten den Ausdruck des Wahnsinns tragen, in anderen Fällen zu heftigen Krämpfen, häufig epileptischen, seltener wirklichem Opisthotonos mit gleichzeitigem Trismus, in noch anderen kommt es nach voraufgegangener Excitation sofort zu depressiven Erscheinungen, Schwindel, Ohnmachten, völligem Aufgehobensein des Bewusstseins, Coma und Prostration. Manchmal wechselt auch Excitation und Depression, lautes Lachen mit Todesangst. Häufig ist Angst, Erstickungsgefühl und erschwerte Respiration vorhanden.

In kleinen Dosen (weniger als 0,05) führt Campher beim Gesunden gar keine Befindensänderung herbei, während grössere Gaben (0,06—0,5—1,0) den Puls frequenter und voller machen und die Gehirnthätigkeit anregen, so dass die Ideen lebendiger und klarer als gewöhnlich erscheinen. Gleichzeitig kommt es zu Erregung der Peristaltik (Aufstossen, Abgehen von Blähungen, selten Stuhlentleerung), häufig erfolgt Schweiss, Röthung der Wangen, subjectives Wärmegefühl und Steigerung der Diurese. Bei Dosen über 1,0 kann es zu depressiven Vergiftungserscheinungen kommen.

Die Beobachtungen an Menschen und Thieren lassen die entfernte Wirkung des Camphers als vorzugsweise auf das Gehirn gerichtet erscheinen, und zwar primär auf das Grosshirn, später auf Kleinhirn und verlängertes Mark. Gleichzeitig findet directe Wirkung auf den Herzmuskel statt, dessen Thätigkeit Campher in kleinen Dosen verstärkt, während es in grossen die Elasticität vermindert. Rückenmark und peripherische Nerven werden nicht oder doch nur in untergeordneter Weise betroffen; dagegen bewirken starke Dosen bei Thieren periodische Steigerungen des Blutdrucks durch Reizung des vasomotorischen Centrums, und auch bei chloralisirten Thieren steigert Campher den Blutdruck. Durch Einwirkung auf das Athemcentrum vertieft Campher die Athmung und erhöht die Menge der in der Zeiteinheit ausgeathmeten Luft. Die oft ventilirte Streitfrage, ob Campher ein Excitans oder Sedativum sei, lässt sich dahin schlichten, dass sedative Wirkungen auf Nervensystem und Herz nur durch grosse Dosen hervortreten, während kleinere, aber wirksame Gaben Herz-, Athem- und Hirnthätigkeit anregen. So erklären sich auch manche Widersprüche in Bezug auf besondere dem Campher zugeschriebene Specialactionen, z. B. auf die Geschlechtsfunctionen. Unabhängig von der Dosis ist die Temperaturherabsetzung, die sowohl durch grosse als durch kleine, nicht krampferregende Mengen bedingt wird. Als besondere Wirkung des Camphers muss noch die Hemmung der Fäulniss organischer Materien und der amoeboiden Bewegung der Leukocyten hervorgehoben werden.

Die hauptsächlichste Anwendung des Camphers geschieht gegen die im Verlaufe acuter fieberhafter Krankheiten eintretende allgemeine Schwäche und Herzschwäche (Collaps), wo er entweder für sich oder abwechselnd mit anderen Excitantien, z. B. Wein, gereicht wird.

Er passt in allen Krankheiten dieser Art, wenn man ihn auch bei Pneumonie, wenn Stocken des Auswurfs eintritt, mit Vorliebe giebt, nach Einigen, weil er die Respirationsfrequenz nicht erhöhen soll. Bestimmte Contraindicationen, als welche active Congestionen und sthenische Inflammation, daneben auch Neigung zu Blutungen oder ein erethischer, reizbarer Habitus bezeichnet werden, giebt es nicht, selbst das Vorhandensein von Magenentzündung schliesst die Anwendung des Camphers (in subcutaner Injection) nicht aus. Bei den meisten zymotischen Krankkeiten wurde Campher früher als directes, nicht als symptomatisches Heilmittel in Anwendung gezogen, insbesondere bei Typhus und acuten Exanthemen. Die Erfolge, welche ältere Forscher vom Campher sahen, beruhen offenbar in erster Linie auf der excitirenden Action bei Adynamie, und in weit geringerem Masse auf der antipyretischen oder antiseptischen Wirkung.

Als die Gehirnthätigkeit erregendes und allgemein belebendes Mittel kommt Campher bei Intoxicationen durch narkotische Gifte (Opium, Belladonna, Alkohol) in Anwendung und leistet hier sowohl als namentlich auch bei Vergiftungen mit Stoffen, die, wie Chloralhydrat, gleichzeitig narkotisch und herabsetzend auf die Herzthätigkeit wirken, entschieden Günstiges.

Als sedirendes Mittel wurde Campher bei diversen Nervenaffectionen, vorzugsweise spasmodischer und schmerzhafter Art (Keuchhusten, Chorea, Epilepsie, Palpitationen, Tetanus) benutzt, doch ist hier, wie auch bei Manie, z. B. Puerperalmanie (in grossen Dosen), der Nutzen sehr problematisch. Dasselbe gilt von der Anwendung gegen krankhafte und schmerzhafte Leiden der Urogenitalorgane, einerseits bei Strangurie, Erectionen Tripperkranker, Spermatorrhoe, andererseits bei Satyriasis und Nymphomanie. Die angeblichen Wirkungen gegen solche Symptome, welche zum Theil Symptome der Cantharidinvergiftung bilden, haben dem Campher unverdienten Ruf gegen diese Intoxication verschafft.

Den Alten galt der Campher als Anaphrodisiacum: „camphora per nares castrat odore mares". Mönche suchten sich das Keuschheitsgelübde durch Tragen in Säckchen eingenähten Camphers zu erleichtern.

Die durch den Campher hervorgebrachte Diaphorese hat ihm auch als Mittel gegen Erkältungen und Rheuma Anwendung verschafft, doch steht er hier anderen Medicamenten nach. In Frankreich hat lange Zeit ein grosser Consum des Mittels stattgefunden, indem die Theorie von Raspail, dass alle ansteckenden Krankheiten durch Schmarotzerthiere oder Pflanzen entständen und man im Campher ein Mittel besitze, das davor zu behüten im Stande sei, eine grosse Anzahl von Anhängern fand, welche sich des Camphers in der Form der Cigarettes camphrées bedienten, um gesund zu bleiben, freilich manchmal mit entgegengesetztem Effecte, indem dadurch chronische Intoxication in Form von Zittern der Hände, paralytischer Schwäche und Stammeln hervorgerufen werden kann.

Die antiputride Wirkung des Camphers ist besonders für die äusserliche Verwendung desselben von Bedeutung. Vorzüglich nützlich erscheint er bei brandigen Affectionen (Decubitus, Hospitalbrand, Gangraena senilis). Die örtlich reizende Wirkung kommt in Betracht bei Verwerthung gegen Geschwüre, welche keine Tendenz zur Heilung haben, schlaffe Granulationen zeigen und dünnen Eiter absondern, bei scorbutischem Zahnfleisch und analogen Affectionen, ferner bei den äusserst gebräuchlichen Einreibungen von Campherpräparaten in Fällen, wo Blutaustritt in Folge von Verletzungen (Luxationen, Contusionen, Verstauchungen u. s. w.) stattgefunden hat, oder bei schmerzhaften Affectionen in Folge von Gicht oder chronischem Rheumatismus.

Pharmaceutisch dient Campher als Zusatz zu Pflastern, welche Gummiharze enthalten, da er dieselben weich und geschmeidig macht. Zusatz zu Cantharidenpflaster, um Irritation der Harnwege zu verhüten, ist illusorisch.

Man giebt den Campher als Excitans zu 0,05—0,2, als Sedativum zu 0,3 bis 0,8 in Pulvern, Pillen, Emulsion oder Lösung.

Bei der durch das physiologische Experiment festgestellten allmählich eintretenden Unempfänglichkeit des Herzens für excitirende Dosen Campher bei längerer Darreichung ist bei Collapsus der Wechsel mit andern Excitantien (Wein, Ammoniakalien) gerathen. Pulverisiren lässt sich Campher nur unter Verreibung mit etwas Alkohol (Camphora trita). Pillen oder Bissen lässt man zweckmässig mit Süssholzextract und Gummi Arabicum machen. Die Pulverform ist bei grösseren Dosen unzweckmässig, weil leicht Irritation des Magens und Gastralgie entsteht. Man zieht deshalb meist die Emulsion vor, für welche sich Gummischleim oder besser Eigelb verwerthen lässt; am zweckmässigsten wird dieselbe aus Oleum camphoratum angefertigt. Zur Lösung benutzt man Aether oder Spiritus aethereus.

Aeusserlich kommt der Campher in Substanz, vorwaltend zu örtlichen Zwecken in Anwendung. Man hat bei Angina gangraenosa Stücke davon kauen lassen und applicirt ihn ebenfalls in Stücken in hohle Zähne oder den Gehörgang (in Watte für sich oder in Pillenform mit Oel und Wachs, sog. Pintersche Ohrenpillen), desgleichen als Derivans in Kräuterkissen (mit 50 Species aromaticae). Zu localer Einwirkung dienen auch die Dämpfe, z. B. bei Rheumatismus von heissen Metallplatten entwickelt und mit Wolle (Lana camphorata) oder Watte aufgefangen.

Zur Erzielung entfernter Wirkungen lässt sich Campher im Klystier oder in Subcutaninjection, zu 0,05—0,2 in verdünntem Weingeist, Aether, Spiritus aethereus oder fetten Oelen gelöst, bei Collaps mit grossem Erfolg geben.

Präparate:

1. *Spiritus camphoratus, Spiritus s. Tinctura Camphorae; **Campherspiritus.** Lösung von 1 Campher in 7 Spiritus und 2 Wasser (*in 9 Spiritus); klar, farblos, nach Campher riechend. Das Präparat wird vorzugsweise äusserlich zu reizenden Einreibungen und Waschungen benutzt, innerlich zu 10—30 Tropfen pure oder in Mixturen (mit Syrupen oder Gummischleim), Wasserzusatz ist zu meiden, weil dadurch Campher ausgeschieden wird. In England sind concentrirtere spirituöse Campherlösungen, z. B. Epps concentrated solution of camphora, als homöopathische Universaltropfen im Gebrauch, deren unvorsichtiger Gebrauch wiederholt Vergiftung veranlasste.

2. Vinum camphoratum; Campherwein. 1 Campher in āā Weingeist gelöst, 3 Gummischleim, 45 Weisswein. Diese weisslich trübe Flüssigkeit dient äusserlich zu Umschlägen auf brandige und torpide Geschwüre, auch bei Verletzungen der Genitalien bei der Geburt, und innerlich bei Collaps zu 1—2 Theelöffeln 1—2stündlich.

3. *Oleum camphoratum, Linimentum camphorae; **Campheröl.** Lösung von 1 Campher in 9 Provenceröl. Das Oleum camphoratum kann in Form von Emulsionen innerlich angewendet werden, dient aber meist äusserlich zu Einreibungen, Salben, Pinselsäften (bei mercuriellen Mundgeschwüren), Ohrtropfen (auf Baumwolle bei Otalgia rheumatica und zum Tödten in den äusseren Gehörgang eingedrungener Insecten), auch zur Subcutaninjection, wo es weniger als ätherische und spirituöse Lösung irritirt.

4. *Linimentum saponato-camphoratum, und **Linimentum saponato-camphoratum liquidum** vgl. unter Ammoniak.

In früherer Zeit hatte man noch zahlreiche andere Campherpräparate. Vorzugsweise innerlich dienten: Acetum camphoratum und Aether sulfuricus camphoratus, Mixtura camphorata s. Aqua camphorata, Julapium camphorae acetosum u. a. m., die z. Th. noch jetzt, besonders in England, in Ansehen stehen, vorzugsweise äusserlich: Acidum aceticum camphoratum, Acidum aceticum aromatico-camphoratum, beide Riechmittel bei Ohnmachten, Spiritus antiparalyticus, Balsamum universale u. s. f.

Der Monobromcampher, Camphora monobromata, $C_{10}H_{15}BrO$, durch Einwirkung von Brom auf gepulverten Campher und Destilliren des gebildeten Dibromcamphers erhalten, bildet farblose, luftbeständige, prismatische Nadeln, die sich kaum in Wasser, dagegen in Alkohol, Aether und fetten Oelen lösen. Man gebraucht ihn als Sedativum, das gleichzeitig die Wirkung des Camphers und Broms verbinden soll, zu 0,1—0,4 Abends oder mehrmals täglich in Kapseln, Pillen und Pastillen, namentlich bei Chorda venerea, Spermatorrhoe und Nymphomanie, Chorea, hysterischen Krämpfen, Palpitationen und Dyspnoe, Epilepsie, Prosopalgie und schmerzhaften Affectionen der Blase, in grösseren Dosen (1,0) bei Delirium tremens. Bei längerer Darreichung bewirkt er leicht Magenkatarrh. Bei Thieren bewirkt Monobromcampher Schlaf und Herabsetzung der Puls- und Athemzahl, sowie der Temperatur. Zu 1,0 und darüber erzeugt er beim Menschen Vergiftungserscheinungen (psychische Verstimmung, convulsivische Zuckungen, Pulsverlangsamung, Bewusstlosigkeit), welche ganz das Gepräge der acuten Camphervergiftung zeigen.

Acidum camphoricum; Camphersäure. Die Camphersäure oder Camphylsäure, ein Oxydationsproduct des Camphers, $C_{10}H_{16}O_4$, welches farb- und geruchlose, in 88 Wasser und in Alkohol lösliche Säulen bildet, wird äusserlich und intern bei katarrhalischen Affectionen des Pharynx, Larynx und der Bronchien, Cystitis und colliquativen Schweissen benutzt. Extern dienen 1—4 % Lösungen, intern giebt man die Säure zu 1,0 mehrmals täglich in Pulverform (in Oblate). Selbst Gaben von 6,0 pro die werden gut ertragen.

Verordnungen:

1) ℞
Camphorae tritae 0,5
Gummi Arabici 5,0
M. f. pulv. Divide in partes aequales no. 10. *D. in charta cerata. S.* Stündlich 1 Pulver.

2) ℞
Olei camphorati 10,0
Gi. Arabici 5,0
F. c. Aq. dest. q. s.
Emulsio 150,0
in qua solve
Kalii bromati 5,0
Syrupi Althaeae 25,0
M. D. S. Stündl. 1 Esslöffel. (Bei Tripper.)

3) ℞
Camphorae 1,5
Aetheris acetici 10,0
Tincturae Opii simpl. 2,5
M. D. S. $^1/_4$—$^1/_2$ stündl. 10—15 Tropfen. (Bei Cholera asphyctica.)

4) ℞
Camphorae 1,0
Aetheris 5,0
M. D. S. Zur subcutanen Einspritzung. ($^1/_2$—1 Spritze voll.)

5) ℞
Camphorae tritae 0,5
Olei Terebinthinae 20,0
M. D. S. Zur Einreibung. (Bei Pernionen.)

Radix Serpentariae; Virginische Schlangenwurzel, Serpentaria. — Der mit zahlreichen dünnen Wurzelfasern besetzte, federkieldicke Wurzelstock der nordamerikanischen Aristolochiee Aristolochia Serpentaria L., besitzt einen an Baldrian erinnernden Geruch und campherartigen, bittern Geschmack und enthält geringe Mengen ätherischen Oeles. Die Wurzel galt bei den Indianern als Specificum gegen Schlangenbiss und wurde früher als Excitans bei Typhus und im Froststadium des Wechselfiebers zu 0,5—1,5 pro dosi, meist im Infus (1 : 10—20) oder im Macerat mit Wein gegeben.

***Radix Valerianae,** Rhizoma Valerianae, Radix Valerianae minoris s. montanae; **Baldrianwurzel,** Katzenwurzel.

Das Wurzelsystem von Valeriana officinalis L., einer durch das ganze mittlere und nördliche Europa verbreiteten Valerianee, ist von eigenthümlichem, penetrantem, nicht besonders angenehmem Geruche, der von einem ätherischen Oele, dem Baldrianöl, Oleum Valerianae, und einer zu den fetten Säuren der Alkoholreihe gehörigen Säure, der Baldriansäure, Acidum valerianicum, herrührt.

Valeriana officinalis zeigt je nach dem Standorte in ihren Formen bedeutende Abweichungen; die von Varietäten, welche an trocknen Stellen wachsen, gesammelte Wurzel wird als kräftiger vorgezogen. Die Droge besteht aus dem etwas knolligen, 2 cm dicken und fast doppelt so langen, nach unten abgestorbenen Rhizom, das nach unten ganz von fingerlangen, höchtens 2 mm dicken, biegsamen, längsstreifigen, grauen oder graugelblichen Wurzelfasern umhüllt ist. Das bis zu 2 % in den Nebenwurzeln im Herbst enthaltene Baldrianöl besteht aus einem Camphen (Valerén), einem sauerstoffhaltigen Oele von der Formel $C_{10}H_{18}O$, mit welchem Chromsäure gewöhnlichen Campher und Ameisen-, Essig- und Baldriansäure liefert, und einer krystallinischen Verbindung von gleicher Zusammensetzung, wahrscheinlich Borneol. Die eben genannten Säuren kommen constant in alten Baldrianwurzeln vor. Die Baldriansäure der Radix Valerianae ist Isovaleriansäure, $(CH_3)_2.CH_2.CH.CO.OH$, und identisch mit der durch Fäulniss stickstoffhaltiger Materien entstehenden.

Die therapeutischen Wirkungen des Baldrians sind nach den physiologischen Versuchen über dessen Bestandtheile ausschliesslich oder doch jedenfalls vorwaltend auf das ätherische Oel zu beziehen, welches bei Thieren ähnlich wie Campher, aber schwächer, dagegen stärker als Kamillenöl die Reflexerregbarkeit (nach kurzer Steigerung) unabhängig von den reflexhemmenden Centren im Gehirn und auch bei künstlicher Steigerung durch Strychnin, Brucin und Ammoniak herabsetzt, auch Sinken des Blutdrucks und der Herzschlagzahl bedingt. Dagegen wirkt Baldriansäure als solche örtlich in Folge von Eiweisscoagulation kaustisch und intern in toxischen Dosen nach Art anderer Säuren zersetzend auf den Blutfarbstoff und alkalientziehend, während sie als Natriumsalz auf Reflexerregbarkeit und Herzschlag nicht erheblich einwirkt.

Valeriana gehört zu den milderen Excitantia und kann in erheblichen Mengen, selbst zu 250,0—300,0 im Tage, monatelang ohne Beeinträchtigung des Befindens genommen werden. Indessen sieht man nach grösseren Gaben (5,0 bis

10,0) manchmal Kopfschmerzen, Uebelkeit, Schwindel, Ohrenklingen, bisweilen Kriebeln in Händen und Füssen und Ziehen längs der Wirbelsäule auftreten. Auch die gewöhnlichen Dosen wirken bisweilen bei plethorischen Individuen und bei bestehender Tendenz zu Kopfcongestionen leicht erhitzend. Die eigenthümlichen grotesken Tänze, zu welchem der Geruch des Baldrians Katzen veranlasst, sind bekannt.

Der Baldrian ist eines unserer vorzüglichsten Mittel bei Hysterie und nützt besonders bei Krampfanfällen, welche durch das Mittel abgeschwächt und selbst coupirt werden können. Sehr günstig wirkt Baldrian bei Anfällen, welche durch vorausgehende Anstrengung und Erschöpfung hervorgerufen sind, und bei schwächlichen und heruntergekommenen Hysterischen.

Als Antiepilepticum ist Valeriana durch Bromkalium völlig verdrängt und hier, wie bei Chorea und Spasmus glottidis, von unsicherer Wirkung. Auch als Excitans im Collaps bei acuten fieberhaften Zuständen steht Baldrian dem Moschus und Campher nach, dagegen passt das Mittel vorzüglich, besonders in Verbindung mit Chinapräparaten, bei protrahirten Fiebern. Hochgradiges Fieber und Tendenz zu Hirnhyperämie contraindiciren den Baldrian. Nicht selten gehen Spulwürmer nach Baldrian ab.

Man giebt die Baldrianwurzel zu 0,5—5,0 innerlich mehrmals täglich meist im Aufguss (zu 5,0—10,0 pro die) oder im Macerat. Häufig verordnet man Theespecies mit andern Nervina, wobei man $^1/_2$—1 Esslöffel auf 1—2 Tassen Thee rechnet. Vielfach dienen auch die officinellen Tincturen, die mit 5 Th. Spir. dil. bereitete ***Tinctura Valerianae, Baldriantinctur** (röthlichbraun) und die mit 5 Th. Spir. aethereus dargestellte **Tinctura Valerianae aetherea** s. anodyna s. antispasmodica Lentini, **ätherische Baldriantinctur** (gelblich), welche beide zu 20—60 Tropfen für sich oder in Verbindung mit anderen krampfstillenden Tincturen gegeben werden.

Das ätherische Baldrianöl kann zu 20 Tr. in Oelzucker, Pillen und spirituösen Lösungen verordnet werden. Die Baldriansäure kommt kaum je für sich in Anwendung und dient nur zur Bereitung baldriansaurer Metallsalze, deren Wirkung schwerlich durch die Säure bedingt oder verstärkt wird.

Verordnungen:

1) ℞
Rad. Valerianae
Fol. Aurantii
Fol. Menth. pip. ää 25,0
C. c. f. spec. D. S. Einen Esslöffel zu 3 Tassen Thee. (Kalt zu trinken.)

2) ℞
Tincturae Valerianae
— *Castorei* ää 5,0
Spiritus aetherei 1,0
M. D. S. 3mal täglich 15—20 Tropfen auf Zucker oder in Kamillenthee. (Bei Hysterie.)

*Herba Chenopodii ambrosioidis; Mexikanisches Traubenkraut. — Das gewöhnlich als Jesuitenthee oder Herba Botryos Mexicanae bezeichnete blühende Kraut von Ambrina ambrosioides Spach s. Chenopodium ambrosioides L., einer ursprünglich im tropischen Amerika einheimischen, jetzt im südlichen Europa, stellenweise auch in Süddeutschland, verwilderten Chenopodiacee, schmeckt scharf und bitter und hat pfefferminzähnlichen Geruch, der auch beim Trocknen nicht verschwindet. Es dient bei Hysterie und Chorea zu 1,0—2,0 mehrmals täglich in Form von Species oder im Aufgusse (1 : 10).

Radix Artemisiae; Beifusswurzel. — Die Nebenwurzeln der fast durch ganz Europa verbreiteten Composite Artemisia vulgaris L., von welchen zu medicinischem Gebrauche nur die mit Harzgängen durchsetzte Rinde dient. Man giebt die Wurzelrinde als Antiepilepticum in Pulver zu 2,0 bis 4,0 oder in Abkochung.

***Flores Arnicae; Arnicablüthen,** Wolferleiblüthen. *Radix Arnicae; Rhizoma Arnicae; Arnikawurzel. — Die schön gelben Blüthenköpfchen des in ganz Europa vorkommenden Wolferlei (mittelhochdeutsch wolfesgele, Wolfsgelb). Arnica montana L. (Fam. Synanthereae), bildet ein aus der deutschen Volksmedicin stammendes, im vorigen Jahrhundert hochgepriesenes, jetzt aber fast obsoletes Medicament. Die Arnicablüthe besteht aus etwa 20, über die Hülle hinausragenden, etwa 4 mm breiten, zungenförmigen, an der Spitze 3zähnigen, weiblichen Strahlenblüthen und zahlreichen röhrenförmigen, 5zähnigen, hermaphroditischen Scheibenblüthen, die auf einem etwas gewölbten, spreuhaarigen Blüthenboden sitzen und von einem zweizeiligen Hüllkelche umgeben sind. Man sammelt sie im Spätsommer bei vollständiger Entwicklung mit der Hülle, welche jedoch nicht mit dispensirt wird. Die Blüthen enthalten ätherisches Oel, ein scharfes Harz, und einen als Arnicin bezeichneten Bitterstoff, welcher in physiologischer Beziehung ebenso wenig wie das Arnicaöl und Harz geprüft ist. Jedenfalls gehört die Arnica, von der in Oesterreich auch die in der Mittelrinde viele Balsamgänge einschliessende Wurzel officinell ist, zu den scharfstoffigen Pflanzen: denn auf die äussere Haut applicirt, können Arnicablüthen oder die daraus bereitete Tinctur, wenn dieselbe unverdünnt angewendet wird, Brennen, Röthung und ein acutes Ekzem bewirken. In grösseren Dosen sind Arnicapräparate im Stande, Vergiftungserscheinungen zu erzeugen, welche auf Ergriffensein des Tractus und der Nervencentren (Schwindel, Betäubung, Zittern, Krämpfe, Mydriasis) hindeuten. Diese Data ergeben in keiner Weise Anhaltspunkte für Verwendung in denjenigen Krankheiten, wo der blinde Glaube Erfolg davon erwartete. Sie wird bei nervösen Affectionen, bei Epilepsie, Gehirnerschütterung, Amaurose, Tremor, idiopathischem Schwindel, Geisteskrankheiten, bei Collapsus im Typhus, ausserdem auch bei Malariakrankheiten und Ruhr gegeben. Besonders rühmt man sie als ein Medicament, welches die Aufsaugung von Blutergüssen befördere, und wandte sie deshalb bei Apoplexie einerseits und andrerseits äusserlich bei allen durch Fall entstandenen, mit Blutaustritt verbundenen Leiden (daher die Benennung Fallkraut) an. Von Frankreich aus ist Arnica als vorzügliches Abortivmittel bei Furunkeln empfohlen.

Man giebt die Flores Arnicae innerlich im Aufguss (1 : 10—20) oder verordnet sie in Form von Species, wobei man 10,0—15,0 tagsüber nehmen lässt. Aeusserlich benutzt man Aufgüsse in doppelter Stärke oder Species (zu Fomenten oder Kräuterkissen), am meisten jedoch die officinelle **Arnicatinctur**, ***Tinctura Arnicae** (in Oesterreich aus Blüthen und Wurzel bereitet), ein sehr beliebtes Mittel bei äusseren Verletzungen (Wunden, Contusionen), rein zur Einträufelung in Wunden und zu Einreibungen (auch bei traumatischen Lähmungen, Neuralgien), besonders aber zu Umschlägen (mit Wasser, Bleiwasser oder Kornbranntwein).

***Flores Chamomillae,** Flores Chamomillae vulgaris; **Kamille,** Gemeine Kamille, Chamille, Deutsche Kamille. *Flores Chamomillae Romanae s. Flores Anthemidis; Römische Kamillen. — Als Kamillen werden meist die zu den ältesten und besonders in der Volksmedicin gebräuchlichen Arzneimitteln gehörigen Blüthenkörbe von Matricaria Chamomilla L., einer in ganz Europa verbreiteten Synantheree aus der Abtheilung der Senecioideae, bezeichnet; doch wendet man in Frankreich und England an Stelle derselben oder doch gewöhnlich die Blüthen von Anthemis nobilis L., einer verwandten Pflanze, an. Die Blüthenkörbe von Matricaria Chamomilla enthalten 12—15 weisse, unten röhrenförmige, sonst zungenförmige, drüsentragende Strahlenblüthen ohne Staubgefässe und mit einem zweischenkligen Griffel, und zahlreiche, hermaphroditische Scheibenblüthen mit gelben, trichterförmigen, fünfspaltigen Blumenkronen, welche aussen mit gestielten Oeldrüsen versehen sind. Charakteristisch für die Kamillen ist der sich zu einem 5 mm. hohen, am Grunde 1,5 mm. im Durchmesser erreichenden Kegel entwickelnde, glatte, grubige und hohle Blüthenboden und der eigenthümlich starke Geruch. Letzterer weicht sehr erheblich von dem der Römischen Kamillen ab, welche von cultivirten Pflanzen mit gefüllten weissen Blüthen gesammelt werden, deren Blüthenboden flach und ohne Spreuschuppen ist. Die wirksamen Bestandtheile beider Drogen sind ätherische Oele, die von einander chemisch abweichen und neben denen sich ein Bitterstoff findet. Das

Matricariaöl, ausgezeichnet durch blaue Farbe und butterähnliche Consistenz (bei kühler Witterung), löst sich in 8—10 Th. Spiritus und ist ein Gemenge von zwei sauerstoffhaltigen Oelen, von denen das unter 200° den Kamillengeruch zeigt, und der höher siedende als Coeruleïn oder Azulen bezeichnete Bestandtheil die blaue Farbe bedingt. Das Oel von Anthemis nobilis ist ein Gemenge von Aethern der Angelicasäure, Baldriansäure, Buttersäure und Tiglinsäure.

Beide Kamillenarten bilden eines der beliebtesten Hausmittel bei einer grossen Anzahl krampfhafter Beschwerden, namentlich Cardialgie und Kolik, und stehen auch als Diaphoreticum in Ansehen. Nutzen bei Cardialgie und Kolik, vielleicht theilweise von Beschleunigung der Peristaltik abhängig, lässt sich in vielen Fällen nicht verkennen, und bei Kindern, besonders Säuglingen, ist Kamillenthee ein fast unentbehrliches Medicament gegen Leibschmerzen. Bei schwereren Nervenleiden stehen die Kamillen andern Neurotica analeptica entschieden nach. In älteren Zeiten wollte man durch Kamillenthee sogar Wechselfieber heilen, welche dem Chinin widerstanden.

Sehr geschätzt sind die Kamillen als externes, gelind reizendes Mittel zur Application auf Haut, Schleimhäute und Wunden. Ueberall, wo Erschlaffungszustände kranker Theile (bei torpiden Geschwüren, Anginen, Bindehautentzündung u. s. w.) vorliegen, sind Fomentationen, Gurgelwässer oder andere Formen aus Kamillenblüthen am Platze. Selbst bei brandigen Affectionen und schweren Eiterungen, z. B. nach Rothlauf, sind sie von entschiedener Wirksamkeit. Bei rheumatischen Affectionen und Entzündungen können Kräuterkissen aus Kamillen gleichzeitig protectiv und derivativ wirken. Sehr beliebt ist Kamillenthee als Vehikel bei Klystieren. Als längere Zeit zu applicirender Verband wirkt Kamillenthee weniger stark macerirend als reines warmes Wasser und ist diesem bei Neigung zu Excoriationen vorzuziehen.

Innerlich verordnet man deutsche oder römische Kamillen zu 1,0—5,0 mehrmals täglich meist in Speciesform. Zur Bereitung von Kamillenthee rechnet man einen Esslöffel voll auf 3 Tassen. Mit Fliederblüthen und Mehl bildeten die deutschen Kamillen früher die Species discutientes s. resolventes. Die Flores Anthemidis waren früher ein Hauptbestandtheil mancher besonders bei Kolik gebräuchlicher destillirter Wässer und Geister (Aqua carminativa u. a.), welche, ebenso wie zahlreiche ältere Präparate der gewöhnlichen Kamillen, ganz obsolet sind.

***Folia Menthae piperitae,** Herba Menthae piperitae; **Pfefferminze,** Pfeffermünze. ***Oleum Menthae piperitae; Pfefferminzöl,** Pfeffermünzöl. ***Mentholum; Menthol.**

Die wahrscheinlich nur in England wild vorkommende, durch ihre gestielten Blätter von allen ähnlichen Menthaarten sich unterscheidende Pfefferminze, Mentha piperita Huds. (Fam. Labiatae), wird in verschiedenen Ländern im Grossen zur Gewinnung des darin zu 1—1,25% enthaltenen ätherischen Oeles, des Pefferminzöles, als Arzneipflanze auch bei uns vielfach gebaut. Die wilde Pfefferminze zeigt den eigenthümlichen, anfangs brennenden, später kühlenden Geschmack in weit geringerem Grade als die cultivirte. Das aus den frischen Blättern gewonnene Oel ist farblos, schwach grünlich, dünnflüssig, bräunt und verdickt sich beim Altwerden, siedet etwas unter 190°, hat ein spec. Gew. von 0,90—0,91 und gewürzhaft brennenden, hinterdrein kühlenden Geschmack, löst sich in absolutem Weingeist in allen Verhältnissen und in gleichen Theilen rectificirtem Weingeist. Am geschätztesten ist das bei Mitcham in Surrey gewonnene englische Oleum Menthae piperitae. Das Pfefferminzöl besteht vorwaltend aus einem Stearopten, dem Pfefferminzcampher oder Menthol, das in dem englischen Pfefferminzöl oft 40—45%, im amerikanischen Oele nur 20—25% bildet, ausserdem aus mehreren Terpenen und kleinen Mengen eines Oxydationsproductes des Menthols, des Menthons, $C_{10}H_{18}O$. Am meisten Menthol enthält das japanische Pfefferminzöl (Poho Oel), das von einer anderen Mentha (M. arvensis var. piperascens) stammt.

Menthol bildet farblose, wie Pfefferminzöl schmeckende und riechende Prismen, schmilzt bei 42°, siedet bei 212° und löst sich wenig in Wasser, leicht in Alkohol, Aether und ätherischen Oelen. Es wird durch Phosphorsäureanhydrid unter Entziehung von H_2O in einen angenehm riechenden Kohlenwasserstoff, das Menthen, verwandelt.

Das Menthol besitzt kräftige antiseptische Wirkungen und hemmt die Entwicklung von Bacterien im Verhältnisse von 1 : 1000 ebenso stark wie Carbolsäure im Verhältnisse von 1 : 500. Auf die äussere Haut applicirt bedingt es durch Einwirkung auf die peripheren sensiblen Nerven (nicht durch Verdunstung) Kältegefühl mit nachfolgendem Brennen und Herabsetzung der Empfindung, namentlich auch schmerzhafter Empfindungen, jedoch in schwächerem Grade als Cocaïn. In giftigen Dosen wirkt es bei Thieren lähmend auf die Nervencentren. Es vertieft die Athembewegungen und erzeugt wie Campher periodische und bei grossen Dosen anhaltende Steigerungen des Blutdruckes, ohne die Herzaction wesentlich zu beeinflussen. Pfefferminzöl setzt bei Infusion in Emulsion (1 : 200) anfangs Blutdruck, Herzschlag und Athemfrequenz nach voraufgehender Steigerung herab und tödtet durch gleichzeitige Lähmung des respiratorischen und vasomotorischen Centrums. Inhalation und Subcutaninjection (nicht Infusion) bewirken Herabsetzung der Reflexe, selbst bei strychninisirten Thieren. Auf die Körpertemperatur wirkt Pfefferminzöl nur bei Inhalation rapide herabsetzend. Im Harn erscheint Menthol als Mentholglykuronsäure.

Pfefferminze wird im Ganzen wie Kamillen benutzt, ist diesen aber vorzuziehen, weil sie besser riecht und local anästhetisch wirkt, woraus sich die theilweise allerdings auch auf die carminative Wirkung des ätherischen Oeles zu beziehenden vorzüglichen Effecte des Pfefferminzthees und Pfefferminzöles bei Cardialgie und Kolik, sowohl solchen, die mit Gasanhäufung verbunden sind, als hysterischen und Menstrualkoliken, auch bei Erbrechen erklären. Am deutlichsten tritt der schmerzlindernde Effect bei Neuralgien, zumal am Kopfe und Gesichte hervor, wenn man die betreffenden Stellen direct mit Pfefferminzöl oder Menthol in Berührung bringt. Bei tiefer sitzenden Neuralgien nützt Einreibung von Pfefferminzöl nicht, wohl aber bei gichtischen und rheumatischen Schmerzen. Man benutzt Pfefferminze auch bei Hyperästhesie der Vaginal-, Bronchial- und Laryngealschleimhaut und Einreibungen von Pfefferminzöl bei Amblyopie, da danach angeblich Schärfung des Gesichts eintritt. Menthol ist auch als antibacterielles Mittel äusserlich bei Diphtherie und zu chirurgischen Verbänden, innerlich bei Tuberculose empfohlen.

Man verordnet die Folia Menthae piperitae in Form von Species, die man äusserlich zu Kräuterkissen und innerlich zu Theeaufgüssen ($^1/_2$—1 Esslöffel voll auf die Tasse) benutzt. Oleum Menthae piperitae dient äusserlich pure auf Watte bei cariösem Zahnschmerz oder bei Neuralgien, und in Spiritus, Oel oder Aether (1 : 9) gelöst zu Einreibungen bei schmerzhaften Affectionen, in Oel gelöst (1 gtt auf 30,0) oder als Pfefferminzölgaze (1 : 1000) auch zum antiseptischen Verbande. Innerlich kann man es zu 1—3 Tropfen als Oelzucker verwenden.

Menthol wird epidermatisch in Form der geschmolzenen und in Zinnform gegossenen Krystalle, der Mentholstifte, die wegen ihrer häufigen Verwendung bei Hemicranie den Namen Migränestifte erhalten haben, oder in alkoholischer Lösung (1 : 10), auch in Salbenform (1 mit 3 Oleum Olivarum und 6 Lanolin) benutzt. Bei cariösem Zahnschmerz bringt man einen Krystall in den hohlen Zahn und verschliesst die Oeffnung mit Wachs. Bei Larynxtuberculose wird Lösung in Oel (5 : 100) in den Kehlkopf 1—2mal täglich 2 Monate hindurch applicirt, womit stündliche Inhalationen der Lösung in 600,0 verdampfendem Wasser und Tragen der mit der Lösung befeuchteten Watte vor dem Munde verbunden wird. Man gebraucht das Mittel ausserdem in Kehlkopf- und Schnupfpulver (bei Katarrhen und Schleimhautschwellung), zum antiseptischen Trockenverbande (mit ää Iodoform), zur Bepinselung (1 : 4 Ol. Amygdalarum) bei chronischer Pharyngitis und acutem Mittelohrkatarrh, und zur Einträuflung in das Ohr (bei Otalgie). Intern dient Menthol zu 0,1—1,0 pro dosi in Pastillen, Pulver (in Oblaten oder Kapseln), Pillen oder alkoholischer Lösung. Bei Tuberculose hat man Einzelgaben von 1,0—1,5 und Tagesgaben von 6,0—9,0 empfohlen, doch werden diese hohen Dosen oft schlecht ertragen.

Präparate:

1. ***Aqua Menthae piperitae,** Aqua Menth. pip. simplex; **Pfefferminzwasser.** Dieses etwas trübe destillirte Wasser ist für sich esslöffelweise oder als Vehikel und Zusatz für interne Mixturen und Collutorien sehr beliebt, da es den Geschmack schlechtschmeckender Stoffe ausgezeichnet verdeckt, und besonders empfehlenswerth als Lösungsmittel für Alkalicarbonate, Alkalien und zu Saturationen.

2. *Spiritus Menthae, Aqua Menthae piperitae spirituosa; Pfefferminzgeist. Wässrig-spirituöses Destillat (1 : 4), von etwas schärferem Geschmacke als Pfefferminzwasser. Passendes Vehikel für in Wasser schwer lösliche Stoffe (Extracte, Alkaloide).

3. ***Syrupus Menthae,** Syrupus Menthae piperitae; **Pfefferminzsyrup.** Lösung von 8 Zucker in 6 Th. eines mit Wasser und etwas Weingeist bereiteten Macerats; grünlichbraun. Zusatz zu excitirenden und antispasmodischen Mixturen.

4. ***Rotulae Menthae piperitae; Pfefferminzkuchen,** Pfefferminzplätzchen. 1 Pfefferminzöl in 2 Spir. oder 1 *Aether gelöst, auf 200 (*70) Rotulae Sacchari.

5. **Spiritus Menthae piperitae,** Spir. Menth. pip. anglicus; **Pfefferminzspiritus,** englische Pfefferminzessenz. Klare, farblose Lösung von 1 Pfefferminzöl in 9 Spiritus. Als Analepticum zu 10—30 Tropfen oder als Zusatz zu Mixturen (1 : 10—20); mit 100 Aq. dest. geschüttelt zur extemporanen Darstellung von Aq. Menth. pip.

*Folia s. Herba Menthae crispae; Krauseminze. — Aehnliche Verwendung wie Pfefferminze finden auch durch wellenförmig krause Beschaffenheit des Blattrandes ausgezeichnete, an ätherischem Oel reiche Culturvarietäten verschiedener Menthaarten, besonders Mentha aquatica. Man vereinigt diese Varietäten unter der Bezeichnung Krauseminze, Mentha crispa. Sie enthalten kein Menthol, sondern ein Terpen und eine dem Carvol isomere Verbindung, $C_{10}H_{14}O$ (Krauseminzcarvol). Die Aufgüsse der Krauseminze sind nicht so schmackhaft wie die der Pfefferminze.

In England werden auch die Blätter von Mentha viridis L. (Herba Menthae Romanae) und von M. Pulegium (Herba Pulegii) benutzt.

***Radix Angelicae,** Radix Archangelicae; **Angelicawurzel,** Engelwurzel. — Die früher als „giftwidriges" Mittel sehr geschätzte Droge, das Rhizom und die Wurzeläste der Engelwurzel, Archangelica sativa Fries (Angelica Archangelica α L.), einer in Thüringen und im Erzgebirge cultivirten, mannshohen, zweijährigen Umbellifere, enthält in zahlreichen gelben, glänzenden Balsamgängen der Rinde ätherisches Oel und Harz als wirksame Bestandtheile, ausserdem eine eigenthümliche Säure, die Angelicasäure, $C_5H_8O_2$, und Spuren von Baldriansäure, die sich künstlich aus Angelicasäure darstellen lässt. Die Zusammensetzung der Droge weist auf ähnliche Wirkungen wie bei Baldrian und Kamillen, vor denen sie sich durch angenehmes Aroma auszeichnet, hin. Man giebt sie zu 0,5—2,5 pro dosi, meist im Aufgusse (1 : 10—15 Colatur).

Sie ist Hauptbestandtheil des **Spiritus Angelicae compositus** s. theriacalis, **zusammengesetzter Angelicaspiritus,** Engelwurzelspiritus, einer 2% Auflösung von Campher in einem weingeistigen Destillat von Angelica, Baldrian und Wachholderbeeren. Dieser aromatische Spiritus findet meist äusserlich Verwendung zu nervenstärkenden Bädern (200,0—400,0 auf das Bad) oder Waschungen, selten wird er innerlich verdünnt zu 10—30 Tr. als Excitans oder Antispasmodicum gegeben.

Asa foetida, Gummi resina Asa foetida, Assa foetida; **Asant,** Stinkasant, Teufelsdreck. — Die Droge ist ein Gummiharz von starkem Knoblauchgeruche und schwach bitterem Geschmacke, welches freie oder mit einander verklebte Körner oder unregelmässige Massen darstellt, die aussen gelb oder gelbbraun, innen auf frischer Bruchfläche milchweiss und fettglänzend erscheinen; die Färbung des Bruches geht rasch in Roth, später in Dunkelrothbraun über. Die Asa foetida bildet den erhärteten ausgeschwitzten Milchsaft verschiedener mannshoher, gelbblühender Umbelliferen aus der Gattung Ferula, besonders Ferula Scorodosma Benth. und Hooker (Scorodosma foetidum Bunge, Ferula Asa foetida L.). Der wirksame Bestandtheil ist ein darin zu 6—9 % enthaltenes flüchtiges schwefelhaltiges Oel von höchst widrigem Geruche, das an der Luft sauer wird und Schwefelwasserstoff abgiebt und als ein Gemenge von Schwefelverbindungen der Radicale Laseryl und Allyl betrachtet wird. Es erregt auf der Haut keine Entzündung und bewirkt zu 60 Tr. ausser knoblauchduftendem Aufstossen keine Aenderung des Befindens, während der Geruch des Oels sich in Exspiration und Perspiration 48 Stunden hindurch geltend macht. Es erscheint auch im Harn, in welchem die Sulfate nicht zunehmen. Neben dem Oel finden sich 24—64 % Harz und 12—50 % Gummi. Aus dem Harze isolirten Hlasiwetz und Barth eine fast gar nicht in kaltem, ziemlich gut in kochendem Wasser und Aether, leicht in Spiritus lösliche, in Nadeln krystallisirende, geschmackfreie Säure, die Ferulasäure. Das Harz, welches wie andere Umbelliferenharze beim Schmelzen mit Kalihydrat Resorcin, Protocatechusäure und flüchtige Fettsäuren liefert, besteht aus einem indifferenten und sauren Antheil, welche beide zu 15,0 nicht abführen und fast ganz mit den Fäces entfernt werden. Auch die Asa foetida bringt in grossen Dosen (15,0) ausser knoblauchartigem Aufstossen keine erhebliche Wirkung hervor.

Die Asa foetida stand früher bei krampfhaften Affectionen in hohem Ansehen, übertrifft jedoch in ihrer Wirkung andere Antispasmodica keineswegs. Am meisten ist sie bei Hysterie benutzt, wo man sie besonders bei gleichzeitiger Amenorrhoe rühmt; doch ist die Wirkung auf den Uterus sehr zweifelhaft, und als Emmenagogum bewährt das Mittel sich nicht. Sicher besitzt es carminative Wirkung, die es in Fällen von Flatulenz anwendbar macht. Die Wirkungen bei Laryngismus stridulus. Keuchhusten, Asthma sind meist nicht bedeutend.

Man verordnet Asa foetida innerlich zu 0,2—1,0 und darüber mehrmals täglich in Pillen und Bissen, äusserlich im Klystier oder als Riechmittel. Zur Herstellung von Pillen ist ein geringer Zusatz von Mucilago oder Spiritus erforderlich; soll der Geruch vollständig beseitigt werden, müssen die Pillen gelatinisirt oder dragirt werden. Ueberziehen mit Silber ist unzweckmässig, da der Ueberzug schwarz wird. Für Kinder ist die Form der Emulsion (mit der Hälfte Gi. arab.) zweckmässig. Zum Klystier verwendet man Emulsion (3,0 bis 8,0 mit einem Eigelb auf 50,0—150,0 Flüssigkeit).

In den meisten europäischen Staaten ist auch eine alkoholische Lösung als Tinctura Asae foetidae officinell, die man innerlich zu 20—60 Tr. mehrmals täglich, rein oder in Verbindung mit Aether oder krampfstillenden Tincturen, äusserlich als Riechmittel oder in Klystieren (zu 2,0—8,0) anwendet. Sehr beliebt war früher die theelöffelweise oder als Zusatz zu Mixturen benutzte Aqua foetida antihysterica s. Aqua antihysterica Pragensis, Prager Wasser, Prager Tropfen, Stinktropfen, ein trübes Destillat von Baldrian, Zedoaria, Asant, Pfefferminz, Galbanum, Quendel, Römischen Kamillen, Myrrha, Angelica und Castoreum, mit Weingeist und Wasser. Pillen aus A. f., Galbanum und Myrrha bilden die in England officinellen Pilulae Asae foetidae compositae.

Radix s. Rhizoma Sumbul; Sumbulwurzel. Die Wurzel einer mittelasiatischen Ferulacee, Euryangium Sumbul, welche wegen ihres starken

Moschusgeruches auch Moschuswurzel heisst, ist von russischen Aerzten als Excitans bei Cholera, Delirium tremens, auch als Tonicum bei Verdauungsschwäche und chronischen Lungenkatarrhen empfohlen.

Radix Ginseng. — Die als Ginseng berühmte und mit Gold aufgewogene Panacee der Chinesen und Japanesen, welche namentlich als Excitans bei allen Schwächezuständen, zumal sexueller Schwäche, dient, ist das eigenthümlich gestaltete Rhizom der Araliacee Panax Ginseng Nees. Die Amerikaner führen statt dessen die Wurzel von Panax quinquefolium L. in grossen Mengen in China ein.

Damiana. — Unter diesem Namen sind verschiedene californische Kräuter, besonders die Blüthen und Blätter von Turnera aphrodisiaca, als vermeintliche Aphrodisiaca in den Handel gebracht. Man giebt sie gegen Impotenz und Dysmenorrhoe als Fluid-Extract theelöffelweise 3—4mal täglich.

Coffeïnum, Theïnum; **Koffeïn**, Coffeïn, Theïn.

Das Coffeïn, $C_8 H_{10} N_4 O_2$, ist das active Princip verschiedener Genussmittel, namentlich das der Kaffeebohnen und Theeblätter. Es bildet mit 1 Atom Krystallwasser lange, schneeweisse, seideglänzende Nadeln von bitterlichem Geschmacke und giebt mit 2 heissem Wasser eine neutrale Lösung, in der es beim Erkalten krystallinisch erstarrt: in der Kälte sind 80 Wasser zur Lösung erforderlich. Coffeïn löst sich in 9 Chloroform oder in 50 Weingeist, wenig in Aether. Es verbindet sich nur mit den stärksten Säuren, bildet aber mit den Natriumsalzen verschiedener Säuren ausserordentlich leicht in Wasser lösliche Doppelsalze. Verdampft man Coffeïnlösung mit etwas Chlorwasser oder Salpetersäure, so erhält man einen rothbraunen Rückstand, der, mit kaustischer Ammoniakflüssigkeit befeuchtet, prachtvoll purpurviolette Farbe annimmt. In den Samen des ursprünglich in Afrika einheimischen, jetzt in fast allen tropischen Ländern angebauten Kaffeebaumes, Coffea Arabica L., eines Baumes aus der Fam. Rubiaceae, findet sich Coffeïn zu 0,67—2,21 %, in den getrockneten Blättern des in China und Japan einheimischen, in Indien cultivirten Theestrauches, Thea Chinensis L., zu 1,79—3,09 %. Seiner chemischen Zusammensetzung nach ist Coffeïn als Methyltheobromin oder, da das in dem Cacao enthaltene Alkaloid Theobromin Dimethylxanthin ist, als Trimethylxanthin aufzufassen.

Die alte Annahme, dass Coffeïn ein nährender Stoff sei, der zugleich die volle Wirkung der als Genussmittel betrachteten Kaffee- und Theeaufgüsse repräsentire, ist irrig. Coffeïn wirkt in erster Linie in kleinen und mittleren Dosen erregend auf die Nervencentra, beim Menschen namentlich auf das Grosshirn und das Athemcentrum im verlängerten Mark, (bei Thieren mehr auf das Rückenmark), und steigernd auf die Arbeitsleistung der Muskeln und namentlich des Herzmuskels, wobei es gleichzeitig zu Blutdrucksteigerung kommt. Ausserdem besitzt Coffeïn entschiedene harntreibende Wirkung durch directen Einfluss auf die Nierenepithelien und in mittleren und toxischen Gaben steigernde Action auf die Temperatur. Die toxische Wirkung des Coffeïns ist keine sehr bedeutende. Local wirkt Coffeïn herabsetzend auf die sensibeln Nerven.

Nach Mengen von 0,1—0,2 und weniger zeigt sich beim Menschen meist geringe Verlangsamung der Herzschläge, die bisweilen auch bei grösseren eintritt, während gewöhnlich nach solchen ausserordentlich frequenter, manchmal unregelmässiger und aussetzender Puls sich findet. Bei den gebräuchlichen medicinalen Dosen treten cerebrale Erscheinungen kaum zu Tage, und selbst beim Einnehmen des Mittels kurz vor dem Schlafengehen erfolgt nicht constant Störung des Schlafes wie nach einer starken Tasse Kaffee. Bei grösseren

Mengen (0,5 und mehr) zeigt sich bei einzelnen Personen starke Erregung der Phantasie mit Verwirrung der Gedanken und Visionen, Ohrensausen und Pulsiren an den Schläfen, Funkensehen, Drang zum Harnlassen und Zittern der Hände. Dies ist besonders bei kräftigen, robusten Personen der Fall, während schwächliche Kranke 4 Tagesgaben von 0,5 und selbst mehr ohne Nebenerscheinungen toleriren. Bei Thieren wirkt Coffeïn erst in relativ hohen Gaben toxisch und (bei Kaninchen erst zu mehreren Decigrammen) durch Erstickung oder Lähmung des Athemcentrums letal. Als Haupterscheinungen ergeben sich tonische Contractionen der Muskeln, später Lähmung und Störungen der Respiration, daneben auch Veränderungen des Herzschlages. Die tonische Contraction ist bei einzelnen Thierspecies, z. B. Rana temporaria fast ausschliesslich durch Wirkung auf die Muskeln bedingt, die danach in einen der Todtenstarre ähnlichen Zustand gerathen, steht aber bei anderen mit Reflextetanus im Zusammenhange. Die Muskelerregbarkeit wird auch bei grossen Dosen sehr gesteigert, die Erhöhung der Leistungsfähigkeit nach kleinen Dosen hält lange an; beim Herzmuskel wird sowohl die Verkürzungsgrösse als auch ihre Kraft gesteigert. (Man bezeichnet diese Action als Xanthinwirkung, da sie auch dem Xanthin und anderen Derivaten dieses Körpers, z. B. Theobromin, sowie verschiedenen Derivaten des Coffeïns, wie dem bei Thieren weniger krampferregenden Aethoxycoffeïn zukommt.) Die Herzthätigkeit wird durch mittlere Dosen (0,5) beim Menschen verlangsamt, die Pulswelle und die Spannung des Pulses vergrössert. Toxische Dosen setzen bei Thieren den Blutdruck herab. Die diuretische Action hängt nicht vom gesteigerten Blutdrucke ab, da sie durch Mittel, die den Blutdruck herabsetzen, z. B. Chloral, Paraldehyd, wesentlich vergrössert wird. Die Erregbarkeit der Nerven wird bei Coffeïnvergiftung bisweilen etwas herabgesetzt, meist, wie die Muskelirritabilität, nicht vermindert.

Das Coffeïn ist ein vorzügliches Analepticum, das namentlich bei Herzschwäche, sei es in Folge febriler Affectionen, sei es in Folge von Herzverfettung, aber auch bei Athemschwäche, z. B. in narkotischer Vergiftung (Alkoholcoma), indicirt ist. Ausserdem ist es ein vorzügliches Diureticum, das nicht nur bei Hydrops im Gefolge von Herzkrankheiten, sondern auch bei allen Arten Wassersucht befriedigende Dienste leistet. Sehr wirksam erweist es sich auch in manchen Fällen von idiopathischer und hysterischer Hemicranie. Als örtliches Anodynum (subcutan gegen Neuralgien) steht es dem Cocaïn nach.

Man giebt das Coffeïn innerlich zu 0,05—0,5 mehrmals täglich, meist in Pulverform, auch in Pillen oder Pastillen. Die Maximalgabe beträgt 0,5 (*0,2) pro dosi, 1,5 (*0,6) pro die. Bei Herzkranken und Hydropikern reichen die kleineren Gaben nicht aus.

An Stelle des Coffeïns dient namentlich zur Behandlung der Migräne ein Gemenge mit Citronensäure als Coffeïnum citricum in Pillen (0,05 mit 0,1 Extractum Graminis, 2 stdl. 1 Stück), Syrup (1 : 25) oder auch im Clysma (0,12 pr. clysma). Auch hat man in denselben Formen und auch hypodermatisch bromwasserstoffsaures Coffeïn, Coffeïnum hydrobromicum, verwendet. Als Diureticum werden vielfach die durch Leichtlöslichkeit in Wasser ausgezeichneten Doppelsalze des Coffeïns mit den Natriumsalzen der Benzoë-, Salicyl- und Zimmtsäure als Coffeïnum-Natrio-benzoicum, salicylicum und cinnamylicum, von welchen erstes 40, die letztgenannten 50—60 % Coffeïn enthalten, in den doppelten Dosen des Coffeïns verwendet. Sie eignen sich sehr gut zur Subcutaninjection, doch lässt sich diese auch aus Coffeïn unter Zusatz des betreffenden Natriumsalzes leicht herstellen.

Verordnungen:

1) ℞
Coffeïni 0,15
Elaeosacchari Vanillae 0,5

M. f. pulv. Disp. tales doses no. 4. (Zweistündlich 1 Pulver im Migräneanfalle.)

2) ℞
Coffeïni 2,0
Natrii salicylici 1,0
Aq. destill. q. s. ad 5 Ccm.

M. D. S. Zur Subcutaninjection. (Zu ½ Spritze als Analepticum oder Diureticum.)

Kaffee und Thee. — Fast noch mehr als Coffeïn werden die unter der Form von Getränken ökonomisch benutzten coffeïnhaltigen Genussmittel Kaffee und Thee als Medicament angewendet. Die Samen des Kaffeebaumes dienen bekanntlich in geröstetem Zustande zur Darstellung eines Aufgusses und enthalten daher nur zum Theil die in den rohen Kaffeebohnen vorhandenen Principien. Ein Theil des Coffeïns geht beim Rösten verloren, bei starkem Brennen mehr als bei schwachem; doch ist der geringe Mehrverlust für den Coffeïngehalt des Infuses ohne Bedeutung, weil aus stark geröstetem Kaffee mit heissem Wasser das Coffeïn viel leichter ausgezogen wird. Daneben enthält der Kaffeeaufguss empyreumatische Producte, die aus den organischen Bestandtheilen des Kaffees bei Vorhandensein von Wasser durch trockene Destillation entstehen und deren Complex man Caffeon oder empyreumatisches Kaffeeöl nennt. Dieses das Aroma des Kaffeeaufgusses bedingende Caffeon ist als Ursache davon anzusehen, dass starker Kaffee weit stärker excitirend wirkt als eine entsprechende Menge Coffeïn, und bedingt besonders die Insomnie, welche constante Folge des abendlichen Genusses von starkem Kaffee ist.

Als Getränk in gewöhnlichen Mengen genommen, bringen Kaffeeaufgüsse neben den bekannten Erscheinungen einer Anregung der geistigen Thätigkeit und einer Erleichterung der Perception und der Arbeit bei gleichzeitigem allgemeinem Wohlbehagen in der Regel Pulsbeschleunigung (beim Genusse kalter Aufgüsse Pulsverlangsamung) und vermehrte Urinexcretion hervor. Die Harnstoffausscheidung wird dadurch vermindert, die Kohlensäureausscheidung vermehrt. Grössere Dosen von Kaffee können zu acuter Vergiftung führen, die unter den Erscheinungen der Präcordialangst, Athemnoth und Herzklopfen, Micturition und heftigen Durchfällen verläuft. Habitueller Genuss starken Kaffees und übertriebener Gebrauch überhaupt kann Störungen der Verdauung, Tendenz zu Obstipation, nervöse Störungen, Congestionen zum Kopfe, Gliederzittern, mitunter sogar eine Art von Delirium tremens veranlassen. Die aus der erregenden Action des Coffeïns auf die Muskeln resultirenden Wohlthaten des Kaffeegenusses als Diäteticum ergeben sich besonders bei der ärmeren Bevölkerung. Thatsache ist, dass die Arbeiter in den Bergwerken von Charleroy unter der Anwendung von täglich 2 Liter eines aus 30,0 Kaffee bereiteten Aufgusses bei sonst ungenügender Zufuhr von stickstoffhaltigen Nahrungsmitteln ihre schweren Arbeiten mit Leichtigkeit zu verrichten im Stande sind. Auch in den letzten grossen Feldzügen der preussischen Armee hat sich die Wirkung des Kaffees, besonders auf dem Marsche, ausgezeichnet bewährt.

Therapeutisch dient Kaffee besonders bei acuten Schwächezuständen, namentlich wo die Thätigkeit des Gehirns darniederliegt, wie bei plötzlich aufgetretenem Coma und Sopor. Kaffee ist eines unserer vorzüglichsten Hülfsmittel bei Behandlung der Opium- und Morphiumvergiftung, wo vielleicht auch die im Kaffeeaufguss enthaltene Gerbsäure von Bedeutung ist, auch bei acutem Alkoholismus und Intoxication mit irrespirablen Gasen. Ausserdem dient er bei Migräne und Cephalaea hysterischer und anämischer Personen und bei übermässigem Erbrechen, gleichviel ob dasselbe rein nervös oder durch Emetica oder durch übermässiges Essen und Trinken hervorgerufen ist. Beim Volke ist Kaffee beliebt bei Durchfällen, doch ist er bei chronischer Diarrhöe schädlich durch die von dem darin enthaltenen Caffeon herbeigeführte Beschleunigung der Peristaltik.

Man giebt die gerösteten Kaffeebohnen im Aufgusse zu 10,0—30,0 per Tasse oder als Pulver zu 1,0—2,0. Bei Kopfweh hat man auch die ungerösteten

Kaffeebohnen theelöffelweise mit heissem Wasser übergossen in Schütteltrank verordnet.

Minder gebräuchlich als Medicament sind die ebenfalls als Genussmittel äusserst verbreiteten Theeblätter, die im Handel unter der doppelten Form des schwarzen und grünen Thees vorkommen. Die in Oesterreich officinellen *Folia Theae sind schwarzer Thee und entsprechen der als Souchong bezeichneten Handelswaare. Die Wirksamkeit beruht, abgesehen vom Coffeïn, das sich zu 1—3,5 % in chinesischen Theeblättern findet, und einem als Theophyllin bezeichneten, dem Theobromin isomeren Körper, auf dem zu 0,6—1 % in Theeblättern vorkommenden ätherischen Theeöle. Der Coffeïngehalt von einer Tasse Theeinfus aus 5,0—6,0 Theeblättern ist identisch mit dem einer Tasse Kaffeefiltrat von 16,0—17,0 geröstetem Kaffee. Der in früheren Zeiten als Panacee gepriesene Thee wird fast nur noch als Diaphoreticum bei Erkältungskrankheiten verordnet, wobei die grosse Menge von warmem Wasser die Hauptsache thut. Als gerbsäurehaltiges Antidot bei Intoxication mit narkotischen Alkaloiden und Brechweinstein sind selbst Decocte zu schwach.

Semen Kolae; Kolanüsse, Gurunüsse. — Zu den coffeïnhaltigen Drogen gehören die 3—5 Cm. langen, eirunden, aussen matt rothbraunen, innen hellzimmtbraunen, bitterlichen Kotyledonen der west- und centralafrikanischen Sterculiacee Sterculia acuminata Pal. (St. macrocarpa Don.), die in ihrer Heimat als Kaumittel dienen und im Rufe stehen, Reisende ohne sonstige Nahrung bei Kräften zu erhalten. Der Coffeïngehalt beträgt 2,3 %, daneben ist noch eine geringe Menge Theobromin, Kaffeegerbsäure und ein Farbstoff (Kolaroth) vorhanden. Man hat sie neuerdings in Frankreich bei Diarrhöen und bei Herzkrankheiten und Hydrops angewendet, wo sie wegen ihres Coffeïngehaltes von Nutzen sein können. Man gebraucht sie als Tinctur, Wein oder Fluid Extract (zu 15—20 Tropfen pro dosi); auch hat man Biscuits daraus zur Verproviantirung von Soldaten und Bergsteigern empfohlen.

Pasta Guarana; Guaranapaste. — Den grössten Coffeïngehalt (3,5 bis 6,5 %) besitzt die aus wurstförmigen, braunschwarzen Stücken bestehende Guaranapaste, ein in Brasilien aus den gepulverten Samen von Paullinia sorbilis Mart. (Fam. Sapindaceae) bereiteter und als diätetisches Genussmittel und bei Dysenterie verwendeter Teig, der reichlich Gerbsäure enthält. Man giebt Guarana bei Hemicranie in Pulverform zu 0,5—2,0 pro dosi.

Theobrominum; Theobromin. — Aehnlich wie Coffeïn wirkt das in den Cacaosamen (S. 384) enthaltene Alkaloid Theobromin. Die Xanthinmuskelwirkung des chemisch als Dimethylxanthin sich characterisirenden Stoffes ist schwächer als die des Coffeïns; auch wirkt es nicht convulsionserregend und weniger giftig. Dagegen tritt diuretischer Effect in weit ausgesprochener Weise ein. Wegen seiner geringen Löslichkeit ist Theobromin als Arzneimittel nicht brauchbar, dagegen giebt es ähnlich wie Coffeïn mit Natriumsalicylat ein leicht (schon in $^1/_2$ Wasser) lösliches Doppelsalz. Diese als Diuretinum bezeichnete Verbindung, die 48 % Theobromin enthält, wirkt auf Thiere 4—5 mal weniger giftig als Coffeïn und bringt beim Menschen selbst in Tagesgaben von 5,0 keine erheblichen Nebenerscheinungen hervor. Die diuretische Wirkung ist stärker als die des Coffeïns und nicht von der Wirkung auf das Herz abhängig. Auf die Nieren wirkt es nicht irritirend. Die Harnmenge erreicht mitunter das 6—8fache der Norm; die Harnstoffausscheidung nimmt namentlich in den ersten Tagen zu. Im Harn ist Theobromin nachweisbar. Man giebt Diuretin am besten in Aqua Menthae piperitae mit Zusatz von Syrup und beginnt mit Einzelgaben von 1,0 und Tagesgaben von 2,0—3,0, die man auf 5,0 und mehr (selbst bis 10,0) steigern kann. Man vermeidet die Zeit der Mahlzeiten, da das Mittel durch Salzsäure zersetzt wird.

*Folia Coca; Coca, Cocablätter. ***Cocaïnum hydrochloricum; Cocaïnhydrochlorid,** Cocaïnhydrochlorat, salzsaures Cocaïn.

Die Cocablätter sind die Blätter eines in Peru und Bolivia einheimischen, auf Ceylon und Java cultivirten Strauches aus der Familie der Erythroxyleen, Erythroxylon Coca L., von welchem verschiedene Varietäten existiren. Die Blätter der an Alkaloid reichsten Varietät, E. Coca var. Spruceanum, sind 4—8 Cm. lang, ganzrandig, zugespitzt, nach unten stark verschmälert, dünn, oben und unten hellgrün, ohne stark hervortretende Mittelnerven, wie solche bei anderen Varietäten (E. Bolivianum) mit elliptischen, oben olivengrünen, unten hellgrünen Blättern sich finden. Sie enthalten Spuren von ätherischem Oele und ein eigenthümliches Alkaloid, Cocaïn, $C_{17}H_{21}NO_4$, neben dem noch andere basische Körper, Hygrin, Ecgonin, Cocamin (Isatropylecgonin), Benzoylecgonin, zum Theil wohl als Zersetzungsproducte in der Droge sich finden. Alle Cocabasen sind Derivate des Ecgonins, $C_9H_{15}NO$; Cocaïn ist Methyl-Benzoyl-Ecgonin und lässt sich aus Benzoylecgonin künstlich darstellen. In jungen Blättern von E. Spruceanum sind 2,0, in anderen Varietäten der Coca höchstens 0,55 % Cocaïn enthalten.

Das salzsaure Cocaïn, $C_{17}H_{21}NO_4$, HCl, bildet farblose, durchscheinende, geruchlose, wasserfreie Krystalle, die sich leicht in Wasser und Weingeist lösen. Die Lösungen schmecken schwach bitter, rufen auf der Zunge vorübergehende Unempfindlichkeit hervor und werden selbst in starker Verdünnung (1 : 10000) von Iodlösung braun gefällt.

Die Cocablätter sind seit langer Zeit als narkotisches Genussmittel bei den Peruanern in Gebrauch, welche die Coca mit Kalk gemischt kauen, um sich damit in einen Zustand zu versetzen, der sie zur Leistung anstrengender Arbeit, insbesondere grosser Märsche, bei sonst knapper Nahrung befähigt. Diese Thatsache erklärt sich nicht, wie man früher wollte, aus einer retardirenden Action auf den Stoffwechsel, sondern aus der erregenden Wirkung kleiner Mengen des das wirksame Princip darstellenden Cocaïns auf das Gehirn und die Muskeln und aus der gleichzeitigen herabsetzenden Action des Cocaïns auf die sensiblen Nerven, die bei interner Einführung an der Magenschleimhaut sich geltend macht. Auf dieser Herabsetzung, die auch bei örtlicher Anwendung an anderen Schleimhäuten und bei Subcutaninjection an den cutanen sensiblen Nerven hervortritt, beruht die moderne Verwendung des Cocaïns als Antalgicum und locales Anaestheticum. Man kann jedoch Cocaïn nicht als Curare der sensiblen Nerven bezeichnen, da die in prägnanter Weise bei toxischer Anwendung erfolgende Aufhebung der Sensibilität als entfernte Wirkung sich weder bei kleinen noch selbst bei sehr grossen topischen Dosen, durch welche Herabsetzung oder Lähmung motorischer Centren resultirt, geltend macht. Die erregende Wirkung auf Nervencentren und Muskeln geht bei grossen Dosen in eine deprimirende und selbst lähmende über. Kleine Dosen vermehren die Inspiration durch Erregung des Athemcentrums und wirken contrahirend auf die Gefässe und steigernd auf den Blutdruck, grössere Dosen setzen das Athemcentrum und den Blutdruck herab. Die lähmende Wirkung auf die Vagusendigungen und die pupillenerweiternde Action, die dem Cocaïn in toxischen Dosen oder bei localer Application zukommt, bilden eine Wirkungsanalogie mit dem Atropin, mit dem es auch die vermindernde Wirkung auf die Secretionen der Schleimhäute theilt.

Dass das Kauen von Cocablättern die bei den Peruanern constatirte Ausführung grösserer Märsche ohne Ermüdung ermöglicht und während dieser oder nach ihnen das Hungergefühl stillt, haben auch europäische Experimentatoren (Christison u. A.) an sich erfahren, obschon die Wirkung manchmal (vielleicht in Folge des variirenden Cocaïngehalts einzelner Cocasorten oder Anwendung verdorbener Blätter) ausbleibt. Beim Menschen steigert Cocaïn zu 0,08—0,1 intern constant die Arbeitsleistung des Muskels, am bedeutendsten die des ausgeruheten; beim Fasten nimmt unter Cocaïngebrauch die mechanische Arbeit des Muskels um das Doppelte zu, und bei langen Märschen stellt Cocaïn das normale Verhalten der Muskelcontractionen rascher wieder her. Intramusculäre Application derselben Mengen setzt die Muskelthätigkeit herab. Kleine Dosen intern steigern die Hautsensibilität und beschleunigen die physiologische Reaction der elementaren Perception durch centrale Einwirkung. Sie bedingen ausserdem Aufheiterung und ein Gefühl von Euphorie und erhöhter Arbeitsfähigkeit, das in 3—5 Stunden ohne Nachwehen schwindet. Bei einzelnen, besonders weiblichen Personen kommt es schon nach diesen Gaben, bei den meisten erst nach höheren zu einem rauschähnlichen Zustande mit nachfolgender Depression, Herabsetzung des Denkvermögens, erschwerter Sprache, Schlaflosigkeit und lähmungsartiger Schwäche in den Gliedern. Sehr grosse Dosen können auch beim Menschen schwere narkotische Vergiftung und selbst den Tod durch respiratorische Lähmung herbeiführen, dem mitunter Krämpfe vorausgehen. Letztere, welche bei schweren Vergiftungen an Warmblütern fast niemals fehlen, sind nicht reflectorischer Natur. Auch bei Thieren zeigt sich bei Vergiftungen Excitation (Hallucinationen u. s. w.) vor der Depression. Constant ist hier Steigen der Temperatur, auch Schäumen des Mundes und Mydriasis. Das Cocaïn ist ein exquisites Protoplasmagift, das die Bewegung der Amöben, Spermatozoiden u. s. w. lähmt und die Diapedese der Leukocyten hemmt.

Die örtliche Anästhesie durch Cocaïn, zuerst von Koller 1884 am Auge beobachtet, tritt auf Bepinselung mit 2 % Lösung an den verschiedenen Schleimhäuten in 3—5 Min. auf und hält 10—30 Min. an, lässt sich aber durch wiederholte Application mehrere Stunden verlängern. Mit ihr erfolgt Blässe der betreffenden Stelle, welche die Anästhesie überdauert. Reizungserscheinungen sind unbedeutend, meist auf brennende Empfindung beschränkt, fehlen aber bei stärkeren Lösungen nicht ganz. Am Auge tritt nach 2 % Lösung in 9 Min. Pupillenerweiterung ein, die in 1 Stunde ihren Höhepunkt erreicht und 17 Stunden anhält; sie ist auch bei concentrirteren Lösungen nicht maximal, sondern wird durch Atropin noch verstärkt. Auf der Nasenschleimhaut wird auch die Geruchsempfindung, auf der Zunge der Geschmack vorübergehend aufgehoben. Auf der unversehrten Haut bewirken selbst 10 % Cocaïnlösungen keine Aufhebung der Schmerzempfindung; dagegen tritt solche bei hypodermatischer Injection in der Nähe eines Hautnervenstammes seiner peripheren Ausbreitung entsprechend und bei der von Nerven entfernten Einspritzung in einem Umkreise von 2—3 Cm., woran sich noch eine ebenso grosse Zone schliesst, in der das Gefühl nicht aufgehoben, aber sehr herabgesetzt ist, auf. Mit der Schmerzempfindung wird auch die Temperaturempfindung, nicht aber die Tastempfindlichkeit aufgehoben. Die locale Anästhesie ist in 5—8 Min. am ausgedehntesten.

Bei Application von Cocaïn erschöpft sich seine Wirkung in kurzer Zeit, und bei Wiederholung der Application macht sich Steigerung der Dosis rasch nothwendig. Die Kranken erlangen dadurch eine Toleranz, so dass selbst an sich letale Dosen ohne besondere Effecte subcutan eingeführt werden können, aber gleichzeitig entwickelt sich ein Hang zum Cocaïn und das Bild der chronischen Cocaïnvergiftung, das neben Abnahme der körperlichen Ernährung und Kraft sich als acute hallucinatorische Paranoia, besonders mit Hallucinationen des Gesichtes, Gedächtnissschwäche, mitunter ausgedehnter Anästhesie darstellt. Die Entziehung des Cocaïns ist nur dann schwer, wenn gleichzeitig Morphin injicirt wurde.

Das Cocaïn wird von allen Schleimhäuten resorbirt. Sowohl nach interner als subcutaner Injection grösserer Mengen ist es im Harn und in den Fäces nachweisbar.

Als internes Mittel finden weder die Cocablätter noch das Cocaïnhydrochlorid verbreitete Anwendung, dagegen ist letzteres extern zu diagnostischen und curativen Zwecken als locales Anästheticum zur Application auf oder unter die zugängige Schleimhaut und unter die Haut von grosser praktischer Bedeutung. Besonders häufig kommt es bei rhinoskopischen und laryngoskopischen Untersuchungen und bei Augenoperationen in Anwendung. Vielfach wird es auch als Anodynum, besonders bei Verbrennungen, Otitis media, Larynxgeschwüren und bei Affectionen des Mastdarms (Pruritus und Fissura ani), der Blase und des ganzen Urogenitalapparats, seltener als anämisirendes Mittel, z. B. bei Augenentzündungen (Iritis, Episcleritis) benutzt. Die Anwendung des Cocaïns zum Entwöhnen von Alkohol oder Morphin ist verwerflich, da dadurch an die Stelle des Hanges für jene ein solcher für Cocaïn tritt und die Benutzung des Cocaïns in steigenden Gaben rasch zu Cocaïnpsychose führt.

Man hat die Folia Coca theils wegen der die Sensibilität herabsetzenden und gefässcontrahirenden Wirkung bei Stomatitis mercurialis, Entzündung und Geschwüren des Zahnfleisches, Pharyngitis granulosa, Dyspepsie der Phthisiker, Gastralgie, Colik, abnorm gesteigertem Hungergefühl Hysterischer, tabetischer Schmerzen, theils als Analepticum bei Schwächezuständen und Erschöpfung durch Blutverluste und lange fieberhafte Krankheiten, bei Anämie, Scorbut, Hypochondrie und selbst bei Geisteskrankheiten mit depressivem Charakter, besonders auch bei Neurasthenie, ausserdem auch bei Seekrankheit und Keuchhusten gegeben. Man lässt Folia Coca entweder kauen oder giebt sie in Pulverform (zu 0,3—1,0 pro dosi) oder im Infus oder Decoct (2,0—8,0 : 100,0) oder in Form flüssiger alkoholischer oder weiniger Auszüge (Cocatinctur, Cocawein). Cocaïnhydrochlorid kann die Coca intern in Gaben von 0,01—0,05 ersetzen; die höchst zulässige Einzelgabe ist 0,05 (*0,1), die maximale Tagesgabe 0,15 (*0,3). Man giebt das Mittel in Pillen, Pulvern oder Pastillen.

Zur hypodermatischen Injection sind einfache wässrige Cocaïnlösungen zu benutzen. Behufs localer Anästhesie vor kleinen Operationen reicht man mit 1—2 Spritzen, bei grösseren mit 3 Spritzen einer Lösung von 1 : 100 aus. Mehr als 2% Lösungen sind nicht zu verwenden! Man spritzt entweder in die Cutis oder auch in das Unterhautbindegewebe. Zweckmässig combinirt man die künstliche Blutleere mit dem Einführen, da die anästhesirende Wirkung in hyperämischem Gewebe schwieriger zu Stande kommt. Die Beschränkung der Dosirung des Cocaïns auf 0,02 ist das beste Mittel zur Verhütung der üblen Zufälle, die man wiederholt bei Cocaïneinspritzungen beobachtet hat. Dieselben bestehen entweder in rauschähnlichen Erscheinungen mit grosser Unruhe, choreaartigen Bewegungen der Arme, grosser Redseligkeit oder in Benommenheit, Kopfschmerz, Schwindel, Ohrensausen, Pupillenerweiterung, Gesichtsblässe, grosser Schwäche, Kriebelgefühlen und vollständiger Ohnmacht, mitunter Krämpfen, und sind entweder Folge zu hoher Dosen oder der Einspritzung in eine Vene, die man vermeidet, wenn man während des Zurückziehens der Spritze allmählig einspritzt. Besonders häufig sind derartige Coca'inohnmachten, die auf acuter Gehirnanämie beruhen, wenn die Einspritzungen in der Nähe des Gehirns, z. B. im Munde vor Zahnextractionen, gemacht werden, wo man deshalb mit der Dosis besonders vorsichtig sein muss. Ohnmachtsanfälle weichen am leichtesten der Inhalation von Amylnitrit. Ein weiterer Uebelstand ist das Auftreten von Nachblutungen, da durchschnittene kleine Gefässe in Folge der durch das Cocaïn bedingten Contraction nicht spritzen.

Zur Application auf Schleimhäute sind 2 % Lösungen, bei Augenentzündung auch stärkere Solutionen (1 : 20) gebräuchlich. Zur Anästhesirung der Zahnpulpa hat man 10—20 % Lösung empfohlen. Zu Suppositorien verwendet man 0,05 : 2,0 Ol. Cacao, zu Bougies 0,01—0,02.

Spiritus, *Spiritus vini concentratus, Spiritus vini rectificatissimus, Alcohol vini; **Weingeist. *Spiritus dilutus,** Spiritus vini rectificatus; **Verdünnter Weingeist. Vinum; Wein. Spiritus e vino,** Spiritus vini Cognac; **Weinbranntwein,** Franzbranntwein, Cognac.

Der wasserfreie oder absolute Alkohol oder Aethylalkohol. C_2H_6O, das zweitniedrigste Glied der einsäurigen oder fetten Alkohole, entsteht bei der Gährung des Traubenzuckers unter dem Einflusse des Hefepilzes und wird vorzugsweise aus stärkemehlhaltigem Material (Getreide, Kartoffeln) dargestellt. Er bildet ein farbloses, dünnflüssiges, sehr bewegliches Liquidum von 0,79 spec. Gew.. angenehmem Geruche und brennendem Geschmacke, das bei —130° erstarrt, bei 78,5° siedet, leicht entzündlich ist und mit blauer, wenig leuchtender Flamme zu Kohlensäure und Wasser verbrennt. An der Luft zieht er Wasser an und vermischt sich mit Wasser unter Erwärmung und Contraction. Ausser mit Wasser mischt er sich auch mit Aether, vielen zusammengesetzten Aethern, Säuren, Alkoholen und ätherischen Oelen und löst Fette, Harze, viele Pflanzenstoffe, Iod, Brom und viele andere Körper. Durch oxydirende Agentien wird er in Aldehyd und Essigsäure übergeführt.

Der officinelle Weingeist zeigt die meisten Eigenschaften des Aethylalkohols, ist aber nicht völlig wasserfrei, sondern enthält nur 90—91,2 Volumprocente oder 85,6—87,2 Gewichtsprocente wasserfreien Weingeists. Er hat ein spec. Gew. von 0,830—0.834. Spiritus dilutus ist eine Mischung von 7 Weingeist und 3 Th. Wasser, die 67,5—70,1 Volumprocente oder 59,8—61,5 Gewichtsproc. absoluten Alkohol einschliesst.

Der Aethylalkohol ist der wirksame Bestandtheil verschiedener gegohrener oder geistiger Getränke, unter denen der Wein medicinisch die grösste Bedeutung hat. Wein ist das durch Gähren des Saftes der Weintrauben erhaltene Getränk, dessen gewöhnliche Bestandtheile Traubenzucker, Glycerin, Schleim, Eiweiss, Farbstoff, Gerbstoff (die letzten beiden hauptsächlich in den rothen Weinen), Weinsäure, Alkohol, Oenanthäther und andere Riechstoffe, sowie Kalium-, Natrium- und Calciumsalze sind. Man bringt die Weine nach ihrem Gehalte an Zucker und Alkohol in drei Abtheilungen, nämlich in gemeine oder Tischweine mit einem Alkoholgehalte von selten über 3—5 % und verhältnissmässig viel freier Säure (selbst bis 12 ‰ bei jungen Landweinen), in edle Weine mit grösserem Alkoholgehalte (8—12 %), weniger freier Säure und angenehmem, durch reichlicheres Vorhandensein von Oenanthäther und ähnlichen Stoffen bedingtem Geschmack und Geruch (Blume oder Bouquet des Weines), und in Süssweine (Muscatweine oder Secte), welche sich durch grossen Zuckergehalt und Reichthum an Weingeist, der in der Handelswaare bis zu 20 % betragen kann, auszeichnen. Medicinische Verwendung finden vorwaltend die edlen Weine (früher als Vinum generosum album und rubrum officinell) und verschiedene Süssweine, besonders spanischer Abkunft. wie **Vinum Xerense, Xeres** oder **Sherry** und *Vinum Malagense s. Malacense, Malaga. Zu diesen drei Abtheilungen kommt als vierte die der Schaumweine oder moussirenden Weine, die in Folge künstlicher Unterbrechung der Gährung mit Kohlensäuregas imprägnirt sind. Von edlen Weiss- und Rothweinen finden vorzugsweise deutsche und französische Weine Anwendung, doch lassen sich selbstverständlich auch Oesterreicher, Schweizer und Ungarweine von analogen Eigenschaften verwenden. Im Allgemeinen enthalten die französischen etwas mehr Alkohol (10—12 %) als die deutschen (8—10 %). Von letzteren unterscheidet man Rheinwein, Pfälzer-, Franken-, Mosel-, Neckar-, Badener Weine, Bergsträssler u. s. w., unter den französischen Roussillonweine, Bordeauxweine und Burgunderweine. Die Süssweine werden vorzugsweise in Südfrankreich (Muscat-Lunel), Spanien (Tinto, Malaga, Alicante, Xeres u. a.), Portugal (Porto oder Portwein, Cascavella) und auf den afrikanischen Inseln (Madeira, Teneriffa) bereitet. Zu bedauern ist, dass die Mehrzahl dieser alkoholreicheren Weine südlicher Länder der Verfälschung unterliegen oder oft durch Kunstproducte ersetzt werden. Zum diätetisch-medicinischen Gebrauche verdienen die ebenfalls zu den Secten gehörigen Hegyallaweine, im Handel gewöhnlich als Tokayer (Vinum Tocaiense) bezeichnet, den Vorzug vor den spanischen und portugiesischen Weinen, weil sie leichter unverfälscht zu beziehen sind. Man empfiehlt sie wegen ihres Gehaltes an Phosphaten besonders als Diäteticum im kindlichen Lebensalter. Den Landweinen (Vinum bonum nostras) reihen sich die aus verschiedenen säuerlich-süssen Früchten (Johannisbeeren, Stachelbeeren u. s. w.) bereiteten Fruchtweine an, unter denen der aus Aepfeln bereitete Aepfelwein oder Cider (Cidera) der bekannteste ist. Aus den Apotheken sind diese Weine ebenso wie Kunstweine der Neuzeit ausgeschlossen.

Höheren Alkoholgehalt als der Wein zeigt der Branntwein, Spiritus ardens, wohin der durch Destillation schlechterer Weinsorten gewonnene, früher namentlich in der Gegend der französischen Stadt Cognac dargestellte Cognac gehört. Dieser bildet eine klare, gelbe Flüssigkeit von angenehmem Geruche und Geschmacke, einem spec. Gew. von 0,920—0,924 und dem Gehalte von 46 bis 50 Gewichtsprocenten Alkohol. Auch aus anderem Material können dem Cognac gleichwirkende Branntweine bereitet werden. So erhält man aus Zuckerrohrsaft den Rum, Spiritus Sacchari, und den ihm sehr ähnlichen Tafia oder Ratafia, aus gemalztem Reis und Arecanüssen den Arrac, Spiritus Oryzae, aus den Blüthenkolben der Cocos- und Dattelpalme den Palmwein, aus Getreide den Kornbranntwein, Spiritus frumenti, aus Kartoffeln den Kartoffelbranntwein oder Fusel, Spiritus Solani tuberosi, aus Kirschen, Weichselkirschen, Pflaumen den Kirschgeist, Maraschino, Slivovitz u. a. m. Durch Destillation von Kornbranntwein über ätherischöligе Stoffe, wie Kümmel, Anis, Kalmus, Cardamomen, Pomeranzenschalen, Wachholderbeeren, imprägnirt er sich mit den ätherischen Oelen und giebt feinere Sorten von Branntwein, die nach den benutzten aromatischen Materialien ihre Benennung erhalten. Dahin gehören auch die ursprünglich durch Vergährenlassen von Getreide mit Wachholderbeeren erhaltenen Gin (Genever) und Whisky. Durch Lösung von Zucker in derartigen Branntweinen oder durch Mischen von Weingeist, Wasser, Zucker und aromatischen Flüssigkeiten (ätherischen Oelen, den als Fruchtessenzen bezeichneten zusammengesetzten Aethern), erhält man die sog. Liqueure. Auch Arrac, Cognac und Rum werden häufig künstlich unter Anwendung von Fruchtessenzen dargestellt. Der Gehalt der Branntweine an Alkohol schwankt zwischen 25—50 %. Nur Rum und Arrac nähern sich der Stärke des Spiritus dilutus. Alle Branntweine enthalten neben Aethylalkohol geringe Mengen höher siedender Alkohole u. a. flüchtiger Riechstoffe, die ihr Aroma bedingen.

Dem Weingeist kommt eine örtliche, auf Eiweisscoagulation beruhende Wirkung zu, die sehr auffällig bei dem sehr concentrirten Spiritus eintritt und durch Verdünnung wesentlich abgeschwächt wird.

Absoluter Alkohol erzeugt bei Thieren diffuse Schorfe an der hinteren Wand des Pharynx, in der Speiseröhre und im Magen nebst Entzündung ihrer Wandungen. Auch 50 % Spiritus bewirkt Schorfbildung und Extravasation im Magen, Abnahme der Fresslust, Abmagerung und Tod in Folge von Inanition. Bei Dilutionen von 1 : 4 fehlen entzündliche Erscheinungen bei Thieren. Die irritirende Wirkung starker Spirituosen giebt sich beim Menschen durch den chronischen Magenkatarrh zu erkennen, welcher bei habituellen Branntweintrinkern fast nie fehlt und meist mit Vomitus matutinus und sog. Wasserkolk, bisweilen mit tieferen Läsionen der Schleimhaut verbunden ist. Auch die chronische Enteritis der Säufer hat ihren Grund zum Theil in der örtlich irritirenden Wirkung des Alkohols. Bekannt ist das Gefühl von Brennen und Wärme im Munde und Schlunde, das ein tüchtiger Schluck Cognac oder überhaupt Alkoholica von 30—70 % unter gleichzeitig vermehrter Speichelsecretion hervorrufen. Einmaliger Genuss kleiner Mengen Spirituosa stört die Verdauung nicht, ist vielmehr geeignet, sie zu fördern, indem, wie durch andere hyperämisirende Stoffe, Vermehrung des Magensaftes bewirkt wird, andererseits Alkohol Fette lösen und dadurch zu deren Resorption beitragen kann. Grössere Dosen (über 60,0 Branntwein) wirken entschieden ungünstig auf die Verdauung. Absoluter Alkohol hebt bei Thieren die Digestion völlig auf, berauschende Dosen stark verdünnten Weingeists stören sie. Auf die künstliche Digestion ist Alkohol bei Zusatz von 10—15 % ohne Einfluss; 20 % wirken verzögernd, noch mehr aufhebend. Beim Menschen wirkt absoluter Alkohol zu 15—30 g auf einmal oder in kleinen Portionen während der Verdauungszeit genommen auf Fleisch- und Amylumverdauung um 30—40 Minuten verzögernd; Cognac zu 60 g nur auf letztere, in kleinen Portionen auch auf erstere; Weiss- und Rothweine beschleunigen die Stärke- und Eiweissverdauung unter starker Erhöhung der Salzsäureausscheidung.

Auf der äusseren Haut erzeugt Alkohol bei ungehinderter Verdunstung Kältegefühl, bei gehinderter Verdunstung Brennen, Schmerz und Dermatitis mit nachfolgender Exfoliation. In diluirter Lösung scheint ihm beschränkender Einfluss auf die Schweisssecretion zuzukommen. Auf —5° abgekühlter Alkohol hebt auf der äussern Haut die Schmerzempfindung auf, während die tactile Sensibilität erhalten bleibt. Die Mastdarmschleimhaut wird noch durch 12,5 % Weingeistverdünnungen stark irritirt, das Unterhautzellgewebe durch 50 %.

Die Resorption des Aethylalkohols erfolgt von den verschiedensten Applicationsstellen aus, rascher vom Magen als vom Rectum, aus Darmschlingen oder vom Unterhautzellgewebe aus, am raschesten vom Peritoneum und von der Bronchopulmonarschleimhaut aus. Der in das Blut aufgenommene Aethylalkohol wird bei kleinen Mengen im Blute vollständig oder fast vollständig zu Kohlensäure und Wasser verbrannt; die Entstehung intermediärer Oxydationsproducte (Aldehyd, Essigsäure) ist weder erwiesen noch wahrscheinlich, da auch bei anderen weit schwieriger verbrennlichen einsäurigen Alkoholen wohl diese selbst, nicht aber deren Aldehyd und Essigsäure im Blute nachweisbar sind. Bei Einführung grösserer Mengen Aethylalkohol geht dieser unverändert in den Urin und die Transspiration über und kann bei toxischen Dosen im Blute und den verschiedensten Organen (Leber, Hirn, Rückenmark, Zellgewebe, Muskeln), wo er sogar in der doppelten und dreifachen Menge wie im Blute existirt, nachgewiesen werden. Man findet Alkohol im Urin bei Menschen schon $^1/_4$ Stunde nach dem Genuss von etwa 40,0 Branntwein und noch 15 Std. nach dem eines Liter Weins wieder. Niemals lässt sich aber in den Organen und Secreten alkoholisirter Thiere die ganze Menge

Alkohol nachweisen, vielmehr ist schon 2—3$^1/_4$ Stunden nach der Injection in den Magen $^1/_4$ der resorbirten Alkoholquantität verschwunden. Winzige Mengen von Alkohol werden auch durch Perspiration, Athmung und die Galle ausgeschieden. Selbst bei berauschenden und antipyretischen Weingeistmengen wird selten mehr als 1 $^0/_0$ durch den Harn eliminirt und die Elimination in 9—12 Stunden beendet.

Die entfernte Wirkung des Aethylalkohols ist einerseits auf das Nervensystem und insbesondere das Gehirn, andererseits auf das Blut und den Stoffwechsel gerichtet. Diese Actionen sind nach den Dosen und nach der Art und Weise der Einverleibung in mannigfacher Weise variabel und geben sich in Hinsicht auf das Nervensystem bei kleinen Mengen vorzugsweise in erregender, bei sehr grossen in deprimirender Richtung zu erkennen.

Als Wirkung kleiner Dosen spirituöser Getränke tritt bei einmaliger Einführung subjectives Wärmegefühl, das bei Wiederholung der Dosis sich in verstärktem Maasse geltend macht und mit vermehrter Blutzufuhr zu den Hautcapillaren in Verbindung steht, und im ganzen Körper gleichzeitig die Empfindung allgemeinen Wohlbehagens, grössere Lebhaftigkeit der Muskelbewegungen und nicht selten Pulsbeschleunigung und leichte psychische Erregung ein. Bei Wiederholung [solcher Dosen kommt es zu dem nach der Individualität sehr verschiedenen Rausche, bei dem auf länger anhaltende Excitation geringe Depression folgt, weiterhin zur Betrunkenheit, wo zu den psychischen Excitationsphänomenen, die das vorwaltende Ergriffensein des Grosshirns bekunden, auf tiefere Störung des Gross- und Kleinhirns deutende Erscheinungen treten. Dahin gehört die stammelnde, lallende Sprache, die Unsicherheit des Ganges und der Muskelbewegungen überhaupt, die Beeinträchtigung des Coordinationsvermögens der Betrunkenen, welche den Uebergang zu einer Umkehrung der vorherigen Lebhaftigkeit zu einer Abstumpfung der Perception, des Gedächtnisses und des Urtheilsvermögens und zu dem sonst normalen, aber tiefen Schlafe machen, in den der Betrunkene verfällt und aus welchem er mit den ausgesprochenen Symptomen des acuten Magencatarrhs (Katzenjammer) erwacht. Auch das Bild der Betrunkenheit zeigt Variationen nach Charakter und Temperament; in einzelnen Fällen kommt es selbst zu Anfällen transitorischer Manie, zu Wuthausbrüchen und Delirien. Ein noch höherer Grad der Einwirkung der Spirituosa, wenn diese in enormen Quantitäten auf einmal consumirt werden, stellt die acute Alkoholvergiftung (Besoffenheit) dar; hier geht das Bewusstsein und die Empfindung für alle äusseren Eindrücke völlig verloren, und es entwickelt sich rasch ein Zustand von Coma, wobei das Gesicht meist blau und gedunsen, bisweilen blass und collabirt, die Augen vorgetrieben, injicirt, stier und glänzend, in anderen Fällen geschlossen, die Pupillen erweitert, selten verengert, bisweilen eigenthümlich oscillirend, die Respiration langsam, röchelnd und pfeifend, bisweilen stertorös, der Puls schwach, kaum fühlbar, in der Regel verlangsamt, die Musculatur schlaff, die Haut kalt und klebrig erscheinen. Dieser Zustand kann allmälig, meist nach zuvor stattgehabtem Erbrechen und unter Auftreten warmen reichlichen Schweisses, in gesunden Schlaf und Genesung übergehen, es kann jedoch auch der Tod eintreten, dem unwillkürlicher Abgang von Urin und Koth, in anderen Fällen Zuckungen der Gesichtsmuskeln, Trismus und selbst allgemeine klonische und tonische Convulsionen vorangehen. Der Tod erfolgt durch Lähmung des respiratorischen Centrums, mitunter schon in wenigen Minuten, meist nach 24 Stdn. und später. Die toxische Wirkung des Alkohols, der bei Thieren im Wesentlichen dieselben Erscheinungen wie beim Menschen hervorbringt, steht bei den einzelnen in Beziehung zu der verschiedenen Entwickelung des Gehirns. Während beim Menschen intellectuelle Störungen nach 0,4 per Kilo erfolgen, ertragen Frösche ohne Befindensänderung

Quantitäten, die $^7/_{1000}$ ihres Körpergewichts entsprechen, und sterben erst von Mengen, welche etwa $^1/_{100}$ ihres Körpergewichts betragen.

Dass bei der cerebralen Wirkung der Spirituosa auch die Gefässfüllung im Gehirn eine Rolle spielt, ist namentlich bei Einwirkung grösserer Dosen nicht zu bezweifeln. Solche Hyperämien, wie sie sich bei Personen und Thieren, die an Alkohol zu Grunde gegangen sind, fast constant finden, können schon an sich soporöse Zustände hervorrufen. Andererseits kann auch extreme Blässe der Hirnsubstanz oder Anämie im Schädel vorkommen. Bei directer Beobachtung nach Einführung mittelgrosser Weingeistmengen in den Magen zeigt sich deutliche Erweiterung der Hirngefässe, auch der arteriellen, während sehr grosse Verengerung oder abwechselnd Verengerung und Erweiterung erzeugen.

Neben den cerebralen Erscheinungen bewirkt Aethylalkohol von der Dosis abhängige Veränderungen des Herzschlages und des Blutdrucks, daneben bei physiologischen und toxischen Gaben — wenigstens in der Regel — Sinken der Temperatur.

Einmalige Zufuhr mittlerer Alkoholmengen erhöht in der Regel beim Menschen vorübergehend die Pulsfrequenz, später folgt Verlangsamung. Schon bei mässigen Dosen zeigt sich Erweiterung der peripheren Gefässe; bei berauschenden Mengen verdünnten Weingeistes erscheint anfangs die Energie des Herzschlages gesteigert und die Höhe des aufsteigenden Schenkels der Pulscurve vermehrt; gleichzeitig erfolgt aber durch Erweiterung der peripheren Gefässe Sinken des Blutdrucks und Dikrotismus des Pulses. Die Respiration bleibt bei kleinen Dosen ziemlich unverändert; ausnahmsweise wird sie tiefer und seltener. Die temperaturherabsetzende Wirkung zeigt sich bei Carnivoren und Herbivoren sowohl bei kleinen (beim Hunde z. B. nach 2 Ccm. 86% Alkohol) als bei grossen Dosen, und auch beim gesunden Menschen kann Sinken der Temperatur durch Einführung nicht zu diluirten Spiritus selbst bei kleineren Mengen, welche nicht berauschend wirken, als Regel angesehen werden, obschon mitunter Gleichbleiben der Temperatur oder selbst Zunahme eintritt. Der Abfall nach geringen Mengen (z. B. einem Schoppen Franken- oder Ungarwein) beträgt bei jugendlichen und an Alkoholgenuss nicht gewöhnten gesunden Individuen und Reconvalescenten meist nur einige Decigrade, steigt aber im geraden Verhältnisse zur Grösse der Dosis. Ganz enorm niedrige Temperaturen, selbst von 24°, kommen bei Personen im höchsten Stadium der Betrunkenheit, wenn gleichzeitige Wärmeentziehung durch kalte Umgebung stattfindet, vor, während sonst bei derartig Betrunkenen der Temperaturabfall in der Regel nur 2° beträgt. Weine geben bezüglich der Temperatur gleiche Resultate wie gleiche Verdünnungen von Aethylalkohol; die darin enthaltenen Aether (Oenanthäther, Buttersäureäther) sind zu 1,0—5,0 auf die Temperatur ohne Einfluss.

Die Einwirkung auf die Temperatur steht offenbar im Zusammenhange mit Herabsetzung der Verbrennung, die sich auch durch die verminderte Ausscheidung von Harnstoff und anderen Harnbestandtheilen einerseits und von Kohlensäure andererseits zu erkennen giebt. Ausserdem wirkt Alkohol vermehrend auf die Diurese, was namentlich bei grösseren Gaben hervortritt.

Die Grösse der Stoffwechselabnahme einerseits und der Diurese andererseits variirt sehr nach der Individualität und nach den bei den Versuchen benutzten Getränken. Ob die Verminderung der Harnstoffausscheidung aus dem zur Alkoholverbrennung erforderlichen starken Verbrauche von Sauerstoff, der dadurch den stickstoffhaltigen Materialien entzogen wird (Liebig) oder von Veränderungen der Blutkörperchen, deren Dimensionen dadurch verkleinert werden, oder von festerer Bindung des Sauerstoffes an das Hämoglobin abhängt, ist streitig. Die Beziehungen der bei chronischem Alkoholmissbrauche entstehenden Verfettung verschiedener Organe, insonderheit der Leber (Säuferleber), zur Hemmung der Oxydation sind noch nicht ganz aufgeklärt, aber wahrscheinlich findet enger Zusammenhang statt. Auf Hemmung der Oxydation ist theilweise das Auftreten von Brandblasen auf der Körperoberfläche bei länger dauerndem Coma alcoholicum zu beziehen, auf welches Phänomen vielleicht die durch Liebig widerlegte Fabel der Selbstverbrennung (Tachencausis) unter dem Einflusse unmässigen Branntweingenusses sich reducirt.

Wohl eng im Zusammenhange mit der Oxydationshemmung steht die bekannte, allerdings den eigentlichen Antiseptica gegenüber schwache, antiseptische Wirkung des Alkohols, die ihn längst als Conservationsmittel organischer Substanzen in mannigfaltigster Weise gebrauchen lässt.

Sowohl die narkotische als die temperaturherabsetzende Wirkung des Alkohols erfahren bedeutende Modification durch die Gewöhnung, letztere nicht allein bei Gewohnheitstrinkern, sondern auch bei längerer Darreichung an Personen, welche nicht dem Genusse der Spirituosa ergeben sind.

Der habituelle Missbrauch spirituöser Getränke, insbesondere stärkerer (Branntwein, Portwein, Porter und Ale), führt zu einer Reihe pathologischer Processe, die man als chronische Alkoholvergiftung, Alcoholismus chronicus, zusammenfasst und welche zum Theil auch bei Thieren künstlich erzeugt werden können. Die äusserst variabeln Krankheitsformen betreffen theils die gesammte Ernährung (Cachexia alcoholica, Polypiosis alcoholica), theils einzelne Organe, unter denen das Gehirn (Delirium potatorum u. a. psychische Affectionen ex abusu spirituosorum) u. a. Nervenpartien (Tremor alcoholicus), die Leber (Fettleber, Cirrhose, sog. Gindrinkers liver) und die Haut (Acne rosacea) am häufigsten afficirt werden, denen sich Nieren und Circulationsapparat (Herzverfettung, Atherom) anreihen.

Die mannigfache Wirkungsweise des Alkohols und der Spirituosa lässt diese auch in verschiedenen Richtungen als Arzneimittel verwerthen. Die coagulirende Action auf Eiweissstoffe und die darauf basirende kaustische und irritirende Wirkung rechtfertigt die externe Anwendung zu verschiedenen Zwecken, unter denen die derivatorische Einreibung von Weingeist oder spirituösen Tincturen bei Sugillationen, Contusionen, Rheumatismus und schmerzhaften Affectionen die verbreitetste ist. Dahin gehört die sehr erfolgreiche Application in conc. Weingeist getauchter Compressen bei Furunkeln, die danach abortiv zu Grunde gehen, und bei Geschwülsten der Brustdrüse und die Einspritzung zur Erzielung adhäsiver Entzündung bei Hydrocele und in Cysten, in erectile Geschwülste, Kröpfe, Varicen und Aneurysmen, sowie die Anwendung als Haemostaticum bei Epistaxis und Metrorrhagie und als Stypticum bei chronischer Diarrhöe im kindlichen Lebensalter, auch der Gebrauch als Protectivum bei wunden Brustwarzen und Decubitus. Sehr empfehlenswerth ist die Behandlung von Jucken und Kitzelgefühl in den Ohren, sowie von frischer Otitis externa mit 80—90 % Spiritus. Auf der irritirenden Action des Alkohols beruht auch seine Verwendung als Digestivum bei Dyspepsie, wo namentlich Branntwein in kleinen Mengen oft ausgezeichnete Dienste leistet.

Sehr beliebt ist die Anwendung von Branntwein oder Rothwein zur Beschränkung der Schweisssecretion, besonders bei Phthisikern. Auch fötide Fussschweisse werden durch Waschen mit Branntwein beseitigt. Die local anästhesirende Wirkung kalten Alkohols lässt sich sowohl vor Operationen als bei Verbrennungen, gegen die Alkohol ein altes Mittel bildet, anwenden. Als antiseptisches Verbandmittel hat Alkohol als solcher und in Form diverser Tincturen (Aloëtinctur, Campherspiritus u. a.) in französischen Aerzten Fürsprecher gefunden, ist aber durch andere Mittel verdrängt.

Intern dienen Spirituosa vor Allem als belebende Mittel im Collapsus, um drohendem Sinken der Herzthätigkeit entgegenzuwirken, z. B. in acuten Krankheiten, nach Verletzungen und Operationen und bei acuter Erschöpfung, sowie als Bestandtheil des restaurirenden Heilverfahrens in chronischen Schwächezuständen, namentlich in der Reconvalescenz von acuten schweren Krankheiten.

Im Nothfalle applicirt man sie per clysma (z. B. bei schweren Geburten) oder warm in Form von Einreibungen (bei Cholera). Hierher gehört auch theilweise die Anwendung der Spirituosa bei Vergiftungen durch Narcotica (Opium, Kohlenoxyd), wo man neben der Herzthätigkeit auch die Hirnthätigkeit anzuregen beabsichtigt und meist die Spirituosa mit andern Analeptica (Ammoniak. Campher) verbindet. Bei Erstickten und Scheintodten sind Klystiere von warmem Wein oft von vorzüglicher Wirkung. Einen andern Zweck verfolgt die in Amerika übliche Methode der Behandlung des Klapperschlangenbisses, wobei man Branntwein bis zu sinnloser Berauschung trinken lässt. Die etwaigen günstigen Erfolge erklären sich zunächst durch den Effect kleiner Dosen auf den durch die Verletzung gesetzten Shock, theils durch die herabsetzende Wirkung auf den Stoffwechsel und auf Gehirn und Rückenmark. Auch Strychninkrämpfe werden durch grosse Dosen Alkohol gemildert, doch steht Weingeist als Strychninantidot dem Chloralhydrat nach.

Die durch Todd eingeführte Behandlung fieberhafter Leiden, besonders der Pneumonie, mit Spirituosen, hat zwar die alte Lehre von der Schädlichkeit des Weines in fieberhaften entzündlichen Affectionen als Irrlehre erkennen lassen, doch beschränkt sich der Gebrauch seit der Einführung der neueren Antipyretica auf adynamische Zustände im Verlaufe der Fieber, wo Spirituosa erheblichen Nutzen stiften können. Obschon Alkohol herabsetzende Wirkung auf die Temperatur sowohl bei Thieren, bei denen durch Eiterinjection künstlich Fieber erzeugt war, als bei Fieber im Verlaufe von Puerperalfieber, Gelenkrheumatismus, acuten Exanthemen, Typhus, Pneumonie, Erysipelas u. s. w. zeigt, ist doch selbst bei Anwendung grosser Dosen der erzielte Abfall in vielen Fällen nur gering, während durch kleinere Dosen oft geradezu Steigerung herbeigeführt wird. Sehr gering ist der antipyretische Effect bei Kranken, die an Spirituosa gewöhnt sind. Hiernach erscheinen die Spirituosa für sich kaum ausreichend, wohl aber als Adjuvantia der Kälte u. a. Mittel zur Beschränkung der Oxydation der Körperbestandtheile bei hochgradigem Fieber, endlich als Analeptica bei eintretendem Collapsus geeignet. Auch im kindlichen Lebensalter können Spirituosa als Antipyreticum dienen.

Verbreitete Anwendung finden Spirituosen (besonders Champagner) als blutstillende Mittel bei Metrorrhagie und als Diaphoreticum, zu welchem Zwecke sie erwärmt und meist mit Wasser oder warmen Aufgüssen verdünnt bei Katarrhen der Respirations- und Digestionswerkzeuge gebraucht werden.

Als Contraindication des internen Alkoholgebrauches betrachtet man gewöhnlich das kindliche Lebensalter; doch ist, wenn man auch in früher Jugend sehr vorsichtig damit sein muss und selbst Wein nur zu 10—15 Tr. pro dosi anwenden darf, der medicinische Gebrauch keineswegs überall zu verbieten. Auch bei nervöser Schwäche, die man als Contraindication betrachtete, können kleine Dosen Wein mit Nutzen gegeben werden. Dagegen ist bei Tendenz zu Kopfcongestionen und bei Personen mit Habitus apoplecticus Anwendung der Spirituosa contraindicirt. Bei Trinkern wirken Alcoholica in gewöhnlichen Dosen meist nicht, doch ist es nicht zweckmässig. ihnen in Krankheitsfällen ganz den Alkohol zu entziehen, weil sie sonst leichter collabiren. Dass durch totale Entziehung der Spirituosen bei Säufern Delirium tremens hervorgerufen wird, ist nicht erwiesen.

Was die Anwendungsweise der Spirituosa anlangt, so reicht man sie innerlich als Analepticum theelöffel- bis esslöffelweise mehrmals täglich, wobei man in der Regel den Weinen und besonders moussirenden Weinen (Champagner) den Vorzug giebt. Auch in fieberhaften Affectionen werden weingeistreichere Weinsorten (Portwein) den Branntweinen, die man zu 50,0—100,0 pro die in $^1/_2$—2stündlichen Intervallen nehmen lassen kann, vorgezogen. Als Tonicum giebt man spanische Weine, Champagner, oder, wenn Neigung zu Diarrhöe besteht, Rothwein. Bei rachitischen und scrophulösen Kindern sind Ungarweine beliebt. Bei scorbutischen Zuständen ist Rothwein vorzuziehen; bei bestehenden Digestionsstörungen leisten stärkere Spirituosa mehr als Weine, von denen Secte und Rothweine oft nicht gut tolerirt werden. Als Diaphoreticum dienen namentlich die unter dem Namen Grog, Punsch, Glühwein u.s.w. bekannten Getränke. Als medicinischen Punsch verordnet man Aufguss von Theeblättern (10,0 : 250,0) und āā 150,0 Rum (oder Cognac) und Syrupus simplex, sowie den Saft einer Citrone. Häufig wird Wein als Vehikel für pulverförmige Medicamente (z. B. Cubebenpulver, Chinapulver) oder für Tropfen (besonders aus bitteren Tincturen) oder zur Herstellung von Macerationen und Digestionen (bitteren und aromatischen Pflanzentheilen, Eisen) verwendet.

Bei Benutzung des Weins zu äusseren Zwecken (Verbänden, Injectionen, Klystieren) ist der Gebrauch von billigeren Weinsorten anzurathen. Bei Hydrocele spritzt man 8,0 Spiritus pure oder verdünnt oder heissen Rothwein ein. Bei Otitis füllt man den äusseren Gehörgang 2—3mal täglich mit 90% Spiritus (mit oder ohne Zusatz von etwas Sublimat). Auch äusserlich wird der Wein als Vehikel für Medicamente (z. B. Tannin bei Gonorrhoe) häufig gebraucht.

Dem Alkohol analog, aber stärker und länger deprimirend auf Hirnthätigkeit und Temperatur, wirkt der in schlechten Branntweinsorten neben Aethylalkohol vorhandene Amylalkohol, Alcohol amylicus, Fermentoleum Solani, $C_5H_{12}O$, ein zum Husten reizendes und unangenehm und brennend schmeckendes Liquidum, das bei Oxydation in Valeraldehyd und Baldriansäure übergeht. Er ist 16mal stärker giftig als Weingeist. Früher gab man ihn zu 10—20 Tr. mehrmals täglich bei Zittern der Säufer und Lungentuberculose. Aehnlich wirkt der den Aethylalkohol an Toxicität doppelt übertreffende Methylalkohol oder Holzgeist, Spiritus pyroxylicus s. pyrolignosus s. pyroaceticus, Aether lignosus, CH_4O, früher zu 10—20 Tr. mehrmals täglich als Analepticum und als Specificum gegen Gicht und Lungentuberculose in Gebrauch.

b. Encephalica narcotica; betäubende Gehirnmittel.

Stoffe, die nach relativ kurzer Erregung starke Herabsetzung der Gehirnfunctionen bewirken, heissen betäubende Mittel,

Narcotica. Der geringste Grad ihrer Einwirkung äussert sich in Müdigkeit, an welchen sich ein dem natürlichen Schlafe analoger Zustand schliesst, in welchem das Bewusstsein erloschen ist, jedoch die Reflexe persistiren und auf lautes Anrufen oder sensible Reize rasch Rückkehr des Bewusstseins erfolgt. Bei stärkerem Grade der Einwirkung werden die Gehör- und Gefühlssphäre des Grosshirns so vollkommen ausser Thätigkeit gesetzt, dass äussere Reize in keiner Weise percipirt werden und somit weder Reflexe ausgelöst werden, noch selbst die schmerzhaftesten Eingriffe zur Wahrnehmung gelangen oder das Bewusstsein wieder hervorrufen. Therapeutisch unterscheidet man, je nachdem man die Narcotica zur Erzielung eines dem natürlichen Schlafe ähnlichen Zustandes oder vorübergehender completer Betäubung anwendet, schlafmachende Mittel, Hypnotica s. Somnifera, und anästhesirende Mittel, Anaesthetica, welche letztere man zum Unterschiede von den auf die peripheren sensibeln Nerven wirkenden örtlichen Anästhetica auch als Anaesthetica generalia bezeichnet.

Von physiologischem Gesichtspunkte fallen beide Abtheilungen zusammen, denn nicht nur der Angriffspunkt ist derselbe, sondern es können alle Hypnotica in starken Gaben einen soporösen Schlaf herbeiführen, so dass man sie auch geradezu Soporifera (Soporifica) nennt, und die allgemeinen Anaesthetica können ebenso in geeigneten Gaben und von bestimmten Applicationsstellen aus Schlaf bedingen, aus dem die Betäubten leicht zu erwecken sind. Der Unterschied liegt nur darin, dass die durch die Anaesthetica hervorgebrachte Betäubung rasch eintritt und rasch vorübergeht, indem die als solche verwendeten Substanzen rasch eliminirt werden, während der durch Hypnotica erzeugte Schlaf längere Zeit anhält, indem die hypnotischen Substanzen erst allmählig zur Ausscheidung gelangen. Für den Therapeuten sind sie allerdings insofern streng geschieden, als die Hauptanwendungen beider verschiedene sind, indem man die Anaesthetica generalia in erster Linie zur Betäubung bei Operationen verwendet, um den Kranken den Schmerz des operativen Eingriffs zu ersparen, während die Hypnotica vorwaltend dazu dienen, um beim Fehlen natürlichen Schlafes solchen herbeizuführen. Dagegen fallen anderweitige Heilzwecke beider Abtheilungen zusammen. Zu solchen gehört die Verwendung als schmerzlindernde Mittel, Anodyna, als Beruhigungsmittel, Paregorica s. Sedativa, bei psychischen Erregungszuständen und als krampfstillende Mittel, Antispasmodica, in verschiedenen spasmodischen Affectionen, und besonders als Antitetanica, wo die verschiedensten Anaesthetica und Hypnotica vorzügliche Dienste leisten. Indessen ist weder die anodyne noch die antitetanische Wirkung der einzelnen Mittel beider Abtheilungen gleich.

Bei manchen narkotischen Stoffen macht sich, besonders bei

Anwendung grosser Dosen, auch eine herabsetzende Wirkung auf das Rückenmark und die Muskeln geltend, worüber das Nähere bei den einzelnen Stoffen mitgetheilt wird.

a. Anaesthetica generalia; Allgemeine Anaesthetica.

Die Entdeckung der anästhesirenden Mittel und deren Verwendung zu chirurgischen Zwecken kann als ein Triumph der Medicin der Gegenwart betrachtet werden, obschon bereits aus dem Mittelalter über Stoffe berichtet wird, die von Chirurgen (Hugo v. Lucca u. A.) zum Einschläfern in der Weise benutzt wurden, dass man die Patienten davon athmen liess. Ebenso soll in China seit uralter Zeit das Verfahren in Gebrauch gestanden haben. Von den jetzt verwendeten Stoffen ist das Stickstoffoxydul zuerst zu chirurgischen Zwecken als Anästheticum vorgeschlagen, indem bereits dessen Entdecker Humphrey Davy seine Anwendung empfahl. Gewöhnlich verknüpft man die Entdeckung der Anästhesie mit den Namen der Bostoner Jackson und Morton, die sich um die Ehre streiten, den Aether als Anästheticum introducirt zu haben, dessen Eigenschaften der zuerst genannte Chemiker 1846 erkannte und sie dem Zweitgenannten, einem Zahnarzt, mittheilte, der dann davon praktischen Gebrauch machte. Schon 1842 hat übrigens Long zu Athen Aether als Anästheticum gebraucht. Auch Stickstoffoxydul ist behufs Extraction von Zähnen früher als der Aether, nämlich am 10. Dec. 1844, von Horace Wells in Hartford in Connecticut angewendet. Jedenfalls ist der Aether dasjenige Anaestheticum, welches zuerst allgemeinere Verwendung fand, wozu in Frankreich Malgaigne und Velpeau, in Deutschland Dieffenbach u. A. beitrugen. Schon 1847 erstand ihm indess in dem Chloroform, dessen anästhetische Eigenschaften zuerst durch Thierversuche von Flourens und fast gleichzeitig am Menschen durch Simpson dargethan wurden, ein Rivale, der ihn fast völlig verdrängte, so dass der Aether gegenwärtig nur noch in einzelnen Städten (Boston, Lyon) und kleineren Territorien (Massachusetts) fast ausschliesslich angewendet wird. Der Umstand, dass unter Anwendung des Chloroforms als Betäubungsmittel eine grössere Anzahl von plötzlichen Todesfällen vorgekommen sind, die nur dem betreffenden Mittel, nicht äusseren Umständen zur Last gelegt werden können, hat zu Versuchen, den Aether und das Stickoxydul als minder gefährliche Stoffe wieder allgemeiner zur Geltung zu bringen, und zu dem Studium anderer Körper geführt, die in gleicher Richtung wirken. Von ihnen hat nur das Aethylbromid verbreitete Verwendung gefunden; von den meisten andern Stoffen dieser Art (Amylen, Methylenbichlorid, Aethylidenchlorid) ist man rasch zurückgekommen.

Die Verwendungsfähigkeit anästhesirender Stoffe wird vorzugsweise durch die physikalischen Eigenschaften, insbesondere den Aggregatzustand, und bei flüssigen Substanzen durch Siedepunkt und Dampfdichte bedingt. Die Anaesthetica generalia sind theilweise Gase, theilweise Flüssigkeiten, die einen niedrigen Siedepunkt besitzen und sich leicht verflüchtigen und in Dampfform den Lungen zuleiten lassen. Stoffe von sehr niedrigem Siedepunkte sowohl als solche von sehr hohem Siedepunkte sind weniger brauchbar, da erstere zu leicht, letztere zu langsam verdunsten. Erstere sind deshalb relativ schlecht zu manipuliren und erfordern, wie die Gase, besondere Apparate. Die Schwierigkeit der Anwendung erhöht sich noch mehr, wenn zu dem niederen Siedepunkt sehr geringe Dampfdichte hinzukommt.

In diesen Umständen liegt z. B. der Grund für die weit bequemere Handhabung des Chloroforms (Siedepunkt 62°, Dampfdichte 59) gegenüber dem Aether

(Siedepunkt 34°, Dampfdichte 37). Ausser ihnen kommt auch noch der Geruch in Frage, der bei manchen Widerwillen einflösst (Schwefelkohlenstoff, Amylen). Ferner ist das Verhalten zu brennenden Stoffen wichtig, indem der Dampf einzelner Anästhetica, z. B. des Aethers, Amylens und Caprylwasserstoffs, sich mit grosser Leichtigkeit an der Luft entzündet, weshalb die Ausführung der Anästhesirung mit denselben bei Lampenlicht unzuträglich erscheint.

Verschiedene allgemeine Anaesthetica zeigen auch, wenn sie auf die äussere Haut applicirt werden, locale anästhesirende Wirkung, die mit der Bindung von Wärme zusammenhängt, welche bei der Verdunstung entsteht. Diese Wirkung ist um so intensiver, je niedriger der Siedepunkt des betreffenden Stoffes liegt, und wird durch künstliche Beförderung der Verdunstung noch vergrössert. Hierauf basirt die Anwendung der Verstäubung einzelner dieser Stoffe, namentlich von Aether und Bromäthyl, zum Zwecke localer Anästhesie, eines Verfahrens, das bei kleinen Operationen die allgemeinen Anaesthetica zu ersetzen vermag (siehe Aether).

Der Kälteeffect der Anästhetica ist sehr gering beim Chloroform, von dem ein direct auf eine Thermometerkugel bei Zimmertemperatur von 19° R. gerichteter zerstäubter Strahl das Thermometer in 60 Secunden auf —3°, von Aether dagegen in 30 Secunden auf —12° bringt.

Die physiologische Wirkung aller Anaesthetica ist insofern gleich, als sie bei Aufnahme in hinreichenden Dosen durch die Lungen zunächst ein Stadium der Aufregung (Excitationsstadium) hervorrufen, auf welches dann das Stadium der Narkose mit Aufgehobensein der Reflexe und der Sensibilität folgt. Sie setzen sämmtlich den Blutdruck herab und wirken auch herabsetzend auf die Herzthätigkeit. Die Intensität der Wirkung ist bei den einzelnen Stoffen sehr verschieden; ebenso zeigen sie bedeutende Differenzen bezüglich der Zeitdauer des Stadiums der Excitation und Narkose. Inwieweit aus diesen Differenzen sich besondere Indicationen und Contraindicationen für die einzelnen Mittel ergeben, wird bei diesen erörtert werden.

Alle allgemeinen Anaesthetica können bei Anwendung zu grosser Dosen, namentlich bei Anwendung in concentrirter Form, Asphyxie bedingen und durch Lähmung des Athemcentrums tödtlich werden. Bei allen kann es auch vorkommen, dass in Folge individueller Eigenthümlichkeiten im Laufe der Narkose plötzlich das Leben durch Aufhören der Athmung (Asphyxie) oder durch primäres Sistiren des Herzens erlischt. Näheres im Artikel Chloroform.

Acidum carbonicum; Kohlensäure. — Die Kohlensäure oder das Kohlensäureanhydrid, CO_2, ist ein farbloses, nicht brennbares Gas von etwas stechendem Geruche, schwach säuerlichem Geschmacke und 1,529 spec. Gew., das Lakmuspapier schwach und vorübergehend röthet und bei hohem Druck zu einer farblosen, sehr beweglichen, durchsichtigen Flüssigkeit, die durch Verdunstung sich theilweise in eine weisse, schneeartige Masse verwandelt, condensirt wird. Die Kohlensäure löst sich in Wasser; wird letzteres unter höherem Druck damit gesättigt, so entweicht beim Nachlassen des Drucks der Ueberschuss unter Schäumen oder Perlen. Auf die äussere Haut übt Kohlensäure einen gelinden Reiz aus, der sich durch Gefühl von Stechen und

Wärme, mitunter durch leichte Röthe zu erkennen giebt; an zarten Hautstellen (Scrotum) entsteht Contraction der glatten Muskelfasern. Diese Erscheinungen resultiren bei kürzerer Einwirkung, z. B. in Bädern mit kohlensäurereichen Mineralwässern; wird das Gas auf eine bestimmte Stelle $^1/_2$ Stunde geleitet, so tritt zunächst Steigerung der Tastempfindlichkeit, dann Gefühl von Erstarrung und locale Anästhesie ein. Auf Wundflächen und Schleimhäuten wirkt Kohlensäure irritirend und rasch local anästhesirend. Die anästhesirende Action tritt ganz besonders bei Anwendung condensirter Kohlensäure hervor.

Auch bei externer Application, in Bädern oder bei Eintauchen von Gliedern in eine Kohlensäureatmosphäre bei geschützten Respirationsorganen, kann die Kohlensäure resorbirt werden und entfernte Erscheinungen veranlassen, wie solche durch Einführen reichlicher Mengen moussirender Getränke in den Magen und in höherem Grade bei Inhalation hervortreten. Bei interner Einverleibung überwiegen in der Regel die örtlichen Phänomene (Kriebelgefühl in Mund, Schlund und Nase, säuerlicher Geschmack, bei grösseren Mengen Ructus, Gefühl von Wärme und Spannung im Epigastrium). Der Durst wird durch kohlensäurereiche Getränke weit besser gestillt als durch reines Wasser. Auf die Resorption vom Magen aus influirt dessen grössere oder geringere Anfüllung mit Nahrungsmitteln: ist der Magen leer, so tritt die Kohlensäure in das Blut ein und wird durch Lungen, Haut und Nieren ausgeschieden, wahrend bei gefülltem Magen vorzugsweise Ructus entstehen. Kleine Mengen kohlensäurehaltiger Wässer steigern Appetit und Peristaltik; grössere wirken verdauungsstörend, lähmen die Peristaltik und erzeugen Meteorismus und damit verbundene Unruhe. Dass der rasche Genuss einiger Flaschen Selterswasser Heiterkeit, grössere Lebhaftigkeit und einen halben Rausch produciren kann, ist Thatsache; längerer Genuss kann bei Nervösen selbst zu hochgradiger Aufregung, Praecordialangst und heftigen Kopfschmerzen führen.

Wird Kohlensäure rein oder mit wenig atmosphärischer Luft inhalirt, so entsteht ein Gefühl von Erstickung, die das weitere Athmen unmöglich macht, vielleicht in Folge eines auf die Glottis ausgeübten Reizes, während bei Einathmung von Gemengen mit Sauerstoff oder atmosphärischer Luft vorzugsweise cerebrale Erscheinungen resultiren. Die leichtesten bestehen in Schwindel, Beschleunigung der Respiration, Röthung des Gesichts und Kopfschmerz; bei stärkerer Zufuhr treten Uebelkeit, Brechneigung, starke Dyspnoe, Prominenz der Bulbi, Erweiterung der Pupillen und Beschleunigung des Pulses, der zugleich schwächer und minder voll wird, ein. Wird die Einathmung prolongirt, so erfolgt Schwäche der Gliedmaassen, und es entwickelt sich tiefes Coma mit völliger Anästhesie, in dem der Tod unter den Erscheinungen der Asphyxie — d. h. der durch Anhäufung der im Körper producirten Kohlensäure entstandenen Kohlensäurevergiftung — eintritt, gewöhnlich nach vorausgehenden Convulsionen. Schädliche Wirkungen hat bei Menschen bereits Beimengung von 3—5% Kohlensäure zur Atmosphäre; zur raschen Production von Sopor sind 10—12% nöthig. Eine gewisse Gewöhnung wie bei anderen Narkotika findet auch bei der Kohlensäure statt. Bei Thieren sind bedeutendere Wirkungsunterschiede vorhanden; Frösche werden nur in reiner Kohlensäure betäubt, Vögel früher als Kaninchen.

Dass Kohlensäure an sich und nicht nur dadurch giftig wirkt, dass sie Sauerstoffmangel im Blute bedingt, geht daraus hervor, dass die mit den Phänomenen der Intoxication durch Aether und Alkohol übereinstimmenden Erscheinungen auch dann eintreten, wenn das Gas mit der zur Unterhaltung der Respiration nothwendigen Menge Sauerstoff ($79\% CO_2 + 21\% O$) inhalirt wird, und dass es selbst mit einer weit grösseren Menge gemischt den Tod herbeiführt. Bei geringem Kohlensäuregehalt der Einathmungsluft (bis 20%) sieht man bei Thieren nur Reizungserscheinungen, Beschleunigung der Athmung und Steigerung des Blutdrucks, und selbst bei einstündiger Inhalation kommt es nicht zu Coma; erst Gemenge von etwa 30% Kohlensäure führen nach mehr oder weniger kurzer Excitation zu Depression, Athemverlangsamung und Abnahme der Ausgiebigkeit der einzelnen Respirationen, Sinken des Blutdrucks und mehrstündigem Coma mit tödtlichem Ausgange. Bewusstsein und Sensibilität schwinden zuerst, dann die Bewegung und zuletzt die Athmung. Die

Erregbarkeit der motorischen Nerven und Muskeln ist bei Kohlensäurevergiftung nicht herabgesetzt, obschon die Muskeln in Kohlensäure sehr rasch todtenstarr werden. Bei directem Contact vernichtet Kohlensäure die Flimmerbewegung und erregt glatte Muskelfasern; Einleitung in die Vagina bedingt Contraction des Uterus.

Therapeutisch ist Kohlensäure als allgemeines Anästheticum unbrauchbar, weil die dazu nöthigen concentrirten Gasgemenge Blutdruck und Athmung rasch in gefährlicher Weise herabsetzen; dagegen dient sie örtlich (condensirt) als locales Anaestheticum und als schmerzstillendes Mittel, z. B. bei schmerzhaften Geschwüren, wobei das Mittel nicht allein die Empfindlichkeit lindern, sondern die Beschaffenheit putrider und diphtheritischer Geschwüre, theils durch den gelinden Reiz, den sie ausübt, theils durch ihre antiseptische Action bessert und deren Verheilung beschleunigt. Besonders hülfreich ist Kohlensäure (in der Form der Kohlensäuredouche als Gas oder in Wasser gelöst) bei ulcerösen Affectionen des Uterus, wie sie sich auch bei anderen schmerzhaften Affectionen der Gebärmutter (Neuralgia uterina, Metritis chronica, Dysmenorrhoe) bewährt. Auch bei chronischen Katarrhen wirkt der Reiz der Kohlensäure günstig. Gravidität contraindicirt den Gebrauch, da die Kohlensäure Uteruscontractionen in der Weise hervorruft, dass man sie selbst zur Einleitung künstlicher Frühgeburt angewendet hat.

Die örtlich sensibilitätsvermindernde Wirkung der Kohlensäure macht sie auch zu einem Mittel zur Beseitigung verschiedener Symptome bei Magenaffectionen, besonders Erbrechen und Schmerzen. Man combinirt sie hier meist mit Alkalien, doch sind die digestiven Effecte derartiger Combinationsformen (Sodawasser, Saturationen, Brausepulver) zum Theil der Kohlensäure zuzuschreiben, da die Kohlensäure selbst als Reiz wirkt und dadurch die Magensaftsecretion erregt, theils die Einwirkung diastatischer Fermente auf Amylum bedeutend erhöht.

Die Herabsetzung der Sensibilität durch den Einfluss der Kohlensäure erklärt auch die günstigen Effecte des Trinkens kohlensaurer Mineralwässer (Selterswasser mit Milch, Ems) bei chronischen Bronchial- und Lungenkatarrhen. Inhalationen von Kohlensäuregas sind bei Phthisis empfohlen, doch passen sie nur, wenn keine acute Exacerbation zu befürchten ist und keine Neigung zu congestiven Zuständen und Palpitationen besteht. Kohlensäureinhalation und Gurgeln mit kohlensäurehaltigen Wässern bewährt sich auch bei chronischer Angina und Pharyngitis granulosa.

Besondere Anwendung wird von kohlensäurehaltigen Wässern bei phosphatischer Diathese gemacht, indem Kohlensäure Calciumphosphat und Ammoniummagnesiumphosphat aufzulösen vermag. Die hauptsächlichste Anwendung besteht jedoch in ihrem Gebrauche als durstlöschendes und kühlendes Mittel.

Was die externe Application der Kohlensäure anlangt, so sind in vielen Badeörtern, die kohlensäurereiche Mineralquellen besitzen, besondere Vorrichtungen zu Douchen und Gasbädern vorhanden. Als physiologische Wirkungen ergeben sich bei halbstündigem Gebrauch Herabsetzung der Pulsfrequenz, Steigerung des Harndrangs, Vermehrung der 24stündigen Harnmenge ohne Steigerung der Harnstoffausscheidung und bei Frauen nach längerem Gebrauche Vermehrung der Katamenien. Man benutzt diese kohlensauren Gasbäder theils bei Neuralgien, theils bei peripheren Lähmungen, bei chronischen Hautkrankheiten und Rheumatismus, Impotenz, Dysmenorrhoe, chronischem Blasenleiden u. s. w. Auf Geschwüre applicirt man Kohlensäure, indem man Apparate von Kautschuk mit Kohlensäure füllt und die Extremitäten, an denen die Geschwüre sich finden, 4—6 Stdn. in derselben verweilen lässt, oder man entwickelt einfach in einer Flasche aus Kreide oder doppeltkohlensauren Alkalien mittelst Säure das Gas und leitet letzteres in passenden Röhren zu den Theilen (Vagina, Rectum, Haut) hin.

Zum internen Gebrauche dient Kohlensäure, abgesehen von Brausepulvern und Saturationen, in Form damit gesättigten Brunnenwassers, Aqua carbonica s. acidula s. gazosa s. Selterana arteficialis, das man, um so wenig Kohlensäure wie möglich beim Gebrauche zu verlieren, in sog. Siphons administrirt.

Die Aqua carbonica dient häufig als Excipiens für schlecht schmeckende Stoffe (Magnesiumsulfat, Chinin, Eisensalze).

Nitrogenium oxydulatum; Stickstoffoxydul, Stickoxydul, Stickstoffmonoxyd, Lustgas. — Aehnliche Zustände wie durch Kohlensäure können auch durch Gase herbeigeführt werden, die den Sauerstoff aus dem Blute verdrängen. In dieser Richtung wirkt namentlich das besonders in der Dentistik als Anästheticum viel benutzte Stickoxydul, N_2O. Dieses Gas besitzt schwachen angenehmen Geruch, hat ein spec. Gew. von 1,527, lässt sich bei 0° und einem Drucke von 30 Atm. zu einer Flüssigkeit verdichten und erstarrt bei —114° zu einem festen Körper. Es löst sich in geringer Menge in Wasser. Im Stickoxydulgas entzündet sich ein glimmender Spahn; Kohle, Schwefel, Phosphor verbrennen darin mit derselben Lebhaftigkeit wie in Sauerstoff. Das Gas wird durch Erhitzen von Ammoniumnitrat und Leiten durch Eisenvitriollösung (zur Entfernung von etwa gebildetem Stickoxyd), Aetzkalilösung und Kalkmilch rein erhalten und lässt sich mehrere Tage in Gummiballons oder in Gasometern aufbewahren.

Wird Stickoxydul mit Sauerstoff inhalirt, so bildet sich der eigenthümliche Rausch aus, dem das Gas den Namen Lustgas oder Lachgas verdankt. Dieser beginnt mit Brausen und Trommeln in den Ohren, Undeutlichwerden der Gegenstände, angenehmem Wärmegefühl, Rieseln in den Gliedmaassen und Gefühl von ausserordentlicher Leichtigkeit der Glieder; darauf treten gesteigerte Bewegungen, Analgesie, Röthung der Bindehaut, mässige Pupillenerweiterung, leicht vermehrte Pulsfrequenz, schwunghafter Ideengang und grosse Heiterkeit ein. Die Erscheinungen verlieren sich in kurzer Zeit ohne Nachwirkung und schwächen sich bei häufiger Wiederholung deutlich ab. Einathmung unvermischten Stickoxyduls oder von Gemengen mit Luft unter erhöhtem Drucke (im pneumatischen Cabinet) führt bei ruhiger Athmung ohne voraufgängige Symptome von Unbehagen, bei plethorischen und zu Kopfcongestion geneigten Personen nach etwas Ohrensausen und Funkensehen, nach wenigen Athemzügen zu Verlust des Bewusstseins, unter Röthung des Gesichts, Vertiefung der Athemzüge, Schliessen der Augen und Pupillenerweiterung. Das Bewusstsein schwindet in der Regel nach 50—60 Secunden; der Schlaf ist ruhig, nicht selten von heiteren Träumen begleitet. Dem Einschlafen geht Kriebeln in Händen und Füssen und Analgesie voraus, während anfangs das Gefühl des Contacts erhalten bleibt; dann schwindet das Vermögen zu sehen, hierauf die willkürliche Motilität und zuletzt die Gehörsperception. Bei weiterer Inhalation wird das Athmen schnarchend (tiefe Narkose); wird die Einathmung noch weiter fortgesetzt, so kommt es zu Zittern, convulsivischen Bewegungen der Hände und krampfhafter Streckung des Körpers, Schielen, livider Färbung der Körperoberfläche, Verlangsamung und Weichheit des Pulses und Intermittenz des Athmens. Wird das Gas entfernt, so kehrt nach 1 Min. das Bewusstsein zurück. Bisweilen schreien die Narkotisirten während der ganzen Dauer des Verfahrens, ohne etwas davon zu wissen; manchmal erfolgt das Erwachen mit Lachen, bei Frauen auch mit Weinen.

Die frühere Annahme, dass Stickoxydul nach Art des Sauerstoffs die Athmung unterhalten könne, ist irrig, da Warmblüter durch die Inhalation des unvermischten Gases rasch unter convulsivischen Erscheinungen sterben und auch Frösche in dem Gase nach einigen Stunden zu Grunde gehen. Im Blute giebt es keinen Sauerstoff ab, wird vielmehr nur in der Menge absorbirt, die dem Wassergehalte des Blutes entspricht. Die Ableitung der anästhesirenden Wirkung von der durch N_2O bewirkten Sauerstoffentziehung reicht nicht aus. Denn obschon auch andere nicht giftige Gase (Elayl, Stickstoff, Wasserstoff), die den Sauerstoff verdrängen, Anästhesie bewirken, so tritt diese doch beim Stickoxydul weit rascher ein, und selbst bei Inhalation von N_2O mit hinreichenden Mengen O resultirt ein herabsetzender Einfluss auf das Nervensystem, insbesondere der tonischen Erregung des Vagus (Verlangsamung der Athmung und Beschleunigung des Herzschlages). Die Athemnoth ist bei Säugethieren viel geringer als nach indifferenten Gasen und zeigt zwar die bei einfacher Erstickung gewöhnlichen drei Stadien, doch erfolgt die Anästhesie bereits im Stadium der heftigen activen Inspiration und hält auch bei sofort eingeleiteter künstlicher Athmung 1—2 Min. an. Auch sind Sinken der Pulsfrequenz und Steigen des Blutdruckes geringer als bei der Erstickung, dagegen das Steigen des Blutdruckes während der Erholung bedeutender.

Das Stickoxydul ist das am wenigsten gefährliche allgemeine Anästheticum, passt indess vorzugsweise für kleine, mit grossem Schmerze verbundene Operationen (Zahnoperationen). Trotz der sehr ausgedehnten Anwendung, die man namentlich in Amerika vom Stickoxydul als Anästheticum gemacht hat, liegen nur wenige Todesfälle in der Narkose vor, deren Mehrzahl offenbar vom Stickoxydul unabhängig oder durch grobe Fahrlässigkeit veranlasst ist. Bei Thieren wirkt künstliche Athmung sogar im dritten Stadium der Dyspnoe lebensrettend. Für den Operateur hat das Verfahren nur das Unbequeme, dass das Gas häufig frisch dargestellt werden muss, und dass zur Einleitung der Inhalation des unter Ausschluss von Luft einzuathmenden Gases ein voluminöser und ziemlich kostspieliger Apparat nothwendig ist. Die Narkose dauert bei gewöhnlicher Anwendung des Gases 70—120 Secunden, selten 3 Minuten. Bei Erwachsenen reichen 25—30 Liter, bei Kindern 15 Liter aus. Die Anästhesie betrifft auch die Cornea, doch ist bei Zahnextractionen die Tiefe der Narkose nicht durch Berühren der Conjunctiva festzustellen, weil danach in früheren Stadien der Narkose häufig das Bewusstsein wiederkehrt. Sobald Haut und Fingernägel cyanotisches Aussehen darbieten und das Athmen stertorös zu werden beginnt, ist die Narkose tief genug, um selbst mehrere Zähne zu extrahiren. Nach der Extraction ist der Kopf etwas nach vorn zu neigen, um Aspiration des Blutes zu verhüten. Anrufen oder Rütteln ist zu meiden, da dadurch leicht bei hysterischen Personen Aufregung eintritt. Die sehr häufig in der Narkose vorkommende Lividität der Körperoberfläche schwindet rasch von selbst; ebenso nervöse Symptome beim Erwachen.

Combination mit Chloroform oder anderen Anaesthetica bietet keine Vorzüge, Morphiuminjection verlängert die Stickoxydulnarkose nicht. Da auch Mischungen mit Luft herabsetzend auf die Reflexaction und die Schmerzempfindung wirken, leisten Inhalationen von 4 Stickoxydul und 1 Sauerstoff bei reflectorischem Erbrechen, Stenocardie, Asthma bronchiale, phthisischem Husten gute Dienste. Dieselben wirken ganz vorzüglich bei der Geburt, wo die Wehenschmerzen aufgehoben, die Wehenthätigkeit nicht alterirt wird, doch ist das Verfahren sehr kostspielig.

Carboneum sulfuratum, Alcohol sulfuris, Sulfidum carbonei; Schwefelkohlenstoff. — Diese früher innerlich empirisch gegen eine Menge Krankheiten benutzte Verbindung, CS_2, bildet eine unangenehm riechende, leicht entzündliche Flüssigkeit, die bei 47° siedet und ausserordentlich schnell an der Luft verdunstet, wobei grosse Kälte entsteht, so dass beim Verdampfen im feuchten Luftzuge die Feuchtigkeit der Luft an seiner Oberfläche zu Eis verdichtet wird. In seiner entfernten Wirkung reiht sich der Schwefelkohlenstoff den anästhesirenden Mitteln an, indem er in Dampfform inhalirt rasch betäubend und tief anästhesirend wirkt, ist aber nicht zu verwenden, weil er die Herzthätigkeit stark aufregt und nach Rückkehr des Bewusstseins Kopfschmerz, Uebelkeit und Erbrechen zurückbleiben. In toxischen Dosen löst er die rothen Blutkörperchen auf. Seine intensive Wirkung auf das Centralnervensystem und besonders das Gehirn erhellt aus der durch wiederholte Inhalation von Schwefelkohlenstoff bei Arbeitern in Kautschukfabriken hervorgerufenen chronischen Vergiftung, die sich als länger dauernde psychische Störung mit dem Charakter der Depression, seltener der Excitation und von Tremor, Muskelschwäche, Kriebelgefühlen, Anästhesie, Amblyopie und Taubheit, häufig auch von Impotenz begleitet, darstellt. Die Verdunstungskälte, die bei der localen Application von Schwefelkohlenstoff entsteht, macht ihn zu einem wirksamen schmerzstillenden Topicum (z. B. bei Kopfweh, Verbrennungen) und zu einem brauchbaren localen Anästheticum für kleinere

Operationen, doch ist er wegen seines schlechten Geruches unangenehm und durch Methylchlorid verdrängt.

*Aether, Aether sulfuricus, Naphtha vitrioli; Aether, Schwefeläther, Aethylaether.

Der meist schlechtweg als Aether bezeichnete Aethyläther, $C_4 H_{10} O$ oder $C_2 H_5—O—C_2 H_5$, entsteht bei Destillation von Schwefelsäure mit Weingeist, wobei zunächst Aethylschwefelsäure, $C_2 H_5 HSO_4$, entsteht, die in höherer Temperatur mit noch 1 Molekül Weingeist in Aether und Schwefelsäure zerfällt. Aethyläther ist ein wasserhelles, dünnflüssiges Liquidum von angenehmem Geruche und brennendem Geschmacke, das bei 35^0 siedet und ein spec. Gew. von 0,720 besitzt. Er ist äusserst leicht entzündlich und brennt mit leuchtender Flamme; mit atmosphärischer Luft gemengter Aetherdampf explodirt bei Contact mit flammenden Körpern mit grösster Intensität. Wasser löst vom Aether nur $^1/_{10}$ seines Volums, mit Weingeist ist Aether in jedem Verhältnisse mischbar. Aether löst Schwefel und Phosphor in geringer Menge, Iod, Brom, verschiedene Chlormetalle und eine grosse Anzahl organischer Verbindungen, namentlich Fette, Harze, ätherische Oele, Gerbsäure und verschiedene Alkaloide und wird in der Pharmacie häufig als Solvens oder Extractionsmittel benutzt.

Der in Deutschland officinelle Aether ist von 0,72 spec. Gew., frei von Weingeist (Éther pur der Franzosen); der Aether der Ph. Austr. von 0,725 spec. Gew. enthält mehrere Procente Alkohol (Éther hydrique der Franzosen). Mit Aether getränktes Fliesspapier darf nach Verdunsten nicht mehr riechen und befeuchtetes Lakmuspapier nicht geröthet werden.

Aether besitzt örtlich irritirende und entfernte excitirende, narkotische und anästhesirende Wirkung. Erstere resultirt auf der Haut nur, wenn die Verdunstung gehindert wird, wo es zu Röthung und Blasenbildung kommt, während bei freier Verdunstung Kältegefühl, Blässe der Haut, Cutis anserina und locale Anästhesie entsteht. In kleinen Dosen wirkt Aether excitirend und bewirkt bei gesunden Menschen und Thieren Steigen der Temperatur (um einige Zehntelgrade) und des Blutdruckes, vergrössert durch Erregung des Athemcentrums die Kohlensäureausscheidung und vermehrt die Secretionen und in Folge davon auch den Appetit. Mittlere Gaben können Aufregung, Hyperästhesie der Haut und der Sinne, sowie Mydriasis bedingen. Die anästhesirende Wirkung macht sich besonders geltend, wenn grössere Mengen durch die Lungen in Dampfform eingeführt werden, kann aber auch bei interner, rectaler und subcutaner Application sich zeigen und unterscheidet sich von der durch das Chloroform bewirkten Narkose durch das Voraufgehen eines verhältnissmässig langen Stadiums der Excitation.

Die örtlich irritirende Wirkung des Aethers zeigt sich auch bei Ingestion in den Magen, zumal bei Einführung grosser Dosen, oder bei habitueller Benutzung, wo er, ähnlich wie Alkohol, Vomitus matutinus und Cardialgie veranlasst. Auf die Bronchialschleimhaut wirkt selbst reiner Aetherdampf mitunter irritirend; Aether, der längere Zeit mit Luft in Berührung gewesen, enthält oft freie Essigsäure, deren Dämpfe selbstverständlich die Luftwege reizen. Hinsichtlich seiner entfernten Action bildet Aether den Uebergang von den Inebriantia zu den Anästhetica und steht gewissermaassen in der Mitte zwischen Alkohol und Chloroform. In einzelnen Gegenden Nordirlands (Londonderry, Antrim) dient Aether zu 8,0—15,0 mehrmals täglich als Ersatzmittel von

Gin und Whisky. Mitunter wird auch das Einathmen von Aether zur Leidenschaft, und es giebt Fälle, wo, wie von dem bekannten Berliner Aetherfritze. 10 Jahre hindurch täglich bis zu 2—$2^1/_2$ Pfund Aether, natürlich mit grossen Verlusten, inhalirt wurden. Verschieden vom Chloroform ist die Wirkung des Aethers auf die Reflexe, die zum Theil, wie Sehnen- und Periostreflexe, Patellar-. Tibial- und Fussreflexe, bis zu enormer Intensität gesteigert werden. Der Cornealreflex wird durch Aether verhältnissmässig spät abgeschwächt und nicht völlig aufgehoben.

Aether wird meist durch die Lungen, ausserdem im Urin und in der Milch ausgeschieden.

Schon vor seiner Einführung als anästhesirendes Mittel wurde Aether als kräftiges Excitans und Antispasmodicum nach Art des Aethylalkohols und namentlich in Verbindung mit diesem in allen acuten nervösen Schwächezuständen, wo Campher und Alkohol gebraucht werden, innerlich benutzt. Vorzügliche Effecte giebt die subcutane Anwendung, die z. B. im Collaps nach Blutungen eben so günstig wie Transfusion wirkt. Als Antispasmodicum gebraucht man Aether zu Inhalationen bei Asthma und hysterischen Paroxysmen und intern in grösseren Dosen bei Convulsionen der Kinder. Häufig benutzt man Aether in Verbindung mit Terpentin bei Gallensteinkolik.

Als allgemeines Anaestheticum empfiehlt sich Aether in allen Fällen, wo es darauf ankommt, den zu Operirenden lange Zeit in Narkose zu halten, ferner da, wo starker Schwächezustand in Folge von Shock, durch schwere Verletzungen oder starke Blutungen oder Vorhandensein eines Herzfehlers Collaps in Folge von Chloroforminhalationen befürchten lassen, während bei Abwesenheit von Contraindicationen des Chloroforms dieses letztere wegen des unangenehmeren Geruches und der unbequemen Anwendung des Aethers den Vorzug verdient.

Hauptübelstände des Aethers sind, dass sein niedriger Siedepunkt und seine geringe Dampfdichte ihn kaum ohne Apparat benutzbar machen und dass der Geruch den Kranken und dessen Umgebung oft sehr belästigt. Ferner kommt hinzu, dass die Patienten Chloroforminhalationen durchweg als angenehmer bezeichnen. Hustenreiz scheint durch reinen Aether nicht viel mehr als durch Chloroform erzeugt zu werden, Erbrechen bei beiden ziemlich gleich stattzufinden. Wenn man vom Aether als Inconvenienz angiebt, dass er langsamer als Chloroform zur Narkose führe und dass er stärkere Aufregung mache, so ist das nur unter der Voraussetzung richtig, dass man ihn wie Chloroform mit grösseren Mengen atmosphärischer Luft in die Lungen eintreten lässt, wo die Narkose in 8—10 Minuten eintritt. Bei Ausschluss der Luft, z. B. unter Anwendung der Julliard'schen Maske, kommt es schon in 2, selbst in $^1/_2$ Min. zur Narkose, also früher als durch Chloroform. Dass die Aethernarkose minder tief sei als die Chloroformnarkose, ist unrichtig; dagegen ist es Thatsache, dass selbst bei Anwendung von Éther pur beim Erwachen aus der Narkose, die in der Regel etwas früher als beim Chloroform eintritt, Delirien und Agitation häufig sind. Unangenehm ist ferner das Auftreten acuter Bronchitis von mehrtägiger Dauer, Erbrechen ist während der Erholung mindestens ebenso häufig wie bei Chloroform.

Diesen Inconvenienzen gegenüber steht die geringere Gefährlichkeit der Aethernarkose im Vergleich zur Chloroformnarkose. Die Wirkung des Aethers auf Blutdruck und Athmung ist weit geringer als beim Chloroform. Sowohl bei intacten als bei durchschnittenen Vagis lässt Aether den Blutdruck auch bei einer mehrere Minuten lang fortgesetzten Inhalation stets ausreichend, während Chloroform bei etwas verlängerter Narkose ihn bis auf wenige Mm. über die Nulllinie sinken lässt. Beim Menschen zeigen die Pulscurven bei Aetherinhalation weit weniger ausgesprochene Gefässerschlaffung an wie nach Chloroform, Aethylidenchlorid u. a. Der bei durchschnittenen Vagis nach beiden Anästheticis eintretende Exspirationstetanus und der terminale Athemstillstand erfolgen durch Chloroform weit rascher als durch Aether. Während bei künstlich respirirenden Warmblütern die Herzwirkung des Chloroforms am blossgelegten Herzen sich rasch durch Ausdehnung des Ventrikels zu erkennen giebt, kann Aether eine Stunde lang zugeleitet werden, ohne dass das Herz irgendwie afficirt erscheint. Am isolirten Froschherzen wirkt Aether noch in Dosen beschleunigend, in denen Chloroform es lähmt. Bei künstlicher Circulation des Froschherzens wirken kleine Dosen beschleunigend, mittlere verlangsamend, während bei grossen das Herz für längere Zeit unthätig wird, doch schwinden diese Effecte rasch bei Durchströmung mit frischem Blute. Die Arbeitsleistung des Herzens beim Menschen ist in der Aethernarkose nach sphygmographischen Untersuchungen von De Morgan sogar gesteigert. Das Vorkommen von Todesfällen in der Narkose ist bei Aether seltener und noch mehr als bei Chloroform von der Beeinträchtigung der Respiration als von der des Herzens abhängig, obschon auch Aethertodesfälle bei Menschen und Thieren vorkommen, bei denen das Herz vor der Athmung stillsteht. Dass die Gefahren des Aethers weit geringer sind, beweist der Verbrauch colossaler Mengen (selbst $4^1/_2$ Pfd. in 12 Stunden) beim Einathmen vom Schwamme in Amerika.

Zu vermeiden ist Aether in allen Fällen, wo das Delirium im Stadium der Reconvalescenz Gefahren mit sich bringt, z. B. bei Kataraktoperationen, ferner, wo Hirnerscheinungen durch Hyperämie, die bei Aether stärker als beim Chloroform ist, zu fürchten sind, daher bei alten Leuten und bei Apoplektikern, endlich bei bestehender Bronchitis. Auch bei Trinkern, wo bei jedem Anästheticum das Excitationsstadium lang und intensiv ist, tritt dies beim Aether mehr hervor. Eine besondere Contraindication bilden Operationen im Munde wegen des in der Aethernarkose nicht seltenen Speichelflusses.

Grosse Bedeutung hat Aether als örtlich schmerzstillendes Mittel und namentlich für das Verfahren der localen Anästhesie zu Vornahme kleiner Operationen.

Als örtlich schmerzstillendes Mittel ist Aether z. B. bei Algien, Rheumatismus, schmerzhaften Geschwüren, hysterischem Kopfweh (aufgeträufelt und spontan verdunstet), bei Otalgie (Dämpfe), Zahnschmerz (besonders als Odontine, mit $^1/_{10}$ Nelkenöl) benutzt. Als Antiphlogisticum träufelt man Aether auf Hernien, Furunkel, deren Entwickelung dadurch gehemmt wird u. s. w., als Stypticum benutzt man ihn bei Nasenbluten.

Das Verfahren der localen Anästhesie beruht im Wesentlichen auf der Verstäubung von Aether oder einer anderen Flüssigkeit von niederem Siedepunkte (Bromäthyl, Petroleumäther, Methylchlorid, Schwefelkohlenstoff). Mit einem guten Apparate erreicht man in 15—50 Secunden Anästhesie von solchem Grade, dass Einschnitte nicht gefühlt werden. Nur reiner Aether erzeugt dieses Phänomen ohne gleichzeitiges Brennen. Die Haut nimmt dabei weisse Farbe an, wird aber nicht hart wie bei Kältemischungen. Wird die Verstäubung längere Zeit fortgesetzt, so erfolgt auch Anästhesie tieferer Theile (selbst 4—5 Cm. tief), ja man kann selbst durch die Schädeldecken hindurch das Gehirn von Thieren zum Gefrieren bringen. Die Erfahrungen am Krankenbett lehren, dass man mittelst Aetherverstäubung nicht allein kleine Operationen, wie Spaltung von Weichtheilsabscessen, Incisionen von Phlegmonen und Panaritien, Tenotomien, Entfernung kleiner cutaner und subcutaner Geschwülste, Umstechung von Varicen, Hauttransplantationen, Spaltung der Phimose, Cauterisation von Lupus, Operation des eingewachsenen Nagels, sondern auch grosse, wie Ovariotomie, Sectio caesarea und Resection der Scapula ausführen und so die Gefahren der allgemeinen Anästhesie umgehen kann. Auch das Ferrum candens lässt sich nach Aetherverstäubung ohne Feuersgefahr anwenden, wenn die Stelle mit Watte abgewischt wird. Für Zahnextractionen eignet sich das Verfahren nicht, da Aether im Munde nicht so leicht verstäubt und in Folge davon Verbrennung der Mucosa entstehen kann. Am Scrotum ist die Application sehr schmerzhaft. Eine Unannehmlichkeit des Verfahrens bildet die in einzelnen Fällen beobachtete Gangränescenz der der localen Anästhesie unterworfenen Hautpartien. Dass Aetherverstäubung auch gegen Algien ebenso wie die blosse Aetherverdunstung anwendbar ist, liegt auf der Hand.

Innerlich benutzt man Aether in der Regel zu 10—30 Tr., nöthigenfalls selbst kaffeelöffelweise (bei apoplektischen Lähmungen), entweder für sich auf Zucker oder in Wein oder aromatischen Wässern. In Frankreich sind mit Aether (zu etwa 5 Tr.) gefüllte Gallertcapseln (Perles d'éther) gebräuchlich, auch ein Sirop d'éther (Aether, Spiritus āā 5, Aq. dest. 10, Syr. simpl. 80). Zu Klystieren verwendet man 2,0—4,0 mit 100,0—150,0 kaltem Wasser; das Vehikel darf niemals höhere Temperatur als der Aether besitzen. Zur Subcutaninjection hat man bei hochgradigem Collaps eine volle Spritze (0,7), bei Kindern gegen Convulsionen 10 Tr. injicirt. Das Verfahren, den Aether subcutan am Vorderarme zu appliciren, hat in einigen Fällen zu hartnäckiger Lähmung geführt.

Präparat:

Spiritus aethereus, *Spiritus Aetheris, Liquor anodynus mineralis Hoffmanni, Sp. sulfurico-aethereus, Sp. Vitrioli dulcis, Aether alcoholicus; **Aetherweingeist,** Hoffmannstropfen, Schwefeläthergeist. Mischung aus 1 Aether und 3 Weingeist; klar, farblos, neutral, flüchtig. Als Analepticum und Antispasmodicum zu 20—60 Tropfen intern wie Aether benutzt, namentlich bei Magenkrampf und Kolikschmerzen beliebt; subcutan in schweren Typhusfällen zu 30—40 Tropfen, jedoch stärker örtlich irritirend als Aether, 1,0 entspricht 40—50 Tropfen.

Aether aceticus, Naphtha aceti s. vegetabilis; **Essigäther.** — Der Essigsäure-Aethylester oder Essigsäure-Aethyläther, $CH_3 - COO - C_2H_5$, ist eine farblose, klare, neutrale, flüchtige, leicht entzündliche Flüssigkeit von ätherartigem, angenehm erfrischendem Geruch und Geschmack, welche bei 73° siedet und ein spec. Gew. von 0,900 besitzt. Der officinelle Essigäther, der etwa $1^1/_2$ % Spiritus und Wasser enthält, hat ein spec. Gew. von 0,900—0,904. Er löst sich in 17 Th. Wasser, in Alkohol und Aether in jedem Verhältnisse. Man versuchte ihn zur Zeit der ersten Einführung des Aethers als Anästheticum; die Wirkung tritt langsamer ein, ist aber mit weniger Hustenreiz verbunden. Hauptsächlich dient er innerlich zu 10—30 Tr. und als Riechmittel bei Ohnmachten und Collapsus, bei Hustenreiz und Erbrechen, sowie bei hysterischen und hypochondrischen Zuständen. Man vindicirt ihm diuretische Wirkung. Eine Mischung mit 3 Spiritus bildet den früher wie Hoffmannstropfen benutzten Spiritus Aetheris acetici s. Spiritus acetico-aethereus s. Liquor anodynus vegetabilis.

*Chloroformium, Formylum trichloratum; Chloroform, Formyltrichlorid, Trichlormethan.

Das von Soubeiran und Liebig fast gleichzeitig entdeckte Chloroform, $CH\,Cl_3$, stellt eine durch Einwirkung von Chlor auf Sumpfgas (Methan), CH_4, entstehende Verbindung dar, in welcher drei H durch Chlor vertreten sind. Das durch Destillation von Weingeist mit Chlorkalk fabrikmässig dargestellte Chloroform ist eine farblose, klare, eigenthümlich riechende und süsslich schmeckende, völlig sich verflüchtigende Flüssigkeit, die bei 62° siedet und schwierig mit grüngesäumter Flamme brennt, sich wenig in Wasser, leicht in Weingeist, Aether und fetten Oelen löst. Wie Aether löst auch Chloroform Phosphor, Schwefel, Iod, Fette, Harze, Kautschuk u. a. organische Körper. In Dampfform durch ein glühendes Rohr geleitet zerfällt es in Salzsäure, Chlor, C_2Cl_6, C_2Cl_2,

Kohle u. s. w. Das officinelle Chloroform enthält bei dem vorgeschriebenen Siedepunkte von 60—62° und dem spec. Gew. von 1,485—1,489 (*1,50) Weingeist, der für die Haltbarkeit von wesentlicher Bedeutung ist. Auch völlig reines Chloroform zersetzt sich bei längerem Stehen im Lichte und sehr rasch in directem Sonnenlichte, wobei der Geruch sich wesentlich verändert und saure Reaction eintritt. Auch das reinste Chloroform, wie man es durch Zersetzen von Chloral mit Natronlauge darstellt (sog. Chloralchloroform), ist nur bei Zusatz von $^3/_4$—1% Weingeist haltbar. Gutes Chloroform muss sich von der Fläche der Hand schnell verflüchtigen und darf keinen erstickenden oder brenzlichen oder fuselartigen Geruch hinterlassen. Die wässrige Lösung darf Lakmuspapier nicht röthen und sich mit Silbersalpeterlösung nicht trüben (Abwesenheit von HCl). Wird Chloroform mit Iodzinkstärkelösung geschüttelt, darf es sich nicht färben und die Stärke nicht blau werden (Abwesenheit von Cl).

Wie den meisten Anaesthetica kommt dem Chloroform örtlich irritirende und entfernte, auf die Nervencentra vorzugsweise gerichtete, nach verhältnissmässig kurzer Excitation rasch den Charakter der Depression annehmende Wirkung zu. Die Resorption erfolgt von allen Applicationsstellen, am raschesten von den Lungen, die auch hauptsächlich die Elimination übernehmen.

Auf die äussere Haut applicirt erzeugt Chloroform beim Verdunsten weniger Kältegefühl als Aether, bei minder rascher oder ganz aufgehobener Verdunstung Gefühl von Brennen, dem Röthe und selbst Vesikel- und Blasenbildung folgen kann. Auch bei Application in unverdünntem Zustande auf Wunden oder Schleimhäute (Mund, Mastdarm, Urethra) bewirkt es zuerst heftiges Brennen, später Verminderung des Gefühls. Werden grössere Mengen Chloroform in Magen oder Rectum gebracht, so treten die entfernten Erscheinungen weit unvollkommener und unausgeprägter als bei der Inhalation auf, so dass es zu completer Anästhesie nur bei hochgradiger Vergiftung kommt; oft folgt der scheinbaren Wiederherstellung heftige Gastroenteritis.

Bei der Wirkung der Inhalation gehen dem Stadium der Anästhesie oder Narkose zwei Stadien voraus, die man als Stadium der Willkür und als Stadium der Excitation bezeichnet. Das erste Stadium, das meist 1—3, selten 5—6 Minuten dauert, ist die Zeit, wo der Inhalirende noch freies Bewusstsein besitzt und wo ihm selbst die örtlichen und entfernten Wirkungen des Mittels zur Kenntniss gelangen, so namentlich der angenehme Geruch des Chloroforms, brennendes Gefühl in der Conjunctiva mit Thränen der Augen, Kratzen im Schlunde und Kehlkopfe, Hustenreiz und Husten (namentlich bei Athmen des Chloroforms aus zu grosser Nähe). Hierauf folgt ein Zustand von angenehmem Behagen und Leichtsein, wie bei den Spirituosa im Anfange des Rausches; dann Alterationen in den Sinnesperceptionen, welche dem Schwinden ihrer Thätigkeit und des Bewusstseins vorausgehen, zunächst des Gefühls (Pelzigsein und Eingeschlafensein der Finger und Extremitäten), dann des Geruchs und Geschmacks, schliesslich des Gesichtes (Nebelsehen) und Gehörs (Abnahme der richtigen Auffassung der Art und Entfernung von Tönen und Geräuschen, subjective Wahrnehmung monotoner Geräusche). Das Stadium der Excitation ist manchmal, zumal bei Kindern, nur leise durch abnorme Spannung an irgend einem Körpertheile angedeutet, meist aber auf den ganzen Körper (Strecken der Glieder,

Zittern, rasches und kurzes Inspiriren bei sehr verlangsamtem, manchmal kreischendem oder singendem Exspiriren) ausgedehnt, und giebt sich bisweilen durch eine Art kataleptischen Zustand, meistens durch unverständliche oder halbverständliche Reden und Irrereden, Singen, Lachen, fortwährendes Ausspucken von Schleim, bisweilen selbst durch furibunde Delirien kund. Am stärksten ausgesprochen sind Hallucinationen und Delirien bei Trinkern, bei denen das Stadium der Excitation selbst $^1/_4$ Stunde währt, während es sonst in 1—2 Minuten vorüber ist. In diesem Stadium gelangen Schmerzenseindrücke unvollkommen zur Perception, indem der Kranke Berührungen, Schnitte u. s. w. schreiend heftig abwehrt, nach der Operation jedoch weder des Schmerzes noch des Vorgefallenen sich erinnert. Puls und Athmung sind im Willkür- und Excitationsstadium beschleunigt; nur selten beobachtet man bei der ersten Inhalation Verlangsamung oder auch mehrere Secunden dauerndes Aussetzen. Das Gesicht wird meist röthlich, die Haut feucht und warm. Die Pupille ist in diesem Stadium in der Regel dilatirt und die Reizbarkeit der Iris herabgesetzt. Das Stadium der Narkose (auch S t a d i u m d e r T o l e r a n z genannt) manifestirt sich durch Erschlaffung der Muskeln, so dass die Glieder passiv in jede Stellung gebracht werden können, schnarchendes Athmen in Folge von Erschlaffung der Gaumensegel und Aufheben der Reflexe. Die Sensibilität erlischt jetzt völlig, am spätesten an Stirn- und Schläfengegend. Von den Reflexen, die z. Th. anfänglich gesteigert werden, verschwindet der Patellarreflex erheblich früher als der Cornealreflex und tritt beim Nachlassen der Narkose auch viel später wieder ein; der Nasenreflex überdauert den Cornealreflex bis zur tiefsten Hypnose. In der Narkose ist die Temperatur gesunken, die Haut von Schweiss bedeckt, der Kranke im Habitus und Gesichtsausdrucke einem Schlafenden ähnlich; der Puls ruhig und langsam, in seiner Stärke meist etwas herabgesetzt, die Triebkraft des Herzens gemindert, so dass Operationswunden weniger stark bluten, die Athemzüge seltener und minder tief. Die Pupille wird verengt, erweitert sich aber auf starke Hautreize oder Schreien in die Ohren bei nicht allzutiefer Narkose.

Das Erwachen aus der Chloroformnarkose erfolgt meist in 5—30 Min. nach Aussetzen der Inhalation, nicht selten, namentlich bei protrahirten Narkosen mit starkem Würgen und Erbrechen, bei Frauen mit Weinen und Lachen, auch mit Schüttelfrost, dem starker Collaps folgt. Die Pupille erweitert sich dabei. Einige Personen verspüren noch längere Zeit, selbst 24 Stunden, Eingenommensein und Schmerzen im Kopf und sind übel; die Meisten verfallen, der Ruhe überlassen, bald wieder in Schlaf, aus dem sie leicht zu erwecken sind. Wird die Chloroforminhalation im Stadium der Narkose nicht unterbrochen, so erfolgt schliesslich der Tod durch Lähmung des respiratorischen Centrums.

Chloroform wirkt stark antiseptisch und tödtet in Dampfform Fäulnissorganismen und Bacillen (Cholerabacillen schon in 1 Min.,

Milzbrandbacillen in 1 Std.). Milzbrandsporen werden nicht dadurch afficirt. Die anästhesirende Wirkung des Chloroforms ist ohne Zweifel abhängig von einer directen Action auf das Gehirn, nicht aber von vermindertem Blutreichthum oder Stasen im Gehirn oder Veränderungen des Blutes, die allerdings nicht in Abrede zu stellen sind. Nach dem Gehirne werden auch die übrigen Theile des Nervensystems afficirt, darunter in ganz besonderer Weise das vasomotorische Centrum, wodurch starkes Sinken des Blutdruckes eintritt. Auf das Athemcentrum wirkt Chloroform zuerst erregend, später herabsetzend und in grossen Dosen lähmend. Auch die peripheren Nerven werden vom Chloroform in gleicher Weise beeinflusst. Auch auf Muskeln wirkt Chloroform ein, doch ist die ausschliesslich auf den Herzmuskel bezogene Schwächung der Herzthätigkeit durch Chloroform theilweise auf Veränderung der Herzganglien zu beziehen. Die aufgehobene Muskelbewegung und die gestörte Function der rothen Blutkörperchen erklären die in der Chloroformnarkose stattfindende Herabsetzung der Temperatur und des Stoffwechsels.

Chloroform macht bei directem Zusatze zu Blut dieses lackfarben durch Auflösung der rothen Blutkörperchen. Es scheint mit dem Hämoglobin sich chemisch zu verbinden und hemmt die Sauerstoffübertragung des Oxyhämoglobins. Obschon Einzelne auch in dem Blute chloroformirter Menschen Veränderungen beobachtet haben wollen, sind diese für das Zustandekommen der Narkose deshalb irrelevant, weil auch bei wirbellosen Thieren und bei völlig blutleeren Fröschen durch Chloroform Anästhesie hervorgerufen wird. Die daher auf Veränderung der Nervensubstanz zurückzuführenden und vermuthlich auf Veränderung der Eiweissstoffe beruhenden Wirkungen auf die einzelnen Theile des Nervensystems verhalten sich in ihrer Intensität und in der Schnelligkeit des Eintritts sehr verschieden. Wie beim Alkohol und Aether wird das Grosshirn zuerst betroffen; auf die daraus resultirende Alteration der psychischen Function folgt Störung der Coordination der Bewegungen, hierauf Vernichtung der vom Rückenmarke abhängigen Reflexerregbarkeit, dann wird das verlängerte Mark ergriffen und schliesslich die peripherischen Nerven, die zu einer Zeit, wo die Nervencentra bereits vollständig gelähmt sind, noch normal fungiren. Chloroform beeinträchtigt weit rascher und intensiver die Nervenzellen als die Nervenfasern; die sensibeln Ganglienzellen sind häufig schon gelähmt, wenn die motorischen noch sehr wenig beeinträchtigt sind. Die Wirkung auf das Athemcentrum ist stärker als beim Aether und tritt früher ein als die Veränderungen des Blutdrucks; die Athemcurven zeigen charakteristische Differenzen von den gewöhnlichen Erstickungscurven. Die Grösse der Blutdrucksenkung entspricht der Menge des eingeführten Chloroforms. Sie ist insofern vom Vagus unabhängig, als sie sowohl bei intactem als bei durchschnittenem Vagus auftritt, jedoch ausgeprägter in letzterem Falle. Bei Einführung von Chloroform in den Magen scheint das Sinken geringer zu sein. Die durch Chloroform bedingte Verengerung der Pupille, die übrigens durch eintretendes Erbrechen oder Asphyxie und andere Umstände in Mydriasis übergeht, ist Folge centraler Erregung des Oculomotorius; Lähmung des Sympathicus erfolgt erst sehr spät. Auf willkürliche Muskeln wirkt Chloroform bei directer Zuleitung durch Fällung des Myosins tetanisirend. Auch der isolirte Herzmuskel wird schon durch minimale Dosen Chloroform vergiftet, wenn die grossen Gefässe unterbunden und das Chloroform durch die Kranzarterien allein zugeführt wird. Der Effect tritt auch bei curaresirten Thieren ein. Herzgift ist das Chloroform jedoch insofern nicht, als bei ununterbrochen fortgesetzter Inhalation der Tod durch Lähmung der Respiration erfolgt und nur ausnahmsweise (anscheinend nur bei Anwendung nicht gehörig verdünnten Chloroformdampfes) das Herz vor der Athmung stillsteht. Dagegen ist Dilatation des ganzen Herzens, meist nach dem Eintritte der Blutdrucksenkung, aber in wenig tiefer Narkose, wo der Cornealreflex noch besteht, bei Vivisectionen in der Chloroformnarkose nachweisbar, nicht in der Aethernarkose.

Die Herabsetzung der Temperatur beträgt beim Menschen durchschnittlich 0,5°, bei Thieren in tiefer Narkose selbst 3°; die Hautperspiration ist dabei vermindert. Ein besonderer Einfluss auf den Stoffwechsel zeigt sich bei Thieren nach protrahirten Chloroformnarkosen in dem Auftreten von fettiger Degeneration der Leber und des Herzmuskels; derartige Thiere gehen häufig in den nächsten Stunden nach der Chloroformanwendung zu Grunde.

Das Chloroform ist dasjenige Anaestheticum, welches durch seine äusseren Eigenschaften (angenehmen Geruch, nicht zu hohen Siedepunkt und Dampfdichte) sich vor allen übrigen zur Einleitung von Narkosen zur Vornahme schmerzhafter chirurgischer Operationen oder Untersuchungen empfiehlt, wenn diese nicht zu geringfügig sind oder zu lange Zeit in Anspruch nehmen, indem im ersten Falle die durch das Medicament bedingte Gefahr nicht im Verhältnisse zu der Schwere des operativen Eingriffes steht und im zweiten Falle vom Chloroform mehr als von anderen Mitteln lähmende Wirkung auf Athemcentrum oder Herz zu besorgen ist.

Gegen die Anwendung des Chloroforms werden die durch das Mittel bisweilen bewirkten sog. schlechten Narkosen und die während seiner Anwendung manchmal vorkommenden Todesfälle durch plötzliches Stillstehen der Athmung oder der Herzthätigkeit angeführt. Es ist nicht in Abrede zu stellen, dass in der Casuistik der sog. Chloroformtodesfälle, worunter man alle beim Chloroformiren vorgekommenen Todesfälle begreift, sich sehr viele befinden, die unmittelbar nach den ersten Inspirationen in Folge starker psychischer Erregung entstehen und nicht dem Chloroform Schuld gegeben werden können, wie es ja bekannt ist, dass vor der Einführung der Anästhetica plötzliche Todesfälle auf dem Operationstisch wiederholt vorgekommen sind. Man hat die Todesfälle während der ersten Inhalationen davon abgeleitet, dass, wie man bei Thierversuchen leicht sieht, in Folge der irritirenden Einwirkung der Chloroformdämpfe auf die Nasenschleimhaut (oder Trachealschleimhaut) reflectorische Reizung der Vagi und momentaner Herz- und Athmungsstillstand eintritt; doch sind diese Stillstände bei Thieren stets vorübergehend, und Vagusreizung vergrössert den gesunkenen Blutdruck nicht. Immerhin aber bleibt eine Anzahl Fälle übrig, wo nach Eintritt normaler Narkose unter plötzlichem Blasswerden des Gesichts die Thätigkeit des Herzens plötzlich erlischt und der Puls unfühlbar wird, während die Respiration noch eine Zeit lang fortgeht und wo nach dem Tode das Herz in stark erschlafftem Zustande angetroffen wird (Chloroformsynkope). Diese Chloroformsynkope ist wohl zu unterscheiden von der Chloroformasphyxie, deren Eintreten durch starke Lividität des Gesichtes und schnarchende Respiration sich zu erkennen giebt und bei welcher im Falle tödtlichen Ausganges die Respiration vor oder mit dem Herzschlage cessirt. Ein plötzliches Dunkelwerden des Blutes macht den Operateur bisweilen auf diese Gefahr der Asphyxie aufmerksam, in der Regel wird sie durch sorgsame Beobachtung der Athmung schon früher erkannt. Sie ist fast immer durch mechanische Hindernisse hervorgerufen, die in Folge paralytischen Zustandes der Schlundkopfmuskeln die nach hinten und unten gesunkene Zunge dem Eintritt der Luft in den Kehlkopf entgegenstellt. Die Chloroformasphyxie bildet den grössten Theil der Todesfälle und der sog. schlechten Narkosen, doch fallen unter letzteren Begriff manche andere Erscheinungen, namentlich die besonders bei Trinkern beobachtete, aber auch bei keineswegs dem Alkoholgenusse ergebenen Individuen vorkommende protrahirte Excitation und das Vorkommen von Erbrechen vor oder in der Narkose. Nicht allein derartige schlechte Narkosen, sondern auch manche Fälle von Chloroformasphyxie lassen sich indess bestimmt vermeiden, wenn die für die Anwendung des Chloroforms nöthigen Cautelen und die individuellen Verhältnisse des der Anästhesie zu Unterwerfenden gehörig berücksichtigt werden.

In erster Linie darf nur mit reinem Chloroform narkotisirt werden. Man hüte sich vor zersetztem Chloroform, wie solches aus vollkommen normalem Chloroform beim Stehen in nicht völlig vollen Flaschen im zerstreuten Lichte und namentlich leicht unter directem Einflusse der Sonnenstrahlen entsteht, da ein solches nicht allein schlechte Narkosen, sondern sogar Lebensgefahr bedingen kann. Es entsteht hierbei Chlor und ein intensiv reizendes Gas (Phosgengas oder Carbonylchlorid), das theilweise in Chlorwasserstoffsäure übergeht, deren Dampf zu Reizung der Athemwerkzeuge führt, so dass in Folge des dadurch hervorgerufenen Hustens der Eintritt der Narkose sehr langsam erfolgt. Aehnliche Zersetzung erleidet Chloroformdampf durch die Gasflamme, weshalb Operationen in kleinen Räumen mit Gasbeleuchtung zu vermeiden sind.

Besondere Vorbereitung für die Narkose ist unnöthig; doch ist es von Wichtigkeit, dass der zu Anästhesirende einige Stunden vor der Operation Nichts geniesst, da so die Narkose rascher eintritt und Uebelkeiten und Erbrechen minder häufig vorkommen. Am besten giebt man etwa 3 Stunden vorher Bouillon mit etwas Brod. Darreichung kleiner Menger Spirituosa, Sherry oder anderer Weine kurz vor der Operation schadet nicht. Bei Instituirung der Anästhesie richtet die Lage des Patienten sich nach dem Orte der zu machenden Operation. Wo es angeht, wähle man die Rückenlage; bei verticaler Position findet starkes Sinken des Blutdrucks statt, das bei Einnahme der Rückenlage wieder verschwindet. Jedes Hinderniss der Athmung und der Circulation ist zu vermeiden; alle einschnürenden Kleidungsstücke, Halstücher, Schnürleiber sind zu entfernen, jeder Druck auf Bauch oder Brust während der Operation ist zu vermeiden. Apparate sind für Chloroform unnöthig und beeinträchtigen das Beobachtungsfeld. Man hält das mit einem kleinen Löffel Chloroform benetzte Tuch dergestalt vor Nase und Mund, dass von unten her atmosphärische Luft frei in Nase und Mund einströmen kann. Die Inhalation, bei welcher directe Berührung des Chloroforms mit der Haut zu verhüten ist, geschieht am besten durch die Nase. Besonders wichtig ist es, im Anfange das Chloroform nicht zu dicht vor Mund und Nase zu halten, um Anhalten des Athems und Abwehrbewegungen zu verhüten, weil leicht, wenn diese eintreten, bei den darauf folgenden tiefen Athemzügen zu viel Chloroform eingeathmet wird. Der Zutritt der atmosphärischen Luft ist stets frei zu halten; nur bei sehr lange dauerndem Excitationsstadium darf man ihn einige Secunden etwas mehr beschränken.

Es ist absolut unnöthig mit dem Chloroform ein anderes Anaestheticum zu mischen. Alle derartigen Mischungen, z. B. mit Alkohol, Aether, Alkohol und Aether (Medico-chir. Society), Eau de Cologne, Methylchlorid, Terpentinöl und Oleum Pini, sind unzweckmässig, weil sie in Folge des verschiedenen Siedepunktes der einzelnen Bestandtheile nur ungleichmässig verdunsten, compliciren meist die nur langsam eintretende Narkose mit einem Rausche nach derselben und schützen nicht vor Synkope. Die vorherige Einführung von Morphin (subcutan) schützt häufig vor starker Excitation bei Säufern und hat keine Gefahren; dagegen ist Subcutaninjection von Atropin verwerflich, da die dadurch bedingte Vaguslähmung die Gefahren der Asphyxie vergrössert.

Die Zuleitung des Chloroforms muss ohne jeden Zwang geschehen. Kinder und Frauen sind, wenn nöthig, durch Zuspruch zu beruhigen. Während der ganzen Dauer der Narkose ist sorgsame Ueberwachung der Athmung und des Pulses durch Assistenten nothwendig. Treten Athmungsstörungen, auch nur unbedeutende, ein, so ist die Inhalation, selbst erst im Beginne, so lange zu unterbrechen, bis die Athmung wieder normal ist.

Die Operation darf nicht eher vorgenommen werden, bis der Patient vollständig anästhetisch ist. Dies ist der Fall, sobald der Cornealreflex verschwunden und Myose eingetreten ist. Die Wichtigkeit dieser Vorsichtsmassregeln bekundet die grosse Zahl solcher Todesfälle, welche bei kleinen Operationen,

z. B. Zahnextractionen, (fast $^2/_3$ sämmtlicher Chloroformtodesfälle), wo man sich früher allgemein mit dem Excitationsstadium begnügte, vorgekommen sind, und wo man als Todesursache Stillstand der Athmung oder des Herzens ansieht, der reflectorisch durch den chirurgischen Eingriff bei noch nicht völlig geschwundener Sensibilität hervorgebracht wurde.

Besondere Berücksichtigung verdient die Individualität des zu anästhesirenden Patienten. Bei ausgesprochener Verfettung des Herzens und bei hochgradiger Anämie bietet Chloroform besondere Gefahren; ebenso bei Erweiterung des rechten Herzens und starker mechanischer Hemmnisse der Respiration. Im Allgemeinen sind Potatoren schlecht zu narkotisiren, das Excitationsstadium ist sehr lang, und sie bedürfen sehr viel Chloroform zur completen Anästhesie. Ist ein atheromatöser Process wahrscheinlich, so chloroformire man nicht. Sehr unangenehme Narkosen mit starker Rigidität der Muskeln und Krämpfe sieht man bisweilen bei Hysterischen. Epileptiker bekommen leicht durch Narkotisiren einen Anfall. Bestehende Tendenz zu Ohnmachten schliesst Chloroform als Anaestheticum aus.

Erwacht der Kranke gegen Ende der Operation, so dass noch mehrere Minuten bis zur Beendigung nöthig sind, so kann durch wiederholtes, vorsichtiges Aufschütten von Chloroform die Narkose verlängert werden. Die Menge des zu verbrauchenden Chloroforms lässt sich nicht genau fixiren. In vielen Fällen tritt complete Anästhesie erst nach 25,0—40,0 ein (in anderen nach 8,0—15,0). Die Zulassung atmosphärischer Luft ist unter keinen Umständen zu beschränken. Bei allen länger dauernden Operationen, die eine Anästhesie von $^1/_2$—1 Stunde erfordern, ist entweder Aether anzuwenden oder durch Morphininjection die Anästhesie zu verlängern. Störungen beim Erwachen (Vomituritionen, Erbrechen) weichen am besten unter dem Einflusse frischer Luft.

Treten bedeutendere Athemstörungen ein, so ist der Unterkiefer in toto mittelst des sog. Esmarchschen Handgriffs und, wo dieser nicht ausreicht, die Zunge hervorzuziehen, und gleichzeitig die Athmung künstlich zu unterstützen, bis sie wieder frei ist. Steht die Athmung still, so ist sofort künstliche Respiration durch Compression und Relaxation des Thorax zu beginnen und so lange fortzusetzen, bis die Athmung wieder normal ist. Aeussere Reizmittel zur Erregung von Athembewegungen auf reflectorischem Wege (Frictionen mit Eau de Cologne), Sinapismen, Bespritzen des Gesichts und Begiessungen der Brust mit kaltem Wasser, Riechenlassen an Ammoniak oder Amylnitrat sind von untergeordneter Bedeutung. Auch bei bereits eingetretenem Herzstillstande kann die künstliche Athmung lebensrettend wirken. Vielfach befürwortet bei Synkope ist in neuerer Zeit die Inversion, für sich oder mit künstlicher Athmung und anderen Hülfsmitteln combinirt, deren günstige Wirkung auf Beseitigung von Hirnanämie oder auf Füllung des rechten Ventrikels mit Blut und Wiederherstellung des Lungenkreislaufes bezogen wird. Einspritzung von Ammoniak in die Venen ist nicht irrationell, da das zum Stillstande durch Chloroform gebrachte Froschherz regelmässig durch Ammoniak wieder in Thätigkeit kommt.

Als allgemeines Anaestheticum ist Chloroform auch bei verschiedenen schmerzhaften Leiden und als Antispasmodicum bei manchen Krampfkrankheiten von Nutzen. Sehr häufig dient es in der Geburtshülfe bei starker Empfindlichkeit der Kreisenden und ungewöhnlicher Schmerzhaftigkeit der Wehen, ferner bei Krampfwehen (Strictura uteri, Tetanus uteri) und bei eklamptischen Zufällen.

Namentlich in England wird Chloroform selbst bei normalem Verlauf der Geburt zur Beseitigung der Wehenschmerzen benutzt. Die normale Wehenthätigkeit wird dadurch nicht aufgehoben; obschon die Wehenpausen anderthalbmal so lange währen und die Akme der Wehe fast um die Hälfte kürzer wird, erscheint die Geburt nicht verlängert. Schädlicher Einfluss auf die Frucht findet nicht statt, obschon Chloroform in Placentarblut und den Harn des Fötus übergeht. Bei vielen krampfhaften Leiden (Strychninvergiftung, Chorea), psychischen Excitationszuständen und Neuralgien sind Chloroforminhalationen durch Chloralhydrat und subcutane Morphiuminjectionen verdrängt. Sehr günstigen Effect haben sie oft bei asthmatischen Anfällen und Dyspnoe Herzleidender. Die Behandlung der Pneumonie mit Inhalationen (15—30 Tropfen 1—2 stündlich) ist obsolet. Man muss in allen diesen Fällen die Gefährlichkeit des Chloroforms im Auge behalten und darf deshalb das Chloroform nie den Händen der Patienten überlassen, da theils durch zu starke Dosen Todesfälle herbeigeführt werden können, theils ein Hang zum Chloroform ähnlich wie zu Alkohol und Opium entsteht, durch dessen Befriedigung psychische Exaltationszustände (Manie, Verfolgungswahn) resultiren.

Wie in Inhalation findet Chloroform auch intern und extern als schmerzlinderndes und antispasmodisches Mittel Anwendung, besonders erfolgreich bei Schmerzen und Krämpfen im Tractus, z. B. Bleikolik, Gallensteinkolik, Erbrechen, wo es sich bei Vomitus gravidarum und Erbrechen der Phthisiker als vorzügliches Palliativum bewährt, sowie bei Tenesmus (im Klystier). Als externes Mittel bei Algien steht Chloroform den Anaesthetica mit niederem Siedepunkte weit nach.

Als Antisepticum dient Chloroform local bei Geschwüren und insbesondere bei Cholera.

Innerlich verordnet man Chloroform zu 5—15—20 Tropfen pro dosi, entweder pure in Gallertkapseln (Perles de chloroforme) oder in Haferschleim oder schleimigen Mixturen, aus denen es sich jedoch leicht ausscheidet, oder in Emulsion. Im Clysma reicht man Chloroform ebenfalls zu 5—10 Tropfen mit Eidotter verrieben. Zu antiseptischen Zwecken dient mit Wasser geschütteltes Chloroform als Chloroformwasser, Aqua chloroformisata (mit 0,75% Chloroform) in Mundwässern, Gurgelwässern oder innerlich bei Darmaffectionen zu 5,0—10,0. Auf die Haut reibt man Chloroform pure oder in Form von Salbe oder Liniment (1 : 1—10) ein oder applicirt damit befeuchtete Compressen. Nicht selten verbindet man Chloroform mit anderen narkotischen Mitteln. Manche solcher Mischungen sind Geheimmittel, z. B. das in England als vorzügliches Antispasmodicum und Sedativum angepriesene Chlorodyne (von verschiedener Composition, ursprünglich mit Morphin, Blausäure und Tinct. Capsici).

Das zum Anästhesiren im Hause des Arztes etwa vorräthige Chloroform ist, um Zersetzung zu vermeiden, im Dunkeln aufzubewahren und möglichst vor den Einflüssen der Luft zu schützen.

Verordnungen:

1) ℞
Chloroformii 2,0
Tragacanthae 4,0
Aq. dest. 100,0
Syrupi simpl. 25,0
M. D. S. Stündlich einen Esslöffel voll. (Bei Bleikolik.)

2) ℞
Chloroformii 1,0
Tragacanth. 8,0
Vitell. ovi unius
Aq. comm. 125,0
F. l. a. Emulsio. D. S. Zum Klystier. (Bei Bleikolik.)

3) ℞
Chloroformii
Linimenti camphorati āā 25,0
M. f. ungt. D. S. Aeusserlich. (Linimentum Chloroformii Ph. Br.)

Ausser dem Chloroform sind noch verschiedene Chlorsubstitutionsproducte des Methans als allgemeine und örtliche Anaesthetica benutzt worden. Die meiste Anwendung findet das Methylchlorid (Chlormethyl), CH_3Cl, ein farbloses, angenehm riechendes Gas, das bei Thieren leichte und langdauernde Narkose bedingt. Mit Methylchlorid gesättigtes Wasser wirkt schon zu 15,0 stark berauschend. Das in einer Kältemischung und unter Druck zu einer Flüssigkeit sich verdichtende Mittel, das schon bei —21° siedet, wird in dieser Form als locales Anaestheticum bei Schmerzen und vor kurzdauernden Operationen in der Weise benutzt, dass man einen in flüssiges Methylchlorid getauchten Pfropf aus Watte und Flockseide an schmerzhafte Stellen befestigt (sog. Stypage). Der Effect bei Neuralgien (auch bei Bleikolik) und sonstigen Schmerzen ist weit grösser als bei Aether- und Bromäthylzerstäubung; doch ist das Gefühl von Brennen stärker. Bei Neuralgien ist 10 Secunden lange Anwendung ausreichend.

Das bei 40° siedende Methylenbichlorid, CH_2Cl_2, ist von englischen Chirurgen als Ersatz des Chloroforms empfohlen, hat aber mehrere Todesfälle herbeigeführt und ist verwerflich, weil das als Methylenum bichloratum bezeichnete Product des Handels meist nur Gemenge von Chloroform mit wenig Methylenbichlorid oder Methylalkohol bildet.

Ganz verwerflich ist das Kohlenstofftetrachlorid (Chlorkohlenstoff), CCl_4, ein bei 78° siedendes, eigenthümlich riechendes, dünnes Oel, das auf Thiere weit giftiger als Chloroform wirkt, heftige Krämpfe erzeugt und den Blutdruck enorm herabsetzt.

Die dem Chloroform entsprechende Bromverbindung, Bromoform, $CHBr_3$, eine wasserhelle, angenehm riechende, jedoch erst bei 152° siedende Flüssigkeit, verhält sich auch als Anaestheticum dem Chloroform ähnlich, doch ist die Narkose nur flüchtig.

Aether bromatus, Aethylum bromatum; **Aethylbromid**, Bromäthyl.

Durch Destillation von 12 Kaliumbromid und einem erkalteten Gemische von 12 Schwefelsäure und 7 Weingeist im Sandbade resultirt das Aethylbromid, $CH_3—CH_2Br$, als klare farblose, flüchtige, stark lichtbrechende, angenehm ätherisch riechende, neutrale, in Wasser unlösliche, in Weingeist und Aether lösliche, bei 38—40° siedende Flüssigkeit von 1,445—1,45 spec. Gew., die sich an Luft und in Licht leicht zersetzt und deshalb in farbigen Flaschen aufbewahrt werden muss.

Wegen seines niederen Siedepunkts eignet es sich vorzüglich zur localen Anästhesie, die es bei geringen Abständen rascher als Aether zuwegebringt; auch ist es nicht entzündlich und daher bei Thermokauter- oder Glüheisenanwendung passend. Als allgemeines Anaestheticum steht es für grössere Operationen dem Chloroform weit nach, da tiefe Narkose nur langsam und erst durch grosse Mengen herbeizuführen ist; dagegen vermag es bei Einathmung schon in weniger als 1 Minute einen in 1—2 Minuten spontan verschwindenden Zustand des Sensoriums zu bedingen, während dessen, obschon manchmal completer Schlaf nicht eintritt und die Reflexe und namentlich der Cornealreflex nicht aufgehoben sind, die Schmerzempfindung und meist auch die tactilen Wahrnehmungen aufgehoben sind und es möglich ist, kleine Operationen (Incisionen, Extractionen mehrerer Zähne) schmerzlos auszuführen. Bei Potatoren versagt das Mittel seine Dienste häufig und führt zu gewaltiger Aufregung. Unangenehm ist der knoblauchartige Geruch, der bei den mit Bromäthyl Anästhesirten auftritt und oft mehrere Tage anhält.

Man wendet das Mittel am besten mittelst einer zum jedesmaligen Wechsel des Ueberzuges geeigneten Doppelmaske an, wobei man auf den Ueberzug

5,0—10,0 giesst und später bis zum Verbrauche von 20,0—25,0 nachgiesst. Versagt das Mittel, kann Chloroform nachgegeben werden. Man vermeide die Anwendung bei Gaslicht, da sich die Bromäthyldämpfe unter Bildung unangenehm riechenden und irritirenden Broms leicht zersetzen. Am besten verwendet man Aethylum bromatum purissimum Merck, wodurch man auch vor der Verwechslung mit dem sehr giftigen Aethylenbromid (Bromäthylen), $CH_2Br — CH_2Br$, das keine Anästhesie erzeugt, dagegen heftige und selbst tödtliche Bronchitis und Pneumonie herbeiführt, geschützt ist. Aethylenbromid hat ein spec. Gew. von 2,163 und siedet erst bei 129°.

Dem Aethylbromid verwandt sind Aethylchlorid (Chloräthyl) $CH_3 — CH_2Cl$, und Aethyliodid (Iodäthyl), $CH_3 — CH_2I$. Ersteres ist eine bei 12° siedende, angenehm riechende Flüssigkeit, die ähnlich wie Aether wirkt, und bildet den Hauptbestandtheil des früher als Excitans wie Hoffmannstropfen benutzten Chlorätherweingeistes oder versüssten Salzgeistes, Spiritus Aetheris chlorati s. muriatico-aethereus, eine bei 72° siedende, farblose, am Lichte sich bräunende Flüssigkeit. Das Iodäthyl wirkt bei Thieren langsamer aber anhaltender anästhesirend als Bromäthyl, ist aber vorzugsweise, da es sich im Organismus spaltet und als Iodnatrium in den Harn übergeht, als Iodmittel innerlich zu 0,2—0,5 bei Scrophulose oder chronischem Rheumatismus oder in Inhalation (6—10 Tr. täglich 6—8mal) bei Asthma und Dyspnoe benutzt.

Durch Einwirkung von Chlor auf Aethylchlorid entsteht das Aethylidenchlorid (Chloräthyliden, Aethidenchlorid, Vinylchlorürwasserstoff) Aethylidenum bichloratum, $CH_3 — CHCl_2$, eine bei 60° siedende, wasserhelle, süsslich und später brennend schmeckende, angenehm obstartig riechende Flüssigkeit. Es bewirkt rasche und ruhige Narkose von kurzer Dauer und eignet sich wegen seines angenehmen Geruches gut zur Betäubung von Kindern. Die narkotisirende Wirkung ist etwas grösser als die des Chloroforms, das Erbrechen etwas seltener und geringer, die Herabsetzung der Pulsfrequenz und des Blutdrucks nicht so ausgesprochen.

Dem Aethylidenchlorid isomer ist das bei Einleiten von Elayl in Chlordämpfe entstehende Aethylenchlorid oder Elaylchlorür, Aethylenum s. Elaylum chloratum, Oleum Batavorum s. Liquor Hollandicus, ein wasserhelles, dünnes, angenehm ätherisch riechendes, bei 85° siedendes Liquidum. Als allgemeines Anästheticum wenig benutzt, obschon es in grösseren Gaben von Thieren ohne Schaden inhalirt wird, keine Excitation macht und selbst länger dauernde Narkose als Chloroform bedingt, hat Elaylchlorür besonderen Ruf als örtlich schmerzstillendes Mittel bei rheumatischen Schmerzen und Neuralgien in Form von Einreibung (1,0—2,0 pure) oder Salben (1 : 5). Völlig ebenbürtig als Anaestheticum locale ist dem Elaylchlorür Wiggers' Aether anaestheticus (Arans Éther chlorhydrique chloré) ein zwischen 110° und 130° siedendes Gemenge von Chlorsubstitutionsproducten des Aethylchlorids (Trichloräthan, Tetrachloräthan). Beide Präparate bewirken auf schmerzhaften Hautstellen in 2½—10 Min. Verschwinden jedes Schmerzes auf die Dauer mehrerer Stunden und in 5—15 Min. völlige Unempfindlichkeit, die bei normaler Haut ½—1 Stunde anhält.

Zu den Chlorsubstitutionsproducten des Aethylchlorids gehört auch das als allgemeines Anästheticum empfohlene Monochloräthylidenchlorid oder Methylchloroform, $CH_3 — CCl_3$, das wesentlich wie Chloroform wirkt, jedoch Respiration und Circulation weniger afficirt. Das isomere Monochloräthylenchlorid, $CH_2Cl — CHCl_2$, wirkt ebenfalls anästhesirend, doch tritt die Narkose beim Menschen erst nach 15—18 Min. ein und verbindet sich mit Steigerung der Pulsfrequenz, Röthung des Gesichts und Salivation.

Als Endproduct der Einwirkung von Chlor auf Aethylchlorid resultirt das Perchloräthan (Kohlenstoffsesquichlorid) oder Carboneum sesquichloratum s. trichloratum, $CCl_3 — CCl_3$, ein campherähnlich riechender, bei 182° siedender, krystallinischer Körper, der stark excitirend wirkt und zu 0,3—0,4 ½stdl. bei Cholera asphyctica empfohlen ist.

Der als Anaestheticum früher benutzte Kohlenwasserstoff Amylen, C_5H_{10}, riecht nicht angenehm und ist nach Eintritt einiger Todesfälle als allgemeines Anaestheticum aufgegeben.

β. Hypnotica; Schlafmittel.

***Opium,** Laudanum, Meconium, Succus Thebaicus; **Opium,** Mohnsaft.

Alcaloidea Opii; Opiumalkaloide.

Das Opium (ὄπος, Saft), ist der in verschiedenen Ländern (Kleinasien, Persien, Ostindien) durch Einschnitte in die unreifen Samenkapseln des Gartenmohns, Papaver somniferum L. (Fam. Papaveraceae), gewonnene und eingetrocknete Milchsaft. Medicinische Verwendung findet ausschliesslich das aus Kleinasien stammende türkische oder levantinische, nach dem Hauptausfuhrorte auch als Opium Smyrnaicum bezeichnete Product wegen seines vor den meisten übrigen Sorten ausgezeichneten höheren Gehalts an dem wirksamsten Bestandtheile, dem Morphin; doch kommt auch wenig wirksames levantinisches Opium in den Handel, weshalb die Pharmakopöen allgemein nur solches Opium zulassen, das in getrocknetem Zustande wenigstens 10% Morphin enthält.

Das levantinische Opium stellt braune, in Mohnblätter eingehüllte und meist mit lose haftenden Ampferfrüchten (Rumex) bestreute Brode von 300,0 bis 700,0 Gewicht dar; die häufig im Innern noch feuchte und klebrige, gleichmässige, nur einzelne hellere Körner (Thränen) zeigende Masse löst sich theilweise in Alkohol und in Wasser und besitzt eigenthümlich widrig-narkotischen Geruch und scharf bitteren Geschmack. Als Mittelzahl für gutes kleinasiatisches Opium sind 12—15% Morphin anzusehen, nur ausnahmsweise kommen 20% und darüber vor; unter 10%haltiges ist verfälscht. Ostindisches Opium, das, ebenso wie persisches, meist nur in China als Genussmittel (zum Opiumrauchen) dient, hat höchstens 8—9%. Das mitunter als Affium bezeichnete Culturopium in europäischen Ländern hat wiederholt höheren Morphingehalt als Opium Smyrnaicum (selbst 22,8%) gezeigt.

Die wirksamen Bestandtheile des Opiums bilden verschiedene, eigenthümliche, basische Pflanzenstoffe, von denen bisher mit Sicherheit mindestens 17 nachgewiesen sind, neben welchen noch einige neutrale Körper, ein flüchtiger, den Geruch des Opiums bedingender Stoff, und eine eigenthümliche Säure, die Meconsäure, sich finden.

Das Morphin, die erstentdeckte aller Pflanzenbasen, 1805 von Sertürner in Hameln aufgefunden, in krystallisirtem Zustande von der Formel $C_{17}H_{19}NO_3+H_2O$, bildet feine, weisse, seideglänzende Nadeln oder farblose sechsseitige Säulen, schmeckt in Lösungen stark bitter, reagirt stark alkalisch und löst sich in 1000 Th. kaltem und 400 Th. kochendem Wasser, nicht in Aether und Benzol, reichlich in Weingeist. Mit Säuren bildet es zum grössten Theile krystallisirbare und in Wasser lösliche Salze. Mit Salzsäure im zugeschmolzenen Rohre erhitzt giebt Morphin salzsaures Apomorphin, $C_{17}H_{17}NO_2$, HCl. Das Codeïn, $C_{18}H_{21}NO_3+H_2O$, der Methyläther des Morphins, bildet weisse, rhombische Krystalle von alkalischer Reaction und bitterlichem Geschmacke, welche in 80 Th. kaltem und 17 Th. kochendem Wasser, leichter in Weingeist und Aether sich lösen. Die Codeïnsalze sind meist krystallisirbar, schmecken sehr bitter und sind in Aether fast unlöslich.

Von den übrigen Opiumalkaloiden sind einzelne, wie das Narkotin, das nächst dem Morphium am reichlichsten in dem Opium (im indischen Opium selbst zu 4%) vorkommt, das Narceïn und Papaverin eine Zeit lang medicinisch benutzt worden, während die übrigen (Thebaïn, Pseudomorphin, Porphyroxin, Meconoiosin, Gnoscopin, Opianin, Metamorphin, Cryptopin, Hydrocotarnin, Rhoeadin, Lanthopin, Laudanin, Laudanosin, Protopin, Codamin und Meconidin) praktisches Interesse für den Arzt nicht haben. Die Meconsäure hat keine Heileffecte.

Die Wirkung des Opiums ist die Resultante aller in ihm enthaltenen Alkaloide, die in ihrer Action auf das Nervensystem nicht unbedeutende Differenzen zeigen, indem einzelne vorzugsweise die Function des grossen Gehirns herabsetzen und in medicinalen Dosen Schlaf, in toxischen Gaben Sopor herbeiführen, während andere besonders die Reflexaction steigern und in grösseren Mengen Tetanus bedingen, noch andere Herabsetzung der cerebralen Thätigkeiten veranlassen und gleichzeitig Convulsionen erregen. Im Allgemeinen kann jedoch die Opiumwirkung annähernd gleichgestellt werden mit der Action des Morphins, da dieses Alkaloid im Opium in weit grösseren Mengen enthalten ist als alle übrigen, die man daher unter dem Namen der Nebenalkaloide zusammenfasst und unter denen nur das **Codeïn** allgemeine medicinische Verwendung findet. Morphin besitzt unbedeutende, bei interner Anwendung und bei subcutaner Application von Morphinsalzlösungen nicht nachweisbare irritirende örtliche Action und eine in erster Linie auf das Gehirn gerichtete entfernte Wirkung, in Folge deren es bei Menschen und Thieren in medicinalen Gaben Schlaf und in toxischen Dosen comatösen Zustand herbeiführt. Die hypnotische Action und noch mehr die betäubende Wirkung verbinden sich mit Verengung der Pupille, die bei örtlicher Application auf das Auge nicht eintritt.

Bei Menschen erzeugen kleine medicinale Dosen (0,01—0,015) meist rasch etwas Aufregung, welcher bald Neigung zum Schlafe und häufig selbst tiefer und ruhiger Schlaf von $^1/_2$—12 Std. Dauer folgt, womit sich meist Verlangsamung des Pulses um 8—12 Schläge verbindet. Bei etwas grösseren Dosen (durchschnittlich 0,02—0,03) fehlt gewöhnlich die Aufregung vollständig und erfolgt sofort Betäubung und Schläfrigkeit, meist mit Sinken der Athem- und Pulszahl. Grosse Gaben führen zu den Erscheinungen der acuten Morphinvergiftung, Morphinismus acutus, die im Wesentlichen identisch mit denen der acuten Intoxication mit Opium (Meconismus acutus) sich im Allgemeinen unter dem Bilde eines sich mehr oder weniger rasch entwickelnden comatösen Zustandes mit starker Contraction der Pupille darstellt, welcher meist zwischen 6—12 Std. entweder unter Sinken des Pulses und der Körpertemperatur und allgemeinem Collaps zum Tode führt, dem manchmal Convulsionen voraufgehen, oder nach und nach in ruhigen Schlaf übergeht, nach dessen Aufhören nicht selten Kopfweh, Hautjucken, Obstipation und Dysurie persistiren. Etwas abweichend verläuft die durch Subcutaninjection vermuthlich bei directem Eindringen in eine Vene zu Stande kommende höchst acute Intoxication, indem hier plötzliche Brustbeklemmung, Athemnoth, grosse Angst, Blässe des Gesichts und der Lippen, Irregularität des Pulses, Mydriasis, Nackenstarre, Trismus und Krampf der Gesichtsmuskeln eintreten und die Kranken plötzlich bewusstlos hinstürzen.

Auch bei Warmblütern sind die Symptome der Morphinwirkung nach kleineren Dosen Schlaf und Betäubung, häufig mit mehrere Stunden nachbleibender intellectueller Störung und Parese des Hintertheils, nach grösseren diejenigen der narkotischen Vergiftung. Erbrechen ist bei Thieren, welche brechen können, fast constant. Tauben, Hühner und Enten werden durch enorme Quantitäten Opium und Morphin, intern oder subcutan applicirt, weder betäubt, noch sonst in ausgeprägter Weise vergiftet. Die Symptome der Morphinvergiftung bei Säugethieren sind zwar nicht immer genau dieselben, doch zeigen sich meist früher oder später Zittern und Krämpfe.

Die Behandlung der Morphin- und Opiumvergiftung ist im Wesentlichen die der narkotischen Vergiftung überhaupt. Mechanische Entfernung des Giftes kann durch Brechmittel oder durch die Magenpumpe bewerkstelligt werden. Zum Ausspülen des Magens dienen zweckmässig gerbstoffhaltige Decocte, z. B. starke Kaffeeaufgüsse. Ist ausgebildetes Coma vorhanden, so sind Excitantien, innerlich starker Kaffeeaufguss, im Nothfall als Klystier, äusserlich kalte Begiessungen auf Kopf, Brust und Wirbelsäule erforderlich, im Stadium der Prostration, wenn die Respiration zu erlöschen droht, ist künstliche Respiration das einzige Mittel. Hier kann auch Sauerstoff und Faradisation des Phrenicus in Anwendung kommen. Umfangreiche Verwendung hat im Sopor auch Atropin gefunden.

Nach Massgabe der physiologischen Versuche muss Morphin als ein direct auf die Nervencentren, und zwar zunächst auf die Centren der bewussten Empfindung und der willkürlichen Bewegung im Gehirn, wenig erregendes und proportional der Dosis schwächer oder stärker herabsetzendes Mittel betrachtet werden, das in grossen Dosen Herabsetzung des respiratorischen Centrums bedingt, dessen Lähmung bei letalen Morphin- und Opiumvergiftungen Todesursache ist. Eine Wirkung auf die peripheren, motorischen und sensiblen Nervenendigungen ist nicht nachweisbar.

Die für Chloroform und andere Anästhetica nachgewiesene Verdunkelung von Hirnganglien bei directem Contacte in Körperwärme kommt auch dem Morphin zu. Die Ableitung des durch Morphin und Opium hervorgebrachten Sopors und Stupors aus dem durch Blutanhäufung in der Schädelhöhle auf das Gehirn ausgeübten Druck ist unzulässig, da in einzelnen Fällen von Opiumvergiftung bei Menschen geradezu Blutleere des Gehirns gefunden wird. Ebensowenig kann Herabsetzung des Blutdrucks die eigentliche Ursache und Parese des Sympathicus der Ausgangspunkt für die Beeinträchtigung der Hirnfunctionen sein, da im Laufe der Morphiumvergiftung Parallelismus von Blutdruckssenkung und Narkose in keiner Weise existirt und der Sympathicus stets reizbar bleibt. Die Herabsetzung des Athemcentrums, welche in späteren Stadien der Vergiftung durch Kohlensäureanhäufung im Blute die eigentliche Morphinwirkung complicirt, ist eine directe und giebt sich sehr früh durch Abnahme der Zahl und Tiefe der Athemzüge und Sinken der gesammten Athmungsgrösse und unmittelbar nach Einspritzung von Morphin in die Carotis zu erkennen. Mitunter kommt in frühen Stadien der Morphinvergiftung das Cheyne Stokes'sche Athemphänomen vor. Nur in colossalen Dosen vernichtet Morphin die Fähigkeit des Gehirns, auf elektrischen Reiz zu reagiren. Wirkung auf das Rückenmark äussern Morphin und Opium nur bei Kaltblütern durch Steigerung der Reflexaction und an die Anwesenheit des Gehirns und der Medulla oblongata nicht gebundenen Tetanus, während bei Warmblütern entweder in Folge hochgradiger Herabsetzung der Grosshirnfunction die Reflexe nur langsam ausgelöst werden, oder die Reflexerregbarkeit wirklich direct vermindert wird. Mit der Steigerung der Erregbarkeit verbindet sich leichte Erschöpfbarkeit der Rückenmarksfunction, so dass nach jedem Krampfanfalle die Reflexerregbarkeit für einige Zeit vollkommen erlischt. Centralen Ursprunges ist auch die durch locale Instillation von Atropin leicht zu beseitigende Myosis und wahrscheinlich auch die durch den Wegfall acceleratorischer Einflüsse zu Stande kommende Pulsverlangsamung. Bei Warm- und Kaltblütern überdauert der Herzschlag die Respiration und die übrigen Functionen. Bei Einwirkung grosser Dosen zeigt die an der Haut und den sichtbaren Schleimhäuten hervortretende Gefässerweiterung den herabsetzenden Einfluss des Morphins auf die vasomotorischen Funktionen. Medicinale Dosen (0,01—0,02) setzen den Gefässtonus bei gesunden und kranken Menschen, bei letzteren selbst bei sehr geschwächtem Herzen, nicht herab. Infusion von Morphin in die Venen führt zu Sinken des Blutdrucks, das jedoch weit geringer als das durch Chloralhydrat bedingte ist. In späten Stadien der Morphinvergiftung erscheint das vasomotorische Centrum stärker afficirt als das respiratorische.

Neben der Wirkung auf das Gehirn besitzt Morphin eine herabsetzende Einwirkung auf verschiedene Secretionen, besonders die des Tracheal- und Bronchialschleims, auch der Speichelsecretion, wodurch sich die bei medicinalen Dosen zu constatirende Trockenheit im Munde und Halse erklärt. Auf Beschränkung der Darmsecretion weist die auch bei medicinalen Dosen constante verstopfende Wirkung des Morphins und des Opiums, die letzterem sogar in höherem Grade als dem Alkaloide zukommt, hin, doch kommt hierbei auch Hemmung der Peristaltik durch Verminderung der Erregbarkeit der reflexvermittelnden sensiblen Nervenendigungen im Darm in Frage. Rabuteau bezeichnete das Mittel als Anexosmoticum, doch ist eine Wirkung auf die Exosmose nicht erwiesen. Auch die Abnahme der Verdauungsthätigkeit durch Morphin, welche auch bei subcutaner Application eintritt, ist vielleicht Folge von Einwirkung auf das Nervensystem. Ob es sich hier um einen durch Elimination vermittelten directen Einfluss auf die Magennerven handelt, steht dahin.

Auf den Stickstoffwechsel übt Morphin keinen oder nur einen geringen Einfluss aus. Die Kohlensäureausscheidung ist bei ausgeprägter Narkose verringert, bei Convulsionen gesteigert. Toxische Dosen Morphin setzen die Temperatur offenbar in Folge der Unthätigkeit der Muskeln constant herab. Auch bei medicinalen Dosen sinkt die Temperatur meist um einige Zehntelgrade, doch kommt mitunter auch Steigen vor, namentlich bei Melancholischen. Bei Fiebernden werden Temperatur und Pulsfrequenz nicht herabgesetzt; Morphin ist eben so wenig ein Antipyreticum wie ein Antisepticum, insofern es geradezu die Fäulniss organischer Gemische befördert. Auf die Verdauung der Eiweissstoffe wirkt es stärker hemmend als Strychnin und Veratrin.

Die Wirkung des Morphins und Opiums wird durch eine Menge von Momenten modificirt, die namentlich für die toxische und letale Dose, aber auch für die medicinale Verwendung von Bedeutung sind. Auffallend stark werden Kinder durch relativ kleine Gaben von Opium und seinen Alkaloiden afficirt.

Schon 0,01 Morphinhydrochlorid kann bei Kindern intensive Vergiftung bedingen. Die Gefährlichkeit wächst, je jünger das Kind ist, so dass z. B. bei Kindern unter $^1/_2$ Jahr schon 0,003 Morphinsalz 36stündigen Schlaf herbeiführen können. Häufig sind letale Vergiftungen bei Kindern unter 5 Jahren nach 0,01—0,02 Opium beobachtet, und bei Kindern in den ersten beiden Lebenswochen können selbst 1 Mgm. und weniger den Tod herbeiführen. Auch auf junge Thiere wirken Opiumalkaloide weit energischer als auf alte.

Nicht ganz ohne Einfluss ist auch das Geschlecht. Erbrechen, Excitation, Kopfschmerz und Schwindel treten nach Opium viel häufiger bei Frauen, Ischurie dagegen vorwaltend bei Männern auf. Kräftige Personen ertragen in der Regel mehr Opium als abgemagerte und anämische, doch giebt es Idiosynkrasien auch unter ersteren, bei denen kleine Mengen Morphin heftigen Narkotismus erregen können. Neben dieser Idiosynkrasie kommen sehr häufig andere vor, in denen Uebelkeit und Erbrechen oder Urticaria, diffuses Erythem und andere Exantheme auftreten. Bei Personen mit apoplektischem Habitus soll Opium leicht zu bedenklichen soporösen Zuständen führen.

Von dem grössten Einflusse ist die durch den längeren Gebrauch entstehende Toleranz, so dass Gaben ertragen werden, die bei Ungewohnten unfehlbar Vergiftung und selbst den Tod herbeiführen würden. Gleichzeitig findet Abstumpfung der schlafmachenden und schmerzstillenden Wirkung statt, so dass zu deren Erzielung bei Kranken stets höhere Gaben nothwendig werden.

Die Gewöhnung von Opium und Morphin, wobei mitunter ganz colossale Einzeldosen (1,0—2,0 Morphin subcutan) tolerirt und im Laufe der Jahre mehrere Pfunde Morphin consumirt werden können, ist an kein Lebensalter gebunden, und kommt selbst bei Säuglingen zu Stande. Zu completer Immunität kommt es nicht, da erheblich grössere Dosen als die zuletzt eingeführten und bei Aufgabe der Gewohnheit selbst die gewöhnlichen toxischen Gaben heftige acute Vergiftungserscheinungen hervorrufen können. Bekannt ist die Benutzung des Opiums als narkotisches Genussmittel bei den verschiedensten orientalischen Völkern, wo Opium entweder in Pillenform im Zusatz von Süssigkeiten gegessen oder in eigenthümlicher Weise als sog. Chandu geraucht wird. Auch in Europa und Nordamerika kamen schon früh sog. Opiophagen vor, am meisten in England. Selten ist das Morphium intern in ähnlicher Weise gemissbraucht, dagegen ist die Subcutaninjection in den letzten 20 Jahren die Ursache einer sehr verbreiteten Leidenschaft geworden, welche unter dem Namen der Morphiumsucht oder Morphiomanie bekannt ist. Die Leidenschaft entwickelt sich meist bei Personen, welche ursprünglich Morphininjectionen als schmerzstillendes Mittel in kleinen Dosen gebrauchen, von denen sie sich nur schwer wieder entwöhnen können. Die Morphiumsucht entspricht im Wesentlichen der Opiophagie, und namentlich sind die schlimmen Erscheinungen, die man bei dem Entziehen des gewohnten Morphins beobachtet, die sog. Morphiuminanitionssymptome, vollkommen dieselben, während in der Regel eigentliche Symptome chronischer Vergiftung (hochgradige Abmagerung, Schlaffwerden, intensive Störungen der Verdauung, anfangs hartnäckige Obstipation, später Diarrhöe und Dysenterie, Verfall der körperlichen und geistigen Kräfte, Schwindel, Kopfschmerz, Zittern, Neuralgien, Insomnie, schliesslich Blödsinn und Paralyse) nicht so ausgeprägt hervortreten und sich meist auf schlaffe und welke Haut, Verminderung der Speichelsecretion, Vermehrung des Schweisses, Abnahme der Muskelkraft, etwas Tremor und Pupillenverengung beschränken. Viel schwerer sind die Erscheinungen nach dem plötzlichen Sistiren der Morphiumzufuhr, wonach es in einigen Stunden zu Frösteln, Gähnen, Kopfschmerz und qualvollen Neuralgien, ferner zu Diarrhöen, oft auch zu Erbrechen und constant zu Schlaflosigkeit kommt, welche 4—5 Nächte anhält. In schwereren Fällen entwickelt sich bis 40 Stunden dauernde acute maniakalische Aufregung mit nachfolgendem Hallucinireu und Steigerung des Tremor. Der schwerste Symptomencomplex ist der Collaps, der mitunter nach prodromaler Störung der Articulation zu einer Zeit auftritt, wo die schwersten Abstinenzsymptome, wie Brechen und Durchfälle, verschwunden sind und in welchem der Tod eintreten kann. Man hat deshalb die für Morphiumsüchtige empfohlene plötzliche Entziehungscur wegen der intensiveren Inanitionserscheinungen mit allmäliger Entziehung (Entwöhnung) meist vertauscht. Bei beiden Methoden sind Rückfälle in die alte Gewohnheit ausserordentlich häufig.

Sehr viele Krankheiten modificiren die Dosis der Opiaceen, namentlich manche Neurosen, insbesondere Tetanus, Delirium tremens, Strychnin- und Atropinvergiftung, Hydrophobie und Psychosen (Melancholie, Manie).

Das Morphin unterliegt im Organismus keiner totalen Destruction. Bei damit vergifteten Thieren findet es sich stets im Harn, in welchem es auch beim Menschen sowohl in Vergiftungsfällen als auch bei Morphiumsüchtigen nachgewiesen werden kann.

Bei Subcutaninjection wird Morphin in grösseren Quantitäten durch die Magenschleimhaut ausgeschieden. Ein Theil des Morphins verändert sich im Organismus und wird hauptsächlich als Oxydimorphin ausgeschieden, auf dessen Bildung in grösseren Mengen vielleicht die Abstinenzerscheinungen bei Morphiumsüchtigen zu beziehen sind.

Von den Nebenalkaloiden des Opiums ist eine hypnotische Wirkung mit Sicherheit dem Narceïn, Cryptopin, Opianin, Metamorphin und Papaverin eigen, während Thebaïn, Laudanin und Laudanosin durch Steigerung der Reflexerregbarkeit Tetanus hervorrufen. Neben diesen tetanisirenden Alkaloiden finden sich andere, wie Codeïn, Protopin und Hydrocotarnin, die durch Erregung im Gehirn und im verlängerten Marke belegener motorischer Centren krampfhafte Muskelbewegungen und klonische und tonische Krämpfe erregen. Eigenthümlich ist es, dass auch den krampferregenden Opiumalkaloiden herabsetzende Wirkung auf das Grosshirn zukommt, während verschiedene hypnotische Nebenalkaloide geringe krampferregende Beiwirkung zeigen. Am ausgesprochensten sind die hypnotischen Wirkungen beim Codeïn, welches in kleinen Dosen rein hypnotisch, in grossen dagegen nach Art des Pikrotoxins wirkt, aber selbst dem tetanisirenden Thebaïn fehlt herabsetzende Wirkung auf die Sensibilität nicht. Die obstipirende Action des Morphins kommt nur wenigen anderen Opiumstoffen zu.

Das reinste hypnotische Alkaloid des Opiums ist Narceïn, doch bedarf es beim Menschen zur Hypnose mindestens 0,25. Der dadurch bei Hunden herbeigeführte Schlaf hinterlässt keine nachtheiligen Folgen, namentlich nicht das nach Morphin hervortretende Verstörtsein und Gelähmtsein der hintern Extremitäten. Auf die Digestion wirkt Narceïn im Allgemeinen nicht störend ein, dagegen theilt es mit dem Morphin die retardirende Action auf den Stuhl, und die vermindernde Wirkung auf die Bronchialsecretion. Nebenwirkungen hat Narceïn selbst in Dosen von 0,1—0,2 nicht. Im Narceïnschlafe werden Puls und Athemfrequenz herabgesetzt, bei längerer Dauer auch die Temperatur; Myose ist nicht vorhanden, auch ist die Reflexerregbarkeit weniger herabgesetzt als im Morphinschlafe. Bei längerem Gebrauche von hypnotischen Gaben findet Abstumpfung statt; Kinder toleriren Narceïn sehr gut. Bei interner Einführung wird Narceïn bis auf einen kleinen, mit den Fäces abgehenden Theil vorzugsweise durch Harn und Galle eliminirt.

Das Cryptopin bewirkt beim Menschen zu 0,06 Hypnose mit Athembeschleunigung und Mydriasis und ist in dieser Beziehung etwa doppelt so stark wie Narceïn und 4mal so schwach wie Morphin. Opianin und Metamorphin wirken genau wie Morphin, dagegen bewirkt Narkotin erst zu 1,0—2,0 Hypnose und bildet den Uebergang zu den convulsionserregenden Opiumbasen, indem es bei Fröschen die Reflexerregbarkeit stark steigert. Auf Tauben wirkt es giftiger als Morphin. In den Harn geht es über. Vorwaltend hypnotische Wirkung scheint beim Menschen Papaverin (in Dosen von 0,03—0,08) zu besitzen, das nur in Spuren in den Harn übergeht. Von nicht alkaloidischen Opiumstoffen wirkt Meconin subcutan zu 0,03—0,12 sedativ und hypnotisch; intern ist selbst 1,0 ohne hypnotischen Effect.

Codeïn erregt in kleinen Dosen bei Warmblütern Schlaf (z. B. zu 0,05 Codeïnhydrochlorid), doch ist der Schlaf nie so tief wie der Morphinschlaf, die Sensibilität nie so sehr gesunken und das Erwachen rascher und ohne intellectuelle Störungen oder Erschrecken, auch persistirt dabei keine Lähmung des Hintertheils. Das Bild der Intoxication beginnt mit Senken des Kopfes, dann folgt zunehmendes Zittern, plötzliches Zusammenschrecken, Dehnen und Strecken, spasmodisches Zucken der Bulbi und Lippen, selten masticatorischer Krampf, Rückwärtsgehen und Reitbahnbewegung, Prominenz der Bulbi, Unruhe, vermehrte Athemfrequenz und Schwäche, hierauf ein Anfall von Opisthotonos mit unterdrückter Respiration und abwechselnde tonische und klonische Krämpfe (Schwimm- oder Trottbewegungen, Stosskrämpfe), als deren Ausgang allgemeine Adynamie eintritt. Codeïn ist gefährlicher als Morphin, indem es in grösseren Gaben bei Thieren leichter Krämpfe und Erstickung herbeiführt. Beim Menschen bedingen grössere Dosen Aufstossen, heftige Magenschmerzen, Brechreiz, Salivation, Eingenommenheit und Hitze des Kopfes, Druck in Stirn und Schläfen, Ohrenklingen, Gesichtsschwäche, Sinken der Pulsfrequenz, mehrstündiges Zittern am ganzen Körper, Schläfrigkeit und Langsamkeit der Ideenassociation, die noch am Tage nach dem Einnehmen persistiren kann. Bei Kindern können auch Convulsionen eintreten. Codeïn wirkt in kleinen Dosen weder obstipirend noch verdauungsstörend, wohl aber stillt es das Hungergefühl. Es geht in den Harn über. Chloralhydrat verhütet bei Thieren die Krämpfe höchstens in einfach letaler Dosis.

Hydrocotarnin, das sich in seiner Giftigkeit zwischen Codeïn und Morphin stellt, bedingt soporöse Narkose mit Convulsionen oder Opisthotonos.

Das vorzüglichste krampferregende Opiumalkaloid ist das Thebaïn, das sowohl bei Fröschen als bei Säugethieren von den verschiedensten Applicationsstellen aus Tetanus mit nachfolgender Paralyse bewirkt. Chloralhydrat hebt bei Kaninchen die krampferregende Wirkung doppelt letaler Dosen der Thebaïnsalze auf und rettet das Leben selbst bei 6fach letaler Dosis; Morphin und Atropin heben die Thebaïnkrämpfe nicht auf. Beim Menschen ist Thebaïn nur schwach giftig, beim Erwachsenen selbst zu 0,4 nicht toxisch, Kinder toleriren 0,1. Thebaïn wirkt weder verstopfend noch die Harnsecretion störend, steigert aber die tägliche Harnstoffausscheidung. Bei subcutaner Injection wirkt es stark schmerzstillend, selbst mehr als Morphin. Bei vergifteten Thieren erscheint Thebaïn nicht im Harn.

Dem Thebaïn analog wirken Laudanin, das giftiger als Morphin und Codeïn, dagegen weniger giftig als Thebaïn ist, und das 3mal schwächere Laudanosin. Letzteres erhöht in kleinen Dosen durch Erregung des vasomotorischen Centrums und der beschleunigenden Nerven Blutdruck und Pulsfrequenz, die es in grösseren durch directe Schwächung der Herzkraft herabsetzt.

Meconsäure und Natriummeconat sind ohne giftige Wirkung. Die Säure geht als solche in den Harn über.

Als Medicament kommt das Opium und seine Alkaloide in erster Reihe in Betracht zur Herabsetzung der Erregung der Nervencentra, und zwar theils zur Herbeiführung von Schlaf in allen Fällen, wo Insomnie Leben oder Gesundheit gefährdet, sei es bei idiopathischer nervöser Schlaflosigkeit oder bei Agrypnie im Verlaufe acuter oder chronischer Krankheiten, theils bei Störungen der Gehirnfunction, sowohl mit exaltativem als mit depressivem Charakter.

Die Opiate sind die besten und sichersten Hypnotica, die nur den Uebelstand haben, dass sie bei längerem Gebrauche stets Erhöhung der Dosis erfordern und Retardation des Stuhlganges bewirken. Nur wo es sich darum handelt, sehr rasch Schlaf herbeizuführen, stehen sie dem Chloralhydrat nach, und in einzelnen Fällen, wenn nach dem Gebrauche kleiner Dosen Kopfschmerz oder Dysurie beim Erwachen auftreten, müssen andere Hypnotica gegeben werden. In einzelnen Fällen von nervöser Insomnie, besonders in Folge geistiger Ueberanstrengung, leistet Bromkalium mehr. In chronischen und acuten Krankheiten bewähren sich Opium und Morphin als Schlafmittel besonders da, wo die Schlaflosigkeit Folge von Steigerung der Sensibilität ist, und bei vorhandenen Schmerzen und bei gesteigerter Sensibilität der Respirationsschleimhaut liefern Opiaceen bessere Resultate als Chloralhydrat und andere Hypnotica. Nur bei acuten febrilen Zuständen, wo die Insomnie aus der hohen Fiebertemperatur erklärt wird, leisten sie in der Regel wenig.

Bei Psychosen kommen Opiate nicht bloss als Schlafmittel und als Beruhigungsmittel intercurrenter Excitationszustände bei chronischen Affectionen, sondern geradezu als Heilmittel bei acuten Leiden, besonders Melancholia activa und vielen puerperalen Seelenstörungen, in methodischer Darreichung grösserer Gaben (zuerst täglich 2mal 0,06, dann nach und nach bis 0,2—0,4 2mal täglich während mehrerer Wochen) in Anwendung. Es kommen danach weder Vergiftungssymptome noch Ernährungsstörungen zur Erscheinung, der Stuhl bleibt regelmässig und wird bei grösseren Gaben selbst manchmal diarrhoisch, dabei bessern sich die Hallucinationen, Angstgefühle und Wahnvorstellungen schwinden. An die reinen Psychosen schliessen sich diverse Intoxicationen mit dem Charakter starker cerebraler Aufregung, vor allem Delirium tremens, wo keine Complication mit acuten entzündlichen Zuständen besteht und nicht stärkeres Gesunkensein der Kräfte die Anwendung von Reizmitteln nothwendig macht. Von acuten mit Exaltation verbundenen Intoxicationen sind besonders die Vergiftungen mit Belladonna, Datura und Hyoscyamus hervorzuheben, in denen die Aufregung durch subcutane Morphininjection manchmal rasch beseitigt wird.

Es reihen sich hieran Delirien im Verlaufe verschiedener acuter Krankheiten. Man verwirft im Ganzen Opium bei Fieberdelirien auf der Höhe acuter entzündlicher Krankheiten, während man es bei Inanitionsdelirien mit Recht neben excitirenden Mitteln (Wein) in Anwendung bringt. Auf der Beseitigung solcher Delirien beruht die mehrfache Empfehlung des Opiums im Typhus. Die früher herrschende Furcht vor Opium beim Typhus ist ebenso wenig gerechtfertigt wie bei acut entzündlichen Zuständen der Centralorgane des Nervensystems und ihrer Häute. Im Gegentheil kann Opium mit vorzüglichem Erfolge in passenden Fällen sowohl bei Meningitis cerebralis als bei Meningitis cerebrospinalis benutzt werden.

An die hypnotische Anwendung der Opiaceen schliesst sich ihr Gebrauch zur Verlängerung der Chloroformnarkose. Subcutane Morphininjection, während der Chloroformnarkose ausgeführt, verlängert letztere 8—12 Stunden, und empfiehlt sich bei solchen langwierigen Operationen, welche die Erneuerung der Chloroforminhalation sehr erschweren, z. B. Resection des Oberkiefers. Ausserdem dient Morphin bei der Chloroformnarkose auch noch dazu, das Excitationsstadium, insbesondere bei Säufern, durch eine 10 Minuten vor der Einathmung gemachte Subcutaninjection zu verhindern, wodurch theils die zur Narkose erforderliche Chloroformmenge sehr verringert wird, theils die im Beginn der Inhalation sonst vorkommenden Reflexstillstände der Athmung und des Herzens wegfallen, theils die Blutdrucksenkung verringert wird. Sinken des Blutdrucks wie bei der gewöhnlichen Chloroformnarkose findet nicht statt. Die Dauer der Narkose wird auch bei diesem Verfahren verlängert. Nimmt man wenig Morphin (0,01—0,02), so lässt sich durch kleine Mengen Chloroform ein Zustand von Analgesie mit Integrität des Bewusstseins, der Sinnesthätigkeiten und der Willkürbewegung herbeiführen, der zur Vornahme kleinerer Operationen, besonders geburtshülflicher, ausreichend erscheint.

Eine zweite Hauptanwendung der Opiaceen besteht in Beschwichtigung schmerzhafter Affectionen, wobei die Herabsetzung der Perception äusserer Eindrücke durch das Mittel als Hauptgrundlage der Wirkung angesehen werden muss.

Als Anodynum nehmen die Opiaceen und insbesondere Morphin unbestritten den ersten Platz ein; ihr alter Ruhm hat sich durch die Einführung der subcutanen Injection noch erheblich vermehrt. Das letztere Verfahren bewährt sich besonders bei Neuralgien, wo es nur höchst ausnahmsweise keinen palliativen Effect zeigt, während es namentlich in frischen Fällen sehr häufig zu radicaler Heilung führt. Der Erfolg ist völlig unabhängig von der betroffenen Nervenbahn und von den causalen Momenten und macht sich sowohl bei Neuralgien peripherischen als bei solchen centralen Ursprungs geltend. Am meisten Nutzen schaffen die Subcutaninjectionen, wenn sie an den Valleix'schen Druckpunkten ausgeführt werden. An die Benutzung bei Neuralgien reiht sich die Verwendung bei Gürtelrose und Migräne, Colica hepatica und Bleikolik, bei welcher Opium zu 0,05—0,1 stündlich bis dreistündlich innerlich ein Hauptmittel, das für sich allein oft zur Heilung des Krankheitszustandes führt und namentlich nie die Verstopfung steigert, darstellt.

Wie bei periodischen Schmerzen bewährt sich die anodyne Wirkung der Opiaceen auch bei nicht paroxystischen Schmerzen, so namentlich auch bei rheumatischen und acut entzündlichen Affectionen (Pneumonie, Pleuritis, Meningitis), wobei die Mittel selbst auf der Höhe des Fiebers Schmerzlinderung herbeiführen, ohne hypnotisch zu wirken. Es gilt dies sowohl für Rheumatismus acutus als für Pneumonie, Pleuritis, Peritonitis, Meningitis cerebralis und cerebrospinalis, wo das Mittel auf der Höhe des Fiebers nur ausnahmsweise, d. h. wegen excessiver Schmerzen oder äusserst heftiger nervöser Symptome gegeben werden darf, wohl aber nach Ablauf des Fiebers oder bei mässigem Fieber. Beim acuten Rheumatismus ist Opium durch Salicylsäure verdrängt. Sehr günstige Effecte geben Opium und Morphin bei chronisch verlaufenden schmerzhaften Affectionen bei Skirrhen und Carcinomen, bei Cystitis chronica und vielen anderen chirurgischen Krankheiten. Zur localen Anästhesirung behufs Vornahme kleiner schmerzhafter Eingriffe, z. B. Incisionen, Aetzung mit Arg. nitr. oder Ferr. candens, ist die subcutane Morphiuminjection durch Cocaïn, Methylchlorid und ähnliche Mittel verdrängt.

In dritter Reihe steht die Benutzung der Opiate zur Minderung von bestehendem Hustenreiz, was ihre Anwendung sowohl in acut entzündlichen als in chronischen Respirationskrankheiten nicht selten indicirt, wo sie gleichzeitig durch Beschränkung der Secretion gute Dienste leiste. Auch Phthisis und selbst hektisches Fieber contraindiciren Opiate nicht. Sehr günstige Wirkungen haben Opium und Morphin in nicht zu kleinen Dosen beim Asthma und bei Oppression der Brust überhaupt, hier wohl durch directe Einwirkung auf das Athemcentrum. Man rühmt Morphin subcutan gegen Sommer- und Herbstkatarrh, auch zum Coupiren von Schnupfen.

Eine vierte Kategorie von Krankheiten, welche in Betracht kommen, sind spastische und convulsivische Neurosen, wobei indess Opiate keineswegs gleich sicher wie bei Neuralgien wirken. Am besten wirken sie bei Eclampsia parturientium, wo bisweilen subcutane Morphinapplication die Krämpfe aufhebt, wenn Chloralhydrat seine Wirkung versagt, bei urämischen Convulsionen, Krampfwehen, Blepharospasmus nach Hornhautentzündungen oder Verletzung des Auges, auch bei Myospasmen in Amputationsstümpfen und bei Wadenkrämpfen im Verlaufe von Cholera nostras, minder günstig bei Tetanus, Trismus, Epilepsie, hysterischen Convulsionen und Chorea. Bei schmerzhaften Nachwehen und zur Verhütung von Abortus bei vorzeitigen Uterincontractionen leistet Morphiuminjection oft Vorzügliches.

Endlich findet Opium mit seinen galenischen Präparaten, weniger die Alkaloide, ausgedehnte Anwendung zur Herabsetzung der peristaltischen Bewegung, bei Erbrechen, Diarrhöen, Cholera nostras, Ruhr und entzündlichen Affectionen des Bauchfells und der Eingeweide (z. B. Typhlitis), wo es darauf ankommt, den Darm in absoluter Ruhe zu halten.

Als Mittel bei Erbrechen, dessen günstige Erfolge theilweise auf Herabsetzung der Sensibilität der Magennerven beruhen, ist Opium in kleinen Gaben zu benutzen. Man gebraucht es bei Hyperemese durch zu starke Dosen von Brechmitteln, oder bei dem nach Intoxication mit kaustischen Substanzen zurückbleibenden Vomitus, auch beim Erbrechen der Trinker und der an tieferen Magenleiden laborirenden Personen, endlich auch bei sympathischem Erbrechen bei Erkrankung verschiedener Abdominalorgane. Als Antidiarrhoicum dient Opium, namentlich bei Erkältungsdurchfällen gesunder Personen, bei chronischen oder subacuten Darmkatarrhen mit Follicularverschwärung und bei Diarrhöe der Phthisiker. Als Contraindication sind Verdauungsstörungen zu betrachten, da Opium in der Regel vorhandene Appetitlosigkeit verschlimmert. Bei Dysenterie wird Opium von Einzelnen als schädlich hingestellt, indem es die im Darmcanale vorhandenen Absonderungen der Geschwüre retinire und zur Aufsaugung derselben Veranlassung gebe, doch ist es in schweren Fällen als das das Uebermaass der Entleerungen, die Kolikschmerzen und den Tenesmus am besten beseitigende Mittel unentbehrlich. Ruhrkranke ertragen sehr oft ausserordentlich grosse Gaben Opium. Bei Peritonitis bewirkt Opium neben Sistirung der Peristaltik Herabsetzung des Schmerzes und Schlaf. Bei Typhlitis und Perityphlitis, sowie bei Entzündung des wurmförmigen Fortsatzes ist Opium das am günstigsten wirkende Medicament, welches bei strenger Diät und Ruhe zur Beseitigung der genannten Leiden führt. Bei diffuser Perforationsperitonitis ist Opium unentbehrlich, um die dabei bestehenden heftigen Schmerzen zu calmiren. An diese Affectionen reihen sich auch schwere Verletzungen der Eingeweide, sowie extreme Fälle von Darminvagination, Volvulus, Ileus und incarcerirten Hernien, wo man oft vor und statt der Operation bis 0,6 stündlich darreicht.

Besonders hervorgehoben werden muss, dass das Opium als Palliativum und zum Zwecke der Euthanasie bei allen schmerzhaften oder mit Krampf oder Aufregung verbundenen unheilbaren Leiden in Gebrauch gezogen wird. Von der Verwendung des Opiums und Morphins als Heilmittel bei Diabetes ist man zurückgekommen, weil es zwar den Durst lindert und die Zuckermenge herabsetzt, aber die Verdauung stört und das Allgemeinbefinden nicht bessert.

Man giebt das Opium zu 0,01—0,15, als schlafmachendes Mittel gewöhnlich zu 0,05; höhere Dosen sind bei Tetanus und Delirien gebräuchlich, wo die Verzettelung der Gesammtgabe in kleine Einzeldosen überhaupt unzweckmässig ist. Die beste Form ist die der Pulver oder Pillen. Die Maximalgabe beträgt 0,15 pro dosi und 0,5 pro die. Im Allgemeinen ist vor den kleinen Dosen (unter 0,03) bei Erwachsenen, wenn man damit Hypnose erzielen will, zu warnen, da sie häufig Unruhe und Insomnie erzeugen. Bei Kindern ist Opium möglichst zu vermeiden, namentlich in den ersten Lebenswochen.

Die äusserliche Verwendung des Opiums, vorzugsweise zu örtlichen Zwecken üblich, geschieht fast in allen Formen, doch werden hier meist die Präparate bevorzugt. Man benutzt Opium zu Zahnpillen (selbst pur), in Klystieren (entweder emulgirt oder mit Haferschleim subigirt, in nicht grösseren Dosen als bei interner Application), Suppositorien und Mastdarmpillen (0,1—0,2 mit Seife oder Ol. Cacao), Vaginalkugeln (in derselben Art gemacht), Augenpulvern (mit 10 Th. Calomel oder Zucker). Opiumrauchen hat Empfehlung bei Asthma gefunden, wobei man entweder eine Opiumpille mit Tabak rauchen liess oder mit Opium getränkte Tabaksblätter anwendete.

Bei der Verordnung des Opiums wie auch seiner Präparate ist es bei der Angst, welche manche Patienten vor dem Mittel haben, nicht unzweckmässig, Nebenbenennungen (Meconium, Laudanum) im Recepte zu gebrauchen. Ist längere Darreichung nothwendig, so kann man der zu befürchtenden Toleranz durch periodisches Aussetzen begegnen; auch ist nicht unzweckmässig, von Zeit zu Zeit ein anderes Hypnoticum zu benutzen.

Präparate:

1) ***Pulvis Ipecacuanhae opiatus**, P. I. compositus, Pulvis Doveri, P. alexiterius; **Dover'sches Pulver**. Opium, Ipecacuanha ää 1, Milchzucker (nach Ph. Au. Zucker) 8. In 10 Th. ist somit 1 Th. Opium enthalten. Dient besonders als Schlafpulver zu 0,5—1,0 pro dosi und gilt als schweisstreibend und Obstipation verhütend.

2) ***Extractum Opii**, Extr. Opii aquosum s. gummosum, Extr. thebaicum aquosum, Opium depuratum; **Opiumextract**, Mohnsaftextract. Trocknes wässriges Macerationsextract, rothbraun, in Wasser trübe löslich. Es soll 17 % Morphin enthalten, wonach es etwa doppelt so stark wie Opium ist. Man wendet es stets statt desselben an, wo Opium innerlich oder äusserlich (z. B. in Collyrien, Injectionen) in wässriger Lösung gereicht werden soll. Natürlich kann man es auch intern in Pulver- oder Pillenform verwenden. Maximalgabe 0,15 pro dosi und 0,5 pro die (Ph. Austr. 0,1 pro dosi, 0,4 pro die).

3) ***Tinctura Opii simplex**, Tinct. thebaica s. Meconii s. anodyna simplex; **einfache Opiumtinctur**. Dunkelrothbraune, nach Opium riechende und bitter schmeckende, mit verdünntem Weingeist und Wasser bereitete, Macerationstinctur, welche in 10 Th. das Lösliche von 1 Th. Opium enthält. Sie wird als Stypticum zu 5—10, als Hypnoticum zu 10—20 Tr. verordnet. In praxi wird sie meist durch die folgende ersetzt. Mit ää Linimentum saponato-camphoratum bildet sie das Linimentum Opii Ph. Br. Sie dient auch zur Darstellung von Cigarrettes opiacées (bei Asthma). Maximalgabe 1,5 pro dosi und 5,0 pro die.

4) ***Tinctura Opii crocata**, Laudanum liquidum Sydenhami, Vinum paregoricum, Vinum Opii aromaticum; **Safranhaltige Opiumtinctur**. Aus 15 gep. Opium, 5 Safran und ää 1 Th. Nelken und Zimmt mit ää 75 Spir. dil. und Wasser bereitet; dunkelbraungelb, verdünnt rein gelb von safranähnlichem Geruche und bitterem Geschmacke. Die Ph. Austr. hat keine Nelken, sondern extrahirt 15 Opium und 2 Crocus mit 165 Aq. Cinnamom. und 15 Aq. dest. 10 Th. enthalten das Lösliche aus 1 Th. Opium, so dass 20 Tr. 0,1 Opium entsprechen. Innerlich als stuhlverstopfendes Mittel zu 2—6 Tropfen, als Hypnoticum zu 10—20 Tropfen, entweder pure oder mit Syrup oder in Mixturen. Höchste Einzelgabe 1,5, höchste Tagesgabe 5,0. Aeusserlich für sich oder mit 1—2 Th. Aq. dest. verdünnt bei scrophulöser Conjunctivitis mit Lichtscheu und Hornhauttrübungen, eingepinselt oder eingeträufelt. Auch als Zusatz zu Linimenten, Salben und Einspritzungen. Zum Klystier nimmt man 5—10—20 Tr.

5) **Tinctura Opii benzoica**, Elixir paregoricum, Tinct. Opii camphorata, Tr. Camphorae composita; **Benzoëhaltige Opiumtinctur**. Aus ää 1 Opium und Anisöl, 2 Campher und 4 Benzoësäure mit 192 Th. Spir. dil. bereitet, bräunlichgelb, nach Anisöl und Campher riechend, kräftig aromatisch, süsslich schmeckend, sauer reagirend. Enthält in 100 Th. das Lösliche von $^1/_2$ Th. Opium. Innerlich zu 20—60 Tropfen rein oder in Syrup, auch mit Aq. Amygdal. amar., besonders bei chronischer Bronchitis und Hustenreiz; bei Kindern zu 5—10 Tr.

Aus Opium dargestellte Präparate waren früher in grosser Menge officinell. Das berühmteste ist der in älterer Zeit als Universalmittel dienende Theriak, Electuarium Theriaca s. theriacale, s. Confectio Opii s. Theriaca Andromachi, eine Latwerge aus Opium, Eisenvitriol, Meerzwiebel und Excitantien und Gewürzen. Eine ähnliche complicirte Pillenmasse bilden die Pilulae de Cynoglosso (mit Hyoscyamus) verschiedener Phkpp. In einzelnen Ländern, namentlich in Grossbritannien und Nordamerika finden noch die sog. Black drops, Tinctura Opii acetosa s. nigra s. Liquor Opii sedativus Battleyi s. Acetum Opii, mit Essig bereitet, welche die oben aufgeführten Tincturen an Stärke weit übertreffen, indem sie schon in 2 Th. das Lösliche von 1 Th. Opium enthalten, Anwendung. In vielen Ländern ist ein aus Opiumextract bereiteter schlafmachender Syrup, Syrupus opiatus, Opiumsyrup, der meist in 1000 Syrupus simplex 2 Opiumextract enthält, und thee- bis esslöffelweise mehrmals täglich gegeben wird, officinell. Das noch in vielen Phkpp. enthaltene Emplastrum Opii ist durch bessere schmerzlindernde Mittel aus der ärztlichen Praxis ganz verdrängt.

6) ***Morphinum hydrochloricum; Morphinhydrochlorid,** salzsaures Morphin, chlorwasserstoffsaures Morphin, $C_{17}H_{19}NO_3 HCl + 3 H_2O$. Weisse, seideglänzende Nadelbüschel oder Würfel von neutraler Reaction und sehr bitterem Geschmacke, die sich in 20—25 kochendem Wasser, in 50 Weingeist, in 20 Glycerin und in 8000 fettem Oel lösen. Das beste Morphinsalz, das keinerlei Zersetzung unterliegt und vermöge seiner krystallinischen Beschaffenheit bessere Gewähr der Reinheit leistet als z. B. Morphinacetat.

Zum inneren Gebrauche wird es in Dosen von 0,005—0,03 gegeben. Die höchste Einzelgabe ist 0,03, als Tagesgabe 0,1 (Ph. Au. 0,12), welche Gaben bei acquirirter Toleranz oder bei Tetanus und diversen Exaltationszuständen in praxi nicht selten überschritten werden müssen. Bei Kindern sind 0,0005 bis 0,001 als erlaubte Dosis zu bezeichnen. Man beginne in Fällen, wo längerer Gebrauch vorauszusehen ist, mit einer möglichst niedrigen Gabe. Man giebt es in Pulvern (mit Zucker, bei Tendenz zu Erbrechen mit Brausepulver), in Pillen (mit Eibischpulver oder Succ. Liquir. depurat.) oder in der Form der Gelatina in lamellis (mit 0,015 im Quadrat). Auch in Lösung mit verdünntem Weingeist, Wasser oder Zuckersyrup angefertigt, ist das Salz anwendbar.

Aeusserlich ist die gebräuchlichste Form der Anwendung die subcutane Injection. Man benutzt das Salz in 2 % wässriger Lösung oder in 5 % Lösung in erwärmtem Glycerin und Wasser. Die Dosis schwankt zwischen 0,002 und 0,02, welche letztere Dosis in der Praxis nicht selten bei längerem Gebrauche überschritten wird. Als Anodynum bei Neuralgien u. s. w. kann man auch Glycerinlinimente (1 : 20—50) anwenden. Zum Klystier ist die zum inneren Gebrauche dienende Gabe zu benutzen, doch giebt man meist den Opiumtincturen den Vorzug. Zu schmerzlindernden Zwecken dient es auch in Stuhlzäpfchen (mit 0,02) oder Vaginalkugeln. Zu Zahnwehtropfen ist Lösung in Kreosot empfehlenswerth.

Man verbindet das Morphinhydrochlorid nicht selten mit andern Narkotica, z. B. bei Neuralgien mit Atropin, als Sedativum mit Chloralhydrat oder Blausäure. Bei der Verordnung sind alle Abscheidung von Morphin oder Bildung eines unlöslichen Präcipitates bewirkenden Substanzen zu meiden. Dahin gehören die Salzbildner, Alkalien und kohlensauren Alkalien, alkalische Erden und Metallsalze. Statt des Morphinhydrochlorids wird in einzelnen Ländern vielfach wegen seiner Leichtlöslichkeit in Wasser (1 : 14,5) und der Haltbarkeit seiner Lösungen das Morphinsulfat, Morphinum sulfuricum, zu Subcutaninjection verordnet. In älterer Zeit war das gebräuchlichste Salz das Morphinacetat oder essigsaure Morphin, Morphinum aceticum. Da das Salz bei längerer Aufbewahrung Essigsäure verliert und sich theilweise in Morphin verwandelt, das sich sowohl aus wässriger als aus weingeistätherischer Lösung absetzt und als Bodensatz in Tropfenmixturen leicht Gefahren bedingen kann, ist es unzweckmässig. In Deutschland wird bei dessen Verordnung zu Subcutaninjectionen Morphinhydrochlorid dispensirt. In England ist auch das leichtlösliche, aber entbehrliche Morphinum meconicum officinell.

Codeïnum phosphoricum; Kodeïnphosphat. — Das Codeïn wird zum Ersatze des Morphins als Hypnoticum bei Insomnie, als schmerzlinderndes Mittel bei Cardialgie und visceralen Neuralgien, auch bei sonstigen schmerzhaften Affectionen der Eingeweide und bei peripheren Neuralgien, besonders aber als Sedativum bei Krankheiten der Respirationsorgane (Bronchitis, Pneumonie,

Hustenreiz, Keuchhusten), ferner als beruhigendes Mittel bei tobsüchtigen Erregungszuständen, bei massenhaftem Auswurf und Diarrhöen der Phthisiker zur Beschränkung der Hypersecretion und gegen Ohrentönen benutzt. Es hat den Vorzug vor Morphin, dass die Gewöhnung an das Mittel weit langsamer eintritt und dass es weder Obstipation noch Verdauungsstörungen macht. An Stelle des früher üblichen Alkaloids, das man intern zu 0,015—0,05 in Pulvern, Pillen oder in Syrup verordnet, wird jetzt das Kodeïnphosphat gebraucht, das feine, weisse, bitterschmeckende Nadeln, die sich leicht in Wasser, schwer in Weingeist lösen, bildet. Man verordnet es intern zu 0,025—0,05 in Pulvern, Pillen oder Lösung, bei Kindern viel in Syrup, 3—5mal täglich, bei Tobsüchtigen auch in denselben Dosen subcutan. Bei Säuglingen giebt man 1 Mgm., bei 4jährigen Kindern 6 Mgm. Man hüte sich vor den zu hoch gegriffenen Maximalgaben (0,1 pro dosi, 0,4 pro die!). Namentlich wird das nicht ungefährliche Mittel in der Kinderpraxis stets nur mit Vorsicht zu verwenden sein. Schon 0,01 kann bei Kindern gefährliche Narkose bedingen.

Von sonstigen Opiumstoffen ist das Narceïn eine Zeit lang als Hypnoticum, besonders bei einfacher Insomnie, bei Phthisikern und bei Kindern, und als Sedativum viel in Gebrauch gewesen; doch sind die Effecte weit weniger constant als die des Morphins. Andererseits ist wegen der geringen Nebenerscheinungen beim Narceïn der Versuch des Mittels bei Schwerkranken oder solchen Personen, welche Morphin oder Opiumpräparate nicht ohne Nebenerscheinungen gebrauchen können, wohl gerechtfertigt, zumal in Fällen, wo gleichzeitig obstipirende Wirkung des Mittels oder Beschwichtigung bestehenden Hustenreizes (bei Phthisikern) erwünscht ist. Wiederholt ist Narceïn zur Verlängerung der Chloroformnarkose empfohlen. Man giebt das Alkaloid als Hypnoticum innerlich zu 0,06—0,2 mehrmals täglich in Pulverform und zu 0,03 subcutan in angesäuerter Lösung (am zweckmässigsten 0,3 Narceïn in 4,5 erwärmtem Glycerin, mit 0,1 Salzsäure und Aq. dest. q. s. ad 6,0).

Das Papaverin ist in Form des Papaverinum hydrochloricum zu 0,04 in 60 Tropfen Wasser als Hypnoticum bei Geisteskranken und namentlich wegen der gleichzeitig danach eintretenden Muskelrelaxation bei aufgeregten tobsüchtigen Kranken, denen man, da die Wirkung erst spät eintritt, dasselbe schon zur Mittagszeit verabreicht, intern und hypodermatisch benutzt. Die Wirkung ist indess selbst bei grösseren Dosen (0,12 subcutan) weniger zuverlässig als die des Morphins und Codeïns. Subcutanapplication bedingt nicht selten Entzündung und Eiterung.

Verordnungen:

1) ℞
Extr. Opii 0,15 (cgm. 15)
Sacchari albi 1,5
M. f. pulv. Divide in part. aequales no. 3. *D. S.* Abends ein Pulver. (Schlafpulver.)

2) ℞
Tinct. Opii crocatae gtt. 3
Sacchari lactis 1,5
M. f. pulv. Divide in partes aequales no. 3. *D. S.* Dreistündlich ein Pulver. (In extremen Fällen von Kindercholera.)

3) ℞
Morphii hydrochlorici 0,03 (cgm. 3)
Chinini sulfurici 0,2
Pulv. aërophori 1,0
M. f. pulv. Divide in part. aeq. no. 2. *D. S.* Abends ein Pulver. (Bei Iritis mit Schlaflosigkeit.)

4) ℞
Extr. Opii
Pulv. rad. Althaeae āā 0,5
F. l. a. pilul. no. 10. *Consp.* *D. S.* Abends 1 Stück (Schlafpillen).

5) ℞
Morphini hydrochlorici 0,1 (dgm. 1)
Aq. Amygdalarum amararum 10,0
M. D. S. Abends 20 Tropfen. (Schlafmittel bei Insomnie durch Hustenreiz, im Nothfalle auf 30 Tropfen zu steigern. 20 Tropfen enthalten 0,01 Morphinhydrochlorid.)

6) ℞
Morphini hydrochlorici 0,05
in Aquae dest. 2,0 *soluti*
Syrupi emulsivi 125,0
M. D. S. Abends einen Esslöffel voll. (Schlafsyrup.)

7) ℞
Tincturae Opii benzoicae
Aquae Foeniculi
Syrupi Althaeae ãã 25,0
M. D. S. 2—3stündl. 1 Theelöffel. (Bei Hustenreiz.)

8) ℞
Extracti Opii 0,2 (dgm. 2)
Elixirii e succo Liquiritiae 50,0
Aq. Foeniculi 20,0
M. D. S. 3mal täglich 1 Theelöffel. (Bei Husten.)

9) ℞
Tinct. Opii simpl. 1,0—2,0
Acidi hydrochlorici 2,0
Aq. dest. 175,0
Mucilaginis Gi. Arab.
Syrupi simpl. ãã 10,0
M. D. S. Zweistündlich 1 Esslöffel. (Bei Durchfällen.)

10) ℞
Tinct. Opii crocatae
Olei Menth. pip.
Spiritus aetherei ãã 1,0
M. D. S. Stark umgeschüttelt auf Baumwolle in den hohlen Zahn zu bringen. (Doberaner Zahntropfen.)

11) ℞
Opii 0,8
Extracti Hyoscyami 0,4
Ungt. Hydrargyri cinerei 5,0
M. f. ungt. D. S. In die Umgegend des Auges einzureiben. (Bei Blepharospasmus.)

Fructus Papaveris immaturi, *Fructus Papaveris, Capita s. Capsulae Papaveris; **unreife Mohnköpfe,** Mohnkapseln. — Die etwa walnussgrossen, unreifen Früchte von Papaver somniferum L., die von dem bei uns cultivirten Gartenmohn entnommen und mit den Samen getrocknet werden, dienten früher vielfach als Ersatzmittel des Opiums. Sie gelten für wirksamer als die reifen Capita Papaveris, welche ärmer an Morphin sind und mitunter gar kein Morphin enthalten; doch variirt auch der Gehalt an Opiumbasen in den getrockneten unreifen Mohnkapseln sehr, so dass auch diese ein unzuverlässiges Narcoticum sind. Nichtsdestoweniger werden sie in Abkochung missbräuchlich in verschiedenen Ländern zur Beschwichtigung unruhiger kleiner Kinder in der Laienpraxis benutzt und verursachen oft genug deren frühzeitiges Absterben. Aeusserlich benutzt man sie mit Leinsamen zu schmerzlindernden Breiumschlägen oder in Abkochung (1 : 5—10) als Fotus. Hauptsächlich dienen jedoch die Mohnköpfe zur Darstellung des ***Syrupus Papaveris** s. capitum Papaveris s. Diacodion (*διὰ κωδειῶν,* daher nicht Diacodii), des **Mohnsyrups** (Mohnsaft, Beruhigungssaft), einer Lösung von 65 Th. Zucker in 35 Th. eines Mohnkopfaufgusses (1 : 5). Man giebt ihn als Sedativum bei Katarrhen und Husten thee- bis esslöffelweise.

*Flores Rhoeados, Petala Rhoeados: Klatschrosen, Klatschrosenblätter. Die purpurrothen, am Grunde mit einem schwarzen Flecke versehenen Blumenblätter des Klatschmohns, Papaver Rhoeas L., enthalten Morphin nur spurenweise, dagegen ein nicht narkotisches Opiumalkaloid Rhoeadin, und dienen getrocknet als Decorationsmittel für Species (z. B. *Species pectorales in Oesterreich) und frisch zur Darstellung eines als färbender Zusatz zu Mixturen benutzten, durch intensiv rothe Farbe, welche durch Säuren nicht verändert wird, ausgezeichneten Syrupus Rhoeados s. Papaveris rubri, Klatschrosensaft, Klatschrosensyrup.

*Lactucarium; Lattichsaft. — Ein dem Opium ähnliches, in seiner Wirkung verwandtes, aber weit weniger wirksames Mittel stellen die als Lactucarium bezeichneten, nach Art des Opiums (daher der Name Lettuce opium) durch Einschneiden in die Stengel und Abschneiden der Spitzen des Giftattichs, Lactuca virosa L. (Fam. Compositae), und anderer Lactucaarten gewonnenen und spontan eingetrockneten Milchsäfte dar. Statt des besonders bei Zell an der Mosel gewonnenen Milchsaftes des Giftlattichs (Lactucarium Germanicum) dient in Frankreich das aus dem Milchsafte von L. altissima und von unserem als Kopfsalat oder Kopflattich bezeichneten Culturgewächse, L. sativa L., gewonnene, meist als Thridax bezeichnete Lactucarium Gallicum. Der Giftlattichsaft bildet gelbbraune, innen weissliche, unregelmässige Brocken von eigenthümlichem, an Opium erinnerndem Geruche und bitterem Geschmacke und enthält als hauptsächlichstes actives Princip einen eigenthümlichen, als Lactucin bezeichneten, krystallisirenden Bitterstoff, der jedoch nicht die vollständige hypnotische Kraft des Lactucariums repräsentirt und dessen Menge zwischen 0,15 und 0,3 % schwankt. Lactucarium Gallicum steht dem deutschen Lactucarium an Sicherheit der Wirkung nach. Als besonderen Vorzug des Lactucariums vor dem Opium wird ersterem nachgerühmt, dass es nicht retardirend auf den Stuhlgang wirke, doch tritt mitunter Obstipation ein. Ein gewisser Vorzug liegt darin, dass selbst grössere Mengen keine erheblichen Nebenerscheinungen haben, doch rufen sehr hohe Gaben (2,0) schwere Träume, Ohrensausen, Schwindel, Kopfschmerz in der Nacht und am folgenden Morgen, in den meisten Fällen auch Mydriasis und verminderte Diurese, constant Schweiss hervor. Man giebt das Lactucarium als Hypnoticum und Sedativum bei Hustenreiz und asthmatischen Beschwerden in Pulvern und Pillen zu 0,5—2,0. Die maximale Einzelgabe (0,3) und die maximale Tagesgabe (1,0) liegen unterhalb der Grenzen, innerhalb deren überhaupt hypnotische oder sedative Effecte eintreten. Als local die Sensibilität herabsetzendes Mittel, z. B. bei Kehlkopfleiden, ist es vom Cocaïn verdrängt. Aeusserlich hat man Lactucarium bei erethischen katarrhalischen Augenentzündungen zu 0,2—0,3 auf 25,0 angewendet.

*Herba Cannabis indicae, Summitates Cannabis; Indischer Hanf.

Die Droge bildet die getrockneten, während der Blüthe oder der beginnenden Fructification im Norden Indiens gesammelten Zweigspitzen der weiblichen Pflanzen oder die davon abgestreiften, warzigrauhhaarigen Blätter des Hanfes, Cannabis sativa L., der in wärmeren Climaten ein narkotisches Harz ausschwitzt. Die Hanfpflanze zeigt Abweichungen im Habitus, die jedoch nicht berechtigen, eine besondere Species Cannabis Indica Lam. zu unterscheiden. In Indien führt das als Berauschungsmittel gebrauchte Harz den Namen Tschers (Churrus). Das Kraut kommt in zwei Formen im Handel vor, welche als Bhang (Siddhi oder Sabzi, Haschisch) und Ganja (Gunja, Guaza) unterschieden werden. Die letztere entspricht der officinellen Droge und besteht aus den von den gröberen Blättern befreiten Blüthenzweigen, die mit einer harzigen Masse dicht bedeckt sind, in welcher die Deckblätter und Blüthen oder halbreifen Früchte sich befinden.

Der indische Hanf bildet in ähnlicher Weise wie das Opium ein im Orient bei den Arabern und Hindus sehr beliebtes berauschendes Genussmittel, das den Namen Haschisch (d. h. Kraut) führt. Dieses kommt in verschiedenen Formen vor, theils fest, theils in Latwergenform (sog. Majoon) oder butterartig, theils flüssig (Fröhlichkeitstinctur, Chazraki). Einzelne Formen dienen auch zum Rauchen, z. B. das sog. Esrar (d. h. Geheimniss). In allen diesen Haschischsorten sind die Blüthenspitzen oder die Blätter des Indischen Hanfes mit aromatischen Stoffen, mitunter auch mit Reizmitteln, wie Moschus, Canthariden, zum Rauchen auch mit Tabak (daher der Nicotingehalt einzelner Haschischarten) gemengt, und nach der Masse dieser Beimengungen ist selbstverständlich die Stärke der einzelnen Präparate verschieden.

Ueber das wirksame Princip des Indischen Hanfes sind wir in chemischer Hinsicht nicht völlig aufgeklärt. Man betrachtete als solches früher allgemein das braune, amorphe, in Alkalien unlösliche Harz, Cannabin oder Haschischin, das schon zu 0,04 narkotisch wirkt und zu 0,06 starke Berauschung bedingt. Andere hielten ein ätherisches Oel, das aus einem flüssigen, bei 235—240°

siedenden Kohlenwasserstoffe, Cannaben, $C_{18}H_{20}$, und einem krystallisirenden Bestandtheile, dem Cannabenwasserstoffe, $C_{18}H_{22}$, bestehe, für wesentlich bei der Wirkung betheiligt, weil der Dampf des Cannabens hochgradig errege und später deprimire. Ueber die Wirkung der neuerdings aus indischem Hanfe dargestellten Alkaloide, wie des flüchtigen Alkaloids Cannabinin, liegen sichere Nachrichten nicht vor. Ein als Cannabin bezeichnetes Alkaloid ist, soweit sich dies aus Versuchen mit der gerbsauren Verbindung ersehen lässt, schwächer als manche Hanfextracte. Das die psychischen Erregungserscheinungen hervorrufende Princip des Hanfes geht besonders reichlich in Petroleumäther über.

Die Wirkung des Hanfes und seiner Präparate ist fast ausschliesslich auf das Gehirn gerichtet und weicht von der des Opiums und des Lactucariums wesentlich dadurch ab, dass der schlafmachenden Wirkung in der Regel weit ausgesprochenere Erregung vorausgeht und dass sehr häufig Alienationen des Vorstellungsvermögens und eigenthümliche Hallucinationen durch eine nicht angemessene Dosis hervorgerufen werden. Die Symptome der Wirkung beim Menschen gestalten sich in der mannigfachsten Weise je nach dem Temperamente und der Stimmung der einzelnen Persönlichkeiten. Bei Einzelnen charakterisirt sich der Haschischrausch durch heitere, oft lachlustige Stimmung und Steigerung des Triebes zur Aeusserung der Muskularkraft, bei Andern durch trübe Stimmung und melancholische Illusionen. Das dem Haschisch als eigenthümlich zugeschriebene Phänomen, dass dadurch die Vorstellung von Raum und Zeit verwischt werde, kommt manchmal in exquisiter Weise vor. Ebenso finden sich Perioden der Verzückung, in welchen der Zusammenhang zwischen der Welt und den Patienten gewissermaassen abgeschnitten erscheint und wilde Träume und Ideen ohne Zusammenhang einander jagen. In manchen Fällen wechselt grösste Traurigkeit mit extremster Lustigkeit, häufig von Steigerung geläufiger Ideen begleitet, die sich mit grosser Rapidität folgen, nicht selten auch unter dem Einflusse gewisser Melodien, welche der Berauschte entweder selbst singt oder singen hört. Eigenthümlich ist auch das nicht seltene Vorkommen der Vorstellung, dass der Berauschte reite, jage, fahre, schwimme, fliege oder kein Gewicht habe. Physiologische Versuche mit Haschisch in kleinen Dosen ergeben mehrfachen Wechsel von Sinken und Steigen der Pulsfrequenz, Pupillenerweiterung, Fernsichtigkeit, bisweilen Undeutlichsehen, Verminderung des Tastgefühls mit Empfindung des Eingeschlafenseins in den Extremitäten, ausnahmsweise Hyperästhesie, ziemlich constant häufiges Uriniren, immer Schläfrigkeit und festen Schlaf ohne Träume oder mit gleichgültigen, höchst ausnahmsweise mit wollüstigen Träumen. Grosse Dosen können mehrtägige Katalepsie mit aufgehobenem Bewusstsein, Anästhesie und erloschener Reflexaction oder maniakalische Anfälle mit Delirien hervorrufen. Habitueller Gebrauch von Haschisch führt sehr häufig zu Psychopathie. Auch bei Thieren, besonders Carnivoren, ist die Wirkung auf das Gehirn unverkennbar, bei Kaltblütern auch die der Narkose vorausgehende Excitation.

Als Medicament wird der Indische Hanf bei uns verhältnissmässig selten benutzt. Am häufigsten dient er als Hypnoticum, als welches er verhältnissmässig sicher, wenn auch nicht so sicher als Morphin und Chloral wirkt. Man benutzt ihn als Opiumsurrogat, theils bei Intoleranz der Kranken gegen Opiaceen, theils als intercurrentes Schlafmittel bei längerem Gebrauche von Opium oder Morphin, wo man deren Dosen nicht steigern möchte, oder wo sie hartnäckige Obstipation bedingen. Der Effect ist bei richtiger Dosis ziemlich unabhängig von den Krankheiten, die ein Schlafmittel erfordern, doch kommen bei schmerzhaften Affectionen die meisten Misserfolge vor. Nebenerscheinungen (Erbrechen, Kopfschmerz, Schwindel) sind ebenfalls bei passender Dosirung selten; dagegen hat der Indische Hanf den Uebelstand, dass er in unangemessenen Dosen sehr beunruhigende psychische Aufregung oder Depression verursacht. Abstumpfung der Wirkung ist Regel. Als Sedativum hat das Mittel bei Tetanus traumaticus und toxicus, Delirium tremens und psychischen Aufregungszuständen, Anwendung gefunden. Englische Aerzte rühmen ihn auch als Antirheumaticum, als Diureticum bei Hydrops und bei Metrorrhagien, übermässiger Menstruation und selbst als wehentreibendes Mittel. Als letzteres soll er nach den Angaben der Engländer sogar das Mutterkorn übertreffen und schon in 2—3 Min. wirken, die Wirkung auch auf einige Wehen kurz nach der Application sich beschränken. Auch bei rheumatischen Affectionen ist Hanf empfohlen.

Man benutzt ausschliesslich die Präparate des Indischen Hanfs, namentlich das Indische Hanfextract, *Extractum Cannabis, ein mit verdünntem Weingeist bereitetes Macerationsextract von gewöhnlicher Consistenz, schwarzgrün, in Wasser nicht löslich. Als Hypnoticum reicht man es zu 0,2—0,5, die Maximaldosen (*0,1 pro dosi und *0,3 pro die) genügen selten, um Schlaf zu erzielen. Bei Wehenschwäche, Rheuma u. s. w. genügen Gaben von 0,03—0,05. Es kann in Pillen und Pulvern (mit geröstetem Kaffee), auch in Trochisken gegeben werden. Man muss sich hüten, das Extractum Cannabis mit verschiedenen Extracten des Handels zu verwechseln, die z. Th. unter Anwendung anderer Auszugsmittel gemacht und in Folge davon weit intensiver wirken und durch Anwendung der Dosirung des gewöhnlichen Extractes zu den obenerwähnten Nebenerscheinungen (psychische Aufregungszustände) führen können. Solche sind das Balsamum Cannabis von Denzel, das Cannabinonum von Bombelon, welche man höchstens zu 0,03—0,05 verordnen darf und besser ganz vermeidet. Früher war auch eine Lösung des Extracts in 19 Spiritus als Tinctura Cannabis indicae zu 4—6 Tr. halbstündlich gebräuchlich.

Cannabinum tannicum; gerbsaures Cannabin. Gelbbraunes, in Wasser und Aether unlösliches, in schwach alkalisirtem Wasser lösliches Pulver von bitterem, styptischem Geschmacke. Zu 0,25—1,0 Abends in Pulver oder Pillen, bei leichteren Formen von Schlaflosigkeit empfehlenswerth, da die Nebenerscheinungen des Hanfextracts danach nicht einzutreten scheinen. Die Dosis muss allmählig gesteigert werden.

Cortex Piscidiae; Dogwood, Jamaica Dogwood. — Als Opiumsurrogat kann auch ein in Nordamerika besonders bei schmerzhaften Affectionen benutztes Fluidextract aus der als fischbetäubendes Mittel bekannten Rinde eines in Jamaica wachsenden Baumes aus der Familie der Leguminosen, Piscidia erythrina L., dienen. Es enthält ein Glykosid (Piscidin), setzt bei Warmblütern die Sensibilität herab, erweitert die Pupille und bedingt in letalen Dosen complete Anästhesie, Schlaf, Speichelfluss und Tod durch Lähmung des Athemcentrums. Beim gesunden Mann vermindert es die Pulsfrequenz und bedingt Schlaf und verschiedene dem Opium zukommende Nebenerscheinungen (Schweiss, Speichelfluss, Sehstörungen, Hautjucken). Grössere Dosen wirken stärker herabsetzend auf die Herzthätigkeit und das vasomotorische Centrum. Man giebt das Extract als Hypnoticum und Sedativum zu 0,5—1,0 und darüber.

*Chloralum hydratum, Chloralum hydratum crystallisatum, Hydras Chlorali; Chloralhydrat, krystallisirtes Chloralhydrat.

Als das vorzüglichste Surrogat des Opiums ist das von Liebreich zuerst als Hypnoticum empfohlene Chloralhydrat anzusehen, das an Sicherheit der Wirkung auch alle übrigen Schlafmittel der Neuzeit übertrifft.

Das Chloralhydrat, $CCl_3.COH+H_2O$, bildet trockne, luftbeständige, durchsichtige, farblose Krystalle von aromatischem, stechendem Geruch und etwas bitterem, ätzendem Geschmack; es löst sich leicht in Wasser, Weingeist und Aether, weniger in fetten Oelen und Schwefelkohlenstoff, nicht in kaltem Chloroform. Bei 58° schmilzt es zu einer Flüssigkeit, die bei + 15° erstarrt und bei 95° siedet und sich unverändert vollständig verflüchtigt. Mit Schwefelsäure erhitzt giebt Chloralhydrat wasserfreies Chloral oder Trichloracetaldehyd, $CCl_3.COH$, dessen Hydrat es darstellt. Das von Liebig 1832 entdeckte Chloral entsteht bei Einwirkung von trockenem Chlorgas auf Alkohol. Durch kaustische Alkalien wird Chloralhydrat nach der Gleichung $CCl_3COH(H_2O) + KOH = CHCl_3 + CHOOK + H_2O$ in Chloroform und Ameisensäure zerlegt, wobei die Ameisensäure mit dem Kalium zusammentritt. Auf die Reinheit des Präparats ist sorgfältig zu achten. Sorten, die andere Producte der Einwirkung von Chlor auf Alkohol, z. B. Aldehyd, enthalten, wirken weit stärker excitirend und viel weniger hypnotisch und solche, welche in Folge der Einwirkung des Sauerstoffs der Luft Oxydationsproducte des Chloralhydrats und freies Chlor enthalten, bedingen stärkere örtliche Reizung. Lösungen von Chloralhydrat dürfen nur ganz schwach sauer reagiren und mit Silbersalpeter nur leicht sich trüben.

Das Chloralhydrat zeichnet sich vor den übrigen Encephalica hypnotica durch intensive örtliche Wirkung aus. Bei Application in concentrirter Lösung oder in Substanz kann es geradezu kaustisch wirken. Stark verdünnten Solutionen (1 : 100) fehlt diese Action, die ohne Zweifel auf Eiweissveränderungen beruht, da Chloralhydrat Eiweisslösungen erheblich trübt.

Auf der Haut führt Chloral in Substanz zur Bildung einer mehr oder minder ausgedehnten Phlyktäne unter lebhaften, 1—2 Stunden anhaltenden Schmerzen. Bei subcutaner Einspritzung reducirt sich die reizende Wirkung schon bei 10 % Solution auf leichtes Brennen, während conc. Lösung Irritation, diffuse Entzündung und Mortification des Unterhautzellgewebes bedingt. Chloraldämpfe wirken reizend und können bei Thieren selbst zur Bildung croupöser Membranen in den Luftwegen führen. Bei Einführung tödtlicher Dosen diluirter Chlorallösungen in den Magen resultirt niemals Gastroenteritis, dagegen erzeugt Chloralhydrat in Substanz Symptome von Magenirritation und selbst von Gastritis.

Daneben besitzt Chloralhydrat ausgesprochene antiseptische und antifermentative Wirkung, die sich auch in Verdünnungen, welche Eiweiss nicht coaguliren, geltend macht.

Chloralhydrat hemmt Hefe- u. Milchsäuregährung (schon zu 1 %) und verhütet die Zersetzung von Eiweiss, Muskelfleisch, Milch und Urin, verhindert aber bei Thieren die Folgen der Einspritzung septischer Stoffe in das Blut nicht. Leichname halten sich bei Injection von $\frac{1}{3}$—$\frac{1}{2}$ Pfund Chloral in 4 % Lösung ausgezeichnet und bleiben völlig geruchfrei bei persistenter natürlicher Hautfarbe.

Die Resorption des Chloralhydrats erfolgt von allen Schleimhäuten, von der Mastdarmschleimhaut ebenso energisch und selbst kräftiger als von der Magenschleimhaut, vom Unterhautzellgewebe bei diluirten Lösungen ebenso rasch, bei concentrirteren weniger schnell. Von serösen Häuten wird es nur langsam resorbirt.

In Hinsicht auf die Schicksale des Chloralhydrats im Organismus ist die ursprünglich von Liebreich aufgestellte Theorie, dass es durch die Alkalien des Blutes eine allmählige Spaltung in Chloroform und ameisensaures Kalium, welche dann weiteren Oxydationen unterliegen, erleide und dass die Action des Mittels durch das abgespaltene Chloroform bewirkt werde, fast allgemein angenommen, obschon positive Beweise dafür fehlen. Namentlich ist es bisher nicht möglich gewesen, nach Darreichung von Chloralhydrat, sei es in medicinalen, sei es in toxischen Gaben, Chloroform im Blute, Harne oder in der Exspirationsluft nachzuweisen. Bestimmt treten im Harne, namentlich nach grösseren Dosen, kleine Chloralhydratmengen auf, während der grösste Theil in eine linksdrehende und alkalische Kupferlösung reducirende Säure von der Formel $C_8 H_{11} Cl_3 O_7$, Urochloralsäure, die sich beim Kochen mit Salzsäure oder Schwefelsäure in Trichloräthylalkohol und Glykuronsäure spaltet, sich verwandelt.

Gegen die Spaltung im Blute spricht der Umstand, dass die Chloralhydratwirkung auch bei Fröschen eintritt, bei denen das Blut vollständig durch Salzlösung verdrängt wurde. Allerdings ist die Möglichkeit einer Spaltung an der Ganglienzelle des Gehirns nicht ausgeschlossen, doch steht auch der Annahme einer betäubenden Wirkung des zu den Aethylverbindungen gehörigen Chloralhydrats als solchem nichts entgegen.

Als die hauptsächlichste Wirkung mittlerer Gaben (1,0—2,0) des Chloralhydrats muss Erzeugung von Schlaf betrachtet werden, der sich durch raschen Eintritt (oft schon nach 4—5 Minuten, selten nach $^1/_2$ Stunde) auszeichnet, meist 2—6 Stunden anhält und keine besonderen Abweichungen vom natürlichen Schlafe zeigt. Bei Einwirkung grösserer Dosen gesellt sich zu dem viel tiefer werdenden Schlafe auch Herabsetzung der Sensibilität, so dass Reflexe weniger leicht ausgelöst werden, bisweilen kommt es auch zu vorübergehender vollständiger Anästhesie und zu Erschlaffung der Musculatur. Sehr grosse Mengen sind im Stande, comatösen Zustand herbeizuführen, in welchem Herzschlag und Temperatur stark sinken und mitunter in Folge von Herzparalyse, meist aber durch Lähmung des respiratorischen Centrums Tod eintritt.

Der Einfluss der Individualität bedingt nicht selten Abweichungen des Chloralschlafes von der Norm (auch beim reinsten Chloralhydrat), so namentlich Voraufgehen von starker Excitation und selbst von Delirien, Kopfschmerz, Uebelkeit, unstetem Gange nach dem Erwachen, Mydriasis an Stelle der gewöhnlichen Myose. Nach stärkeren Gaben (4,0) sind wiederholt derartige Anästhesien beobachtet worden, dass selbst bei Berührung der Cornea keine Reflexe mehr ausgelöst wurden und nur von der Nasenschleimhaut aus tiefere Inspirationen erregt werden konnten. Complete Anästhesie tritt bei Einspritzung grösserer Mengen Chloralhydrat in die Venen in der Weise ein, dass langdauernde Operationen vorgenommen werden können. Wiederholt sind plötzliche synkoptische Todesfälle nach 4,0—4,5 Chloralhydrat (selbst nach 3 Einzelgaben von 1,5 in kurzen Intervallen), besonders bei Personen mit Delirium tremens, beobachtet.

Die Wirkung des Chloralhydrats bei Thieren entspricht im Wesentlichen dem für den Menschen gegebenen Bilde. Katzen sind sehr empfindlich, Hunde sehr unempfindlich. Der Tod erfolgt bei Säugethieren durch Lähmung des respiratorischen Centrums nach starker Verlangsamung der Athmung ohne voraufgehende Krämpfe so, dass die Respiration erlischt, ehe das Herz stillsteht. Dies ist auch bei subcutaner Injection und gewöhnlich auch bei Einspritzung in die Venen der Fall; nur bei Einspritzung sehr bedeutender Chloralmengen in die Jugularis erfolgt sofortiger Tod durch Herzstillstand. Vergleicht man die Action des Chloralhydrats und des Chloroforms nach den äusseren Erscheinungen, so lässt sich grosse Aehnlichkeit nicht verkennen, obschon die Differenz, dass Chloralhydrat in kleinen Dosen nur Schlaf, und zwar von viel längerer Dauer als der gewöhnliche Chloroformschlaf, und erst in grossen Dosen, dann aber auch nur relativ rasch vorübergehende Anästhesie bedingt, nicht übersehen werden kann. Noch weitere Analogien ergeben sich aus der genaueren physiologischen Prüfung beider

Körper. Der Gang der Wirkung ist der nämliche; zunächst wird das Grosshirn, dann das Rückenmark afficirt und schliesslich die Medulla oblongata und das Herz in Mitleidenschaft gezogen. Besonders auffallend ist die Uebereinstimmung des Verhaltens von Herz und Blutdruck, die auf Lähmung des vasomotorischen Centrums deuten, dessen reflectorische Erregbarkeit in hohem Grade abnimmt. Kleine Gaben bewirken vorübergehend, grössere fast continuirlich Sinken des Blutdruckes bis zum Nullpunkt, während die Pulsfrequenz anfangs gesteigert, später dauernd herabgesetzt wird. Die Vagi sind bei der Herzverlangsamung, ebenso wie bei der herabsetzenden Wirkung auf die Athmung, sowohl central als peripherisch unbetheiligt. Ob die directe Action auf das Herz die musculomotorischen Ganglien oder die Muskelsubstanz betrifft, ist nicht zu entscheiden; ein Einfluss auf die Musculatur ist nicht in Abrede zu stellen, weil bei Einführung von Chloral in eine Arterie — grade wie beim Chloroform — sofortige hochgradige tetanische Starre in dem zugehörigen Muskelgebiet eintritt. Der Herzstillstand, welcher nach wiederholten Pausen im Herzschlage erfolgt, ist diastolisch.

Durch längeren Gebrauch von Chloralhydrat können Vergiftungserscheinungen herbeigeführt werden, die mitunter ein ganz eigenthümliches Gepräge tragen, das die Ursache derselben schwer erkennen lässt, und welche nicht selten gefährlicher und schlimmer als die der Opiumvergiftung sind. So kommen danach namentlich mancherlei Hautaffectionen, von Urticaria und Hauterythem bis zu Infiltration und Ulceration der Phalangen oder gar bis zu Petecchien und ausgebildeter Purpura haemorrhagica vor. Sehr häufig ist Auftreten von fleckiger Röthe im Gesicht und am Halse bei an Chloralhydrat gewöhnten Personen, sobald sie nur sehr geringe Mengen von Spirituosa oder selbst von starkem Kaffee ingeriren. Eine andere Form des Chloralismus chronicus stellt starke Dyspnoe mit Angst, die sich selbst zu Asphyxie steigern kann, dar. Ausserdem kommen Lähmung der Extremitäten (Neuritis peripherica) und psychische Alterationen, theils Aufregungszustände mit Hallucinationen (Verfolgungswahn), Delirien und einem der Morphiumsucht analogem Hang, theils complete Imbecillität nach Chloralmissbrauch vor.

Seine Hauptbedeutung hat Chloralhydrat als schlafmachendes Mittel, in welcher Beziehung es manche Nachtheile, aber auch manche Vorzüge vor den Opiumpräparaten besitzt. Sicher ist es dasjenige Präparat, zu welchem der Arzt in solchen Fällen greifen wird, wo durch frühere Erfahrungen Inconvenienzen der Opiaceen (Appetitmangel und Erbrechen nach jeder Dosis, Kopfschmerz nach dem Erwachen und hartnäckige Obstipation) festgestellt sind, da Chloralhydrat meist den Appetit nicht stört und die Defäcation nicht verzögert. Nicht selten kommen Fälle vor, wo Chloralhydrat hypnotische Effecte zeigt, nachdem Opium oder Morphin ihre Dienste versagten. Es lässt sich jedoch nicht behaupten, dass Chloralhydrat im Allgemeinen sicherer als Opium und Morphium hypnotisch wirkt; namentlich da, wo die Schlaflosigkeit Folge von heftigen schmerzhaften Affectionen ist, ist die Wirkung der Opiate sicherer. Dagegen hat Chloralhydrat den Vorzug, dass es den Schlaf rascher hervorbringt als Opium, und in allen Fällen, wo schleunige Herbeiführung von Schlaf nothwendig ist, kennen wir kein zuverlässigeres Mittel. Dahin gehören z. B. Krankheitszustände, wo nach schweren Verletzungen bei Trinkern sich Delirien entwickeln und durch die Unruhe der Patienten, z. B. bei Comminutivfracturen, ungünstiger Ausgang mit Sicherheit zu erwarten ist.

Ein weiteres, Chloralhydrat indicirendes Moment bildet das Lebensalter, indem es bei Kindern weit weniger gefährlich erscheint als Morphin und Opium. Auch bei Schlaflosigkeit alter Leute kann es ohne Gefahr gereicht werden.

Auch spricht für das Mittel, dass es bei vielen Kranken lange Zeit gegeben werden kann, ohne dass man die Dosis steigern muss, obschon allerdings auch bei manchen der Effect noch einiger Zeit abnimmt.

Eine Inconvenienz des Chloralhydrats giebt der schlechte Geschmack, der selbst durch die besten Syrupe nicht völlig verdeckt werden kann. Auch lässt es sich nicht wie das Morphin subcutan appliciren, da es zu starke Entzündung bedingt. Bei manchen Patienten, die an einfacher nervöser Insomnie leiden, führt Chloral nicht so erquickenden Schlaf herbei. Als Contraindication wird die durch die Effecte toxischer Gaben festgestellte deprimirende Einwirkung des Chloralhydrats auf das Herz betrachtet, und in der That sind bei Individuen, welche an Herzklappenfehlern oder an Aneurysma aortae leiden, nicht selten durch die gewöhnlichen Chloralgaben Collapsus mit Schwäche und Irregularität des Pulses beobachtet. Solcher Collaps kommt auch mitunter bei Anwendung des Chlorals im Laufe fieberhafter Krankheiten vor.

Da der Chloralschlaf meist ohne Träume verläuft, erklären sich die mitunter auffällig günstigen Effecte bei Pollutionen und Enuresis nocturna.

Als Sedativum bei Geisteskranken scheint Chloralhydrat für sich dem Opium und Morphin nachzustehen, obschon es auch hier als Hypnoticum verwendet werden kann. Am meisten bewährt hat es sich bei Delirium potatorum, wo es bei frühzeitigem Gebrauche die Affection oft coupirt, und bei Puerperalmanie, während bei sonstigen Psychosen selten andauernde Beruhigung geschafft wird. Günstiger wirkt hier Combination von Chloralhydrat und Morphin (sog. Morphinchloral).

Als Anästheticum und Anodynum kommt dem Chloralhydrat nur geringe Bedeutung zu. In gewöhnlichen Gaben ist es überhaupt kein Anästheticum. Selbst bei dem durch intern verabreichte grössere Chloralhydratmengen hervorgebrachten Schlafe kommt nur vorübergehend wirkliche Anästhesie vor. Nichtsdestoweniger kann man durch Darreichung von 0,2—0,3 Chloralhydrat nach Vollendung grösserer chirurgischer Operationen in vielen Fällen längeren Schlaf, aus welchem die Patienten ohne Schmerzen erwachen, herbeiführen. Bei neuralgischen, rheumatischen und gichtischen Schmerzen wirkt Chloralhydrat zwar in vielen Fällen hypnotisch, steht jedoch dem Morphin und Atropin nach, indem heftige und persistente Schmerzen dadurch nicht gehoben werden. Günstigen Erfolg gewährt es bei internen Schmerzen, z. B. Cardialgie, wo es jedoch bei Structurveränderungen der Magenwandungen wegen seiner reizenden Wirkung, die selbst zu Magenblutungen führen kann, contraindicirt ist, Koliken, namentlich auch Bleikolik, Blasen- und Uterinschmerzen, Dysmenorrhoe und Tenesmus vesicovaginalis, endlich Nachwehen und Wehenschmerzen. Die Wehenthätigkeit wird dadurch nicht unterbrochen. Auf die excentrischen Schmerzen der Tabetiker hat Chloralhydrat keinen Einfluss.

Von günstigem Erfolge ist Chloralhydrat bei convulsivischen Leiden, besonders bei Eclampsia gravidarum und puerperarum, wo es sowohl dem Opium als dem Chloroform vorgezogen wird, auch bei urämischen Krämpfen in anderen Lebensperioden und bei epileptiformen Kinderkrämpfen in Folge von Kolik, ferner bei Tetanus und vielleicht auch bei Chorea, endlich bei manchen spasmodischen Affectionen der Athemwerkzeuge (Singultus, Asthma, Keuchhusten).

Im Tetanus verdient Chloralhydrat schon der genaueren Dosirung wegen vor dem Curare den Vorzug. Ganz besonderen Werth hat dasselbe bei Tetanus toxicus (Strychninvergiftung). Mit Strychnin vergiftete Kaninchen werden durch nicht letale, aber tiefen Schlaf herbeiführende Dosen Chloralhydrat constant gerettet, wenn die subcutan injicirte Strychninmenge das 5—6fache der minimal letalen Gabe nicht übersteigt, und bei grösseren Strychninmengen vermag Chloral den Exitus letalis in so ausserordentlicher Weise hinauszuschieben, dass die Thiere statt nach 5 Min. erst in 18 Stdn. zu Grunde gehen. Gleiche antidotarische Wirkung besitzt Chloral gegen Brucin und Thebaïn, dagegen weit geringere gegen die nach Art des Pikrotoxins wirkenden Krampfgifte (Codeïn, Santonin), wo höchstens die $1^1/_2$fach letale Dosis durch Chloralhydrat unschädlich gemacht wird; gar keine gegen Ammoniakalien, Barytsalze und Phenol. Beim Strychnismus macht der rasch hypnotische Effect das Chloralhydrat antidotarisch geeigneter als Morphin und Cannabis, und die Aufhebung des Bewusstseins erspart dem Vergifteten Qualen der intensivsten Art, die er unter Behandlung mit Curare oder Bromkalium erduldet. Bromkalium verstärkt die antidotarische Wirkung nicht.

Die unbestreitbaren Erfolge des Mittels bei Ruhr, Sommerdiarrhöe kleiner Kinder und acuter Gastroenteritis im kindlichen Lebensalter hängen offenbar mit der gleichzeitig dem Chloral zukommenden antiseptischen und irritirenden Wirkung zusammen, welche auch zur Verwendung zum Verbande bei phagedänischen, atonischen und krebsigen Geschwüren der Haut und verschiedener Schleimhäute, zur Injection in Cysten und erectile Geschwülste oder in Fistelgänge geführt hat. Auch zum antiseptischen Wundverbande ist Chloralsolution (1 : 100) empfohlen.

Man verordnet Chloralhydrat als Hypnoticum innerlich oder im Klystier zu 0,5—1,0—2,0, bei Kindern zu 0,2—0,5, welche Dosen nur in besonders dringenden Fällen überschritten werden dürfen. Als Sedativum wird es zu 0,2—0,5 1—2stündl. gegeben. Die kleineren hypnotischen Dosen sind bei Personen mit Herzaffectionen stets zu benutzen, grössere besonders bei Delirium tremens, Puerperalmanie und Tetanus, überall aber mit Vorsicht. Zu kleine Dosen wähle man übrigens auch beim ersten Versuche nicht, da gerade diese mitunter excitirend statt sedirend wirken. Die Maximalgabe beträgt 3,0 pro dosi und 6,0 pro die. Bei Subcutaninjection ist wegen Schmerzhaftigkeit mehr als 1 % Lösung nur ausnahmsweise zulässig. Injection in Venen ist wegen der grossen Gefahr der Blutzersetzung und Embolie unzulässig.

Intern sind Pulver in Gallertkapseln wegen irritativer Wirkung unzweckmässig; auch Pillenform ist wegen der erforderlichen grossen Anzahl Pillen unpassend. Besser sind Boli, namentlich bei längerem Gebrauche, am zweckmässigsten bei nicht zu langer Anwendung ist Verordnung in einer Mixtur, welche stets Zusatz von Schleimen erfordert, um örtliche Reizung zu vermeiden. Der schlechte Geschmack wird am meisten durch Syrupus Aurantii cort., Syr. Rub. Id. oder Syrupus tolutanus verdeckt. Bei Geisteskranken wird Darreichung in Porter empfohlen. Man giebt das Mittel stets bei vollem Magen. Zum Klystier ist Zusatz von Amylum nothwendig, weil sonst starkes Brennen eintritt. Aeusserlich dienen wässrige Solutionen oder Fettsalben (1:10), auch Einreibungen (aus 2,0—4,0 Chloralhydrat und 8,0 Glycerin bei Neuralgien).

Als Hypnoticum und Sedativum wird Chloralhydrat manchmal mit analog wirkenden Mitteln (Morphin, Bromkalium, seltener Aether oder Digitalis) combinirt, welche zum Theil entschieden die Wirkung verstärken. Bei Psychopathien, Delirium tremens und Neuralgien ist die als Morphinchloral (s. Recepte) bezeichnete Mischung sehr empfehlenswerth.

Im Recept ist die Benutzung der Benennung Hydras Chlorali, welche zuerst dem Mittel beigelegt wurde, unzweckmässig, da die Abkürzung Hydr. chlor. zu Verwechslung mit Hydrargyrum chloratum führen könnte.

Verordnungen:

1) ℞
Chlorali hydrati 0,5—2,0
Aquae Menth. pip.
Mucilaginis Gummi Arab.
Syrupi Aurantii corticis āā 10,0
M. D. S. Auf einmal vor dem Schlafengehen zu nehmen. (Als Sedativum 1—2stdl. einen Theelöffel.)

2) ℞
Chlorali hydrati 3,0
Aq. destill. 10,0
M. D. S. Abends 1 Theelöffel voll in Bier, Wein oder Limonade. (Schlaftrunk).

3) ℞
Chlorali hydrati 5,0—10,0
Morphini hydrochlorici 0,1 (dgm. 1)
Decocti Althaeae 150,0
Succi Liquirit. dep. 10,0
M. D. S. Abends 1 Esslöffel. (Morphinchloral von Jastrowitz.)

4) ℞
Chlorali hydrati 4,0
Decocti Alth. 50,0
Mucilaginis Amyli 100,0
M. D. S. Die Hälfte zum Klystier. (Im Fall dasselbe abgeht, wird die andere Hälfte nachgegeben.)

Butylochloralum hydratum; Butylchloral. — Dieser zuerst als Chlorsubstitutionsproduct des Aldehyds der Crotonsäure betrachtete und als Crotonchloral bezeichnete Körper, das Hydrat des Trichlorbutylaldehyds, welches krystallinische Flittern bildet, die sich nur schwierig in Wasser lösen, bedarf zur Erzeugung von Hypnose weit grösserer Dosen als Chloral, so dass erst 6,0 beim Erwachsenen und 2,5 bei Kindern hypnotisch wirken. Bei Thieren ist die Narkose nur $^1/_3$ so lang wie beim Chloral und geht mit starker Athemverlangsamung bei relativ geringer Abnahme der Pulsfrequenz einher. Eigenthümlich ist dem Mittel, dass es vorwaltend Anästhesie der Hirnnerven bedingt, während es die Sensibilität am Rumpfe weit weniger herabsetzt, weshalb es besonders als Palliativum bei Neuralgie des Trigeminus gute Dienste leistet. Doch wirkt es auch bei Krampf- und Reizhusten, Keuchhusten und neuralgischen Schmerzen der Tabetiker. Man giebt es als Sedativum zu 0,2—0,4, am besten in Lösung (5,0—10,0 in 20,0 Glycerin und 30,0 Wasser zu 1—3 Esslöffel, nach der Mahlzeit genommen). Auf den Blutdruck wirkt es herabsetzend wie Chloralhydrat. Im Thierkörper verbindet sich Butylchloral mit Glycuronsäure und geht als Urobutylchloralsäure in den Harn über.

Bromalum hydratum; Bromalhydrat. — Das dem Chloralhydrat entsprechende Bromsubstitutionsproduct des Acetaldehyds wirkt wie Chloral, doch ist der Schlaf nicht so tief und die Excitation grösser. Auch ist Bromalhydrat bedeutend giftiger und die Einwirkung auf das Herz intensiver. Bei Epileptikern ist es nicht ohne Erfolg versucht.

Chloralum formamidatum; Chloralformamid. — Das fälschlich auch Chloralamid genannte Chloralformamid, ein Additionsproduct von Formamid und Chloral, $CCl_3\,CH{<}^{OH}_{NH\,.\,CHO}$, bildet weisse, geruchlose, schwach bittere Krystalle, die bei 114° schmelzen und sich langsam in etwa 20 Wasser, sowie in $1^1/_2$ Weingeist lösen. Das von v. Mering als Ersatzmittel des Chloralhydrats empfohlene Chloralformamid, das durch Alkalien leicht in Chloral und Formamid zerfällt, soll im Blute langsam zerlegt werden und das gebildete Formamid durch Erregung des Gefässcentrums dem durch Chloral bewirkten Sinken des Blutdruckes entgegenwirken, doch setzt auch Chloralformamid bei Thieren den Blutdruck herab, so dass die Anwendung bei Herzkranken contraindicirt erscheint. Der Schlaf tritt beim Menschen weit langsamer (in $^1/_2$—3 Stunden) und erst nach grösseren Dosen (3,0) ein und währt zwischen 2—9 Stunden. Die Wirkung ist ungleichmässig; mitunter kommt es zu Brechreiz, Schwindel und rauschartigen Zufällen. Man giebt es zu 2,0—3,0, 1—1$^1/_2$ Stunden vor dem Schlafengehen, in Pulvern (mit Elaeosaccharum Foeniculi 1,0 als Corrigens) oder in wässriger Lösung (mit 5 Tropfen Salzsäure zu 70,0 Wasser); auch im Klystier. Die Maximalgabe ist 4,0 pro dosi, 8,0 pro die.

Paraldehydum; Paraldehyd. — Der Paraldehyd, $C_6 H_{12} O_3$ (= $3 C_2 H_4 O$), eine polymere Modification des Acetaldehyds, der beim Erhitzen mit Salzsäure in diese übergeht, bildet eine farblose, eigenthümlich ätherisch riechende und brennend, in Verdünnung pfefferminzartig schmeckende Flüssigkeit von 0,998 spec. Gew., die bei starker Abkühlung zu einer krystallinischen Masse erstarrt, welche bei 10^0 schmilzt und bei 123—125^0 siedet. Er mischt sich mit Weingeist und Aether in jedem Verhältnisse und giebt mit 8,5 Wasser eine beim Erwärmen sich trübende Lösung.

Das von Cervello als Hypnoticum eingeführte Mittel führt zu 3,0—5,0 beim Menschen in wenigen Minuten mehrstündigen Schlaf herbei, in welchem Temperatur, Athem- und Pulsfrequenz sehr wenig herabgesetzt werden. Bei Thieren heben grosse Dosen zunächst das Bewusstsein, dann die Reflexe auf und tödten durch Lähmung des Athemcentrums, ohne dass das Herz afficirt wird, das bei künstlicher Athmung nach dem Athemstillstande fortschlägt. Den Blutdruck setzt es nur allmählig nach Eintritt der Athemverlangsamung herab.

Das Mittel ist als einfaches Hypnoticum brauchbar und kann auch bei Geisteskranken längere Zeit als Sedativum gegeben werden, hat aber den Nachtheil, dass die Wirkung sich rasch abstumpft und höhere Dosen nöthig werden, und dass der Athem der Kranken mehrere Tage Paraldehydgeruch zeigt, der selbst die Umgebung stark belästigt. Ein ähnlicher Geruch wird auch am Harn wahrgenommen. Längerer Gebrauch grosser Mengen kann zu chronischer Vergiftung, die mit Blutwallungen, Zittern und Zucken der Extremitäten, geistiger Benommenheit, Angst, Unruhe und Verdauungsstörungen verläuft, führen. Bei Thieren kommt nach grossen Dosen auch Destruction der Blutkörperchen und Methämoglobinurie vor. Als Anästheticum ist Paraldehyd unbrauchbar, da es bei Inhalation sehr starke Excitation bedingt.

Man giebt Paraldehyd zu 3,0—5,0 Abends, als Sedativum zu 1,0—2,0 mehrmals täglich, in wässriger Lösung, der man als Corrigens am zweckmässigsten Syrupus corticis Aurantii zusetzt, auch in Rothwein oder Punsch. Die Maximaldose beträgt 5,0 pro dosi, 10,0 pro die.

Amylenum hydratum; Amylenhydrat. Diese dem Amylalkohol isomere Verbindung, ihrer Constitution nach Aethyldimethylcarbinol, ist eine klare, farblose, flüchtige, neutrale Flüssigkeit von eigenthümlichem, ätherisch-gewürzhaftem Geruche und brennendem Geschmacke. Sie siedet bei 103^0, hat ein spec. Gew. von 0,815—0,820, löst sich in 8 Th. Wasser und ist mit Alkohol, Aether, Chloroform, Glycerin und fetten Oelen leicht mischbar. Die Wirkung des von v. Mering als Hypnoticum eingeführten Mittels ist im Wesentlichen der des Paraldehyds gleich, aber stärker, so dass 2,0 Amylenhydrat 3,0 Paraldehyd entsprechen. Auf die Verdauung wirkt es leicht störend. Die Herzthätigkeit wird nicht beeinträchtigt, die Pupille häufig erweitert. Beim Menschen erfolgt der Schlaf in $^1/_2$ Stunde und dauert 6—8 Stunden. Im Körper wird es bei Menschen und Hunden fast völlig verbrannt, bei Kaninchen erscheint es als gepaarte Glykuronsäure im Urin. Bei Schlaflosigkeit in Folge schmerzhafter Affectionen lässt es im Stich, dagegen wirkt es bei Hustenreiz sedativ. Man giebt es in Dosen von 2,0—4,0 in Bier, Wein oder in wässriger Lösung mit Zusatz von Syrupus corticis Aurantii und Extr. Glycyrrhizae. Auch im Klystier wirkt es hypnotisch. Die Maximalgabe ist 2,0 pro dosi und 4,0 pro die.

Urethanum, Urethan, Aethylurethan, der Aethyläther der Carbaminsäure, bildet farblose, säulenförmige Krystalle ohne Geruch und von salpeterähnlichem Geschmacke, die sich in 1 Wasser und Aether, in 0,6 Alkohol und 3 Glycerin lösen. Es bildet sich durch Einwirkung von Ammoniakgas auf Kohlensäureäthyläther im Ueberschuss, sowie durch mehrstündiges Erhitzen von salpetersaurem Harnstoff mit überschüssigem Alkohol auf 120—130° im geschlossenen Rohre. Bei Thieren erzeugt es in grösseren Gaben Narkose und einen kataleptischen Zustand und bewirkt Frequenzsteigerung und Vertiefung der Athmung, hat aber keinen herabsetzenden Einfluss auf die Herzthätigkeit. Wegen dieses Umstandes und wegen des nicht unangenehmen Geschmackes, sowie wegen seiner geringen Giftigkeit würde das Mittel ein empfehlenwerthes Hypnoticum darstellen, wenn seine schlafmachende Wirkung nicht gar zu unsicher wäre. Auch fehlen unangenehme Nebenwirkungen nach medicinalen Dosen nicht ganz. Man giebt es zu 1,0—4,0 intern in Mixturen oder in wässriger Lösung (1 : 3) subcutan. Grössere Dosen machen die hypnotischen Effecte oft nicht stärker, sondern bedingen unruhigen Schlaf. Sehr empfehlenswerth ist es als ungefährliches Hypnoticum bei Kindern (zu 0,25—2,5 pro dosi je nach dem Alter), hier auch bei Eklampsie (zu 0,15—0,3).

Uralum, Ural, Chloralurethan, ein Additionsproduct von Chloral und Urethan, bildet bitterliche, schwer in Wasser, leicht in Alkohol und Aether lösliche Krystalle. Es zerfällt in kochendem Wasser in seine beiden Componenten. Zu 1,5—2,0 bedingt es beim Menschen Schlaf, ist aber schwächer als Chloral und wirkt auf die Herzthätigkeit herabsetzend.

Somnalum, Somnal, angeblich ein äthylirtes Chloralurethan, ebenfalls hypnotisch, aber dem Chloral weit nachstehend, ist auch nicht ohne Nebenerscheinungen und von schlechtem Geschmacke.

Sulfonalum; Sulfonal. — Das interessanteste der modernen Hypnotica ist unstreitig das Sulfonal, ein von Baumann 1885 dargestellter Körper, der sich chemisch als Diäthylsulfondimethylmethan, $(CH_3)_2 = C = (SO_2\,C_2\,H_5)_2$, characterisirt und farblose, geruch- und geschmackfreie, in der Wärme vollkommen flüchtige, bei 125° schmelzende, prismatische Krystalle bildet. Es löst sich schwer in kaltem Wasser (1 : 500) und Weingeist (1 : 65), leichter in siedendem Wasser (1 : 15) und kochendem Alkohol (1 : 2). Das Mittel wird, obschon es von Säuren, Alkalien und Oxydationsmitteln auch in der Wärme nicht angegriffen wird, im Körper in leicht lösliche organische Sulfosäuren umgewandelt, die in den Harn übergehen. Die hypnotische Wirkung des Sulfonals hat die mit der langsamen Resorption des schwerlöslichen Mittels im Zusammenhange stehende Eigenthümlichkeit, dass es bei Gesunden in Dosen von 1,0—3,0 nur Müdigkeit erzeugt und der danach bei schlaflosen Kranken eintretende, ruhige, feste 5—8stündige Schlaf sich erst nach verhältnissmässig langer Zeit (oft erst nach 2—3 Stunden) einstellt. Die aus der Schwerlöslichkeit hervorgehende allmählige Resorption bewirkt auch, dass die auf das Gehirn gerichtete Wirkung länger als die normale Schlafdauer anhält oder nach dem Erwachen sich durch hochgradige Müdigkeit und Schwäche in den Gliedern noch 6—12 Stunden lang zu erkennen giebt. Sulfonal ist auch in grösseren Dosen ohne schädigenden Einfluss auf Verdauung, Blutbeschaffenheit und Herzthätigkeit, entbehrt aber, von der postponirenden Wirkung ganz abgesehen, keineswegs der Nebenwirkungen. Namentlich treten bei längerem Gebrauche Ataxie oder Muskelschwäche, oft ganz plötzlich, auf, die bei Thieren auch bei toxischen Dosen vor der hypnotischen Wirkung sich zeigen. Beim Menschen können colossale Mengen (selbst 3 Esslöffel) ohne letalen Ausgang bleiben. Gewöhnung scheint nur langsam einzutreten. Das Mittel passt vorwaltend für nervöse Insomnie, nicht bei solcher in Folge von Hustenreiz oder Schmerzen. Bei Phthisikern verringert es oft die Nachtschweisse.

Man giebt das Mittel fein gepulvert zu 1,0—3,0 in grösseren Mengen (mindestens 200 Ccm.) warmer Flüssigkeit (Suppe, Thee) 2—3 Stunden vor dem Zubettegehen. Maximale Einzelgabe 4,0, grösste Tagesgabe 8,0.

Hypnotische Effecte besitzen mehrere dem Sulfonal chemisch verwandte Körper (Disulfone), insoweit dieselben Aethylgruppen enthalten und im Organismus sich zersetzen, z. B. Trional und Tetronal, die bei Thieren selbst stärker narkotisch, beim Menschen wie Sulfonal wirken.

Verschiedene in der Neuzeit als Hypnotica benutzte organische Verbindungen sind wegen Unsicherheit der Wirkung wieder aufgegeben, wie das als Hypnon bezeichnete Acetophenon, $C_6H_5 . CO . CH_3$, das Methylenmethylal oder Methylal, $CH_2(OCH_3)_2$, und das Diaethylacetal und Dimethylacetal, von denen das letztere auch als Beimischung zum Chloroform behufs Erzeugung von Narkosen ohne Herabsetzung des Blutdruckes empfohlen wurde.

c. Encephalica mydriatica, Pupillenerweiternde Hirnmittel.

Eine kleine, aber wichtige Gruppe der Encephalica bilden das Atropin und einige ihm verwandte Stoffe, welche durch die von ihnen in grösseren Dosen bedingte starke psychische Erregung, die bei toxischen Gaben bis zu maniakalischen Anfällen sich steigert, weshalb man sie früher als Delirifacientia bezeichnete, sich an die Excitantien reihen, aber zum Theil auch in passenden Gaben hypnotische und starke schmerzstillende Wirkung haben und gerade wegen dieser therapeutisch benutzt werden. Sie wirken ausserdem intensiv auf das periphere Nervensystem ein und setzen namentlich die periphere Sensibilität und verschiedene Secretionen (Schweiss, Speichelsecretion) durch Beeinträchtigung secretorischer Nervenfasern herab. Auch lähmen sie die peripheren Endigungen des Vagus. Wegen ihrer lähmenden Wirkung auf die in der Iris verlaufenden Endigungen des Oculomotorius und der daraus bei Application auf die Augenbindehaut resultirenden Pupillenerweiterung (Mydriasis) werden sie als Mydriatica zusammengefasst. Sie bilden in ihren Wirkungen einen Gegensatz zu den sog. Myotica, die, wie Physostigmin und Pilocarpin, bei Einführung auf die Conjunctiva Pupillenverengung (Myosis) erzeugen, die Vagusendigungen erregen und die Secretionen der Speichel- und Schweissdrüsen verstärken.

Die hierhergehörigen Stoffe sind vorwaltend Pflanzenbasen aus Solaneen und ihrer chemischen Natur nach Tropeïne (s. Homatropin); doch kommt auch eine bei Localapplication pupillenerweiternde, nicht den Tropeïnen zugehörige Basis, Ephedrin, in einer von den Solaneen botanisch stark verschiedenen Pflanze, Ephedra monostachya (Fam. Gnetaceae), vor.

***Atropinum sulfuricum**, Atropium sulfuricum; **Atropinsulfat**, schwefelsaures Atropin. ***Folia Belladonnae**, Herba Belladonnae; **Belladonnablätter**, Tollkirschenblätter. *Radix Belladonnae; Belladonnawurzel.

Das Atropinsulfat ist das in der Heilkunde gebräuchlichste Salz eines als Mydriaticum bekannten Alkaloids, das die eigenthümliche narkotische Wirkung der im mittleren und südlicheren Europa einheimischen Solanee Atropa Belladonna L. bedingt, die wegen ihrer kirschenähnlichen, leicht cerebrale Störungen veranlassenden Beeren bei uns als Tollkirsche und in Folge ihrer früheren Benutzung als Cosmeticum in Italien als Belladonna bezeichnet wurde und von der die Blätter noch gegenwärtig allgemein als Arzneimittel Anwendung finden. Letztere sind bis 2 Dm. lang, 1 Dm. breit, spitz, elliptisch, keilförmig in den Blattstiel auslaufend, der mehr als um die Hälfte kürzer als die Blätter ist. dünn, kahl oder unten mit sehr sparsamen Flaumhaaren versehen, oben bräunlich-grün, unten grau, beiderseits weiss punktirt, von widerlich bitterlichem Geschmacke und ohne Geruch. Ihr Atropingehalt schwankt zwischen 0,4—0,5%, ist während der Blüthezeit bis zur Zeit der Fructification am bedeutendsten, in den Blättern im Juni um $^1/_3$ grösser als im Mai, in cultivirten Pflanzen geringer als in wilden. Die spindelförmige, 30—90 Cm. lange, bis 10 Cm. dicke, beim Zerbrechen stäubende Belladonnawurzel kann bis zu 0,8% Atropin enthalten, das in der Blüthezeit und in jungen Wurzeln am reichlichsten ist. Sie dient vorzugsweise zur Bereitung des Atropins, neben welchem in ihr und anderen Theilen der Tollkirsche noch andere pupillenerweiternde Alkaloide (Hyoscyamin, Belladonnin) in geringen Mengen vorhanden sind.

Das Atropin, $C_{17} H_{23} NO_3$, bildet farblose und geruchlose, seideglänzende, in Wasser schwer lösliche Krystalle von bitterem, lange anhaltendem Geschmacke. Durch Einwirkung von Salzsäure oder Barythydrat wird es nach der Formel $C_{17} H_{23} NO_3 + H_2 O = C_8 H_{15} NO + C_9 H_{10} O_3$ in einen basischen Körper. Tropin, und eine Säure, Tropasäure, gespalten, aus denen es bei längerer Erhitzung auf 100° wieder entsteht. Das Atropinsulfat, $(C_{17} H_{23} NO_3)_2 H_2 SO_4$. bildet ein weisses, krystallinisches Pulver, das mit gleichen Theilen Wasser und mit 3 Weingeist neutrale, noch in 1000facher Verdünnung kratzend bitter schmeckende Lösungen giebt. In Aether und Chloroform löst es sich nicht.

Die Wirkungen der Belladonna und des Atropins fallen zusammen, weil keine modificirend wirkenden Stoffe in ersterer sich finden, doch wird durch manche indifferente Bestandtheile der ersteren die örtlich irritirende Wirkung des Alkaloids und seiner Salze, die namentlich nach Application von Atropinsulfat auf die Conjunctiva bei bereits bestehendem Bindehautkatarrhe hervortritt, gemildert. Bei subcutaner Application bedingt Atropin Herabsetzung der Sensibilität. Bei Application äusserst geringer Mengen auf die Conjunctiva, und zwar bei einseitiger Application ausschliesslich an dem atropinisirten Auge, resultirt Pupillenerweiterung. Diese macht den Uebergang zu den entfernten Wirkungen, indem sie auch nach interner und subcutaner Application, hier jedoch immer erst nach grossen Dosen, eintritt. Im Contacte mit der Darmschleimhaut wirkt Atropin hemmend und lähmend auf die Peristaltik. Ausserdem wirkt Atropin antiphlogistisch, indem es die amoeboide Bewegung der Leukocyten aufhebt und durch Erweiterung der Arterien mit gleichzeitiger Beschleunigung des Kreislaufes in Venen und Capillaren den Austritt der weissen Blutkörperchen in die Gewebe beschränkt.

Dass die mydriatische Wirkung des Atropins bei Application auf die Augenbindehaut eine locale ist, erhellt daraus, dass sie auch am ausgeschnittenen Bulbus eintritt. Sie erscheint als die Folge der Lähmung der Oculomotoriusendigungen im Sphincter und der glatten Muskelfasern, möglicherweise auch einer gleichzeitigen Reizung des Sympathicus. Die Erweiterung erfolgt um so rascher, je dünner die Hornhaut ist. Ihre Intensität variirt sehr bei einzelnen Thierarten; am empfindlichsten ist das Katzenauge, sehr unempfindlich sind Fische. Bei Fröschen und Kaninchen kann bei minimalen Mengen Verengerung der Pupille der Erweiterung vorausgehen. Beim Menschen beginnt die Wirkung einer Solution von 1 : 120 in 6—7 Min., erreicht den höchsten Grad in 10—15 Min. und persistirt 6—8 Tage; Lösungen von 1:500 wirken zuerst in 15 bis

20 Min., und der höchste Stand wird in 20 Min. erreicht. Solutionen von 1:28000 bedingen in $^3/_4$—1 Std. mässige Dilatation und Trägheit der Iris. Schon $^1/_{2000}$ Mgm. Atropin kann 20stündige Pupillenerweiterung bedingen. Die Mydriasis verbindet sich mit Accomodationsparalyse, die schon vor der Erweiterung eintritt und früher als diese verschwindet.

Atropin wird von allen Applicationsstellen, auch von der unverletzten Epidermis aus resorbirt, vom Magen etwas rascher als vom Rectum. Das Atropin wird im Organismus nicht destruirt, sondern kann im Blut und in verschiedenen Organen (Leber, Muskeln, Hirn) und im Urin durch seine mydriatische Wirkung nachgewiesen werden. Die Elimination durch den Harn ist ziemlich rasch (bei Thieren in 36 Stunden) vollendet.

Die Wirkung des Atropins besteht bei geringeren Gaben besonders in Beschleunigung der Pulsfrequenz und Athmung und Verringerung verschiedener Secretionen, während bei höheren medicinalen Gaben Erweiterung der Pupille und cerebrale Excitationserscheinungen auftreten.

Die entfernte Action des Atropins äussert sich sehr verschiedenartig. Die ersten physiologischen Wirkungen, die man bei mehrfacher Wiederholung medicinaler Gaben (0,001) eintreten sieht, sind Vermehrung der Pulsfrequenz, mitunter nach vorübergehender Abnahme, auffallende Trockenheit im Munde und Schlunde und Erweiterung der Pupille mit mehr oder minder ausgesprochener Lähmung der Accomodation. Häufig kommt es auch zu scarlatinöser Röthung der Haut mit subjectivem Gefühl von Brennen oder Trockenheit. Bei grösseren Dosen steigern sich die Phänomene, so dass es zu einer Pulsfrequenz von 130—140 Schlägen in der Minute kommt. Ausserdem treten cerebrale Störungen, die sich meist durch Schwindel, Aufgeregtsein, Unruhe, Umherlaufen kundgeben, manchmal wirkliche Delirien, bisweilen mehr still, häufig heiter und mit närrischer Lachlust, nicht selten auch furibund und mit maniakalischen Ausbrüchen verbunden, ein. Charakteristisch sind dabei Hallucinationen des Gesichts (nicht selten haschen derartige Patienten nach Käfern, Schmetterlingen u. a. nicht vorhandenen Gegenständen); häufig besteht dabei Verringerung der Gefühlsperception, bisweilen Analgesie. Selten sind dabei erotische Bewegungen und geschlechtliche Aufregung vorhanden. Alle diese Symptome schwinden meist in 12—24 Stunden; ausser Mydriasis persistirt nicht selten die Trockenheit im Schlunde weitere 24—48 Stunden, auch hinterlässt die Intoxication mehrtägige Abgeschlagenheit in Folge ungemässigter Kraftanstrengungen. In sehr schweren Fällen von Intoxication kommt es zu starken Beschwerden beim Sprechen und Schlucken, selbst zu völliger Aphonie und Aphagie; der Versuch, Flüssigkeiten zu verschlucken, führt manchmal zu Convulsionen, welche Aehnlichkeit mit dem Bilde der Hydrophobie haben. Ausserdem schwindet hier das Bewusstsein, und es kommt zu completer Anästhesie, Parese der Extremitäten und in den schwersten Fällen zu Lähmung der Blase und des Mastdarms. Sehr auffallend ist manchmal Wechsel von Sopor und Delirien (Coma vigil), der sich im Laufe der Intoxication mehrmals wiederholt. Der Tod erfolgt in 3—36 Stunden durch Athemlähmung, mitunter nach Voraufgehen von Krämpfen.

Die Therapie der acuten Atropinvergiftung ist, von der mechanischen und antidotarischen Behandlung (Tannin) abgesehen, eine symptomatische. Man giebt im Coma Excitantien, besonders Wein, der oft in grossen Mengen tolerirt wird, bei hochgradiger Aufregung Morphin.

Bei Thieren sind die Wirkungen des Atropins im Ganzen den beim Menschen zu beobachtenden ähnlich. Die Athmung nimmt bei Säugethieren anfangs an Zahl ab und wird später beschleunigt und keuchend; der Puls nimmt an Frequenz zu (bedeutender beim Hunde als beim Kaninchen). Im Allgemeinen ist bei Säugethieren die Agitation nicht gross; vielmehr überwiegen

Lähmung und Schwäche; die Coordination der Bewegungen schwindet, und Taumel und wankender Gang treten ein. Vor dem Tode sind Convulsionen, selbst mit tetanischem Charakter, nicht selten. Auch bei Fröschen tritt die Lähmung in den Vordergrund; bei stark toxischen Gaben kommt es nach Aufhören der Lähmung, oft sehr spät, zu Convulsionen; der Herzschlag wird durch kleine Dosen beschleunigt, durch grosse verlangsamt und sogar sistirt. Besonderes Interesse gewährt die Immunität der Kaninchen, Meerschweinchen, Beutelthiere, Ratten und Tauben, die intern und subcutan Atropindosen (1,0 Atropinsulfat), die beim Menschen letal wirken würden, toleriren. Bei längerer Zufuhr findet auch bei Carnivoren (Hunden) Gewöhnung an grosse Gaben statt. so dass selbst in der Norm letale Gaben bis zu einer gewissen Grenze ertragen werden; die Reaction auf die Pupille geht dabei nicht verloren, dagegen kommt es zu einer gewissen Herzschwäche.

Die Wirkung des Atropins wird von verschiedenen Pharmakologen als eine vorwaltend lähmende auf verschiedene Nervengebiete aufgefasst. Doch deuten nicht nur die primären toxischen cerebralen Symptome auf erregende Action hin, die allerdings möglicherweise auf Störungen des capillaren Kreislaufes zurückzuführen wäre, sondern bestimmt zeigt sich eine erregende Wirkung auf das respiratorische und vasomotorische Centrum, wodurch Athembeschleunigung und Blutdrucksteigerung resultiren. Von herabsetzenden und lähmenden Wirkungen sind solche auf die peripherischen Enden der motorischen Nerven in den Muskeln und der sensibeln Nerven in der Haut, sowie auf die peripheren Endigungen des Herzvagus, worauf die Steigerung der Pulsfrequenz beruht, letztere auch für relativ kleine Gaben, mit Sicherheit festgestellt. Ebenso setzt Atropin die Vagusendigungen in den Lungen herab, wodurch sich die der Zunahme der Athemfrequenz voraufgehende kurze Abnahme erklärt.

Am Herzen wirkt Atropin nicht bloss auf die Vagusendigungen, sondern in sehr grossen Dosen auch auf die musculomotorischen Ganglien und den Herzmuskel selbst, dessen Erregbarkeit es herabsetzt, während es auf die übrigen quergestreiften Muskeln keine Wirkung hat. Auch beim Menschen ist die Lähmung der Hemmungsfasern des Vagus eclatant, indem nach 0,001 subcutan Compression der Carotiden kein Aussetzen des Pulses, sondern nur leichte Verlangsamung bedingt. Bei Thieren wird der Beweis darin gesucht, dass Atropin den durch Muscarin bedingten, auf Reizung der Herzvagusendigungen beruhenden diastolischen Herzstillstand aufhebt; doch hebt Atropin auch verschiedene andere Herzstillstände auf.

Atropin wirkt in grossen Dosen lähmend auf das vasomotorische Centrum und erweitert unabhängig vom Gehirn und Rückenmark die Gefässe. Herabsetzende und lähmende Wirkung besitzt es auch auf verschiedene secretorische Nerven, wodurch es die Secretion des Speichels, des Schweisses und des Bronchialschleims vermindert und unter Umständen aufhebt. Die jedenfalls vorwaltend peripherische Wirkung betrifft die Drüsennerven und wahrscheinlich auch die Drüsensubstanz. Ferner wirkt Atropin in sehr geringen Mengen erregbarkeitsvermindernd, in grösseren lähmend auf die Ganglienapparate des Darmcanals, der Blase, des Uterus und der Ureteren und vielleicht auch auf die glatten

Muskelfasern selbst. Man muss bei dieser Wirkung, ebenso wie bei der bereits erwähnten Wirkung auf die Iris, die glatten Muskelfasern als mitafficirt betrachten, da bei Thieren, wo die glatten Fasern in Darmpartien oder der Iris durch quergestreifte ersetzt sind, die Wirkung des Atropins ausbleibt.

An die Stelle vielfacher empirischer Verwendungen der Belladonna in alter Zeit, z. B. als Prophylacticum des Scharlachs und der Lyssa oder bei Intermittens, sind in neuerer Zeit rationelle, mit den physiologischen Wirkungen harmonirende getreten. So dient Atropin und Belladonnaextract neuerdings als Erregungsmittel der Respiration und Circulation bei Collaps in acuten Krankheiten, Cholera, Hitzschlag und insbesondere schwerem Sopor in Folge von Vergiftung mit Opium, Morphin und Chloralhydrat.

Man schreibt vielfach dem Opium und der Belladonna einen wechselseitigen Antagonismus zu, doch existirt ein solcher ausgesprochen nur in Hinsicht auf Pupille, Respiration und cerebrale Erscheinungen, fehlt dagegen in Bezug auf Puls, Trockenheit der Schleimhäute und der Sensibilität. Gleichzeitiger Gebrauch beider Substanzen hebt keineswegs alle Vergiftungserscheinungen auf, und ebenso wenig wird der Tod in allen Fällen von Atropinvergiftung durch Morphin oder umgekehrt abgewendet. Bei Thieren wird die letale Dosis des Atropins resp. Morphins durch Combination mit dem Antagonisten nicht geändert; dagegen wirkt selbst bei completer Lähmung des Sensoriums, bedeutender Verlangsamung und Verminderung der Energie des Herzschlages und starkem Sinken der Rectaltemperatur bei morphinisirten Hunden Subcutaninjection kleiner Mengen Atropin bessernd auf Herz- und Athemfunction bei gleichbleibender Körperwärme. Beim Menschen sind in complexen Vergiftungen die Erscheinungen manchmal viel geringer, als wenn nur eines der Gifte genommen wäre, und in Morphinvergiftungen tritt bei Atropinbehandlung der Tod manchmal nach Dosen nicht ein, die sonst aller Wahrscheinlichkeit nach letalen Ausgang bedingt haben würden. Die Belladonnabehandlung ist besonders in Fällen von schwerem Sopor und starker Myosis indicirt.

Weit ausgesprochener ist der Antagonismus des Atropins gegen Muscarin, Pilocarpin und Physostigmin. Atropin beseitigt die Myose, Herzstillstände und Hypersecretionen, die diese Stoffe hervorrufen, doch ist der praktische Nutzen hier, wie bei Blausäurevergiftung, bisher nicht sicher erwiesen.

Die hauptsächlichste Benutzung findet das Atropin in der Augenheilkunde in allen Fällen, wo Erweiterung der Pupille indicirt ist, sei es zum Zwecke ophthalmoscopischer Untersuchung, sei es zu curativen Zwecken, besonders zur Verhütung der Entstehung von Adhäsionen bei Iritis oder zur Zerreissung frisch gebildeter Synechien, ferner zur Herabsetzung der Sensibilität und Beseitigung der Entzündung und Photophobie bei Keratitis, Iritis u. s. w.

Von demselben Werthe wie bei Iritis und Synechien, die selbst bei 9tägigem Bestehen noch durch Atropin zerissen werden können, ist Atropin bei perforirenden Hornhautwunden und Hornhautgeschwüren, wenn Einklemmung oder Vorfall der Iris eingetreten ist oder einzutreten droht. Ferner dient Atropin vielfach nach operativen Eingriffen, insbesondere nach Discission, zur Verhütung von Entzündung. Contraindicirt ist Atropin bei Glaucom, wo es leicht einen acuten Anfall bedingt. Man benutzt es auch bei Cataracta centralis oder centraler Cornealtrübung, sowie bei der mit Accommodationskrampf verbundenen progressiven Myopie der Kinder.

Die herabsetzende Wirkung des Atropins auf die Endigungen der sensibeln Nerven macht Belladonnapräparate zu einem nicht zu unterschätzenden Mittel bei den verschiedensten schmerzhaften Affectionen, z. B. Cardialgie, Zahnschmerz, Otitis externa, Koliken, wie auch Subcutaninjection von Atropin bei Neuralgien und anderen externen Schmerzen oft guten palliativen Effect hat. Aus der Herabsetzung der Sensibilität erklärt sich, von dem günstigen Effecte bei Photophobie abgesehen, der Nutzen der Belladonna und des Atropins bei Krämpfen und Contracturen, welche reflectorisch durch Steigerung der Erregbarkeit sensibler Nerven zu Stande kommen. Man kann dadurch günstige Effecte bei Hustenreiz, wobei auch die Beschränkung der Secretion mitwirkt, Keuchhusten, Blepharospasmus, Strictur des Sphincter ani, Blasenkrampf, in manchen Fällen von Enuresis und verschiedenen Formen von Erbrechen (Vomitus hystericus, gravidarum und potatorum) erhalten. Worauf die unbestreitbar günstigen, jedoch dem Bromkalium nachstehenden Heileffecte des Atropins bei Epilepsie beruhen, ist streitig.

Rationell ist bei der herabsetzenden Wirkung des Atropins auf die Uteringanglien die in der Geburtshilfe gemachte Verwendung bei Krampfwehen und krampfhaften Stricturen des Muttermundes; dagegen hat bei der lähmenden Wirkung auf die Darmperistaltik der Gebrauch als Verstärkungsmittel abführender Stoffe (Rheum, Aloë) oder überhaupt als Mittel gegen habituelle Obstipation etwas Paradoxes. Ebenso die Empfehlungen bei Urticaria und profuser Menstruation. Dagegen erklärt die herabsetzende Wirkung auf die secretorischen Nerven leicht die Thatsache, dass Atropin in passenden Dosen ($^1/_2$—2 Mgm.) das sicherste Mittel bei colliquativen Nachtschweissen der Phthisiker geworden ist. Auch bei Speichelfluss, Spermatorrhöe und zur Beschränkung der Milchsecretion findet es Anwendung.

Die Anwendung erscheint bei Phthisikern um so angemessener, als gleichzeitig Hustenreiz und Diarrhöe vermindert werden. Die Medication ist nach dem Aufhören der Schweisse, das oft schon nach der ersten Dosis erfolgt, unter Beschränkung der Gabe noch 8—10 Tage fortzusetzen. Allzulanger Gebrauch stumpft die Wirksamkeit ab.

Die interne Maximalgabe beträgt für Folia Belladonnae 0,2 pro dosi und 1,0 (*0,6) pro die, für Radix Belladonnae *0,07 pro dosi und *0,3 pro die. Die Blätter finden fast nur äusserlich als Zusatz zu narkotischen Kataplasmen (mit 5—10 Leinsamen oder mit Fruct. Papaveris) und als Rauchmittel gegen Asthma (hier besonders mit Opium getränkt und mit Fol. Stramonii in Form der Cigarettes pectorales d'Espic) Verwendung.

Zum internen Gebrauche dient fast ausschliesslich das Atropinsulfat, welches das Atropin und das früher bei Epilepsie gebräuchliche Atropinvalerianat, Atropinum valerianicum, völlig ersetzt. Die Maximaldose beträgt nach der Phkp. 0,001 pro dosi und 0,003 pro die. Bei der verschiedenen Receptivität der einzelnen Individuen ist das Beginnen mit kleinen Dosen wie 0,5 Mgm. unerlässlich. Am zweckmässigsten ist Pillen- oder Pulverform; wässrige Lösungen schmecken bitter und verlieren bei längerer Aufbewahrung an Wirksamkeit. Zu Pillen wählt man indifferente Vehikel, denen Atropinsulfat stets in Lösung zugesetzt werden muss.

Vielfach wird Atropinsulfat subcutan in wässriger Lösung (1 : 100) benutzt. Bei Neuralgien sind kleinere Dosen als 0,001 unnütz, grössere unnöthig; Verbindung mit der 4fachen Menge Morphiumsulfat wirkt sicherer. Die Dosen bei hektischen Schweissen sind 0,0008—0,0025. Bei Morphiumvergiftung werden selbst die Maximaldosen häufig überschritten.

Am häufigsten dient Atropinsulfat zur Darstellung von Augentropfen zur Erzeugung von Pupillenerweiterung. Die bei Atropingebrauch resultirende Irritation rührt häufig davon her, dass alte Lösungen verwendet werden, in denen sich Algen und Pilzbildungen finden. Zu Augenspiegeluntersuchungen genügen sehr diluirte Lösungen (1 : 2000), zur Beseitigung von Iritis und Synechien Solutionen von 1 : 100. Diese Atropinlösungen sind dem in England gebräuchlichen Atropinpapier, Charta atropinisata, vorzuziehen, da die einzelnen Quadrate desselben nicht immer gleichen Atropingehalt besitzen. Gleichförmiger ist die Vertheilung in den Atropin-Gelatineblättchen, Gelatina Atropini (mit 0,6 Mgm. im Quadrat), welche sich leicht in der Thränenflüssigkeit lösen, ohne zu irritiren. Auch kann man Atropinvaselin (0,02 Atropinsulfat, 5,0 Vaselin) hanfkorngross einpinseln.

Bei Gebrauch des Atropinsulfats vermeide man iod- und gerbstoffhaltige Substanzen. Die Verordnung von Atropin erfordert bei seiner grossen Activität stets die grösste Vorsicht, zumal Idiosynkrasien nicht selten sind. Selbst bei Application von 3—4 Tropfen einer Lösung von 1 : 600 auf die Conjunctiva ist bei einzelnen Individuen Vergiftung beobachtet. Nervöse Personen, namentlich Hysterische, sind sehr empfindlich, Idioten und Blödsinnige sehr unempfindlich. Vor zu lange fortgesetztem Atropinisiren ist nicht nur wegen zu befürchtender Reizung der Bindehaut, sondern auch wegen der danach mitunter auftretenden erethischen Schwäche zu warnen.

Präparate der Belladonna:

1. *Extractum Belladonnae; Belladonnaextract. Mit verdünntem Weingeist in Deutschland aus den frischen Blättern und blühenden Zweigen, in Oesterreich aus trockenen Blättern bereitetes dickes Extract, dunkelbraun, in Wasser mit brauner Farbe fast klar löslich. Innerlich zu 0,01—0,05 pro dosi (Maximalgabe pro dosi 0,05, pro die 0,2) 3—4mal täglich in Pillen, Pulvern oder Tropfen (in Aq. Laurocerasi gelöst), äusserlich im Klystier (in der nämlichen Dosis wie innerlich) oder in Suppositorien, in Collyrien und Augensalben (Lösung von 0,2—0,5 in 10,0 Wasser oder Glycerin oder Mischung derselben Mengen mit Fett, wenn Atropinsolution nicht tolerirt wird), Salben (1 : 10 Wachssalbe, als sog. Unguentum Belladonnae) und Pflastern (1 : 5 Pflastermasse). Auch zu Zahnpillen und endermatisch (zu 0,2—0,3 bei Algien), sowie als Zusatz von schmerzstillenden Kataplasmen.

2. *Extractum Belladonnae siccum; Trocknes Belladonnaextract. Das vorige mit āā Süssholzpulver (*Milchzucker) zur Anwendung in Pulver, in doppelter Dosis.

3. *Tinctura Belladonnae foliorum; Belladonnatinctur. Macerationstinctur (1 : 10). Zu 1—2—10 Tropfen (Maximaldose 1,0, pro die 4,0) bei Angina und Keuchhusten; auch zu Einreibungen bei Algien.

Verordnungen:

1) ℞
Extracti Belladonnae 0,2
Extr. Gentianae 0,6
Pulv. rad. Gentianae q. s.
ut f. pilul. no. 20. *Consp. D. S.* Morgens 1—4 Stück nüchtern zu nehmen. (Bei habitueller Obstipation).

2) ℞
Extracti Belladonnae 10,0
solve in
Aquae Amygdalarum amararum 150,0
adde
Aetheris 5,0
M. D. S. Zum Umschlage oder zur Einreibung bei Neuralgien u. s. w.

3) ℞
Extracti Belladonnae
Unguent. Glycerini āā 10,0
M. f. ungt. D. S. Zur Einreibung in die Brustdrüse. (Bei profuser Milchsecretion.)

4) ℞
Atropini sulfurici 0,006 (mgm. 6)
Boli albae 1,0
F. l. a. pilulae no. 10. *Consp. Bolo alb.* Abends 1—4 Pillen. (Bei Nachtschweissen Phthisischer. (Jede Pille enthält 0,6 Mgm. Atropinsulfat.)

5) ℞
Atropini sulfurici 0,1 (dgm. 1)
Aq. destillatae 10,0
D. in vitro cum signo veneni et sub sigillo. S. Augentropfwasser. (Auch zur Subcutaninjection und zum internen Gebrauche.)

***Folia Stramonii,** Herba Stramonii, Folia Daturae; **Stechapfelblätter.**

Die Blätter der als Unkraut in der gemässigten Zone überall vorkommenden, ursprünglich an den Ufern des Caspischen Meeres einheimischen, wegen ihrer eiförmigen, mit Stacheln besetzten Fruchtkapseln als Stechapfel bezeichneten Solanee Datura Stramonium L. sind dünn, eiförmig, zugespitzt, buchtig gezähnt, im jungen Zustande etwas flaumig, völlig entwickelt bis 2 dm. lang und bis zu 1 dm breit, glatt, und gehen keilförmig oder fast herzförmig in den 1 dm. langen und 1—2 mm. dicken Blattstiel über. Ihr widerlich narkotischer Geruch verliert sich beim Trocknen ganz; der Geschmack ist unangenehm bitterlich salzig.

Einer genauen Darstellung der physiologischen Wirkungen der Stechapfelblätter und Samen bedarf es nicht, da diese ganz mit denen der Belladonna übereinstimmen und da das in ihnen vorhandene Alkaloid (Daturin) ein das Atropin als Mydriaticum übertreffendes Gemenge von Atropin und Hyoscyamin bildet.

Die namentlich bei Kindern nicht seltenen Vergiftungen durch Stechapfelsamen tragen genau das Gepräge des Atropinismus (Mydriasis, Delirien u. s. w.), oft mit ausgeprägtester Steigerung des Bewegungstriebes. Ausserdem kommt dabei Erhöhung des Geschlechtstriebes (Nymphomanie bei Frauen und Mädchen und mehrstündiger Priapismus bei Männern) vor. Im 17. und 18. Jahrhundert wurden die Samen häufig gemissbraucht, indem man sie zu gemahlenem Kaffee oder zu Schnupftabak (sog. tabac à l'endormie, poudre aux sorciers) mengte, um Jungfrauen zur Prostitution zu bringen.

Als Medicament hat Stramonium besonders bei psychischen Störungen (Melancholie, Manie) und Asthma Anwendung gefunden. Bei letzterem bessert sich das subjective Befinden in vielen Fällen.

Der Effect bei Asthma lässt sich nicht durch directe sedirende Wirkung auf das Athemcentrum erklären, da Atropin das inspiratorische Centrum bei mittleren und grossen Dosen reizt, dagegen ist der Effect grösserer Dosen auf das Gehirn manchmal von günstigem Einflusse. Wie schon Laennec angab, empfindet der Kranke, wenn auch das Athmen in Wirklichkeit nicht freier wird, die Störung weniger, zumal weil auch die sensiblen Nervenendigungen dadurch paralysirt werden. So erfahren auch Fälle von Dyspnoe in Folge bestehenden Bronchialkatarrhs vorübergehende Besserung.

Die innerlich kaum jemals gebrauchten Folia Stramonii, für die 0,2 (in Oesterreich 0,3) pro dosi und 1,0 pro die als Maximalgaben festgestellt sind, finden vorzugsweise zum Rauchen Verwendung, meist in Form der Stramoniumcigarren, die nach Art der gewöhnlichen Cigarren aus 4,0 Stechapfelblättern als Einlage und einem Deckblatte von Tabaksblättern angefertigt werden. Man darf diese übrigens nur mit Vorsicht rauchen lassen (anfangs nur wenige Züge), da sehr leicht Narkose erfolgt, und muss sofort aussetzen, sobald leichter Schwindel sich einstellt.

Herba Hyoscyami, *Folia Hyoscyami; Bilsenkraut. Hyoscinum hydrobromicum; Hyoscinhydrobromid.

Die Droge stellt die Blätter und blühenden Stengel des in allen Welttheilen, in Europa von Norwegen bis Portugal und Griechenland, auf Schutthaufen wachsenden Bilsenkrautes, Hyoscyamus niger L. (Fam. Solaneae), dar. Die Blätter der am besten zu benutzenden zweijährigen Pflanze sind spitzeiförmig, grobgezähnt und wie Stengel und Kelch von sehr langen, weichen und breit bandartigen Gliederhaaren zottig, die in eine mit schmierigem Inhalte versehene Drüse auslaufen. Der Inhalt dieser Drüsen bedingt die klebrige Beschaffenheit und den widrig narkotischen Geruch der frischen Pflanze. Das trockne Bilsenkraut riecht nicht und schmeckt salzig und etwas bitter. Die cultivirte Pflanze ist weniger zottig und von schwächerem Geruche. Von stärkerer Wirkung als die Blätter sind die früher als Bilsensamen, Semen Hyoscyami, officinellen, äusserst kleinen Samen.

Die Wirksamkeit des Bilsenkrautes wird durch zwei dem Atropin isomere Alkaloide, das krystallinische Hyoscyamin, und das amorphe Hyoscin bedingt. Hyoscyamin giebt dieselben Spaltungsproducte wie das Atropin, Tropasäure und Tropin, das Hyoscin statt Tropin das davon durch höheren Siedepunkt verschiedene Pseudotropin. Das in Deutschland officinelle Hyoscinhydrobromid bildet ansehnliche, farblose, in Wasser und Weingeist leicht, in Aether und Chloroform nur wenig lösliche Krystalle, deren Lösungen farblos sind, Lacmuspapier schwach röthen und bitter und kratzend schmecken. Frisches Bilsenkraut liefert mehr Basen als getrocknetes, da sowohl Hyoscyamin als Hyoscin sehr leicht der Zersetzung unter Ammoniakentwicklung unterliegen.

Die Wirkungen des Bilsenkrauts und seiner Alkaloide sind im Wesentlichen der Belladonna gleich. Das Hyoscyamin wirkt wie Atropin, dagegen ist Hyoscin ein weit stärkeres Mydriaticum und besitzt nicht die dem Atropin zukommende erregende Wirkung, ist vielmehr ein starkes Sedativum, das bei aufgeregten Kranken kräftiger als irgend ein anderes Mittel beruhigend wirkt.

Die stärkere mydriatische Wirkung des Hyoscins erklärt die das Atropin überragende Action des Daturins (S. 572) und des aus dem Kraute der australischen Solanee Duboisia myoporoides bereiteten Duboisins, das fast ausschliesslich aus Hyoscin besteht. Gleichheit der physiologischen Wirkung des Hyoscins und Atropins zeigt sich namentlich darin, dass Hyoscin wie Atropin die peripherischen Vagusendigungen lähmt, die Speichelsecretion vermindert, die durch Muscarin, Pilocarpin und Nicotin bedingte Beschleunigung der Peristaltik aufhebt und die Gefässe erweitert, dagegen lähmt es das vasomotorische Centrum nicht. Die örtlich pupillenerweiternde Action ist so stark, dass Lösung von 1 : 1000 rascher und stärker als Atropinlösung von 1 : 500 wirkt, doch geht der Effect rascher vorüber. Bei gesunden Menschen tritt nach medicinalen Gaben leichter Schlaf ein. Das Hyoscin wird unverändert durch den Harn ausgeschieden.

Im Ganzen wird Hyoscyamus in denselben Richtungen wie die Belladonnapräparate gebraucht, innerlich namentlich häufig zur Beseitigung von Hustenreiz, bei Keuchhusten und Asthma, sowie bei Enteralgien, äusserlich zur Milderung von Schmerzen. Das Hyoscin ist in neuerer Zeit zu einem vielverwendeten Beruhigungsmittel bei psychischen Aufregungszuständen, namentlich bei Manie, Epilepsie und seniler Demenz geworden. Auch bei Zittern (Tremor senilis, mercurialis) und Paralysis agitans giebt es guten Erfolg. Als Mydriaticum kann es besonders zur Zerreissung von Synechien benutzt werden.

Die Folia Hyoscyami kommen innerlich fast nur in Form ihrer Präparate in Anwendung. Man kann sie mit ää Extr. Hyoscyami (als sog. Pilulae sedativae Ph. paup.) zu 0,05—0,3 geben. Gestattet ist 0,5 (*0,3) als höchste Einzelgabe, 1,5 (*1,0) als Tagesgabe Aeusserlich dienen sie zu narkotischen Kataplasmen (mit Herba Conii, Sem. Lini ää oder ää Species emollientes), auch als Rauchmittel bei Asthma oder Zahnschmerz.

Das Hyoscinum hydrobromicum wird fast nur subcutan zu 0,2—0,4 Mgm. benutzt. Intern giebt man es in Pillen zu 0,0002—0,001 (Maximalgabe pro dosi 0,0005, pro die 0,002!). Zur Instillation in das Auge benutzt man Lösung von 1 : 1000. Das Mittel erfordert noch weit grössere Vorsicht als Atropinsulfat, da sogar von der Conjunctiva aus 3 Tropfen einer $1^1/_2$ % Lösung Intoxication bedingen können und die Empfindlichkeit der einzelnen Personen sehr variirt.

Präparate des Bilsenkrauts:

1. *Extractum Hyoscyami; Bilsenkrautextract. Nach Analogie des Extractum Belladonnae in Deutschland aus frischem Bilsenkraute, in Oesterreich aus getrockneten Blättern bereitet; grünlichbraun, in Wasser mit brauner Farbe trübe löslich. Innerlich zu 0,01—0,2 mehrmals täglich in Pulvern, Pillen oder Lösung, häufig Hustenmixturen hinzugesetzt; äusserlich im Klystier (zu 0,03—0,2), in Salben, Linimenten, Pflastern, Augenwässern, Augentropfwässern (0,5—1,0 auf 25,0) und Augensalben (0,5—1,0 auf 10,0 Fett). Maximalgabe pro dosi 0,2 (*0,1), pro die 1,0 (*0,5).

2. *Extractum Hyoscyami siccum; Trocknes Bilsenkrautextract. Das vorige mit ää Süssholzpulver; in doppelter Dosis zur Dispensation in Pulverform benutzt.

3. *Oleum Hyoscyami, *Oleum Hyoscyami foliorum coctum s. infusum; **Bilsenkrautöl,** Bilsenöl. Durch Digestion mit Oleum Olivarum (1 : 10) erhalten. Das bräunlich grüne, fast nur den Riechstoff des Bilsenkrauts enthaltende Oel ist populär als Einreibungsmittel bei schmerzhaften Affectionen.

Verordnungen:

1) ℞
Extracti Hyoscyami 0,3
Elixirii e succo Liquiritiae 25,0
Aq. Foeniculi 50,0
Aq. florum Aurantii 100,0
M. D. S. 3—4 mal täglich 1 Esslöffel.
(Bei Hustenreiz. Frerichs.)

2) ℞
Zinci oxydati puri
Extracti Hyoscyami
Extr. Valerianae ää 2,0
F. l. a. pilul. no. 40. *D. S.* 2—3 mal täglich 1 Pille. (Pilulae Meglini.)

3) ℞
Hyoscini hydrobromici 0,002 (mgm. 2)
Aq. dest. 10,0
M. D. S. Zur hypodermatischen Injection. (Jede Spritze enthält 0,2 Mgm. Hyoscinhydrobromid.)

Homatropinum hydrobromicum; Homatropinhydrobromid. — Die aus Atropin und Hyoscyamin sich abspaltende Base Tropin, welche keine pupillenerweiternde Wirkung besitzt, aber wie Atropin die Vagusendigungen und die Peristaltik lähmt, bildet mit verschiedenen aromatischen Säuren beim Erwärmen mit verdünnter Salzsäure neue dem Atropin vergleichbare Basen, Tropeïne, mit mydriatischer Wirkung. Aus dem mandelsauren Tropin entsteht nach der Gleichung $C_8H_{15}NO.C_8H_8O_3 = H_2O + C_{16}H_{21}NO_3$ eine als Homatropin bezeichnete Base, deren bromwasserstoffsaures Salz, $C_{16}H_{21}NO_3.HBr.$, ein in Wasser leicht lösliches, krystallinisches Pulver bildet, das bei Application auf die Conjunctiva in $^1/_2$ Stunde Mydriasis erzeugt, die in $^1/_2$ Stunde ihre Höhe erreicht und in 6 Stunden schwindet. Da die Accomodationslähmung noch früher vorübergeht, empfiehlt es sich zum Ersatz des Atropins bei Instillation zum Zwecke ophthalmoskopischer Untersuchungen, wo es in 2 % Lösung verwendbar ist. Auch besitzt

Homatropin die Wirkungen des Atropins auf Vagusendigungen und Schweissnerven, jedoch erst zu 0,004 subcutan. Die internen Maximalgaben (0,001 pro dosi, 0,003 pro die) stehen unter der Gabe, die bei Schweissen der Phthisiker oder Pilocarpinvergiftung nothwendig sein würden.

---

4. Ordnung. Neurotica cerebrospinalia, auf Gehirn und Rückenmark gleichzeitig wirkende Mittel.

Unter dieser Bezeichnung fasst man verschiedene Substanzen zusammen, welche auf Gehirn und Rückenmark zugleich einwirken. Vom Gehirne ist weniger die Gehirnrinde als der Gehirnstamm und namentlich die Medulla oblongata ihr Angriffspunkt. Man kann drei Abtheilungen unterscheiden, von denen jedoch nur zwei therapeutische Bedeutung besitzen, während die dritte der Toxikologie vorzugsweise anheimfällt.

Man bezeichnet die der letztern angehörigen Stoffe als Hirnkrampfgifte oder Epileptifacientia, weil sie durch Erregung verschiedener Centren im Mittelhirne, Kleinhirne und verlängerten Marke Convulsionen erzeugen, die sich als ein Gemisch von klonischen und tonischen charakterisiren und meist als epileptiforme bezeichnet werden. Der hauptsächlichste Stoff dieser Abtheilung ist das therapeutisch früher als Mittel gegen Epizoën gebrauchte, neuerdings gegen Morphiumvergiftung als Antidot vorgeschlagene Pikrotoxin, ein nicht glykosidischer Bitterstoff aus den zum Vergiften von Fischen früher gebräuchlichen Kockelskörnern, Semina Cocculi, den Früchten der ostasiatischen Menispermee Anamirta Cocculus. Ganz analog demselben wirken von gebräuchlichen Medicamenten Codeïn, Santonin, Campher, Carbolsäure, ausserdem Amarin und verschiedene Cyanäther (Acetonitril). Bei diesen Stoffen wird die Störung cerebraler Coordinationscentren besonders durch auffällige Zwangsbewegungen angedeutet. Am häufigsten sind Roll- und Schwimmbewegungen, daneben auch Vor- und Rückwärtsgehen, ja auch der bekannte Reitbahngang wird nicht selten beobachtet. Es sind hier offenbar locale Störungen, die das Kleinhirn, aber auch das Mittelhirn und die Medulla oblongata betreffen können, da sich ja in allen diesen Theilen Coordinationscentren für die geordneten Bewegungen des Körpers finden. Mitunter zeigt sich auch hier, dass die vorderen Partien des Hirns am frühesten afficirt werden und die Krämpfe an den Augenmuskeln beginnen, dann den Facialis und später andere cerebrale und spinale Nerven afficiren, doch ist das keineswegs constant. Bei mehreren Hirnkrampfgiften (Pikrotoxin, Codeïn) wird übrigens auch die Hirnrinde afficirt, wie der neben den Krämpfen vorhandene comatöse Zustand nachweist. Auch reihen sich bei einzelnen, z. B. Pikrotoxin, an die epileptiformen Krämpfe nicht selten ausgesprochene tetanische Anfälle, die ein Uebergreifen der Wirkung auf die Medulla spinalis andeuten. Einzelne Stoffe, z. B. Physostigmin, erhöhen die Empfindlichkeit der Krampfcentren in einer Weise, dass bei den damit vergifteten Thieren die Neigung zu epileptiformen Anfällen noch längere Zeit fortdauert.

Von den therapeutisch wichtigen Cerebrospinalien wirkt ein Theil stark herabsetzend auf die Gebiete, deren Erregung durch die Hirnkrampfgifte gesteigert wird, und ist dadurch im Stande, verschiedene vom Gehirn und der Medulla oblongata ausgehende

Krämpfe, besonders aber Epilepsie, in vorzüglicher Weise zu beeinflussen. Zu diesen Cerebrospinalia antispasmodica oder antepileptica gehören vor allem das Bromkalium und verschiedene Verbindungen von Brom mit Metallen, auch mehrere organische Bromverbindungen, ferner verschiedene Metallsalze, wie vom Zink, Zinn und Silber (vgl. Argentum nitricum). Mehrere dieser Stoffe, namentlich die Brompräparate, wirken auch auf die graue Substanz des Grosshirns, führen in geeigneten Dosen zu Schlaf und dienen selbst als Hypnotica. Auch auf die Sensibilität wirken sie in grossen Dosen herabsetzend; ebenso macht sich ein wahrscheinlich auf directer Wirkung auf das Rückenmark beruhender herabsetzender Einfluss auf die Reflexe geltend. Eine Wirkung auf die Hirnrinde ist namentlich daraus ersichtlich, dass bei längerer Fütterung von Thieren mit Bromkalium elektrische Reizung der Hirnrinde keine epileptoiden Anfälle hervorruft.

Für die zweite therapeutisch bedeutsame Reihe der Cerebrospinalia, die man als C. pneumatica oder antasthmatica bezeichnen kann, ist das Athemcentrum der erste und hauptsächlichste Angriffspunkt. Dieses wird durch medicinale Dosen stark erregt, wodurch die Inspiration beschleunigt und vertieft wird. Grosse Dosen setzen die Athemthätigkeit rasch herab, so dass ein Stadium der erhöhten Erregung bei einzelnen manchmal wegfällt, und lähmen das Athemcentrum. Die Erregung des letzteren ist die Ursache der Anwendung der hierher gehörigen Stoffe als Respirationsmittel bei stockendem Auswurfe und insbesondere bei dem als Asthma bezeichneten Symptomencomplexe. Die rasche Lähmung des Athemcentrums durch die hierher gehörigen Stoffe macht diese zu den gefährlichsten Giften, die, wie Aconitin, Blausäure und Nicotin, in ausserordentlich geringen Mengen in kürzester Zeit den Tod zur Folge haben können. Ihr Gebrauch erfordert deshalb die grösste Vorsicht, weshalb man bei Asthma vorwaltend solche benutzt, welche, wie Lobelin und Pyridin, relativ lange Zeit erregend wirken können, ohne zu lähmen, und bei Collapszuständen, in denen eine starke Schwächung des Athemcentrums besteht, von den eigentlichen Cerebrospinalia pneumatica keine Anwendung macht.

Dass ausser den hierher gehörigen Stoffen (Blausäure, Nicotin, Lobelin, Gelsemin, Aspidospermin, Aconitin, Pyridinbasen, Anilin) noch eine Reihe anderer Mittel das Athemcentrum stark erregen, wurde bereits S. 489 erwähnt. Es gehören dahin besonders die Alkaloide Coffeïn, Strychnin und Atropin, sowie Campher und die Ammoniakalien, die man deswegen als Analeptica benutzt, ausserdem verschiedene Pneumatica, z. B. Senega, auch Pikrotoxin, Muscarin, Physostigmin, Veratrin, Kupfer- und Zinksalze, Apomorphin und alle Brechen erregenden Substanzen, deren Effect auf das Athemcentrum leicht erklärlich ist, wenn man bedenkt, dass mit jenem das sog. Brechcentrum räumlich theilweise zusammenfällt. Die meisten Cerebrospinalia pneumatica wirken übrigens ebenfalls auf benachbarte Centren ein, und namentlich werden Krampfcentren durch einzelne stark erregt, woraus theils epileptiforme Krämpfe (Blausäure), theils eigenthümliche Krampfformen (z. B. durch Nicotin) bei schweren Vergiftungen resultiren.

***Kalium bromatum**, Kali hydrobromicum, Bromuretum kalicum s. potassicum; **Kaliumbromid**, Bromkalium, Kaliumbromür.

Das Kaliumbromid, KBr, das in geringer Menge im Meerwasser und in einigen Mineralquellen (Kreuznach, Adelheitsquelle) sich findet, bildet weisse, glänzende, luftbeständige Würfel von salzigem Geschmack. Es löst sich in 2 Wasser und in 200 Spiritus. Bei Versetzen von wässriger Bromkaliumlösung mit wenig Chlorwasser wird Brom frei, das damit geschütteltes Chloroform oder Aether rothgelb färbt. Die Reinheit des Präparats ist für die medicinische Verwendung von hoher Bedeutung. Verunreinigung mit Kaliumcarbonat und Kaliumchlorid schwächt den Effect. Gefährlich ist eine Verunreinigung mit bromsaurem Kalium, indem aus einem Gemenge von Kaliumbromid und Kaliumbromat im Magen Brom frei wird, das kaustisch auf die Magenwandungen wirkt.

Kaliumbromid besitzt örtliche und entfernte Wirkung. Oertlich verhält es sich dem Kochsalz und Iodkalium analog, indem es bei interner Application in Substanz oder sehr concentrirter Solution Brennen und Druck im Epigastrium oder selbst Erbrechen und Diarrhöe hervorruft.

Verdünnte Lösungen, wie sie medicinisch gebraucht werden, z. B. 1,0 bis 4,0 in $^1/_2$ oder einem ganzen Glase Wasser, bedingen solche Erscheinungen nur ausnahmsweise bei bestehendem Magenkatarrh. Subcutan erzeugen sie beim Menschen Abscessbildung.

Die Resorption des Bromkaliums geschieht von allen Schleimhäuten und vom Unterhautzellgewebe aus. Die Elimination erfolgt vorzugsweise durch die Nieren, Milch-, Thränen- und Schweissdrüsen, in geringem Grade durch Hautdrüsen und Schleimhäute.

Im Urin und Speichel findet es sich nach Ingestion von 1,0 schon nach 5 Minuten; die grösste Menge wird schon in den ersten 24—36 Stunden (am 1. Tage $^1/_6$—$^1/_4$) eliminirt, doch finden sich noch nach 3—4 Wochen auf grössere Dosen kleine Quantitäten im Harn und Speichel. Es passirt auch die Placenta und findet sich nach Darreichung grosser Dosen im Harne Neugeborner.

Die entfernte Wirkung macht sich besonders auf die Nervencentren geltend, daneben findet auch Einwirkung auf die Circulation statt, die man jedoch keineswegs als Ursache der ersteren betrachten darf, da sie weniger ausgesprochen und auch bei verschiedenen Dosen verschieden ist.

Die Wirkung des Kaliumbromid wurde eine Zeit lang als mit derjenigen der Kalisalze identisch betrachtet, besonders in Rücksicht auf die physiologischen Versuche, welche den Effect des Salzes vielfach mit dem anderer Kaliverbindungen in eine Linie stellen, doch weisen die therapeutischen Effecte, insbesondere die auffällige Heilwirkung bei Epilepsie, auf eine theilweise selbständige Stellung des Mittels hin. Diese ist offenbar durch den Bromcomponenten veranlasst, da Bromwasserstoffsäure genau in derselben Richtung wie Bromkalium wirkt und die therapeutischen Effecte des Bromkaliums auch durch Bromnatrium und Bromammonium herbeigeführt werden, wie auch die Einschiebung von Br in aromatische und fette Verbindungen dieselben in eigenthümlicher, an die Effecte des Bromkaliums anklingender Weise modificirt, so dass bei Kaltblütern die Reflexthätigkeit stark herabgesetzt wird. Als Kaliwirkung erscheint nicht nur die bei letalen Gaben zu constatirende lähmende Wirkung auf das Herz und die damit im Zusammenhange stehende herabsetzende Action auf Respiration und Temperatur, sondern auch die bei Bromkaliumvergiftung eintretende Lähmung der Muskeln und Nerven, während ausser der Herabsetzung der Reflexerregbarkeit noch die cerebralen Phänomene (Herabsetzung der Gehirnreflexe, Müdigkeit, Abspannung nach grösseren Gaben), welche auch dem Bromnatrium und selbst in höherem Grade zukommen, als Bromwirkung aufgefasst werden müssen.

Was die Wirkung der verschiedenen Dosen anlangt, so treten beim Menschen nach 0,1—0,5 keine nennenswerthen Symptome auf. Bei Dosen über 1,0 stellt sich Gefühl. allgemeiner Schwere und Muskelermüdung ein, wozu sich schwankender Gang gesellt. Bei längerem Gebrauche kommt es zu Schwere des Kopfes, Druck in Stirn und Schläfen und Störungen der Intelligenz und des Gedächtnisses; der Gesichtsausdruck wird stumpf, die Antwort langsam, die Entschlüsse unsicher. Es erfolgt Abnahme der Reflexsensibilität, die sich namentlich deutlich an der Zungenwurzel, am Gaumen- und Rachengewölbe und an der hinteren Pharynxwand zeigt, wo sie oft schon nach kleinen Dosen so bedeutend ist, dass man einen Löffel tief in den Hals stecken kann, ohne dass Würgbewegungen sich zeigen. Gleiches tritt häufig an der Urethral- und Vaginalschleimhaut, manchmal auch an der Cornea ein. Bei hohen Gaben kommt auch Unempfindlichkeit der Haut gegen Stechen und Brennen vor; bei den Meisten Ermüdung oder Neigung zum Schlaf, bei Vielen Verminderung der Schärfe des Gehörs und des Gesichts, bisweilen Kurzsichtigkeit und Amblyopie, selbst Doppelsehen, sowie Verlust der Herrschaft über die Muskeln und Nerven der Sprachorgane. In den Sexualorganen ist Erschlaffung und Herabsetzung der Erregbarkeit unverkennbar. Pulsfrequenz und arterielle Spannung werden vermindert; die Temperatur sinkt. In vielen Fällen findet sich Stuhlverstopfung, seltener Diarrhöe; Mund und Schlund werden in der Regel trocken. Bei Manchen tritt Schmerzhaftigkeit in der Nierengegend ein; bei Frauen wird die Menstruation bisweilen vermindert.

Bei Säugethieren bewirkt Subcutaninjection oder Infusion grosser Dosen (bei Kaninchen 2,0—4,0) rasch Collapsus, Anästhesie, Paralyse, starkes Sinken des Blutdruckes und Tod in 10—40 Min. unter Symptomen der Herzlähmung (Dyspnoe, Mydriasis, Exophthalmos und Krämpfe). Kleinere Dosen (1,0—2,0) bedingen vorübergehende Abnahme der Herzkraft, Motilitäts- und Sensibilitätsparalyse, Ataxie und vermehrte Abscheidung von oft eiweisshaltigem Urin. Bei Fröschen treten nach 0,1—0,15 subcutan fibrilläre Zuckungen, allmäliger Verlust der willkürlichen Bewegung, der Reflexaction und der Sensibilität der ganzen Körperoberfläche, auch der Cornea, dauernde Sistirung der Athembewegungen, Schwäche und Verlangsamung des Herzschlages und rasch (durchschnittlich in 10 Min.) diastolischer Herzstillstand ein. Willkürbewegung und Sensibilität erlöschen in der Regel vor dem Vermögen, auf Reize bestimmter Art reflectorisch zu reagiren. Das Herz wird bald mechanisch und elektrisch unerregbar, während die Erregbarkeit der peripherischen Nerven und der quergestreiften Muskeln nur herabgesetzt wird. Das Rückenmark wird früher gelähmt als die peripheren Nerven. Der Herzlähmung geht bei mittleren Dosen Anämie der Schwimmhäute, bei grossen Hyperämie (in Folge von Lähmung der Gefässmuskeln) voraus. Die Wirkung auf das Herz ist vom Vagus unabhängig. Die bisherigen Versuche über die Beeinflussung des Stoffwechsels durch Kaliumbromid haben keine gleichmässigen Resultate ergeben. Die von Einzelnen constatirte Abnahme der Kohlensäure- und Harnstoffausscheidung kann für die Nervenwirkungen des Mittels keine Erklärung bieten.

Durch längeren Gebrauch von Bromkalium in grösseren Gaben können Erscheinungen chronischer Intoxication (Bromismus chronicus) auftreten, die theils an der Haut, theils in der nervösen Sphäre, theils an der Repirationsschleimhaut, theils in der gesammten Ernährung sich manifestiren. Nach den Beobachtungen bei Epileptikern, die lange Zeit Kaliumbromidcuren unterworfen waren, giebt es eine in wenig Stunden sich entwickelnde rapide und eine langsam auftretende Form. Erstere trägt den Charakter der Adynamie und Depression. Letztere kündigt sich durch weisse Farbe der Haut, besonders im Gesicht, Stumpfsinn, Stupor, Trockenheit im Munde, klebrigen Speichel, Diarrhöe, Abmagerung, wankenden Gang, tiefen Schlaf, eine Art Coma, Schwierigkeit zu sprechen und die Worte zu finden, endlich durch Bronchialkatarrh, welcher selbst suffocativ werden kann, an und giebt sich entweder als Adynamie mit stockender Sprache, heiserer Stimme, Schwäche des Gesichts und Gehörs, Zittern der Zunge und der Hände, sowie scorbutischen Affectionen der Mund- und Nasenhöhle, oder als Cerebrospinalaffection unter Delirien, maniakalischen Ausbrüchen, Störungen der Sprache und Ataxie der unteren Extremität und der Zunge zu erkennen. Sie kann nach Tagesgaben von 4,0—10,0, bei schlechtgenährten Individuen nach 1,5—2,0 sich nach mehreren Monaten entwickeln und schwindet beim Aussetzen des Bromkaliums unter angemessener Behandlung. Von beiden unterscheidet sich die Bromkachexie, wo Anämie und Abmagerung das auffallendste Symptom ist und schliesslich Karbunkel, Pneumonie, Erysipelas oder choleriforme Enterocolitis dem Leben ein Ende machen. Ganz ähnliche Erscheinungen finden sich übrigens auch nach chronischem Gebrauche von Kaliumnitrat oder Kaliumcarbonat. Das Verschwinden des chronischen Bromismus beim Menschen macht es unmöglich, dasselbe auf die bei Thieren durch längere Zufuhr von Bromverbindungen zu erzeugende diffuse parenchymatöse Myelitis zu beziehen.

Fast constant kommt es bei Kaliumbromidcuren zu Akne, besonders an Gesicht und Brust, die sich von der Iodakne durch grösseren Umfang, längere Dauer und Fehlen eines Entzündungshofes unterscheidet; in den Pusteln ist Brom nachweisbar. Daneben kommt in einzelnen Fällen ein eigenthümliches Exanthem, das sich als Entzündung der Hautdrüsen mit Vermehrung ihrer Zellelemente und consecutiver Zellwucherung im Cutisgewebe bei Vergrösserung der Hautpapillen charakterisirt, vor.

Während man in früherer Zeit das Bromkalium als antidyskratisches Mittel zum Ersatze des Iodkaliums bei Scrophulose und Lues versuchte, ohne irgendwelche Erfolge damit zu erhalten, hat man später in ihm ein bei einer Reihe von Nervenaffectionen günstig wirkendes Medicament entdeckt, das anfangs nur als Anaphrodisiacum bei Priapismus und Chorda venerea, dann zur Herabsetzung der Sensibilität von Schleimhäuten benutzt, zuletzt in ausgedehnter Weise bei Epilepsie in Anwendung gezogen wurde. Hier wird es von keinem Mittel übertroffen, indem es bei richtiger und dauernder Anwendung nicht allein die Zahl der epileptischen Anfälle in auffallender Weise verringert, sondern auch in vielen Fällen völlige Heilung bewirkt.

Die Ursache der günstigen Wirkung bei Priapismus und Chorda scheint der Herabsetzung der Sensibilität der Urethralschleimhaut, vielleicht auch der Reflexfunction des Rückenmarks, zugeschrieben werden zu müssen. Das Vorhandensein der ersteren erklärt auch das Factum, dass nach einer grossen Dosis Bougies und Katheter ohne Schmerzen sich einführen lassen. Auch steht damit die günstige Wirkung in manchen Fällen von Incontinentia urinae nocturna, wo in Folge gesteigerter Reflexerregbarkeit auch die wenig gefüllte Blase im Schlafe Harnentleerung bedingt, im Zusammenhange.

In verhältnissmässig grossen Gaben längere Zeit hindurch angewendet, ist das Bromkalium das zuverlässigste Antiepilepticum, das in mehr als $^1/_3$ der Fälle Heilung (selbst dann noch, wenn vor der Anwendung schon 4000 Anfälle und mehr dagewesen sind), in andern erhebliche Abnahme der Zahl der Anfälle herbeiführt, in andern die Intensität der Paroxysmen mässigt und ausgebildete Epilepsie in petit mal verwandelt. Es wirkt besonders bei idiopathischer Epilepsie und heilt Fälle derselben fast sicher, wenn noch nicht mehr als 50 Anfälle dagewesen sind. Selbst hereditäre Epilepsie ist nicht incurabel, und in einzelnen Fällen gelingt auch die Unterdrückung epileptiformer Anfälle, welche mit andern Gehirnleiden (Idiotie, Tumor cerebri) in Verbindung stehen; dagegen sind Schwindel, Aura und andere Formen von petit mal schwer durch Bromkalium zu heilen. Bei der Cur sind Spirituosen zu meiden, da Excesse in Baccho leicht die bereits beseitigten Anfälle wieder hervorrufen. Ueber die Ursache der antiepileptischen Wirkung besteht Zwiespalt der Meinungen. Am plausibelsten ist eine directe Einwirkung auf die krampferregenden Centren der Hirnrinde, der Medulla oblongata und des Rückenmarks; während die früher verbreitete Ableitung des Heileffects von Veränderungen des Calibers der Gefässe in der Medulla oblongata die Abhängigkeit dieses Effects von der Individualität und von der Dosis gegen sich hat. Dass die Hirnrinde ihr Vermögen, auf Reizung epileptiforme Krämpfe auszulösen, durch Bromkaliumfütterung bei Thieren verliert, ist experimentell erwiesen. Dass auch andere motorische Centren durch KBr herabgesetzt werden, zeigt der krampfstillende Effect bei Eklampsie der Neugeborenen, deren Hirnrinde keine psychomotorischen Centren besitzt.

Sehr günstige Erfolge giebt Kaliumbromid auch bei anderen in Form von Krämpfen auftretenden Nervenkrankheiten. So bei Eclampsia parturientium, Krämpfen kleiner Kinder, selbst bei Hydrocephalus chronicus und acutus, und insbesondere bei Chorea. Bei prämonitorischen Symptomen des Wundstarrkrampfes und selbst bei ausgebrochenem Tetanus wird es von Einzelnen gerühmt. Bei Strychninvergiftung, wo es, abgesehen von der durch grosse Dosen bedingten Herabsetzung der Reflexfunction, auch noch direct antidotarisch wirkt, indem das beim Contact mit Strychninsalzen entstehende Strychninbromid eine verhältnissmässig schwer lösliche Verbindung darstellt, wirkt Chloral bei Warmblütern sicherer als Bromkalium oder selbst als eine Combination von Chloral und Bromkalium. Anwendung findet es auch bei Spasmus glottidis, Keuchhusten und namentlich bei Asthma, bei dem es Abnahme der Dyspnoe bei gleichbleibender Absonderung der Bronchialschleimhaut bedingt.

Andere Affectionen, bei denen die Herabsetzung der Reflexsensibilität die palliativen und curativen Effecte des Kaliumbromids erklärt, sind Vaginismus, Platzschwindel, Contracturen im Verlaufe acuter Muskelatrophie, Blasenkrämpfe, Vomitus gravidarum, woran sich auch Krampf des Sphincter ani und Photophobie reihen, gegen welche das Mittel örtlich angewendet wird.

Das Kaliumbromid findet auch vielfache Anwendung als Hypnoticum, ist jedoch als schlafmachendes Mittel ziemlich unsicher. Am besten wirkt es bei Schlaflosigkeit in Folge geistiger Ueberanstrengung und bei hysterischer und neurasthenischer Insomnie. Es verstärkt entschieden die hypnotische Wirkung des Chlorals und des Opiums, dessen Nebenerscheinungen (Schwindel, Hautjucken) es bei vorheriger Darreichung mitunter verhütet. Bei Insomnie in Folge von schmerzhaften Leiden hilft Bromkalium wenig, obschon es keineswegs ohne herabsetzenden Einfluss auf neuralgische Schmerzen ist und bei atypischer Prosopalgie Hysterischer oder Chlorotischer oft in auffälliger Weise günstig wirkt. Als Hypnoticum und Sedativum wird Bromkalium bei psychischen Störungen mit dem Gepräge der Excitation und namentlich in England viel bei Delirium tremens angewendet. Hier wirkt es stets nur in grossen Dosen und ist in schweren Fällen maniakalischer Aufregung für sich selten ausreichend.

Von Bedeutung ist Kaliumbromid für die Behandlung chronischer Metallvergiftungen (Mercurialismus, Saturnismus), wo es, in ähnlicher Weise wie das verwandte Bromnatrium, auf die im Organismus deponirte Metallverbindung durch Bildung eines Doppelbromids lösend (besser selbst als Iodkalium) und gleichzeitig herabstimmend auf die Schmerzen und Krämpfe wirkt und so in doppelter Weise sich nützlich zeigen kann. Bei Tremor mercurialis hat KBr entschiedenen Erfolg.

In Bezug auf die Anwendung des Bromkaliums hat sich allgemein die Ueberzeugung Bahn gebrochen, dass die anfangs üblichen Dosen von 0,2—0,3 bei Nervenkrankheiten ohne Nutzen sind, vielmehr zur Heilung der Epilepsie Einzeldosen von mindestens 1,0—2,0 und Tagesgaben von 3,0—12,0 erforderlich sind. Kinder toleriren dieselben Dosen wie Erwachsene und sind sogar weniger empfindlich. Bei epileptischen Kindern sind mindestens 3 Gaben von 1,0 im Tage erforderlich. Bei Insomnie kann die Dosis von 1,0—2,0 bei schwächlichen Individuen auf mehrere Einzelgaben vertheilt werden.

Die Verordnung geschieht am besten in Form von Pulvern ohne jeden Zusatz, welche man in einem Glase Wasser oder Zuckerwasser nehmen lässt. In Frankreich ist auch Lösung in Syrup gebräuchlich.

Aeusserlich kann Bromkalium in Form von Streupulvern (bei hyperplastischen Wundflächen), Fomentationen (Lösung von 1:5 Glycerin auf Compressen bei Krampf des Sphincter ani), Augenwässern (1 : 25—50), Injectionen (1 : 2 Glycerin + 20 Wasser bei Gonorrhoe) und Inhalationen (2—5% Solution, bei Keuchhusten) verordnet werden.

Verordnungen:

1) ℞
Kalii bromati 2,0
Glandularum Lupuli 4,0
Extr. Gentianae q. s.
ut f. pilul. no. 60. *Consp. Lycopodio.*
D. S. Abends 3—4 Stück. (Bei Erectionen Tripperkranker.)

2) ℞
Kalii bromati 20,0
F. pulv. Divide in partes aequales no. 10.
D. S. 2 mal täglich ein Pulver in Zuckerwasser. (Bei Epilepsie.)

Ammoniumbromid und andere Bromkaliumsurrogate. — Neben dem Bromkalium haben noch verschiedene andere Bromverbindungen als Sedativum Benutzung gefunden. Das wichtigste dieser Mittel ist das ***Ammonium bromatum, Ammoniumbromid**, Bromammonium, NH_4Br. Es ist ein weisses, krystallinisches Pulver, das sich leicht in Wasser, in Weingeist schwierig löst, beim Erhitzen sich verflüchtigt, mit Natronlauge erwärmt Ammoniak ausgiebt und bei Zusatz einer kleinen Menge Chlorwasser und Chloroform zu wässriger Lösung das Chloroform rothgelb färbt. In seiner physiologischen Wirkung unterscheidet es sich vom Bromkalium dadurch, dass es nach Art der Ammoniumsalze in grösseren Dosen bei Kalt- und Warmblütern tetaniforme Krämpfe mit nachfolgender Lähmung hervorruft. Auch die schleimverflüssigende Wirkung der Ammoniakalien kommt ihm in kleinen Dosen zu. Die letztere Wirkung hat namentlich zur häufigen Verordnung bei Keuchhusten, Glottiskrämpfen und Asthma geführt; doch ist es auch bei Epilepsie und als Sedativum bei

Geisteskranken und (in Verbindung mit ää Bromkalium) bei Delirium tremens empfohlen. Man giebt es bei Glottiskrämpfen kleiner Kinder zu 0,1—0,3, im Uebrigen bei Erwachsenen in halb so grosser Dosis wie Bromkalium, in Pulvern oder wässriger Lösung (mit Succus Liquiritiae).

Von den übrigen Bromalkalien stehen dem Bromkalium das Lithium bromatum, das Rubidium bromatum und das Calcium bromatum insofern am nächsten, als auch der Metallcomponent derselben die den Kaliumsalzen zukommenden Wirkungen auf Circulation und Nerven besitzt doch haben sie als Antiepilepticum und Sedativum sich allgemeinen Eingang nicht verschaffen können. Gebräuchlicher ist das **Natrium bromatum, Natriumbromid,** Bromnatrium, Na Br, das toxisch wie Chlornatrium wirkt, das Herz nicht afficirt und zur Herbeiführung des Todes 4—5mal so grosse Dosen wie Bromkalium erfordert, dagegen in Folge seines Bromgehaltes bei Thieren starke Abnahme der Reflexaction bedingt. Bei Epilepsie, Chorea, Asthma, Tetanie, wirkt es ebenso günstig wie Bromkalium, ohne, mit Ausnahme der Bromacne, bei protrahirtem Gebrauche Nebenerscheinungen zu bewirken. In den Harn geht Bromnatrium als solches über. Jedenfalls verdient das vor dem Bromkalium durch weniger unangenehmen Geschmack ausgezeichnete, in 1,5 Wasser und 5 Weingeist lösliche Salz, da es in hohen Dosen (selbst zu 16,0 pro die) längere Zeit gegeben werden kann, ohne Muskelschwäche und Häsitationen der Stimme zu bedingen, in allen Fällen den Vorzug, wo hohe Dosen gegeben werden müssen, z. B. bei chronischen Metallvergiftungen. Eine Lösung von 5,0 Bromnatrium, 5,0 Bromkalium und 2,5 Bromammonium in 1 Liter kohlensauren Wassers bildet das weinglasweise als Schlafmittel genommene Erlenmayer'sche Bromwasser, Aqua bromata.

Vorzügliche sedative Wirkung besitzt die Bromwasserstoffsäure, Acidum hydrobromicum, HBr. Physiologisch zeigt sie neben den herabsetzenden Effecten des Bromkaliums auf die Nervencentra, besonders die empfindlichen Partien des Rückenmarks, auch eine Wirkung auf den Kreislauf und besonders den Herzmuskel, wodurch sie in mittleren Dosen Steigen, in grossen Sinken des Blutdruckes hervorruft. Man giebt sie bei nervöser Erschöpfung durch Excesse in Baccho, bei nervöser Reizbarkeit und Insomnie, Palpitationen, Hysterie, Keuch- und Krampfhusten, Vomitus gravidarum, Menorrhagie mit sexueller Erregung, gastrischer Reizbarkeit und cerebralen Fluxionen in Folge gestörter Herzaction und Schwäche. Bei Epilepsie steht sie den Bromalkalien nach; dagegen giebt sie besonders gute Erfolge bei Ohrensausen (auch dem nach Chinin auftretenden) und Ohrenschwindel. Man hat sie auch im Fieber gegeben. Man giebt von der concentrirten Säure am besten eine Viertelstunde nach der Mahlzeit 10 Tropfen in Zuckerwasser. In England wird verdünnte (Fothergill'sche) Säure benutzt, deren Dosis doppelt so hoch gegriffen werden darf.

Von Verbindungen des Broms mit Schwermetallen sind Ferrum bromatum, Cadmium bromatum und neuerdings Niccolum bromatum, Bromnickel, von welchen 0,4—0,6 einer Dosis von 4,0 Bromkalium entsprechen, bei Epilepsie und nervöser Insomnie empfohlen. Man giebt letzteres in Brausepulver. Die organischen Brompräparate, z. B. das bei Insomnie in Gaben von 0,06 gerühmte Bromchinin und das bei Epilepsie empfohlene Aethylenum bromatum sind bisher wenig benutzt.

Die Beziehung der Bromkaliumwirkung auf das darin enthaltene Kali führte zu Versuchen mit Chlorkalium, Kalium chloratum, KCl, das sich jedoch bei Epilepsie nicht bewährt hat. Das Salz ist nicht mit Kalium chloricum zu verwechseln, dessen günstige Wirkungen bei Speichelfluss und Mundgeschwüren es theilt.

***Zincum oxydatum,** Zincum oxydatum purum; **Zinkoxyd,** reines Zinkoxyd.

Eine besondere beruhigende Wirkung auf das Nervensystem kommt verschiedenen Metallverbindungen, insbesondere denjenigen des Zinks zu, von welchen die vorzugsweise äusserlich verwendeten (wie Zinkchlorid, Zinksulfat) bereits abgehandelt wurden. Zu interner Verwendung gelangt nur noch, und verhältnissmässig selten, das chemisch reine Zinkoxyd, welches die eine Zeit lang viel benutzten löslichen milden organischen Salze (Zinkvalerianat, Zinklactat) und das Ferrocyanzink ersetzt.

Das Zinkoxyd, auch als Zincum oxydatum via humida paratum bezeichnet, weil es im Gegensatze zu dem nur zum äusseren Gebrauche dienenden unreinen Zinkoxyd durch Fällen von Zinksulfatlösung mit Natriumcarbonat und Glühen des Präcipitats erhalten wird, bildet ein zartes, geruch- und geschmackloses Pulver, das beim Erhitzen citronengelb wird und beim Erkalten seine weisse Farbe wieder annimmt, und welches in Wasser fast unlöslich ist, dagegen leicht in Säuren sich löst. Das wasserfreie neutrale Zinkvalerianat, Zincum valerianicum, dem man wegen seines Baldriansäuregehaltes besondere Heilkraft beimass, bildet kleine, weisse, perlmutterglänzende, sich etwas fettig anfühlende, nach Baldriansäure riechende und herbe metallisch schmeckende Krystalle, die nahezu 30% Zinkoxyd entsprechen. Es löst sich in 90 Th. kaltem und schwieriger in heissem Wasser und in 60 Th. 80% Weingeist. Das Zinklactat, Zincum lacticum, bildet weisse, glänzende, nadelförmige Krystalle oder ein sehr weisses Pulver, welches sich in 58 Th. kaltem und 6 Th. heissem Wasser, dagegen nicht in Spiritus löst. Das Ferrocyanzink, Zincum ferrocyanatum, bildet ein weisses, in Wasser, Ammoniak und verdünnten Säuren unlösliches Pulver, welches beim Erhitzen einen alkalisch reagirenden Rückstand lässt, der nach Lösung in Salzsäure auf Zusatz von Kaliumeisencyanür blauen Niederschlag giebt.

Im Magen geht das Zinkoxyd, vielleicht nach vorgängiger Bildung von Zinkchlorid, vielleicht auch durch directe Verbindung, in Zinkalbuminat über und wird als solches durch die Venen resorbirt. Die Ausscheidung des aufgenommenen Zinks geschieht vorzugsweise durch Galle und Darm. Elimination durch den Harn tritt erst sehr spät ein, meist erst nach 4—5 Tagen.

Wahrscheinlich wird übrigens nur ein geringer Theil resorbirt und geht der grösste Theil unverdaut mit den Fäces wieder ab. Das durch Präcipitation erhaltene Zinkoxyd wirkt auf die Digestionsorgane weit feindseliger ein als das auf trockenem Wege durch Verbrennung von Zink erhaltene Zincum oxydatum venale, welches sich durch Indifferenz gegen Säuren auszeichnet und selbst zu 8,0 pro die ohne Beschwerden genommen werden kann, während 0,2—0,4 Zinkoxyd Aufstossen, Uebelkeit und Erbrechen hervorrufen können. Nach längerem Fortgebrauche entstehen Störungen der Digestion und Ernährung mit Anämie und mitunter mit ausgeprägten nervösen Symptomen und Fieber. Weit besser tolerirt wird das Zinklactat, das auch bei längerem Gebrauche erst nach einem Gesammtverbrauche colossaler Mengen (350,0) zu Störungen der Nutrition führt.

Zinkoxyd gilt seit alter Zeit als besonders beruhigend für das Nervensystem (Opium minerale der Alten) und wird auch jetzt noch bei convulsivischen und schmerzhaften Nervenleiden verordnet. Besonderen Ruf hat es von jeher bei Krämpfen im kindlichen Lebensalter (Keuchhusten, Chorea, auch meningitischen Krämpfen) genossen. Es vermindert bei längerer Darreichung die Anfälle bei Epilepsie und ist auch bei Prosopalgie nicht ohne Nutzen.

Die frühere Verwendung bei Magenkrampf, chronischen Durchfällen und überhaupt chronischen Affectionen des Magens und Darmcanals ist durch andere Mittel (Magnesia, Wismut) so gut wie verdrängt; doch rühmt man es neuerdings wieder gegen die wandernden Schmerzen im ersten und gegen Diarrhöe und colliquative Schweisse im letzten Stadium der Schwindsucht. Das als Antiepilepticum besonders in Fällen, wo sexuelle Aufregung besteht, brauchbare, jedoch dem Bromkalium nachstehende Zinklactat ist überhaupt als Nervinum dem Zinkoxyd vorzuziehen, weil es viel leichter und länger tolerirt wird; auch wird es vollständiger resorbirt. A. v. Graefe benutzte Zinklactat bei spastischen Affectionen der Augenmuskeln und Hyperästhesie des Auges. Sehr verbreitete Verwendung hat das Zinkvalerianat bei Hysterie u. a. Nervenleiden gefunden, ist aber jetzt, wie Zincum ferrocyanatum, obsolet.

Die Anwendung der Zinksalze als Neurotica lässt sich nach den Erfahrungen am Krankenbette und nach ihrer physiologischen Wirkung nicht für irrationell erklären, doch haben sie vor anderen Metallsalzen (Kupfer, Silber u. s. w.) höchstens den Vorzug, dass sie verhältnissmässig wenig den Magen afficiren. Dass sie nicht zu den infallibeln Mitteln gehören, ist sicher.

Man giebt Zinkoxyd innerlich zu 0,05—0,2 mehrmals täglich (bei Epilepsie in grösseren Dosen, selbst bis 2,0 im Tage) in Pulvern oder Pillen, weniger zweckmässig in Schüttelmixturen oder Trochisken, am besten $^1/_4$ Stunde nach der Mahlzeit, wodurch man gastrische Irritation und Erbrechen verhütet. Die Zinksalze giebt man in gleicher Weise, Zinklactat auch in Lösung.

Man benutzt Zinkoxyd auch zu Augensalben als Ersatz des Zincum oxydatum venale. Es bildet einen Bestandtheil mancher älteren antiepileptischen Pulver und Pillen, welche meist auch Bilsenkraut (Pilulae Meglini), Baldrian oder Teufelsdreck enthalten.

Zinnpräparate. In älterer Zeit wurden auch Verbindungen des Zinns, besonders Zinnchlorür, Stannum chloratum, bei Neurosen gebraucht. Man gab das zu den scharf metallischen Giften gehörende Salz bei Epilepsie in Spiritus Aetheris chlorati gelöst zu 0,005—0,025 pro dosi. Nach Versuchen mit nicht kaustischen Salzen (weinsaurem Zinnoxydulnatrium und mit Zinntriäthyl) steht das Zinn in seiner Wirkung dem Blei am nächsten, indem es einerseits den Verdauungstractus, andererseits Rückenmark, Gehirn und Medullacentren afficirt. In dem gleichzeitig verminderten und eiweisshaltigen Urin ist das Metall constant 4—5 Tage nachweisbar. Auf das Rückenmark wirkt Zinn lähmend (Schwäche der Bewegungen und starke Herabsetzung der Reflexe), während es Gehirn und Medulla oblongata erregt (Aufregung, Tremor, convulsivische Anfälle, Zunahme der Athemfrequenz und Dyspnoe). Bei Fröschen lähmen Zinnsalze auch die quergestreiften Muskeln.

Ceriumsalze. — Wenig gebraucht werden die von Simpson bei Cardialgie und Vomitus gravidarum, auch bei katarrhalischen Affectionen des Magens und Darmcanals gegebenen Salze des zu den Erdmetallen gehörenden Ceriums, von denen das oxalsaure Salz, Cerium oxalicum, und das Ceriumnitrat, Cerium nitricum, zu 0,05—0,12 gereicht werden sollen.

Pyridinum; Pyridin. — Das Pyridin ist eine eigenthümliche, im Steinkohlentheer und in dem durch trockene Destillation stickstoffhaltiger animalischer Materien erhaltenen, früher als Antispasmodicum und Bandwurmmittel (mit Terpentinöl) gebrauchten, stark giftigen ätherischen Thieröle oder Dippelsöl, Oleum animale aethereum, enthaltene Base von der Formel C_5H_5N, von der sich eine grössere Anzahl organischer Basen (Pyridinbasen) und Alkaloide (Piperidin, Ecgonin, Nicotin, Pilocarpin, Cinchonin) chemisch ableiten. Die nicht sehr giftige, selbst zu 0,8 bei Kaninchen nur leichten Rausch erzeugende, in grösseren Gaben Gehirn und Rückenmark herabsetzende Base ist eine klare, farblose Flüssigkeit von brenzlichem Geruche, die bei 112° siedet, aber an freier Luft verdunstet. Durch Herabsetzung der Reflexerregbarkeit und der Erregbarkeit des Athemcentrums wirkt Inhalation von Pyridindämpfen bei Asthma günstig. Man lässt die durch Aufgiessen von 4,0—5,0 Pyridin auf flache Teller sich entwickelnden Dämpfe 3mal täglich $^1/_4$—$^1/_2$ Stunde inhaliren.

Isomer mit Pyridin ist das als Darstellungsmaterial für viele Farben und einzelne Arzneistoffe (Antifebrin) bekannte Anilin (Amidobenzol, Phenylamin), eine stark giftige, im Blute Methämoglobinbildung hervorrufende und im Organismus sich in Paramidophenol umsetzende Substanz, die vorübergehend bei Chorea und Epilepsie angewandt wurde.

Medicamenta cyanica, Blausäurehaltige Arzneimittel.

Verschiedene wässrige Destillate aus Pflanzentheilen, welche bei dem Destillationsprocesse Blausäure entwickeln, namentlich das ***Bittermandelwasser, Aqua Amygdalarum amararum** s. *Aqua Amygdalarum amararum concentrata, welches in 1000 Th. 1 Th. Cyanwasserstoffsäure enthält, und das Kirschlorbeerwasser, *Aqua Laurocerasi, ersetzen gegenwärtig allgemein die früher officinelle und als starkes Gift allgemein bekannte Blausäure, Acidum hydrocyanicum s. hydrocyanatum dilutum s. Borussicum s. zooticum.

Die medicinische Blausäure der älteren Pharmakopöen ist eine wässrige Lösung der wasserfreien Blausäure oder Cyanwasserstoffsäure, die davon 2—3% enthielt und somit weit stärker als das Bittermandelwasser war. Sie bildet eine farblose Flüssigkeit von stärkerem oder schwächerem Bittermandelgeruch und erst süsslichem, dann scharf bitterem Geschmacke. Beim Aufbewahren zersetzt sie sich leicht unter Ausscheidung eines braunen Körpers (Azulmsäure). Mit starken Säuren oder Alkalien zersetzt sie sich unter Aufnahme zweier Molecüle Wasser in Ammoniak und Ameisensäure.

Das Bittermandelwasser gewinnt man aus den als ***Amygdalae amarae, bittere Mandeln,** officinellen Samenkernen von Amygdalus communis L. oder der als *a.* amara DC. bezeichneten Varietät des Mandelbaumes. Von den süssen Mandeln unterscheiden sie sich äusserlich nur durch ihre geringere Grösse und dadurch, dass sie beim Zerquetschen mit Wasser eine stark nach Blausäure riechende und bitter schmeckende Emulsion liefern. Die Blausäure ist in den bittern Mandeln nicht präformirt enthalten, sondern entsteht erst bei Einwirkung von Emulsin auf das in den bittern Mandeln und in den Fruchtkernen verschiedener Angehöriger der Familien der Amygdaleen und Pomaceen aufgefundene stickstoffhaltige Glykosid Amygdalin. Dieser an sich wenig toxische und auf den Menschen zu 4,0 nicht giftig wirkende Stoff zerfällt bei Gegenwart von Wasser durch den Contact mit Emulsin oder einigen anderen Fermenten (Diastase, Bierhefe) schnell unter Bildung von Bittermandelöl, Blausäure und Zucker nach der Gleichung $C_{20}H_{27}NO_{11} + 2H_2O = CNH$ (Blausäure) $+ C_7H_6O$ (Benzaldehyd) $+ 2C_6H_{12}O_6$ (Glykose). Die Zersetzung erfolgt nur bei Anwesenheit einer genügenden Menge Wasser, und wenn das Emulsin sich in frischem und gelöstem Zustande befindet, am schnellsten bei 20—30°.

Das aus entölten bittern Mandeln erhaltene Destillat, welches durch Zusatz von Wasser und Spiritus auf den vorschriftsmässigen Blausäuregehalt gebracht und durch den Weingeist haltbar gemacht wird, stellt eine etwas trübe, stark nach Blausäure und Bittermandelöl riechende Flüssigkeit dar. Der Geruch nach Bittermandelöl bleibt auch nach Ausfällung des Cyanwasserstoffs mit Silbersalpeter erhalten. Beim Aufbewahren erleidet das Bittermandelwasser, namentlich im Lichte, Zersetzungen, welche theils die Blausäure, theils das darin enthaltene Bittermandelöl betreffen. An der Wirkung ist das Bittermandelöl, welches bittere Mandeln in sehr verschiedenen Mengen (0,42 bis 0,95%) liefern, unbetheiligt. Das reine Bittermandelöl wirkt nach Art anderer ätherischer Oele wenig giftig und tödtet Kaninchen erst zu 4,0—8,0. Es geht durch Oxydation leicht in Benzoësäure über und verwandelt sich bei Einführung in mittleren Mengen im Organismus in Hippursäure, während nach grösseren Dosen der Urin Bittermandelgeruch zeigt. Das früher auch zu Arzneizwecken verwendete, stets blausäurehaltige Bittermandelöl des Handels ist wegen der Verschiedenheit des Gehalts (3—14 %) gefährlich und verwerflich. Die Anwendung solchen unreinen Bittermandelöls zu Haarölen hat wiederholt zu Vergiftungen geführt.

Die Aqua Laurocerasi, statt deren in Deutschland Bittermandelwasser dispensirt werden darf, ist ein dem Bittermandelwasser analoges und auf denselben Blausäuregehalt normirtes Destillat aus den lederartigen, oben glatten und glänzenden Blättern des Kirschlorbeer, Prunus Laurocerasus L., eines immergrünen Strauches. Die Kirschlorbeerblätter enthalten weder krystallisirtes Amygdalin, noch Emulsin, sondern, wie überhaupt die grünen Theile verschiedener Pflanzen aus der Familie der Amygdaleen, einen dunkelgelben, durchsichtigen, harzartigen Stoff, sog. amorphes Amygdalin, welches beim Contacte mit einem das Emulsin vertretenden Fermente Blausäure entwickelt. Die Aqua Laurocerasi ist weniger trübe als das Bittermandelwasser, vielleicht in Folge geringeren Gehaltes an ätherischem Oele, und wird von Einzelnen als angenehmer riechend betrachtet. Bei längerem Stehen zersetzt sie sich wie die Aqua Amygdalarum amararum.

Aehnliche Destillate wurden früher aus Theilen verschiedener anderer Amygdaleen hergestellt. So die Aqua Persicae foliorum aus den Blättern des Pfirsichbaumes, die Aqua Pruni padi aus der Rinde der Ahlkirsche (Prunus padus L.). Blausäurehaltig sind auch die in Amerika bei Herzaffectionen und fieberhaften Leiden benutzten Abkochungen der Rinde des der Ahlkirsche nahe verwandten Prunus serotina s. Prunus Virginiana (Cortex Pruni Virginianae), welche namentlich im Herbst reichlich Amygdalin enthält. Auch die Schlehenblüthen (von Prunus spinosa L.), früher als Flores Acaciae officinell und als blutreinigendes Mittel gebraucht, liefern Blausäure. Früher stellte man auch schwächere Blausäurelösungen durch Destillation saurer Kirschen und Kirschkerne, sog. Kirschwasser, Aqua Cerasorum nigrorum, mitunter mit Zusatz von bittern Mandeln, sog. Aqua Cerasorum amygdalata, her, welche auch heute noch in der Receptur vorkommen, jedoch durch eine Verdünnung des Bittermandelwassers ersetzt werden, als welche unter dem Namen *Aqua Amygdalarum amararum diluta eine Mischung von 1 Bittermandelwasser mit 19 destillirtem Wasser in Oesterreich officinell ist.

Bittermandel- und Kirschlorbeerwasser ersetzen auch die als Blausäurepräparate anzusehenden Cyanmetalle, welche im Magen unter dem Einflusse der Salzsäure Cyanwasserstoffsäure frei werden lassen, und unter denen neben Cyankalium früher namentlich Cyanzink als Mittel gegen Krämpfe verordnet wurde.

Die Blausäure wird bei Anwendung der officinellen destillirten Wässer von allen Applicationsstellen, auch von der unverletzten Haut resorbirt, ohne örtlich wesentliche Veränderungen hervorzurufen. Höchstens erfolgen leichte locale Reizungserscheinungen, während wasserfreie Blausäure und concentrirtere Lösungen auf der Cornea die äusserste Epithelschicht verschorfen und trüben und auf der äusseren Haut Unempfindlichkeit hervorrufen. Ueber ihre Schicksale im Organismus sind die Untersuchungen nicht abgeschlossen, doch scheint ein Theil unverändert durch Lungen und Haut eliminirt zu werden.

In medicinalen Dosen erzeugt Blausäure, innerlich genommen, bitteren Geschmack, Kratzen im Halse, Wärme im Magen und Vermehrung der Speichelsecretion. Auf der Conjunctiva ruft sie Gefühl von geringer Empfindlichkeit und Wärme mit Congestion der Gefässe von einigen Minuten Dauer hervor. Man kann Thiere sowohl vom Rectum, als von der Vagina, als vom äussern

Gehörgange aus mit Blausäure tödtlich vergiften; vom Mastdarm und Magen aus erfolgt die Resorption mit gleicher Schnelligkeit. Auch von frischen Wunden aus kann Vergiftung eintreten. Der Nachweis von Cyanwasserstoffsäure in Blut und Gehirn im unveränderten Zustande ist bei Intoxication mit Cyankalium geliefert, in anderen Fällen scheint schon im Magen theilweise Zersetzung unter Bildung von Ameisensäure stattzufinden.

Die Blausäure unterscheidet sich von allen übrigen Neurotica dadurch, dass sie die Beschaffenheit des Blutes in eigenthümlicher Weise verändert, indem sie sich chemisch mit dem Hämoglobin verbindet. Diese Wirkung tritt jedoch nur bei giftigen Dosen auf und selbst bei letaler Vergiftung ist die Anwesenheit von Cyanwasserstoffhämoglobin im Blute spectroskopisch nicht nachweisbar. Dagegen zeigt das Blut in allen Gefässen bei Vergiftungen constant hellrothe Farbe, die mit einer bedeutenden Abnahme der Blutkohlensäure, welche in den Venen oft unter den normalen Kohlensäuregehalt des arteriellen Blutes sinkt, in Zusammenhang zu bringen ist. Diese CO_2 Verminderung ist die Folge einer beträchtlichen Oxydationshemmung, die man früher dadurch erklärte, dass der Sauerstoff an die Blutkörperchen fester gebunden sei. Nach neueren Versuchen ist die Austreibung des Sauerstoffs aus dem Blute nicht erschwert und besteht die Wirkung der Blausäure darin, dass sie den Geweben, insbesondere den Muskeln die Fähigkeit, Sauerstoff zu binden, entzieht, in Folge wovon sowohl der Sauerstoffverbrauch als die Kohlensäureausscheidung vermindert wird. Aus der Oxydationsverringerung resultirt wenigstens zum Theil die Abnahme der Temperatur, die bei schwerer Blausäurevergiftung eintritt; doch bleibt die Eigenwärme bei der Einwirkung kleinerer Blausäuremengen constant oder steigt nach vorübergehender kurzer Abnahme. Unabhängig von der Einwirkung auf das Blut und den Sauerstoffverbrauch ist die entfernte Wirkung auf das Nervensystem, von welchem Athem- und vasomotorisches Centrum in hervorragender Weise betroffen werden, welche durch kleinere Dosen erregt (Steigerung der Athemzahl und des Blutdrucks), durch grössere nach vorübergehender Erregung herabgesetzt und gelähmt werden (Sinken der Athemfrequenz und des Blutdrucks). Auch das Vaguscentrum wird direct durch Blausäure erregt, woraus Verlangsamung des Herzschlages erfolgt, später gelähmt. Ein eigentliches Herzgift ist Blausäure nicht; auch werden periphere Nerven und Muskeln dadurch erst spät afficirt, wenn sie auch bei directer Berührung mit grösseren Mengen ihre Reizbarkeit verlieren.

Die Blausäure ist für thierische Organismen eines der stärksten Gifte und übertrifft durch die Schnelligkeit der toxischen und letalen Wirkung selbst Nicotin und Aconitoxin.

Bei Einwirkung kleiner medicinaler Mengen blausäurehaltiger Präparate treten nur bei längerem Gebrauche entfernte Erscheinungen auf. Werden diese Dosen nicht erheblich überschritten, so macht sich neben Nausea Oppression der Brust, Herzklopfen, Schwere im Kopfe, Kopfschmerz, Schwindel, Gedankenverwirrung und Verlust der Muskelkraft geltend. Diese Symptome entsprechen dem ersten oder asthmatischen Stadium der Vergiftung durch grössere Mengen Blausäure, in welchem stets keuchendes Athmen mit offenem Munde, verlangsamter Herzschlag und Prominenz der Augäpfel wahrgenommen wird. Schreitet die Intoxication fort, so kommt es unter Zunahme der Dyspnoe zu dem zweiten oder convulsivischen Stadium unter plötzlichem, oft mit einem Schrei begleitetem Hinstürzen des Patienten. Bei erloschenem Bewusstsein und völligem Darniederliegen der cerebralen Thätigkeit besteht in diesem Stadium Anästhesie der Haut, Mydriasis und Unempfindlichkeit der Iris neben vollkommener Erschlaffung der Musculatur; die Haut ist kühl und mit kaltem Schweisse bedeckt, der Puls beschleunigt, fast nicht zu fühlen, bisweilen erfolgt unwillkürliche Entleerung von Urin und Fäces. In diesem Stadium zeigen sich auch tonische und klonische Convulsionen, letztere betreffen besonders die Extremitäten, erstere die Masseteren und die Nackenmuskeln. Auch aus diesem Stadium kann Wiederherstellung erfolgen, doch geht es meist in das dritte oder asphyktische (paralytische) Stadium über, das durch tiefstes Coma, starkes Ausfliessen von Speichel aus dem Munde und stetiges Seltener- und Schwächerwerden von Herzschlag und Respiration sich charakterisirt und in nicht langer Zeit zum Tode führt. Viel häufiger als die geschilderte protrahirte Vergiftung beim Menschen ist die sog. apoplektische Form, in welcher die Patienten nach einer grossen Dosis schon während des Schluckens oder doch in wenig Secunden hinstürzen und die Erscheinungen des zweiten oder dritten Stadiums (Krämpfe, Paralyse) darbieten. Auch hier ist die erschwerte Respiration, bei welcher die einzelnen Athemzüge durch grosse Intervalle getrennt sind, charakteristisch.

Kaltblüter werden viel weniger von Blausäure afficirt als Warmblüter. Vögel sterben leichter als Säugethiere. Auch auf Pflanzen und selbst auf diejenigen, aus welchen sie producirt wird, wirkt Blausäure vernichtend. Auch Fäulnissorganismen gehen durch Blausäure zu Grunde. Das Minimum wasserfreier Blausäure, welches bei kleinen Säugethieren den Tod herbeiführt (bei Meerschweinchen 1, bei Kaninchen 3 Secunden langes Einathmen des Dunstes wasserfreier Blausäure) ist so klein, dass eine quantitative Bestimmung nicht möglich ist; sicher beträgt es weniger als $^1/_{1000}$ Milligramm bei Meerschweinchen. Für den Menschen können 0,04—0,045 tödtlich werden. Bei Warmblütern ist das Bild der Vergiftung im Ganzen das nämliche wie beim Menschen, bei Kaltblütern fehlen die Krämpfe. Bei Fröschen wird die Athmung anfangs beschleunigt, dann kommt es zu Dyspnoe mit Prominenz der Bulbi; hiermit stellt sich gleichzeitig Schwächerwerden der willkürlichen Bewegungen ein, dann nehmen die Reflexe ab und schliesslich erlischt jede Muskelbewegung, während der anfangs verlangsamte, später irreguläre Herzschlag noch eine Stunde anhält. Der rapide Tod bei Warmblütern erfolgt durch rasche Lähmung des Athemcentrums. Die viel rascher als Erstickungskrämpfe eintretenden Krämpfe resultiren aus directer Reizung der Krampfcentren im verlängerten Marke und Rückenmarke. Das Auftreten epileptiformer Krämpfe und Athemlähmung charakterisirt die Gruppe der sog. Nitrile oder Cyanäther, d. h. Verbindungen, in denen das H des CHN durch Radicale ersetzt ist, bei denen der Kohlenstoff des Radicals an den Kohlenstoff des Cyans tritt, z. B. H_3C-CN (Cyanmethyl), und macht es wahrscheinlich, dass die Blausäure selbst das Nitril der Ameisensäure, $HC\equiv N$, ist.

Die Behandlung der Blausäureintoxication besteht in der Regel in Erfüllung der Indicatio vitalis, welcher am besten die künstliche Respiration entspricht. In den meisten Fällen wird man mit chemischen Antidoten (Eisenoxydhydrat mit Magnesia, Ferrosalze) zu spät kommen. Besonders gepriesen werden kalte Begiessungen auf den Kopf und längs der Wirbelsäule aus einer Höhe von 1—2 Fuss applicirt, während der Patient im warmen Bade sich befindet. Als dynamische Antidote sind Aether (subcutan), Ammoniak und Atropin verwendbar.

Viel geringere Bedeutung als für die Toxikologie besitzt die Blausäure für die Therapie, indem der Kreis der Krankheiten, in denen man sie in den ersten Decennien dieses Jahrhunderts anwandte, sich auf wenige beschränkt hat, worunter schmerzhafte Affectionen verschiedener Art und Hustenreiz (Krampfhusten, Keuchhusten) die hauptsächlichsten sind. Besonders bewährt sich Blausäure bei Reizung des Athemcentrums und asthmatischen Anfällen, wofür ja auch die physiologische Wirkung spricht, und gegen Gastralgie.

In der geringen Concentration, wie die jetzt gebräuchlichen Präparate der Blausäure diese enthalten, kann bei Innehaltung der richtigen Dosirung von keiner besonderen Gefahr die Rede sein; doch ist die Blausäure in praxi meist durch minder giftige Stoffe verdrängt. Eine Zeit lang stand sie als Fiebermittel bei Pneumonie, dann bei Tuberculose, wo sie durch Verringerung des Hustenreizes nicht ohne Nutzen ist, in Ruf. Man rühmt sie bei beginnender Herzhypertrophie; gerade bei Herzfehlern aber darf Blausäure nur mit der grössten Vorsicht gegeben werden, weil wiederholt kleine Dosen bei Herzkranken Vergiftungserscheinungen hervorgerufen haben. Aeusserlich wurde sie bei Hautjucken und Neuralgien in Gebrauch gezogen. In der Augenheilkunde, wo man sie gegen Lichtscheu und Blepharospasmus benutzte, ist sie durch Atropin und analoge Medicamente verdrängt.

Man giebt die Aqua Amygdalarum amararum innerlich zu 0,5—2,0 mehrmals täglich. Man verordnet sie meist für sich in Tropfenform oder mit Wasser und Syrup verdünnt; auch kann sie Mixturen hinzugesetzt werden. Die höchste zulässige Gabe ist 2,0 pro dosi, 8,0 pro die (in Oesterreich für Aqua Amydalarum concentrata und Aqua Laurocerasi *1,5 pro dosi, 5,0 pro die). Man verordne stets Bittelmandelwasser, da Kirschlorbeerwasser nur einmal im Jahre bereitet werden kann und bei seiner leichten Zersetzlichkeit im Laufe des Jahres der Blausäuregehalt sich sehr vermindert, während Bittermandelwasser immer frisch bereitet werden kann. Für längere Aufbewahrung empfiehlt sich Zusatz von Spiritus, wodurch die Zersetzlichkeit gemindert wird. Auch empfiehlt sich Ordination in vitro nigro, da Tageslicht zersetzend wirkt. Zu vermeiden sind Alkalien, Chlorwasser, Salpetersäure und andere oxydirende Substanzen, endlich Metallsalze.

Die bittern Mandeln wurden früher bei Wechselfieber, Neuralgien u. s. w. zu 6—12 Stück gegeben. Sie sind Volksmittel gegen Sodbrennen.

Verordnungen:

1) ℞
Natrii bicarbonici 1,0
Aquae Amygdal. amar. 3,0
Emulsionis Amygdal. 50,0
M. D. S. Stündlich einen Theelöffel. (Bei Keuchhusten von Kindern unter 1 Jahr.)

2) ℞
Aq. Amygdal. amarar.
Aquae Plumbi Goulardi āā 50,0
Aquae Rosae 100,0
M. D. S. Zur Waschung. (Bei Hautjucken und Schmerzen. Hufelands Liquor anterethicus.)

Folia Nicotianae, Folia Tabaci; **Tabaksblätter.**

Die Droge stellt die getrockneten braunen, scharf schmeckenden und eigenthümlich riechenden Blätter der verschiedenen Culturformen von Nicotiana Tabacum L., einer in Amerika einheimischen und zur Erzeugung von Rauch- und Schnupftabak neben andern Species der Gattung Nicotiana in den verschiedensten Ländern cultivirten Solanee, dar. Die Tabaksblätter enthalten ein als Nicotin bezeichnetes flüchtiges Alkaloid und einen campherähnlichen, aromatisch riechenden Stoff (Nicotianin oder Tabakscampher). Das Nicotin ist ein sauerstofffreies, in Wasser und Weingeist leicht lösliches Alkaloid von der Formel $C_{10} H_{14} N_2$ und bildet ein farbloses, öliges, stark alkalisch reagirendes Liquidum von starkem, besonders beim Erwärmen sehr hervortretendem Geruche und brennendem Geschmacke. Die Menge des in Tabaksblättern enthaltenen Nicotins wechselt in einzelnen Tabakssorten zwischen 2,29 (Maryland Tabak) und 7,96 % (Französischer Tabak). Zur Darstellung von Rauchtabak, Schnupftabak und Kautabak unterliegen die Tabaksblätter besonderer Präparation und zum Theil einem Gährungsprocesse, durch welche ihr Nicotingehalt ein geringerer wird.

Die Wirkung der Tabaksblätter ist im Wesentlichen identisch mit der des in ihnen enthaltenen Alkaloids Nicotin. Dieses gehört zu den intensivsten Giften und steht in Bezug auf die Rapidität seiner Wirkung der Blausäure nahe.

Kleine Vögel gehen schon durch die blosse Annährung eines in Nicotin getauchten Glasstabes an ihren Schnabel zu Grunde. Beim Menschen können schon 0,003—0,004 erhebliche Intoxication bedingen. Auffällig ist die höchst geringe giftige Wirkung auf Amoeben, so dass Nicotin nicht zu den Protoplasmagiften gehört.

Das Nicotin wird von allen Applicationsstellen aus resorbirt, selbst von der unverletzten Haut aus, wie durch das Auftreten von Vergiftungserscheinungen nach Application von Tabaksblättern oder mit Tabaksaufguss getränkter Binden auf die unverletzte Haut hinlänglich erwiesen ist. Auch von der Vagina und von der Conjunctiva kann man Thiere mit Nicotin tödtlich vergiften. Vom Unterhautbindegewebe und von der Cutis aus wirkt das Alkaloid in Substanz verhältnissmässig schwach; am stärksten bei directer Einführung in das Blut. Bei Vergiftungen findet sich das Alkaloid in Lungen, Nieren, Leber und im Blute wieder. Die Elimination scheint theilweise durch die Lungen stattzufinden. Nicotin besitzt starke örtlich irritirende und eine auf fast alle Nervengebiete gerichtete entfernte Wirkung. Es wirkt auf Grosshirn, Athemcentrum, vasomotorisches Centrum, Rückenmark, die intramusculären Nervenendigungen, das regulatorische und excitomotorische Herznervensystem und verschiedene secretorische Nerven in kleinen Dosen erregend, in grossen nach vorübergehender Erregung oder ohne dieselbe lähmend.

Beim Menschen bewirken (nach Selbstversuchen von Dworzak und Heinrich) 1—4 Mgm. Brennen im Munde, Kratzen im Schlunde, vom Magen aus über Brust und Kopf in Finger und Zehenspitzen sich verbreitendes Wärmegefühl und grosse Aufregung; 1—2 Mgm. Kopfschmerz, Eingenommenheit des Kopfes, Schwindel, Betäubung, Schläfrigkeit, Undeutlichsehen und -hören bei grosser Empfindlichkeit gegen Licht, Ziehen im Oberkiefer, häufige und beschwerliche Respiration, Pulsbeschleunigung, Beklommenheit und Trockenheit im Schlunde; 4 Mgm. in 40 Min. ungewöhnliche Schwäche, Gesichtsblässe, wechselnde Pulsfrequenz, Kälte der Gliedmaassen, auf den Rumpf sich verbreitend, Ructus, Nausea und Erbrechen, Auftreiben des Bauches mit heftigem Stuhldrang und Abgang von Winden, lang anhaltende Schüttelkrämpfe des Rumpfes und Zittern der Extremitäten, stossweises beschwerliches Athmen und Ameisenkriechen in den Fingerspitzen und Schüttelfrost. Tödtliche Dosen sind im Stande, in wenigen Minuten dem Leben ein Ende zu machen.

Bei Säugethieren tritt nach kleinen toxischen Dosen Aufregung und Angst, hierauf Zittern, Harn- und Stuhlentleerung, eigenthümlicher Stupor, Schwanken und plötzliches Hinfallen auf die Seite ein. Bei sehr grossen Dosen stürzt das Thier sofort mit einem Schrei zu Boden und bekommt klonische, manchmal mit tonischen abwechselnde Krämpfe (bisweilen ausgebildeten Tetanus, manchmal Schwimmbewegungen und Nystagmus), in denen die Pupille stark verengt, Zahnfleisch und Zunge häufig livid und die Ohrgefässe erweitert sind, und stirbt gewöhnlich im Krampfe nach 1—5 Min. Das Athmen ist im Laufe der Vergiftung anfangs beschleunigt und keuchend, mühsam, mit eigenthümlichem Exspirationsgeräusche, später seltener und tiefer, der Puls bei nicht zu grossen Gaben zuerst verlangsamt, dann beschleunigt und später wieder retardirt, bei grossen Gaben von vornherein irregulär und accelerirt. Die Temperatur an der Körperoberfläche sinkt. Bei Fröschen sistirt Nicotin rasch die Respiration, erzeugt flimmernde Muskelzuckungen und starken tetanischen Krampf mit eigenthümlicher Stellung der Gliedmaassen, wobei die Vorderbeine nach hinten, die Hinterbeine gegen den Rücken zu gezogen sind und der Kopf nach unten gerichtet ist, auf welchen Paralyse folgt, in welcher das Flimmern fortdauert; der Herzschlag überdauert die übrigen Bewegungen.

Bei Behandlung der Nicotinvergiftung sind schleunige Anwendung der Magenpumpe, künstliche Athmung und externe und interne Reizmittel am Platze.

Bei fortgesetztem Gebrauche tritt beim Nicotin Abstumpfung der Wirkung ein, doch nicht in dem Grade wie gegen Opium. Auch bei Säugethieren fallen bei wiederholter Zufuhr nach toxischen Dosen die Krämpfe und die Wirkung auf den Herzvagus fort. Trotz dieser Gewöhnung resultiren aber beim Menschen nach übermässigem Genusse schwerer Tabake oder Cigarren mannigfache Störungen der Digestion und des Nervensystems (Tabaksamaurose, Tabakspalpitationen) die man als Nicotismus chronicus zusammengefasst hat.

Die physiologische Wirkung auf den Darm gestaltet sich so, dass zunächst durch centrale Erregung schwache und kurzdauernde peristaltische Bewegungen an einzelnen Darmschlingen, hierauf ausgesprochener Darmtetanus mit darauf folgendem Ruhestadium, dann allmälig hochgradige Steigerung der Peristaltik sämmtlicher Darmschlingen, die allmälig wieder zur Ruhe zurückkehrten, sich einstellen. Am meisten ist der Dünndarm afficirt, in zweiter Linie Dickdarm und Magen; auch Blase und Uterus participiren an der Contraction. Auf die Herzinnervation wirkt Nicotin so, dass kleine Dosen anfänglich das regulatorische und im geringeren Grade das musculomotorische Herznervensystem (Herabsetzung und Stillstand des Herzens bei Warm- und Kaltblütern auch nach zuvoriger Vagusdurchschneidung, dagegen nicht bei vorheriger Vaguslähmung durch Atropin) erregen, während grössere rasch sowohl das regulatorische (Steigerung der Pulsfrequenz) als das excitomotorische (Schwächerwerden der Contractionen) bei künstlicher Respiration lähmen, ohne dass indess hier der Tod durch Herzparalyse erfolgt. Muscarin bringt nach Vaguslähmung durch Nicotin Herzstillstand hervor. Auf Lähmung der vasomotorischen Nerven und dadurch bedingten grösseren Wärmeverlust an der Körperoberfläche ist die Abnahme der Körpertemperatur an der Körperoberfläche bei Nicotinvergiftung zu beziehen. Die Secretionsvermehrung zeigt sich an den Speicheldrüsen, an der Bronchial- und Nasenschleimhaut, doch tritt dieser Effect weniger als bei Pilocarpin u. a. Stoffen hervor.

Im Ganzen werden Tabaksblätter als Medicament wenig benutzt, und nur bei schweren Fällen von Verstopfung, namentlich bei Ileus, wo die Verengung des Darmes durch angehäufte Fäcalmassen bedingt wird, auch bei eingeklemmten Brüchen findet Tabak noch hier und da Verwendung.

Man hat Tabak auch zur Anregung der Peristaltik bei habitueller Obstipation und Bleikolik, oder als Emeticum bei Vergiftungen in Nothfällen, wo andere Emetica nicht zur Hand sind (hier meist Schnupftabak) angewendet. Als Antidot bei Strychninvergiftung und Mittel bei Wundstarrkrampf leistet er weniger als Chloralhydrat und Physostigmin. Tabakrauchen kann bei krampfhaften Affectionen des Kehlkopfes (Spasmus glottidis, chronischem Singultus) günstig wirken; auch ist Tabak als Antasthmaticum nicht irrationell. Vom Volke wird Tabak vielfach bei Hautkrankheiten benutzt; die Versuche der Dermatologen bei Prurigo, Pityriasis u. s. w. gaben kein besonderes Resultat.

Die Folia Nicotianae werden innerlich nicht mehr gebraucht und kommen hauptsächlich in Form eines Aufgusses im Klystiere in Anwendung. Man verwendet dazu 0,5—1,0 auf 100,0 Colatur, nicht mehr!, da schon durch Klysmen aus 2,0 tödtliche Vergiftung hervorgebracht ist. Zu diesen Klystieren können auch die käuflichen gebeizten Tabaksblätter, Folia Nicotianae venalia, die örtlich weit mehr reizend wirken, dagegen weniger Nicotin enthalten, in Anwendung gezogen werden. Aehnliche, zum Theil noch stärkere Aufgüsse dienten früher auch als Bähungen und Lotionen. Zum Kauen (gegen Zahnweh), zum Rauchen (bei nicht an Tabak gewöhnten Asthmatikern) und zum Schnupfen (bei chronischen Katarrhen der Nasen- und Stirnhöhlen, Augenentzündungen und Amblyopie) bedient man sich der zu diesen Zwecken besonders präparirten Tabaksblätter. Tabaksrauch hat man auch als Wiederbelebungsmittel bei Scheintod in den Mastdarm, bei Katarrh der Eustachischen Röhre und der Trommelhöhle in diese eingeleitet.

Das Nicotin ist wegen seiner grossen Wirkungsintensität und seiner leichten Zersetzlichkeit sehr wenig als Arzneimittel qualificirt. Das als solches und in Form seiner weit haltbareren Salze bei chronischen Dermatosen. Magenkrampf, Asthma und Palpitationen empfohlene Nicotin kann zu 0,0005—0,002! in alkoholischer Lösung oder schleimigem Vehikel gegeben werden. Bei Wundstarrkrampf ist man auf 10—15 Mgm. stündlich und 1 Mgm. subcutan gestiegen.

Herba Lobeliae, Herba Lobeliae inflatae; **Lobelienkraut.**

Die auch als Indian Tobacco bezeichnete Droge stellt das in Backsteinform gepresste Kraut der im östlichen Theile der Vereinigten Staaten verbreiteten Lobeliacee Lobelia inflata L., mit Stengeln, Blättern, Blüthen und Früchten. die sämmtlich, besonders aber die Samen, unangenehmen scharfen und kratzenden, an Tabak erinnernden Geschmack besitzen, dar. Stiel und Blätter sind mit Drüsen und Börstchen besetzt; die Blüthen 2lippig, weiss, die Samen braun. eirund, kaum 1 mm gross.

Das wirksame Princip ist das Lobelin, ein flüssiges, flüchtiges Alkaloid, von gewürzhaftem Geruche und stechendem Tabaksgeschmacke, das sich in Wasser und leichter in Alkohol oder Aether löst. Dieses bedingt in kleinen Dosen Erhöhung des Blutdruckes durch Reizung der peripheren Vasomotoren und anfangs Verminderung, später Zunahme der Pulsfrequenz, doch ist der Haupteffect auf das Athemcentrum gerichtet, durch dessen Lähmung bei letalen Dosen der Tod erfolgt. Von anderen auf das Athemcentrum wirkenden Stoffen zeichnet es sich dadurch aus, dass bei Warmblütern die erregende Wirkung weit ausgesprochener ist und sich nicht nur in Steigerung der Athemfrequenz, sondern auch in erheblicher Volumszunahme der einzelnen Athemzüge und Verstärkung der Bewegungen der Athemmuskeln äussert. Neben dem Athemcentrum erregt Lobelin auch das Brechcentrum energisch. Bei Fröschen lähmt es die Willkürbewegung bei Steigerung der Reflexaction; später paralysirt es die Nervenendigungen. Auf den Vagus wirkt es wie Nicotin. Beim Menschen erzeugen 10—40 Tr. Lobeliatinctur Brennen im Schlunde, Aufstossen und Brechreiz gleich nach dem Einnehmen, Pupillenerweiterung, Athembeschwerden, Gefühl von Zusammenschnüren der Brust, Koliken und flüssige Stühle in einigen Stunden, die grösseren Dosen tumultuarischen Herzschlag und Sinken der Pulsfrequenz. Der quacksalberische Gebrauch des Lobelienkrautes (sog. Coffinismus) hat in den Vereinigten Staaten und England wiederholt zu Vergiftungen geführt, in denen neben Erbrechen, Magenschmerzen, Purgiren und Brennen beim Harnlassen, Schwindel, Eingenommenheit des Kopfes, ausserordentliche Prostration, Myosis und Convulsionen bei Lebzeiten und post mortem neben Entzündungen der Magen- und Darmschleimhaut starke Hyperämie des Gehirnes sich finden.

Die ursprünglich als Brechmittel benutzte Lobelia ist nach Massgabe der physiologischen Wirkungen des Lobelins auf das Athemcentrum das vorzüglichste Asthmamittel, das auch bei

Dyspnoe in Folge chronischer Bronchitis oder Herzkrankheiten nicht ohne Erfolg ist und auch bei Keuch- und Krampfhusten Verwendung findet.

Man benutzt die grünbraune ***Tinctura Lobeliae, Lobeliatinctur** (1:10 Spir. dil.), zu 10—30 Tr. im asthmatischen Anfall, für sich oder in Verbindung mit Aqua Amygdalarum amararum, Tinct. Belladonnae und ähnlichen Mitteln, in Tropfenform. Maximale Einzelgabe 1,0, maximale Tagesgabe 5,0.

*Cortex Quebracho; Quebrachorinde. — Die Droge ist die weisse Quebracho, die in grossen, 3 cm dicken, harten, schweren, gelbbraunen, aussen an einzelnen Stellen weisslichen Stücken vorkommende, bitterschmeckende Rinde der im westlichen Argentinien häufigen Apocynee Aspidosperma, Quebracho Schlecht., die mehrere Alkaloide (Quebrachin, Aspidospermin Aspidosamin u. a.) enthält, denen in kleineren Mengen erregende, in grösseren herabsetzende Wirkung auf das Athemcentrum zukommt. Alle diese Alkaloide wirken auch auf andere Theile der Nervencentren und tödten Warmblüter in toxischen Dosen durch Lähmung des Athemcentrums. Bei Fröschen lähmen sie die quergestreiften Muskeln und setzen die motorischen Herzganglien und den Herzmuskel sehr herab. Die dem Aspidosamin eigenthümliche emetische Wirkung durch Erregung des Brechcentrums kommt den übrigen Alkaloiden nicht in gleichem Masse zu. Quebrachin erregt auch die Krampfcentren, Aspidospermin wirkt temperaturherabsetzend. Die Rinde ist als Antasthmaticum in vielen Fällen wirksam, am besten bei symptomatischem Asthma, bei acuten Respirationskrankheiten und anämischen und hochfebrilen Zuständen, weniger bei chronischer Dyspnoe in Folge von Herzschwäche. Man schreibt ihr die Eigenschaft zu, die Sauerstoffaufnahme und das Bindungsvermögen des Blutes für Sauerstoff zu erhöhen. Weniger wirksam scheint Quebracho colorado, das Holz der südamerikanischen Terebinthacee Loxopterygium Lorentzii Griseb., zu sein, die wenig Alkaloid und reichlich Gerbsäure enthält. Das wässrig-spirituöse *Extractum Quebracho fluidum kann zu 2,0—4,0 3mal täglich genommen werden.

Radix Gelsemii; Gelsemiumwurzel. — Die unterirdischen Theile der nordamerikanischen Loganiacee Gelsemium nitidum Michx. (G. sempervirens Ait.) enthalten eine eigenthümliche fluorescirende Säure, die mit Aesculin identificirte, tetanisirend wirkende Gelsemiumsäure, und ein stark giftiges Alkaloid, Gelsemin, das schon zu $^1/_2$ Mgm. pro Kgm. Kaninchen tödtet. Es schliesst sich dem Atropin und Hyoscyamin insofern an, als es bei localer Application und bei Vergiftungen Erweiterung der Pupille bedingt. Den hauptsächlichsten Angriffspunkt des Gelsemins bietet das Athemcentrum, das es herabsetzt und schliesslich lähmt; daneben setzt es nach zuvoriger Erregung die motorischen, cerebralen und spinalen Centren und später die sensiblen herab, ohne die peripheren Nerven und die Muskeln zu afficiren. Beim Menschen sind besonders auffällig die bei physiologischen Dosen sich einstellenden motorischen Lähmungserscheinungen, wobei zunächst die Augenlider afficirt werden (Schwere des oberen Augenlids und vollständige Ptosis); hieran reihen sich Schielen, Schwindel, Doppelsehen, Erschwerung der Zungenbewegung, Zittern der Hände, Taubheit der Finger, allgemeines Kältegefühl und Dyspnoe. Schwere Vergiftungsfälle indiciren künstliche Respiration. Das ursprünglich als Antipyreticum benutzte Mittel wird vorwaltend bei Neuralgie des Trigeminus, besonders im Gefolge von cariösen Zähnen, Schmerzen bei Iritis und Iridochorioiditis und bei Irritabilität der Blase, selten bei Hustenreiz, Spasmus facialis und Klavierspielerkrampf benutzt. Man giebt ein Fluidextract zu 0,05—0,3 pro dosi mehrmals täglich oder benutzt Tincturen von verschiedener Stärke, die aber in ihrem Gehalt sehr variiren, je nachdem die frische oder getrocknete Wurzel oder concentrirter Alkohol oder Spiritus dilutus in verschiedenen Quantitäten zu ihrer Bereitung diente. Für stärkere Tincturen (1:5) scheint es zweckmässig, die Dosis von 5—10 Tropfen nicht zu überschreiten.

Ein anderes modernes Antineuralgicum ist die von den Fidji-Inseln stammende Tonga, ein Gemenge verschiedener Pflanzentheile, unter denen solche von Raphidophora Vitiensis (Fam. Aroideae) vorwalten. Ueber die physiologische Wirkung des in Form eines Extractum fluidum zu 4,0 verwertheten Mittels ist nichts Genaues bekannt.

Tubera Aconiti, *Radix Aconiti; **Aconitknollen,** Sturmhutknollen, Eisenhutknollen

Die Droge stellt die von blühenden, wildwachsenden Exemplaren gesammelten Wurzelknollen der auf den Alpen und Pyrenäen, auf den deutschen und österreichischen Mittelgebirgen, auch in Dänemark, Schweden, England, Sibirien und auf dem Himalaya vorkommenden, vielfach als Zierpflanze in Gärten gezogenen Ranunculacee Aconitum Napellus L., der am intensivsten wirkenden blaublühenden europäischen Sturmhutart, dar. Die 8 cm langen, oben ungefähr 2 cm dicken und mit einem kurzen Stengelstumpfe oder einem Knospenreste gekrönten, rübenförmigen Knollen sind aussen mattbraungrau, mit tiefen Längsrunzeln und von den abgeschnittenen Nebenwurzeln herrührenden Narben versehen, innen weiss oder bräunlich. Auf dem Querschnitte zeigt sich eine dicke, punktirte Rinde und ein braun umschriebenes Mark, das in den oberen Regionen des Knollens rundlich oder elliptisch, 5—7eckig (mit oft ziemlich stark hervortretenden Ecken) erscheint. Die frische Wurzel hat einen scharfen, rettigartigen Geruch, der beim Trocknen verschwindet. Der Geschmack ist anfangs süsslich, wird aber allmählig ausserordentlich brennend und verbindet sich gleichzeitig mit einem Gefühl von Kriebeln und Taubsein in Zunge und Lippen. Man benutzt nur die Knollen wildwachsender Pflanzen, da die Wurzel in Gärten gezogener Exemplare weit schwächer ist. Schweizer Knollen sollen um $^1/_3$ stärker sein als solche aus den Vogesen. Am kräftigsten ist die vor der Blüthezeit gesammelte Wurzel, und die im August gegrabenen Knollen von A. neomontanum wirken dreimal so stark wie die Octoberwurzel. Das Trocknen übt auf die Giftigkeit der Sturmhutwurzeln ebenso wenig wie auf andere Theile der Pflanze einen zerstörenden Einfluss aus.

Die Aconitknollen besitzen eine intensive Wirkung auf verschiedene Theile des Nervensystems, und zwar vorzugsweise das verlängerte Mark und das Athemcentrum, aber auch auf die sensiblen und motorischen Rückenmarksganglien, die motorischen Herzganglien und das vasomotorische Centrum. Als Hauptträger der Wirksamkeit ist ein enorm giftiges Alkaloid, das Aconitoxin, zu betrachten, neben welchem noch mehrere weniger active Basen in Aconitum Napellus sich finden.

Dahin gehört das früher als actives Princip betrachtete Aconitin, das ein weisses oder gelbliches, geruchloses, bitteres und später wenig brennend scharf schmeckendes Pulver von alkalischer Reaction bildet, sich kaum in Wasser, dagegen in 4—5 Th. Weingeist, 2 Th. Aether, $2^1/_2$ Th. Chloroform, leicht auch in Benzin und Amylalkohol, hingegen nicht in Petroleumäther löst. Es ist schwächer giftig als ein aus Aconitknollen dargestelltes alkoholisches Extract und völlig frei von der die Sturmhutknollen charakterisirenden Schärfe. Diese besitzt dagegen in höchst auffälligem Masse das durch Extraction mit weinsäurehaltigem Weingeist zuerst von Duquesnel dargestellte krystallisirte Aconitin oder Aconitoxin. Dieses spaltet sich beim Kochen mit Säuren in Benzoësäure und ein physiologisch wenig actives, namentlich kein Kriebeln an den Lippen erzeugendes Alkaloid Aconin und ist vollkommen verschieden von einem in den Sturmhutknollen in geringerer Menge vorhandenen dritten Alkaloide, das gewöhnlich als Pseudaconitin, auch als Napellin, Nepalin und Acraconitin, bezeichnet wird. Diese Base, welche sich in weit grösserer Menge neben kleinen Quantitäten Aconitoxins in den Knollen einer am Himalaya vorkommenden Sturmhutart, Aconitum ferox Wallich, findet, die unter dem Namen Bish (Gift) oder Ativisha in Ostindien bekannt sind und zum Vergiften grosser Raubthiere benutzt werden, spaltet sich in Dimethylprotocatechusäure und eine harzartige, krystallinische, stickstoffhaltige Masse (Pseudaconin). Vermuthlich finden sich im Sturmhut nicht nur Aconin und Pseudaconin, sondern auch noch verschiedene andere Basen (Pikraconitin, Napellin, Aconellin), die für die Wirkung der Aconitknollen, an der auch die in den Sturmhutarten vorkommende eigenthümliche Säure, die Aconitsäure, keinen Antheil hat, irrelevant sind. Für Aconitoxin und Pseudaconitin ist die intensive Einwirkung auf die Haut und die Mundschleimhaut charakteristisch. Sie wirken äusserlich applicirt ungefähr wie Veratrin und bedingen in den eingeriebenen Theilen die Empfindung von Wärme und Kriebeln, der Gefühl von Erstarrung und Zusammenziehung von 2—16 Std. Dauer folgt. An den betreffenden Stellen werden Tast- und Temperaturempfindung stark herabgesetzt. Aehnliche Erscheinungen erfolgen bei örtlicher Application auch auf der Zunge und auf der Conjunctiva (hier leichte Hyperämie und Myosis). Auf die Nasenschleimhaut applicirt erregen sie heftiges Niesen und unangenehmes Bohren in der Nase.

In Bezug auf die entfernten Erscheinungen existirt, von den Dosen und der Rapidität der Wirkung abgesehen, keine wesentliche Differenz zwischen Aconitin, Aconitoxin, Pseudaconitin und den Aconitpräparaten. Grössere Dosen bedingen bei Menschen und Thieren Adynamie mit Störungen der Respiration und Circulation, worauf bei sehr grossen Dosen der Tod nach oder ohne voraufgehende Convulsionen erfolgt. Constant scheint dabei Pupillenveränderung (Wechsel zwischen Erweiterung und Verengerung) vorzukommen, bei Menschen und bei Thieren, welche brechen können, auch Emese. Mitunter wird auch schon nach nicht sehr hohen Dosen von Aconitoxin ziehendes Gefühl im Gebiete des Trigeminus (Wangen, Oberkiefer und Stirn), das sich anfangs in remittirenden, umherwandernden, hierauf in continuirlichen Schmerz von ziemlicher Intensität verwandelt, beobachtet; bei erheblicheren Dosen Eingenommenheit des Kopfes, Ohrensausen, Gefühl von Druck in den Ohren, Schwindel und Unbesinnlichkeit, grosse Trägheit des Ideenganges, Steigerung des Kopf- und Gesichtsschmerzes nach den geringsten geistigen Anstrengungen, Eingeschlafensein und Kriebelgefühl in den Extremitäten, ungewöhnliche Mattigkeit und Abgeschlagenheit, Blässe des Gesichts, Sinken der Temperatur, mitunter vermehrte Diurese. Giftige Mengen Aconitoxins bedingen Constrictionsgefühl vom Munde bis zum Magen, Kältegefühl im ganzen Körper, Eiseskälte der unteren Extremitäten, Brennen in der Kehle, klebrigen kalten Schweiss, schweres und röchelndes Athmen, Taubheit, Schwindel, Neigung zum Hinfallen und Unfähigkeit zu aufrechter Stellung, enorme Ermattung, Krämpfe, Schliessen der Augenlider und des Mundes, vorübergehende Blindheit und Oppression der Brust.

Von den einzelnen Theilen des Nervensystems werden die psychomotorischen Centren des Gehirns erst spät und vielleicht nur secundär afficirt; beim Menschen bleibt auch in letalen Vergiftungsfällen das Bewusstsein bis zu den terminalen Krampfanfällen intact, nachdem längst die Fähigkeit zur aufrechten Stellung verloren gegangen war, und Frösche mit Sacralligatur machen oft mit den Hinterbeinen noch spontane Bewegungen, wenn die Vorderbeine bereits complet gelähmt sind. Die paralytischen Erscheinungen sind vermuthlich von den Nervencentren (vielleicht von deren anämischem Zustande) abhängig, möglicherweise auch von Lähmung der peripherischen Nerven; die Muskeln behalten ihre Erregbarkeit auch nach Aconitoxindosen, welche die die Nervenendigungen lähmenden Mengen 5—10mal übertreffen. Frühzeitig wird das Rückenmark beeinträchtigt; zunächst erfolgt Abnahme des Reflexvermögens der sensiblen Rückenmarksganglien, etwas später Erregbarkeitsabnahme der motorischen Ganglien, die bei kleinen Dosen häufig anfangs gereizt werden (klonische Krämpfe). Das Athemcentrum wird bei Fröschen und Warmblütern zunächst erregt und später gelähmt; bei letzteren schiebt künstliche Athmung nach Intoxication mit kleinen letalen Gaben den Eintritt des Todes mehrere Stunden hinaus. Die Athemstörung ist theilweise Folge einer Reizung der peripherischen Vagusendigungen, weshalb sie durch Vagusdurchschneidung oder Atropinisirung aufgehoben wird, theilweise centralen Ursprungs; Zwerchfell und Phrenicus sind unbetheiligt.

Ein Unterschied des Aconitins und Aconitoxins besteht darin, dass ersteres die peripheren Nervenendigungen nicht lähmt und in kleinen Dosen Beschleunigung der Herzaction, in grösseren anfangs Beschleunigung und später Sinken der Herzschlagzahl bedingt, während Aconitoxin (krystallisirtes Aconitin) auf das Herz hauptsächlich lähmend wirkt, am spätesten auf die Vagusendigungen, die bei gewissen Dosen eine Reizung erfahren. Das Gefässnervencentrum wird durch beide anfangs erregt, später stark geschwächt, nicht vollständig gelähmt, dagegen hebt Aconitin den Reflex von den sensiblen Ganglien zum Gefässnervencentrum auf, indem es die ersteren lähmt. Auf das rasch eintretende Sinken des Blutdrucks sind die bei der Vergiftung eintretenden Athembeschwerden und Krämpfe theilweise zurückzuführen, später kommt es zu wirklichen Erstickungskrämpfen Directes Bestreichen des Darmes mit Aconitinlösung hemmt die Peristaltik.

Die Behandlung der Vergiftung mit Aconit und Aconitbasen erfordert schleunige Entleerung des Magens und Anwendung von Tannin als chemisches Antidot. Atropin beschleunigt, kräftigt und regelt bei nicht allzutiefer Aconitinwirkung die geschwächte Herzaction beim Frosche und beseitigt den durch Aconitin bewirkten Herzstillstand. Auch Digitalis wird empfohlen.

Die therapeutische Anwendung der Tubera Aconiti stützt sich mehr auf Empirie als auf ihre physiologische Action. Am meisten Ruf geniessen sie bei rheumatischen u. a. schmerzhaften Leiden, z. B. Neuralgien, besonders Gesichtsschmerz, sowie als Abortivmittel bei entzündlichen und katarrhalischen Affectionen.

Als Antirheumaticum dienten früher vielfach die als Folia s. Herba Aconiti bezeichneten Blätter von Aconitum Napellus, die noch jetzt in England und Frankreich zur Bereitung officineller Aconitpräparate dienen. Sie sind 6 mal so schwach wie die Knollen und enthalten vielleicht kein krystallisirtes Aconitin. Die herabsetzende Wirkung auf Puls und Temperatur gab Veranlassung, Aconit überhaupt als Antipyreticum anzuwenden, wo es dann gleichzeitig auch bei entzündlichen Affectionen die Inflammation beseitigen sollte. Hierauf beruht der Gebrauch bei Pleuritis, Pleuropneumonie, Angina, Angina tonsillaris, Bronchitis, Keuchhusten, Typhus, Ruhr, Kindbettfieber, Erysipelas, zum Coupiren des Schnupfens oder des Trippers, zur Verhütung von Entzündung nach Staaroperationen oder gar von Pyämie oder Phlebitis nach Amputationen. Fernere Empfehlung hat Aconit bei Herzhypertrophie (ohne Klappenfehler), Aortenaneurysma, Hirnhyperämie und Suppressio mensium, Epistaxis und Hämoptysis, bei Hydrops und verschiedenen Nervenaffectionen, z. B. Manie und Convulsionen im Puerperium, Frostschauer nach forcirtem Katheterismus und selbst bei Tetanus gefunden, ohne dass sich vollgültige Beweise für die Wirksamkeit ergeben.

Man benutzt die Tubera Aconiti fast ausschliesslich in Form ihrer Präparate. Man kann sie zu 0,03—0,1 innerlich in Pulvern oder Pillenform anwenden. Maximale Einzelgabe 0,1, Tagesgabe 0,5. Auch äusserlich macht man bei uns von den Sturmhutknollen selbst kaum Gebrauch.

Präparate:

1. Tinctura Aconiti, *Tinctura Aconiti radicis; **Aconittinctur,** Sturmhuttinctur, Eisenhuttinctur. Macerationstinctur (1 : 10 Spir. dil.), braungelb. Maximale Einzelgabe 0,5, maximale Tagesgabe 2,0 (*1,5). Innerlich zu 0.3 bis 1,0 mehrmals täglich. In Tropfenform bei Rheumatismus (mit Tinctura Colchici) oder bei Neuralgien; äusserlich für sich oder mit hautreizenden und schmerzstillenden Mitteln bei schmerzhaften Affectionen zu Einreibungen. Zum Coupiren von Erkältungskrankheiten dient die Tinctur meist in sehr kleinen Dosen, anfangs 5 Tropfen, später stündlich 1—2 Tropfen in Zuckerwasser. Für äusserliche Zwecke ist genaue Signatur zur Vermeidung von Verwechslung zum internen Gebrauche nöthig.

2. *Extractum Aconiti radicis; Sturmhutextract. Dickes Macerationsextract mit verdünntem Spiritus, gelbbraun, in Wasser trübe löslich. Maxi-

male Einzelgabe 0,03, maximale Tagesgabe 0,12. Man giebt es innerlich in Pillen oder Solution zu 0,005—0,02 3—4mal täglich. Aeusserlich dient es zu schmerzstillenden Einreibungen (in Wasser oder aromatischen Aufgüssen gelöst), Salben (1 : 5—10) und Pflastern.

Die im Handel unter dem Namen Aconitinum vorkommenden Gemenge von Aconitbasen sind wegen des schwankenden Gehalts an Aconitoxin möglichst als Arzneimittel zu vermeiden und vom Arzte nur dann zu verordnen, wenn er sich selbst von der Stärke des betreffenden Präparates überzeugt hat. Denn einzelne Aconitinarten sind fast 200mal so stark wie andere; einzelne können schon zu $^1/_3$ Mgm. heftige Vergiftungserscheinungen und zu 3 Mgm. (vielleicht schon 1—2 Mgm.) den Tod eines Erwachsenen bedingen, während andere Aconitinsorten zu 40 Mgm. subcutan oder 100 Mgm. intern auf Menschen nicht giftig wirken. Die Herkunft des Aconitins (deutsches, englisches und französisches) ist für seine Stärke nicht massgebend, sogar die Waare derselben Fabrik variirt. Die stärksten Sorten (z. B. krystallisirtes Aconitin von Duquesnel) können schon intensive Nebenwirkungen nach $^1/_4$ Mgm. haben und dürfen bei Neuralgien, wo sie mitunter vorzüglich wirken, nicht über $^1/_8$ Mgm. pro dosi und $^1/_2$ Mgm. pro die gegeben werden. Subcutan wirken sie stark irritirend. Als äusserliches Reizmittel bei schmerzhaften Affectionen ist Aconitin durch Veratrin zu ersetzen.

---

5. Ordnung. Neurotica vasomotoria, vorzugsweise auf die Vasomotoren wirkende Stoffe.

Bei vielen Arzneimitteln zeigt sich eine prägnante Wirkung auf den Blutdruck, der sich als Steigerung oder Abnahme manifestirt. Dieser Effect kann durch Beeinflussung sehr verschiedener Gebiete stattfinden, die entweder isolirt oder gleichzeitig afficirt werden. Eine grosse Anzahl Stoffe bewirkt Blutdrucksteigerung durch Erregung des vasomotorischen Centrums in der Medulla oblongata, die unmittelbar zu einer ausgeprägten Contraction der Gefässe und zu daraus hervorgehender Blutdrucksteigerung führt, welche bei Thieren wegfällt, wenn das Halsmark durchtrennt wird. Substanzen dieser Art haben wir bereits im Strychnin, Atropin u. a. Stoffen kennen gelernt, welche als Analeptica in Anwendung gebracht werden, um den bei Collapszuständen gesunkenen Blutdruck zu heben. Die dabei stattfindende Gefässcontraction ist auch im Stande, das Aufhören von Blutungen zu bewirken und erklärt die günstige Wirkung mancher Erregungsmittel des vasomotorischen Centrums, z. B. des Hydrastins und Cornutins, des Terpentinöls u. a. Mittel, die jedoch wegen besonders hervortretender Wirkungen auf bestimmte Organe (Uterus, Lungen) an anderen Orten abzuhandeln sind. Die blutdrucksteigernde Wirkung der Erregung des vasomotorischen Centrums wird bei manchen Mitteln, z. B. beim Campher, noch verstärkt durch eine Steigerung der Arbeitsleistung des Herzens, bei anderen durch eine directe Wirkung auf die peripheren Gefässe, die man bei Durchströmungsversuchen einzelner überlebender Organe constatirt.

Während es eine Menge Stoffe giebt, die in toxischen Dosen Herabsetzung des Blutdrucks durch Lähmung des vasomotorischen Centrums und in Verbindung damit starke Collapszustände veranlassen, zeigt sich eine solche bei einer Anzahl Substanzen schon bei medicinalen Dosen, wodurch sie geeignet werden, übermässige Spannung der Arterien zu mindern und Gefässkrämpfe zu beseitigen. Diese Wirkung wird bei den hier als Neurotica vasomotoria zusammengefassten Substanzen, die sich sämmtlich durch eine eigenthümliche Einwirkung auf das Blut charakterisiren, bedeutend verstärkt durch periphere Gefässlähmung, die so erheblich ist, dass man zeitweise eine centrale Wirkung überhaupt in Abrede gestellt hat.

Die in der neuesten Zeit durch Kobert erforschte Beeinflussung der peripheren Gefässe an überlebenden Organen ergeben durchaus keine gleichmässige Wirkung einzelner in bestimmter Richtung wirkender Stoffe, z. B. der Antipyretica. Starke periphere Contraction erregen die später als besondere Classe zu betrachtenden Cardiotonica; starke periphere Einwirkung ausser den hier zu betrachtenden Nitriten haben auch andere im Blute Methämoglobin bildende Stoffe, wie Kairin und Ferricyankalium. Morphin, Chloral und die meisten Hypnotica wirken an isolirten Organen erweiternd, ebenso Curare, Emetin, Apomorphin u. a. Strychnin, Nicotin und Arsen haben auf die isolirten Gefässe fast gar keine Wirkung. Der Effect peripherer Gefässmittel beschränkt sich übrigens bei einzelnen Stoffen nur auf einzelne Organe, z. B. bei Harnstoff und Kochsalz auf die Nieren, bei Chinin auf die Milz.

*Amylium nitrosum; Amylnitrit.

Das früher als Aether amylo-nitrosus s. Aether amylicus nitrosus s. Amylenum nitrosum bezeichnete Amylnitrit, $C_5H_{11}ONO$, das durch Einleiten von Salpetrigsäureanhydrid in Amylalkohol entsteht, bildet eine klare, gelbliche, flüchtige Flüssigkeit von nicht unangenehmem obstartigem Geruche, die, kaum löslich in Wasser, sich in allen Verhältnissen mit Weingeist und Aether mischt, bei 97—99° siedet und angezündet mit gelber, leuchtender, russender Flamme verbrennt. Es zersetzt sich leicht unter dem Einflusse von Licht und Wasser und muss vor Licht geschützt über einigen Krystallen von Kaliumtartrat aufbewahrt werden.

Amylnitrit bewirkt bei Inhalation schon in kleinen Mengen starke Herabsetzung des Blutdrucks, vorwaltend durch periphere Herabsetzung der Gefässnerven. Bei grösseren Dosen erscheint es als Blutgift, indem es, wie andere Nitroverbindungen, den Blutfarbstoff theilweise in Methämoglobin umwandelt.

Schon geringe Mengen des Dampfes, z. B. von 2—5 Tropfen, bedingen beim Einathmen Beschleunigung der Herzaction, starkes Klopfen der Carotiden und anfangs fleckige, später diffuse Röthung von Gesicht, Ohren, Bindehaut und Hals, die bei stärkerer Einwirkung sich auf Brust, Arme und zuweilen bis in die Schamgegend ausdehnt. Mit der einige Minuten dauernden Vermehrung der Pulsfrequenz verbindet sich Veränderung der Pulscurve, indem der absteigende Schenkel plötzlich abfällt und monokrot wird, ausserdem Gefühl von Hitze, Schwindel und Herzklopfen, mitunter gesteigerte psychische Erregung wie beim Rausche, manchmal Lachkrampf und selbst choreaähnliche Erscheinungen. Kopf- und Achselhöhlentemperatur werden gesteigert. Bei Thieren sind die Erscheinungen der Gefässerweiterung die nämlichen; bei Warmblütern wird durch toxische Mengen zunächst ein rauschartiger Zustand hervorgerufen, auf welchen Stupor und Muskelschwäche folgt, dann kommt es zu klonischen Krämpfen und Zittern, worauf allgemeine Resolution mit Anästhesie und Lähmung der Sphincteren folgt; das Blut wird eigenthümlich chocoladebraun. Bei der Vergiftung wird die Temperatur im Rectum stark herabgesetzt, die des Rumpfes gesteigert. Bei grösseren, nicht letalen Dosen wird der Harn zuckerhaltig und mitunter stark vermehrt. Die gefässlähmende Wirkung des Amylnitrits erscheint als periphere, da Amylnitrit nach Durchschneidung des Halsmarks noch weiteres Sinken des Blutdruckes bewirkt und selbst in starken Dosen die Erregbarkeit der vasomotorischen Nervenstämme (Splanchnicus) zwar stark herabsetzt, aber nicht vernichtet, besonders aber weil die Wirkung auch bei Ausschluss der gesammten Blutzufuhr zum Gehirn, nicht aber bei ausschliesslicher Zuleitung des Amylnitrits zum Gehirn eintritt. Sie hängt zum Theil von der Einwirkung auf die Gefässmuskeln ab, da Amylnitritdampf quergestreifte und glatte Muskeln bei directem Contacte lähmt. Die Vermehrung der Herzschlagzahl ist Folge einer Herabsetzung des Vagustonus, dessen Erregung durch Sauerstoffverarmung des Blutes aufgehoben wird; bei sehr grossen Dosen resultirt Herzschlagverlangsamung durch directe Wirkung auf das Herz. Das Athemcentrum wird vom Amylnitrit anfangs direct erregt, bei starken Dosen später herabgesetzt. Die Reizbarkeit der peripherischen Nerven und der Muskeln wird bei Vergiftung nicht afficirt. Die durch Amylnitrit verursachten Krämpfe resultiren durch Reizung im Hirn und im verlängerten Mark belegener Centren; andererseits werden die durch directe Reizung des Gehirns resultirenden Krämpfe durch Amylnitrit aufgehoben. Amylnitrit erzeugt auch in der Pia mater deutliche Erweiterung der Gefässe; auch die in der Chloroformnarkose verengten Arterien der Hirnhäute erweitern sich, während gleichzeitig Respiration und Puls unter Amylnitritinhalation beschleunigt werden.

In rationeller Weise hat man Amylnitrit bei verschiedenen Krankheitszuständen verwendet, die auf Krampf oder excessiver Spannung in den Arterien beruhen oder bei denen Anämie des Gehirns und anderer Nervengebiete die wahrscheinliche Grundlage verschiedener Krankheitsformen darstellt. Das Mittel fand zunächst bei Angina pectoris erfolgreiche Anwendung und steht besonders bei Hemicrania angiospastica, wo es, wie auch bei anderen, auf Anämie oder Gefässkrampf beruhenden Neuralgien (Gesichtsschmerz, Cardialgie, Cervicobrachialneuralgie, Menstrualkolik) rasch die Schmerzen beseitigt, in Ruf. Auch bei Epilepsie, namentlich mit vasomotorischer Aura, ischämischen Psychosen, wie Melancholia cum stupore, periodischem Schwindel, hysterischem Blepharospasmus und Kinderconvulsionen, Amblyopie mit Blässe des Opticus und der Retina, Ohrensausen und Otalgie kann es günstige Dienste leisten. Bei Hysterie und bei Basedow'scher Krankheit ist der Nutzen geringer. Sehr rationell ist auch die Anwendung bei Ohnmachten (z. B. in der Cocaïnanästhesie oder in der Chloroformnarkose) und Erstickungen (Kohlenoxydvergiftung), auch bei drohender Herzparalyse.

Man wendet Amylnitrit vorzugsweise zur Inhalation an, wozu man 1—3 Tropfen auf ein Stück Löschpapier, Watte oder auf ein Tuch giesst. Die Einathmung geschieht in aufrechter Stellung, unter gehöriger Beobachtung des Kranken, so dass beim Eintritte der physiologischen Effecte die Inhalation sofort ausgesetzt wird. Bei der ausgesprochenen Differenz der Toleranz für das Mittel, das bei Einzelnen schon in sehr geringen Mengen Collapserscheinungen bedingt, beginne man stets mit 1 Tropfen versuchsweise, überlasse aber niemals die Inhalation dem Kranken allein oder vertraue diesem doch zu eigener Verwendung höchstens 2 Tropfen an. Da zersetztes Amylnitrit leicht zu Hustenreiz führt, ist es zweckmässig, dasselbe über einigen Krystallen Kaliumtartrat oder mit etwas Magnesia oder Chlorcalcium in einem mit Glasstöpsel oder einem

mit Metallhülse verschlossenen Gläschen oder in zugeschmolzenen Lymphröhrchen aufzubewahren, die unmittelbar vor der Anwendung in einem Leinwandläppchen vor Mund oder Nase des Patienten zerbrochen werden. Bei Zahnschmerz bringt man es auf Baumwolle in die Zahnhöhlung. Innerlich kann man 2—5 Tropfen und vielleicht noch mehr auf Zucker geben, da selbst bei Inhalation 10 Tropfen und mehr bei nicht besonders empfindlichen Individuen ohne Nebenerscheinungen gegeben werden können.

Analoge physiologische und therapeutische Effecte kommen auch dem durch Einwirkung von Salpetersäure auf Glycerin entstehenden Triglycerinsalpetersäureäther oder Nitroglycerin (Trinitroglycerin), auch Trinitrin und von den Homöopathen Glonoïn genannt, $C_3H_5(ONO_2)_3$, zu, aus welchem im Organismus salpetrige Säure abgespalten wird. Die Wirkung ist weit intensiver und dauernder und tritt schon bei weniger als 1 Mgm. ein. Man giebt es zu $^1/_5$ bis 1 Mgm., in Spiritus oder Oel (1 : 100) gelöst oder in Form von Chocoladepastillen, die zweckmässig $^1/_2$ Mgm. enthalten, mehrmals täglich. Die ersten Dosen bewirken häufig Kopfschmerzen, auch kommen bei Kindern und Frauen Collapserscheinungen leicht vor. Man hat es bei Angina pectoris, angiospastischen Neurosen und als Diureticum (bei Schrumpfniere) benutzt.

Vorzugsweise als Diureticum dient auch ein anderes dem Amylnitrit analog wirkendes Präparat, der **versüsste Salpetergeist, Spiritus Aetheris nitrosi** (Spiritus nitroso-aethereus, Spiritus nitrico-aethereus, Spiritus Nitri dulcis), der durch Destillation von Weingeist und Salpetersäure erhalten wird. Er bildet eine klare, angenehm ätherisch, Borsdorfer Aepfeln ähnlich riechende und angenehm süsslich schmeckende, fast farblose Flüssigkeit von 0,840—0,850 spec. Gew., und ist im Wesentlichen eine spirituöse Lösung von Aethylnitrit (Salpetrigsäure-Aethyläther), C_2H_5ONO, mit wenig Aldehyd und Essigäther. In praxi dient er zu 10—40 Tropfen mehrmals täglich (auf Zucker) theils als Diureticum, theils als Carminativum oder Excitans, häufiger als Corrigens saporis für bittere Mixturen.

Als Ersatz des Amylnitrits ist auch das salpetrigsaure Natrium oder Natriumnitrit, Natrium nitrosum, $NaNO_2$, ein weisses, krystallinisches, in Wasser leicht, nicht in Weingeist lösliches Pulver von kühlend salzigem Geschmacke, empfohlen. Es verändert das Blut in gleicher Weise wie Amylnitrit unter Methämoglobinbildung und bedingt Sinken des Blutdruckes durch Lähmung der centralen und peripheren Vasomotoren, wirkt aber auch in toxischen Dosen lähmend auf Gehirn und Rückenmark und ausserdem im Tractus entzündungserregend (auch bei Subcutanapplication). Man giebt es zu 0,1—0,3 pro dosi 3—4 mal täglich (pro die 0,5—2,0).

XII. Classe. Cardiotonica, herzstärkende Mittel.

Mit diesem Namen belegt man verschiedene Stoffe, die auf den Herzmuskel und auf seine Innervation in der Weise einwirken, dass sie in medicinalen Gaben den Herzschlag verlangsamen und gleichzeitig die Herzcontractionen verstärken. Letztere Wirkung ist so bedeutend, dass Erhöhung des Blutdruckes resultirt, die bei der Mehrzahl der hierher gehörigen Stoffe, die nicht allein Cardiotonica, sondern auch Angiotonica sind, noch durch contrahirende Einwirkung auf die Gefässe gesteigert wird.

Die physiologische Wirkung dieser Stoffe ist zuerst am Fingerhut und den activen Principien desselben genauer studirt worden und wird deshalb häufig als Digitaliswirkung bezeichnet. Die pulsverlangsamende Wirkung ist die Folge von Erregung des

Vagus, die sowohl die peripheren Vagusendigungen als, und zwar hauptsächlich, das Vaguscentrum betrifft. Sie zeigt sich sowohl beim Menschen, bei dem nach nicht zu kleinen Dosen die Zahl der Herzschläge um 10—20—30 Schläge und mitunter selbst unter die Hälfte der Norm herabsinkt, als bei Säugethieren und Kaltblütern. Die Verstärkung der Herzthätigkeit ist Folge einer eigenthümlichen Wirkung auf den Herzmuskel, der contrahirende Effect auf die Gefässe Folge directer Wirkung auf diese (vermuthlich die Gefässmuskeln).

Die Pulsverlangsamung tritt weder bei den einzelnen Thierklassen noch bei einzelnen Individuen in gleichem Masse ein. Bei schwachen Constitutionen ist sie stärker als bei Plethorischen und Robusten. Auch äussere Umstände sind von Bedeutung. Anhaltende beträchtliche Pulsherabsetzung kommt z. B. durch Digitalis nur bei ruhigem Verhalten im Bette vor; Aufsitzen oder Aufstehen können den dadurch verlangsamten Puls um 20—40 Schläge in die Höhe treiben. Selbst das Trinken warmer Flüssigkeiten wirkt steigernd. Bei Thieren bleibt die Pulsverlangsamung durch Lähmung der peripheren Vagusendigungen mit Atropin aus, während sie bei Vagusdurchschneidung nur in geringem Grade eintritt; der Tonus des Vaguscentrums ist erhöht (theilweise offenbar indirect durch die Steigerung des Blutdrucks, da jede Blutdrucksteigerung im Schädel mechanisch das Vaguscentrum erregt). Die Verstärkung der Herzcontractionen lässt sich an dem isolirten Froschherzen mit Evidenz nachweisen, wobei die geleistete Arbeit eines jeden Herzschlages bis auf das Doppelte steigen kann; die absolute Leistungsfähigkeit des Herzens wird dabei nicht erhöht, wohl aber die Arbeitsleistung innerhalb der Zeiteinheit. Dass der Herzmuskel als solcher afficirt wird, beweist das Zustandekommen der Wirkung an der nervenlosen Herzspitze. Eine Betheiligung des vasomotorischen Centrums an der durch Digitalis u. a. Cardiotonica hervorgerufenen Gefässcontraction erscheint ausgeschlossen, da auch bei völliger Lähmung des vasomotorischen Centrums durch Chloralhydrat starke Blutdrucksteigerung eintritt. Dass die Gefässmuskeln afficirt werden, ist dadurch wahrscheinlich, dass wenigstens für einzelne Stoffe (Digitoxin) nachgewiesen ist, dass sie auf isolirte Muskeln wirken.

In grösseren Dosen sind die Cardiotonica sämmtlich intensive Gifte, die von allen anderen sich dadurch unterscheiden, dass der Tod durch Stillstand des Herzens erfolgt, welcher dem Athemstillstande bei Warmblütern mehrere Minuten, bei Kaltblütern viele Stunden lang vorausgeht. Der Herzstillstand fällt nicht mit allgemeiner Lähmung der Muskeln zusammen, die nach dem Tode noch lange Zeit direct und von den Nerven aus in Contraction versetzt werden können, während das Herz sehr rasch seine Fähigkeit, sich auf mechanischen oder electrischen Reiz zu contrahiren, einbüsst.

Charakteristisch für den toxischen Effect der Cardiotonica ist der systolische Stillstand des Herzens, der am ausgesprochensten bei Kaltblütern ist; der Herzmuskel ist dabei anfangs nicht gelähmt, vielmehr führt anfangs mechanische Ausdehnung zur diastolischen Stellung wieder erneute Contractionen herbei. Dem Tode geht eigenthümlich unregelmässige, sog. peristaltische Bewegung des Herzventrikels voraus. Die Wirkung der Cardiotonica auf den Herzmuskel ist ihnen eigenthümlich, von den Wirkungen anderer Stoffe auf das Herz grundverschieden. Atropin hat auf den Herzstillstand keinen Einfluss im Gegensatze zu den diastolischen Herzstillständen, die Muscarin und verwandte Gifte erzeugen und welche Atropin rasch beseitigt.

Therapeutische Benutzung finden die Cardiotonica bei Circulationsstörungen, die sich im Verlaufe von Herzkrankheiten entwickeln (sog. Compensationsstörungen), indem durch die Steigerung des Blutdrucks die venösen Stauungen und wässrigen Ausschwitzungen beseitigt, gleichzeitig aber die Ernährung des Herzens wesentlich verbessert wird, indem dem Herzmuskel bei der Verlangsamung der Herzschläge in der verlängerten Diastole durch die Kranzgefässe reichlichere Mengen Blut zugeführt werden, die ihn in den Stand setzen, die Circulationshemmnisse längere Zeit hindurch zu überwinden. Die bei der Anwendung der Cardiotonica in solchen Fällen gesteigerte Diurese ist nicht die Folge einer Wirkung auf die Nierensubstanz, sondern Folge der Beseitigung der venösen Hyperämie in diesen Organen, wodurch auch während des Gebrauches die etwa bestehende Albuminurie zum Schwinden gebracht und die Möglichkeit herbeigeführt wird, die aus den bestehenden Exsudaten in die Circulation gelangenden Flüssigkeiten durch die Nieren zu eliminiren. Auch bei acuter Herzschwäche, z. B. im Verlaufe von Fiebern, sind Cardiotonica indicirt.

Bei gesunden Menschen wirken Digitalis u. a. Cardiotonica nicht diuretisch. Bei toxischen Mengen kommt es bei Gesunden sogar zu Verminderung der Harnmenge und bei Vergiftungen mitunter zu mehrtägiger Anurie, die sich aus der Contraction der Nierenarterien erklärt, welche die Blutzufuhr zu den harnbereitenden Organen absperrt. Bei Hydrops, pleuritischen Exsudaten u. s. w., die nicht mit Herzklappenfehlern zusammenhängen, leisten Cardiotonica Nichts; bei chronischer Nephritis sind sie, soweit sie auch Gefässcontraction bedingen, sogar gefährlich, indem sie die Ausscheidung der Auswurfstoffe einerseits und des eingeführten Mittels andrerseits verhindern.

Contraindicirt sind Cardiotonica in allen Fällen, wo abnorm hohe arterielle Spannung besteht, weil durch weitere Steigerung des Drucks geradezu Zerreissung der Gefässe und Hämorrhagie (Haemoptysis, Gehirnapoplexie) herbeigeführt werden kann. Gefässerkrankungen (Atherom, Aneurysmen) contraindiciren den Gebrauch ebenfalls.

***Folia Digitalis**, Folia Digitalis purpureae; **Fingerhutblätter.**

Die Droge stellt die zur Zeit der Blüthe von wildwachsenden Exemplaren gesammelten Blätter des rothen Fingerhutes, Digitalis purpurea L., einer im grössten Theile Europas einheimischen, namentlich in Bergwaldungen wachsenden, krautigen Scrophularinee, dar. Die Pflanze hat zahlreiche bodenständige, stumpfeiförmige, höchstens 3 dm. lange und 5 cm. breite Blätter und mehr oder minder zugespitzte Stengelblätter, die sich beide in den Blattstiel verschmälern und am Rande gesägt, sowie in Folge starker, spitzwinkliger, namentlich unterseits stark hervortretender Nerven etwas uneben und starr erscheinen: auf der Unterfläche finden sich dicht gedrängte, weiche, grauliche, aus einer Anzahl bandartig zusammenfallender, kurzgegliederter Zellen bestehende Haare. Die Fingerhutblätter schmecken widrig bitter und geben mit dem zehnfachen Gewichte kochenden Wassers einen bräunlichen, lakmusröthenden, widerlich bitteren, eigenartig riechenden Auszug, in dem durch Eisenchlorid zunächst dunklere Färbung, später ein brauner Absatz, durch Gerbsäurelösung ein reichlicher, in überschüssigem Tannin nur schwer löslicher Niederschlag entsteht. Bei längerer Aufbewahrung verringert sich die Wirksamkeit der Fingerhutblätter.

Das wirksame Princip der Digitalisblätter bilden verschiedene, meist glykosidische, stickstofffreie Stoffe, die zum grössten Theile als Herzgifte wirken, jedoch in Bezug auf die Stärke ihrer Action wesentlich abweichen und in der wilden Pflanze reichlicher als in der cultivirten vorhanden sind.

Die im Handel unter dem Namen Digitalin vorkommende Substanz ist nach den Untersuchungen Schmiedebergs ein Gemenge von mindestens fünf reinen Stoffen, zu denen sich nicht selten noch zum Theil in der Pflanze präformirte Spaltungsprodukte eines oder des anderen gesellen. Von den reinen Glykosiden ist eines, das Digitin, ohne Wirkung auf den Organismus. Ein zweites, das Digitonin, steht in Eigenschaften und Wirkungen dem Saponin nahe. Die übrigen Stoffe, Digitoxin, Digitalin und Digitaleïn. sind starke Herzgifte, unter denen das bei der Spaltung keinen Zucker liefernde Digitoxin als Gift die höchste Stelle einnimmt. Verschiedene Spaltungsproducte der letztgenannten Glykoside (Toxiresin. Digitaliresin) wirken nicht auf das Herz, sondern erregen klonische und tonische Krämpfe. Das Digitoxin kann schon zu 0,0001 systolischen Ventrikelstillstand beim Frosche bedingen, Katzen zu 0,001 tödten und in der gleichen Dosis bei Menschen zu ziemlich heftiger Vergiftung führen. Digitalin und Digitaleïn tödten Frösche zu $^1/_2$—$^1/_4$ Mgm. Das Digitoxin ist der Hauptbestandtheil des krystallisirten Digitalins von Nativelle, das in seiner Wirkungsintensität dem Digitoxin nicht viel nachgiebt. Das mit dem Digitoxin in seiner Unlöslichkeit in Wasser übereinstimmende Digitalin bildet den Hauptbestandtheil der Digitaline chloroformique von Homolle und Quevenne. Das in Wasser lösliche Digitaleïn bildet mit dem Digitonin vorzugsweise den activen Bestandtheil des in Deutschland producirten Digitalins. Es ist daher durchaus nicht gleichgültig, welche der im Handel unter dem Namen Digitalin befindlichen Präparate man in praxi anwendet. Das französische Digitalin bildet feine, weisse, seidenglänzende Nadeln oder Krystallschüppchen von intensiv bitterem, lange anhaltendem, aber sich langsam entwickelndem Geschmacke, die sich auch in kochendem Wasser äusserst wenig, in Aether und Benzol gar nicht, wohl aber in Chloroform und kaltem oder warmem Alkohol lösen. Das deutsche Digitalin ist amorph, bitter und in Wasser zum grössten Theile löslich. Die Digitalisglykoside besitzen ausser ihrer Wirkung auf das Herz ausgesprochene irritirende Wirkung und bedingen endermatisch und hypodermatisch Symptome örtlicher Reizung in Form von Infiltraten, Erysipelen und Suppuration, die auch unter antiseptischen Cautelen eintritt und selbst mit Fieber (Digitalinfieber) sich complicirt. Auf der Conjunctiva ruft Digitalin Schmerz hervor und bedingt 12—15 Stunden lang anhaltende Trübung des Gesichts, Funkensehen und leichte Pupillendilatation; auf die Nasenschleimhaut gebracht erregt es heftiges Niesen. Die Schicksale der Digitalisstoffe bedürfen noch weiterer Untersuchung; spurweise geht Digitaleïn in den Harn über.

Bezüglich der entfernten Wirkung der Digitalis gilt das von den Cardiotonica Gesagte. Eigenthümlich ist für Digitalis das verhältnissmässig späte Auftreten der Pulsverlangsamung und die wahrscheinlich mit der schwierigen Wiederausscheidung der in Wasser nicht löslichen Glykoside und der Contraction der Nierengefässe im Zusammenhang stehende cumulative Wirkung kleiner Dosen, die bei längerem Gebrauche zu Intoxicationen führen kann.

Bei kleineren Gaben wird der Herzschlag mitunter anfänglich beschleunigt, geht aber bei Wiederholung bald in verlangsamtes Tempo über. Mit dem Eintritte der Herzverlangsamung nach Verabreichung etwas grösserer medicinaler

Gaben zeigen sich nicht selten gleich, fast immer aber nach Wiederholung, Nebenerscheinungen seitens des Tractus und seitens der Nerven, erstere vorzugsweise in Verminderung des Appetits, Nausea, mitunter selbst Erbrechen, ausnahmsweise in Diarrhöe, letztere in Kopfschmerzen, Eingenommenheit des Kopfes und Schwindel, mitunter auch in Flimmern vor den Augen und in peripherischen, rheumatismusähnlichen Schmerzen sich äussernd. Die Verlangsamung der Herzaction tritt meist nach 2—3 Stdn. ein, erreicht aber ihr Maximum erst nach 12—24 Stunden und überdauert die Darreichung der Digitalispräparate längere Zeit. Werden grössere Dosen wiederholt hintereinander verabreicht, so kann es zu schweren und selbst tödtlichen Vergiftungserscheinungen kommen, die sich theils als Steigerung der gastrischen und nervösen Erscheinungen, insbesondere wiederholtes unstillbares Erbrechen, darstellen, theils unter starker Muskelschwäche und Collaps verlaufen. Die durch cumulative Wirkung entstandenen Vergiftungen beschränken sich auf Brechreiz, Kopfweh und Delirien, die innerhalb 24 Stunden verschwinden und denen ein Gefühl von Schwäche im Epigastrium, etwas Uebelsein, Spannung über den Orbitae, dumpfes Gefühl im Kopfe und Gesichtsverdunklung vorhergehen. In anderen Fällen kommt es zu Schlaflosigkeit, Hallucinationen, Funkensehen, Ohrensausen und Pupillenerweiterung; der Puls ist dabei meist verlangsamt, klein und intermittirend, die Herzaction irregulär. In schweren Vergiftungsfällen tritt zu diesen Erscheinungen Präcordialangst, Kühle der Haut, kalter Schweiss und grosse Schwäche; hier können die Symptome in 7—8 Tagen schwinden oder Tod durch Synkope im Gefolge haben.

Bei medicinaler cumulativer Vergiftung genügt in der Regel das Aussetzen der Medication. Als Antidot sind Tannin und (zur Spaltung der Glykoside im Magen) verdünnte Säuren empfohlen; die Hauptsache ist jedoch Beseitigung des Collaps durch innere und äussere Stimulantien. Man vermeide häufiges Trinkenlassen, da dadurch Vermehrung des Brechreizes eintritt, und starke Bewegungen, die mitunter zu plötzlichem, syncoptischem Tode führen.

Directer Einfluss des Fingerhuts auf das Centralnervensystem ist nicht erkennbar; am wenigsten wird jedenfalls das Grosshirn afficirt, da selbst bei sehr schweren Vergiftungen das Bewusstsein in der Regel bis zum Tode persistirt. Die mitunter beobachteten Hallucinationen und Delirien deuten wie die terminalen Krämpfe bei Thieren auf Anämie des Hirns resp. der Medulla oblongata; auch ist die bei Vergiftungen oft sehr hochgradige Dyspnoe Folge der circulatorischen Veränderungen. Die Erregbarkeit des Rückenmarks und der peripheren Nerven erlischt früher als die der quergestreiften Muskeln. Als centrale Wirkung erscheint das Erbrechen, für das die örtliche Reizung der Magenschleimhaut genügende Erklärung nicht bietet. Auf die Darmperistaltik wirkt Digitalin erregend.

Bezüglich der Wirkungsintensität sind Thierspecies und Applicationsstellen von Bedeutung. Digitalin wirkt auf Carnivoren weit stärker giftig als auf Herbivoren. Auch für Kaltblüter (Tritonen, Frösche) ist Digitalis Gift; der als sehr resistent gegen Digitalinwirkung bezeichnete Frosch zeigt zufolge seiner Organisation allerdings erst spät Intoxicationssymptome, erleidet jedoch schon durch $^1/_3$ Mgm. systolischen Herzstillstand; Kröten ertragen die zehnfache Menge. Hühner und Tauben toleriren weit mehr Digitalin als Säugethiere. Endermatisch und subcutan wirkt Digitalin 3—5mal stärker als intern.

Die Folia Digitalis sind das am meisten angewandte Cardiotonicum und Antihydropicum, für welches die Indicationen und Contraindicationen (vgl. S. 602) klinisch am genauesten festgestellt sind.

Ueberflüssig und selbst schädlich erscheint Digitalis bei frisch entstandenen Klappenfehlern, wo die compensatorische Hypertrophie erst in der Ausbildung begriffen ist, ebenso nach vollständiger Ausbildung der Compensation und bei relativem Wohlbefinden der Patienten, weil in letzterem Falle Eintreten von

Compensationsstörung geradezu befördert wird. Indicirt ist Digitalis besonders in Fällen, wo bei ziemlich genügend ausgebildeter Compensation die Herzaction aufgeregt, der Puls frequent oder intermittirend ist, starkes Herzklopfen mit mächtigem Spitzenstoss und erhebliche Dyspnoe besteht. Die Chancen des Effects sind um so grösser, je mehr der Druck erniedrigt ist. Die Art des Herzleidens ist nicht bestimmend; von den Herzklappenfehlern ist keiner an sich contraindicirend, obschon das Mittel am meisten bei Mitralisinsufficienz in Anwendung kommt. Hochgradige Hypertrophie und sehr weit fortgeschrittene fettige Degeneration des Herzmuskels contraindiciren das Mittel; bei partiellem Fettherz wirkt es vorübergehend in hohem Grade erleichternd, mitunter ohne dass die Pulsfrequenz wesentlich abnimmt oder die Schlagfolge regelmässig wird. Schwächezustände des linken Herzens ohne Klappenfehler indiciren Digitalis ganz besonders; bei Lähmung des l. Herzens kann das Mittel beginnendes Lungenödem beseitigen. Digitalis beseitigt bei derartigen Herzaffectionen die bestehenden Störungen, wie Dyspnoe und hydropische Ergüsse, auch die Irregularität des Herzschlages und Palpitationen. Dagegen ist sie kein Heilmittel gegen Palpitationen ohne Herzfehler, obschon sie in manchen Fällen bei bestehender Herzschwäche palliativen Nutzen hat; bei chlorotischen und hysterischen Palpitationen ist der Effect unwesentlich, ebenso bei Palpitationen in Folge chronischer Tabaksvergiftung oder in der Basedow'schen Krankheit.

In früherer Zeit galt Digitalis für ein ausserordentlich wirksames antipyretisches Mittel, das besonders häufig bei croupöser Pneumonie und bei hektischem Fieber (mit Chinin) gebraucht wurde; doch ist man mehr und mehr davon zurückgekommen, da bei expectativ symptomatischer Behandlung der Pneumonie die Defervescenz im Durchschnitt eben so rasch und das Mortalitätsverhältniss eben so günstig wie bei Digitalisbehandlung ist. Ueberhaupt beeinflusst Digitalis mehr den Puls als die Temperatur, die allerdings nach Thierversuchen im Innern des Körpers abnimmt, während die Aussentemperatur in Folge der von der arteriellen Blutdrucksteigerung abhängigen verstärkten Blutbewegung an der Körperoberfläche steigt. Gegen die Anwendung spricht, dass die eigentlichen Antipyretica rascher und sicherer wirken und von Digitalispräparaten zur Herabsetzung der Temperatur manchmal Dosen nothwendig werden, mit denen unangenehme Nebenerscheinungen (Erbrechen, Schwindel, Kopfweh) sich verbinden. Grosse Dosen führen oft zu Collaps, besonders bei anämischen, heruntergekommenen Individuen. Bei Febris hectica, wo niedrigere Dosen ausreichen, wird nicht selten das Allgemeinbefinden (Husten, Kopfweh, Dyspnoe) erheblich gebessert. Rationell erscheint Digitalis als Antipyreticum ausserdem bei sog. asthenischen Fiebern, wo hohe Innentemperaturen und verhältnissmässig niedere Hauttemperaturen bestehen. Bei der vorzüglichen Wirkung der Fingerhutpräparate bei acuter Herzschwäche im Verlaufe von Fiebern kommt ihr antipyretischer Werth nicht in Frage.

Man betrachtete früher Digitalis als Heilmittel bei Phthisis und vindicirte ihr besonders günstige Action bei Hämoptoë, wo sie jedoch durch Steigerung des Blutdrucks geradezu ungünstig wirken kann. Die Versuche, bei Manie, Delirium tremens und anderen psychischen Krankheiten, den Fingerhut als Sedativum zu benutzen, finden in der physiologischen Wirkung keine Stütze.

Die Folia Digitalis werden innerlich zu 0,06—0,3, am besten in Pulvern, Pillen oder Aufguss (0.5—1,5 : 200,0 Colatur) gegeben. Die Maximaldose ist pro dosi 0,2, pro die 1,0 (*0,6). Decocte sind unpassend, weil darin theilweise Zersetzung der Digitalisglykoside resultirt. Bei Herzklappenfehlern sind im Allgemeinen kleinere Dosen (durchschnittlich ein Aufguss von 0,6 auf 180,0 Colatur) als bei fieberhaften Affectionen zu geben. Auch ist bei Compensationsstörungen das Mittel nur so lange zu verabreichen, bis die Spannung der Arterien sich gehoben hat, weil die Wirkung auf das Herz bei längerem Gebrauche sich abstumpft. Bei Verordnung sind Gerbsäure, Bleizucker, Alkalicarbonate, auch Cyankalium als zersetzend nicht gleichzeitig zu geben.

Das einzig officinelle Präparat ist die dunkelgrüne, bittere, eigenthümlich riechende **Fingerhuttinctur, *Tinctura Digitalis,** aus 5 Th. frischer Blätter mit 6 Weingeist (in Oesterreich aus 1 getr. Digitalisblätter mit 10 Spir. dil.) bereitet und zu 5—20 Tr. innerlich, auch äusserlich zu Einreibung bei Hydrops benutzt. Höchste Einzelgabe 1,5, maximale Tagesgabe 5,0.

Früher war auch Fingerhutessig, Acetum Digitalis, zu 10—20 Tropfen pure oder in Verbindung mit Meerzwiebelessig als Antihydropicum in Gebrauch; ausserdem ein aus dem Presssaft dargestelltes Fingerhutextract, Extractum Digitalis, das zu 0,03—0,2 3—4mal täglich in Pillen oder Lösung gegeben wurde und zur Bereitung des Rademacher'schen Unguentum Digitalis (bei Mastitis und Parotitis) diente.

Die reinen Digitalisstoffe finden bei uns wenig, in Frankreich etwas mehr Anwendung. Die als Digitalin im Handel vorkommenden Gemenge von Digitoxin, Digitalin und Digitaleïn lassen völlig sichere Dosirung nicht zu, und die Granules de Digitaline der französischen Apotheken sind in ihrer Wirkung so inconstant, dass sie bisweilen in minimalen Mengen zu Vergiftung führen, während in andern Fällen der Inhalt ganzer Flacons von Kindern ohne Schaden geleert wurde. Nativelle's krystallisirtes Digitalin wirkt in der Tagesgabe von 0,001—0,002 pulsverlangsamend, von 0,004 temperaturherabsetzend bei Fieberkranken, das Digitalin von Homolle (Digitaline globulaire cristallisé) wirkt erst pulsverlangsamend zu 0,003—0,01 pro die. Man wird wohlthuen, als Einzelgabe für Nativelle'sches Digitalin $^1/_4$—$^1/_2$ Mgm., bei anderen französischen Sorten 0,001 nicht zu überschreiten. Das deutsche Digitalin kann in Dosen von 0,001—0,0015 2—3 mal täglich gereicht werden. Man giebt Digitalin in Pillen. In alkoholischer Lösung verändert sich bei der leichten Verdunstung des Vehikels der Digitalingehalt. Bei Personen, die zu Nausea und Erbrechen geneigt sind, kann deutsches Digitalin in 1 % Lösung (0,1 : 10,0 gleicher Theile Wasser und Glycerin) zu 0,001—0,003 subcutan benutzt werden. Nativelle's Digitalin wirkt örtlich intensiv reizend.

Verordnungen:

1) ℞
Fol. Digit. 1,0
Affunde Aq. ferv. q. s.
ad. colat. 150,0
cui adde
Syr. simpl. 25,0
M. D. S. 2stündlich 2 Esslöffel voll.

---

2) ℞
Inf. fol. Digit. (e 2,0) 175,0
Kalii nitr. 5,0
Syr. Rubi Idaei 25,0
M. D. S. 1—2stündlich 1 Esslöffel voll.

---

3) ℞
Tincturae Digit. 2,0
Aq. Amygd. amar. 8,0
M. D. S. 3mal täglich 15 Tr. (Bei Herzpalpitationen. Oppolzer.)

---

*Semen Strophanthi; Strophanthussamen.

Die Droge stellt die zur Bereitung von Pfeilgiften (Iné, Kombi) dienenden Samen afrikanischer Strophanthusarten, besonders von Strophanthus hispidus DC (Fam. Apocyneae) dar. Die beste Sorte (Kombi Samen) bildet leichte, bis über 15 mm. lange und bis 5 mm. breite, flach lanzettliche, am oberen Ende zugespitzte und mit einem (in der Handelswaare fehlenden) langen Schopfe versehene Samen, die mit einfachen, weissen, weissgelblich bis grünlichen, vereinzelt auch bräunlich schimmernden Haaren besetzt sind. Sie riechen eigenthümlich, schmecken äusserst bitter und lassen sich bei Einweichen in Wasser leicht in die behaarte, mit feinen Spiralgefässen durchzogene Samenschale und den weissen, ölig fleischigen Embryo mit länglichen Cotyledonen und langem, cylindrischem Würzelchen zerlegen.

Der wirksame Bestandtheil ist das Strophanthin, ein stickstofffreies mikrokrystallinisches Glykosid von äusserst bitterem, noch bei Verdünnung von 1 : 300000 wahrnehmbarem Geschmacke, das sich sehr leicht in Wasser und wässrigem Alkohol, schwierig in Weingeist löst.

Die physiologischen Wirkungen und die therapeutischen Effecte der Strophanthussamen sind wesentlich denen des Fingerhuts gleich. Strophanthus ist mit Scilla das beste Surrogat des Fingerhuts bei Compensationsstörungen und leistet mitunter mehr, mitunter weniger als Digitalis.

Die Angabe, dass Strophanthin überhaupt keine contrahirende Wirkung auf die Gefässe besitze, sondern nur die Herzarbeit steigere, ist nur für Kaltblüter richtig, wo auch Digitalis die Gefässe wenig influirt; bei Durchleitungsversuchen wirkt es wie Digitalin contrahirend auf die Nierengefässe von Warmblütern (nach kurzdauernder Erweiterung). Ob Strophanthin in besonderer Weise auf das Gehirn wirkt und in Folge davon bei Herzkranken leichter Schlaf herbeiführt und Schmerzen und besonders Dyspnoe besser beseitigt, wie dies bei Strophanthuspräparaten mitunter beobachtet wird, oder ob in Strophanthus neben dem Strophanthin noch ein narkotisches Princip enthalten ist, muss als problematisch betrachtet werden.

Die diuretische Wirkung ist bei Herzkranken nach geeigneten Dosen rascher als die der Digitalis; cumulative Effecte sind weniger häufig (obschon bei Fütterung von Thieren ausgeprägt). Plötzliche synkoptische Todesfälle bei Strophanthusgebrauch bei starker Herzverfettung kommen vor, sind aber eben so wenig wie bei Digitalis die Folge des Mittels, sondern der Ueberanstrengung des schwachen Herzens, das ohne das Cardiotonicum schon früher stillgestanden sein würde. Man hat das Mittel auch bei Fieber, da es wie Digitalis die Temperatur herabsetzt, und bei Kindern gegen Athembeschwerden (bei Nephritis, Keuchhusten, Bronchialasthma) versucht. Extracte besitzen local irritirende und anästhesirende Wirkung auf die Hornhaut.

Man benutzt die Strophanthussamen in Form der gelbbräunlichen, bitteren ***Tinctura Strophanthi, Strophanthustinctur,** die man aus den entölten Samen mit verdünntem Weingeiste (1:10, in Oesterreich 1:20) bereitet. Die Maximalgabe beträgt für das deutsche Präparat 0,5 pro dosi und 2,0 pro die, für die doppelt so schwache österreichische Tinctur 1,0 pro dosi, 3,0 pro die. Man giebt sie zu 5—10 Tropfen 3mal tägl., bei Kindern über 5 Jahre zu 3 Tropfen 4mal täglich.

Strophanthin, das in der Intensität seiner Wirkung dem Digitoxin gleichkommt, kann zu 0,2—0,4 Mgm. in Kapseln oder Lösung (10—20 Tr. einer Lösung von 3—5 Mgm. in 10,0 Aq. Laurocerasi, 4—5mal täglich) verordnet, auch subcutan (zu 0,2 Mgm.) angewendet werden.

Nach Art des Strophanthins wirkende Glykoside sind in verschiedenen der Familie der Apocyneen angehörigen Pflanzen vorhanden. So das dem Strophanthin an Wirkungsintensität doppelt überlegene Wabaïn in Acocanthera Ouabaïo, die ein Pfeilgift liefert, verschiedene im Oleander (Nerium Oleander L.), in Apocynum cannabinum, Thevetia neriifolia. Ein analog wirkendes Alkaloid ist das Erythrophloein der Sassyrinde, der ebenfalls zu Pfeilgiftbereitung verwendeten Rinde der westafrikanischen Papilionacee Erythrophloeum guineense, doch bedingt es ausser der Herzverlangsamung auch Krämpfe. Oertlich wirkt es auf Schleimhäuten local schmerzstillend (selbst länger anhaltend als Cocaïn), jedoch gleichzeitig dergestalt irritirend, dass es praktisch bedeutungslos ist.

***Bulbus Scillae,** Radix Scillae s. Squillae; **Meerzwiebel.**

Bereits im Alterthume als Diureticum hochgeschätzt ist die Zwiebel von Urginea maritima Baker (U. Scilla Steinheil, Scilla maritima L.), einer der Mittelmeerflora angehörigen Liliacee. Den Bulbus Scillae des Handels bilden die zerschnittenen, mittleren Schalen in Form durchschnittlich 3 mm. dicker, 3—5 cm. langer und $^1/_2$—2 cm. breiter, hornartiger, durchscheinender, von starken Querstreifen durchzogener, weisser oder weissgelblicher Streifen, die sich leicht der Länge nach zerbrechen lassen. Der schleimige, bittere und scharfe Geschmack der frischen Meerzwiebel kommt der getrockneten Droge in geringerem Maasse zu. Das Gewebe der Scilla besteht aus polyëdrischen Zellen, die reichlich einen gelatinisirenden Schleim und Calciumoxalatkrystalle einschliessen. Nicht völlig ausgetrocknete Stücke ziehen begierig Wasser an und schimmeln leicht.

Das wirksame Princip der Meerzwiebel ist ein Glykosid, Scillitoxin (Scillaïn), das beim Frosche schon zu 0,1 Mgm. systolischen Herzstillstand im Laufe einer Stunde nach anfänglicher kurzdauernder Beschleunigung und rasch darauf folgender starker Verlangsamung herbeiführt und subcutan zu 0,01 resp. 0,05 Kaninchen und Hunde in 1—3 Stdn. tödtet. Neben dem nur in Alkohol löslichen Scillitoxin ist aus der Scilla noch ein leicht löslicher, bitter schmeckender Körper, Scillipikrin, isolirt worden, der weit weniger toxisch als Scillitoxin wirkt und erst in der Dosis von 0,1 bei Fröschen Herzstillstand bedingt, in kleineren Dosen die Circulation verlangsamt. Ein der Scilla eigenthümliches Kohlehydrat (Sinistrin) ist für die Wirkung indifferent.

Die der Meerzwiebel zugeschriebene örtlich reizende Wirkung, wegen deren sie in Griechenland in Scheiben geschnitten als hautröthendes Derivans gebraucht wurde, kommt der getrockneten Droge nicht zu, die höchstens durch die mechanisch reizende Einwirkung der höchst spitzigen Krystallnadeln von Calciumoxalat, welche selbst 10 % des Pulvers ausmachen, Prickeln erregt. Bei Thieren erzeugt sie bei längerer Zufuhr weder Gastroenteritis noch Nephritis. Die bei Menschen beobachteten und als Irritationsphänomene gedeuteten Erscheinungen von Ekel und Erbrechen sind allen Herzgiften eigenthümlich.

Die physiologische Wirkung medicinaler Gaben entspricht derjenigen der Digitalis. Die Herabsetzung der Pulsfrequenz kommt rascher zu Stande, geht aber in einigen Stunden vorüber. Cumulative toxische Effecte werden nach Scilla nicht beobachtet. Längere Darreichung stört die Digestion; nach grösseren Mengen kommt es zu Uebelkeit, Erbrechen, Diarrhöe, bedeutender Pulsverlangsamung, selbst bis zu 40 Schlägen, schliesslich zu Prostration, Betäubung und Convulsionen, selbst zum Tode (in 1 Falle nach 1,5 Meerzwiebelpulver). Die Diurese kann durch toxische Dosen unterdrückt werden. Bei Thieren ist das Intoxicationsbild nach subcutaner oder interner Einführung das nämliche wie bei Digitalisvergiftung; die Temperatur wird nicht nennenswerth herabgesetzt, die Reizbarkeit der Muskeln und Nerven nicht vermindert; die Pulsverlangsamung beruht vorwaltend auf Reizung des Vagus.

Die hauptsächlichste Anwendung findet Scilla als Antihydropicum, ausserdem besitzt sie expectorirende Wirkung und dient, jedoch meist in Verbindung mit anderen brechenerregenden Substanzen, als Emeticum.

Indicationen und Contraindicationen sind die nämlichen wie bei Digitalis, indem ausschliesslich Veränderung des Blutdrucks Ursache der diuretischen Wirkung ist. Vor dem Fingerhute hat die Meerzwiebel den Vorzug, dass sie keine cumulative Wirkung besitzt und deshalb längere Zeit ohne besonders nachtheilige Folgen gegeben werden kann. Dass jedwede leichte Irritation der Nieren, wie man früher glaubte, den Gebrauch der Scilla contraindicire, ist unrichtig.

Man giebt die Scilla innerlich zu 0,05—0,2 und allmälig steigend selbst bis zu 0,5 und darüber mehrmals täglich, am besten in Pillenform, weniger zweckmässig wegen der Hygroscopicität der Meerzwiebel in Pulverform. Auch Aufgüsse oder Abkochungen (2,0—5,0 auf 200,0), sowie wässrige oder weinige Macerationen sind in Gebrauch. Man verbindet sie häufig mit Digitalis, bei Anämischen und Kachectischen auch mit Eisen. Bei der Anwendung als Diureticum sind Pausen zweckmässig, da die Wirkung bei längerem Gebrauche abnimmt.

Präparate:

1) ***Acetum Scillae,** Acetum scilliticum; **Meerzwiebelessig.** Mit verdünnter Essigsäure und etwas Weingeist gemachter Auszug (1 : 10), klar, gelblich, sauer und hintennach bitter schmeckend. Für sich zu 20 Tropfen bis zu einem Theelöffel mehrmals täglich oder in Form der Saturation benutzt; äusserlich wie Acetum, vor dem er keine Vorzüge hat.

2) ***Oxymel Scillae,** Oxymel scilliticum s. squilliticum; **Meerzwiebelsauerhonig.** 1 Acetum Scillae und 2 Mel depuratum zur Syrupsconsistenz (2) abgedampft: klar, gelbbräunlich. Sehr gebräuchlich als Zusatz zu expectorirenden, diuretischen und emetischen Mixturen (15—30 : 100), ausserdem zu 1 Theelöffel bei kleinen Kindern als Brechmittel, bei Erwachsenen als Diureticum und Expectorans benutzt.

3) **Tinctura Scillae; Meerzwiebeltinctur.** Aus 1 Scilla mit 5 Spiritus dilutus bereitet, gelb. Innerlich zu 10—20 Tropfen mehrmals täglich als Diureticum, auch äusserlich bei Hydrocele und Hydrops (in die Nierengegend eingerieben); im Ganzen selten benutzt. Das früher als Tinctura Scillae kalina bezeichnete, bei Hydrops zu 10—20 Tr. vielbenutzte, aber übelschmeckende und leicht zersetzliche Meerzwiebelpräparat ist ein Macerat aus 8 Scilla, 1 Kali causticum und 50 Spiritus dilutus.

4) *Extractum Scillae; Meerzwiebelextract. Dickes, wässrig spirituöses Macerationsextract, von Extractconsistenz, gelblich-braun, ziemlich klar löslich. Zu 0,03—0,2 mehrmals täglich. Maximale Einzelgabe 0,2, maximale Tagesgabe 1,0. Am besten giebt man es in aromatischen Wässern gelöst. Pillen sind wegen starker Hygroscopicität minder zweckmässig.

Verordnungen:

1) ℞
Extracti Scillae
Pulv. bulbi Scillae
— *rad. Althaeae* āā 2,5
M. f. pilul. no. 50. *Consp. D. S.* Dreimal täglich 2—3 Pillen.

2) ℞
Bulbi Scillae
Fol. Digital. āā 1,5 (dgm. 15)
Infunde
Aq. fervid. q. s. ad colatur. 150,0
Liquoris Kalii acetici
Succi Juniperi inspissati āā 20,0
M. D. S. 2stündlich 1 Esslöffel.

3) ℞
Liquoris Kalii acetici
Oxymellis Scillae āā 15,0
Decocti rad. Senegae (e 10,0) 150,0
M. D. S. Stündlich 1 Esslöffel. (Bei drohendem Lungenödem.)

4) ℞
Bulbi Scillae 2,0
Ammoniaci
Rhizom. Zingiberis
Saponis medicati āā 1,5
Syrupi communis q. s.
ut f. massa pilul. e qua form. pilul. no. 100. *Consp. D. S.* Dreimal täglich 5 Pillen. (Pilulae Scillae compositae **Ph. Br.**)

Flores Convallariae: Maililienblumen. Als Surrogat der Digitalis sind die früher als wohlriechendes Schnupfpulver verwendeten Blüthen von Convallaria majalis L. (Fam. Smilaceae), ein russisches Bauernmittel bei Hydrops, versucht. Sie enthalten ein nur in Alkohol lösliches, ziemlich starkes glykosidisches Herzgift, Convallamarin, neben einem (besonders reichlich in Stengeln und Blättern vorhandenen) in Wasser löslichen, purgirenden Glykoside Convallarin. Man giebt davon einen Aufguss (10,0 : 200,0) esslöffelweise

2stündlich, wobei man, um die leicht eintretende Diarrhöe zu vermeiden, Gummischleim zusetzt. Weniger zweckmässig ist ein daraus dargestelltes trocknes Extract, das man zu 0,05 pro dosi 2—3mal täglich in Pillen oder in Syrupus corticis Aurantii verabreicht. Convallamarin giebt zu 0,05 pro dosi (1,0 pro die) intern und zu 0,005—0,01 subcutan bei Herzschwäche und Compensationsstörungen keine befriedigenden Resultate.

Radix Hellebori; Helleboruswurzel, Nieswurzel. — Die Wurzeln verschiedener Arten der Ranunculaceengattung Helleborus, besonders der in Deutschland, wie überhaupt in den gemässigten Strichen von Europa und Nordamerika einheimischen grünen Nieswurz, Helleborus viridis L., und der in Oberbayern und Oesterreich wild vorkommenden und wegen ihrer mitten im Winter erscheinenden schönen Blüthen bei uns in Gärten cultivirten schwarzen Nieswurz oder Christwurz, Helleborus niger L., enthalten zwei stark wirkende Glykoside, Helleborin und Helleboreïn. Von diesen ist das in Wasser lösliche Helleboreïn ein nach Art des Digitalins wirkendes Herzgift, das subcutan zu 0,001—0,005 Frösche in wenigen Minuten tödtet, zugleich aber in höchst intensiver Weise den Darm afficirt und bei interner Einführung wiederholter kleiner Gaben hämorrhagische Gastroenteritis erzeugt. Das in Wasser sehr wenig, dagegen in Alkohol lösliche Helleborin ist ein vorwaltend cerebrales Gift, das bei starker Einwirkung die tiefste Betäubung mit completer Anästhesie bedingt, besitzt aber ebenfalls irritirende Wirkung auf den Tractus. Frösche tödtet es erst zu 0,08.

Die grüne Nieswurz war ein Ersatzmittel für die im Alterthume als Heilmittel bei Geisteskrankheiten höchst geschätzte und selbst sprüchwörtlich gewordene Nieswurz (von Anticyra), die Wurzel der in Kleinasien einheimischen Helleborus orientalis L., die jedoch mehr narkotisch wie als Herzgift wirkt. Sie wurde auch als Drasticum und Emmenagogum benutzt, doch wird diese allerdings nach der Wirkung des Helleboreïns, das in toxischen Dosen bei Thieren regelmässig Hyperämie des Uterus erzeugt, berechtigte Anwendung durch die Gefahren, welche die Herzwirkung des Helleboreïns mit sich führt, unthunlich gemacht. Man bereitete aus der grünen Nieswurz früher mit verdünntem Spiritus eine Tinctura Hellebori viridis, die man zu 10—20 Tr. mehrmals täglich verordnete. Versuche, das in Wasser leicht lösliche Helleboreïn als subcutan oder intern verwendbares Ersatzmittel des Digitalins zu verwenden, lieferten negative Resultate; bei interner Anwendung, wo selbst 0,15 im Tage tolerirt werden, kommt es zu starken dyspeptischen Erscheinungen.

Ausser Helleborus enthält auch noch die Ranunculaceengattung Adonis ein nach Art des Helleboreïns wirkendes Glykosid. Das aus Adonis vernalis isolirte, in Wasser und Aether wenig, leicht in Alkohol lösliche Adonidin ist ebenso giftig wie Digitoxin. Ein Aufguss dieser Pflanze (4,0—8,0 : 200,0) dient in Russland bei Wassersuchten; ebenso ein solcher des Krautes von Adonis aestivalis in Italien.

Sparteïnum; Sparteïn. — In den in England bei Wassersuchten vielgebrauchten Zweigspitzen des Besenginster, Sarothamnus scoparius Wimm. s. Spartium scoparium L. (Fam. Leguminosae), findet sich ein diuretisch wirkender Bitterstoff, Scoparin, und ein flüchtiges, flüssiges Alkaloid, Sparteïn, $C_{15}H_{26}N_2$, das nach physiologischen Versuchen dem Curare und Coniin ähnlich wirkt und die peripheren Nerven und die Vagusendigungen nach vorgängiger Erregung lähmt. Von verschiedenen Aerzten wird das Sparteïnsulfat, Sparteïnum sulfuricum, als Cardiotonicum angesehen, doch wirkt es nicht auf den Herzmuskel und verursacht höchstens in kleinen Dosen Vermehrung der Gefässspannung. Anhaltend günstige Wirkungen wie die eigentlichen Cardiotonica giebt es bei Compensationsstörungen nicht. Man giebt es pro die zu 0,1—0,3 in 3—4 Einzelgaben in wässrigen Lösungen oder in Pillen. Grössere Gaben haben leicht narkotische Nebeneffecte.

XIII. Classe. Pneumatica, Respirationsmittel.

Man bezeichnet so alle vorwaltend auf die Athemthätigkeit einwirkenden und vor allem bei Krankheiten der Athemwerkzeuge benutzten Medicamente. Die Mehrzahl derselben dient bei katarrhalischen Affectionen der Lunge, Bronchien, Luftröhre oder des Kehlkopfes zur Erleichterung der Entleerung des Schleimes. Diese heissen deshalb auch auswurfbefördernde Mittel, Expectorantia. Bei den meisten besteht die Wirkung darin, dass sie das vorhandene zähe Secret durch Auflösung des Mucins verflüssigen oder dass sie die Secretion der Athemschleimhaut entweder durch directe Erregung der Schleimdrüsen oder ihrer Nerven, aber unabhängig von der Circulation, erregen, wobei das Secret ebenfalls dünnere Beschaffenheit annimmt und leichter ausgeworfen wird. Eine solche mucinlösende Wirkung haben besonders die Ammoniakalien (Ammoniak, Ammoniumcarbonat, Salmiak), auch Kalkwasser und Alkalien, Natriumcarbonat und Salpeter, die ausserdem noch dadurch zur Beförderung des Auswurfes beitragen, dass sie durch Anregung der Bewegung der eigenthümlichen schwingenden Fortsätze der Flimmerepithelien die Fortbewegung des Schleimes fördern. Bei den Ammoniakalien und bei medicinalen Dosen der Alkalien wird ausserdem die Schleimsecretion durch Erregung der Drüsen selbst gesteigert. Vorzügliche expectorirende Wirkung durch directe Vermehrung der Secretion haben auch verschiedene in anderen Classen abgehandelte Pflanzenbasen, besonders Apomorphin, Pilocarpin und Emetin, ausserdem Terpenthin in kleinen Dosen und aller Wahrscheinlichkeit nach Goldschwefel, Brechweinstein und verschiedene Antimonialien, Jodkalium und die saponinhaltigen Drogen u. a. Wesentlich gefördert wird die Wirkung dieser Expectorantien durch den Aufenthalt in einer warmen, mit Wasserdämpfen geschwängerten Luft und durch die Inhalation von Wasserdämpfen.

Eine starke Unterstützung findet die expectorirende Wirkung mancher Substanzen noch darin, dass sie gleichzeitig stärkere Bewegungen hervorrufen, die zur Herausbeförderung des Schleimes führen. Solches kann reflectorisch durch Reizung des Pharynx geschehen, z. B. durch Kratzen und Räuspern bedingende Stoffe, z. B. Saponinstoffe in Senega und Quillaja, oder durch direct erregenden Einfluss auf das Athemcentrum, durch welchen Beschleunigung und gleichzeitige Vertiefung der Athmung resultirt. Stoffe, welche eine solche Erregung längere Zeit unterhalten können, sind an sich geeignet, bei stockendem Auswurfe in Anwendung gebracht zu werden, auch wenn sie nicht die Secretion direct befördern oder das Secret verflüssigen. Der fragliche Effect ist ausgesprochen bei den Ammoniakalien, Benzoësäure, Apomorphin, Emetin, Senega, Quillaja und verschiedenen bereits unter den Cerebrospinalia abgehandelten Arzneimitteln (Lobelia, Quebracho), auch bei Atropin und Hyoscyamin.

Alle diese Stoffe verstärken nicht allein die Athemfrequenz, sondern auch die Menge der eingeathmeten Luft und wirken dadurch der Dyspnoe entgegen, welche die mangelhafte Blutlüftung erzeugt. Sie sind in Folge davon auch geschätzte Mittel bei asthmatischen Beschwerden.

Eine besondere Abtheilung der Pneumatica bilden die secretionsvermindernden Mittel, die namentlich bei profuser Secretion der Bronchien (Bronchoblennorrhoe) in Anwendung kommen und zum Theil selbst, wie die neuerdings wieder hervorgeholte Inula und daraus dargestellte aromatische Stoffe, bei Tuberculose als Specificum gelten, obschon ihr wesentlicher Effect nur in der Beschränkung der Secretion besteht. Beschränkung der Bronchialsecretion kann stattfinden theils durch Herabsetzung der Vagusendigungen (Atropin, Hyoscyamin), theils durch Constriction der Blutgefässe, die namentlich bei den schon früher abgehandelten adstringirenden Substanzen (Tannin, Alaun, Bleizucker, Höllenstein) und bei dem Terpenthinöl und verschiedenen ätherischöligen Drogen stattfindet, die man auch wohl unter dem Namen der Balsamica zusammengefasst hat, zu denen übrigens ausser den hier abzuhandelnden Aethereo-oleosa noch verschiedene, wie die bei den Gewürzen besprochenen Fructus Anisi und die bei den Sexualmitteln zu erörternden eigentlichen Balsama, gehören. In kleineren Mengen regen dieselben die Secretion an, vermindern aber den entzündlichen Zustand der Schleimhäute. Ausserdem verhindern sie vermöge antiseptischer Action die Zersetzung stagnirenden Secrets.

Alle Pneumatica beseitigen auch den mit Anomalien der Secretion im Respirationstractus einhergehenden Husten und werden deshalb auch Bechica, Hustenmittel, genannt. Die auf die Respirationsschleimhaut direct wirkenden Stoffe wirken am besten bei localer Application und dienen deshalb häufig zu Inhalationen in Dampfform oder verstäubter Lösung.

***Stibium sulfuratum aurantiacum,** Sulfur auratum Antimonii, Sulfur stibiatum aurantiacum, Oxysulfuretum Antimonii; **Goldschwefel,** Sulfuraurat, Antimonsulfid, Antimonpentasulfid.

Viele Antimonialien besitzen expectorirende Wirkungen, z. B. Antimonoxyd, doch finden bei uns nur der bereits abgehandelte Brechweinstein und der Goldschwefel bei Katarrhen der Athemwerkzeuge ausgedehnte Verwendung.

Der Goldschwefel, Sb_2S_5, bildet ein sehr feines, pomeranzenrothes, geruchfreies, in Wasser und Spiritus unlösliches Pulver, das beim Erhitzen in Schwefel- und Antimontrisulfid zerfällt. Bei längerer Aufbewahrung im Tageslichte wird Goldschwefel missfarbig unter Bildung von Antimontrisulfid, bei gleichzeitigem Zutritte von Feuchtigkeit bildet sich Schwefelwasserstoff und in geringen Mengen Thioschwefelsäure.

Antimonpentasulfid giebt beim Erwärmen mit concentrirter Salzsäure Schwefel ab und wird unter Entwicklung von Schwefelwasserstoff in Antimontrichlorid verwandelt. Ein solcher Vorgang findet auch im Magen wahrscheinlich statt, worauf das gebildete Antimontrichlorid mit den im Magen vorhandenen Chloralkalien Doppelsalze bildet. Im Darmcanal scheinen erhebliche Veränderungen nicht mehr vorzukommen und der grösste Theil des Goldschwefels wird zweifelsohne mit dem Stuhlgang unverändert ausgeführt.

Der früher auch als Alterans benutzte Goldschwefel findet gegenwärtig fast ausschliesslich als Expectorans und zwar nicht bloss bei fieberlosen Bronchialkatarrhen, sondern auch bei Pneumonie nach der Krise, wenn das Secret zähe und die Expectoration aus diesem Grunde beschwerlich ist, Anwendung. Vor anderen Antimonialien hat er den Vorzug, den Darmcanal auch bei grösseren Dosen nicht zu irritiren.

Man giebt Goldschwefel zu 0,03—0,2 2—3mal täglich in Pulvern, Pillen, Bissen oder Trochisken, weniger zweckmässig in Schüttelmixtur oder Lecksaft. Zu meiden sind alle Metallsalze (selbst die früher beliebte Composition des Pulvis Plummeri mit Calomel ist bei Anwesenheit von Feuchtigkeit bald zersetzt), Säuren (auch Syr. Rubi Idaei und Cerasorum bei Anwendung in flüssigen Mixturen), Alkalien und Salzbildner. Syrupe mit viel Schleim fördern ebenfalls die Zersetzung.

In Frankreich und Italien wird Goldschwefel durch den Mineralkermes, Kermes minerale s. Stibium sulfuratum rubeum s. Sulfur stibiatum rubeum, ein rothbraunes Pulver, das ein Gemenge von rothem Antimontrisulfid und 10% Antimonoxyd bildet und in älterer Zeit als Karthäuserpulver, Pulvis Carthusianorum, bei Pneumonie und Pleuritis in Ansehen stand, ersetzt. Er wirkt intensiver auf den Tractus als Goldschwefel und ist in dreifach geringerer Dosis (0,01—0,1) in Pulvern oder Tabletten zu geben.

Verordnungen:

1) ℞

Stibii sulfurati aurant. 0,5
Extr. Opii 0,1 (dgm. 1)
Sacchari albi 5,0

M. f. pulv. Div. in part. aeq. no. 10.
D. S. Dreimal täglich 1 Pulver. (Bei Hustenreiz.)

2) ℞

Stibii sulfurati aurant.
Camphorae tritae āā 0,5
Sulf. dep.
Sacchari albi āā 10,0

M. f. pulv. Div. in part. aeq. no. 5.
D. in chart. cer. S. 2—3mal täglich ½ Pulver in Fliederthee. (Pulvis diaphoreticus Ph. paup.)

Liquor Ammonii caustici, *Ammonia, Ammonia pura liquida, Spiritus Salis ammoniaci causticus, Ammoniacum liquidum s. solutum; **Ammoniak**, Salmiakgeist, Aetzammoniakflüssigkeit.

Der Liquor Ammonii caustici ist eine 10% wässrige Lösung des unter dem Namen Ammoniak bekannten Gases. Das Ammoniak, NH_3, ein farbloses Gas von eigenthümlichem, äusserst stechendem Geruche, das beim Erhitzen von Ammoniumsulfat oder Salmiak mit gelöschtem Kalk entsteht und im Grossen aus dem Ammoniumcarbonat der Gaswässer der Leuchtgasfabriken bereitet wird, wird von Wasser und Weingeist unter starker Erwärmung in reichlicher Menge aufgenommen. Der Salmiakgeist bildet eine wasserklare, farblose, völlig flüchtige Flüssigkeit, die sehr stark nach Ammoniak riecht und stark alkalisch reagirt. Neben demselben war früher eine spirituöse Ammoniaklösung als Liquor Ammonii caustici spirituosus s. Spiritus Ammoniaci caustici Dzondii s. Spiritus Dzondii, Dzondischer Salmiakgeist gebräuchlich.

Der Salmiakgeist besitzt in Folge chemischer Einwirkung auf Eiweissstoffe und andere Bestandtheile des Thierkörpers ausgesprochene örtliche Wirkung, die sich auf Haut und Schleimhäuten bei länger dauernder Einwirkung als kaustische, bei kürzer dauernder Application als erethistische geltend macht. Er löst nicht nur geronnenes Eiweiss und Caseïn, sondern auch Hornstoff und besonders Mucin, das selbst bei Anwesenheit sehr geringer Mengen Ammoniak gelöst wird; ausserdem wirkt er nach Art der Alkalien auf Fette verseifend. In Folge der Flüchtigkeit des Ammoniakgases kann die entzündliche und kaustische Wirkung seiner Lösungen stark in die Tiefe gehen.

Auf der äussern Haut resultirt nach Einreibung mit Liq. Amm. caust. in 5—10 Min. Wärmegefühl, Brennen und selbst Schmerzempfindung; bei höheren Graden der Einwirkung kommt es in 10—30 Min. zur Bildung kleiner Vesikel, später zu starker Exsudation und Blasenbildung, mit lebhafter Röthung der Umgebung, bei leichteren zu blosser Abschuppung der Epidermis. Wirkt Ammoniak längere Zeit ein, indem man die Verdunstung verhindert, so erfolgt Auflösung der Epidermis und sehr rasche Verwandlung der darunter liegenden Theile in einen weichen, pulpösen, grau gefärbten, dem durch Kalihydrat erzeugten ähnlichen Schorf. Ammoniakdämpfe verursachen auf der Augenbindehaut lebhaften Schmerz und Röthung mit Thränenfluss. Selbst in beträchtlicher Verdünnung bewirken sie durch Reizung der Membrana Schneideri Niesen und Vermehrung des Nasenschleimes. In conc. Form und längere Zeit eingeathmet erzeugen sie Athembeschwerden, Schmerzen in der Brust, Husten, selbst Stickanfälle, Blutauswurf und croupartige Entzündung der Luftwege. Bei Einathmung minder conc. Dämpfe kommt es nur zu Vermehrung der Secretion und Hyperämie.

In den Magen gebracht wird Ammoniak, in kleinen Dosen (2—5—10 Tropfen) und diluirt angewendet, durch die Salzsäure des Magensaftes neutralisirt und ruft keine topischen Erscheinungen, vielleicht mit Ausnahme von Ructus hervor. Auch bei längerer Darreichung fehlen Digestionsstörungen. Bei Einführung grösserer Mengen macht sich die Affinität zum Eiweiss geltend. Bedeutendere Quantitäten (15,0—30,0) haben äusserst heftige Irritation und Anätzung der Magenschleimhaut zur Folge. Als Antidot sind organische Säuren zu verwenden.

Das resorbirte Ammoniak erscheint nicht als solches im Harn. Eine Verbindung mit Carbaminsäure zu Harnstoff wird aus der nach Ammoniakzufuhr eintretenden Vermehrung des Harnstoffs geschlossen, doch ist letztere weit bedeutender als die aus dem zugeführten Ammoniak zu berechnende.

Die nervöse Wirkung des Ammoniaks und aller seiner Verbindungen ist vorwaltend auf die Medulla oblongata, das vasomotorische Nervensystem und das Rückenmark gerichtet, während das Grosshirn verhältnissmässig wenig afficirt wird. Die Action ist bei grösseren Dosen intensiv, aber verhältnissmässig rasch vorübergehend.

Bei Intoxicationen durch per os eingeführtes Ammoniak kommt mitunter rascher Verlust des Bewusstseins und plötzlicher Tod vor; in manchen Fällen finden sich ausgeprägte Convulsionen und Tetanus; in der Regel compliciren sich mit Gastroenteritis Reizungsphänomene seitens der Bronchien, Stickanfälle, Hämoptoë, selbst croupartige Entzündung durch Einathmung des Gases. Injection von verdünnter Ammoniakflüssigkeit in grösseren Mengen in die Venen ruft beim Menschen ebenso wie bei Hunden und Kaninchen Tetanus hervor und tödtet rasch. Die krampferregende Wirkung ist allen Ammoniakverbindungen eigen. Die Krämpfe kommen auch bei durchschnittenem Halsmark zu Stande und sind somit spinale. Die Wirkung entspricht bei Fröschen im Wesentlichen der des Strychnins, doch folgt meist auf den ersten Anfall Erschöpfung: die Erregbarkeitssteigerung der nervösen Centra ist so gross, dass auch bei stark curarisirten Thieren Krämpfe durch Ammoniak hervorgerufen werden. Aehnlich stark erregend wirkt Ammoniak auf das vasomotorische Centrum, woraus hochgradige Verengerung der Arterien und starke Blutdrucksteigerung hervorgehen. Abnorm hohen Erregungszustand bieten auch das Athemcentrum, das Vaguscentrum und die peripheren Vagusendigungen in der Lunge; dagegen findet Verstärkung der Arbeitleistung des Herzens nicht statt, und der Herzschlag wird nicht constant verändert.

Ausserdem besitzt Ammoniak erregende Wirkung auf die Secretion, namentlich des Bronchialschleimes und des Schweisses. Auch kommen ihm ausgesprochene antiseptische Eigenschaften zu.

Nach den physiologischen Wirkungen lässt sich Ammoniak als flüchtig erregendes Mittel in Collapszuständen, in fieberhaften Krankheiten und nach Verletzungen und Ohnmachten rationell benutzen. Besonders gerühmt ist es bei manchen Vergiftungen, namentlich narkotischen (Morphinismus, Chloroformasphyxie), und solchen durch thierische Gifte, wo es theilweise auch bei localer Application direct durch Bindung von Säure antidotarisch wirkt, wie bei den Stichverletzungen der Bienen, Wespen, Hornissen und Hummeln. Es gilt jedoch mit Unrecht als Specificum des Schlangenbisses, dessen Folgen weder durch örtliche Application, noch durch die vielgepriesene Injection in die Venen aufgehoben werden. Als chemisches Antidot ist Ammoniak mit Unrecht bei Blausäurevergiftung empfohlen. Die Wirksamkeit der Inhalation gegen Chlordämpfe ist nur in ganz frischen Fällen zweifellos. Weniger gerechtfertigt als die Anwendung als Excitans erscheint der Gebrauch als Antispasmodicum; nur die örtliche Application von Ammoniakdämpfen bei Asthma ist einigermassen rationell, insofern Ammoniak zähen Schleim löst, wodurch es manchmal bei Halsentzündungen, Bronchitis und Laryngitis die Heiserkeit in kurzer Zeit beseitigt. Ammoniak ist auch bei chronischem Rheumatismus zur Erregung der Hautthätigkeit und Neutralisation überschüssiger Milchsäure empfohlen und bei Scrophulose und Diabetes als Surrogat der fixen Alkalien versucht.

Die Anwendung des Ammoniaks als örtlich wirkendes Mittel geschieht vorzugsweise zur Hervorrufung derivatorischer Hyperämie und Entzündung der Haut bei Rheumatismus und Algien, auch als Stimulans bei Frostbeulen und zur Beförderung der Aufsaugung bei Contusionen, Extravasaten und Oedemen. Häufig dient es auch als Riechmittel bei Ohnmachten, Narkosen u. s. w., um durch Reizung des Trigeminus und Vagus reflectorisch auf das Gehirn zu wirken, seltener bei chronischen Katarrhen der Respirationswege in Form von Inhalationen.

Für die in Frankreich gebräuchliche Anwendung als Vesicans spricht der Umstand, dass Ammoniak verhältnissmässig rasch und nicht auf die Nieren wirkt. Da Ammoniak auf Fibrin lösend wirkt, hat man es bei Belag der Tonsillen entweder aufgepinselt oder in Gurgelwässern verwendet.

Innerlich wendet man Liquor Ammonii caustici zu 0,15—1,0 mehrmals täglich an, theils in Tropfenform, theils in Mixturen. Die Darreichung muss stets in schleimigem Vehikel und in starker Dilution geschehen. Zweckmässig ersetzt man das Mittel durch Ammoniumcarbonat.

Zu Klystieren (bei Bewusstlosen und des Schluckens Unfähigen) setzt man 5—15 Tropfen lauwarmem Haferschleim unmittelbar vor der Application zu. Zur Injection in die Venen sind in Schlangenländern selbst 4,0 in 30,0 Wasser empfohlen.

Zur Herrufung von Hautröthung dienen vorwaltend die Präparate. Als Vesicans wird Ammoniak (oder besser Dzondi'scher Ammoniakspiritus) in der Weise benutzt, dass man eine 8—10fach gefaltete Compresse damit tränkt und das Verdunsten durch Bedecken mit Wachstaffet oder Guttaperchapapier verhindert, wobei man, um die Wirkung zu begrenzen, den Verband mit einem breiten Collodiumrande bestreicht.

Als Riechmittel und Inhalationsmittel ist Salmiakgeist stets mit Vorsicht zu benutzen, um nicht heftige Irritation der Luftwege zu erhalten. Besondere Vorsicht erheischt die Application bei Bewusstlosen.

Bei der Verordnung sind als zersetzend Säuren, saure Salze, Erd-, Metall- und Alkaloidsalze zu meiden. Mit Präparaten, welche freies Chlor und Iod enthalten, z. B. Chlorwasser, Iodtinctur und Chlorkalk, kann Ammoniak höchst explosive Verbindungen bilden.

Präparate:

I. *Linimentum ammoniatum s. ammoniacatum, Linimentum volatile, **flüchtiges Liniment,** flüchtige Salbe. Durch Zusammenschütteln von 3 Olivenöl und 1 Mohnöl (in Oesterreich 4 Olivenöl) mit 1 Salmiakgeist bis zu vollständiger Vereinigung erhalten. Weissliche, dickflüssige Masse, die auch bei längerem Stehen sich nicht in 2 Schichten trennt. Zu zertheilenden und schmerzlindernden Einreibungen, häufig in Verbindung mit andern Substanzen, z. B. Opiumtinctur, Canth
aridentinctur, Chloroform, Petroleum u. s. w.

2. Linimentum ammoniato-camphoratum, Linimentum volatile camphoratum, L. camphorae compositum; **flüchtiges Campherliniment.** Durch Zusammenschütteln von 3 Campheröl und 1 Mohnöl mit 1 Salmiakgeist erhalten; weisslich, halbflüssig und homogen. Wie flüchtiges Liniment benutzt.

3. *Linimentum saponato-camphoratum; Opodeldok. Spirituöse Lösung von Natronseife mit Zusatz von Liquor Ammonii in verschiedenen Verhältnissen (in Deutschland 5, in Oesterreich 3 : 100), Campher und ätherischen Oelen (Rosmarinöl und Thymianöl oder Lavendelöl). Halb durchscheinende, wenig opalisirende, weissgelbliche, gallertartige Masse, welche bei der Wärme der Hand schmilzt. Haupteinreibungsmittel gegen Rheumatismus, Verstauchungen, Drüsengeschwülste u. s. w.

5. Liquor Ammonii anisatus, Ammoniacum solutum anisatum, Spiritus Salis ammoniaci anisatus; **anishaltige Ammoniumflüssigkeit.** Anisöl 1 in 24 Spiritus gelöst, Liquor Ammonii caustici 5. Klare, gelbliche, durch Wasserzusatz sich milchig trübende, nach Ammoniak und Anisöl riechende und schmeckende Flüssigkeit. Zu 5—15 Tropfen und mehr 3—4mal täglich meist in schleimigem Vehikel oder in Form des Brustelixirs (S. 171) als Carminativum, Expectorans und Excitans, z. B. bei Veratrincollaps. Selten wird es Salben oder Linimenten zugesetzt.

Verordnungen:

1) ℞
Liquoris Ammonii anisati
Tincturae Opii benzoicae āā 5,0
Aquae Amygdalarum amararum 10,0
Syrupi Althaeae 60,0
M. D. S. 3—4mal täglich 1 Theelöffel voll. (Bei chronischen Katarrhen der Respirationsorgane.)

2) ℞
Liquoris Ammonii caustici 0,5
Aq. 100,0
Syrupi simpl. 25,0
M. D. S. Esslöffelweise. (Bei Cholera, Alcoholismus. Potion ammoniacale **Cod. Fr.**)

3) ℞
Tincturae Pimpinellae 5,0
Liq. Ammonii anisati 3,0
Mucilag. Gi. Arab.
Syrupi Amygdalarum āā 15,0
Aq. Amygdal. amar. dilutae 50,0
M. D. S. 2—3stündlich 1 Theelöffel (Leipziger Hustensaft).

***Ammonium carbonicum**, Ammoniacum carbonicum, Sal volatile s. Ammoniaci, Sal Alkali volatile, Sesquicarbonas ammonicus; **Ammoniumcarbonat**, flüchtiges Laugensalz, reines Hirschhornsalz, kohlensaures Ammoniak.

Das Ammoniumcarbonat, $(NH_4)_2CO_3 + 2(NH_4)HCO_3$, das durch Erhitzen von Salmiak mit gepulvertem Calciumcarbonat fabrikmässig dargestellt wird, bildet dichte, harte, durchscheinende, faserig-krystallinische Massen von stark ammoniakalischem Geruche, welche an der Luft verwittern und sich mit einer weissen zerreiblichen Masse (Offa Helmontii) bedecken. Es löst sich in 4 Th. Wasser, braust mit Säuren auf und verflüchtigt sich ganz bei mässiger Wärme.

Das Ammoniumcarbonat schliesst sich in seiner Action dem Aetzammoniak, dessen Wirkung auf Proteïnstoffe es theilt, an, ist hinsichtlich seiner örtlichen Action jedoch entschieden milder und wird deshalb für den inneren Gebrauch demselben vorgezogen. Gaben von 0,8 oder 2,0 können Nausea und Erbrechen hervorrufen.

Bei Thieren bewirkt Subcutaninjection toxischer Mengen Convulsionen und gesteigerte Reflexerregbarkeit; die Temperatur sinkt dabei constant, selbst um mehrere Grade. Der Herzstillstand ist ein diastolischer. Ammoniumcarbonat steht dem Chlorammonium an Giftigkeit nach.

Als Medicament kommt — von dem externen Gebrauche abgesehen — Ammonium carbonicum in allen Fällen in Anwendung, wo kaustisches Ammoniak benutzt wird, und dient als Excitans, Analepticum, Antispasmodicum sogar in praxi häufiger als dieses. In England gilt es als Specificum bei Scharlach und andern acuten Exanthemen; auch wird es bei Sonnenstich und bei adynamischer Pneumonie sehr gerühmt.

Man giebt Ammonium carbonicum zu 0,2—0,5 mehrmals täglich, am besten in Solution oder in Saturationen. Eine Lösung in 3 Wasser ist der zu 15—30 Tropfen im Katzenjammer empfohlene Liquor Ammonii carbonici.

Sehr geschätzt als Excitans und krampfwidriges Mittel war in früherer Zeit ein Gemisch von 32 Ammoniumcarbonat und 1 Oleum animale aethereum, welches als Ammonium carbonicum pyro-oleosum, Sal volatile cornu cervi, brenzliches Hirschhornsalz, bezeichnet wurde; ebenso ein durch Sättigung dieses Präparats mit Bernsteinsäure erhaltenes, zu 20—30 Tropfen gereichtes Liquidum, der Liquor Ammonii succinici. Das durch Sättigung mit Baldriansäure dargestellte baldriansaure Ammoniak, Ammonium valerianicum, stand früher bei Neuralgien, besonders Cardialgie, und Krämpfen in Ansehen. Man gab es zu 0,1—0,5 pro dosi in Lösung oder in Pillen.

***Ammonium chloratum**, Ammoniacum hydrochloratum, Sal ammoniacum depuratum, Ammonium muriaticum depuratum, Flores salis ammoniaci simplices; **Ammoniumchlorid**, Salmiak, Chlorammonium.

Das Ammoniumchlorid, NH_4Cl, bildet weisse, harte, fasrig krystallinische Kuchen oder ein weisses Krystallpulver ohne Geruch und von unangenehmem, scharf salzigem Geschmack; es ist luftbeständig, verflüchtigt sich in der Hitze ganz, ohne zu schmelzen, und löst sich in 3 kaltem und 1 kochendem Wasser. In Weingeist ist es fast unlöslich.

Ammoniumchlorid schliesst sich in seiner Wirkung einerseits dem Ammoniumcarbonate, andererseits dem Chlornatrium an. Von vorzüglicher Bedeutung für seine therapeutische Anwendung ist sein Vermögen, Mucin aufzulösen und die Epithelzellen der Schleimhäute aufzulockern und schliesslich unter Rücklassung der Kerne in eine dünnschleimige Masse zu verwandeln.

In grösseren Dosen ist Ammoniumchlorid toxisch und bewirkt nach Art anderer Ammoniakalien starke Beschleunigung der Athmung und Circulation, tetanische Krämpfe und selbst den Tod. Bei Kaninchen ist schon 1,0 subcutan tödtlich. Chloralhydrat hebt die Krämpfe bei toxischen Dosen nicht auf und beschleunigt die letale Wirkung. Menschen toleriren verhältnissmässig grosse Dosen, ohne dass andere Erscheinungen wie die von Magenreizung, wie sie gleiche Mengen Kochsalz hervorrufen, resultiren. Nach 0,3—0,5 können bei öfterer Wiederholung in stündlichen Intervallen Wärmegefühl und Unbehagen im Magen, leichtes Kopfweh und Drang zum Uriniren auftreten. Der Puls wird bisweilen accelerirt, die Harnmenge vermehrt, dagegen die Schweissabsonderung nicht gesteigert. Abführende Wirkung besitzt Salmiak selbst in grösseren Dosen (10,0 pro die) nicht; dagegen wird eine grössere Menge Schleim den Faeces beigemengt. Wird Salmiak längere Zeit genommen, so stört er den Appetit und die Verdauung.

Nach Einführung von Salmiak findet starke Vermehrung der Harnstoffmenge im Urine statt, die nicht von Umsetzung des Ammoniaks in Harnstoff abgeleitet werden kann. Bei Hunden geht Chlorammonium zum grössten Theil unverändert in den Harn über. Ausserdem wird Chlorammonium auch durch die Speicheldrüsen und bei Subcutaninjection durch die häufig nach grösseren Dosen in entzündlichem Zustande gefundene Darmschleimhaut ausgeschieden.

Seine hauptsächlichste therapeutische Anwendung findet Ammoniumchlorid bei Respirationskatarrhen, bei chronischen katarrhalischen Zuständen des Magens und der Urethra.

Das Mittel passt nur für fieberlose Zustände, oder bei Kranken, deren Fieber nachgelassen hat, somit bei Pneumonie nur, wenn nach Eintreten der Krisis sibilirende Ronchi und erschwerte Expectoration sich finden. Man legt besonders auf die schleimlösende Wirkung des Ammoniumchlorids Gewicht, die indess nur stattzufinden scheint, wenn grössere Mengen direct mit den katarrhalisch afficirten Schleimhäuten in Berührung kommen, somit vorwaltend bei Magenkatarrh oder bei Anwendung der Verstäubung, bei Tracheal- und Bronchialkatarrhen; daneben kommt aber auch die herabsetzende Wirkung auf die Secretion in Betracht. Selbst bei Diphtheritis sind wiederholte viertelstündige Dosen von 0,5 (4,0—8,0 pro die) zur Auflösung der Membranen empfohlen. Beim Status gastricus und im zweiten Stadium des acuten Magenkatarrhs steht Salmiak als Heilmittel in einer Reihe mit dem kohlensauren Natrium. Bestehende Diarrhöe contraindicirt ihn nicht, wohl aber wirkliche Entzündung der Magenschleimhaut. Bei chronischer Gonorrhoe ist Salmiak nicht ohne Nutzen, während die grossen Dosen (1,5—2,5) früher zugeschriebene Heilwirkung auf Stricturen illusorisch ist.

Sonstige Anwendung fand Salmiak früher ziemlich unverdient als Diaphoreticum bei Rheumatismus und Erkältungskrankheiten. Vor Einführung des Iodkaliums in die Therapie war Ammoniumchlorid ausserordentlich geschätzt als resolvirendes Mittel, namentlich zur Zertheilung vergrösserter und indurirter Drüsen (Lymphdrüsen, Leber, Prostata, Ovarien), bei Indurationen des Blasenhalses, des Uterus u. s. w. Auch bei nervösen Leiden kam es in Anwendung, z. B. bei Myalgie in Folge von Ueberanstrengung bestimmter Muskeln, wie der Recti abdominis und Intercostales bei Näherinnen und Schustern, zur Abkürzung von Migräneanfällen, sowie bei Intercostalneuralgie stillender Frauen und phthisischer Individuen, endlich bei Neuralgia hepatica. Als Cholagogum und Emmenagogum, sowie bei Diabetes bewährt sich Salmiak nicht.

Aeusserlich kann Salmiak theils als gelind reizendes Mittel, z. B. als Schnupfpulver bei fötidem Nasenkatarrh, zu irritirenden Injectionen behufs Wiederhervorrufung von Gonorrhoe, theils zu resolvirenden Umschlägen bei

Drüsengeschwülsten, theils zu Kältemischungen (Liquor discutiens Vogleri) dienen.

Innerlich giebt man Salmiak zu 0,3—1,5 mehrmals täglich, meistens in Mixturen, mit Succus Liquiritiae als Corrigens, auch in Tabletten (1 : 10 Lakriz). Bei Verordnung sind Alkalicarbonate und Bicarbonate, weil sie zum Auftreten von Aetzammoniak Veranlassung geben, ebenso Metallsalze, welche Doppelsalze damit produciren, Calomel u. s. w. zu vermeiden.

Beliebt sind Inhalationen verstäubter Lösungen (1 : 100 Wasser). Auch ist Salmiak Bestandtheil des *Collyrium adstringens luteum (Zinksulfat 1,25, Salmiak 0,5 in 200 Wasser, Campher 0,4 in 20 Spir. dil. gelöst, Crocus 0,1).

Zu Kältemischungen kann Salmiak wie Salpeter, auch zusammen mit diesem oder mit Kochsalz, in Wasser und Essig oder Spiritus dienen. Eine Mischung von Salmiak und Kalk wird zum Einstreuen in die Strümpfe zur Hervorrufung unterdrückter Fussschweisse empfohlen.

Verordnungen:

1) ℞
Ammonii chlorati 5,0
Macerati rad. Althaeae (e 10,0) 175,0
Extracti Hyoscyami 0,2
Succi Liquiritiae 10,0
M. D. S. Zweistündlich 1 Esslöffel.

2) ℞
Ammonii chlorati 5,0
Aq. destillat. 180,0
Succi Liquiritiae dep. 10.0
M. D. S. Stündlich 1 Esslöffel voll.
(Mixtura solvens.)

Cortex Quillajae; Seifenrinde, Panamarinde.

Die Droge bildet die innere Rinde eines zu den Spiräaceen gehörenden, in Peru, Chile und Südbrasilien einheimischen Baumes, Quillaja Saponaria Mol. Sie bildet bis 1 dm. breite und gegen 1 Meter lange, bis 1 cm. dicke, vorwaltend flache, mitunter auch rinnenförmige Stücke von fast rein weisser Farbe. Im Handel kommt sie oft zerkleinert (Panamaspäne) vor. Sie bricht zähe und splittrig und zeigt unter der Lupe überall glänzende Calciumoxalatprismen.

Die Panamarinde ist der hauptsächlichste Repräsentant der zahlreichen Vegetabilien (über 50), deren Wirkung auf glykosidischen Stoffen beruht, die man, weil sie mit Wasser einen ähnlichen Schaum wie Seife geben, als Saponinsubstanzen oder Saponine bezeichnet und wegen dieser Eigenschaft als Waschmittel verwendet hat. In der Panamarinde sind drei derartige Saponine vorhanden, von denen zwei, die Quillajasäure, $C_{19}H_{30}O_{10}$, und das Sapotoxin energische Einwirkung auf den Organismus besitzen, während ein drittes (Quillajin), mit der Quillajasäure isomeres, ungiftig ist (Kobert). Alle Saponine sind energische Protoplasmagifte. Die Spaltungsprodukte (Sapogenin-Stoffe) sind für den Organismus indifferent. Die Giftigkeit der meisten Saponine ist wenig bedeutend, da sie in Wasser nicht oder kaum löslich sind und daher nur langsam und in geringer Menge zur Resorption gelangen und meist nur örtlich irritirend wirken. Die locale Action äussert sich bei Subcutaninjection durch heftige schmerzhafte Entzündung, bei interner Application durch Erbrechen und leichte Irritation der Magenschleimhaut, bei rectaler durch Beschleunigung der Peristaltik und Durchfall. Verstäubt rufen sie starkes Niesen hervor; gekaut bewirken sie Räuspern und Speien. Nerven und Muskeln werden bei directem Contacte schnell abgetödtet, die Blutkörperchen schon bei sehr starker Verdünnung aufgelöst. In das Blut injicirt erzeugen Saponine in grösseren Mengen vermuthlich in Folge der Elimination durch den Darm hämorrhagische Entzündung der Mucosa und Submucosa mit hochgradiger Anschwellung, in kleinen Mengen wirken sie erregend und später lähmend auf das Athemcentrum. Die Saponine sind als solche nicht officinell; der Versuch, sie als locale Anästhetica (durch Vernichtung der sensiblen Nervenendigungen) zu benutzen, ist wegen der stark entzündungserregenden und suppurirenden Wirkung bald aufgegeben.

Cortex Quillajae ist wegen ihres grossen Gehaltes an Saponinstoffen (9%) das rationellste und billigste, durch Saponingehalt wirksame Mittel. Man giebt es bei stockendem Auswurfe in Abkochung oder in Aufguss (5,0 : 200,0); Corrigentia sind unnöthig, da die Rinde reichlich Zucker enthält. Man empfiehlt auch Abkochungen zu Mundwässern und das Pulver als Zusatz zu Zahnpulvern (bei scorbutischem Zahnfleische).

***Radix Senegae,** Radix Polygalae Senegae s. Virginianae: **Senegawurzel.**

Die Droge stammt von Polygala Senega L., einer nordamerikanischen Polygalee, deren knorrigen, mit zahlreichen Stengelästen und röthlichen Blattschuppen versehenen Wurzelkopf nebst der oben geringelten, höchstens 1,5 cm. dicken Wurzel und deren wenigen, bis 2 cm. langen, einfachen Aesten sie darstellt. Charakteristisch ist für sie der um den Wurzelast herumlaufende schwache Kiel, der aus einseitiger Entwicklung der Bastfasern hervorgeht. Die Senegawurzel besteht aus einer aussen gelblichen oder graubraunen, nicht über 1 mm. dicken Rinde und einem an zahlreichen Stellen eingerissenen und ausgehöhlten marklosen Holzcylinder. Sie enthält kein Stärkemehl, schmeckt anhaltend scharf kratzend, kaum bitter und riecht (besonders beim Kochen mit Wasser) eigenthümlich ranzig. Der Staub wirkt stark irritirend auf Nase und Fauces.

Als wirksame Principien in der Senega sind Saponinstoffe, und zwar eine glykosidische Säure, Polygalasäure, und ein neutrales Glykosid, Senegin, das in der Wurzel zu 2 % vorhanden ist und am reichlichsten in den Wurzelästen sich findet, anzusehen. Es bewirkt in kleinen Dosen (0,2) nur etwas scharfen bitteren Geschmack und in grösseren (0,1 — 0,2) Hustenreiz und Vermehrung des Bronchialsecrets. Auf Thiere wirkt es wie andere saponinartige Stoffe giftig, jedoch 10 mal weniger stark als Quillajasaponin. Es erregt das Athemcentrum und vermehrt die ausgeathmete Kohlensäure. Grössere Dosen Senegawurzel können Salivation, Erbrechen und wässrige Stühle bedingen.

Ursprünglich von den Seneka-Indianern als Mittel gegen Klapperschlangenbiss gebraucht (Seneka rattle snake root), dient die Wurzel jetzt bei Pneumonie und Pleuritis, wie überhaupt als Expectorans, wenn schleimig-eitrige oder eitrig-schleimige Sputa in den Bronchien angehäuft sind, daher vorzugsweise im 2. Stadium acuter Bronchialkatarrhe und bei Pneumonie im Stadium der Resolution.

Die gastrischen Nebenwirkungen der Senega contraindiciren den Gebrauch bei bestehenden Magen- und Darmkatarrhen und bei Phthisikern; überhaupt ist Senega für längeren Gebrauch ungeeignet. Dies spricht auch gegen die Anwendung, welche ältere Augenärzte zur Beförderung der Aufsaugung von Exsudaten und namentlich eitrigen Exsudaten, z. B. bei Hypopyon, von der Senega machten.

Man giebt die Senega zu 0,5 — 2,0 mehrmals täglich, am besten im Aufgusse oder Decoct (1 : 10 — 20 Colatur). Ein aus der Senegawurzel bereiteter Syrup, ***Syrupus Senegae, Senegasyrup,** durch Lösen von 12 Zucker in einem Macerat mit Weingeist und Wasser (1 : 10) erhalten, dient als Zusatz zu expectorirenden Mixturen.

Cortex Cocillana; Cocillanarinde. Die Rinde der bolivianischen Meliacee Guarea trichiloides wird in Nordamerika als auswurfbeförderndes Mittel in Form einer Tinctur (1 : 10) zu 2,0 — 8,0 oder als Extractum fluidum zu 5—25 Tropfen 2—3stündlich bei subacuter und chronischer Bronchitis sicca benutzt. Grosse Dosen wirken emetisch. Das wirksame Princip ist unbekannt.

***Oleum Terebinthinae,** Spiritus Terebinthinae; **Terpentinöl,** Terpenthinöl. ***Oleum Terebinthinae rectificatum; gereinigtes Terpentinöl.**

Das Terpenthinöl ist das in verschiedenen Ländern aus Terpenthin durch Destillation mit Wasser gewonnene ätherische Oel, welches sowohl als rohes als auch als durch Destillation mit Wasser rectificirtes und von beigemengten Säuren (Ameisensäure, Essigsäure, Fichtenharzsäuren) befreites Terpenthinöl officinell ist. Beide sind dünnflüssig, farblos, von starkem, eigenthümlichem, unangenehmem Geruche und brennendem Geschmacke. Das rectificirte Terpenthinöl hat ein spec. Gew. von 0,86—0,87 und siedet bei 152—160°. Es löst sich in Weingeist, Holzgeist, Aether, Chloroform, Benzol und Schwefelkohlenstoff. Das Terpenthinöl ist ein Gemenge von verschiedenen Kohlenwasserstoffen der Formel $C_{10}H_{16}$, die sich zum Theil durch ihr Rotationsvermögen unterscheiden (Rechts-Pinén, Links-Pinén u. s. w.). An der Luft nimmt Terpenthinöl leicht Sauerstoff auf unter theilweiser Bildung von Oxydationsproducten. Ein stark mit derartigen Producten beladenes Präparat wird als ozonisirtes Terpenthinöl bezeichnet. Mit Iod verpufft Terpenthinöl, mit concentrirter Salpetersäure entzündet es sich.

Das Terpenthinöl zeigt in ausgesprochenem Maasse die den ätherischen Oelen im Allgemeinen zukommenden Wirkungen. Auch säurefreies Terpenthinöl fällt Eiweiss aus wässrigen Lösungen. Es ist ein starkes Antisepticum, das auf Milzbrandsporen ebenso stark wie Arsenik einwirkt. Auf Harn- und Milchgährung wirkt es stark retardirend. In Dampfform tödtet es niedere Thiere, namentlich Articulaten, z. B. die Krätzmilbe, rasch. Beim Menschen bewirkt es auf der äusseren Haut in wenigen Minuten intensives Brennen und Röthung, bei längerer Einwirkung Bläschenbildung. Auch auf Schleimhäute wirkt es irritirend, z. B. bei Einathmung grösserer Mengen, auf die Bindehaut, am After. Nach der Aufnahme in das Blut, welche auch von der unversehrten Oberhaut aus geschehen kann, resultirt bei kleineren Dosen (6—30 Tr.) Zunahme der Pulsfrequenz und der arteriellen Spannung, meist auch vermehrte Diurese. Bei grösseren Gaben (3,0—8,0) kommt es zu gastrischen Störungen mit lebhafter Zunahme der peristaltischen Bewegung, auch zu Erscheinungen von Seiten des Nervensystems (unruhigem Schlaf, Schwindel, Ohrensausen), die bei grösseren toxischen Mengen bis zu Sopor und Coma sich steigern können; hier tritt meist auch Strangurie und Entzündung im Urogenitalsystem ein. Bei höheren Thieren ist die Giftigkeit nicht gross. Beim Menschen können 60,0—120,0 schwere Intoxicationen ohne tödtlichen Ausgang herbeiführen.

Nach physiologischen Versuchen erregen kleine Dosen Terpenthinöl bei Thieren direct die Herzthätigkeit, während grosse durch Reizung des Vaguscentrums Pulsverlangsamung herbeiführen. Die Wirkung auf das Gefässcentrum ist bestritten. Kleine Dosen vermehren sämmtliche Secretionen, acceleriren die Athmung und verstärken die Inspiration. Grosse Dosen beschleunigen die Athmung und verlangsamen die Herzschlagzahl. Die Körpertemperatur wird durch kleinere oder grössere Gaben herabgesetzt, nur bei Subcutanapplication folgt auf das Sinken intensives Fieber im Zusammenhange mit localer Phlegmone. Fortgesetzte Zufuhr kleiner Mengen bewirkt Abmagerung, Parese und Auftreten fettsaurer Salze in dem anfangs vermehrten, später spärlichen Harne, bei interner Application auch chronische Diarrhöe.

Im Organismus verhält sich Terpenthinöl dem Campher analog, indem danach mehrere gepaarte Glykuronsäuren, darunter eine stickstoffhaltige, im Urin auftreten. Dieser nimmt dabei schon nach sehr geringen Mengen Veilchengeruch auf die Dauer von 24 Stunden und länger an, während die Exspirationsluft nach Terpenthinöl riecht.

Therapeutische Anwendung findet Terpenthinöl seinen mannigfachen physiologischen Wirkungen entsprechend bei einer grossen Anzahl verschiedener Affectionen. Selbst die Benutzung als Mittel gegen Infectionskrankheiten (Typhus, Diphtherie, Cholera, Puerperalfieber, selbst Syphilis) ist bei der starken antiseptischen Wirkung nicht irrationell. Bei einzelnen dieser Affectionen steht es auch als erregendes Mittel, namentlich in England, in Ansehen, während es bei Collaps im Allgemeinen und besonders bei narkotischen Vergiftungen von anderen Excitantien verdrängt ist. Unzweifelhaften Nutzen hat es bei Neuralgien und in specie bei Ischias, die es selbst in sehr inveterirten Fällen heilen kann. Auch rheumatische Schmerzen werden von Terpenthinöl in nicht zu kleinen Dosen sehr günstig beeinflusst, wobei möglicherweise auch seine diaphoretische Action eine Rolle spielt. Sehr häufig wird es bei Gallensteinkolik besonders in Form des sog. Durand-schen Mittels (Ol. Tereb. 1 Th., Aether 3 Th.) gebraucht.

Man schrieb dem Terpenthinöl auflösende Wirkung auf die Steine zu, doch ist es unwahrscheinlich, dass das Mittel in dieser Weise wirkt. Auch Vermehrung und Verflüssigung der Galle bewirkt es nicht. Wahrscheinlich sind die Anregung der Peristaltik durch das Oleum Tereb. und die darauf beruhende raschere Herausbeförderung der Steine einerseits und die anästhesirende Wirkung des Aethers andererseits die Hauptsache. Die anregende Wirkung auf die Peristaltik macht Terpenthinöl zu einem in England beliebten Mittel bei Auftreibung des Magens und der Gedärme durch Blähungen und bei acutem Meteorismus im Typhus oder Puerperalfieber; doch ist der Gebrauch dazu erforderlicher grösserer Gaben mit Nebeneffecten leicht verbunden, weshalb auch Terpenthinöl trotz seiner deleteren Wirkung auf Band-, Spul- und Madenwürmer kein empfehlenswerthes Anthelminticum ist.

Die hauptsächlichste Anwendung findet Terpenthinöl bei verschiedenen krankhaften Zuständen der Lungen und der Bronchien. Es beschränkt bei Bronchialkatarrhen mit excessiver Secretion letztere in analoger Weise wie die sog. balsamischen Mittel und hat bei gleichzeitiger Fötidität des Athems die Wirkung, den üblen Geruch zu beseitigen oder zu verdecken. Besondere Empfehlung verdient das Mittel bei Lungengangrän, wo Terpenthinöldämpfe ausser Abnahme des Uebelgeruchs der Sputa Reinigung und Heilung der Brandhöhlen bedingen. Wie bei chronischen Bronchoblennorrhöen wird Terpenthinöl auch bei analogen Affectionen der Urethra und Vagina benutzt, namentlich hat es Ruf bei Blasenkatarrh, obschon acute Katarrhe dadurch meist verschlimmert werden. Auf seinem contrahirenden Einflusse auf die Gefässe beruhen die günstigen Effecte bei Blutungen, die namentlich bei atonischen Blutflüssen, auch bei Purpura hervortreten. Auch bei

Nierenvereiterung und Nierenhydatiden wird Terpenthinöl empfohlen, und nicht selten dient es als Diureticum bei Wassersuchten, wo jedoch Tendenz zu Entzündung des Darmcanals oder der Harnwege es contraindicirt. Von verschiedenen Seiten ist es gegen Hautkrankheiten empfohlen.

Nicht ohne Bedeutung ist die antidotarische Anwendung des Terpenthinöls bei Phosphorismus acutus, wofür einzelne Beobachtungen an Menschen und ausgedehntere Versuchsreihen an Thieren günstiges Zeugniss ablegen. Die Wirkung beruht darauf, dass Terpenthin mit Phosphor im Magen eine als terpenthinphosphorige Säure bezeichnete, übrigens leicht veränderliche Verbindung eingeht, bei deren Bildung der Sauerstoff mitwirkt, und welche in Grammdosen, ohne erheblich giftige Wirkungen zu äussern, den Organismus passirt und durch die Nieren eliminirt wird. Diese Verbindung bildet sich nur bei Anwendung nicht rectificirten Terpenthinöls, weshalb bei Phosphorvergiftung stets gewöhnliches Oleum Terebinthinae verordnet werden muss.

Aeusserlich kann Terpenthinöl in allen Fällen verwendet werden, wo Erethistica in Anwendung kommen, sei es als Derivativum oder zur Beseitigung von Hautaffectionen durch Hervorrufung einer localen Entzündung oder zur Antisepsis und Reizung von Geschwüren bei septischer und torpider Beschaffenheit derselben. Als Rubefaciens bei chronischem Rheumatismus, Neuralgien, Lähmungen und Anästhesien steht es dem Senfspiritus am nächsten. Als Verbandmittel von torpiden Geschwüren ist es in tropischen Ländern zur Fernhaltung von Fliegenlarven geschätzt. Auch bei uns galt es früher bei Gangraena senilis, freilich in Verbindung mit Chinarinde, für das vorzüglichste Heilmittel. Bei Frostbeulen ist es ein beliebtes Volksmittel. In England steht es auch als äusserlich blutstillendes Mittel in Ansehen. Auch wird es sehr bei Erysipelas traumaticum und zu Waschungen vor Sectionen als Prophylacticum des Leichengifts empfohlen.

Innerlich wird Terpenthinöl zu 5—20 Tr. u. m., als Excitans und Neuroticum sogar zu 2,0—5,0 und in weit grösseren Mengen (bei Erwachsenen selbst esslöffelweise) gereicht. Bei Phosphorvergiftung ist etwa die hundertfache Dosis des genommenen Phosphors nothwendig; hier ist n i c h t Ol. Tereb. rectificatum zu verwenden, welches sonst den Vorzug verdient. Man giebt das Mittel in Gallertkapseln oder, wo kleinere Dosen genügen, in Tropfen, häufig mit Aether oder Spiritus aethereus, wobei man Haferschleim, Bouillon oder etwas Citronensaft mit- oder nachnehmen lässt. Auch die Form der Latwerge (1:5—10 Honig, mit Zusatz von etwas Citronenöl als Geschmackscorrigens) kann benutzt werden, doch darf bei Phosphorismus acutus als Emulgens nicht Eidotter dienen, weil durch das in demselben enthaltene Fett die Resorption des Phosphors befördert wird.

Aeusserlich kommt nur das gewöhnliche, nicht das rectificirte Terpenthinöl in Anwendung, und zwar entweder rein oder mit anderen Substanzen gemischt in Linimenten, Inhalationen, Verbandmitteln, Salben und Klystieren. Im Clysma verwendet man Ol. Tereb. (bei Collaps, profuser Menstruation) in Form einer Emulsion mit Eigelb zu 3,0—15,0 auf 150,0. Zur Inhalation giesst man einen Theelöffel voll auf kochendes Wasser und lässt die aufsteigenden Dämpfe einathmen, oder zerstäubt ein Gemenge von Terpenthin und Wasser. Terpenthinöl dient auch zur Tränkung von Oblaten, welche man als Moxen benutzt. Als ozonisirendes Desinfectionsmittel in Krankensälen, Gefängnissen und anderen Anstalten hat es guten Ruf, doch wird es wegen des nicht angenehmen Geruches weniger häufig angewendet. Ferner bildet es einen Bestandtheil vieler sowohl zum inneren als auch äusseren Gebrauche bestimmter, mit besonderen Namen belegter, namentlich bei Blutungen und Frostbeulen dienender Mischungen, z. B. Warrens blutstillender Balsam, Eau hémostatique de Brocchieri, Eau de Tisserand. Aeusserlich und innerlich wurde früher eine aus āā 6 Terpenthinöl und Oleïnseife und 1 Kaliumcarbonat bereitete Terpenthinölseife, Sapo terebinthinatus s. Balsamum vitae externum s. Sapo Starkeyanus, benutzt.

Surrogate und Derivate des Terpenthinöls. — Aehnlich wie Terpenthinöl wirken verschiedene durch Destillation von Theilen derjenigen Abietineen, aus denen Terpenthin und Terpenthinöl erhalten werden, gewonnene Oele, die theilweise durch angenehmeren Geruch sich auszeichnen. Dahin gehören namentlich das aus den Zapfen von Abies pectinata DC. und Abies excelsa DC. bereitete Schweizer Tannenzapfenöl, Oleum abietinum Helveticum, und das Oleum templinum. Latschenöl, Krummholzöl, ein aus den Zapfen der Krummholz- oder Latschenkiefer, Pinus Pumilio Hänke, gewonnenes Gemenge von Terpenen. Sie dienen namentlich bei Affectionen der Schleimhaut der Athemwege zu Inhalationen.

Durch längeres Erhitzen oder durch Behandeln mit Schwefelsäure entsteht aus allen Terpenen eine optisch inactive, bei 156—160° siedende, nach Thymian riechende, in Wasser wenig, in Alkohol und Aether leicht lösliche Flüssigkeit, das Tereben, Terebenum, $C_{10}H_{16}$. Es nimmt an der Luft unter Bildung von Ameisensäure und Essigsäure saure Reaction an und besitzt die antiseptischen und secretionsbeschränkenden Wirkungen des Oleum Terebinthinae, vor welchem es den Vorzug besseren Geruches besitzt. Man benutzt es mit 20 Wasser vermischt zu Verbänden bei brandigen Wunden, sowie innerlich (zu 4—6—20 Tropfen 3mal täglich) und in Inhalation, wozu wöchentlich etwa 50,0 verbraucht werden, bei chronischen Bronchialkatarrhen und bei Flatulenz. — Ein anderes Terpenthinderivat ist das bei längerer Einwirkung von Wasser, rascher bei Gegenwart von Alkohol oder Säuren, entstehende **Terpinhydrat, Terpinum hydratum**, $C_{10}H_{16} \cdot 3\,H_2O$, welches grosse farblose und geruchlose, in heissem Wasser, Alkohol und Glycerin lösliche Krystalle bildet. Man giebt es bei Bronchialkatarrhen, bei Ischias und als Diureticum zu 0,2—0,3 pro dosi 2—3stündlich. Als antiseptisches Mittel steht Terpinhydrat mit dem Terpinol, $(C_{10}H_{16})_2 \cdot H_2O$, das sich aus dem Terpinhydrat beim Kochen mit verdünnten Mineralsäuren unter Wasserentziehung entwickelt und ein angenehm nach Hyacinthen riechendes, in Wasser unlösliches, in Alkohol und Aether leicht lösliches, bei 168° siedendes Oel bildet. Es reizt die Harnwege nicht, stört aber in grösseren Dosen die Verdauung, und wird theils durch die Lungen, theils durch die Nieren ausgeschieden. Man giebt es bei Bronchialkatarrhen zu 0,5—1,0 pro die in Kapseln.

Verordnungen:

1) ℞
Olei Terebinthinae
Spiritus aetherei āā 10,0
M. D. S. $^1/_2$stdl. 12 Tropfen in Haferschleim. (Bei Phosphorismus acutus.)

2) ℞
Olei Terebinthinae 25,0
Camphorae 1,5
Saponis viridis 3,0
M. f. linimentum. D. S. Aeusserlich. (Linimentum Terebinthinae Ph. Br. Bei chronischen Brustleiden.)

3) ℞
Olei Terebinthinae rectificati
Rad. Liquiritiae pulv. āā 10,0
Mellis depurati 20,0
M. D. S. Mehrmals täglich ½—1 Theelöffel. (Confectio Terebinthinae Ph. Br.)

4) ℞
Olei Terebinthinae 2,0
Aetheris 3,0
M. D. S. Mehrmals täglich 15—30 Tropfen. (Bei Gallensteinkolik.)

Turiones Pini, Gemmae Pini; Fichtensprossen, Fichtenknospen. — An das Terpenthinöl schliessen sich die von unserer Kiefer oder Föhre, Pinus sylvestris L., im Frühjahre gesammelten Sprossen, die neben einem eigenthümlichen Terpene Harze, Wachs und einen glykosidischen Bitterstoff, das Pinipikrin, enthalten. Man reicht sie bei chronischen Bronchialkatarrhen im Aufguss (1 : 10—20), zu 5,0—15,0 pro die, oder gebraucht sie zu Inhalationen. Ausserdem wurden die Fichtensprossen bei Gicht, Rheumatismus, chronischen Exanthemen und Secundärsyphilis in dünnen Aufgüssen oder als zusammengesetzte Tinctur (aus Fichtensprossen, Guajakholz, Sassafras und Wachholderbeeren), Tinctura Pini composita s. Tinctura lignorum, Holztinctur, innerlich zu 20—60 Tr. mehrmals täglich angewandt.

Obsolet sind die zolllangen, braungelben, klebrigen, balsamisch riechenden Gemmae Populi, Oculi Populi, Pappelknospen, von der in ganz Europa einheimischen Schwarzpappel, Populus nigra L., die ätherisches Oel und Salicin enthalten. Man machte daraus früher eine Salbe, Unguentum Populi s. populeum, Pappelsalbe, Pappelpomade, die als kühlende Verbandsalbe bei entzündeten Hämorrhoidalknoten und Verbrennungen diente.

Lippia und andere aromatische Pneumatica. Zu den durch Gehalt an ätherischem Oele wirksamen Respirationsmitteln gehören noch die Herba Lippiae Mexicanae, einer mexicanischen Verbenacee, die in Form einer Tinctur (theelöffelweise 3—4stündl.) gegen Hustenreiz benutzt wird, und die als Folia Cheken bezeichneten Blätter der chilenischen Myrthacee Eugenia Cheken. Ein aus der letzteren bereitetes Fluid Extract wird zu 4,0—8,0 3mal täglich bei chronischer Bronchitis, Emphysem und Phthisis, auch als Stomachicum und bei Blasenkatarrhen benutzt. Zu gleichen Zwecken sind auch die Blätter unserer gewöhnlichen Myrthe, Myrthus communis L., in Gebrauch, deren ätherisches Oel (Myrthol), wie das Cheken Oel, aus Rechtspinén und Cineol (Eucalyptol) besteht und die antiseptische Wirkung des letzteren theilt.

Radix Pimpinellae, Radix Pimpinellae albae; **Bibernellwurzel.** — Die Droge bildet Rhizom und Wurzeln von zwei in ganz Europa verbreiteten Umbelliferen, Pimpinella Saxifraga L. und Pimpinella magna Pollich. Sie riecht eigenthümlich bockartig, schmeckt aromatisch und scharf beissend, und enthält einen in zahlreichen Balsamgängen des Rhizoms und der Wurzeln befindlichen Balsam und einen in Alkohol löslichen, krystallinischen Stoff, der in alkoholischer Lösung sehr scharf und brennend schmeckt. Sie ist Volksmittel bei Anginen und Heiserkeit, wo namentlich die daraus dargestellte **Pimpinelltinctur, Tinctura Pimpinellae** (1 : 5 Spir. dil.), zu 20—30 Tr. auf Zucker oder in Mixturen benutzt wird.

Fructus Phellandrii, Semen Phellandrii aquatici, Semen Foeniculi aquatici s. caballini; Wasserfenchel, Peersaat. — Das anfangs bei Influenza der Pferde, später bei chronischen Katarrhen verwendete Mittel bildet die reifen, scharf aromatisch schmeckenden, braungrünen Achänien der in fast ganz Europa in Gräben häufig vorkommenden Umbellifere Oenanthe Phellandrium Lam (Phellandrium aquaticum L.). Der wirksame Bestandtheil ist das vorwaltend aus einem Terpene (Phellandrén) bestehende ätherische Oel. Man wendet Wasserfenchel im Aufgusse (5,0—10,0 : 100,0) an.

Radix Helenii, Radix Enulae s. Inulae; **Alantwurzel.** — Das Rhizom der in Deutschland und verschiedenen europäischen Ländern einheimischen Synantheree Inula Helenium L. gilt seit Alters her als Expectorans und

Mittel gegen Brustleiden. Die Wirkung ist theils auf dem Vorhandensein eines in allen Synanthereen vorkommenden, eigenthümlichen, stärkemehlartigen Körpers, des Inulins, und eines dasselbe in geringer Menge begleitenden Schleimes (Synanthereenschleim), theils auf denjenigen eines in Oelbehältern der Wurzelrinde enthaltenen Balsams zu beziehen.

Das Inulin, auch als Alantin, Helenin und Dahlin bezeichnet, findet sich in jungen Alantwurzeln bis zu 44%. Es hat die Zusammensetzung $C_6H_{10}O_5 + H_2O$ und kommt in den Pflanzen nur gelöst vor. Es bildet ein geruch- und geschmackfreies, sehr hygroskopisches, weisses, aus mikroskopischen Körnchen von krystallinischer Structur bestehendes Pulver, das sich in kaltem Wasser wenig, in Wasser über 55° sehr leicht löst, durch Jod nicht blau gefärbt wird und durch Kochen mit Säuren (nicht durch Fermente) in Lävulose (Linksfruchtzucker) verwandelt wird. Im Tractus wird es vollständig resorbirt, theilweise als solches, zum kleineren Theil als Lävulose, die durch den Einfluss des Magensaftes entsteht. Da Inulin keine Glykose liefert, ist die Anwendung eines aus demselben dargestellten Brodes ohne Amylum und die diätetische Anwendung inulinhaltiger Gemüse und Salate von Pflanzen aus der Familie der Synanthereen (Scorzoneren, Lactuca, Endivia, Löwenzahn u. a. m.) in der Diät der Diabetiker rationell.

Der Inulabalsam besteht aus dem Elaeopten Alantol, $C_{10}H_{16}O$, dem in farblosen Nadeln krystallisirenden Alantsäureanhydrid, $C_{10}H_{16}O$, und dem Stearopten Helenin (Inulacampher). Allen diesen Stoffen scheinen ausgesprochene antiseptische Eigenschaften zuzukommen, und sowohl dem Helenin als dem Alantol wird antibakterielle und besonders deletere Wirkung auf den Tuberkelbacillus zugeschrieben, während sie bei Menschen in grossen Dosen ertragen werden.

Man verordnet Radix Inulae im Decoct (15,0 : 200,0, esslöffelweise 2stdl.) welches nur Spuren von Helenin und Alantol enthält, oder als heleninhaltiges wässrig spirituöses Macerationsextract, **Extractum Helenii**, das als Hustenmitte, mehrmals täglich zu 0,5—2,0 in Pillen oder flüssigen Mixturen gegeben wirdl Helenin wird zu 0,01 stündlich in Pulvern oder alkoholischer Lösung gegeben. Alantol am besten in Capseln.

XIV. Classe. Nephrica, Nierenmittel.

Die Classe der Nierenmittel fällt im Wesentlichen zusammen mit der als harntreibende Mittel, Diuretica, bezeichneten Abtheilung von Medicamenten, die vorzugsweise bei hydropischen Ansammlungen (Wassersuchten) benutzt werden, um den Körper durch Steigerung der Harnabsonderung von jenen zu befreien. Wegen dieses Zweckes ihrer Anwendung werden sie auch als Hydragoga bezeichnet, ein Name, der übrigens auch den diaphoretischen und manchen drastischen, überhaupt allen denjenigen Stoffen, welche grössere Mengen wässriger Flüssigkeit auszuscheiden und in Folge davon die Wiederaufnahme von Wasser aus den Geweben in das Blut zu steigern im Stande sind, beigelegt wird. Man wendet indess die Diuretica bei Wassersuchten mit Vorliebe an, weil mit ihren Effecten geringere Schwächung des Organismus sich verbindet, wie bei der Wirkung drastischer Purgirmittel und bei profusen Schweissen. Die Action der Diuretica beschränkt sich aber nicht auf die Entfernung von Wasser; sie bringen auch die stickstoffhaltigen Producte des Stoffwechsels im verstärkten Masse zur Abscheidung und beugen deren Anhäufung im Organismus vor, eine Wirkung, welche sie bei Gicht und Lithiasis zu brauchbaren Mitteln macht.

Indem sie theils durch die vermehrte Wassermenge des Harns auf Urate lösend wirken, theils (als sog. Litholytica) ein besonderes Lösungsvermögen für solche zeigen, wirken sie auch auf derartige Concremente in den Nieren und in der Blase lösend und verkleinernd und werden bei Nierensteinen und Griesbildung benutzt, wo sie übrigens auch dadurch günstig wirken, dass sie durch die Verdünnung des Harns die bestehenden Reizungszustände in den Harnwegen (katarrhalische Entzündung des Nierenbeckens und der Blase) günstig beeinflussen. Auch andere im Organismus angehäufte oder abgelagerte Stoffe, soweit solche in Wasser sich lösen, können durch Diuretica eliminirt werden, wodurch sich ihr Nutzen bei chronischen Metallvergiftungen erklärt.

Während man die diuretischen Effecte bei Wassersuchten in früherer Zeit vorwaltend auf Anregung der Resorption zurückführte und ihre Wirksamkeit auf pathologische Zustände beschränkt ansah, lehren neuere Untersuchungen, dass es Mittel giebt, die eine wesentliche Wirkung auf die Nieren besitzen, aus der auch beim gesunden Menschen, wenn auch nicht in so prägnanter Weise wie bei Wassersüchtigen, vermehrte Harnabsonderung hervorgeht. Bei Wassersüchtigen beträgt die Steigerung der Harnabsonderung häufig das $1^1/_2$ bis 3fache der normalen Secretion. Solche Zahlen können natürlich bei dem Gesunden, wo die durch die Nieren fortgeführte Wassermenge aus dem Blute stammt, nicht vorkommen, weil letzterem nur ein beschränktes Wasserquantum entzogen werden kann, ohne dass es eine Eindickung erfährt, die das Bestehen normaler Harnabsonderung nicht mehr zulässt.

Man kann die Diuretica in zwei Abtheilungen bringen, je nachdem sie direct die bei der Harnabsonderung betheiligten Gewebsbestandtheile, das Epithel der gewundenen Harnkanälchen, so modificiren, dass vermehrte Wasserabscheidung erfolgt, oder Veränderung der Circulation bedingen, aus welcher gesteigerte Diurese resultirt.

Directe Modification des Nierenepithels ist allerdings bis jetzt für wenige Stoffe, insbesondere Harnstoff, Kochsalz, Coffeïn, Diuretin, Calomel und Mercurialien überhaupt erwiesen, bei denen die Wirkung ohne constante erhebliche Veränderung der Blutmenge und des Blutdrucks in den Nieren erfolgt. Vermuthlich aber wirken in derselben Weise die sog. salinischen Diuretica, wohin besonders die Carbonate und Bicarbonate des Kalium, Natrium und Lithium, und diejenigen pflanzensauren Salze (Tartrate, Acetate, Citrate), welche nach ihrer Resorption in Carbonate übergehen, gehören, und denen sich die in gleicher Weise sich ändernden milchsaure Salze, sowie die Chloride und Nitrate anschliessen. Die Vermehrung des Harns durch Coffeïn findet auch bei sehr niedrigem Blutdruck statt, wenn die Harnabsonderung sehr gering ist; dasselbe gilt vom Natriumnitrat. Wird bei Coffeïn der Blutdruck vermittelst Chloralhydrat künstlich erniedrigt, so steigt geradezu die Diurese. Man hat früher, wo man in den Nieren nur einen Filtrationsapparat erblickte, die Filtrationsgeschwindigkeit der einzelnen Alkalisalze als Ursache ihrer Wirksamkeit angesehen, doch geht diese keineswegs mit ihrem diuretischen Effecte parallel. Darnach müsste Natriumsulfat nur von Natriumcarbonat und Kaliumchlorid übertroffen werden, dagegen stärker als Kaliumnitrat, Chlornatrium und Natriumphosphat die Diurese beeinflussen, was thatsächlich nicht der Fall ist. Bei den Kalisalzen spielt allerdings wohl die Wirkung auf Herz und Blutdruck neben der Beeinflussung der Nierenepithelien eine Rolle, und dasselbe gilt von den als Diureticum vielbenutzten alkalischen Säuerlingen und alkalisch-muriatischen Wässern, bei denen die eingeführte Wassermenge durch Verstärkung des Blutdruckes die diuretische Action steigert. Der Gehalt an Alkalisalzen und die Zufuhr grosser Wassermengen bei Anwendung in Tisanenform sind auch die wesentlichsten Factoren der diuretischen Action vieler der Volksmedicin angehöriger vegetabilischer Mittel (Arenaria rubra, Stigmata Maydis u. a. m.). Bei der als Diureticum sehr geschätzten Milch wird der Effect noch durch den Gehalt an Milchzucker gesteigert, der, wie Glykose und andere Zuckerarten durch Steigerung des Blutdrucks und vielleicht auch durch Beeinflussung des Nierenepithels stark diuretisch wirkt. Der Wirkung der pflanzensauren Alkalien entstammt der harntreibende Effect der an Kalium- und Calciumnitrat reichen Citronen und des Presssaftes der Johannisbeeren; andere Presssäfte (Moorrüben, Wassermelonen u. a.) verdanken ihre analoge Wirksamkeit theils den anorganischen und organischen Alkalisalzen, theils dem Zuckergehalte. Die Annahme, dass die Alkalisalze durch mechanische Wegräumung von Widerständen in den Nieren bei pathologischen Zuständen der letzteren die Diurese vermehren, kann nicht bestritten werden, da nach der Einführung bei Nierendegenerationen zunächst Vermehrung der Albuminurie und der Faserstoffcylinder im Harn auftritt, aber mit dieser Fortspülung erklären sich die unzweifelhaften diuretischen Effecte bei gesunden Nieren nicht.

Die auf die Circulation wirkenden Diuretica zerfallen in zwei Ordnungen, je nachdem sie den Kreislauf im Allgemeinen oder den speciellen Nierenkreislauf afficiren. Die bereits abgehandelten Cardiotonica sind vermöge der durch sie bedingten Steigerung des Blutdruckes in allen Fällen von Hydrops, wo der Blutdruck herabgesetzt ist, vorzügliche Diuretica, während sie bei normalem Gefässtonus nicht harnsteigernd wirken und auch mitunter bei Kranken die Gefässverengerung in den Nieren so steigern, dass das gewünschte Ziel erst erreicht wird, wenn man durch ein stark die Gefässe erweiterndes Mittel (Amylnitrit, Nitroglycerin) stärkere Gefässfüllung in den Nieren herbeiführt. Auf einer solchen vermehrten Gefässfüllung beruht die diuretische Wirkung der Alcoholica und einer ganzen Abtheilung von harntreibenden Mitteln, die man früher als Diuretica calida s. acria dem als Diuretica frigida zusammengefassten Reste gegenüberzustellen pflegte. Die Diuretica calida wirken bei ihrer Elimination als solche oder in Form verschiedener Umwandlungsproducte auf das Gefässsystem der Niere, ohne die Secretionszellen wesentlich zu beeinflussen. Grosse Mengen führen direct zu Nierenentzündung unter Abnahme der Harnmenge, Abstossen von Nierenepithel und Auftreten von Eiweiss und Faserstoffcylindern. Hieher gehören namentlich diverse ätherische Oele (Terpenthinöl, Wachholderöl, Copaivaöl, Senföl), Harze (Resina Guajaci) und Balsame (Terebinthina, Copaivabalsam), sowie die durch Gehalt an den genannten Stoffen activen Vegetabilien (Juniperus, Thuja, Sabina, Sinapis, Meerrettig, Ligusticum, Petroselinum u. a.), ferner Cantharidin und cantharidinhaltige Insecten. Von einer Anzahl als Diuretica erprobter oder betrachteter Mittel, z. B. Spartium, Genista tinctoria, Ononis, Pareira, Caïnca, ist der Grund ihrer Wirkung noch nicht erkannt.

Urea nitrica; salpetersaurer Harnstoff. Der Harnstoff (Carbamid), $CO<^{NH_2}_{NH_2}$, ist trotz seiner experimentell bei Thieren nachgewiesenen, beim gesunden Menschen indessen selbst nach 5,0 nicht stark hervortretenden diuretischen Effecte nur wenig, und zwar fast ausschliesslich als Nitrat benutzt, das man zu 0,5—4,0 in wässriger Lösung (bei Kindern zu 0,1—0,4) anwendet. Im Organismus wird er nicht verändert und durch Harn und Speichel vollständig ausgeschieden. Grössere Dosen bewirken gesteigerte Athemfrequenz, Zittern und Injection der Ohrgefässe, letale Dosen (5,0 pro Kilo bei Einführung in die Venen) paroxystische tetanische Krämpfe und tiefes Coma.

***Kalium aceticum,** Kali aceticum, Terra foliata tartari; **Kaliumacetat,** essigsaures Kali (Kalium).

Das Kaliumacetat, $C_2H_3O_2K$, bildet eine schwach alkalische, schneeweisse, schuppig oder blättrig krystallinische, an der Luft leicht zerfliessliche, pulverige Masse von mild stechend salzigem Geschmack, die sich in 0,36 Wasser und in 4 Weingeist löst.

Kleine medicinale Gaben (1,0—2,0) werden meist lange ertragen, ohne den Magen zu belästigen; selten bewirkt eine solche Schmerzen im Epigastrium und flüssige Stühle, die bei grösseren Mengen nicht fehlen. Schnelligkeit und Menge der Urinabsonderung wird sowohl bei gesunden Menschen als bei Thieren vermehrt; doch ist die Zunahme der Harnmenge beim Gesunden nur unbedeutend; der Urin wird nach etwas grösseren Mengen neutral oder alkalisch. Einfluss des Salzes auf die festen Harnbestandtheile ist inconstant. Wirkung auf Puls und Temperatur weicht nicht von der des Kaliumcarbonats ab, in welches Kaliumacetat im Organismus und theilweise schon im Magen sich umwandelt. Grössere Mengen können ausser Vermehrung der Diurese auch Hämaturie und Katarrh der Harncanälchen erzeugen.

Als harntreibendes Mittel ist Kaliumacetat unter allen Kalisalzen entschieden am meisten geschätzt und leistet nicht nur bei Anasarca und Ascites, sondern auch entschieden bei peritonitischen und pleuritischen Exsudaten (nach Ablauf der entzündlichen Erscheinungen) Vorzügliches. Im Uebrigen wird es bei Gicht, Lithiasis und acutem Rheumatismus wie Kaliumcarbonat benutzt, vor dem es den Vorzug hat, dass es viel besser vom Magen längere Zeit tolerirt wird. Man verordnet es auch, besonders in Form der Saturation (S. 68) bei subacutem und selbst bei acutem Magenkatarrh.

Man giebt Kalium aceticum zu 0,5—4,0 meist in Lösung (wobei stärkere Säuren vermieden werden müssen), seltener in Pillen, z. B. mit Rhabarber. Gewöhnlich verordnet man zu Solutionen statt des Salzes den **Liquor Kalii acetici** s. *Kalium aceticum solutum, eine durch Sättigung von Acidum aceticum dilutum mit Kaliumbicarbonat und Verdünnen mit Wasser erhaltene klare, farblose Flüssigkeit von $33^1/_3$ (*30) Procent Kaliumacetatgehalt. Diese ist somit in der dreifachen Dosis des Salzes für sich oder in Mixturen zu geben. Aeusserlich ist Schnupfenlassen von Liquor Kalii acetici bei Schleimpolypen der Nase empfohlen. Ausserdem dient ein Gemenge des trocknen Salzes mit Kaliumbisulfat oder Bitartrat als Riechsalz.

Man ersetzt das Kaliumacetat als internes Medicament häufig durch das wohlschmeckende citronensaure Kaliumsalz, Kalium citricum, Kaliumcitrat, citronensaures Kalium, oder eine durch Sättigung von Citronensaft oder Citronensäure mit Kalium carbonicum oder bicarbonicum erhaltene Lösung desselben. Man hat dieses auch als Antiscorbuticum zu 0,2—0,5 pro dosi versucht.

Natrium s. **Natrum aceticum**, Terra foliata tartari crystallisata; **Natriumacetat**, essigsaures Natrium (Natrum). — Das Salz, $C_2H_3O_2Na + 3H_2O$, bildet farb- und geruchlose, durchsichtige, an der Luft verwitternde, prismatische Krystalle, die in 1,4 Wasser und in 23 kaltem und 2 kochendem Weingeist löslich sind. In der Glühhitze wird es in Natriumcarbonat verwandelt. Vor Kaliumacetat hat es den Vorzug, dass es nicht zerfliesst und deshalb in Pulverform anwendbar ist, während es wahrscheinlich wegen schwächerer Diffusion geringere diuretische Wirkung besitzt. In grösseren Dosen wirkt es purgirend und kann wie andre Natronsalze als Abführmittel dienen.

Analog verhält sich dem entsprechenden Kalisalze das Natriumcitrat, Natrium citricum, das mit Aq. carbon. und Syrup. Citri als angenehmes Laxans zu 25,0—40,0 in Frankreich gebraucht wird.

***Lithium carbonicum; Lithiumcarbonat,** kohlensaures Lithium.

Das kohlensaure Lithium, Li_2CO_3, bildet ein weisses, geruchloses, scharf alkalisch schmeckendes Pulver, das die Weingeistflamme carminroth färbt, sich in 150 Th. siedendem oder kaltem Wasser, leichter in kohlensäurereichem Wasser löst, beim Erhitzen schmilzt und beim Erstarren in eine krystallinische Masse übergeht. Es besitzt ein ausserordentlich starkes Lösungsvermögen für Harnsäure, indem 250 Th. bei Blutwärme 900 Th. Harnsäure lösen. Legt man mit harnsaurem Natrium incrustirte Knochen- und Knorpelstücke von Arthritikern in gleichstarke Lösungen der Carbonate von Natrium, Kalium oder Lithium, so verlieren sie die Incrustation in bestimmter Zeit in der Lithiumlösung ganz, in der Kalilösung zu einem grossen Theil, dagegen in der Natronsolution gar nicht.

Physiologisch wirkt Lithiumcarbonat wie andere Lithiumsalze den Kaliverbindungen gleich und scheint sogar noch stärkere diuretische Effecte zu besitzen. Es wird von allen Schleimhäuten resorbirt und erscheint bei interner Darreichung schon in 8 Minuten im Harn. Es dient intern vorwaltend bei Gicht, wo es zwar ebenso wenig wie bei Gesunden die Harnsäureausscheidung steigert, aber die Sedimente zum Schwinden bringt und die Anfälle beschränkt, ausserdem bei chronischem und acutem Rheumatismus und bei herpetischen Krankheitsformen; äusserlich und innerlich bei Harnsäuresteinen der Blase und zur Inhalation bei Croup und Diphtheritis, für die es ein dem Kalkwasser gleiches Lösungsvermögen für diphtherische Membranen besitzt.

Man giebt das kohlensaure Lithium, das bei Darreichung von 0,25 2—3 mal täglich das Wohlbefinden nicht beeinträchtigt, dagegen zu 5,0—10,0 pro die leicht Magenkatarrh bedingt, innerlich zu 0,1—0,3 mit Zucker in Pulvern, welche man zweckmässig in Selterswasser nehmen lässt oder in Form des in England sehr beliebten Liquor Lithiae effervescens (0,5 in 500 mit Kohlensäure unter 4 Atmosphären Druck gesättigtem Wasser, gläserweise mehrmals täglich), auch in Saturation. Sehr empfehlenswerth ist ein als Lithium carbonicum effervescens bezeichnetes gekörntes Lithiumbrausepulver aus 1 Lithiumcarbonat, 3 Natriumbicarbonat, 2 Weinsäure und 4 Zucker, wovon 1 Theelöffel auf 1 Glas Wasser kommt. Zu litholytischen Einspritzungen in die Blase wird 2,0—4,0 in Wasser gelöst angewendet. Da ein grosser Theil des Lithiumcarbonats im Magen in Lithiumchlorid sich verwandelt, das keine lösende Einwirkung auf harnsaure Concremente besitzt und als solches zur Resorption gelangt, ist es zweckmässiger, das Mittel bei harnsaurer Diathese im Klystier zu verwenden. Zu directer Einspritzung in die Blase benutzt man 2,0—4,0 in wässriger Lösung.

Man hat an Stelle des Lithiumcarbonats auch die im Blute zu Carbonat verbrennenden pflanzensauren Lithiumsalze (Acetat, Citrat, Tartrat) und bei schmerzhaften arthritischen Leiden Lithiumsalicylat, Lithium salicylicum, in den Dosen des Carbonats benutzt.

Ammonium phosphoricum; Ammoniumphosphat, phosphorsaures Ammoniak. — Das im Wasser leicht lösliche Salz wird von amerikanischen Aerzten zu 0,5—2,0 mehrmals täglich, auch äusserlich zu Waschungen als Litholyticum bei Gicht und Rheumatismus benutzt.

Magnesium boro-citricum; borocitronensaure Magnesia. — Eine lösende Wirkung auf Urate besitzt auch das durch Lösen von 1 Magnesiumcarbonat und 2 Borax in wässriger Citronensäuresolution (2 : 3) und Auskrystallisirenlassen gewonnene Magnesiumborocitrat. Es wird bei Nierensteinen und Harngries, auch bei anderen Blasenleiden in Pulverform (mit āā Zucker messerspitzenweise mehrmals täglich) oder in Brausemischungen (mit Natriumbicarbonat) gegeben.

Piperazidinum; Piperazidin, Piperazin. — Das neueste steinlösende Mittel ist die zuerst mit einer im Samen des Menschen und der Säugethiere, aber auch in anderen gesunden und kranken Organen z. B. im Knochenmark, in der Milz, im leukämischen Blute aufgefundenen Base, Spermin, identificirte, später als Diaethylendiamin, $C_2H_4{<}{}^{NH}_{NH}{>}C_2H_4$, erkannte, organische Base. Sie stellt farblose, im Wasser leicht lösliche Krystalle dar, wirkt nicht ätzend und giebt mit Salzsäure ein leicht lösliches Hydrochlorid. Sie löst in kalter wässriger Solution 12 mal so viel Harnsäure wie Lithiumcarbonat, und das gebildete harnsaure Piperazidin ist bei 17° 7 mal leichter (1 : 50) löslich als Lithionurat (1 : 368). Das Piperazidinhydrochlorid wird in Gaben von 2,0—3,0 vom Menschen ohne Beschwerden ertragen und vermehrt in solchen Diurese und Harnstoffausscheidung, ohne die Harnsäureabscheidung wesentlich zu alteriren. Ein Excitans und ein Tonicum der geschlechtlichen Functionen ist es ebensowenig wie das mit Piperazidin verwechselte Spermin oder die neuerdings von Brown-Séquard eingeführten Subcutaninjectionen von frischen Extracten aus den Testikeln verschiedener Säugethiere.

Rhizoma Junci; Binsenwurzel. — Der Wurzelstock von Juncus effusus L. und verschiedenen anderen Binsenarten gilt als harntreibend und wird bei Stein und Gries gerühmt. Man giebt ihn in dünnen Decocten zu 15,0—30,0 pro die.

Stigmata Maydis; Maisnarben. — Die Narben von Zea Mays L., in den Tropenländern bei Nierensteinen, Gries, Dysurie und Blasenkatarrh sehr geschätzt, werden in Tisanen (1 l. pro die) oder als dünnes Extract, Extractum stigmatum Maydis, zu 2—3 Esslöffel 2—3mal täglich in warmem Wasser gegeben.

Turiones Asparagi; Spargel. — Die als Spargel bekannten jungen Sprossen von Asparagus officinalis L. dienen in Frankreich zur Darstellung von Tisanen, oder eines aus dem Safte bereiteten Syrups, Syrupus Asparagi, die bei Gicht, Harnsteinen und Wassersucht benutzt werden. Das in ihnen enthaltene Asparagin (Amidobernsteinsäureamid), $C_4H_8N_2O_3 + H_2O$, wirkt nicht diuretisch.

Herba Arenariae rubrae; Sandkraut. — Diese Strandpflanze, die 5% lösliche Salze (Chlorkalium, Kalium- und Natriumcarbonat) enthält und deren Abkochung alkalisch reagirt, dient in Form von Tisanen wie die Maisnarben.

*Herba Herniariae; Bruchkraut, Dürrkraut, Tausendkorn. — Das Kraut der einheimischen Caryophyllee Herniaria glabra L., ist in einzelnen Gegenden Volksmittel bei Nieren- und Blasenleiden. Es enthält eine saponinartige Substanz und wird in dünnen Aufgüssen genommen.

Flores Stoechados citrinae; Sandruhrkraut. — Die Blüthen der Composite Helichrysum arenarium DC (Immortelle) dienen im Aufgusse als Hydragogum und bei chronischen Hautkrankheiten.

Herba Solidaginis; Goldruthe. — Das Kraut der Composite Solidago virgaurea, im Aufgusse zu 10,0—20,0 pro die gegeben, ist das Hauptnierenmittel der Rademacherianer.

Herba Erigerontis Canadensis. — Das Kraut von Erigeron Canadensis L. (Fam. Synanthereae) gilt in Amerika als Mittel bei Hydrops und wird in Abkochungen gegeben. Es enthält sehr geringe Mengen ätherisches Oel, dem man besondere Wirkung als Haemostaticum zuschreibt.

Herba Ballotae lanatae. — Das weissfilzige, blühende Kraut von Leonurus lanatus Sp. (Fam. Labiatae), in Sibirien bei Wassersucht geschätzt, enthält viel Salze, einen Bitterstoff und ein Stearopten. Man giebt es in Abkochung zu 50,0—60,0 pro die.

***Fructus Juniperi**, Baccae Juniperi; **Wacholderbeeren. *Oleum Juniperi**, Oleum fructuum Juniperi; **Wacholderöl**, Wacholderbeeröl.

Die Wacholderbeeren stellen die zur Reife gelangte beerenartige Frucht des im nördlichen und mittleren Europa allgemein verbreiteten, strauchigen, in arktischen Gegenden baumartigen Wacholders, Juniperus communis L. (Fam. Coniferae), dar.

Sie sind kugelig, ungefähr erbsengross, bläulich bereift, nach Entfernung des Reifes schwarzbraun. Die am Grunde von zwei dreizähligen Wirteln brauner Deckblättchen umgebenen, an der Spitze einen eingesenkten dreistrahligen Stern und drei zwischen den Strahlen sich erhebende Höcker zeigenden, aromatisch riechenden und angenehm gewürzhaft, süsslich bitterlich schmeckenden Beeren bestehen aus einem braungrünen, pulpösen, an Balsamräumen reichen Fleische und drei mit den Fruchtwänden verwachsenen, harten, dreikantigen Samen, an deren Innen- und Rückenfläche sich kleine, bis 2 mm lange, mit ätherischem Oele oder Harz gefüllte Schläuche finden. Zur Reifung bedürfen sie zwei Jahre. Die blassbraungrünlichen, wenig ätherisches Oel enthaltenden, unreifen Wacholderbeeren sind verwerflich. Früher war auch das viel geringere Mengen Balsam einschliessende, blassröthliche oder weisse, leichte Holz des Stammes und der Wurzel des Wacholderstrauches als Lignum Juniperi officinell (besonders zu Räucherungen).

Die Fructus Juniperi enthalten (zu $^3/_4$—$3^1/_4$%) ein am reichlichsten in nordischen Beeren vorkommendes ätherisches Oel, ausserdem viel Traubenzucker, der sie zur Darstellung gegohrener

Getränke (Gin, Genever, Steinhäger) qualificirt, Harz und einen eigenthümlichen gelben Stoff.

Das ätherische Wacholderöl ist farblos oder blassgelb, dünnflüssig, von starkem, aromatischem Geruche und Geschmacke, neutral, in Weingeist wenig löslich, mit Schwefelkohlenstoff klar mischbar. Es enthält vorwaltend Terpene, namentlich Pinen, ausserdem ein sauerstoffhaltiges Stearopten (Wacholderbeercampher) und einen über 180° siedenden Essigester, der dem Oele den eigenthümlichen Geruch giebt.

Das Wacholderöl wirkt dem Terpenthinöl analog und veranlasst wie dieses Röthe und Blasenbildung auf der Haut, ist antiseptisch, beschleunigt in kleinen Dosen Puls und Athmung und vermehrt die Abscheidung des Harns, der Veilchengeruch annimmt. In grösseren Dosen kann es Nierenentzündung und Haematurie bedingen. Zu 15,0—20,0 tödtet es Kaninchen in 10—22 St. unter Zunahme der Pulsfrequenz, beschleunigter und mühsamer Athmung, Vermehrung der Diurese, Diarrhöe und Collaps.

Therapeutisch dienen Wacholderbeeren innerlich hauptsächlich als Diureticum bei Wassersucht, wo sie bei bestehender Nierenentzündung contraindicirt sind; seltener nach Art der Balsamica bei Gonorrhoe, chronischem Blasenkatarrh und davon abhängiger Ischurie oder bei Bronchoblennorrhoe, ferner bei Digestionsschwäche, chronischem Rheuma und Gicht, sowie als Emmenagogum. Aeusserlich benutzt man Wacholderbeeren und Wacholderöl bei Algien, Rheumatismus, schmerzhaften und ödematösen Anschwellungen oder die beim Volke sehr beliebten Fumigationen mit den Dämpfen bis zum Verkohlen erhitzter Wacholderbeeren.

Man benutzt die Wacholderbeeren innerlich zu 10,0—15,0 pro die, meist als Theespecies (1 Esslöffel auf 2 Tassen), seltener in Aufguss (1 : 10—20), äusserlich in Form von Species zu Kräuterkissen oder zu Räucherungen (2,0 bis 5,0 auf Kohlen gestreut). Oleum Juniperi kann innerlich zu 2—4 Tropfen mehrmals täglich in Oelzucker oder spirituöser Lösung, äusserlich mit Fett (1 : 2—5) oder in Spiritus gelöst benutzt werden.

Präparate:

1. Succus Juniperi inspissatus, *Roob Juniperi, Extractum Juniperi; **Wacholdermus.** Durch Auspressen frischer, mit siedendem Wasser übergossener Wacholderbeeren und Eindampfen zur Consistenz eines dünnen Extracts (in Oesterreich mit Zuckerzusatz) bereitet; dunkelbraun, süss gewürzhaft, in Wasser trübe löslich. Innerlich theelöffelweise pure oder als Zusatz zu Mixturen.

2. *Spiritus Juniperi; Wacholderspiritus. Fruct. Juniperi, mit Spiritus und Aq. macerirt, dann 4 Th. abdestillirt; klar, farblos. Innerlich pure zu 20—60 Tropfen, auch diuretischen Mixturen zugesetzt; äusserlich zu Waschungen und Einreibungen.

Radix Levistici; Liebstöckelwurzel. — Die Wurzel von Levisticum officinale Koch (Ligusticum Levisticum L.), einer in Südeuropa wild wachsenden, bei uns cultivirten Umbellifere, enthält in ihrer schwammigen Rinde zahlreiche orangefarbene Balsamgänge, riecht eigenthümlich und schmeckt unangenehm süsslich bitter und aromatisch (mit brennendem Nachgeschmacke). Ueber die wirksamen Bestandtheile (Harz, ätherisches Oel) liegen Untersuchungen nicht vor. Die Droge ist mehr Volks- und Veterinärmittel und kann innerlich zu 0,5—2,0 mehrmals täglich in Maceration oder Aufguss (1 : 10—20) gereicht werden.

Fructus s. Semen Petroselini; Petersiliensamen. — Nicht unbedeutenden Ruf als Diureticum geniessen die Früchte der als Küchengewächs bekannten Petersilie, Petroselinum sativum Hoffm. (Apium Petroselinum L.), einer ursprünglich dem östlichen Gebiete des Mittelmeeres angehörigen Umbellifere. Ihr ziemlich starker Geruch und Geschmack rührt von dem in wechselnden Mengen (zu 0,8—3,2%) vorkommenden ätherischen Oele her, das aus einem sehr leicht sich oxydirenden Terpen und einem als Apiol oder Petersiliencampher bezeichneten Stearopten, $C_{12}H_{14}O_2$, das auch in den Knollen des der Petersilie nahestehenden Sellerie (Apium graveolens L.) sich findet, besteht. Das Apiol ist zu 0,25—1,0 (in Kapseln) bei Intermittens und Menstruationsstörungen mit zweifelhaftem Erfolge benutzt. Es bewirkt nach Art des Kaffees cerebrale Excitation mit Gefühl von Wohlsein und Wärme im Magen, zu 2,0—4,0 eine Art Rausch mit Funkensehen, Betäubung, Ohrensausen, Schwindel und Stirnkopfschmerz. Die Fructus Petroselini sind Volksmittel gegen Kopfläuse. Als Diureticum giebt man sie zu 0,5—1,0 in Pulver- oder Speciesform, oder im Aufguss (1 : 10—20).

Herba Pyrolae umbellatae s. Chimaphilae. — Das als Diureticum und Mittel bei Stein- und Griesbildung geschätzte Kraut der in einzelnen Gegenden von Deutschland einheimischen Ericacee Pyrola umbellata L. (Chimaphila umbellata Nutt.) bewirkt frisch auf der äusseren Haut Röthe und Blasenbildung und bedingt wie Uva ursi bei interner Einführung Schwarzfärbung des Urins. Man giebt es zu 8,0—15,0 pro die in Abkochung (1 : 10—20) und verordnet es als Mixtur oder Thee.

Folia Bucco s. Buchu. — Die Blätter mehrerer am Cap der guten Hoffnung wachsender Species von Barosma, Barosma crenulata Hooker, Barosma serratifolia Wildenow und B. betulina Bartling (Fam. Diosmeae), enthalten 1,58 bis 1,63% ätherisches Oel von pfefferminzähnlichem Geruche, in welchem ein Stearopten und Elaeopten vorhanden ist, und stehen als Diureticum und als Mittel bei chronischen Katarrhen der Blase und Harnröhre in besonderem Ansehen. Sie verursachen selbst bei grösseren Gaben und anhaltendem Gebrauche keine Reizung der Harnwege. Man giebt die Buccoblätter zu 0,5—2,0 pro dosi mehrmals täglich, gewöhnlich im Aufgusse (1:20), selten in Pulverform. In England ist auch eine Tinctura Bucco gebräuchlich.

***Radix Ononidis,** Radix Restae bovis s. Remorae aratri; **Hauhechelwurzel,** Harnkrautwurzel. — Ein altes Diureticum ist die aussen schmutziggraubraune, innen weisse, holzige, biegsame, 5—7 cm. lange und 1—2 cm. dicke, cylindrische, vielköpfige Wurzel von Ononis spinosa (Fam. Leguminosae). Die Droge ist ohne erheblichen Geruch, die Aussenrinde auch ohne Geschmack, während das Holz bei anhaltendem Kauen schwach säuerlichen Geschmack auf der Zungenspitze zurücklässt und die dünne, hellbraune Innenrinde anfangs stark bitter schmeckt und nach dem Zerkauen für einige Zeit einen süsslichen Lakrizgeschmack (wahrscheinlich von einem dem Glyzyrrhizin ähnlichen, als Ononid bezeichneten Körper abhängig) und schwach brennende Empfindung im Munde mit vermehrter Speichelabsonderung zurücklässt. Sie enthält ein stickstofffreies Glykosid Ononin, das im Munde ein nach längerer Zeit sich entwickelndes Gefühl von Kratzen und Rauhigkeit im Gaumen und Schlundkopfe erzeugt, aber zu 0,2—0,3 weder diuretisch noch irgendwie störend einwirkt. Der Grund der diuretischen Wirkung der Hauhechelwurzel als Antihydropicum ist bis jetzt nicht aufgeklärt. Man benutzt sie auch als Antidyscraticum bei Hautaffectionen (Bestandtheil der Species ad decoctum lignorum) und chronischen Rheumatismen.

Ein besonderer Werth des Mittels liegt in seiner völligen Unschädlichkeit den Nieren und dem Gesammtorganismus gegenüber. Man giebt die Rad. Ononidis zu 15,0—30,0 pro die in Abkochung (1 : 5—10) und verordnet sie meist in Speciesform in Verbindung mit anderen diuretischen Drogen. Officinell ist unter dem Namen **Species diureticae, harntreibender Thee,** eine Mischung von Rad. Ononidis, Rad. Levistici, Fruct. Juniperi und Rad. Liquiritiae.

Radix Caincae; Kainkawurzel. — Die Wurzel verschiedener brasilianischer Chiococca-Arten, insbesondere Ch. racemosa (Fam. Rubiaceae), wirkt in Abkochung (8,0 : 200,0, esslöffelweise) diuretisch. Als wirksames Princip gilt eine zu 0,2—1,0 diuretisch (mitunter auch emetisch und purgirend) wirkende eigenthümliche Säure, Caincasäure.

Radix Pareirae bravae; Grieswurzel. — Die Wurzel des in Peru und Brasilien einheimischen Schlinggewächses Chondodendron tomentosum (Fam. Menispermeae) gilt in England als Specificum bei Gries und Blasenstein, auch bei Hydrops und Cystitis chronica. Sie enthält ein vielleicht mit Buxin identisches Alkaloid (Pelosin).

Blatta; Tarakane. — Ein russisches Volksmittel bei Hydrops ist das unter dem Namen Küchenschabe oder Kakerlak bekannte Insect Blatta orientalis, das man gepulvert zu 0,3—1,2 oder im Aufgusse oder in Form einer Tinctur (zu 10--40 gtt. pro die) verwendet. Es enthält kein Cantharidin.

XV. Classe. Genica, Sexualmittel.

Als Genica bezeichnet man alle auf die Geschlechtswerkzeuge wirkenden Mittel. Sie zerfallen in mehrere Abtheilungen, von denen nur einzelne hier detaillirt besprochen werden können, während aus anderen die dahin gehörigen Mittel bereits in anderen Arzneiklassen besprochen sind.

Letzteres gilt z. B. von den als Aphrodisiaca und Anaphrodisiaca (Antaphrodisiaca) bezeichneten Substanzen, denen man eine erregende bezw. herabsetzende Wirkung auf den Geschlechtstrieb vindicirt. Die Mehrzahl der als Aphrodisiaca angepriesenen Stoffe ist unwirksam, und in Folge ihrer Gestalt, wie die hodenähnlichen Knollen der Stendel- oder Ragwurz, Radix Satyrii und der Ginseng, in den unverdienten Ruf gekommen. Eine grössere Zahl sind Erethistica, wie Cantharideu, deren scharfe Principien nach der Resorption wie durch die anderen Schleimhäute, so auch durch die der Genitalien ausgeschieden werden und bei ihrer Elimination einen Reizzustand hervorrufen, der beim Manne reflectorisch zu Erectionen, bei Frauen zu Brennen und Jucken in der Vagina führen kann. Die übrigen Aphrodisiaca sind einerseits leicht assimilirbare, stickstoffreiche Plastica (Austern, Eier, Trüffel, Caviar) oder die Verdauung derselben fördernde Gewürze (Pfeffer, Nelken, Muscatnüsse) oder allgemein tonisirende Mittel (Martialia), welche alle offenbar durch Beseitigung bestehender Schwächezustände oder durch Hebung der Körpertiraft die gesunkene Geschlechtslust fördern, oder starke Excitanken, wie Wein, Vanille, Crocus, Castoreum, Stramonium, bei denen die Centren des Geschlechtstriebes als erregt vorauszusetzen sind. Zwischen beide stellt sich der vielgerühmte, aber keineswegs zuverlässige Phosphor. Aetherisch-ölige Stoffe können auch dadurch wirken, dass sie bei Männern, wie verschiedene Acria und namentlich Cantharidin, nach ihrer Ausscheidung durch die Nieren irritirend auf die Schleimhaut der Blase und der Urethra wirken und reflectorisch Erectionen hervorrufen. Möglicherweise wirken solche Mittel (Aetherolea, Alkohole) auch dadurch, dass sie reichlichere Blutzufuhr zu den Genitalien bewirken und die Samenbildung vermehren. Im Allgemeinen aber ist kräftige Diät und sonstiges tonisirendes Verfahren wirksamer als Medicamente, durch deren ausschliessliche Anwendung wohl niemals Impotenz geheilt ist. Eine Einwirkung auf die Bewegungsfähigkeit der Spermatozoiden kommt zwar vielen Stoffen in auffälligem Masse zu. Schwach alkalische Lösungen conserviren die Bewegungsfähigkeit derselben länger, während Säuren und stark alkalische Lösungen, besonders Ammoniakalien, Aether, Alkohol, Chloroform und Kreosot sie rasch vernichten. In gleicher Weise wie diluirte Lösungen von Alkalien wirken auch solche von Chlornatrium, Chlorammonium, Natriumphosphat und anderen Natronsalzen. Auch gewisse Neurotica, z. B. Curare, wirken als Reiz. Therapeutisch sind diese Thatsachen aber ohne Bedeutung. Als Anaphrodisiaca benutzt man, abgesehen von knapper, reizloser Diät und körperlichen Anstrengungen, vorwaltend Sedativa, wie Säuren, Chloral und Bromkalium, das eine besondere Wirksamkeit dadurch entfalten kann, dass es die Sensibilität der im Reizungszustande befindlichen Schleimhaut durch Einwirkung auf Gehirn, Rückenmark und periphere sensible Nerven herabsetzt.

Wie die Abtheilungen der Aphrodisiaca und Anaphrodisiaca bedürfen auch die auf die weibliche Brustdrüse und deren Secretion wirkenden Stoffe, die Lactica oder Galactica, keine gesonderte Behandlung. Man unterscheidet diese in milchvermehrende Mittel, Lactagoga s. Galactagoga, und milchverzehrende Mittel, Agalactica. Von den grossen Mengen von Arzneistoffen, die in die Milch übergehen, üben die wenigsten einen erheblichen Einfluss auf die Function der Brustdrüse aus. Es ist wiederholt in Zweifel gezogen worden, ob es überhaupt Medicamente gebe, welche direct Vermehrung der Milchsecretion hervorrufen, eine Eigenschaft, welche man verschiedenen durch Gehalt an ätherischen Oelen wirksamen Umbelliferen, namentlich dem Fenchel (S. 327), Dill und Kerbel, Scandix Cerefolium, ferner dem Kraute der Geisraute, Galega officinalis, und dem Schwarzkümmel, Semen Nigellae (von Nigella sativa L.) von Alters her beigelegt hat. Die Wirkung der fraglichen Umbelliferen steht vielleicht mit der Gefässverengung, die durch kleine Mengen ätherischer Oele resultirt, in Zusammenhang, da die Menge der Milchsecretion mit der Höhe des Blutdrucks parallel geht. Für Nigella und Galega, deren galactagoge Action übrigens keineswegs feststeht, wenn auch das Füttern der Kühe mit frischem Kraute der Geisraute die Milchproduction vermehrt, fehlt es an einer Erklärung. Sicher besitzt Pilocarpin neben seiner vermehrenden Wirkung auf die Speichel- und Schweissdrüsen auch galactagoge Wirkung. Uebrigens wird in der Praxis stets die Anwendung der Galactagoga zur Erregung der Milchsecretion in Fällen, wo diese stockt oder zu gering ausfällt, zurückstehen müssen gegen die Benutzung mechanischer Reizungsmittel (häufigeres Anlegen des Kindes) und diätetischer Massregeln.

Die Existenz von Stoffen, welche die Milchsecretion vermindern, ist nicht zweifelhaft. Namentlich besitzen Atropin und Jodkalium diese Wirkung.

Besondere Betrachtung verdienen in erster Linie die auf die Gebärmutter influirenden Substanzen, die man als Uterina, Gebärmuttermittel, zusammenfasst. Verschiedenen Stoffen kommt die Wirkung zu, das Auftreten capillärer Blutungen der Gebärmutterschleimhaut zu veranlassen, welche Analogie mit der den Eilösungsprocess begleitenden Menstruation besitzen. Man nennt diese Arzneimittel, welche besonders in Fällen zur Anwendung kommen, wo man beabsichtigt, die ausgebliebene Menstruation wieder hervorzurufen, Emmenagoga. Solche menstruationsbefördernde Action schreibt man vorzugsweise ätherisch-öligen Stoffen, wie Sabina, Ruta, Galbanum, sowie einzelnen Drastica, wie Aloë, Radix Hellebori nigri, zu. Alle Emmenagoga vermögen aber, indem sie starke Hyperämie der Organe des kleinen Beckens und im Zusammenhange damit Blutungen auf der Innenfläche des Uterus hervorrufen, den Lauf der normalen Schwangerschaft zu unterbrechen und zum Eintreten von Frühgeburt oder Fehlgeburt zu führen, weshalb ihnen auch die Bezeichnungen Abortiva, Ecbolica, Amblotica, gemeinsam zukommen. Zum Zustandekommen dieses Effects kann auch die durch die gleichzeitig von denselben Mitteln hervorgerufene oft höchst bedeutende Peristaltik, die sich auf Blase und Uterus fortsetzt, beitragen. Von den bereits abgehandelten drastischen und ätherisch-öligen Abortiva sind diejenigen abzutrennen, welche, ohne die Gefässfüllung des Uterus zu vermehren, Zusammenziehungen der Gebärmutter (Wehen) hervorrufen, durch welche ebenfalls bei bestehender Gravidität Lösung der Eihäute und Expulsion des Gebärmutterinhalts erfolgt. Diese Mittel heissen wehenerregende Mittel, Odinegoga, und dienen besonders bei Wehenschwäche im Verlaufe der Geburt, deren Verlauf sie beschleunigen, weshalb ihnen auch der Name Parturefacientia beigelegt wird. Ihre therapeutische Verwendung beschränkt sich aber nicht auf die Geburtsbeschleunigung durch raschere Expulsion des Kindes und der Nachgeburt, sondern sie dienen fast noch häufiger zur Stillung von Uterinblutungen, nicht nur in der Periode der Geburt und des Wochenbetts, sondern da sie auch am nichtschwangeren Uterus Contraction veranlassen, bei Nichtschwangeren, wobei sie dann durch Compression der Muskelfasern das Lumen der blutenden Gefässe verengen. Dieser Effect wird noch verstärkt durch einen contrahirenden Einfluss auf die Gefässe selbst, der zum Theil auf einer starken Erregung des vasomotorischen Centrums, zum Theil auch auf Beeinflussung der Gefässe selbst beruht und die Effecte erklärt, welche die hierhergehörigen Mittel auch bei Blutungen in anderen Organen (Magen und Darm, Nieren, Lungen u. s. w.) äussern.

Die Anwendung der Emmenagoga und Odinegoga bei Menstruationsanomalien bedarf grosser Vorsicht; bei irgendwelchem Verdacht auf Gravidität abstrahirt man am besten ganz davon. In vielen Fällen ist auch die Amenorrhoe Folge anderer krankhafter Störungen, z. B. von Chlorose, mit deren Beseitigung jene schwindet; hier ist Eisen oft wirksamer als Emmenagoga. Auch Uterinhämorrhagien sind oft Folge örtlicher Leiden der Gebärmutter, deren Beseitigung durch topische Mittel eher gelingt als durch Uterina.

In Folge ihrer gefässverengenden Wirkung sind manche Uterina von Werth bei den katarrhalischen und blennorrhagischen Affectionen verschiedener Schleimhäute und insbesondere auch der Urogenitalschleimhäute. In dieser Beziehung schliessen sie sich an einzelne balsamische Stoffe an, die bei Schleimflüssen der Urethra, aber auch der Vagina, und namentlich gegen Tripper mit Nutzen gebraucht werden. Die Wirkung dieser als Trippermittel, Antigonorrhoica, bezeichneten Medicamente, deren Heileffect offenbar mit der Elimination ihrer wirksamen Principien durch den Harn im Zusammenhange steht, erstreckt sich auch auf andere Schleimhäute, doch ist der Gebrauch gegen Gonorrhoe so überwiegend, dass ihre anderweitige Verwendung kaum in Betracht kommt.

1. Ordnung. Uterina, Gebärmuttermittel.

Secale cornutum; Mutterkorn.

Dieses seit dem 16. Jahrhundert medicinisch benutzte vegetabilische Product ist das Dauermycelium eines als Cordiceps purpurea Fr. oder Claviceps purpurea Tulasne bezeichneten Pilzes aus der Familie der Pyrenomyceten. Dieser kommt in drei verschiedenen, früher als selbstständige Bildungen angesehenen Entwicklungszuständen vor, von denen die beiden ersten an der Blüthe und den Fruchtknoten verschiedener Gramineen, namentlich am Roggen, Secale cereale L., sich entwickeln. Von ihnen ist der erste der Roggenhonigthau (Sphacelia), ein zäher, gelblicher, süsser Schleim, der sich in jungen Roggenblumen in der Weise entwickelt, dass die auf diese niedergefallenen Pilzsporen eine Menge feiner Zellfäden (Hyphen) treiben, die den untern Theil des jungen Fruchtknotens durchziehen, wobei gleichzeitig ein süsser Saft aus dem mehr oder minder zerstörten Fruchtknoten ausschwitzt. Aus der Sphacelia bildet sich durch Anschwellung und Verdichtung der Myceliumfäden am Grunde des Blüthenbodens ein dichtes und festes Zellgewebe, das zu einem fleischigen, spornartigen, aussen violett schwarzen Körper auswächst, der an seiner Spitze die vertrocknete Sphacelie wie eine schmutzig-weisse Mütze trägt. Dieses wegen seiner Aehnlichkeit mit einem Sporn von den Franzosen als Ergot bezeichnete zweite unfruchtbare Entwicklungsstadium des Pilzes (Sclerotium, Dauermycelium) ist das Mutterkorn, Sclerotium clavus DC., aus welchem sich im Herbst oder Frühjahr unter günstigen Bedingungen der ausgebildete, sporentragende Pilz entwickelt, indem die äussere Schicht des Sclerotiums sich in Läppchen ablöst und an den entblössten Stellen kleine, anfangs röthlichgelbe, später bräunliche, gestielte Köpfchen auftreten.

Das allein medicinisch gebräuchliche Roggenmutterkorn, das die auf anderen Gräsern vorkommenden analogen Bildungen an Grösse meist übertrifft, bildet gerundet dreikantige, meist bogenförmig gekrümmte, spindelförmige

Körper, welche höchstens 40 mm. lang und 6 mm. dick sind und deren dunkelviolette oder schwarze, am Grunde hellere, schwach bereifte, oft eingesunkene Flächen gewöhnlich bis tief in das innere weisse oder röthliche Gewebe hinein aufgerissen sind. Es ist hornartig, schwierig zu pulvern, schmeckt fade und riecht widrig ranzig. Die Droge muss vor der Reife des Roggens in vollkommen entwickeltem Zustande gesammelt werden; unreifes und überreifes Mutterkorn ist ohne Wirkung. Das wirksamste scheint in höheren Lagen auf Sand- oder Kalkboden zu wachsen Bei längerer Aufbewahrung, besonders in Pulverform, verliert es an Activität, so dass mehr als 1 Jahr altes nicht mehr gebraucht werden darf. Einzelne Mutterkornarten von anderen Gramineen, z. B. der nordafrikanischen Ampelodesmus tenax, scheinen noch stärker als Roggenmutterkorn zu wirken.

Das Mutterkorn enthält ausser reichlichen Mengen saurer Phosphate der Alkalien und Erden verschiedene Farbstoffe (Scleroiodin, Sclererythrin, Scleroxanthin), Oleïn- und Palmitinglyceride (nahezu 35 %), einen cholesterinartigen Körper, Pilzzucker, Mannit, zwei eigenthümliche Säuren (Ergotinsäure, Sphacelinsäure) und eine grössere Anzahl basischer Substanzen (Methylamin, Trimethylamin, Isocholin, Ergotinin, Ecbolin, Picrosclerotin, Cornutin) und mehrere unbenannte inactive Stoffe. Von diesen Bestandtheilen sind nach den eingehenden Untersuchungen Kobert's nur die Säuren und das Cornutin für die Wirkung des Mutterkorns von Bedeutung.

Die Ergotinsäure (Sclerotinsäure, Ergotsäure), die aus dem wässrigen Extracte des mit Aetheralkohol erschöpften Mutterkorns dargestellt wird, ist eine stickstoffhaltige Säure, die ein in Wasser leicht, in Alkohol sehr schwer lösliches hygroskopisches, weisses Pulver darstellt und beim Kochen mit verdünnter Salz- oder Schwefelsäure sich in Zucker und eine wirkungslose organische Base spaltet. Dieselbe Spaltung bewirken die Verdauungsfermente des Pancreas. Die Sphacelinsäure ist ein stickstofffreies Harz. Sie stellt in reinem Zustande ein schneeweisses, durch Reiben elektrisch werdendes Pulver dar, das sich nicht in Wasser und verdünntem Weingeist, etwas in Aether, Chloroform, Schwefelkohlenstoff und fetten Oelen, leicht in kaltem absolutem Alkohol und Aetheralkohol, besonders beim Erhitzen, löst. Durch längeres Aufbewahren wird sie unwirksam. Ihre Salze lösen sich in heissem Wasser, nicht aber in alkoholhaltigem Aether. Das Cornutin ist eine bisher chemisch nicht genau untersuchte, von dem Ergotinin und Echolin völlig verschiedene, höchst wirksame Base, die dem Mutterkorn durch mit Salzsäure angesäuertes Wasser leicht entzogen werden kann; die eingeengte neutralisirte wässrige Lösung wird zuerst mit Alkohol von 95° extrahirt, das Extract durch Aether vom Ergotinin befreit und nach Alkalinisirung mit Essigäther ausgezogen. Die nur als gelbliches Pulver bekannte freie Base ist in Wasser unlöslich, während sich organisch saure Salze und salzsaures Cornutin leicht in Wasser auflösen. In feuchter Luft und am Lichte verharzen Cornutin und Cornutinsalze unter Bräunung.

Die von älteren Autoren als Ergotin bezeichneten activen Extracte aus Mutterkorn wirken durch einen der drei genannten

Körper. Das Ergotin von Wiggers (alkoholisches Extract) ist vorwaltend Sphacelinsäure, das Ergotin von Bonjean (wässriges Extract) namentlich Ergotinsäure.

Das Mutterkorn wirkt theils örtlich reizend, theils nach der Resorption seiner wirksamen Präparate auf die Nervencentren. das Gefässsystem und die Gebärmutter. Die Wirkung auf das Nervensystem ist vorzugsweise auf das Cornutin und die Ergotinsäure zu beziehen; diejenige auf die Gefässe, soweit es sich um Contraction handelt, und auf den Uterus, den Mutterkorn zu kräftigen Contractionen anregt, hängt vom Cornutin und der Sphacelinsäure ab. Intern eingeführte grössere Dosen Mutterkorn oder mutterkornhaltigen Brodes erregen beim Menschen Aufstossen, Uebelsein, Würgen und Erbrechen, bisweilen Kolikschmerzen und Diarrhöe, meist auch vermehrte Speichelsecretion. Bei acuter Mutterkornvergiftung können sich hämorrhagische Erosionen im Magen finden. Oertlich irritirende Wirkung kommt allen drei activen Principien zu. Die irritirende subcutane Injection von wässrigen Extracten wird zumeist durch die Säure bewirkt, da neutralisirte Lösungen weder Entzündung noch Abscedirung veranlassen.

Beim Menschen erzeugen Dosen von 0,5—1,5 Mutterkorn (ausser Contractionen des Uterus im Zustande der Gravidität) keine entfernten Erscheinungen. Bei höheren Gaben (4,0—8,0) entstehen ausserdem Völle im Kopf, Taumel, Schwindel, Pupillenerweiterung ohne besondere Sehstörungen und beträchtliche Verlangsamung des Pulses (um 10—15 Schläge in der Minute).

Bei Thieren treten nach grösseren Gaben ähnliche Erscheinungen ein, und bei toxischen Dosen erfolgt nach vorausgehendem Taumeln Lähmung der Hinterbeine, Anästhesie, Auftreten von Zuckungen und starker Prostration der Tod. Häufig ist Abortiren nach Fütterung mit Mutterkorn bei Kühen, vereinzelt auch bei Schweinen, Katzen und Hündinnen constatirt.

Der längere Consum von Brod aus mutterkornhaltigem Roggen führt zu einer schweren, als Ergotismus bezeichneten, chronischen Intoxication, die wiederholt seit dem Mittelalter bis in die neueste Zeit hinein in verschiedenen Ländern, früher besonders in der Sologne und in einzelnen Theilen des nördlichen Deutschlands, in unserer Zeit in Schweden und Finnland zu ausgedehnten Epidemien Veranlassung geworden ist. Sie kommt bei uns fast ausschliesslich als spasmodische Form, die sog. Kriebelkrankheit, Ergotismus convulsivus, vor, die sich durch Störungen der Sensibilität (Kriebeln, Formication, Gefühl von Pelzigsein oder vollkommene Anästhesie der Finger und Zehen, weiterhin auch der Extremitäten oder des ganzen Rumpfes), in schweren Fällen auch durch heftige und ausserordentlich schmerzhafte tonische Contractionen der Muskeln, namentlich der Flexoren, Schwindel, Pupillenerweiterung, Störungen des Sehvermögens und epileptiforme Anfälle characterisirt. Auch Ataxie und Psychosen kommen dabei vor. Das Vorkommen von Brandblasen an den Fingern und brandiger Abstossung von Fingergliedern in einzelnen Fällen bildet den Uebergang zu dem Ergotismus gangraenosus, der in den Epidemien des heiligen Feuers (Ignis sacer) im Mittelalter und der in der Sologne noch in diesem Jahrhundert vorgekommenen Gangraena epidemica seinen Ausdruck findet und sich durch brandiges Abstossen einzelner Glieder, in der Regel der Zehen, aber auch der ganzen Beine und Arme, kennzeichnet. Diese Form entsteht wahrscheinlich nur durch Einführung viel grösserer Mengen von Mutterkorn, das bei uns in den beobachteten Epidemien höchstens $^1/_6$—$^1/_5$, in den französischen $^1/_3$—$^1/_4$ des verbackenen Roggen betrug. Sie ist von der Sphacelinsäure abhängig, durch die man bei Schweinen und Hähnen brandiges Absterben peripherer Organtheile (Klauen, Kämme) in Folge von Hyalinbildung in den Gefässen hervorbringt.

Cornutin bewirkt in kleinen Mengen bei trächtigen Thieren Ausstossung der Leibesfrucht durch Reizung der im unteren Theile des Rückenmarks belegenen Centren der Uterusbewegung und regt schon zu 5 Mgm. die Wehenthätigkeit bei Kreissenden mächtig an. Grosse Dosen rufen bei Thieren Blutdrucksteigerung, Brechdurchfall, Muskelsteifigkeit (nach Art des Veratrins), Speichelfluss und Verlangsamung der Herzaction durch Vagusreizung hervor. Sphacelinsäure wirkt durch Erregung des vasomotorischen Centrums stark contrahirend auf die Gefässe, erzeugt hyaline Thrombosen und ruft ataktische Erscheinungen hervor. Die Ergotinsäure ist vom Magen aus kaum toxisch, da sie im Darme gespalten wird, erzeugt subcutan höchstens vorübergehende reflectorische Steigerung des Blutdruckes, bewirkt aber in grösseren Dosen rasch Erweiterung der Gefässe durch Lähmung des vasomotorischen Centrums. Contractionen des Uterus bringt sie nicht hervor, dagegen wirkt sie lähmend auf die Nervencentra und tödtet durch Paralyse des Athemcentrums.

Das Mutterkorn hat seine hauptsächlichste Bedeutung in der geburtshülflichen Praxis als Mittel zur Hervorrufung von Contractionen des Uterus bei Wehenschwäche im Verlaufe sonst normaler Kopfgeburten nach gehöriger Erweiterung des Muttermundes, in Fällen, wo nicht unmittelbare Gefahr für das Leben der Mutter oder des Kindes die Beendigung der Geburt durch Kunsthülfe nöthig macht. Man hat es auch bei Retention der Placenta in Folge mangelhafter Uteruscontraction und zur Einleitung künstlicher Frühgeburt benutzt.

Die Anwendung des Mittels bei Geburten ist bei richtigem Gebrauche ohne Gefahr für das Leben der Mutter oder des Kindes. Selbst ziemlich hohe Gaben Mutterkorn erregen ausser Uebelkeit und Erbrechen kein unangenehmes Symptom. Zu Uterusrupturen kann das Mittel nur dann führen, wenn es vor gehöriger Erweiterung des Muttermundes oder bei abnormen Beckenverhältnissen gereicht wird. In Bezug auf das Kind ist allerdings zu besorgen, dass durch die vom Mutterkorne hervorgerufenen stürmischen Uterincontractionen Circulationsstörungen zunächst in den Uteringefässen, dann auch in der Placenta und weiterhin im Nabelstrange und im Kreislaufe des Kindes resultiren. Auch sind asphyktische Todesfälle nach Mutterkorngebrauch keine Rarität, erklären sich aber auch ohne Annahme einer Vergiftung durch die ungünstigen Verhältnisse, unter denen man das Mittel reicht.

In zweiter Reihe kommt das Mutterkorn bei Blutungen, und zwar bei Weitem am häufigsten bei Metrorrhagien, wo es besonders in der Nachgeburtsperiode sich bewährt, aber auch bei

Lungen-, Magen- und Darmblutungen und selbst bei solchen aus Geschwülsten (Carcinomen) in Anwendung.

Bei Gebärmutterblutungen post partum, denen mangelhafte Contraction des Uterus zu Grunde liegt, hat das Mutterkorn in Substanz den besten Erfolg, indem es entweder durch Herbeiführung von Zusammenziehung des Uterus und Verengerung der Gefässe hämostatisch wirkt oder durch erstere die die Blutung unterhaltenden Coagula entfernt. Die Wirkung tritt auch bei Nichtschwangeren und bei Jungfrauen bei Menorrhagie hervor; auch versagt das Mittel keineswegs immer bei Metrorrhagien, welche mit Geschwülsten im Uterus in Verbindung stehen. Die Effecte bei anderen Blutungen treten ebenfalls bei dem Mutterkorne als solchem vermöge der Gefässverengung durch Cornutin und Sphacelinsäure hervor, sind aber auch bei den von diesen Stoffen freien wässrigen Extracten und bei Sclerotinsäure vielfach constatirt und erklären sich hier aus der durch letztere bewirkten Herabsetzung des Blutdruckes.

In dritter Linie ist der Effect bei gewissen vasomotorischen Neurosen, z. B. Hemicrania angioparalytica, Hirncongestionen, zu nennen, der auf die Erregung des vasomotorischen Centrums bezogen werden muss. Ausser diesen Anwendungen, wo das Mutterkorn zur Beseitigung acuter Störungen gegeben wird, ist es auch im Hinblick auf die dadurch bewirkte Gefässcontraction bei chronischen Störungen in Anwendung gekommen, und zwar auch hier vorwaltend bei Uterusleiden, z. B. zur Rückbildung von Hypertrophie und zur Verkleinerung, ja selbst zur Beseitigung von Myomen, sowie bei chronischer Leukorrhöe, aber auch bei Aneurysmen und Varicen, wo man die Mutterkornpräparate besonders hypodermatisch anwendet. Dass Uterustumoren, besonders weiche und mehr submucös gelegene, durch Mutterkorn verkleinert und mitunter ausgestossen werden, unterliegt keinem Zweifel. Die Heilwirkung concentrirter Mutterkornextractlösungen bei Varicen (in unmittelbarer Nähe injicirt) scheint in analoger Weise wie die der Alkoholinjectionen durch Erzeugung adhäsiver Entzündungen oder durch den Druck der durch solche Injectionen häufig erzeugten inflammatorischen Schwellung sich zu erklären. Aehnliche günstige Effecte sind auch bei Prolapsus ani beobachtet. Der Wirksamkeit bei Leukorrhöe entspricht auch diejenige bei anderen Schleimhautkatarrhen, z. B. bei Blasenkatarrh.

Weniger prägnant sind die Erfolge des Mutterkorns, die man von seiner Action auf Rückenmark und motorische Centren ableitet, z. B. bei Paralysen, die allerdings einer Besserung durch Mutterkorn zugängig erscheinen, wenn Blutüberfüllung, chronische Entzündung oder Entzündungsresiduen in den Nervencentren oder deren Häuten die Ursachen der Lähmung sind.

Hauptsächlich sind es Paraplegien mit Urinincontinenz, wo das Mittel sich bewährt, doch wird auch mitunter hysterische Paraplegie und selbst Ataxie dadurch günstig beeinflusst, während es bei Chorea, Epilepsie, Tetanus, Manie, Keuchhusten wenig nützt. Die in England versuchte Mutterkornbehandlung des Diabetes und sonstige Verwendungen, z. B. bei Herzschwäche, Trichinose, Spermatorrhöe, haben keine Bedeutung.

Innerlich wird Mutterkorn als wehenbeförderndes Mittel und bei Metrorrhagien zu 0,5—1,0 in Intervallen von 10—15 Min. gegeben, während man bei anderen Krankheiten 0,3—1,0 2—3mal täglich benutzt. Die gewöhnlichste Anwendungsform ist die der Pulver (in charta cerata). Man reiche nur wenige Gaben, da stundenlanges Fortgeben niemals Contractionen bedingt, wenn nicht die ersten Gaben helfen. Man giebt auch Infuse oder Abkochungen (2,0—5,0 : 100,0) innerlich oder im Klystier, doch enthalten diese kein Cornutin. Sie sind auch zu Injectionen benutzt.

Präparate:

1) ***Extractum Secalis cornuti**, *Extractum haemostaticum, *Ergotinum (Bonjean); **Mutterkornextract,** Ergotin. Dickes wässriges Extract, im Wesentlichen nach den von Bonjean (1842) für sein als blutstillendes Mittel innerlich und äusserlich empfohlenes Ergotin (Extrait hémostatique) angegebenen Principien bereitet. Das durch Ausziehen im Verdrängungsapparate bereitete Extract der österr. Phkp. wird vor der Einengung mit grösseren Mengen conc. Weingeist behandelt und enthält demnach kein Cornutin, sondern nur die Ergotinsäure. Auch in dem Macerationsextracte des D. Arzneibuches, nach dessen Vorschrift der eingeengte wässrige Auszug längere Zeit mit verdünntem Weingeist behandelt wird, ist Ergotinsäure das active Princip. Das rothbraune, in Wasser klar lösliche, widerlich bitter schmeckende und nach gebratenem Fleische riechende Extract wird als Hämostaticum bei Blutungen des Tractus und entfernter Organe innerlich zu 0,2—2,0 3—4mal täglich in Pillen oder Solution und äusserlich bei Flächenblutungen, Metrorrhagien und Darmblutungen in den dem jedesmaligen Zwecke entsprechenden Formen von Umschlägen, Einspritzungen und Klystieren in wässriger Solution (1 : 3—10) verordnet. Man verbindet es zur Stillung äusserer Blutungen mit andern Hämostatica, z. B. Eisenchlorid, Alaun. Sehr häufig dient es in der gynäkologischen Praxis in einfacher wässriger oder glycerinhaltiger Lösung zu subcutaner Injection, die wegen der irritirenden Wirkung des sauren Extracts mit neutralisirten Lösungen ausgeführt und am zweckmässigsten durch Einspritzung in die Muskeln ersetzt wird. Man gebraucht zur Erzielung entfernter Wirkungen 3—5 $^0/_0$ Solutionen, während zur Erzeugung localer adhäsiver Entzündung (bei Varicen) selbst Lösungen von 1 : 2—3 gebraucht werden. Die Dosis beträgt 0,05—0,3. Das neutralisirte Präparat ersetzt vollkommen das aus (durch Aether) entöltem Mutterkorn dargestellte, durch Dialyse gereinigte Extractum Secalis cornuti dialysatum (von Wernich), das wegen geringerer lokaler Wirkung früher viel gebraucht wurde, übrigens auch nur Ergotinsäure enthält.

Statt des Extracts kann auch die Ergotinsäure, Acidum ergotinicum, subcutan oder parenchymatös in wässriger Lösung von 1 : 5—10 in Dosen von 0,05—0,2, nöthigenfalls mehrmals wiederholt, benutzt werden. Die Lösung ist stets frisch zu bereiten, da sie schon in 24 Std. unbrauchbar wird und nach einigen Tagen vollständig verschimmelt.

2) **Extractum Secalis cornuti fluidum; Mutterkorn-Fluidextract.** Aus 100 Mutterkorn mit 2 Weingeist und 8 Wasser, unter Zusatz verdünnter Salzsäure (2,4 Salzsäure und 3,6 Wasser vor dem Eindampfen) bereitetes Fluidextract, rothbraun, klar. Enthält Ergotinsäure, Cornutin u. a. Mutterkornalkaloide. Zu 0,3—1,0 innerlich in aromatischen Mixturen.

Ausser den officinellen Extracten sind im Handel eine Reihe andere Extracte als Specialitäten, unter denen einzelne, z. B. das Ergotin von Bombelon (neutral), Denzel, Yvon, sich durch Alkaloidgehalt auszeichnen. Die früher gebräuchlichen flüssigen Auszüge (Tinctura Secalis cornuti s. Liqueur obstétricale de Debouze, Oleum Ergotae) sind ausser Curs.

Verordnungen:

1) ℞
Secalis cornuti 0,5
Pulv. Cinnamomi Cassiae
Sacchari albi āā 2,5
M. f. pulv. Disp. tales doses No. 4. D. in charta cerata. S. Alle 10 Minuten ein Pulver. (Bei Wehenschwäche.)

2) ℞
Secalis cornuti
Boracis āā 0,6
M. f. pulv. D. tales doses No. 4 in charta cerata. D. S. Alle 10 Minuten ein Pulver.

3) ℞
Extracti Secalis cornuti 1,0
Aq. destillat. 100,0
Syrupi Aurantii florum 25,0
M. D. S. Stündlich einen Esslöffel voll.
(Bei Metrorrhagie u. andern Blutungen.)

4) ℞
Extracti Secalis cornuti 2,5
Natrii carbonici q. s. ad perfectam neutralisationem.
Aq. dest. 50,0.
M. D. S. Zur Subcutaninjection.

5) ℞
Extracti Secalis cornuti
Acidi tannici ãã 1,0
Extr. Opii 2,0
Succi Liquir. dep. q. s.
ut f. pilul. No. 20. Consp. Magnesia.
D. S. 2—3stündl. 1 Pille. (Bei Hämoptysis.

***Rhizoma Hydrastis**, *Radix s. Rhizoma Hydrastidis; **Hydrastiswurzel**, Goldsiegelwurzel, Canadische Gelbwurzel.

Die Droge ist der bewurzelte Wurzelstock der nordamerikanischen Ranunculacee Hydrastis canadensis L., ausgezeichnet durch die schöne gelbe Farbe des inneren Gewebes, welche auch durch die äussere, dünne, braune Korkschicht nicht völlig verdeckt wird. Das Rhizom ist 4 cm lang, gegen 6 mm dick, hin- und hergebogen, wenig verzweigt, mit kurzen, dicken Stengelresten besetzt. längsrunzelig, dicht quergeringelt und stellenweise fast knollig verdickt. Die Bruchfläche zeigt meist 10, von breiten Markstrahlen aus einander gehaltene Holzbündel, die ein ansehnliches Mark einschliessen. Die zahlreichen Wurzeln sind mehrere cm lang und 1 mm dick.

Die Goldsiegelwurzel verdankt ihre in Nordamerika lange bekannte blutstillende Wirkung einem als Hydrastin bezeichneten Alkaloide, von welchem $1^1/_2{}^0/_0$ darin vorhanden sind. Daneben enthält sie noch $4^0/_0$ Berberin, das für den Haupteffect der Droge ohne Bedeutung ist, dagegen durch seine Wirkung auf die Digestion, indem es bei längerem Gebrauche nicht selten Besserung des Appetits bedingt.

Die therapeutischen Effecte des Hydrastins beruhen wesentlich auf Erregung des vasomotorischen Centrums, wodurch starke Gefässverengung und Steigen des Blutdruckes resultirt, womit sich gleichzeitig Steigerung der Pulszahl durch Erregung der herzbeschleunigenden Nerven verbindet.

In grösseren Mengen wirkt es toxisch, ruft bei Fröschen Tetanus, bei Warmblütern vorwaltend Paralyse hervor und lähmt die Herzthätigkeit. Bei Menschen kommen Aufregung und Störung der geistigen Thätigkeit als Nebenwirkungen vereinzelt vor. Das Berberin theilt die Wirkung des Hydrastins nicht.

Man wendet die Hydrastiswurzel vorwaltend bei Gebärmutterblutungen an, sowohl bei congestiver Dysmenorrhoe als bei Hämorrhagien in Folge krankhafter Zustände des Uterus (Myome, parametritische Narben, unvollkommene Involution im Puerperium, Metritis, Endometritis).

Directen contrahirenden Einfluss auf den Uterus besitzt Hydrastis nicht, so dass es höchstens durch seinen anämisirenden Effect auf das Organ leicht Contractionen hervorruft, weshalb es als wehentreibendes Mittel unzulässig ist und auch bei rasch zu stillenden Uterushämorrhagien das Mutterkorn nicht ersetzen kann. Dagegen erklärt die gefässcontrahirende Wirkung auch die damit erhaltenen günstigen Effecte bei chronischen Katarrhen der Vagina, chronischer Endometritis und chronischer Pharyngitis.

Man benutzt Hydrastis in Form des **Hydrastis-Fluidextracts, *Extractum Hydrastis fluidum,** eines mit 70 % Weingeist bereiteten Fluidextracts, das man zu 20—30—40 Tropfen 3—4stündl. oder auch 2stündl. (bei mehrwöchentlicher prophylaktischer Darreichung in Fällen von Menorrhagie) in süssem Weine oder in Zimmt- oder Himbeersyrup verabreicht. Auch das in Wasser lösliche salzsaure Salz des Hydrastins, Hydrastinum muriaticum, kann intern in Mixturen angewendet, während das Hydrastin nur in Alkohol, Chloroform und Aether, nicht in Wasser löslich ist. Demselben ist jedoch das Hydrastinin, ein basisches Spaltungsproduct des Hydrastins, das sich nach der Formel $C_{22} H_{23} NO_7 + O = C_{10} H_{10} O_5 + C_{12} H_{13} NO_3$ unter leichter Oxydation in Opiansäure und Hydrastinin spaltet, ein Derivat des Isochinolins, vorzuziehen. Dieses besitzt weit anhaltendere und stärkere gefässverengende Wirkung als Hydrastin, wirkt aber weder tetanisirend noch herzlähmend. Das in Wasser leicht lösliche salzsaure Salz, Hydrastininum hydrochloricum, bewährt sich in wässriger Lösung (1 : 10—20) in Dosen von 0,05—0,1 subcutan bei Gebärmutterblutung aus verschiedenen Ursachen, namentlich bei congestiver Dysmenorrhoe.

Sonstige Uterina. Man schreibt dem Borax (S. 129) und noch einer grösseren Anzahl vegetabilischer Mittel wehentreibende und abortive Wirkung zu; doch ist bei keinem der Effect mit Sicherheit constatirt. Als Odinegogum und Hämostaticum gelten in Nordamerika der anscheinend ganz unwirksame Brandpilz des Mais, Ustilago Maydis, ferner das Rhizom von Chaemaelirium luteum, und die als Radix Gossypii bei Wehenschwäche empfohlene Wurzel der Baumwollpflanze, Gossypium herbaceum L. Bei uns gelten die ein vorwaltend auf die Medulla oblongata wirkendes, stark giftiges Alkaloid einschliessenden Blätter des Eibenbaumes, Taxus baccata L. (Fam. Taxineae) und die ebenfalls giftigen Blüthen der Pfingstrose, Paeonia officinalis L., für Abortiva.

---

2. Ordnung. Antigonorrhoica, Trippermittel.

Die activen Principien der Antigonorrhoica sind Harze und ätherische Oele, von denen die ersteren zum Theil im Organismus zu Harzen oxydirt werden. Diese erscheinen im Urin, dessen Einwirkung auf die Schleimhaut allgemein wirksam bei der Heilung des Trippers angesehen wird, besonders nach Beobachtungen an Hypospadiäen, bei denen nach Trippermitteln die Gonorrhoe auf dem hinteren, von dem Harn bespülten Theile der Harnröhrenschleimhaut cessirte, während der Ausfluss im vorderen fortdauerte, und nach der vielfach gemachten Beobachtung, dass bei Leukorrhoe und Urethralblennorrhoe des Weibes die Harnröhrenaffection weit rascher als die Scheidenaffection heilt und letztere durch den Harn der betreffenden Kranken geheilt werden kann. Die im Urin ausgeschiedenen Resinate verändern zwar die Proteïnsubstanzen der Eiterzellen nicht, entziehen ihnen aber die Fette und bewirken dadurch Schrumpfung und Hemmung ihrer Fortentwicklung. Man hat gegen diese Theorie eingewendet, dass die Behandlung des Trippers durch den Urin von Personen, welche grosse Mengen Antigonorrhoica (Cubeben, Copaiva) einnehmen, negatives Resultat giebt und die fraglichen Mittel bei directer Injection in die Urethra weit weniger wirksam sind als bei interner Einführung. Vielfach wird deshalb eine substitutive Action auf die Blasen- und Urethralschleimhaut angenommen oder der contrahirende Einfluss auf die Gefässe, der bei der Elimination sich geltend macht, als Ursache der Beschränkung der Secretion betrachtet.

Die internen Trippermittel, unter denen Copaiva und Cubeben die zuverlässigsten sind, stehen im Ganzen den Injectionen von Zinksulfat und ähnlicher Mittel nach, die den Ausfluss in der Regel rascher und sicherer beseitigen, wodurch der Arzt oft gezwungen wird, die interne Behandlung zu verlassen und mit Einspritzungen zu vertauschen; andererseits giebt es aber auch Individuen, bei denen auch die regelrechteste Cur mit Injectionen nicht anschlägt und man mit den Balsamica verhältnissmässig rasch zum Ziele gelangt. Manchmal ist entschieden gleichzeitiger Gebrauch beider Methoden das Beste. Eine Hauptregel bei Anwendung der Balsamica, deren Uebersehen die Heileffekte oft beeinträchtigt, ist die, dass auch nach Wegbleiben des Ausflusses die Mittel noch 8—14 Tage fortzugeben sind.

Cubebae, Baccae s. *Fructus Cubebae, Piper Cubebae, P. caudatum: **Cubeben,** Schwanzpfeffer.

Die getrockneten, unreifen Steinfrüchte der zur Familie der Piperaceen gehörenden, auf Java, Borneo und Sumatra einheimischen, strauchartigen Cubeba officinalis Miq. s. Piper Cubeba L. sind dunkelgraubraun, etwa von der Grösse des schwarzen Pfeffers, ziemlich hart, einsamig, netzförmig runzlig, mit dünnem Fruchtgehäuse versehen, am Grunde in einen 4—6 mm langen Stiel sich verdünnend, von starkem eigenthümlichem Geruche und aromatischem, lang andauerndem, etwas scharfem und bitterlichem Geschmacke. Aehnliche Früchte liefern auch andere Arten der Gattung Cubeba, z. B. Cubeba canina Miq. die kleineren Cubebae caninae s. minores.

Die Cubeben enthalten ein, hauptsächlich aus einem Sesquiterpen, $C_{15} H_{24}$, bestehendes, ätherisches Oel, welches den Namen Cubebén erhalten hat (6—15%), einen indifferenten Körper, das Cubebin, und ein Harz, welches aus einem neutralen und einem sauren Antheile, der Cubebensäure (3%), besteht. Auf der Einwirkung der letzteren, welche als solche in den Harn übergeht und bei Gesunden vermehrte Diurese und Ausscheidung von Harnsäure bedingt, beruht vorwaltend die Wirkung der Cubeben bei Tripper, während Cubebin unwirksam und das ätherische Oel nur von untergeordneter Bedeutung ist. Immerhin sind aber die Cubeben in Substanz bei Tripper entschieden wirksamer als die einzelnen Componenten.

In kleineren Dosen wirken Cubeben nicht erheblich anders wie Pfeffer, wie sie auch früher gleich diesem als Küchengewürz benutzt wurden. Grössere medicinische Einzelgaben (15,0—30,0) und längerer Gebrauch kleiner Gaben führen oft zu gastrischen Störungen (Erbrechen, Magenschmerzen), die zum Theil von der Cubebensäure, namentlich aber vom ätherischen Oele abhängen. Cubebensäure bewirkt in wiederholten stündlichen Gaben von 0,6 und darüber häufiges Aufstossen, Blähungen, Wärme im Magen, Kopf- und Leibschmerzen, geringe Zunahme der Pulszahl und Eigenwärme, bei Tripperkranken auch Brennen in der Urethra. Das ätherische Cubebenöl wirkt auf Hunde und Kaninchen zu 30,0 in 12—72 Stunden unter gesteigerter Pulsfrequenz und Athmung, vermehrter Diurese, Albuminurie, Nephritis und Cystitis letal und ruft beim Menschen in wiederholten Gaben von 10—40 Tropfen 2stündl. Ructus, Blähungen, Erbrechen, Diarrhöe, Schwindel und etwas Reiz zum Harnlassen, in grosser (10,0 in 6 Stunden) Reizung der Harnwege, Fieberhitze, unruhigen Schlaf und selbst mehrtägiges Unwohlsein hervor.

Abgesehen von Gonorrhoe, wo ihre hauptsächlichste Wirksamkeit meist im Anfangsstadium, aber seltener bei chronischem Verlaufe hervortritt, sind die Cubeben auch bei anderen Urethralkatarrhen und chronischer Cystitis, bei Enuresis, bei Neuralgien des Blasenhalses, bei Croup, Wechselfieber, Diabetes und Cholera asiatica in Anwendung gekommen. Bestehender Magen- oder Darmkatarrh contraindicirt das Mittel.

Man giebt die Cubeben bei Gonorrhoe am besten allmälig steigend zu 1,0—10,0 3mal täglich in Form von Pulvern (mit Zimmt oder anderen Aromatica, oder in Oblaten) oder Boli, auch in Latwerge. Sehr rationell erscheinen die von dem ätherischen Oele befreiten, auch in grösseren Mengen die Digestion nicht störenden Cubeben (Cubebae praeparatae).

Präparat:

***Extractum Cubebarum; Cubebenextract.** Aetherisch-spirituöses, dünnes Extract, braun, nicht in Wasser löslich, beim Stehen Cubebin krystallinisch absetzend. Zu 0,5—2,0 mehrmals täglich in Kapseln, Pillen, Bissen, Electuarien.

Verordnungen:

1) ℞

Pulv. Cubebarum 50,0

D. in charta. S. Dreimal täglich 1—2 Theelöffel voll in Oblate zu nehmen.

2) ℞

Cubebarum pulv. 15,0
Succi Juniperi insp.
Syrupi simpl. āā 30,0
M. f. elect. D. S. In 24 Stunden zu verbrauchen.

Matico. — Den Cubeben verwandt sind die als Antiblennorrhagicum bei Blutungen, Bronchitis, Blasenkatarrh und Dyspepsie benutzten Blätter der südamerikanischen Piperacee Piper angustifolium Ruiz et Pav. s. Artanthe elongata Miq., Folia Matico (Yerba s. palo del soldato, Soldatenkraut). Man giebt sie als wässrig-spirituöses Extract zu 2,0 in Pillen oder als Tinctur (1:10). Die viel gepriesenen Maticoinjectionen enthalten hauptsächlich Kupfersulfat.

***Balsamum Copaivae,** B. Copaiba, B. Capivi; **Copaivabalsam.**

Der schon seit dem Anfange des 17. Jahrhunderts bekannte Copaivabalsam stammt von verschiedenen, in den tropischen Ländern Südamerikas einheimischen, baumartigen oder strauchigen Species der zur Familie der Caesalpinien gehörigen Gattung Copaifera, namentlich von Copaifera officinalis L. (C. Jacquini) und C. Guianensis Desf. ab. Er fliesst aus halbrunden Oeffnungen, die am unteren Theile des Stammes bis in das Kernholz getrieben werden, oft in wenigen Stunden pfundweise aus einem einzigen Stamme, aus. Die Consistenz des Balsams, der eine Lösung mehrerer Harze in ätherischem Oele darstellt, ist je nach der Menge des letzteren bald mehr zähflüssig, bald dünnflüssiger. Er hat hellgelbe bis goldgelbe Farbe, unangenehm aromatischen Geruch und sehr scharf kratzenden und bitterlichen Geschmack. Zum medicinischen Gebrauche wählt man die dickflüssigeren Sorten von 0,96—0,99 spec. Gew. Der Balsam ist mit absolutem Weingeist, Schwefelkohlenstoff, ätherischen und fetten Oelen vollkommen mischbar und löst sich leicht in Aether und Essigäther.

Die antiblennorrhagische Wirkung des Copaivabalsams kommt sowohl dem ätherischen Oele als dem Harzcomplexe zu, doch haben beide keine Vorzüge vor dem Balsame selbst, und ausserdem kommt dem Harzgemenge stark irritirende Wirkung auf den Tractus zu, die es zur medicinischen Verwendung wenig geeignet macht.

Das Copaivaöl, $C_{20}H_{32}$, ein wasserhelles dünnes Oel von 0,88—0,91 spec. Gew., gewürzhaftem Geruche, brennend scharfem Geschmacke und neutraler Reaction, das bei 245—260° siedet, bewirkt auf der Haut bei Menschen, eine Stunde lang applicirt, kurzdauerndes gelindes Brennen, aber keine Röthung. Zu 30,0 tödtet es junge Kaninchen in 11—30 Std.; die Vergiftung verläuft unter Steigerung der Puls- und Athemfrequenz, vermehrter Diurese, Abgang schleimigblutiger Stühle, Adynamie und verminderter Sensibilität ohne Convulsionen. Beim Menschen treten nach grossen Dosen (30,0 in 2 Tagen in Einzelgaben von 3,0—6,0) Ructus, Brechneigung, selbst Erbrechen, Leibschmerzen und Diarrhöe, auch Dysurie auf, wobei der Puls anfangs voller und frequenter wird und die Temperatur um $^1/_2{}^0$ steigt, während zur Zeit der intensivern Darmreizung Pulsschwankung und Sinken der Eigenwärme beobachtet werden. Wenn auch schon 2,0 Durchfall herbeiführen können, so ist doch die toxische Wirkung offenbar nicht gross, da selbst 15,0 auf einmal ohne nachtheilige Folgen verschluckt wurden. Das Copaivaöl wird theils (zu etwa 5 %) durch den Urin und die Exspiration, vielleicht auch durch die Haut als solches eliminirt, theils in ein violettrothes Harz oxydirt, welches im Urin erscheint; die Elimination durch den Harn ist in 36 Std. vollendet. Das Copaivaharz, welches aus einem sauren (Copaivasäure) und zwei indifferenten Harzen besteht, die in ihrer Action keine Differenzen darbieten, bewirkt schon zu 2,5—3,0 heftige Leibschmerzen und führt in wiederholten Gaben von 5,0 zu intensiven Brechdurchfällen, vermehrter Diurese, Lumbarschmerz und Albuminurie, während Blase und Urethra weniger als durch das Oel irritirt werden und vermehrte Harnsäureexcretion nicht eintritt. Das Harz, von welchem sich ca. 13 % im Harne wiederfinden, erscheint darin schon nach 6 Std.; die Elimination ist in 36 Std. vollendet. Die heftig reizende Wirkung auf den Tractus, welche grössere Dosen Copaivabalsam besitzen, muss den darin enthaltenen Harzen zugeschrieben werden. Ein sowohl nach grossen Dosen als nach längerem Gebrauche kleinerer Gaben eintretendes eigenthümliches Phänomen ist das Auftreten von Roseola; auch kommen andere Arzneiexantheme (Ekzem, diffuses Erythem und Purpura) vor.

Bei Tripper findet das Mittel vorzugsweise Anwendung, wenn die entzündliche Reizung geschwunden ist, doch heilt der Balsam auch frische Gonorrhoe und selbst die sog. Trippermetastasen (Epididymitis, Orchitis, Arthritis gonorrhoica). Eine Inconvenienz ist der Widerwillen der meisten Patienten gegen denselben, sowie die nach grossen Dosen nicht selten auftretende Blasenreizung und Empfindlichkeit der Nierengegend.

Von der Gonorrhoe abgesehen fand Copaivabalsam auch bei Cystitis chronica innerlich und in Injection, selbst bei C. haemorrhagica, bei chronischen Katarrhen der Bronchien und der Lunge, namentlich bei reichlicher schleimig eitriger Absonderung (meist mit Terpenthinöl), aber auch selbst bei Lungenblutungen und als Specificum gegen Croup und Diphtheritis, als Diureticum bei Wassersuchten, besonders zur Unterstützung der Digitalis, bei Iritis und Hypopyon, bei Dysenterie und chronischem Rheumatismus, endlich bei Psoriasis, Verwendung. Auch hat man den Balsam pure extern bei Ophthalmia purulenta, indolenten Schenkelgeschwüren und drohender Mastitis, sowie bei Scabies statt Perubalsam mit Erfolg benutzt.

Man giebt Copaivabalsam am einfachsten in Substanz in Gallertkapseln zu 0,5—2,0 (10—40 Tropfen) pro dosi 3—4mal täglich. Die Form der Capsules gélatineuses au copahu, Capsules de Mothe, von denen jede etwa 0,5 enthält, macht jede andere Darreichungsform überflüssig. Bei nicht zu empfindlichen Geschmacksorganen kann man Copaivabalsam auch pure in Tropfenform nehmen lassen, am besten aus einem Liqueurgläschen, worin ein Paar Theelöffel Portwein oder Arrac sich befinden. Auch kann man etwas Citronensaft oder einige Tropfen Spiritus Menthae piperitae nachnehmen oder den Mund vorher und nachher mit Pfefferminzwasser ausspülen lassen. Will man den Balsam unverändert in Pillen administriren, so lässt man 1 Th. geschabtes Wachs mit 2 Th. Balsam zusammenrühren und 3 Th. Pflanzenpulver (am besten Pulv. Cubebarum) hinzufügen. Früher waren Emulsionen (10,0 bis 20,0 mit $^1/_2$ Gi. Arab. auf 150,0), Latwergen (mit 2 Th. Pulv. Cubeb. auf 1 Th. Bals. Cop.) und weingeisthaltige Mixturen (Potion de Chopart) beliebt. Zusatz von Mineralsäure soll die Verdauungsbeschwerden mildern. Electuarien nimmt man in Oblaten, ebenso die nicht unzweckmässige Form der Oelgallerte (Gelatina Balsami Copaivae s. Bals. Cop. solidificatum), die man durch Vermischen mit $^1/_6$ Cetaceum herstellt und messerspitzen- bis theelöffelweise administrirt.

Manche aus Copaivabalsam gefertigte Formen enthalten vorzugsweise das Harz oder eine aus demselben dargestellte Harzseife. Beliebt sind Pillen aus einer mit $^1/_2$ Th. Magnesia usta unter Erwärmen dargestellten Masse mit Pulvis Cubebarum. Die völlig vom Oel befreite Harzmasse bildet das Balsamum Copaivae siccum s. Resina Copaivae s. Balsamum Parisiense, das innerlich zu 1,0—4,0 pro die in Pillen (mit Magnesia, Cubeben und einem Extract) gebraucht wird. Auch das ätherische Oel findet, am zweckmässigsten in Gallertkapseln, zu 10—20—30 Tr. allmälig steigend Anwendung.

Vielfach verbindet man zum inneren Gebrauche den Copaivabalsam mit Cubeben oder Cubebenextract. Solche Mischungen bilden die Copahine und Copahine Mège (ursprünglich durch Salpetersäure solidificirter und veränderter Balsam), sowie die aus einer mit Eigelb gemachten Emulsion von ää Balsam. Copaiv. und Extract. Cubeb. oleoso-resinosum mit Eibischpulver hergestellten Trochisci cubebini.

Aeusserlich wird Copaivabalsam im Klystier, in Injectionen und Suppositorien benutzt. Bei der Anwendung im Klystier, wobei man sich der Emulsion mit Eigelb bedient, hat man sich davor zu hüten, den Sphincter beim Herausziehen der Spritze mit dem Inhalte zu befeuchten, weil sonst die ganze Flüssigkeit auf einmal wieder abgeht. Zu Injectionen dient der mit Natron verseifte Balsam, zu Suppositorien die Resina Copaivae (mit ää Oleum Cacao und etwas Opiumextract).

Verordnungen:

1) ℞
Balsami Copaivae 15,0
Tinct. cort. Aurantii 2,0
M. D. S. 3mal täglich 20 Tropfen.

---

2) ℞
Balsami Copaivae 15,0
Tinct. aromaticae acidae 5,0
M. D. S. 4mal täglich 15—20 Tropfen.

---

3) ℞
Cerae albae rasae 5,0
terendo admisce
Balsami Copaivae 10,0
Pulv. Cubebarum 15,0
F. pilul. No. 150. Consp. pulv. Cassiae. D. S. 3mal täglich 5—10 Stück.

---

4) ℞
Massae balsami Copaivae cum Magnesia usta
Pulv. Cubebarum ää 10,0
M. f. boli No. 20. Consp. Cass. pulv. D. S. Täglich 3mal 1—2 Stück.

5) ℞
Balsami Copaivae 15,0
Magnesii carbonici q. s.
ut f. massa aequalis e qua form. boli No. 40. Obducantur gelatina. D. S. 2mal täglich 1—2 Stück. (Pilules de Copahu **Cod. Fr.**)

---

6) ℞
Balsami Copaivae
Syrupi Balsami Tolutani ää 40,0
Aq. Menth. pip. 80,0
Spiritus 30,0
Spiritus nitrico-aetherei 5,0
M. D. S. 2mal täglich 1 Esslöffel. (Potion de Chopart. Auch gegen Lungenblutungen benutzt.)

---

7) ℞
Balsami Copaivae 48,0
Natrii carbonici 4,0
Aq. dest. q. s. ad 200,0.
M. D. S. Zur Injection mit 3 Th. Wasser verdünnt anzuwenden.

Woodoil. — Man belegt mit diesem Namen verschiedene als Copaivasurrogate empfohlene ostindische Producte, nämlich den Gurjunbalsam, Balsamum Dipterocarpi s. Gurjunae, von verschiedenen Species von Dipterocarpus (Fam. Guttiferae), den Balsam von Hardwickia pinnata Roxb., und das aus dem gelben Sandelholz durch Destillation erhaltene Oleum Santali citrini. Alle diese Stoffe werden zu 0,5—2,0 intern am besten in Gallertkapseln oder in Emulsion verordnet. Grössere Dosen bedingen heftige Kolik und Diarrhöe. Ostindische Aerzte rühmen den Gurjunbalsam intern in Emulsion (30,0 mit 15,0 Gummi Arab. und 450,0 Kalkwasser zu 3mal täglich 1 Esslöffel) und äusserlich in Umschlägen mit ää Kalkwasser als Specificum bei Lepra.

XVI. Classe. Dermatica, Hautmittel.

Man bezeichnet als Dermatica im weiteren Sinne die zahlreichen Mittel gegen Erkrankungen der Haut, die jedoch bei der grossen Divergenz ihrer Wirkungsweise den verschiedensten Arzneiclassen (Antiparasitica, Antiseptica, Emollientia, Cosmetica, Erethistica, Plastica, Alterantia) angehören. Im engeren Sinne fasst man als Hautmittel Stoffe auf, denen besondere Beziehungen zu den Schweissdrüsen zukommen, insofern sie deren Thätigkeit anregen oder herabsetzen. Man nennt die die Secretion befordernden Mittel schweisstreibende Mittel, Hidrotica s. Diaphoretica s. Sudorifica (Sudorifera), und die in entgegengesetzter Richtung wirkenden schweissvermindernde Mittel, Anidrotica.

Die hier abzuhandelnden Hidrotica bedingen Vermehrung der Schweisssecretion theils durch Verstärkung der Blutzufuhr zu der Körperperipherie, theils durch directe Erregung der Drüsennerven (Schweissnerven), theils durch Erregung gewisser centraler Ganglien (Gehirnrinde, Medulla oblongata und spinalis, Sympathicus), die man als Schweisscentren bezeichnet.

Möglicherweise kommt auch einzelnen Mitteln directe Wirkung auf das Drüsenparenchym zu. Es ist bekannt, dass verschiedene Stoffe, namentlich gasförmige und manche blaue und gelbe Farbstoffe durch die Haut eliminirt werden, und es liegt die Annahme nahe, dass sie bei ihrer Elimination auch die Drüsensubstanz reizen. Diese Hypothese gewinnt an Wahrscheinlichkeit dadurch, dass für einzelne diaphoretisch wirkende Substanzen, besonders Ammoniakalien, der Nachweis geliefert ist, dass sie auch bei örtlicher Application auf die Haut Schweiss hervorzurufen vermögen. In früherer Zeit leitete man die Steigerung der Diaphorese ausschliesslich von Veränderungen der Circulation ab, deren Einfluss neuerdings bestritten ist, seit der Darlegung der Abhängigkeit der Diaphorese vom Nervensystem jedoch für einzelne sehr gebräuchliche Diaphoretica festgehalten werden muss. Viele der erprobtesten Schwitzmittel aus dem Pflanzenreiche, wie Flores Sambuci, Tiliae und Chamomillae, Herba Menthae und Melissae, sind Substanzen mit einem Gehalte an ätherischem Oel, welche sich in ihrer sonstigen Wirkung in Nichts von den übrigen Aethereo-Oleosa unterscheiden und schweisstreibende Wirkung nur dann entfalten, wenn sie gleichzeitig mit grossen Mengen warmen Wassers dargereicht werden. Dieses ist entschieden die Hauptsache, da es auch für sich zur Steigerung der Diaphorese führt. Sowohl bei den genannten Schwitzmitteln als bei den früher als Diaphoretica acria bezeichneten, bei den Alterantien abgehandelten Vegetabilien (Sarsaparille, Guajak, Dulcamara, Bardana u. s. w.), die in Form von Tisanen benutzt werden, ist die Menge der Wasserzufuhr und namentlich die Temperatur der Flüssigkeit und des umgebenden Mediums von überwiegendem Einflusse. Kalte Getränke steigern wohl die Diurese, nicht aber die Diaphorese. Ist die umgebende Luft von niedrigem Wärmegrade, so übernehmen ebenfalls die Nieren die Ausscheidung der zugeführten Wassermengen; ist die Luft warm und in Folge davon das Capillargefässsystem der Haut und der Schweissdrüsen erweitert, so wird die Perspiration gefördert, und wenn das umgebende Medium stark mit Wasserdämpfen geschwängert ist, entstehen auf der Haut Niederschläge in tropfbar flüssiger Form. Diese äusseren Bedingungen sind von solcher Wichtigkeit, dass sie auch für sich im Stande sind, Schweiss zu erregen. Darauf beruht der Effect verschiedener diaphoretischer Proceduren, wie der warmen Bäder, Dampfbäder, heissen Luftbäder und der feuchtwarmen Einwicklungen bei Verhinderung der Verdunstung durch schlechte Wärmeleiter (Kautschuk, Gutta Percha), und die Thatsache, dass in Fällen, wo sie nicht ausreichen, kaum die Zufuhr eines ätherischöligen Mittels zum Ziele führen wird.

Dass bei reichlich vermehrter Absonderung von Schweiss auch die Qualität desselben verändert wird, ist erwiesen. Die organischen Stoffe vermindern sich, während die unorganischen zunehmen; die saure Reaction nimmt ab, so dass der Schweiss allmälig neutral und selbst alkalisch wird.

Man benutzt schweisstreibende Mittel vor Allem bei den auf Störung der Perspiration zurückgeführten Erkältungskrankheiten, namentlich im Beginn von katarrhalischen Entzündungen und rheumatischen Affectionen, ausserdem zur Beseitigung seröser Ergüsse und hydropischer Ansammlungen (meist abwechselnd mit Diuretica) und profuser Secretionen andrer Organe (Speichelfluss, Polyurie), bei Hyperämien und acut verlaufenden Entzündungsprocessen in den Nieren, auch bei drohender Anämie zur Elimination von Metallgiften (Quecksilber, Blei), ferner bei trockenen chronischen Exanthemen (Psoriasis, Pityriasis) und zur Wiederhervorrufung verschwundener acuter Ausschläge (Scharlach).

Bei schwächlichen, sehr erregbaren, an Lungen oder Herzaffectionen leidenden Personen sind Hidrotica contraindicirt.

Die Wirkung der Anidrotica, die therapeutisch ausschliesslich zur Beseitigung profuser, erschöpfender Schweisse, namentlich bei Phthisikern, dienen, ist wie diejenige der Hidrotica vorwaltend auf Beeinflussung der Schweissnerven zu beziehen, doch ist bei einzelnen in älterer Zeit gegen Schweisse benutzten Mitteln, z. B. Bleipräparaten, Tannin, Säuren, deren contrahirender Einfluss auf die Gefässe vorwaltend im Spiele.

Verschiedene Hidrotica und Anidrotica wirken auch auf andere Secretionen vermehrend bezw. vermindernd; doch ist dies keineswegs bei allen der Fall, ja es verbindet sich sogar mit der anidrotischen Wirkung beim Agaricin Vermehrung der Darmsecretion.

Von den warmen Bädern verschieden wirken manche als Diaphoretica mitunter benutzte scharfe Localbäder, z. B. Fussbäder mit Senf oder Lauge, insofern diese zwar auch Gefässerweiterung an der Körperoberfläche erzeugen, jedoch reflectorisch durch Lähmung der Gefässnerven, wie solche jeder starke Reiz herbeiführt, aber vorwaltend durch reflectorische Reizung des Schweisscentrums wirken. Letztere bedingen auch starke Reize der Magenschleimhaut, z. B.

Brechmittel, von denen deshalb auch Brechweinstein und Ipecacuanha (Pulvis Doveri) Ruf als schweisstreibende Mittel geniessen.

Directe Erregung der peripheren Schweissnerven, verbunden mit sehr bedeutender Erregung der Schweisscentren, ist zunächst bei dem modernen Hidroticum Pilocarpin nachgewiesen, das bei Katzen auch nach Durchschneidung der zu einer Pfote gehenden Nerven noch zu Schwitzen dieser Pfote führt. Alle übrigen Diaphoretica scheinen ausschliesslich durch Erregung der Centren zu wirken. Ausser den therapeutisch als Hidrotica verwendeten Stoffen (Ammoniakalien, Opium, Campher, Alkohol) giebt es noch eine grössere Zahl von Substanzen, die durch centrale Erregung Schweiss hervorrufen, wie Muscarin, Nicotin, Pikrotoxin, Salicylsäure, Kairin, Antipyrin, Thallin u. a. Antipyretica, die oft sehr lästigen Schweiss hervorrufen, Kohlensäure u. a. m.

Bei den auf Schweisscentrum und Schweissnerven wirkenden Anidrotica ist der Effect von äusseren Umständen unabhängig, namentlich auch von der Temperatur und der Feuchtigkeit des umgebenden Mediums. Dass die Schweisssecretion nicht mit der Körperwärme gleichen Schritt hält, beweist das Auftreten von Schweiss im Collaps oder nach Herbeiführung abnormer niederer Temperatur durch Salicylsäure. Die weitaus mächtigsten Anidrotica sind Atropin und Hyoscyamin, welche direct lähmend auf die Schweissnerven zu wirken scheinen, danach Agaricinsäure, Camphersäure (S. 497) und tellursaures Natrium. Völlige Lähmung der Schweisscentren, insbesondere der im verlängerten Marke belegenen, ist bei der Resistenz dieses Centrums, das selbst nach Lähmung des Athemcentrums unter künstlicher Respiration weiter fungirt, nur durch sehr grosse Dosen möglich.

*Flores Sambuci; Holunderblüthen, Fliederblumen.

Das populärste aller Diaphoretica bilden die Blüthen des in fast ganz Europa und einem grossen Theile von Asien einheimischen Holunderstrauches, Sambucus nigra L. (Fam. Caprifoliaceae), statt dessen in Amerika die Blüthen von Sambucus Canadensis benutzt werden. Die Droge bildet in Oesterreich den ganzen Blüthenstand, (Trugdolde), in Deutschland die abgestreiften, radförmigen, weissgelben, epigynischen, 5 blättrigen Blumen, welche beim Trocknen schmutziggelbe Färbung annehmen. Diese haben unbedeutend schleimigen, etwas süsslichen, nachträglich wenig kratzenden Geschmack und eigenthümlichen, von dem widrigen Geruche der Brechen und Durchfall erregenden, in frischem Zustande vom Volke bei Wassersucht gebrauchten Blätter und Rinde von Sambucus nigra abweichenden Geruch.

Das wirksame Princip der Holunderblumen ist ein nur in sehr geringer Menge vorhandenes ätherisches Oel, neben welchem sich etwas Harz und Baldriansäure findet.

Man giebt die Flores Sambuci bei Erkältungskrankheiten und Katarrhen im Aufguss (1 : 10—20), den man häufig, wie früher auch ein destillirtes Wasser, Aqua Sambuci, als Vehikel für andere schweisstreibende und expectorirende Mittel benutzt. Auch kommen sie äusserlich in Form von Kräuterkissen und (im Aufguss) von Fomenten und Gurgelwässern oder zu Inhalationen in Anwendung. Aus den frischen, reifen Beeren wird durch Auspressen, Coliren, Abdampfen und Zusatz von $^1/_{10}$ Zucker das süsssäuerliche, rothbraune Fliedermus, *Roob Sambuci s. Succus Sambuci inspissatus s. Extractum Sambuci, gewonnen, das man als Zusatz zu Latwergen oder diaphoretischen und antikatarrhalischen Mixturen (1 : 5) benutzt.

***Flores Tiliae; Lindenblüthen.** — Dieses Diaphoreticum bildet die Trugdolden der verschiedenen im mittleren und nördlichen Europa wachsenden Lindenbäume, Tilia parvifolia Ehrh. (T. ulmifolia Scop.) und T. grandifolia Ehrh. (T. platyphyllos Scop.), welche bei uns hauptsächlich von der zweitgenannten Art gesammelt werden. Die gelblichbraunen Lindenblüthen schmecken süsslich und riechen angenehm, doch geht der von einem in den Oberhautzellen der Blumenblätter eingeschlossenen ätherischen Oele herrührende Geruch beim Trocknen mehr oder weniger verloren. Sie dienen im Aufguss (1 : 10) in derselben Weisse wie Fliederblumen.

Folia Jaborandi, Folia Pilocarpi; **Jaborandiblätter. *Pilocarpinum hydrochloricum; Pilocarpinhydrochlorid.**

Als Jaborandi werden in Brasilien verschiedene schweiss- und speicheltreibende Gewächse bezeichnet, unter denen die 3 m hohe strauchartige Rutacee Pilocarpus pennatifolius Lemaire durch ihre 1873 in Europa als Diaphoreticum eingeführten Blätter und durch das in ihnen enthaltene schweisstreibende Alkaloid Pilocarpin von hoher medicinischer Bedeutung ist.

Die Jaborandiblätter bestehen aus 2 oder 3, seltener 4 sitzenden oder kurz gestielten Jochen derblederartiger, ganzrandiger Fiederblättchen und einem unpaarigen, langgestielten Endblatte. Die etwas scharf schmeckenden Blättchen sind lanzettlich oder oval, vorn etwas stumpf oder ausgerandet, bis 16 cm lang und 4—7 cm breit; das Blattparenchym zeigt sehr zahlreiche durchsichtige Oeldrüsen. Das in ihnen nachgewiesene amorphe Alkaloid Pilocarpin ist nicht als solches, sondern als chlorwasserstoffsaures Salz, $C_{11}H_{16}N_2O_2 . HCl$, officinell. Dieses bildet weisse, bitterschmeckende und an der Luft Feuchtigkeit anziehende Krystalle, die sich leicht in Wasser oder Weingeist, wenig in Aether oder Chloroform lösen und deren verdünnte wässrige Solution neutral reagirt und von Ammoniak oder Natronlauge nicht gefällt wird. Neben diesem, auch in der Rinde des Strauches nachgewiesenen Alkaloide enthalten die Jaborandiblätter ein nach Art des Atropins, aber schwächer als dieses, auf Pupille und Herzvagus wirkendes zweites Alkaloid, Jaborin, welches leicht durch Erhitzen aus Pilocarpin entsteht, aber keine krystallinische Salze giebt. Auch ein eigenthümliches Terpen (Pilocarpén) ist in Jaborandiblättern vorhanden.

Pilocarpin wird von allen Schleimhäuten und vom Unterhautbindegewebe aus resorbirt und durch den Harn, bei Subcutanapplication auch durch die Darmschleimhaut eliminirt. Vom Mastdarm aus wirken Jaborandiaufgüsse und Pilocarpin später, schwächer und erst in grösseren Dosen hidrotisch, als vom Magen aus.

Das Alkaloid steht in seiner Wirkung dem Physostigmin, Muscarin und Arecolin, bis zu einem gewissen Grade auch dem Nicotin nahe. Seine hauptsächlichste und interessanteste Wirkung ist die sehr rasch auftretende Vermehrung verschiedener Secretionen, die in erster Linie und constant Speichel und Schweiss, aber, wenn auch nicht in gleichem Masse und weniger constant, Thränen und Nasenschleim, Tracheal- und Bronchialschleim, Ohrenschmalz und bei Säugenden die Milch betrifft. Die hidrotische Wirkung übertrifft diejenige aller bekannten Hidrotica. Die Wirkung ist bei Schweiss-, Speichel- und Thränensecretion eine doppelte, theils auf die Centren, theils auf die Drüsen und deren Nerven gerichtet.

Nach Einnehmen eines kalten Aufgusses von 2,0—4,0 Folia Jaborandi oder bei subcutaner Injection von 0,01—0,02 Pilocarpinhydrochlorid tritt die Wirkung auf Speichel- und Schweissdrüsen in 5—45 Min. ein, wobei bald Prävalenz des Schweisses über den Speichel, bald das Umgekehrte statt hat, und hält mehrere Stunden (selten mehr als 2) an. Meist erfolgt die Diaphorese etwas später als die Vermehrung des Speichels, zunächst an der Stirn, dann über den ganzen Körper sich ausbreitend; auch überdauert die Salivation in der Regel den Schweiss. Selten kommt Diaphorese ohne Salivation oder Salivation ohne Diaphorese vor. Die Menge des producirten Schweisses, der unter den ungünstigsten äusseren Bedingungen hervortritt, ist meist der Dosis proportional und beträgt durchschnittlich gegen 500,0, somit das 5fache der normalen Grösse und mehr, mitunter selbst 1200,0. Der Speichel ist bald dünnflüssig, klar und neutral, bald mehr zähe, fadenziehend und alkalisch; Rhodankalium ist vermindert oder fehlt, das diastatische Ferment erhalten, Salz- und Harnstoffgehalt vermehrt. Bei Thieren ist auch Vermehrung der Pancreas und Magensaftsecretion nachgewiesen.

Durch die starke Schweissabsonderung wirkt Pilocarpin auf den Organismus wasserentziehend und peripher abkühlend und dadurch selbstverständlich auch auf den Stoffwechsel und die Eigenwärme, doch sind diese Actionen sehr variabel nach der Dosis und nach individuellen Verhältnissen.

Bei kleinen Dosen, die nicht sialagog und diaphoretisch wirken, ist die Diurese deutlich gesteigert, bei starken Dosen an dem Tage der Darreichung sehr häufig gegen frühere und folgende Tage vermindert. Die Harnstoffausscheidung und die Ausfuhr von Chloriden nehmen am ersten und zweiten Tage um mehr als 20 % ab; ebenso die Harnsäureausscheidung am ersten Tage, während sie am zweiten Tage bei profuser Perspiration steigt, bei schwacher und bei Fieberkranken sinkt. Die Temperaturveränderung ist keine sehr bedeutende: sie steigt in der Regel im Momente des beginnenden Schweisses und sinkt nach dem Ausbrechen profuser Perspiration im Laufe von 3—4 Std.; bei Fiebernden ist die Anfangssteigerung geringer, bei starkem Schweiss die Abnahme bedeutender, sogar um 2°, oft selbst am folgenden Tage noch ausgesprochen.

Mit Muscarin und Physostigmin theilt Pilocarpin auch die erregende Wirkung auf die Vagusendigungen im Herzen sowie auf die Darmganglien, wodurch es die Darmbewegung beschleunigt; auch bewirkt es bei Application auf die Augenbindehaut Myosis. Vom Blute aus erzeugt Pilocarpin auch Contractionen des Uterus, die peripheren Ursprunges sind.

Pilocarpin erzeugt am Froschherzen schon zu 0,0005—0,002 starke Verlangsamung und diastolische Stillstände, die Atropin beseitigt, und bei Warmblütern in grösseren Dosen mit Drucksenkung verbundene Retardation, indem es zuerst die Vagusendigungen reizt, später diese und das vasomotorische Centrum lähmt; die durch Nicotin bedingte secundäre Blutdrucksteigerung durch Gefässkrampf ist bei Pilocarpin nicht ausgesprochen. Beim Menschen bewirkt Pilocarpin in medicinalen Gaben Beschleunigung, in toxischen Mengen Verlangsamung der Pulsfrequenz, constant aber Erweiterung der Arterien und Venen, wobei die Schläfearterien selbst um das Doppelte anschwellen können. Die bei Kaninchen nach intravenöser oder subcutaner Injection in 2—10 Min. auftretenden Contractionen des Uterus, manchmal anfangs von tetanischem Charakter, werden durch Zerstörung des Rückenmarks nicht aufgehoben. Die mit Näherung des Nahe- und Fernpunktes und amblyopischer Beeinträchtigung des Sehvermögens einhergehende Myosis nach Localapplication von Pilocarpin ist nicht so stark wie bei Physostigmin und wird leicht durch Atropin aufgehoben. Sie dauert $1\frac{1}{2}$ Stunde und kommt bei Thieren auch nach Durchschneidung des Oculomotorius zu Stande.

Einfluss des Pilocarpins auf Gehirn und Rückenmark ist zweifelhaft, da sowohl die bei Thieren nach giftigen Mengen vorkommenden Krämpfe als die nach Ablauf der Pilocarpinwirkung beim Menschen sehr häufigen, aber vorübergehenden Schwächezustände mit Schwindel und Schlafneigung, auf die durch die Fluxion zur Körperoberfläche resultirende Gehirnanämie bezogen werden können.

Jaborandi und Pilocarpin können in allen Fällen von Kranksein Anwendung finden, wo die günstige Wirkung gesteigerter Diaphorese empirisch festgestellt ist. Vor allem wirkt Pilocarpin günstig bei Erkältungskrankheiten und gewissen rheumatischen Affectionen (Rheumarthritis, frischem Muskelrheumatismus, Ischias, Lumbarschmerz). Bei acutem Gelenkrheumatismus kürzt Jaborandi die Dauer des Leidens nicht ab und wirkt symptomatisch weit weniger günstig als Salicylsäure. Bei acuten Brustkrankheiten, z. B. Pneumonie, beginnender Pleuritis, Bronchitis acuta, und bei asthmatischen Anfällen wirkt das Mittel oft coupirend. Auch bei Diphtheritis faucium ist es zur Loslösung der Membranen empfohlen. Bei pleuritischen Exsudaten ist mitunter deutliche Verminderung nach dem jedesmaligen Gebrauche nachweisbar. Dasselbe gilt von anderen serösen Transsudaten, nur bei Lungenödem wirkt Jaborandi durch Erzeugung vermehrter Secretion schädlich. Günstige Effecte giebt es bei chronischen Metallvergiftungen (Bleikolik, Mercurialtremor, chronischem Arsenicismus). Auch bei chronischen Hautkrankheiten (Psoriasis, Prurigo und Urticaria), selbst bei Syphilis hat es befriedigende Erfolge gegeben. Besondere Bedeutung haben Jaborandi und Pilocarpin für die Behandlung von Nierenkrankheiten gewonnen, wobei letzteres namentlich in frischen Fällen desquamativer Nephritis, z. B. bei Scharlach, und häufig auch bei urämischen Convulsionen, wo es vermöge vermehrter Harnstoffausscheidung durch Schweiss und Speichel günstig wirkt, indicirt ist. Sehr gute Resultate giebt es auch bei Glaskörpertrübungen.

Von anderweitigen Verwendungen ist zu erwähnen, dass auf den Gebrauch von Pilocarpin bei Kahlköpfigen häufig neuer Haarwuchs eintritt. Der Versuch, Pilocarpin in der Geburtshilfe einzuführen, theils bei Atonie des Uterus, theils zur Einleitung künstlicher Frühgeburt, ist wegen Inconstanz der Wirkung gescheitert. Der vermeintliche antidotarische Werth des Pilocarpins bei Atropinvergiftung wird durch die bisher gemachten Erfahrungen beim Menschen in keiner Weise sicher gestellt; mit letalen Gaben Atropin vergiftete Thiere werden durch Pilocarpin nicht gerettet. In der Augenheilkunde hat man Pilocarpin bei glaucomatöser Erblindung, bei Retinitis albuminurica und selbst bei Netzhautablösungen benutzt. Als Antipyreticum ist Jaborandi und Pilocarpin unsicher. Versucht ist Pilocarpin ausserdem bei metastatischer Orchitis im Verlaufe des Mumps, Cerebrospinalmeningitis, Intermittens, Hemianästhesie, Diabetes und fötiden Fussschweissen.

Contraindication des Pilocarpingebrauches bilden Schwächezustände des Herzens, obschon ein irgendwie bedeutender Collaps nach den jetzt üblichen Dosen von 0,01 von Pilocarpin nur äusserst selten vorkommt, während solcher allerdings bei den anfangs benutzten Dosen von 0,03 und nach Jaborandiaufgüssen, die leicht zu Erbrechen Veranlassung gaben, häufiger eintrat. Bei längerer Anwendung von Pilocarpin ist die von der starken Diaphorese abhängige Tendenz zu Erkältungen vom Arzte nicht ausser Acht zu lassen.

Man giebt Folia Jaborandi im Aufguss (seltener im Decoct) zu 2,0—6,0 auf 150,0—200,0 Colatur; doch sind sie in praxi fast ganz durch das officinelle Pilocarpinsalz verdrängt, das man meist hypodermatisch in 2—4% Lösung zu 0,01—0,02 anwendet. Innerlich giebt man es selten, gewöhnlich in derselben Dosis, zweckmässiger in etwas höheren Gaben (0,03), obschon das Deutsche Arzneibuch nur 0,02 als maximale Einzelgabe und 0,05 als Tagesgabe zulässt. In Oesterreich beträgt die Maximalgabe richtiger 0,03 pro dosi, 0,06 pro die. Man vermeide, unmittelbar nach Beendigung des Schweisses eine neue Pilocarpindose zu administriren, da dadurch leicht die bestehende Herzschwäche und Abnahme des Blutdruckes gesteigert werden und Asystolie eintreten kann. Bei Säuglingen wird Pilocarpinhydrochlorid zu 0,001—0,0025, bei Kindern über einem Jahre zu 0,002—0,005 hypodermatisch, innerlich in doppelter oder dreifacher Menge benutzt.

Zu starke sialagoge oder diaphoretische Wirkung weicht leicht einer Dosis Atropin oder Homatropin. In gleicher Weise werden dadurch sonstige Nebenerscheinungen (Erbrechen, Diarrhöe, Harndrang, Schmerzen in der Lendengegend, Nebelsehen und die ausserordentlich seltene Myose) beseitigt.

Verordnungen:

1) ℞

Pilocarpini hydrochlorici 0,2
Aq. dest. 10,0

M. D. S. 1/2—1 Spritze voll zu injiciren.

2) ℞

Pilocarpini hydrochlorici 0,025
Spiritus e Vino 4,0
Syrupi cort. Aurantii 25,0
Aq. dest. 70,0

M. D. S. Thee- bis esslöffelweise tagsüber zu verbrauchen. (Bei Keuchhusten.)

Liquor Ammonii acetici, Ammonium aceticum solutum, Ammonia acetica liquida, Spiritus Mindereri; **Ammoniumacetatlösung,** essigsaure Ammoniumflüssigkeit, flüssiges essigsaures Ammoniak. — Das Präparat, durch Neutralisation von Liquor Ammonii caustici mit Acidum aceticum dilutum und Versetzen mit so viel destillirtem Wasser, dass das spec. Gew. 1,032—1,034 (*1,03) beträgt, dargestellt, bildet eine farblose, neutrale Flüssigkeit von schwachem, fadem Geruche und salzigem, stechendem Geschmacke, die beim Erwärmen sich völlig verflüchtigt und in 100 Th. 15 Th. Ammoniumacetat enthält.

Ammoniumacetat verbrennt im Organismus zu Ammoniumcarbonat. Es bringt bei Kaninchen zu 30,0 intern oder 15,0 subcutan Krämpfe, wie andere Ammoniaksalze, hervor. Vom Menschen können erheblich grosse Dosen (selbst 120,0) ertragen werden, ohne toxische Erscheinungen hervorzurufen. Auf der äusseren Haut ruft Ammoniumacetatflüssigkeit bei länger dauerndem Contact, wahrscheinlich in Folge allmäliger Bildung von Ammoniumcarbonat, Röthe und Entzündung, mit Bläschenbildung und Exsudation hervor. Bei Waschungen mit Spiritus Mindereri kann starke Schweisssecretion an den gewaschenen Theilen hervortreten.

Man giebt das Mittel zur Beförderung der Hautausscheidung bei fieberhaften Katarrhen und Rheumatismen zu 5,0—25,0 in rasch hinter einander folgenden Gaben, für sich oder mit anderen Diaphoretica. Aeusserlich diente es früher bei Sugillationen, Quetschungen, Drüsengeschwülsten, selbst gegen drohenden Brand, bei chronischen Augenentzündungen und Anginen. Bei Verordnung sind starke Mineral- und Pflanzensäuren, kaustische Alkalien und alkalische Erden, sowie deren Carbonate, die zur Bildung freien Ammoniaks oder Ammoniumcarbonats führen und zu Intoxicationen Veranlassung geben können, zu meiden.

Agaricinum; Agaricin.

Ein die Schweisssecretion beschränkender Stoff ist in dem als Lärchenschwamm, Fungus Laricis, Agaricus albus, Agaricum album, Boletus Laricis, früher officinellen, an Lärchtannen (Larix decidua, Larix sibirica) in Europa und Nordasien wachsenden Pilze Polyporus officinalis Fries (Boletus Laricis L. s. Boletus purgans Pers.) vorhanden. Dieser diente zuerst in grösseren Dosen (0,5—1,0) als Purgans, später jedoch vorzugsweise in nicht purgirenden Gaben zu 0,05—0,15 zur Bekämpfung der Nachtschweisse bei Phthisikern und Arthritikern, wogegen jetzt das aus dem Lärchenschwamme dargestellte Agaricin ausschliesslich Verwendung findet. Das Agaricin des Handels ist übrigens nicht das zuerst als Agaricin bezeichnete anidrotische Princip des Lärchenschwammes, das eine Säure darstellt und zweckmässiger Agaricinsäure genannt wird, sondern ein Gemenge dieser mit dem sauern und bitteren, stark purgirenden Harzcomplexe der Droge. Die zur Fettsäurereihe gehörige, zweibasische Agaricinsäure wirkt auf die Schweisssecretion nur durch Beeinflussung der peripheren Nerven und ist in ihrer Wirkung 20mal schwächer als Atropin, dessen Effecte auf Speichel- und Thränensecretion, Pupille und Herzvagus sie nicht besitzt. Sehr grosse Dosen (0,5—1,0) bedingen bei Thieren Purgiren, leichte Narkose und Lähmung des Athemcentrums (bei künstlicher Athmung Paralyse des vasomotorischen Centrums). Das officinelle Agaricin ist ein in heissem Wasser aufquellendes und beim Sieden zu einer stark schäumenden, nicht völlig klaren, Lakmuspapier röthenden und beim Erkalten sich stark trübenden Flüssigkeit sich lösendes, in kaltem Wasser wenig, dagegen in 10 heissem und 130 kaltem Weingeist und noch leichter in heisser Essigsäure lösliches, weisses Pulver. Völlig chemisch reine Agaricinsäure kann zu 0,05 bis 0,1 bei Phthisikern ohne Nachtheil gegeben werden, doch ist bei dem Agaricin des Handels, das man ursprünglich in 10fach kleinerer Dosis gab, Vorsicht geboten. Als maximale Einzelgabe vor dem Zubettegehen ist 0,1 bezeichnet. Die Darreichung geschieht in Pillenform, wodurch übrigens der ohnehin erst in einigen Stunden eintretende anidrotische Effect noch verzögert wird.

Kalium telluricum; Kaliumtellurat, tellursaures Kalium. — Das in Wasser lösliche Nadeln bildende Salz beschränkt, zu 0,02 Abends gegeben, die Nachtschweisse des Phthisiker mit grosser Sicherheit und macht weder nervöse noch gastrische Nebenerscheinungen. Bei längerem Gebrauche riecht der Athem knoblauchartig. Das entsprechende Natriumsalz wirkt zu 0,03—0,04 in gleicher Weise.

Nachträge.

(Zu S. 128.) Ein im Contact mit Wasser und besonders alkalischer Flüssigkeit Iod abspaltendes und daher zum Ersatze des Iodoforms brauchbares Mittel ist das Isobutylorthocresoliodid oder Europhen. Es zersetzt sich im Thierkörper langsam und wird hauptsächlich als Iodalkaliverbindung ausgeschieden. Man wendet das Mittel, das ein in Wasser unlösliches, etwas klebriges, gelbes Pulver bildet, als Streupulver zum Trockenverband an oder applicirt es in öliger Lösung (1,5 : 100) subcutan zu täglich 1 Spitze voll bei Syphilis.

(Zu S. 185.) Ein sehr beachtenswerthes Präparat ist das basisch gallussaure Wismutoxyd oder Dermatol, Bismutum subgallicum s. Dermatolum, ein äusserst feines, völlig geruchloses, unlösliches Pulver, das zu Trockenverbänden unvermischt oder als Gaze sich vorzüglich eignet, weil es das Auftreten von Ekzemen verhütet und vorhandene Wundekzeme heilt. Es ersetzt auch sonst das Bismutum subnitricum vollständig.

(Zu S. 470). Phenocollum hydrochloricum; Phenokollhydrochlorid. — Das salzsaure Salz einer aus Amidoessigsäure (Glycocoll) und Phenetidin durch Wasseraustritt entstandenen Base, des Amidoacetparaphenetidins, $C_6H_4<^{OC_2H_5}_{NH, OC} \cdot CH_2—NH_2$, empfiehlt sich wegen geringer Nebenwirkungen in Einzelgaben von 1,0 und Tagesgaben von 5,0 als Antipyreticum und Antalgicum. Es wirkt auch vom Blute aus auf Thiere wenig giftig und zersetzt den Blutfarbstoff nicht. Man wendet es innerlich in Pulverform an, da wässrige Lösung sich leicht zersetzt, oder injicirt es subcutan (zu 0,5) in wässriger Solution.

Maximaldosen

der in Deutschland und Oesterreich officinellen starkwirkenden Arzneimittel für den Erwachsenen.

	Grösste Einzelgabe		Grösste Tagesgabe	
Acetanilidum	0,5		4,0	
**Acidum arsenicosum*	0,005		0,02	
**Acidum carbolicum*	0,1		0,5	
Agaricinum	0,1		—	
Amylenum hydratum	4,0		8,0	
**Apomorphinum hydrochloricum*	0,02	(*0,01)	0,1	(*0,05)
**Aqua Amygdalarum amararum*	2,0	(*1,5)	8,0	(*5,0)
**Argentum nitricum*	0,03		0,2	
**Atropinum sulfuricum*	0,001		0,003	
Auro-Natrium chloratum	0,05		0,2	
**Cantharides*	0,05		0,15	(*0,2)
Chloralum formamidatum	4,0		8,0	
**Chloralum hydratum*	3,0		6,0	
Chloroformium	0,5		1,0	
**Cocaïnum hydrochloricum*	0,05	(*0,1)	0,15	(*0,3)
Codeïnum phosphoricum	0,1		0,4	
**Coffeïnum*	0,5	(*0,2)	1,5	(*0,6)
**Cuprum sulfuricum* (als Brechmittel)	1,0	(*0,4)	—	
**Extractum Aconiti radicis*	*0,03		*0,12	
**Extractum Belladonnae*	0,05		0,2	
**Extractum Cannabis Indicae*	*0,1		*0,3	
**Extractum Colocynthidis*	0,05		0,2	
**Extractum Conii herbae*	*0,2		*0,6	
**Extractum Hyoscyami*	0,2	(*0,1)	1,0	(*0,5)
**Extractum Opii*	0,15	(*0,1)	0,5	(*0,4)
**Extractum Scillae*	*0,2		*1,0	
**Extractum Secalis cornuti*	*0,5		*1,5	
Extractum Strychni	0,05		0,15	
Folia Belladonnae	0,2		1,0	(*0,6)
Folia Digitalis	0,2		1,0	(*0,6)
**Folia Stramonii*	0,2	(*0,3)	1,0	
**Fructus Colocynthidis*	0,5	(*0,3)	1,5	
Gutti	0,5		1,0	
**Herba Conii*	0,5	(*0,3)	2,0	
**Herba Hyoscyami*	0,5	(*0,3)	1,5	(*1,0)
Homatropinum hydrobromicum	0,001		0,003	
**Hydrargyrum bichloratum*	0,02	(*0,03)	0,1	
**Hydrargyrum biiodatum*	0,02	(*0,03)	0,1	
Hydrargyrum cyanatum	0,02		0,1	
**Hydrargyrum iodatum flavum*	*0,05		*0,2	
Hydrargyrum oxydatum	0,02		0,1	
**Hydrargyrum oxydatum via humida paratum*	0,02	(*0,03)	0,1	
Hyoscinum hydrobromicum	0,0005		0,002	
**Jodoformium*	0,2		1,0	
**Jodum*	0,05	(*0,03)	0,2	(*0,1)
**Kreosotum*	0,2	(*0,1)	1,0	(*0,5)
**Lactucarium*	*0,3		*1,0	
**Liquor Kalii arsenicosi*	0,5		2,0	

	Grösste Einzelgabe		Grösste Tagesgabe	
*Morphinum hydrochloricum	0,03		0,1	(*0,12)
*Oleum Crotonis	0,05		0,1	
*Opium	0,15		0,5	
Paraldehydum	5,0		10,0	
Phenacetinum	1,0		5,0	
Phosphorus	0,001		0,005	
*Physostigminum salicylicum	0,001		0,003	
*Pilocarpinum hydrochloricum	0,02	(*0,03)	0,05	(*0,06)
*Plumbum aceticum	0,1		0,5	
*Radix Belladonnae	*0,07		*0,3	
*Santoninum	0,1		0,5	(*0,3)
*Secale cornutum	*1,0		*5,0	
*Semen Strychni	0,1	(*0,12)	0,2	(*0,5)
*Strychninum nitricum	0,01	(*0,007)	0,02	
*Sulfonalum	4,0		8,0	
*Tartarus stibiatus	0,2		0,5	
Thallinum sulfuricum	0,5		1,5	
*Tinctura Aconiti	0,5		2,0	(*1,5)
*Tinctura Belladonnae	*1,0		*4,0	
*Tinctura Cantharidum	0,5		1,5	(*1,0)
*Tinctura Colchici	2,0	(*1,5)	5,0	
Tinctura Colocynthidis	1,0		5,0	
*Tinctura Digitalis	1,5		5,0	
*Tinctura Jodi	0,2	(*0,3)	1,0	
*Tinctura Lobeliae	1,0		5,0	
*Tinctura Opii crocata	1,5		5,0	
*Tinctura Opii simplex	1,5		5,0	
*Tinctura Strophanthi	0,5	(*1,0)	2,0	(*3,0)
*Tinctura Strychni	1,0		2,0	
*Tubera Aconiti	0,1		0,5	
*Veratrinum	0,005		0,02	
*Vinum Colchici	2,0	(*1,5)	5,0	
*Zincum sulfuricum (als Brechmittel)	1,0	(*0,8)	—	

Die Maximaldosen der Pharmacopoea Austriaca Ed. VII. sind, soweit sie von denen des deutschen Arzneibuches abweichen, durch ein * kenntlich gemacht.

42*

Register.

B.

G.

H.

J.

K.

L.

M.

P.

Q.

R.

S.

T.

U.

V.

W.

X.

Y.

Z.

GPSR Compliance

The European Union's (EU) General Product Safety Regulation (GPSR) is a set of rules that requires consumer products to be safe and our obligations to ensure this.

If you have any concerns about our products, you can contact us on ProductSafety@springernature.com

In case Publisher is established outside the EU, the EU authorized representative is:

Springer Nature Customer Service Center GmbH
Europaplatz 3
69115 Heidelberg, Germany

Batch number: 10723231

Printed by Printforce, the Netherlands